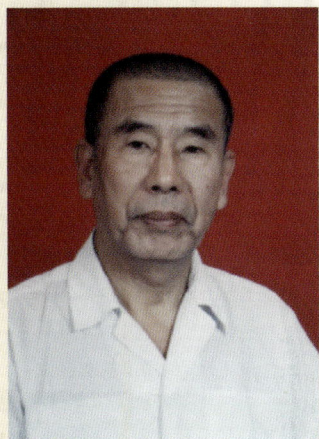

作者简介

　　张志远，生于1920年，山东德州人，幼学先秦诸书，读经、史、子、集，在家父寒江遗翁、业师耕读山人指导下步入医林。1957年始先后在山东中医进修学校、山东中医学院、山东医学院、山东中医药大学从事临床、科研、教学工作，讲授《伤寒论》《温病学》《妇科学》《中草药》《中国医学史》《中医各家学说》，委任教授、主任医师、中医系顾问、教研室主任、山东名老中医、国家卫生部中医作家成员、全国中医各家学说研究会顾问，享受国务院专家特殊津贴。曾被国外大学、科研机构聘为顾问、方药总编辑、荣誉博士。业医七十余年，知识渊博，经验丰富，发表论文400多篇，主编、主审、著述医籍18部，曾获国际医学会议奖。

中医源流与著名人物考

张志远 编著

中国医药科技出版社

内 容 提 要

　　本书全面而系统地介绍了我国从原始社会到清中期的医学发展历程，并对各个历史时期的代表性医家的生平、学术思想、著作进行了详细的考证。全书内容丰富，资料翔实，是著名中医专家张志远教授参考约万种文献、历四十年而写成的文献研究专著。本书是张老非常重视的一部学术专著，也是其毕生研究文献的封山之作，倾注了其大量心血，希望读者读后能有所获。本书适合喜爱及研究中国医史文献的人士阅读，也可供临床工作者参考使用。

图书在版编目（CIP）数据

中医源流与著名人物考 / 张志远编著 . —北京：中国医药科技出版社，2015.3
ISBN 978-7-5067-7197-9

Ⅰ．①中… Ⅱ．①张… Ⅲ．①中国医药学—医学史
②中医师—人物研究—中国—古代 Ⅳ．①R-092 ②K826.2

中国版本图书馆CIP数据核字（2014）第288674号

美术编辑　陈君杞
版式设计　郭小平

出版　中国医药科技出版社
地址　北京市海淀区文慧园北路甲22号
邮编　100082
电话　发行：010-62227427　邮购：010-62236938
网址　www.cmstp.com
规格　787×1092mm $^1/_{16}$
印张　30
字数　573千字
版次　2015年3月第1版
印次　2024年5月第2次印刷
印刷　河北环京美印刷有限公司
经销　全国各地新华书店
书号　ISBN 978-7-5067-7197-9
定价　79.00元
本社图书如存在印装质量问题请与本社联系调换

弁言

　　这本书，是我在业余时间参考文献约万种、利用三更灯火五更鸡历四十年写成的，因遵守师训，谢绝名人作序，避免结交权贵之嫌，望海内外亲朋鉴而谅也；限于水平，缺点在所难免，希阅者指正。

　　原稿字数过多，考虑出版可行性，在整理过程中删去五分之二，特申以表歉意！并向国外关心此作诸友顺致感谢！！

辛未秋房日老朽张志远

于山左齐州历下山庄抱拙山房

目录

第一章
上古人类的卫生保健活动

〔远古—公元前21世纪〕

1987年初，云南元谋县竹棚发现二十五枚古人类牙齿化石，经地磁法测定，乃距今约二百五十万年前的遗物，说明我国很早已由猿人进化为人类阶段。当时"未有衣、食、器用之利"[1]，过着群居野处，采集木果、山瓜、鸟卵、草籽，捕捉禽、兽[2]，吃鱼、鳖、螺、蛤，"饮血茹毛"[3]的生活。六十九万年前北京人时代，由于雷电轰击、森林燃烧、燧石磨擦[4]、地面腐植积热[5]、草丛起火，人类学会利用永恒不熄的火种[6]，可以炮生为熟、灭毒杀菌、除掉寄生虫、缩短消化过程、减少肠胃疾病，促进大脑发达，加速毫毛脱落，改善身体健康；且能抵御严寒、驱散湿邪、防止猛兽袭击，丰富生活内容。他们在与大自然斗争中，逐渐产生语言，利用打制的石片、长骨、鹿角、木棒、蚌刀作为狩猎武器，切制肉块，同时也相应地积累了许多医药知识。"结绳以为网罟"[7]，"嫁娶以修人道"[8]。公元前三千年左右，"木钩而樵，抱甄而汲"[9]，已开始制作粉色陶器[10]，正式饲养家畜，大量种植谷物，从畜牧为主转入农业，而后定居下来。收获有了剩余，即互通有无，"日中为市，交易而退"，历史上传说的伏羲、神农、黄帝、尧、舜时代，就是处于这一时期前后，谓之"氏族社会"。

一、卫生保健开端

在遥远的古代，先民赤身裸体，上有风雨，下有猛兽[11]，岁有寒暑，在露天中生活，处境十分困难。为了战胜自然，逐步出现原始的保健活动，架木为巢、避居山窟，冷则披树叶、围羽毛、裹干草[12]，冬天取兽皮护身[13]，"能覆前而不能覆后"[14]。进入氏族社会，生产力发展，原始生活水平不断提高，运用结绳、灼木、刻骨记事，传送信息，改变了既往饥则求食、"饱即弃余"[15]的方式。通过辛勤劳动，"斫木为耜"，"焚林而畋"，扩大食物来源，身体健康状况改善。知道建筑房屋防御凶禽、猛兽，躲避风、寒、雨、雪、烈日照晒。西安东郊半坡村发掘的草拌泥土圆形、长方形住室，并有出入门户的通道；陶器上有布纹花面，石纺车，很小的带眼骨针。山西夏县还出土半个人工割裂蚕壳，吴县出土三块葛布残片，证明当时已经穿上缝制的衣服。《商君书·图策》载："神农之世，男耕而食，女织而衣。"反映了史实。故皇甫谧《帝王世纪》所载《击壤歌》："日出而作，日入而息，凿井而饮，耕田而食。"真实地反映了人们的生活。

二、药物起源

"药食同源"。原始人群在寻找食物过程中，经过无数次尝试，发现若干植物对人体有益，能助气力、焕发精神，如人参、黄芪；有的催眠，如酸枣仁、柏子仁。或者对人体有害，反而引起呕吐，如瓜蒂、藜芦；甚至腹泻不已，如大黄、巴豆。天长日久，积累丰富经验，以之治疗疾病。氏族社会晚期，因交往日繁，认识的药物日趋增多，《淮南子·修务训》载："神农尝百草之滋味、水泉之甘苦，令民知所避就，一日而遇七十毒（药）。"[16] 司马贞《补史记三皇本纪》亦说，神农以赭鞭验草木，"尽知其毒及寒温气味所主"[17]。因狩猎、捕鱼属生活另一来源，又发现动物和水产药物，"河罗鱼食之已痛"[18]，"青耕鸟可以御疫"[19]，鹿蜀、白头、赤尾、马形、虎文"佩之宜子孙"[20]。且将剧毒者作为觅取食物的诱饵，以乌头毒鸡、芫花毒鱼、狼毒杀野兽。《诗经》记入很多有医疗作用的药物，如葛、卷耳、苤苢（车前）、蘋（浮萍）、荼（苦菜或茶）、茅、苓（甘草）、菤（茅针）、茨（蒺藜）、唐（菟丝）、蝱（贝母）、芄（兰草）、苇、蕣（萱花）、蓷（益母草）、艾、麻、荷、茹藘（茜草）、芍药、莠（狗尾草）、蕡[21]、荍（荆葵）、蒲（水蒲）、蘡（野葡萄）、果蠃（瓜蒌）、蒿（青蒿）、台（莎草）、蒉（牛蒡）、蕳、菫（乌头）、桃、棘（酸枣）、桑、木瓜、苞杞（枸杞）、柘（野桑）、麕（麝）、兕（犀牛）、

蟋蟀、蜩（蝉）、蚕、伊威（鼠妇）、蟏（蜘蛛）、虺（毒蛇）、蝎（蜥蜴）、马蜂等。陶器的广泛应用、进一步提高炮生为熟的技术，对后世以水为溶媒来煎取药物创造了条件。

三、外治与针灸萌芽

原始人在寻找食物、居住场所时，常与猛兽或部落之间发生战斗，易遭外伤，不断用灰土、树叶、花瓣、草茎、软藤，外敷、包扎伤口，产生外科方面的医疗活动。冬季围火取暖，发现用兽皮包裹烧热的石片、土块、砂砾，贴附身体上，可保持温度，不仅舒服，且有解除疼痛的作用，而后便以热熨、火烤疗法处理因寒湿引起的腹痛、四肢麻痹、关节炎等。在漫长岁月中，经过反复实践，屡有改进，于局部用燃着的木炭[22]、艾团烧灸，治愈了许多疾病，就慢慢形成了灸法。

距今五万年前，进入新人阶段，从出土文物中发现了各种形式的骨针，有孔[23]者缝纫用，一端凿孔另头无孔，或两端皆磨成尖状，是作为治疗工具使用的。点刺合谷以止齿痛，压迫三里则愈腹胀。同时还用砭石、竹尖[24]、荆棘和有硬刺、锋利之物作为挑疡、攻腐、放血、排脓的器械。《山海经·东山经》载"高氏之山，其下多箴石"，是针刺材料来源最早的记载。《帝王世纪》"伏羲制九针"[25]的传说，出诸氏族社会渔猎时期，从进化规律言，是有可能的，但非金属品。近来在河北藁城发现并出土了商代的砭砺。

结　语

历史发展表明，人类通过劳动，产生保健医疗，与一般动物之出于本能如猫舌频舐净化伤口、牛尾摇摆驱蝇、麻雀滚窝沙浴、鸡啄石子助消化、马脊倚树磨痒、虎中箭毒吃青泥、雉被鹰伤叼贴地黄叶、蜘蛛为蜂螫掩蚯蚓粪、狗患高血压啮新鲜野草、埃及红鹤用长嘴汲水插入肛门灌肠等的寻治不同。他们与天、地、猛兽、毒虫斗争，战胜了自然。利用语言传递，促进交往，推动社会发展。这一时期在狩猎前、得到食物、丰收之后常身披鹿皮、头插羽毛、佩上花朵，学习小鸟飞翔或走兽跳跃起来，表示庆贺和祝福。朴素的舞蹈，有助人体气血循环，舒筋壮骨，增强健康。《吕氏春秋·适音》载："昔陶唐之世，阴多滞伏而湛积，水道壅塞，不行其原，民气郁阏而滞着，筋骨瑟缩不达，故作为舞以宣导之。"这说明已认识到有医疗意义。嗣后，即逐渐形成导引术。对推拿、按摩、开展肢体运动应用于临床，有一定启迪，可"调营卫、消水谷、排却风邪、长进血气"[26]。张九龄指出，其作用不只"除风、寒、暑、湿、饥、饱、劳、逸八疾"，且能"使内疾不留，外邪不入"[27]。《素问·血气形志》称道是："治之以熨、引。"

同时，因生产力低下，人们对自然界发生的多种现象狂风、暴雨、降雪、闪电、雷鸣、冰雹、地震、日落、月缺、白昼、黑夜、洪水、夏热、冬寒、出生、死亡、磷光等无法解释，认为宇宙空间存有超自然力量支配万物，产生敬天思想，这一低级时代的特殊现象，延续到数千百年，"国大旱，则帅巫而舞雩"[28]。感染疾病时，"巫用糈藉"[29]，也以祈祷方式进行驱疫活动。刘氏《说苑·辨物》云："吾闻古之为医者，曰苗父[30]，苗父之为医也，以菅为席，以刍[31]为狗，北面而祝，发十言耳，诸扶而来者、舆而来者，皆平复如故。"且有希图利用模拟的象征物令病人回苏，《韩诗外传》曾记一小故事，谓俞跗"搦木为脑，芒草为躯，吹窍定脑，死者复苏"。实则古代不少的巫医[32]均能掌握药物、运用民间经验配合治疗，夏代所传《山海经·大荒西经》就写有"巫咸、巫即、巫盼、巫彭、巫姑、巫真、巫礼、巫抵、巫谢、巫罗十巫[33]"，"皆操不死之药"[34]。迨至封建社会末期，个别落后地区仍然存在，称为"走阴阳""端公太保""夜行卜士""通神者"。龚鼎臣于《医述》分析过"觋者岂能必胜医师哉"，其未被历史淘汰的原因，主要是还缺乏卫生疾病知识，故"世俗之人易以邪感也"[35]。

【注释】

[1]《周易乾凿度》。

[2] 如肿骨鹿、山蛇、地鼠、刺猬、三门马、羚羊、水牛、河猪。

[3] 见谯周《古史考》、《绎史》卷一。

[4] 或打击石器。

[5] 或天然气体。

[6] 北京人时代，就在洞穴内发现六米深的灰烬，且有烧过的兽骨、石块、朴树子等。

[7]《周易·系辞传》下。

[8] 王嘉《拾遗记》。

[9] 刘安《淮南鸿烈解》"氾论训"。

[10] 在树皮编的容器上涂以粘土，用赭石（红）、锰土（黑）为色，再加烘烧。

[11] 当时剑齿虎、猎豹最为凶猛。

[12] 见《墨子·辞过》。

[13] 见《礼记·礼运》。

[14] 班固《白虎通义》号篇。

[15]《白虎通义》号篇。

[16] 俞樾题郑文焯《医故》序,谓:"尝草之初,原非采药,但求食品以养众生。"王宏翰《古今医史》正误说,神农尝百草,一日遇七十毒,"此言出自《淮南子》,明王履极辩其诬",若其草含小毒者,"因不死而可解",逢"毒之大者,入口即死矣"。甚有道理。

[17] 干宝《搜神记》。

[18]《山海经·北山经》。

[19]《山海经·中次十一经》。

[20]《山海经·南山经》。

[21] 似指泽泻或续断,待考。

[22] 见《黄帝虾蟆经》。

[23] 尖状石凿开的。

[24] 古箴字从竹。《周易》咸卦即箴卦。

[25]《灵枢·九针十二原》记有镵针(长一寸六分,如箭头,适于浅刺)、圆针(长一寸六分,如圆柱,适于揩摩)、锃针(长三寸半,粗大稍钝,适于按压)、锋针(长一寸六分,三棱形有刃,适于放血)、铍针(长四寸、宽二分半,剑形有刃,适于放脓)、圆利针(长一寸六分,尖头圆利,适于急刺)、毫针(长三寸六分,细软如毫发,应用较广)、长针(长七寸,针身长,适于深刺肌肉肥厚处)、火针(长四寸,针身粗,尖圆,适于穿刺关节),均为金属所制。据《南史》载:"全元起欲注《素问》,访以砭石,僧儒答曰:古人当以石为针,必不用铁。"(《王僧儒传》)明代张萱《疑耀》二"针砭药饵条"云:"针本以石为之,名曰砭,后世乃易以金耳。曰药石者,谓药与砭,非指金石之石也。"

[26]《云笈七签》引葛洪"玄鉴导引法"。

[27]《唐六典》。

[28]《周礼·春官》。

[29] 刘向《淮南子》说山。

[30]《韩诗外传》作弟父。

[31] 陆佃《埤雅》谓草束,即草把子。

[32]《金埴不下带编》卷六引明人支允坚《艺苑闲谈》,言"巫古通筮",巫医即筮医。

[33]《周礼》巫人作巫更、巫咸、巫式、巫目、巫易、巫比、巫祠、巫参、巫环九巫,"以辨吉凶"。

[34]《山海经·海内西经》。

[35]《四部丛刊》载《皇朝文鉴》。

第二章
夏、商时期医学

〔夏（前21～前16世纪）—
商（前16～前11世纪）〕

公元二千年前，夏后氏族内禹、启父子家天下建立，"选贤与能"[1]制度破坏，原始社会解体，委任官吏"亲贵合一"，有奴隶、奴隶主之分，"庶人耋老而后衣丝，其他则仅麻矣"[2]，出现阶级，开始了"奴隶社会"。生产工具已由石、骨进化为青铜器，农业产量上升，为医药发展创造了条件。王朝初期，铜制品很少，仍以石器工具刀、铲、杵、斧、镰、锤为主，处于新石器晚期。"大乙放桀南巢"，商代随着冶炼技术的进步，青铜[3]器的使用日渐广泛，比仰韶时期有长足发展，历史上称"青铜时代"。这一阶段较突出者，是商王崇拜玄鸟[4]，自盘庚[5]"由奄[6]迁于北蒙曰殷[7]"[8]后，遇事先要占卜[9]，以候神示，求上帝预告以就吉避凶。将所得结果让贞人[10]用刀刻于龟甲、兽骨或个别人头骨上，"彰往察来"，作为史料保存下来[11]，名曰"卜辞"。统治阶级认为死后灵魂不灭，常将侍从殉葬。

一、治疗始用汤液

进入氏族社会，手工业明显发展，制陶技术屡有改进，家用器皿罐、釜、盆的烧作较前更加精致，已达到工艺要求标准。商代初年，伊尹[12]于"庖人之中"[13]负

"鼎俎以滋味说汤"[14]，相传他仿照"阳朴之姜、招摇之桂"[15]的应用，把药物放入陶器内烧煮，以水溶解有效成分治疗疾病，形成"汤液始于伊尹"[16]说。《素问·移精变气论》也提到："中古之治病，至而治之，汤液十日已去八风五痹之病。"由于农业进步，发明酒的酿造[17]，甲骨中记有"酒"字[18]，这"清酿之美，始于耒耜"[19]，用"粢盛秬鬯以事上帝"[20]，且"为此春酒，以介眉寿"[21]。汤液除水外，还以酒作溶媒的煎剂，"醫"字从"酉"即表明它在医疗方面的功用，故《素问·汤液醪醴》云："邪气至时，服之万全。"汤液的出现，不只降低药物"瞑眩"[22]之副作用，破坏其毒性，吸收易见效快，亦为组方配伍创造条件，解决体积重量过大、口服困难等问题。利用中性物质提取，实属一大变革，对后世复方的发展，起了推动作用。

二、认识不少疾病

夏代，通过观察气候变化，有了记时系统的历法，殷商时期逐步完善，称年为"祀"，平祀分为十二月，闰祀十三个月[23]。一年分两季，上半年种禾名春，下半年种麦曰秋。大月三十日，小月二十九日，十

5

天为一旬，并用天干、地支配伍记日，形成民俗学。对按时播种、收割，认识季节性流行与多发性疾病，具有重要作用。

传说夏人有了原始文字[24]，进入商代才正式使用，能以毛笔书写，所谓有史以来取物可证者，就是以公元前一千三百年之殷墟王宫区出土的《甲骨文》为依据[25]。由记事看，当时医生均系奴隶，管理人员称"疾臣"，所载二十余种疾病[26]，多按发病部位论述，如头病名"疾首"，腹病名"疾腹"，眼病名"疾目"，耳病名"疾耳"，喉病名"疾言"，鼻病名"疾自"[27]，嘴病名"疾口"，牙病名"疾齿"，舌病名"疾舌"，胸病名"疾胸"，手病名"疾手"，肘病名"疾肘"，腿病名"疾胫"，骨病名"疾骨"，脚掌病名"疾止"；其他尚有疟、疥、龋[28]、育诸名称。占卜的患者，绝大部分为帝王或王室近臣。最值得瞩目的，则是关于"疾年""雨疾""降疾"

等方面，说明对时间、空间常见病有了充分认识。

三、已注意生活卫生

夏时开始，力学产生，已有城堡、大型宫殿。商代农业使用牛耕、木制的耒耜，提高了种植技术，收获物增加。烹调炊具，除仍沿用陶器外，又添了青铜之品。随着经济、文化发展，卫生知识逐渐普及。个人方面，已养成洗手、洗脸、洗澡习惯。在河南安阳发掘的殷王墓中，有配套的盥洗器，如壶、勺、盂、盘等。环境卫生，明晓污水不宜饮用，设有排水管道，开始凿井汲取地下水，十分益于人体健康，且可供干旱严重时作灌溉之用。家畜牛、羊、猪的饲养，与人之居处分开，另建牛棚、羊栏、猪圈，同时还洒扫住房，于室内抹墙、堵洞、用药物"穹室熏鼠、塞向墐户"[29]和灭虫等一系列活动。

结　语

历史发展证明，奴隶社会医药文化比原始社会有较大发展，酒的酿制、水煎药物的临床应用，能提高效果，为综合性医疗开辟新的先进施治方法。此时人们认识不少疾病，《甲骨文》[30]对肠道寄生虫称为"蛊"，比印度《禳灾明论》所载要早七百余年。因青铜的冶炼与使用，可能已有金属针具、外科决痈排脓用刀。但是也应看到殷商统治者敬天、祈年、求雨迷信上帝，患病怀疑祖先"作它"，"告疾于羌甲、且丁、父乙"，巫术盛行。巫乃特殊人物，以通鬼神恣态、禳祷的方式给人治病，实际只起精神安慰作用，同医学无任何关系。这种情况，持续时间很长，直到战国时代依然残存，所以《吕氏春秋》尽数篇云："近世尚卜筮祷祠，故疾病愈来。"其分析可谓彻底。

【注释】

[1]《礼记·礼运》。

[2] 桓谭《盐铁论》。

[3] 夏代开始用红铜，以孔雀石为原料，属红褐色质软的自然铜。商代杂入锡、铅，约4∶1～6∶1，已成为合金，熔点低，硬度高，不易出砂眼，锈呈青绿色，谓之"青铜"。

[4] 黑色燕子。

[5] 商十代第二十位国王。

[6] 今山东曲阜。

[7] 今河南安阳小屯村。此地北临洹水、南靠邺县。

[8] 郦道元《水经》洹水注竹书纪年。

[9] 主要为祭祀、征战、田猎、疾病、灾害、风雨、年景丰欠、时日吉凶、分娩男女、未来祸福。

[10] 巫兼史官者。

[11] 商代出土文物除青铜（饮食器皿，大者为"后母戊"鼎，重八百七十五公斤，小的有鬲、甗、勺、爵。兵器是矛、钺、刀、箭镞、甲胄）外，即甲骨。甲骨制作方法，先将龟甲（底板）、兽骨（猪、鹿、牛肩胛骨，肋骨少见）刮光，式样修整，以铜锥钻出圆形或方形浅窝，凿成枣核状之沟，用燃着的木枝在其中心或边缘烧灼，使受热点向外扩散，从正面产生T形裂纹（兆），爆出声响，就是"卜"字读音。于裂纹旁刻字（大者过半寸，小的如脂麻粒），有的涂上朱砂成为红色，每片二三十字不等。目前已发现约五千余字，被确认的仅一千五百余。

[12] 有莘氏（部落名，在今山东曹县境内）厨师养子（从桑林所得之私生子），随奴隶主陪嫁子姓大乙（赵翼《陔余丛考》谓"乙即成汤"）为媵臣，而后"授之政"当了阿衡（又称保衡。俞樾《群经评议》谓教养之官）。姒姓，名挚，曾放太甲于桐，太甲越狱，为被所杀（柳开《河东集》太甲诛伊尹论"汲冢纪年"）。

[13]《墨子·尚贤》。

[14]《史记·殷本纪》。

[15]《吕氏春秋·孝行览》"伊尹商汤对话"。

[16]《汉志》载有不知撰人的《汤液经法》三十二卷。

[17] 有渣的混合饮料。

[18] 巴比伦在距今八千年前的泥碑上绘有酿酒图，现伊拉克保存五千余年之陶碑也载有酒字，较我国还早。

[19] 见刘安《淮南子》。

[20] 见《礼记·表记》。

[21] 见《诗经》。

[22]《尚书·说命》。

[23] 闰月放在十二月后。

[24] 早于夏代的大汶口文化，已有了图形文字。

[25] 阮元认为："古人无笔砚纸墨之便，往往铸金刻石始传久远，其著之简册者，亦有漆书刀削之劳，非如今人下笔千言，言事甚易也。"（《研经室三集》卷二文言说）。

[26]《山海经》内记有三十八种。

[27] 古鼻字。

[28]《甲骨文》中龋字，形容牙有孔洞，比埃及、印度、希腊文献记载都早。

[29] 见《诗经》。

[30] 中国原始方块字，又称《契文》，北宋时期已有发现。清末光绪二十四年（1898年）天津孟广慧、王襄开始辨认，称古简。二十五年（1899年）国子监祭酒福山王懿荣因吃药用龙骨，见有刀刻字迹，委潍县古玩商人范维卿、赵允中赴河南收购，"往返数年"得千余片（见赵汝珍《古玩指南续编》），进行专门研究。他搜集的甲骨有一千多片转归《老残游记》作者刘鹗，刘氏将手内所藏，选出一

千零五十八片辑成《铁云藏龟》。当时山东赵执斋、上海金宋卿、北京祝继先，均在小屯村购买过，曾按字数多少再售，完整者每字二三两银子。后来仍陆续出土，共挖掘十六万余片（国内现存九万多片，其余在海外），约有三百二十三片400多辞为记录疾病方面材料（所载治法有灸、刺、按摩、药物、拔牙等）。近代致力《甲骨文》学者，以浙江上虞罗振玉雪堂、海宁王国维观堂、四川乐山郭沫若鼎堂、河南南阳董作宾彦堂为代表。

第三章
周、秦、两汉时期医学

〔周（前1027～221）—
秦（前221～206）—
两汉（前206～公元220）〕

西岐姬发"吊民伐罪"灭掉殷纣[1]，开创漫长周代王朝[2]，降服二百五十二个部落国。西周初年，将王室、贵族按公、侯、伯、子、男分至各地，"封建亲戚，以屏藩周"，仅皇家系统就占五十三国。进入春秋时，王权衰落，大国兼并小者，战争持续不断。道家、儒家、墨家、法家、阴阳家林立，产生多种学派，"诸子蜂起，百家争鸣"。年分二十四节，制定十九年七闰月法。用牛耕田[3]，奴隶制开始崩溃，"仁人"瞩目"兴天下之利，除天下之害"[4]。到了战国，客观环境改变，商鞅主张"不法古"[5]，荀况据《周易》提出"天行有常，不为尧存，不为桀亡"[6]，可"制天命而用之"唯物论思想，强调人的主观能动作用。由于时代进展，发生重大变革，"普天之下莫非王土，率土之滨莫非王臣"[7]，旧的领主与奴隶，为新兴地主和佃农所代替，转向"封建社会"。"齐有孟尝、赵有平原、楚有春申、魏有信陵，此四君者，皆明智而忠信，宽厚而爱人，尊贤而重士。"[8]大商吕不韦家累"千金"，"猗顿用监盐起家，郭纵以铁冶成业，与王者埒富"。生产力提高，经济繁荣，尤其铁[9]制工具[10]、金属货币的使用，推动农业进步，

手工业、商业也相应地渐趋发达，定陶、临淄、邯郸、洛阳、大梁、彭城、郢都、咸阳，皆成了著名的城市。临淄有户籍七万[11]，街道上"车毂击，人肩摩，连衽成帷，举袂成幕，挥汗成雨"[12]，人们"吹竽鼓瑟，弹琴击筑，斗鸡走狗，六博蹋鞠"，非常热闹。

秦始皇二十六年（前221年）灭六国，统一各地，收集武器，铸造铜人十二，每个重二十四万斤，陈列宫门之外。为了巩固统治，"焚经书，杀儒士[13]，设挟书之法[14]，行是古之罪"[15]。将货币分黄金[16]、铜钱[17]两种。立郡县[18]，结束血战玄黄割裂局面。实行小篆"书同文"，统一度量衡，开通驰道[19]，规定二百四十方步为一亩。充实边疆防务，重修补接万里长城。虽然暴虐、独裁，集权力于个人，"殚天下财力以事营缮"[20]，却彻底改变了"田畴异亩、车涂异轨、律令异法、衣冠异制、言语异声、文字异形"[21]，各自为政、四分五裂的现象。"汉室龙兴，开设学校，旁求儒雅，以阐大猷。"[22]刘彻增广郊祀，奏四时之歌，春曰青阳，夏曰朱明，秋曰西皓，冬曰玄冥[23]。从河南信阳擂鼓台出土文物中发现永元十一年（99年）烧制的盏罍，说明

东汉时期已使用青瓷器。公元二世纪蔡伦[24]以麻绳头、破布、旧渔网、树皮监制书写用纸[25]，公元105年上报操作情况，人们谓之"蔡侯纸"，对传播文化、发展技术、交流经验起了很大作用，令医药文献得以流传。嗣后，因统治阶级走向腐败，"舍农业，趋商贾，牛马车舆填塞道路，游手为功，充盈都邑，治本者少，浮食者众"[26]，侧重寄生生活，从而脆弱的政权便日渐没落下来。

【注释】

[1] 斩首十七万众，并灭小国九十九个。

[2] 周分两个阶段，前为西周（前1027～前770年），后为东周，即春秋（前770～前476年）、战国（前476～225年）。

[3] 见周必大《曾氏农器谱题解》。

[4] 墨翟《兼爱》。

[5]《商君书·开塞》。

[6]《荀子·天论》。

[7]《小雅·北山》。

[8] 贾谊《过秦论》。

[9] 即恶金。铁字应用，首见于《诗经·秦风》"铁驷"。

[10] 商代有铁刃钺，大概与埃及一样，开始是用空中陨石锻造的。此时已能开采矿石。农业工具有铁口犁、铁口锄、铁口锸、铁镰刀等。

[11] 每户平均五口，当有三十五万人。

[12]《战国策·齐策》。

[13] 曾诏令"偶语诗书者弃市，以古非今者族"。公元前212年"坑"杀知识分子四百六十余人于咸阳。

[14] 凡三十天不将书籍交出烧掉，黥为"城旦"，白日放哨，夜晚筑长城。

[15] 刘歆《移让太常博士书》。

[16] 上币以镒为单位。

[17] 下币以半两为单位。

[18] 开始划分三十六郡，续有增置，达四十多郡。

[19] 以京城咸阳为中心，统一车轨，北至燕，南到吴，路面宽五十步，相距三丈植树一株。

[20] 不知撰人《三辅黄图》。

[21] 许慎《说文》序。

[22] 孔颖达《尚书正义》序。

[23] 见《宋书》卷十九"乐志"。

[24] 相传为今陕西洋县龙亭铺人，字敬仲，宫廷宦官，后任尚方令（管理御用器物）。

[25] 古代记事用龟甲、兽骨、铜器（钟、鼎）、石头（石鼓、碑碣）、竹简、木牍、丝帛。许慎《说文解字》所言之纸，皆用纟旁，乃废丝屑（漂丝剩下者）捣浆用竹帘抄起晒干制成的。薄者谓之"赫蹏"，赵飞燕取其包药、书写诗文。"蔡侯纸"则用各种植物纤维，二者不同。北宋陈槱说："盖纸，旧已有之，特蔡伦善造耳，非创也。"（《负暄野录》）今从发现之西汉麻纸，即证实此说。

[26] 王符《潜夫论》。

第一节 医学分科，建立考核制度

自青铜应用与铁器的发现，农业获得较快发展，医学研究也推进一步，周代有了医事分工，在范围、体制、职责方面，已超过希腊阿斯克雷比亚"神殿医学"的盛行时期。《周礼·天官》冢宰将"掌医之政令、聚毒药以供医事"之两名行政管理人员，称作"医师"。共分四科，设置专职业务医生，"凡邦之有疾病者、疤疡者造焉，则使医分而治之"。据《左传》载，当时常用攻（火灸）、达（针刺）、药（药物）等疗法。

疡医：处理肿疡、金创（刀、剑、箭利器所伤）、骨折诸病，掌"祝（祝由祈祷）、药（药物外敷）、劀（排脓）、杀（蚀去恶肉）之剂"，属外科、伤科（正骨），有下士八人。

疾医："掌养万民之疾病"，相当以治疗内科杂病为主者，有中士八人。

兽医：凡兽之有病者、有疡者，使疗之，死则计其数以进退之，是专门治疗牲畜的医生，有下士四人。

食医：主饮、膳、馐、酱、珍味，管理食物卫生、掌配各种营养，按四季春酸、夏苦、秋辛、冬咸"调以滑甘"，通过物宏烹细、食杂功专，供应时令之饭，为统治者服务，有中士二人。

各科医务人员，年终考核治疗成绩，给予不同工资待遇，《周礼·天官》冢宰载："岁终稽其医事，以制其食，十全为上，十失一次之，十失二次之，十失三次之，十失四为下。"制定评选标准，以建立病历作为考核的依据。从《疾医》下"死终则各书其所以而入于医师"看来，还要总结经验，写出死亡报告。

班固[1]《汉书·百官志》载，统治阶级为了给王室、妃嫔、贵戚进行保健医疗，又增设"女医"[2]一职；《酷吏传》言河东义纵之姊"妸"，以医幸王太后[3]；《外戚传》云："淳于衍[4]者，霍氏[5]所爱，尝入宫侍（许）皇后疾[6]"，"取附子并合太医大丸[7]以饮皇后"。但由于环境局限，发挥的作用甚小。

【注释】

[1] 楚国谷於檡（令尹子文）之后，兰台令史。

[2] 或称乳医。

[3] 武帝之母。

[4] 字少夫。

[5] 霍光夫人即婢女"显"。

[6] 接生。

[7] 晋灼注："今泽兰丸之属。"陈直《汉书新证》按语，谓汉代丸药有大、小之分，小丸如梧桐子，见《金匮要略》卷下干姜人参半夏丸；大丸见同卷，有竹皮大丸。霍氏为其小女成君入宫立后，曾唆使淳于衍在御医配制的丸药内暗放附子末，将汉宣帝之妻许皇后毒死。

第二节　整理古代医籍

历史上从创立文字，就有通过文字传播知识的记载，古代遗留之医药经验，即是这样延续下来的。秦统一文字后，对医学典籍的流传，起了巨大作用。为了继承前人成就，有利系统学习，纠正衍讹，西汉[1]河平三年（前26年），太医监李柱国等人曾将重点方技著作进行了整理，由刘向在天禄阁编写《叙录》，介绍校勘经过、所据文简[2]。班固上承刘歆《七略》辑成之《汉书·艺文志》，收有医经[3]七家[4]二百一十六卷、经方[5]十一家[6]二百七十四卷、房中[7]八家[8]一百八十六卷、神仙[9]十家[10]二百零五卷。遗憾的是，大都已经亡佚了。

【注释】

[1] 公元前206～公元8年。

[2] 刘向死后，汉哀帝令其子刘歆继之。父子二人皆精目录学，且为创始者。

[3] 主要为理论研究。

[4] 《黄帝内经》《扁鹊内经》《白氏内经》《黄帝外经》《扁鹊外经》《白氏外经》《白氏旁篇》。

[5] 内、妇、外、儿各科处方与食物禁忌。

[6] 《妇人婴儿方》《五脏六腑痹十二病方》《五脏六腑疝十六病方》《风寒热十六病方》《泰始黄帝扁鹊俞跗方》《五脏伤中十一病方》《客疾五脏颠狂病方》《金创疭瘛方》《五脏六腑胆十二病方》《汤液经方》《神农黄帝食禁》。

[7] 讨论性知识，调节情欲，寻求长寿之道。

[8] 《容成阴道》《务成子阴道》《尧舜阴道》《汤盘庚阴道》《天老杂子阴道》《天一阴道》《黄帝三王养阳方》《三家内房有子方》。

[9] 利用导引、按摩、服药、食菌类，研究养生方法。

[10] 《宓戏杂子道》、《上圣杂子道》、《道要杂子》、《黄帝杂子步引》、《黄帝岐伯按摩》、《黄帝杂子芝菌》、《黄帝杂子十九家方》、《泰乙杂子十五家方》、《神农杂子技道》、《泰乙杂子黄冶》即烧炼矿石铸金。

第三节　出现三大名著

西周至东汉末一千二百余年，祖国医学理论体系逐渐形成，用药经验日益丰富，出现两大名著，一属基础理论性巨作《黄帝内经》，二为药物专书《神农本草经》。且在此基础上，又产生了中外咸知的临证医学经典《伤寒杂病论》。

一、《内经》

《内经》为"言医之祖"[1]，是研究人体科学的早期著作，曾涉及天文、地理、气象、历法、哲学、物候、农艺等各方面知识，内容有偶文、韵语，以黄帝、岐伯[2]问答形式记录。受道家影响，倾向养生学。所引文献，有《上经》《下经》《揆度》《奇恒》《从容》《五色》《脉经》《形法》《脉法》《大要》《金匮》《热论》《十二官相使》《太始天元册文》《脉要》《针经》《九针》《本病》《阴阳》《刺法》等书，凡二十余种[3]，原文排版，约十四万字[4]，"与《周易》相表里，天人性命之理，尽在是矣"[5]，共十八卷。因当时存有严重崇古思想，常托名"神农、黄帝"而后入说，从其中官职称谓[6]、甲子纪年[7]证明不是出自一家之手，更非黄帝时代产物，很可能来源于"战国、秦、汉之人"[8]。一部分由《老子》《晏子春秋》《孙子》《列子》《左传》演化而来，编辑时间约在公元前二世纪司马迁撰集《史记》[9]之后，公元一世纪班固写《汉书》[10]前，直至唐代仍有修订、补充[11]。分《素问》[12]八十一篇[13]、《针经》[14]八十一篇，各九卷[15]。北宋校正医书局已正式整理过[16]。多年来，日、法、英、德等国均译有节录文本。其学术思想，也染有《周易》色彩，突出"变动不居"，谓"成败倚伏生乎动，动而不已则变作矣"[17]。强调人和自然关系，"与天地相参、与日月相应"，揆度奇恒"道在于一"[18]。一方面受其制约，"以天地之气生，四时之法成"[19]，宇宙空间之"春气在经脉，夏气在孙络，长夏气在肌肉，秋气在皮肤，冬气在骨髓中"[20]，脉搏有弦、钩、代、毛、石的变化；"高者多寒，下者多热"[21]，酷暑季节"腠理开，故汗出"[22]。另外又强调人的能动性，"提挈天地，把握阴阳"[23]，如"正气内存，邪不可干"[24]，虽"风雨寒热，不得虚，邪不能独伤人"[25]。反对迷信，摆脱了巫的羁绊，指出"拘于鬼神者，不可与言至德"[26]。其主体内容，包括五大部分：

1. 阴阳、五行

阴阳学说，具有广延性、可分性，最早见诸金文，次则为《诗经·公刘》[27]《周易·坤卦》[28]《老子·道德》[29]，属朴素的辩证法思想，根据日光向背，说明事物的正反两面，矛盾处于对立统一状态，"人生有形，不离阴阳"[30]，一"藏精而起亟"，一"卫外而为固"[31]，通过互根、协调、相对平衡以维持机体生理活动，《素问·生气通天论》谓之"阴平阳秘，精神乃治"。如其依存关系遭到破坏，形成量值差异，便可发生消长、胜复的转化现象，"阴盛则阳病，阳盛则阴病"[32]，导致"重阳必阴，重阴必阳"[33]。医疗要"阳病治阴，阴病治阳，定其血气，各守其乡"[34]。若二者之间，失去"匀平"，不能"以充其形"[35]，就会"阴阳离决，精气乃绝"[36]，后果不堪设想。所以《素问·阴阳应象大论》云："善诊者察色按脉，先别阴阳。"

五行起于《尚书》甘誓、洪范[37]，也称"五材"，相克之说始自战国末年的邹衍。生、克问题，皆属认识客观事物的方法论。"天生五材，民并用之"[38]，其中"以土与金、木、水、火杂，以成百物"[39]。《左传》昭公二十九年载，统治者利用五行之名代表东、西、南、北、中不同方位，春、夏、秋、冬、长夏一年季节[40]。《内经》将五行学说引入岐黄领域，除研究气象"木曰敷和、火曰升明、土曰备化、金曰审平、水曰静顺"[41]变化，主要强调整体观念，"金以铣之、木以干之、土以敦之，火烜、风挠、水以蒸化之，彼滋此孕以繁之"。以心、肝、脾、肺、肾为中心，说明五脏之间相互依存、表现制约，构成完整的内在系统，《素问·宝命全形论》云："木得金而伐，火得水而灭，土得木而达，金得火而缺，水得土而绝，万物尽然，不可胜竭。"且"气有余，则制己所胜，而侮所不胜；其不及，则己所不胜，侮而乘之，己所胜轻而侮之"[42]。另外，还联系到人与自然的统一性，以木为例，"在天为风"，"在地为木"，"在体为筋"，"在脏为肝"，"在色为苍"，"在窍为目"，"在味为酸"，"在志为怒"，"在变动为握"[43]，以及外荣为爪、其神为魂、出液为泪、于时为春等。

2. 脏腑、经络

脏腑[44]、经络学说，乃祖国医学理论体系中核心部分，是探讨人体生理、病机的重要基础。《内经》论述脏腑方面者，《素问》十一篇、《灵枢》二十八篇，认为五脏[45]功能"藏精气而不泻"，满而不实[46]。"心者君主之官"[47]，司神明，属人体思维活动的最高主宰，主血脉[48]循环不休[49]。肝藏血，形同血库，可调节血量，使"目受血而能视，足受血而能步，掌受血而能握，指受血而能摄"[50]，且为"将军之官，谋虑出焉"。脾"为胃行其津液"，管消化、吸收、输送精微，营养脏腑、四肢百骸，包括肠胃系统全部作用。肺主呼吸，开窍于鼻，《素问·阴阳别论》载从饮食摄入水谷之气，浓浊部分归心，心输送精微于脉，血内水谷精气汇流入肺，形成"肺朝百脉"[51]；能通调水道，下输膀胱。肾藏精[52]，主骨髓，为生殖、发育之源，后世遵照《素问·金匮真言》称作先天之本。腑有六，辖胆、胃、大肠、小肠、膀胱、三焦[53]。生理功能"受水谷、行津液"[54]，"传化物而不藏"，实而不满。尤以胃为"水谷之海"[55]、"仓廪之官"[56]，更较重要[57]。除此，尚谈到另一"藏而不泻"奇恒之腑的"女子胞"[58]，是指女性内生殖器子宫和附件而言。

经络，是运行气血通路、沟通表里上下、网络人体器官组织和传导系统，全身循行。经有十二[59]，络有十五[60]，内联脏腑、外络肢节。其功能"行气血而营阴阳，濡筋骨，利关节"[61]。人身发生疾病，往往通过经络反映到体表腧穴上，针、灸孔穴即可调控、改善病理现象，记有实用穴位一百六十余个，重点篇章在《灵枢》中，如《经脉》《经别》《经水》《经筋》等。正经之外，也提及奇经任、督、冲、带。现代所用的针刺麻醉，基本上就是依据经络原理、循行走向而取穴的。

3. 解剖

《内经》对人体宏观组织皮肤、肌肉、血脉、脏腑、骨骼、九窍、大脑等有关解剖学的论述，已具相当程度的认识。《灵枢·经水》云："若夫八尺之士，皮肉在此，外可度量切循而得之，其死可解剖而视之，其脏之坚脆、腑之大小、谷之多少、脉之长短、血之清浊、气之多少，十二经之多血少气，与其少血多气，与其皆少血气，均有大数。"不仅属生理解剖早期记载，也为尸体探查、研究人身内在提供了历史序录。《灵枢·通天》根据秉赋特征将人分为太阴、少阴、太阳、少阳、阴阳和平五种形象，在脸谱身躯上，按木、火、土、金、水划线，于每一类型之下，照角、徵、宫、商、羽分成五个镜面[62]。《灵枢·肠胃》还用分段累计法度量了从口腔至肛门消化道的长度，食管与大小肠之比为1∶35。所取的客观数据，和近代解剖学上测出者1∶37，基本相同。

4. 分析疾病

《内经》载入五百三十多种病、证名称，记有二十一类脉象。《灵枢·顺气一日分为四时》篇载，由于自然界对人体产生的影响，常有旦慧[63]、昼安[64]、夕加[65]、夜甚[66]的变化[67]，应掌握这一规律。对疾病的认识与分析，主要有三个方面：

① 据气候变化，"百病之生也，皆生于风、寒、暑、湿、燥、火"[68]。《素问·阴阳应象大论》认为："风胜则动，热胜则肿，燥胜则干，寒胜则浮，湿胜则濡泄。"按季节提出："逆春气则少阳不生，肝气内变；逆夏气则太阳不长，心气内洞；逆秋气则太阴不收，肺气焦满；逆冬气则少阴不藏，肾气独沉。"[69]"冬伤于寒，春必病温；春伤于风，夏生飧泄；夏伤于暑，秋必痎疟；秋伤于湿，冬生咳嗽。"并提出："春善病鼽、衄；仲夏善病胸、胁；长夏善病洞泄、寒中；秋善病风疟；冬善病痹、厥。"[70]还涉及不少杂病，如肝风、首风、肠风、酒风等。

② 照脏腑、经络、气血、津液生理系统，结合病机列出临床诸证，如"肝气虚则恐"、"胃脘当心而痛"、"少阴病心胁痛不可转侧"、"卫气虚则不用"、"血凝于足者为厥"、"津脱者腠理开汗大泄"，以及"精脱者耳聋"、"神有余则笑不休"、"脑海不足则脑转而鸣、胫酸、眩冒、目无所见、懈怠安卧"。并据外观色泽，推测其预后情况，"赤欲如帛裹朱，不欲如赭；白欲如鹅羽，不欲如盐；青欲如苍璧之泽，不欲如兰；黄欲如罗裹雄黄，不欲如黄土；黑欲如重漆色，不欲如地苍"[71]。凡"青如草兹者死，黄如枳实者死，黑如炱者死，赤如衃血者死，白如枯骨者死"[72]。

③ 以特殊表现命名，如热病、疟疾、癫狂、霍乱、痈疽、卒病；由症状确定的，有便血、咳嗽、噎膈、瘰疬、腰痛、卧不安等。对顽疾日久不愈或艰于治疗者，列为"奇病"，像头部类似三叉神经痛，"数岁不已"，"大寒犯脑"，"齿亦痛"，称作"厥逆"[73]，就是例子。

对热性病探讨，占较大比重，《素问》有三篇[74]，《灵枢》有三篇[75]，进行专题介绍。诊断标准，以"皮肤缓、腠理开、血气减、汗大泄、皮淖泽"[76]，同外感寒证"皮肤致、腠理闭、汗不出、血气强、肉坚涩"为鉴别依据。《灵枢·寒热》提出淋巴结核与内脏有关，属里源的扩散，"鼠瘘之本，皆在于脏。其末上出于颈腋之间"，在当时而言，十分可贵[77]。《素问·玉机真脏论》云："大骨枯槁，大肉陷下，胸中气满，喘息不便，内痛引肩项，身热，脱肉，破䐃。"可能为晚期恶性肿瘤。发生疾病后，还注意色泽浮沉、明暗、聚散，以"脉盛、皮热、腹胀、前后不通、闷瞀"，谓之五实；"脉细、皮寒、气少、泄利前后、饮食不入"，称为五虚。并曰"得神者昌，失神者亡"，予以高度概括，极切实用。

5. 治疗

《内经》着重"食饮有节，起居有常"，使"形与神俱而尽其天年"[78]。提出预防为主，"虚邪、贼风，避之有时"[79]，掌握"揆度奇恒，道在于一，神转不回，回则不转，乃失其机"[80]，重视采取相应措施，早期发现，及时医疗，即所谓"治未病"。《素问·八正神明论》指出："上工救其萌芽，下工救其已成。"用小金丹[81]预防疫邪传染。如病已形成再予处理，就等于"渴而穿井"、"斗而铸兵"[82]了。曾说："善治者治皮毛，其次治肌肤，其次治经脉，其次治六腑，其次治五脏。"[83]侧重点放在"从内之外而盛于外者，先调其内后治其外；从外之内而盛于内者，先治其外后调其内"[84]。同时也主张灵活的治疗方法，虽然求本第一，但要"察其下、适其脉[85]、观其志意"[86]，根据客观情况运用相应措施，《素问·标本病传论》云："病发而有余，本而标之，先治其本，后治其标；病发而不足，标而本之，先治其标，后治其本。"反之，"不知标本，是谓妄行"。在针砭方面注意区别对待，"夫痛气之息者，宜以针开除去之；夫气盛血聚者，宜石而泻之，此所谓同病异治也"。它的施治原则是："病生于脉治之以灸刺"，"病生于内治之以针石"，"病生于筋治之以熨引"，"病生于咽嗌治之以甘药"，"病生于不仁治之以按摩醪药"[87]。提出："上工十全九"，"中工十全七"，"下工十全六"[88]。常用之法，有针刺[89]、药熨、砭石、灸焫、饮汤、熏疗、涂抹、取嚏、洗浴、导引、按跷等。尽管《素问·移精变气论》曾言"毒药治其内，针石治其外"，仍以针刺为主[90]，"能毒者以厚药，不胜毒者以薄药"[91]，只有十一方[92]，投用药物二十余种。

所言辨治准则，"无实实"、"无虚虚"、"必先岁气，勿伐天和"，非常重要。强调"逆者正治，从者反治，必伏其所主，先其所因"[93]。《素问·至真要大论》云："寒者热之，热者寒之"；"寒之而热者取之阴，热之而寒者取之阳"。应"补其不足，泻其有余，调其虚实"[94]。临床遣药，凡"大毒治病十去其六，常毒治病十去其七，小毒治病十去其八，无毒治病十去其九"；要掌握分寸恰到好处，"大积大聚，其可犯也，衰其大半而止"，不然则"遗人夭殃"、"绝人长命"[95]，"过者死"。《素问·阴阳应象大论》中提出："形不足者温之以气，精不足者补之以味，其高者因而越之，其下者引而竭之，中满者泻之于内，其在皮者汗而发之。"以及"刺肥人者，以秋冬之齐，刺瘦人者，以春夏之齐"[96]，直至于今，仍为人们所遵循。

《灵枢》对单纯性水肿使用腹腔放水术，"先取环谷下三寸，以铍针针之，已刺而筩之，而内之，入而复之，以尽其水"[96]；脱痈[97]"其状赤黑"，情况严重，不易控制，主张采取"急斩之"的断然措施，予以截除[98]。《素问·五常政大论》依据五行学说，把谷物、瓜果、畜肉、蔬菜作为辅助治疗，以"毒药攻邪，五谷为养，五果为助，五畜为益，五菜为充，气味合而服之"[99]。取"食养尽之"，"待其来复"[100]。清人唐甄所写《潜书》，尝言"气血资于药食"的理论，明显地受到《内经》影响。此外，尚载有说服、启发、教育一系列精神疗法，如《灵枢·师传》的"告之以其败，语之以其善，导之以其所便，开之以其所苦"，也富有实践价值。

《内经》文法较古，且有错简，读者大都感觉困难，就连清代状元俞樾犹说："向曾流览，殚其艰深。"[101]因此，后世医家通过学习、烹文炼字、参考旁证，加以校勘、训诂、注解、分类编辑，如全元起[102]《素问训解》[103]、杨上善[104]《黄帝内经太素》[105]、王冰[106]《黄帝内经素问释文》[107]、马莳[108]《黄帝内经素问灵枢注证发微》[109]、张介宾《类经》、张志聪《黄帝内经素问灵枢集注》[110]、胡澍[111]《黄帝内经素问校义》等，厘正音读、剖析疑点、疏理其说、发皇古义，均为代表作，对研究《素问》《灵枢》原文，加深理解，扫除学习障碍，有极大帮助。

【注释】

[1] 钱熙祚《素问释文》。俞樾《春在堂尺牍》三与胡荄甫农部，谓医学"自此专门"。

[2] 历史传说，僦贷季为岐伯之师，岐伯（也称岐天师）为黄帝之师，黄帝为雷

公之师。

[3] 除《刺法》见诸《灵枢》，皆载于《素问》。

[4]《素问》实际字数为五万三千三百九十六字。

[5]《苏州府志》侯周臣传。

[6] 如中正、州都之官，为三国曹丕所设置。

[7] 东汉元和二年颁布四分历，才开始用干支甲子纪年。

[8] 方孝儒《逊斋志稿》读三坟书。

[9] 历十八年写成，乃无韵《离骚》、史家绝唱，一百三十篇，凡五十二万六千五百字。金圣叹认为此乃"一肚皮宿怨发挥出来的谤书"，并非完全如此。

[10] 在东观藏书阁撰成，一百二十篇，八十万字，记二百三十年汉史，梁启超称为"帝王家谱"。

[11] 近年长沙东郊马王堆汉墓出土的帛书《足臂十一脉灸经》《阴阳十一脉灸经》《阴阳脉死候》《五十二病方》等，从文字到治疗，成书时间都比《内经》为早。《五十二病方》有十分之一利用自然药物，不加炮制，如狗矢、活鱼、食盐、井中泥、桑树液汁等。

[12] 此名始见于《伤寒杂病论》序、《甲乙经》序。李调元《勘说》卷二载，亦称《天宝》。

[13] 其中七十二、七十三刺法两篇，已亡佚，可能为宋人所补。或曰刘温舒所写，待考。

[14] 张机《伤寒杂病论》序、王叔和《脉经》所言《九卷》，皇甫谧改为《针经》，也称《九灵》《九墟》。丹波元胤《医籍考》谓《九卷》《针经》乃古本，《灵枢》《九墟》乃道家之名。《神枢》《玉枢》《灵轴》均为道家另称。杭世骏

《道古堂集》"灵枢经跋"，据吕沧州说，疑《九灵》（《隋书·经籍志》)、《针经》为二书，非。自王冰提出《灵枢》二字，李唐之后的传本，方通呼《灵枢经》。《甲乙经》经脉络脉支别第一虽引用《灵枢》一名，属后人附注误入正文者。南宋绍兴二十五年（1155年）成都锦官史崧曾照家藏九卷之数，"增修音释"，整理成二十四卷，元代胡氏古林书堂刻本又更为十二卷。或谓《灵枢》文字浅陋，不若《素问》古奥，推断先见《素问》，《灵枢》晚出，实际《素问》所引"经言"，却于《灵枢》内找到其文。《素问》"针解"、"离合真邪"注释性语，均在《灵枢》"九针十二原"中。且"方盛衰论"之合五诊、调阴阳，也居《灵枢》"经脉篇"。所以此说不足为据。正因尚有曲解黄以周《黄帝内经九卷集注叙》个别《素问》之文"出于《九卷》之后"，黄云眉批评道："廖平误信元、明以来医家之谬论，必谓《灵枢》为经，《素问》为传，《灵枢》在前，《素问》在后，殊为多事。"（《古今伪书考补正》子类）。

[15] 王冰写次注时，将《素问》改为二十四卷，现存早期印本乃金代所刻和明嘉靖吴悌的校订本。《灵枢》一书，至北宋仅剩残本，经林亿等校；1092年十一月高丽黄宗悫贡献的《黄帝针经》即《灵枢》，元祐八年（1093年）正月才"诏颁于天下"刊出流传；史崧尝据家藏之卷校勘了这一版本，分成二十四卷。

[16]《玉海》载，1026年晁宗悫、1035年丁度于林亿之前曾校勘过《素问》。

[17]《素问·六微旨大论》。

[18]《素问·玉版论要》。

[19]《素问·宝命全形论》。

[20]《素问·四时刺逆从论》。

[21]《素问·五常政大论》。

[22]《灵枢·五癃津液别》。

[23]《素问·上古天真论》。

[24]见《素问·遗篇·刺法论》。

[25]《灵枢·百病始生》。

[26]《素问·五脏别论》。

[27]"相其阴阳"。

[28]"阴疑于阳必战，为其嫌于无阳也。"

[29]"万物负阴而抱阳"。

[30]《素问·宝命全形论》。

[31]《素问·生气通天论》。

[32]《素问·阴阳应象大论》。

[33]《灵枢·论疾诊尺》所言，仅属于一个方面，如阳季春伤于风、夏伤于暑，为伤于阳邪，谓之重阳，感受天热之气而恶寒，即重阳必阴；阴季秋伤于湿、冬伤于寒，为伤于阴邪，谓之重阴，感受天寒之气而发热，即重阴必阳。

[34]《素问·阴阳应象大论》。

[35]《素问·阴阳应象大论》。

[36]《素问·调经论》。

[37]水曰润下、火曰炎上、木曰曲直、金曰从革、土爰稼穑。

[38]《左传》襄公二十七年。

[39]《国语·郑语》。

[40]设有五官，"木正曰句芒"、"火正曰祝融"、"金正曰蓐收"、"水正曰玄冥"、"土正曰后土"。

[41]王夫之《黄书》原极第一。

[42]《素问·五运行大论》。

[43]《素问·阴阳应象大论》。

[44]从明太祖之孙、周宪王长子朱有燉（号诚斋、全阳子、老狂生、锦窠老人）诗："年来偏觉心肠热，老去自余脏腑明。"藏府二字才加月旁。

[45]《管子·水地》《庄子·齐物》，皆云六脏；针灸家以六阴经配五脏加心包络，也为六数。南汇于鬯《香草续校书》载，如添入《素问·玉机真脏论》"胃者五脏之本"，即成六脏。从《刺疟》的肺疟、心疟、脾疟、肝疟、肾疟、胃疟并列，"明胃得为一脏也"。

[46]《素问·五脏别论》。

[47]《素问·灵兰秘典论》。

[48]见《素问·痿论》。

[49]1628年英国哈维始发现血液循环。就心而言，血为神的物质基础，神为血的功能表现。《灵枢·血络论》并提出"血出而射者"、"血少黑而浊者"，有似动脉、静脉的记载。

[50]《素问·五脏生成》。

[51]《素问·五脏生成》。

[52]《灵枢·经脉》谓："人始生，先成精。"

[53]《太平御览》人文部引《韩诗外传》："咽喉量入之腑，胃者五谷之腑，大肠转输之腑，小肠受盛之腑，胆积精之腑，膀胱液之腑也。"无三焦之名。

[54]《灵枢·本脏》。

[55]《灵枢·玉版》。

[56]《素问·灵兰秘典论》。

[57]《香草续校书》谓，应以《素问·五脏别论》胃、大肠、小肠、三焦、膀胱与"魄门亦为五脏使，水谷不得久藏"为六个传化之腑，不宜照《金匮真言论》包括胆算，因胆属"奇恒之腑"，非"实而不满"的传化器官，颇有道理。

[58]《素问·五脏别论》。

[59]手三阴起于胸内止于手指，三阳起于手指止于头部；足三阴起于足趾止于胸内，三阳起于头部止于足趾。每对阴经联属于一脏，阳经联属于一腑。

[60]十二经各有一络脉，加上任、督

分出的两条与脾直接分出的"大络"。

[61]《灵枢·本神》。

[62]见《灵枢·阴阳二十五人》。

[63]平旦为朝霞。

[64]日中为正阳。

[65]日入为飞泉。

[66]夜半为沉瀣。

[67]当时无有十二时说，《左传》杜元凯注："夜半者即今所谓子也，鸡鸣者丑也，平旦者寅也，日出者卯也，食时者辰也，隅中者巳也，日中者午也，日昳者未也，晡时者申也，日入者酉也，黄昏者戌也，人定者亥也。"

[68]《素问·至真要大论》。

[69]《素问·四气调神大论》。

[70]《素问·金匮真言论》。

[71]《素问·脉要精微论》。

[72]《素问·五脏生成》。

[73]《素问·奇病论》。

[74]《热论》《评热论》《刺热论》。

[75]《热病》《寒热》《寒热病》。

[76]《灵枢·刺节真邪》。

[77]《史记》所载秦始皇鸷胸证，如非佝偻、肺气肿，可能也属结核之类。《秋灯丛谈》否定此文，谓晋人羼入，并无根据。如自幼即有，亦与缺钙有关。

[78]《素问·上古天真论》。

[79]《素问·上古天真论》。

[80]《素问·玉版论要》。

[81]《素问·遗篇·刺法论》。

[82]《素问·四气调神大论》。

[83]《素问·阴阳应象大论》。

[84]《素问·至真要大论》。

[85]《素问·脉要精微论》将脉象分为长、短、大、小、坚、软、疾、徐、虚、实、浮、沉、滑、涩等不同类型。

[86]《素问·五脏别论》。

[87]见《素问·血气形志》。

[88]《灵枢·邪气脏腑病形》。

[89]分巨刺、半刺、近刺、分刺、经刺、络刺、推刺、毛刺、报刺、偶刺、短刺、浮刺、扬刺、直刺、旁刺、焠刺、关刺、恢刺、齐刺、赞刺、缪刺、豹文刺、五俞刺、补泻诸手法。

[90]《素问》论刺法者有五十九篇，《灵枢》五十五篇。

[91]《素问·五常政大论》。

[92]《素问》内《病能论》"生铁落饮"、《缪刺论》"左角发酒"、《病能论》"泽泻饮"、《腹中论》"鸡矢醴"、《奇病论》"口干方"、《腹中论》"乌贼骨丸"，《灵枢》中《痈疽》"豕膏"、《邪客》"半夏汤"、《痈疽》"蒸薤饮"、《经筋》"马膏膏法"、《寿夭刚柔》"绵布熨法"。加《素问·遗篇》"小金丹"则为十二方。

[93]《素问·至真要大论》。

[94]《灵枢·邪客》。

[95]《素问·五常政大论》。

[96]见《四时气》。

[97]血栓闭塞性脉管炎。

[98]见《痈疽》。

[99]《素问·脏气法时论》。

[100]《素问·五常政大论》。

[101]《春在堂尺牍》三与胡荄甫农部。

[102]据《南史》王僧儒传。《隋书》作全元越，误。齐、梁间人，王僧儒与其同时，友善，官至太医侍郎。《古今医统大全》载："患者仰之，得则生，舍则死。"慕之"如神"。所撰《素问训解》八卷，七十篇，为注释《素问》第一家。在林亿校勘本，还保存了部分内容，和王冰

所编篇第出入很大。

[103] 只注释残本八卷，缺第七卷。

[104] 约生于南北朝晚期，隋大业年间为太医侍御，入唐拜太子文学（或作太子司仪郎），对太素脉有研究。所撰《黄帝内经明堂类成》，记有十二经脉起止、俞穴分布，凡十三卷。他还精通哲学、佛道学说，在《黄帝内经太素》卷十九"知针石"注释内，提出了"道生一"，"一分为二，谓天地也"的论点。

[105] 从凡"世"皆作"浃"推敲，可能为避李世民讳而改，说明成书时间是在唐代。自定篇章，分十九类，一百三十余则。目前所见者，乃日本手抄唐人卷子仁和寺宫御藏本。雨打残荷已非完帙。全书按照《甲乙经》形式，将《素问》《针经》分类编排，遇有疑义，在注中破字，不改动经文。原为三十卷，十九门类，金元时已散佚。现在流传的二十三卷本，缺一、四、七、十六、十八、二十、二十一共七卷（近又觅得三卷，犹缺四卷），乃日本仁安二年（南宋乾道三年）抄本影印的。定海举人黄以周（经学家黄薇香之子）认为："今本之不谐于韵者，读《太素》无不叶，此可见《太素》之文之古。"

[106] 晁公武《郡斋读书志》、马端临《文献通考》、陈振孙《直斋书录解题》作砯。孟诜、玄珠的学生，自幼好摄生之道，"安不忘危"，宝应元年官太仆令（《新唐书》宰相世系表称京兆府参军，待考），掌管皇家舆马行政事务，或言为洗马（朱德裳《三十年闻见录》谓，此职秦汉为东宫官属，太子出时"前驱导威仪"，晋后掌图籍，明代开始专管内府经史子集"图书刊辑之事"）者误。他号启玄子，精文学、哲理、天文、医药、吕律、地志，生活于景云、贞元时期，终龄八十余岁。认为《素问》是"奉生"、"至道"之宗，惜"世本纰缪，篇目重杂，前后不伦，文义悬隔，施行不易"，且"岁月既淹，袭以成弊"，据张公秘本重加整理，对"脱简文断、义不相接者，搜求经论所有迁移以补其处"，凡所加字，均用朱书，将九卷之本分成二十四卷，并予校释，如阳虚"益火之源以消阴翳"，阴虚"壮水之主以制阳光"；气高抑之以制其胜，下者举之以济其弱；余者折之以屈其锐，不足补之以全其气。令"日新其用，大济蒸人"。为全元起、杨上善之后，全面研究、注释《素问》的第一家。

[107] 王冰（或云乃杜甫曾祖母之玄孙，误）自言"刻意研精"，抱着"拯黎元于仁寿，济羸劳以获安"，对《素问》一篇重出别立二名，两论并吞都为一目，问答未已另树章题，脱简不书而曰世阙，予以"重序篇第，削去繁杂，以存其要"，将《上古天真论》《四气调神大论》移至卷首，每篇数百字，"奎张不乱，深泉净滢，鳞介咸分"，历经十二寒暑，公元762年完成，北宋校本，称《重广补注黄帝内经素问释文》。原无《天元纪大论》《六微旨大论》《至真要大论》《五运行大论》《五常政大论》《气交变大论》《六元正纪大论》七篇，他遵照其师郭子斋所传张公（陈寅恪《金明馆丛稿初编》，谓与天师道有关，《天元纪大论》即仲景《伤寒论》序《阴阳大论》，言黄帝与天师问答，可资佐证）秘本和旧藏之卷补入的，每篇达数千字。社会流传的《玄珠秘语》（董浩《全唐文》卷四百三十三载王冰此书序）、《天元玉册》、《元和纪用经》（唐末许寂作）、《昭明隐旨》，虽署名王氏，却有伪托者。

[108] 浙江会稽（今绍兴市）人，庠

生，明太医院正文，字仲化，号玄台子。所注《灵枢》（1586年刊）价值在《素问》（1586年刊）之上，详于经络穴道、治疗研究。认为《灵枢》先出，《素问》居后。其《素问》注疏，批评《甲乙经》"多采《灵枢》义未阐明"，不踏王冰老路"随句解释，逢疑则默"，受到好评。此外尚撰有《脉诀正义》三卷（《医藏目录》）、《黄海》九卷、《补遗》一卷，并注释了《难经》。

[109]《灵枢》一书，约在晋、唐时期虽然道家灵宝已增注过，由六十篇展为八十一篇，但现存本仍以马氏为第一家。

[110]《聊城杨氏海源阁藏书目》子部"元本类"记有《黄帝素问灵枢经集注》十二卷，四册，一函，不知何人所辑。或谓张氏撰误。

[111]安徽绩溪人，字菱甫、甘伯，号石生，咸丰九年中举，同治四年会试落榜，授与内阁中书。后援例捐升郎中，分配户部工作。精训诂、小学、工篆字，喜画梅、刻印、雕砚石（郑逸梅《文苑花絮》载，曾藏其"手琢的竹节式砖砚一方"），同周双庚、赵扢叔、俞曲园、王西垞及缪藏汀、繹存兄弟为友。校勘《素问》《灵枢》，功垂医林。同治十一年秋八月十四日卒于北京，终龄四十八岁。

二、《神农本草经》

本草之名，首见于《汉书》，建始二年（前31年）罢"候神方士、使者、副佐、本草待诏"数十人皆归家[1]；"护少诵医经、本草、方术数十万言"[2]；元始五年（5年）"举天下知方术、本草者遣诣京师"[3]。《神农本草经》，《汉书·艺文志》未载，虽然嵇康《养生论》、葛洪《抱朴子》有神农论药之说，但开始著录

却起自南梁阮孝绪《七录》[4]；《隋书·经籍志》记有八卷。重视养生、服石、炼丹、神仙，同东汉道家影响风气相合。陶弘景鉴于此书年远，经汉献、晋怀之乱，"遗误相继，字义残缺"，数目"或五百九十五，或四百四十一，或三百一十九，或三品混糅，冷热舛错，草石不分，虫兽无辨"，进行了整理。发现采药季节，以建寅为岁首，曾于序言云："今之所存，有此四卷[5]，所出郡县，乃后汉时置[6]，疑仲景[7]、元化所记。"禹[8]余粮、王不留行，非古时之语；且载大豆、葡萄、胡麻[9]、鬼督邮[10]，也为汉代才有。它的编纂，可能起战国后，完成于"东汉末讫宋、齐之间"[11]，当中"蔡邕之《本草》七卷、吴普之《本草》六卷、陶弘景之《名医别录》，俱与此书有甚深之关系"[12]。内容总结了广大劳动者积累的药物知识，冠以"神农"[13]，和《内经》托古一样，乃"乱世暗主，高远其所从来"[14]，说明来源久，有历史性[15]。原著唐中叶失传，重点部分散在历代药物学中[16]。早期辑本，首见诸南宋王炎《本草正经》[17]。现在流传者，是明、清两代从北宋《经史证类备用本草》、李时珍《本草纲目》等书内辑录的，以嘉庆四年阳湖一樹园孙星衍暨侄凤卿《问经堂丛书》本、道光二十四年金山钱圩顾观光本、吴云瑞所藏1854年日本人森立之摘自《新修本草》本较普及；其他卢复《医经种子》抄写《纲目》本、黄奭《医书考》、《汉学堂丛书》本[18]、湘潭王闿运"草经书院"本、四川姜国伊辑、成都黄氏茹古书局刊《姜氏医学丛书》本等，则属一般且少见。顾氏本曾将《重修政和经史证类备用本草》《本草纲目》同《太平御览》反复核对、稽考，比乾隆丁未榜眼孙氏研经室录出者更接近原貌。

《神农本草经》，为我国现存第一部论药专书，"日生一草，草治一病"，以一药应一日，吻合三百六十五周天之数，载药三百六十五种，以"远于常食者为尊"，将五石置于首位，包括国外、边疆地区所产的羚羊、犀角、菌桂、麝香、葡萄、龙眼、牛黄[19]、苡仁、琥珀、戎盐、羊桃等。植物最多，占二百五十二味，其次动物六十七、矿物四十六种，依据性能和使用目的，分上、中、下三品，把补养类"久服不伤人、轻身益气"，助寿延年的一百二十种为君，如人参、甘草、枸杞，列为上品以应天；健身兼能治病有双重作用的一百二十种为臣，如白术、百合、五味子，列为中品以应人；具有毒性专于驱邪、破积、攻除疾病的一百二十五种为佐使，如甘遂、乌头、狼毒，列为下品以应地。《序录》有例言十三条。对每药产地、生态环境[20]、四气五味、采集时间、炮制贮藏、君臣佐使、七情[21]和合、剂型[22]、配伍应用、服法，都做了详细叙述。申明主治，提出一百七十多种辖有内、外、妇、儿、口腔、五官各科，如中风脚弱、大腹水肿、肠澼下利、火灼痛疮、产难、月闭、目热赤痛、衄血、鬼疰、喑哑、口疮、伤寒、霍乱、黄疸、癫痫、寸白、肺痿、鼻息肉、鼠瘘、青盲、死肌、崩中等有关病、证。所云药物性能，来自临床实践，如麻黄平喘、常山截疟、当归调经、雷丸杀虫、朴硝化石、甘草解毒、海藻消瘿、大黄泻下、黄连疗痢、车前利水、薄荷开窍、丹参活血、水蛭祛瘀、茵陈退黄、川芎愈头痛、五加皮益气、水银治疮疥、远志化痰止咳、杜仲理腰痛、决明子散目赤火肿，皆是十分正确的。尤其以水银治皮肤病，比阿拉伯、印度要早数百年。强调预防为主，阻止发展，"欲治病，先察其源，候其病机，五脏未虚，六腑未竭，血脉未乱，精神未散，服药必治；若病已成，可得半愈；病势已过，命将难全"。很有道理。日本为了纪念此书的传入，天文五年（982年）建筑神农庙，常举行祭祀。

《神农本草经》在朴实地记述药物性能与主治的同时，也加入了赤箭"杀鬼精物"；上品玉泉[23]久服不老，"人临死服五斤三年色不变"[24]，未免荒唐。错误地提出雄黄、水银之类，有延寿作用，能使效蘩者易发生中毒殒命，应予批判。就当时来说，不少有头脑的学者，并不相信文献所记毫无科学根据的药物回天之力，王充于《论衡·道虚》即果断地讲过："诸学仙术为不死之方，其必无成。"

【注释】

[1]《郊祀志》。

[2]《楼护传》。楼氏齐人，字君卿，"少随父为医长安"，出入贵戚家，曾官广汉太守。"秦汉医士分齐、秦两派，齐派由阳庆传仓公，楼护之父世业医，盖与仓公有关。"（陈直《汉书新证》）

[3]《平帝纪》。

[4] 阮氏（479～536年）河南尉氏人，字士宗，"七岁出继从伯胤之"，"少耽坟籍，长而弗倦"，十三岁能通五经。曾说："晨光才启，湘囊已散，宵漏既分，绿帙方掩，犹不能穷究源略，探尽秘奥。"谢绝统治者荐举，以"鹿床为卧舍"愿作山林隐逸，任昉"寻其兄履之，欲造而不敢，望而叹曰：其室则迩，其人则远。"所写《七录》"博采宋、齐以来王公之家，凡有书记，参校官薄"（陈登原《古今经籍聚散考》卷二兵燹），收入文献五十五部，六千二百八十八种，八千五百四十七帙，四万四千五百二十六卷，分经典录、

纪传录、子兵录、文集录、术技录、佛法录、仙道录七类。全目总共十二卷。始于南梁普通四年春，在弟子刘杳（平原人，字士深，沈约、任昉之友，撰有《古今四部书目》）提供资料与协助下完成。现存的目次，可参见道宣《广弘明集》第三卷。书内载有药物学二十七种，一百一十五卷；《神农本草经》为三卷本。

[5] 罗振玉《雪堂校刊群书叙录》，谓："《七录》以下皆言三卷，未闻有四卷之本，四卷为三卷之讹无疑。"陶氏认为："此书应与《素问》同类，但后人更多修饰之尔。"

[6] 书内地名常山（汉高祖始设恒山，后避文帝刘恒改称常山）、朱崖、真定、冯翊、堵阳（后魏改为赭阳）、奉高、豫章，均为汉代所设置。《颜氏家训·书证》也言及此事，"后人所换，非本文也"。

[7] 《伤寒杂病论》序，曾提到《药录》，未言及《神农本草经》，人们怀疑出于东汉之后。但余嘉锡据晋荀勖整理之汲冢竹书《中经薄》著录的《子仪本草》三卷，认为即《神农本草经》原作。谓："或四卷或一卷，后人递有附益，文多则卷分耳。"（《四库全书提要辨证》）

[8] 亦当虫讲。

[9] 脂麻。

[10] 徐长卿。

[11] 梁启超《古书真伪及其年代》。

[12] 黄云眉《古今伪书考补正》子类。

[13] 《通志》三皇纪，谓少典之子，有蟜氏之女名登者所生。

[14] 刘向《淮南鸿烈解》修务训。

[15] 张舜徽认为："《尔雅》释诂：神，治也。《礼记》月令：季夏之月勿发令而待，以防神农之事。神农二字，可理

解为治田。"（《中国古代史籍校读法》）

[16] 《经史证类备用本草》《太平御览》引用较多。范行准考证，可能摘自《修文殿御览》，《修文殿御览》又抄诸徐僧权《华林遍略》一书。

[17] 今王氏《双溪文集》尚存有序文。

[18] 抄自孙星衍辑本。

[19] 东汉桓帝和平元年（150年）皇后兄梁冀专政，卖牛黄年利，已视为珍贵药物，有人据《伤寒杂病论》不用牛黄，武断《神农本草经》乃东汉后作品，无说服力。

[20] 有八种未载。

[21] 单行、相须、相使、相畏、相恶、相杀、相反。

[22] 合丸、杵散、水煮、酒渍、熬膏等。

[23] 《援生四书》本草省常说，乃"有玉处山谷之泉水"。

[24] 《开元天宝遗事》载有唐玄宗令杨贵妃口含玉咽津以清肺热，即受其影响。

三、《伤寒杂病论》

《伤寒杂病论》，是继《五十二病方》[1]《治百病方》[2]之后的临床著作[3]，为东汉末年荆州部[4]南阳郡[5]涅阳[6]人张机[7]字仲景所撰。他的活动年代难以确考，约生于公元二世纪中叶[8]，殁于三世纪初，较华佗稍晚[9]，"二公声述相接，仲景犹为后进也"[10]。桂馥说："今医家以张仲景为宗主，而见称于前人者绝少。"只有皇甫谧《释劝》中提到其"论伊尹汤液为数十卷"，并"垂妙于定方"[11]。

他秉淡雅之才，"在家仁孝，以廉能称"[12]。"受术于同郡张伯祖"[13]，尽得其

传。幼年所识襄乡友人何颙[14]言先生"用思精而韵不高"[15]，刀圭成就"过其师"[16]。外科通过"穿胸以纳赤饼"[17]，用"奇方异治，施世者多，不能尽记其本末"[18]，经验娴熟，"真一世之神医也"[19]。虽"扁鹊、仓公无以加焉"[20]，曾劝晚辈王粲[21]预防麻风眉落[22]半年而死[23]，服五石汤[24]可免。灵帝时举为孝廉，据云建安年间官居长沙太守[25]，因感于"朝政日非，国病难医"，解甲归田，隐居少室山[26]，以方技活人。张氏游踪很广，尝闻名洛阳，"于当时称上手"[27]；采药桐柏山，遇野人赠巨木巧制古猿、万年琴[28]；"蜀人张松北见曹操，以其川中医有仲景为夸"[29]。《伤寒杂病论》一百二十八句、六百一十三字自序[30]中提到，羡慕扁鹊，"每览越人入虢之诊，望齐候之色，未尝不慨然叹其才秀也"。批评"当今之士，曾不留神医药，精究方术，但竞逐荣势企踵权豪，孜孜汲汲唯名利是务"，或者"不思求经旨以演其所知，各承家技始终顺旧，省疾问病务在口给，相对斯须便处方药"的作风。缘于多种疾病流行，死亡惨重[31]，家族内从"建安[32]纪年以来，犹未十稔"，死去三分之二，"伤寒十居其七"，到处是凄凉景况，遂奋发研究医学，并据《素问》《九卷》《八十一难》《阴阳大论》《胎胪药录》，按照平脉辨证调营和卫、扶阳救阴、泻实补虚，撰成《伤寒杂病论》[33]十六卷[34]，"有论有方"[35]，既总结前人和自己的经验，也补充了古代医籍"理法独存，方药缺如"。谦虚地说，虽未必尽皆治愈，"庶可以见病知源，若能寻予所集，思过半矣"。其思想、学说，"法乳所溉，瓣香至今"[36]，被尊为"医中之圣"。

东汉末年，兵燹相接，朝野文籍，遭受毁灭。皇甫谧《针灸甲乙经》序提到，《伤寒杂病论》已成烬余之文，幸由王叔和"搜集旧论，录其证候，诊脉声色，对病真方"[37]，重加编次[38]，才得流传[39]。北宋至和时翰林院七学士之一王洙[40]从翰林院蠹简中发现其节略本《金匮玉函要略方》[41]三卷，上卷为伤寒，中卷论杂病[42]，下卷载处方和内科，属合订者。因伤寒部分名《伤寒论》，已有王叔和整理之十卷传本[43]，校正医书局将上卷删去，中下两卷编在一起，辑成《金匮要略方论》[44]三卷[45]。明代徐镕认为，《文献通考》卷二百二十二《金匮玉函经》条下，晁氏谓张仲景撰、王叔和集，仁宗时王洙得于馆中，合二百六十二方[46]，据林亿序仍然名《金匮方论》，则王洙之书称《金匮玉函要略方》，系五代更改，故《通考》只云《金匮玉函经》[47]。《伤寒论》主要讨论泛发性时令病，《金匮要略方论》以内科杂证为重点，兼及其他疾患，二者乃我国现存最有价值的诊疗札记、处方规范，取《内经》大小奇偶、定君臣佐使之法，号"群方之祖"[48]、"治杂病若神"[49]。对日本影响很大，被奉为学习汉方医学的圭臬。《太平御览》卷七百二十二引张仲景方序、周守忠《历代名医蒙求》卷下记，京兆杜度[50]、河东卫汛[51]是他的弟子，一"识见宏敏"、"淡于骄矜"；一"有才识"，写有《四逆三部厥论》《妇人胎藏经》《小儿颅囟方》。

张氏认为人体生命活动，随风气而生长，然"风气虽能生万物，亦能害万物，如水能浮舟亦能覆舟"，既有利亦有害[52]。主张"好自将养，勿妄服药，药势偏有所助，令人脏气不平，易受外患"[53]。病后"观其脉证，知犯何逆，随证治之"，凡"不须汗而强汗之者，出其津液枯竭而死；须汗而不与汗之者，使诸毛孔闭塞令人闷绝而死。又须下而不与下之者，使人心中懊恼、胀满、烦乱、浮肿而死；不须下而强与下之者，令人开肠洞泄不禁而死。又不须灸而强与灸之者，令人火邪入肠、干错五脏重加其烦而死；须灸而不与灸之者，使冷结重凝久而弥固，气上冲心，无地消散，病笃而死"[54]。根据临床实践，提出个人治疗经验，荡涤脏腑，开通诸脉，"破散邪气，润泽枯朽，悦人皮肤，益人气血，水能净万物，故用汤也。若四肢病久，风冷发动，次当用散，散能逐邪，风气湿痹表里移走，居无常处者，散当平之。次当用丸，丸药者，能逐风冷，破积聚，消诸坚癖，进饮食，调和荣卫，能参和而行之者，可谓上工，故曰医者意也"[55]。他对服石引起的烦闷、呕恶现象，以甘草解毒[56]，为早期肯定甘草可解药物中毒的记载。

1.《伤寒论》

《伤寒论》流传本，是据北宋开宝时高继冲[57]所献，"文理舛错，未尝考证，藏之书府"[58]，治平年间校正医书局参照《脉经》《金匮玉函经》《千金翼方》重订刊行，明代万历年间赵开美翻刻[59]的。内容继承《素问·热论》，改巨阳为太阳，补充三阴寒证[60]，发展了《内经》热病学说，随着习见病机总称"伤寒"。除王叔和《序例》二千三百九十二字，将各种不同病理阶段与症状表现，结合脏腑、经络、营卫、气血，归纳六个类型，分太阳、阳明、少阳、太阴、少阴、厥阴[61]诸篇，凡三百九十七法（治），一百一十三方[62]，列有浮、沉、迟、数、虚、实、长、短、洪、大、细、小、紧、缓、弱、微、动、滑、芤、涩、疾、结、促、代、弦、平，二十六种脉象。每一类型选出重点临床症状，作为识别依据，谓之"六经提纲"。这种编

辑方法，不仅有助分析病证属性、病位层次、机体抵抗力强弱、邪正的进退，也为诊断、治疗确立"辨证纲领"。由于六经有表里之分、寒热之异、虚实之别，又以阴阳作总纲，还给运用八纲辨证打下了基础，乃王叔和整理的巨大贡献。目前所知最早之注释本，即金代成无己《注解伤寒论》。它的施治准则，三阳祛邪为主，三阴以扶正为第一要义，正治之证"一经不过三四条，余皆救治之法"[63]。遵照《内经》寒者热之、热者寒之、虚者补之、高者因而越之、在皮者汗而发之、中满者泻之于内、下者引而竭之，以"开鬼门、洁净府、去郁陈莝"为重点。取《曲礼》四方星宿，组成朱雀[64]、青龙、白虎、玄武[65]传世良方。邪居体表者发汗，用麻黄汤[66]；结实在里攻下，用大承气汤[67]；半表半里和解，用小柴胡汤[68]；内寒温里，用四逆汤[69]；热盛须清，用白虎汤[70]；虚证则补，用炙甘草汤[71]；阴亏宜滋，用黄连阿胶汤[72]；小便不利行水，用猪苓汤[73]；积滞留聚，消散用半夏泻心汤[74]，涤荡用小陷胸汤[75]、大陷胸汤[76]。药物配伍，在需要的情况下，常寒热、补泻并用，属一大特色。"行之以来，未有不验"[77]。概括性强，实用价值极大，学者赞其为经方大师，辨证论治更新观念的创始人，陈振孙一再称道："古今治伤寒者，未有能出其外。"[78]嗣后，《太平惠民和剂局方》师法四逆散[79]创制逍遥散[80]、张元素胎息黄芩汤[81]创制芍药汤[82]，用于疏肝解郁、急性菌痢，还进一步丰富了仲景经验。在全部处方中，一至五味组成者，占三分之二[83]，汤剂九十八方，居百分之八十八。投与次数较多的药物为甘草（生、炙）、姜（生、干）、桂枝、大枣、芍药、半夏、人参、茯苓[84]。现《伤寒论》传本，以万历乙亥"赵开美家刻、沈琳仝校"翻

宋刻本最佳，此书清代即少见，中国今存五部。流入日本枫山秘府，"安政三年丹波元坚又重摹之，由是复行于中土"者，实为赵本之摹刻本。嘉靖乙巳汪济川校刊本、万历辛丑《古今医统正脉全书》徐镕勘出者，均为成无己《注解伤寒论》。

2.《金匮要略方论》

《金匮要略方论》，巢元方《诸病源候论》引陈延之《小品方》称《仲景经》，北宋整理为三卷。元邓珍刻本题林亿等诠次，王叔和集，张仲景述。今北京大学藏本上卷末杨守敬跋语，言明赵开美仿宋本第一，次则俞桥本，然流传甚少，"《医统》本夺误至多"。元刊同赵本"悉合"，乃稀有之籍，约四百条[85]。将致病因素分为"千般灾难，不越三条"，即内因、外因、不内外因。提出"人能养慎，不令风邪干忤"，见肝之病，曲突徙薪，"当先实脾"，有杜绝发展"上工治未病"的预防思想。临床辨证，同《伤寒论》并不一样，特点是不以六经类病，而以脏腑病机的理论进行证候分篇[86]，包括痉证、暍病、百合、狐惑、疟疾、中风、历节、虚劳、咳嗽、奔豚、胸痹、寒疝、痰饮、消渴、水气、吐衄、下利、蛔厥、漏下、郁冒、脏躁、转胞、阴吹、咽中炙脔、热入血室等内、外、妇产、口腔各科，四十四种疾患，记有切合实用的医疗经验与处方，且"采散在诸家之方，附于逐篇之末，以广其法"[87]，如治黄疸的茵陈蒿汤[88]、肠痈的大黄牡丹皮汤[89]、痰饮的十枣汤[90]、咳嗽气逆的射干麻黄汤[91]、胸痹的瓜蒌薤白白酒汤[92]、失眠的酸枣仁汤[93]、血痹身体不仁的黄芪桂枝五物汤[94]、疟母的鳖甲煎丸[95]、妊娠腹痛的当归芍药散[96]、恶阻的干姜人参半夏丸[97]、产后痢疾的白头翁加甘草阿胶汤[98]。妇科方面收入脏躁悲伤欲哭如神灵所作、宿有癥病漏下不止，很似癥病和子宫肌瘤，应用之甘草小麦大枣汤[99]、桂枝茯苓丸[100]，通过实践观察，都是有效的。《杂疗篇》急救吹鼻取嚏；自缢胸外按摩心脏、臂环运动、人工呼吸一则，先把患者抱起，解去绳子，置于床上，铺盖保暖，一人用脚踏缢者双肩，抓住头发，"一人以手按揉胸上，数动之，一人摩捋臂胫屈伸之，若已僵，但渐渐强屈之，并按其腹，如此一炊顷，气从口出，呼吸眼开"，喂肉桂水或粥汤，能含咽即行停止，再向两耳吹气。这种充分利用综合性措施，出于距今十七个世纪，实足令人叹为观止。校正医书局增加之文、附入处方[101]，为数不多，却弥补了《要略》的空缺。二十四、二十五禁忌并治二篇，魏荔彤持否定态度，未免武断乡曲，谢梅荪《春晖堂随笔》据孙思邈《备急千金要方》卷二十六引仲景话相对照指有张机遗文在内，见地比较客观。目前所睹最早的注释本，是元末丹溪弟子赵良仁《金匮方论衍义》。

《伤寒杂病论》，"近则可以言彷佛《学》《庸》，远则可以议属比《春秋》，而法象乎《易》。"[102]载录方剂三百七十六首[103]，《伤寒论》一百一十三，《金匮要略方论》二百六十三[104]，二者除去重叠六十二首，则为三百一十四方。使用药物二百九十五种，《伤寒论》九十三，《金匮要略》二百零二，减去复出者六十八，共二百二十七种。方小药少[105]，主次分明，配伍严密，损益规律易于掌握，对处方学的发展，提供变化组方依据，树立典范。除大量内服之经过捣、擘、研、破、炮、炙、熬、烧、洗、削节、切片、咬咀、去上沫的药物，主以汤液，次为丸、散、酒剂[106]、软膏，还应用针刺、艾灸[107]、热烙、温熨、药摩、洗浴、外渗、灌肠、滴耳、熏蒸、注鼻、坐入、润导、灰埋、含漱多种治疗方法。它的授药特点，定喘用麻黄[108]、射干、厚朴、杏仁，降冲用桂枝[109]、赭石，寒热往来用柴胡，高热烦躁用石膏[110]，咳嗽用紫菀、款冬花、干姜、细辛、五味子，呕吐用半夏[111]、橘皮、竹茹、黄连、生姜，胸闷用瓜蒌、桔梗[112]、枳实[113]，腹满用厚朴[114]，项背强几几用葛根、花粉，肺痿唾多用甘草、干姜，小便不利用猪苓、泽泻、滑石、茯苓，肌肤甲错、两目黯黑用干漆、桃仁[115]、丹皮、䗪虫、水蛭、虻虫、蛴螬，便秘用麻仁、杏仁、蜂蜜、猪胆汁（外用）、土瓜根（外用），燥屎用大黄[116]、芒硝[117]，益气通脉用黄芪[118]，阳虚恶寒用附子[119]，气液亏耗口渴用人参[120]，腓肠肌痉挛用白芍、甘草、鸡矢白，心悸用桂枝、茯苓、甘草[121]，痢疾用黄连、秦皮、白头翁，回阳用干姜、附子[122]，水逆头眩用桂枝、白术、茯苓、泽泻、冬葵子，懊恼用山栀、淡豆豉，结胸至腹痛不可近用巴豆、甘遂，开痞用干姜、黄连，久泻用赤石脂、禹余粮，噫气用赭石、旋覆花、半夏、生姜，惊狂用龙骨、牡蛎、铅丹，寒湿身痛用附子、白术，黄疸用山栀、茵陈、黄柏、梓白皮，调和营卫用生姜、大枣，通阳气用葱白，虚烦不眠用黄连、阿胶、酸枣仁、鸡子黄，咽痛用猪肤、桔梗、甘草、鸡子白，手足厥寒用桂枝、吴茱萸、当归、细辛、通草，温中止泻用干姜、白术，养胃阴用麦冬、人参、粳米，风湿发热身痛用麻黄、防风、苡仁、防己，截疟用柴胡[123]、蜀漆，肝脾肿大用鳖甲、石韦、鼠妇、紫葳、蜂房、蛴螬，关节痛、屈伸不利用桂枝、乌头、独活，脉结代怔忡胸闷用炙甘草、生地、麦冬、桂枝、人参，咳逆吐浊、坐而难卧用皂荚，肺痈用桔梗、贝母、葶苈子[124]、巴豆，奔豚用桂枝、李根白皮，胸痹痛彻肩背用瓜蒌、薤白、枳实、桂枝、蜀椒、白酒，胃火上冲、面热如醉用大黄，水肿用麻黄、白术，便血用阿胶、灶心土，反胃用半夏、人参、大黄、蜂蜜，疝气用蜘蛛、乌头[125]，驱蛔用乌梅、铅粉，先兆流产用当归、川芎、艾叶、阿胶，虚寒腹痛用白芍、当归、生姜、羊肉，阴痒生疮用狼牙（外用）、蛇床子（外用），阴吹用猪膏、头发，食蟹中毒、吐泻不已用紫苏。

《伤寒杂病论》属经典名著，"业医不由仲景之门，犹儒家之不宗孔子"[126]，故欧阳晓晴认为："《素问》《灵枢》医之六经也，《伤寒》《金匮》医之四子书也，吾愿世之好学深思者，一以仲景为归。"[127] 自金以降，历代注释者，包括日本在内，约有七百余家，其形式是："一则因论本文，为之注疏，犹公、谷说《春秋》也；一则引仲景之文而为立论，犹韩婴说《诗》为《外传》也。"[128] 陈治[129]认为，读分析研究张机之书，获益良多，"如入万花谷中，莫不惊心艳目"[130]。

【注释】

[1] 1973年长沙马王堆三号汉墓出土，公元前168年的帛书，小篆体，记有内、外、妇、儿、五官各科一百零三证（重点为外科疾患），载方三百多首（现已辨识二百八十三个，每病少者一二方，多者二十余方，其中有食物疗法二十五方、巫术治疗三十五方），用药二百四十七味（有半数为《神农本草经》未收），能食用者居半，如酒、醋、曲、豉、蜜、盐、米、乳汁、野彘、鹿肉、牛脂、骆酥、豹膏、鸡子黄等。并提出用水银、雄黄治疗疥疮。

[2] 甘肃武威旱滩坡出土公元一世纪木

质简牍，成书时间晚于《五十二病方》，收有内、外、妇、五官各科九十二枚（简78、牍14），仅三十六方，用药一百种，均为陆地所产，分汤、丸、膏、散、醴、滴、栓剂等。

[3] 吴澄谓乃"上世古遗书《汤液经》"（《吴文公文集》）。

[4] 辖有江夏、章陵、南郡、南阳、长沙、桂阳、武陵、零陵八郡，驻地在汉寿、公安、江陵屡有变更，刘表统治时期则在襄阳。麟庆《鸿雪因缘图记》第二集，言此地"水陆交冲"，乃兵家"固垒"，古今用武之地。

[5] 今湖北襄樊、河南南阳及其东北大部地区。

[6] 见《河南通志》、《嘉靖邓州志》卷十六。今河南邓县东北穰东镇一带。《襄阳府志》作棘阳，或曰即今枣阳县，同当时地理情况不符。《南阳府志》载，郡东高阜张家巷相传有仲景故宅，延曦门东迤北仁济桥西仍存其墓，明洪武初指挥郭云修宛城，扑碑碣供建筑用，仲景碑被运走。太平《戚鹤泉集》尚载张机碑文一篇，言为涅阳人。崇祯戊辰（1628年）夏兰阳秀才冯应鳌病，梦见长沙太守，嘱修葺墓地，疾愈沿所指南阳城东祠后七十步寻至祝县丞园内，未见墓形，向其求尺寸地封树，祝以无稽斥之，冯计无所出，立石记事而归。三年后园内凿井，发现石碣，乃仲景墓。顺治五年（1648年）应鳌到南阳属叶县任训导，旧地重游，该园已转包、杨，三易主人，墓穴居荒坎中。将此事始末报与官府，购下墓地，建祠祀之，且委参议桑公芸写铭镌碑以传。1653年冯氏又去瞻仰，发现石已扑没，遍求不得，适高僧洪秋曾卓锡于此，录过碑文，即请他献出重刻树诸院中。

[7] 应作玑。

[8] 河南地方传说正月十八日生。乏考。

[9] 《襄阳府志》载，张机写成《伤寒杂病论》，"华佗读而喜曰：此真活人书也"，将仲景置于华佗之前，不知何据，误。

[10] 郭雍《伤寒补亡论》。

[11] 《札璞》卷三。

[12] 陆九芝《世补斋医书》文集。

[13] 孙奇引《名医录》。

[14] 《太平御览》卷七百二十二"方术"作永。

[15] 见《何颙别传》。此文较早记载为南朝梁人殷芸《小说》卷三："后汉人。"

[16] 高保衡、孙奇、林亿《伤寒论》序。

[17] 葛洪《抱朴子·内编·至理》。

[18] 《嘉靖邓州志·方技》。

[19] 李濂《医史》引何颙语。

[20] 孙东宿《医旨绪余》张、刘、张、李、朱、滑六名师小传。

[21] 余嘉锡《四库提要辨证》，谓《甲乙经》序"嫌其言忤"，受汤未服，提出此时乃曹操克荆州之后，二人重见在许昌，绝非荆州。另一传说为修武，待考。

[22] 皇甫谧《甲乙经》序，言王氏二十余时见仲景，告其四十岁眉落。殷芸《小说》卷三，谓二人会面王氏"年及三十"，待考。

[23] 《甲乙经》中记载，作越一百八十七日死亡。实际王粲未患麻风，公元217年正月二十四日随曹操伐孙权染疫卒于居巢。

[24] 可能为钟乳石、硫黄、白石英、紫石英、赤石脂等类药物。

[25] 史书无论正史、野史，长沙太守无张仲景之名，《后汉书》《三国志》载，中平四年（187年）富阳孙坚始为长沙太守。初平三年（192年）"袁术以苏代领长沙"。建安三年（198年）长沙太守张羡鼓动零陵、桂阳二郡兵变背叛刘表；羡死，子怿继任。建安十三年（208年）曹操荐刘巴招纳长沙、零陵、桂阳三郡。刘备征江南四郡（有武陵），长沙太守韩玄降。赤壁战后第二年（209年）"备领荆州牧"，令廖立为长沙太守。建安二十年（215年）孙权夺取长沙、桂阳、零陵，太守一官皆东吴所立。南阳张羡（郭象升、张山雷均疑仲景即张羡）、张怿父子，虽当过长沙太守，却与仲景无关，故长沙太守之说，缺乏根据。日本人原昌克《丛桂偶记》谓其隐于少室山，也属道听途说。或言在长沙执政时，逢初一、十五专给患者诊病，群众称为"坐堂"，更不足信。

[26] 在今河南登封县。见《神仙通鉴》。

[27]《医林列传》。

[28] 见皇甫谧《甲乙经》序引《古琴疏》、李日华《六砚斋笔记》二笔。

[29] 方有执《伤寒论条辨》引。此说待考。

[30]《说铃》载王文贞《冬夜笺记》，言"东坡祖名序，故为人作序皆作叙"，从此序字即常被叙代替。

[31] 东汉统治一百九十七年，一百一十九年均有疫病流行，王充认为乃热毒之气，"不幸遭触而死，幸者免脱而生"（《论衡·幸偶》）。仅在公元171～185年就发生五次大疫，建安二十二年最为严重，曹植写《说疫气》，谓："家家有僵尸之痛，户户有号泣之哀，或阖门而殪，或覆族而丧。"建安七子除孔融为曹操所杀、

阮瑀已卒，王粲、陈琳、刘桢、应玚、徐干大都死于时疫。

[32] 孙思邈《备急千金要方》卷九记有建宁二年"疫气流行，死者甚众"，安可能为"宁"之误。

[33] 亦作《伤寒卒病论》。卒即杂字的俗写。

[34]《太平御览》引《养生论》作三十六卷。

[35] 言"自仲景始"（见蒋超伯《南滑楛语》卷六）。

[36] 陆九芝《文集》卷十六"补后汉书张机传书后"。

[37]《伤寒例》。

[38] 仅伤寒部分，无杂病内容。

[39] 顾观光《武陵山人杂著》，谓："《外台秘要》引《伤寒例》三条，直称王叔和，盖唐以前人皆知此篇为叔和作，未尝误混正文，成无己不分朱紫，一概为之训释，后人考之不详，指摘与回护两不当也。"张机尚撰有《黄素药方》二十五卷、《五脏论》一卷、《疗伤寒身验方》一卷、《济（或作疗）黄经》一卷、《评病要方》一卷、《口齿论》一卷、《疗妇人方》一卷、《庄子讲疏》二卷、《玄书通义》十卷、《游玄桂林》二十一卷，真伪兼有，已佚。

[40] 字原叔，天章阁侍讲、史馆检讨。同杨察、赵概、杨韦、胡宿、欧阳修、吕溱获此称号。

[41] 顾实《重考古今伪书考》云，要略乃不细详之义，蠹简则非完书。

[42] 孙思邈《备急千金要方》已引用其文，说明杂病部分在唐代较广流传。

[43]《隋书·经籍志》《唐书·艺文志》均作十卷。

[44] 妇产三篇，可能为附入《疗妇人

方》。

[45] 顾观光《武陵山人杂著》载，《外台秘要》引用《金匮要略》，并称《伤寒论》，可见其时《伤寒》《金匮》未分为二书，仲景自序《伤寒卒病论》，合十六卷，卒即杂的坏字，止称《伤寒论》号，省文耳！非谓其书专论伤寒也。"但序称十六卷，而《外台》所引有十八卷，则唐人所见已不能无离析增加之失，流传至宋又取其中论杂病者别为《金匮要略》，愈远而愈失其真矣。十八卷之原次，不可得见，今以《外台》所引汇而录之：第二卷桂枝汤，乃太阳方；第三卷麻黄汤、葛根汤，并太阳方；小柴胡汤、小建中汤，并太阳转属少阳方；第四卷大陷胸汤及丸、小陷胸汤、半夏泻心汤、大柴胡汤、柴胡桂姜汤、文蛤散、白散，并太阳误治救逆方；第五卷大承气汤、茵陈蒿汤、猪苓汤，并阳明方；第六卷半夏散及汤、真武汤，并少阳方；干姜黄连人参汤乃厥阴方；泻心汤乃狐惑方；第七卷葛根黄连汤，乃太阳转属阳明方；第八卷甘草干姜汤、炙甘草汤，并肺痿方；第十卷调胃承气汤、白虎加人参汤，并太阳转属阳明方；第十一卷桂枝附子汤、桂枝白术汤，并湿证方；第十四卷猪膏发煎、麻黄醇酒汤、小半夏汤、五苓散、茵陈五苓散、大黄硝石汤、栀子大黄汤、硝石矾石散，并黄疸方，黄芪芍药桂酒汤、桂枝加黄芪汤，并黄汗方；第十五卷大鳖甲煎、小柴胡去半夏加瓜蒌汤、牡蛎散、蜀漆散，并疟证方，乌头赤石脂丸、桂心生姜枳实汤，并心痛方，大乌头煎、抵当、乌头桂枝汤、当归生姜羊肉汤、柴胡桂枝汤，并寒疝方，橘皮枳实汤、瓜蒌薤白白酒汤、瓜蒌薤白半夏汤，并胸痹方；第十六卷理中汤，亦胸痹方，柏叶汤、黄土

汤，并吐血方，小半夏汤、半夏加茯苓汤、生姜半夏汤、小橘皮汤、猪苓汤、四逆汤、大半夏汤、黄芩汤，并呕吐方；第十七卷百合知母汤、百合滑石代赭汤、百合鸡子汤、百合地黄汤，并百合方，理中汤、附子粳米汤、四逆汤、通脉四逆汤，并霍乱方；第十八卷小青龙加石膏方、越婢加半夏汤，并肺胀方，桔梗白散乃肺痈方。其卷一、卷九、卷十二、卷十三，未见征引，大约十卷以前，即今《伤寒论》文，惟狐惑、肺痿二证，厕于六经之中，不知何义，诸方亦或颠倒失次，疑传写有误字耳。"

[46] 包括二十四、二十五两篇单方。

[47] 见《金匮要略方论》序后按语。现所见《金匮玉函经》杂病部分比《金匮要略》少，无妇产科三篇，是北宋校正医书局整理的与《伤寒论》不同体裁当时流传的另一别本。傅增湘《藏园群书经眼录》卷七在子部加按："此经自元时不行于世，何义门焯得宋本"，手抄以付吴中陈世杰，"世杰乃博考众籍以校正其脱讹，遂开版以传"。凡八卷，二十五篇，一百一十五方。

[48] 陶弘景《名医别录》、文彦博《药准》。

[49] 李杲《内外伤辨惑论》引张元素语。

[50] 杜陵人，原名操，字伯度，因避曹孟德讳改为度，曾官齐相，精草书。

[51] 《册府元龟》《历代名医蒙求》作卫沉。

[52] 见《金匮要略·脏腑经络先后病脉证》。

[53] 见《金匮玉函经》、《备急千金要方》、《医心方》"服药节度"引《养生要集》。谢梅荪《春晖堂随笔》认为，此言

似指《金匮要略》禽、兽、鱼、虫、果、实、菜、谷禁忌篇的内容。

[54] 本文始见于《中藏经》《备急千金要方》，继载诸《医心方》治病大体篇。

[55] 见《金匮玉函经》、《备急千金要方》序例诊候、《医心方》服药节度。

[56] 见《医心方》卷二十。

[57] 字赞平，原荆南末代国主，入宋官节度使。

[58] 《太平圣惠方》所载伤寒部分，可能为高继冲所献之本。

[59] 另外尚有金人刻本，为成无己注释者，现已冷落，人们多不以之作仲景原文依据。

[60] 《热论》三阴均为热、实证。

[61] 附有霍乱、阴阳易、瘥后、劳复。

[62] 除林亿校勘时已缺禹余粮丸，包括九药五方。有桂枝汤类十九方、麻黄汤类六方、葛根汤类三方、柴胡汤类六方、五苓散类四方、栀子汤类七方、白虎汤类三方、承气汤类十二方、泻心汤类十一方、理中汤类九方、四逆汤类十一方、杂方类二十二方。其中真武汤原作玄武汤，赵彦卫《云麓漫钞》卷三云："祥符间避圣祖讳，始改玄武为真武。"

[63] 徐灵胎《医学源流论》。

[64] 或云桂枝汤，或指十枣汤。

[65] 即真武汤。

[66] 麻黄、桂枝、杏仁、甘草。

[67] 大黄、芒硝、枳实、厚朴。

[68] 人参、柴胡、黄芩、甘草、半夏、生姜、大枣。

[69] 附子、干姜、甘草。

[70] 石膏、知母、粳米、甘草。

[71] 人参、生地、桂枝、炙甘草、麦冬、阿胶、麻仁、生姜、大枣。

[72] 黄芩、茯苓、黄连、白芍、阿胶、鸡子黄。

[73] 猪苓、茯苓、白术、桂枝、泽泻。

[74] 半夏、黄芩、人参、黄连、干姜、甘草、大枣。

[75] 瓜蒌、半夏、黄连。

[76] 大黄、芒硝、甘遂。

[77] 孙思邈《千金翼方》伤寒上。

[78] 《直斋书录解题》。

[79] 枳实、白芍、柴胡、甘草。

[80] 四逆散减枳实，加当归、白术、茯苓、薄荷、煨姜。

[81] 黄芩、白芍、甘草、大枣。

[82] 黄芩汤减大枣，加当归、黄连、木香、槟榔、大黄、肉桂。

[83] 单味三方、二味十一方、三味二十二方、四味二十六方、五味十五方，共七十七方。

[84] 翁汉溪对其处方配伍深有体会，曾提出："去实热用大黄，无枳实（沈括《梦溪笔谈》订正《神农本草经》一例，谓六朝之前有枳实无枳壳，所言枳实即枳壳）不通；温经用附子，无干姜不热；发汗用麻黄，无葱白不发；吐痰用瓜蒂，无淡豆豉不涌；竹沥无姜汁不能行经络；蜜能导水，无皂角不能通秘结。"（《鹤鹋会约》）

[85] 主体内容占一百三十九条，不包括二十三、二十四、二十五篇。

[86] 一般是每篇包括二三种病证，二十五篇，六百零八条。

[87] 高保衡、林亿上《表》。

[88] 茵陈、山栀、大黄。

[89] 大黄、丹皮、桃仁、芒硝、冬瓜子。

[90] 芫花、甘遂、大戟、大枣。

[91] 射干、麻黄、生姜、细辛、紫菀、款冬花、半夏、五味子、大枣。

[92] 瓜蒌、薤白、白酒。

[93] 酸枣仁、茯苓、知母、川芎、甘草。

[94] 黄芪、桂枝、白芍、生姜、大枣。

[95] 鳖甲、乌扇、黄芩、柴胡、鼠妇、干姜、大黄、白芍、桂枝、葶苈子、石韦、厚朴、丹皮、瞿麦、紫葳、半夏、人参、䗪虫、阿胶、桃仁、蜂房、赤硝、蜣螂、清酒。

[96] 当归、白芍、川芎、白术、茯苓、泽泻。

[97] 干姜、人参、半夏。

[98] 白头翁、黄连、黄柏、秦皮、甘草、阿胶。

[99] 甘草、小麦、大枣。

[100] 桂枝、桃仁、丹皮、白芍、茯苓。

[101] 如侯氏黑散、《肘后》獭肝散、《古今录验》续命汤、《近效》术附汤、崔氏八味丸、《千金》苇根汤、《外台》炙甘草汤。

[102] 方有执《伤寒论条辨》后序。

[103] 成药占六十方。

[104] 其中杏仁汤、黄连粉、附子汤、藜芦甘草汤有方无药。另外，附方二十八首。

[105] 一般只五六味。

[106] 《伤寒论》六方、《金匮要略》十五方。

[107] 《伤寒论》二十、《金匮要略》十条。

[108] 止咳配杏仁、发汗配桂枝、阳虚解表配附子。

[109] 止汗配白芍、定悸配炙甘草、宁心化气利水配茯苓、健脾补虚配饴糖、行血散寒配当归、逐瘀通络配桃仁、镇静安神配龙骨、牡蛎。

[110] 表里俱热配知母。

[111] 温化寒饮配干姜。

[112] 利咽止痛配甘草。

[113] 健脾消积配白术。

[114] 利肠通便配枳实。

[115] 热郁血结配大黄。

[116] 温下寒实配附子。

[117] 导气下行配厚朴、枳实。

[118] 利水配防己。

[119] 漏汗不止配桂枝、白芍。

[120] 助阳回脱配附子、泻火驱热配石膏。

[121] 养胃益气配粳米。

[122] 祛湿行痹配白术。

[123] 宣散少阳热邪配黄芩。

[124] 泻肺保阴护血配大枣。

[125] 缓解其毒配白蜜。

[126] 黄仲理《伤寒类证》自序。

[127] 《寥天一斋文稿》重刊黄氏医书序。

[128] 柯琴《伤寒论翼》序。

[129] 清初华亭人，曾客广东肇庆文来阁，字山农，号泖湖居士。

[130] 《伤寒近前集》一序。

第四节 贡献较大的医学家

从春秋至东汉末，涌现不少医学家，如秦之医和、夏无且，宋之文挚，汉之阳庆、涪翁、韩康、郭玉等。现将贡献较大、影响深远的扁鹊、淳于意、华佗，重点介绍于下：

一、扁鹊与《难经》

1. 扁鹊

据《史记》载，扁鹊[11]姓秦，名越人[2]，又称少齐[3]。原籍齐国，号卢[4]医。约生于公元前五至四世纪战国郑地[5]，同希波克拉底[6]活动年代相近，兄弟三人[7]。少时为舍长[8]，"长桑君[9]过"，出入十余年，令其饮"上池水"[10]，授望诊之术和秘方，服药三十日，视垣一方，能见"五脏癥结"，以医为业，周游列国，行程数千里，成了东夷族医疗系统的传人。曾在邯郸[11]当带下医[12]，咸阳[13]当小儿医，到周都洛阳当耳、目、痹医[14]，通晓临床各科，常"随俗为变"，具有多方面才能。文献所记，留下不少动人事迹，如治愈虢[15]太子[16]尸厥[17]；外观齐桓侯[18]田午知病情严重[19]；欲用砭石为秦武王切除面部疾患[20]；将鲁公扈、赵齐婴毒酒迷死[21]三日互换心脏[22]和"以刀刺骨"[23]的手术。掌握之治疗方法，有砭石、针灸、汤药、按摩、熨贴、开刀等，人们赞扬他有起死回生本领，效果很好。

他已利用阴阳作为正反两面辩证说理工具："闻病之阳，论得其阴；闻病之阴，论得其阳。"反对巫术[24]，谓"信巫不信医"，失掉治疗机会，就易造成死亡，为六不治[25]之一[26]。提出切脉、望色、听声、写形[27]，"言病之所在"，为发展四诊奠定基础。《史记》称其是"方者宗"，"抚息脉而知疾所由生"[28]，"至今天下言脉者由扁鹊也"。从时间讲，结合《内经》、《难经》、马王堆帛书研究，秦越人组药配方与运用切脉辅助诊断，甚至专诊气口寸、关、尺，是有可能[29]的。《汉书·艺文志》载有《内经》九卷、《外经》十二卷，署名扁鹊，均已失传；杨玄操《难经》注、《旧唐书·经籍志》云，《难经》一书，是由他编辑的。另外《扁鹊陷冰丸》一卷[30]、《扁鹊肘后方》三卷[31]、《扁鹊偃侧针灸图》三卷[32]，也传说为其所作，然章学诚《丙辰札记》则持怀疑态度，不予置信。

越人晚年去秦国行医，武王嬴荡之太医令李醯自愧弗如，出于名利需要，心怀妒嫉，派刺客将他暗杀于道旁[33]，"以其技见殃"[34]。"玉扎丹砂环马鬣，湿风寒雨病春禽"[35]，终龄近八十岁[36]。史料记载，"卢城之东有扁鹊冢[37]，魏时针药之士以厄腊祷之"[38]。后世为了纪念其英名驻足人间，北宋政府应许希之请，"景祐元年（1034年）九月封扁鹊为神应侯"[39]，在开封筑享殿，地方建祠堂、庙宇[40]、景仰冢[41]、衣冠坟[42]，命名扁鹊村[43]、城[44]，树立颂碑，走过的渡口架起回生桥[45]，中唐诗人王鹄写了《秦越人洞中咏》、金代元遗山撰《扁鹊庙记》[46]。继承其业的有门生子阳、子豹、子同、子游、子明、子仪[47]、子越、子术、子容[48]、阳历[49]诸人。子仪编有《本草》一卷[50]。

2.《难经》

相传"《黄帝八十一难经》，是医经之秘录，昔者岐伯以授黄帝，黄帝历九师以授伊尹，伊尹以授汤，汤历六师以授太公，太公授文王，文王历九师以授医和，医和历六师以授秦越人，秦越人始订立章句"[51]。章学诚引《通志略》谓研究古籍，应"辨章学术，考镜源流"。《难经》二卷，虽题名秦越人，"不可据"[52]，"凡深于医者皆知之"[53]。此书辑成时间，约在东汉，首见于《伤寒论》序，继载诸王叔和《脉经》、皇甫谧《帝王世纪》[54]，时人黄云眉判断更晚，"由好事医生冒《八十一难》之目，杂摭《灵》《素》为之"[55]。虽然认识不同，但其中保存了秦越人的部分学术思想和治疗方法。内容编排，以问答形式阐释《医经》[56]精义，"举黄帝岐伯之要旨而推明之"[57]，讨论八十一个"理趣深远"的问题，故称"八十一难"[58]。苏轼评论其理法清晰，切合实用，谓："《难经》不学而可，岂不误哉！"[59]卷数不一，以三卷、五卷本常见，杨玄操编次为十三篇、吴澄为六篇、滑寿为七篇。重点约分四个方面：

（1）切诊

将《内经》上中下三部九候简化，取《素问·五脏别论》"五脏六腑之气味，皆出于胃，变见于气口"，肺朝百脉，会于太渊；《经脉别论》"气口成寸[60]，以决死生"，专诊气口寸关尺三部。每部切浮（轻指力）、中（中指力）、沉（重指力）三候。言"寸口者脉之大会"[61]，为诊脉法集中气口部位最早的文献记录。与望、闻、问三诊合参，称神、圣、工、巧[62]。到北宋嘉祐济南丁德用《补注难经》问世，极力提倡三指诊脉法，使之更加推广应用。《难经》载有浮、沉、滑、涩、大、小、弱、实、疾、数、弦、长、紧、散、急、短、牢、洪、濡、细、微、迟、缓、结、伏二十五种脉象。

（2）脏腑、经络

言左为肾、右为命门，指出"肾间动气"的生理功用，对研究命门学说提供理论依据。发现胰腺，谓"脾有散膏半斤"[63]。以三焦为孤腑，与心包络有名而无形，引起千余年无休争论。在经络方面，提及任、督、冲、带、阴维、阳维、阴跷、阳跷，称"奇经八脉"，云阳络乃阳跷之络，阴络即阴跷之络，补充、发展了《内经》冲、任、督、带的学说。"四十四难"把人体消化系统重要解剖部位分成七道栏闸，名"唇为飞门[64]，齿为户门，会厌为吸门，胃为贲门，太仓下口为幽门，大肠、小肠之会为阑门，下极为魄门"。

（3）疾病方面

以伤寒为广义，包括中风、伤寒、热病、温病、湿温[65]五种。积聚分隶脏腑，生于五脏为积，六腑为聚[66]，心名"伏梁"，肝名"肥气"，脾名"痞气"，肺名"息贲"，肾名"奔豚"[67]。同现代所见之肝、脾肿大，胸腹内炎块、积液、脓肿、癌瘤相似。在辨证上，要求"损其肺者益其气，损其心者调其营卫，损其脾者调其饮食、适其寒温，损其肝者缓其中，损其肾者益其精"[68]。

（4）针灸

提出八会学说，以腑会太仓、脏会季胁、筋会阳陵泉、髓会绝谷、血会膈俞、骨会大杼、脉会太渊、气会三焦，"热病在内者"，用针刺其会穴可泻火、散热[69]。开创"虚者补其母，实者泻其子"[70]的治疗方法。依据五行、方位观点，还论述了"泻南方火、补北方水"[70]等。徐灵胎《医学源流论》赞扬道："其中有自出机杼，发挥妙道，未尝见于《内经》而实能显《内经》之奥义，补《内经》之所未发，此盖别有师承，足与《内经》并垂千古。"

《难经》注释者，最早为公元三世纪东吴赤乌二年（239年）太医令吕广[71]所写。目前则以元滑寿《难经本义》、明张世贤[72]《图注八十一难经》、清徐灵胎《难经经释》、丁锦《古本难经阐注》、叶霖《难经正义》、民国张山雷《难经汇注笺正》流传较广。尤其叶霖[73]的《难经正义》引用《素问》《灵枢》之文，以纠《难经》"违异之义"，详考博辨，堪称精核。

【注释】

[1] 良医美称，李冶《敬斋古今黈》卷二有专论。"扁，似当音篇，乃翩省文，取鹊飞翩翩之义。"（梁玉绳《汉书人名考》）宫梦仁《读书纪数略》载："扁鹊一为黄帝时人，一为战国时人。"此乃秦越人在赵国之称（徐昂发《畏垒笔记》卷一），"以其与黄帝时扁鹊相类，故号扁鹊"。（马永易《实宾录》）周寿昌指出《战国策》同《史记》所载非一人，理由是："当时善医者，皆以扁鹊相承为名，犹善工之名共工、善射之名羿，不必即一人也。宋时尚有窦姓自名扁鹊，所著书即称《扁鹊心书》"。（《思益堂日札》卷二）此说可参。

[2] 刘向《战国策·秦策》高诱注作"卢人即越人"、《汉书·高帝纪》韦昭注"名越人"。张琦《战国策》释地说，吴师道谓越人乃籍贯，非。既言勃海郑人，又曰越人，于理不通，当属名无疑。

[3]《周礼》天官疾医释文引《本传》、陆德明《经典释文》。

[4] 卢系子爵，姜姓国。杨雄《法言》垂黎、《淮南子》齐俗训高诱注谓卢人，李昉《太平御览》卷一百一十六作"生于卢"。秦建卢县，归济北郡，"自长清县故城视之，南而微东"（叶圭绶《续山东考古录》），今长清县西南部十余里尚有旧址卢城洼。《史记》指其为勃海郡，误。此郡乃刘邦称帝五年所设置，为西汉初立，在秦时其东、南部归济北郡，西、北部入巨鹿郡。勃海郡辖境很广，"治浮阳（今沧州市东南旧城），领县二十六，无郑县"（张骥《史记扁鹊传补注》）。姚范《援鹑堂笔记》载："《史记》称某县人，率不著郡，县有同名方著郡。"因而郡字衍。传中原作郑（刘向《说苑》亦书郑医）人，南朝刘宋裴骃《史记集解》引晋人徐广改为"鄚"（秦属巨鹿郡、汉入涿郡，在今河北任邱北四十里鄚州镇）人，亦误。明代焦竑言："凡徐注、《索隐》，皆浅陋可笑。"（《焦氏笔乘续集》卷三）关于郑地，众说不一，或谓"郑州"有药王庙，即扁鹊（朱国祯《涌幢小品》卷一），尚存越人冢、祖业庄（王士性《广志绎》），农历四月二十八为其生日（高士奇《扈从西巡日录》），"药市中人击牲、设醴以祝嘏，或集众为会，有为首者掌之，酿金演剧，谓之药王会"。（顾铁卿《清嘉录》卷四）张文虎《校勘史记集解索隐正义札记》卷五据《太平御览》方术"臣齐勃海秦越人也，家在郑"，肯定了"齐人而家于郑，郑字非误"。程穆衡认为国内各地以郑名者很多，不应专指河南（《燕程日记》），也极有道理。

[5] 今长清县郑庄一带可能即其遗址。

[6] 希腊人，公元前460年生，卒于公元前翌世纪中叶，体液学说研究家，称医学之父。

[7] 传说楚人所撰《鹖冠子》载，魏文侯问扁鹊家内成员谁的技术高明，他说长兄神视名不出家，仲兄神毫名不出闾，臣针人血脉、投毒药名闻诸侯。

[8] 旅店负责人，原作人舍长，人字疑衍。

[9] 客人，以地名而称。

[10]《史记索隐》，谓竹林上未有落地之水，陆深《玉堂漫笔》同，指雨水或露水。王宏翰《古今医史》正误说："此言譬喻之辞，非真有上池之水。"颇具卓见。

[11] 公元前386年赵敬侯建都，在今邯郸市西南。

[12] 妇、产科医生。

[13] 公元前349年秦孝公由栎阳迁此，在今咸阳市东部。

[14] 老年五官、肢体运动障碍病。

[15]《沈寄簃先生遗书》乙编《史记琐言》卷三，谓虢灭已久，"刘向《说苑》卷十八辨物篇作赵，当以赵为是"。

[16] 虢有东、西之分，东虢在河南荥阳，公元前767年灭于郑；西虢在陕西宝鸡，随周平王东迁河南陕县，公元前655年为晋所灭。《史记》笔录，未悉何据，与赵简子"五日不知人"，预告董安于"三日而霸"，得"赐田四万亩"（应劭《风俗通义》同）；《韩非子》喻老齐桓侯作"蔡桓侯"一样，都在时间上不符。所以焦竑讥《史记》"疏漏"、"时月先后不能尽合"（《焦氏笔乘》卷二）。只可当故事传说。

[17] 假死状态。干宝《搜神记》为"虢太子天"已七日。陶潜《搜神后记》所录略有不同。

[18] 同春秋时期齐桓公姜小白为两人。

[19] 见刘向《新序》杂事第二。

[20] 见《战国策·秦策》。

[21] 麻醉法。

[22] 见《列子·汤问》。

[23] 见《韩非子·安危》。

[24] 陆贾《新语》资质说，扁鹊到原卫国封地，闻人病将死，欲往治之，患者

之父拒绝，谓"非子所能也"，使灵巫求福，对扁鹊而咒，病人卒死。可见他和巫是对立的。

[25] 其他指"骄恣不论于理"、"轻身重财"、"衣食不能适"、"形赢不能服药"、"阴阳并（马持盈《史记新注》断句）、脏气不定"。

[26] 六不治说，在《扁鹊传》后，孙思邈《备急千金要方》所引，只书《史记》曰，未提扁鹊名字，此话也可能为司马迁"序事中寓论断法"（顾炎武评言），对当时的感叹语。

[27] 观其形态。

[28]《盐铁论》轻重。

[29] 据俞曲园分析，尚未尽然，他认为："夫扁鹊以诊脉为名，则其精于医非精于脉也。"

[30] 葛洪《肘后备急方》卷八。

[31]《隋书·经籍志》。

[32]《隋书·经籍志》。

[33] 河南汤阴有伏道。云死于此，曾存其墓。待考。

[34]《战国策·秦策》。沈归愚云："活人转见杀，忌者争相倾。"

[35] 袁枚《小仓山房诗集·扁鹊墓》。

[36] 薛六诂《神仙通鉴》作九十七岁，不确。

[37] "不种青山药满林，那知国手葬汤阴。"（袁枚《扁鹊墓》）范成大《揽辔录》载，1152年过汤阴伏道，见其墓有幡竿，传说取四周土可代药治病。楼钥《北行日录》言，1169年十二月十四日车行过其墓，停镳观看，见生有艾草，功胜他处。杨继洲《针灸大成》提到公元1571年去磁州，路经墓旁，下马拜之，谓他被刺之地便在道边上。近代齐河郝芸衫认为涿

口北岸鹊山，即越人墓葬（袁芝亭《红豆村人诗稿》、《济南快览》，称扁鹊炼丹于此，留下翠屏丹灶，后人建祠堂、立有碑碣），曾在1937年《重阳节后二日及门诸子登鹊山墓》赋诗云："鹊山高踞大河旁，说到卢医姓字香，尚有村氓存伏腊，独留孤冢阅星霜。"（《医圣设位公祭祀略》）因水漫成湖，鹊山矗立其中，任宏远《鹊华山人诗集》内写道："十里湖光暑气微，越人遗墓枕荒矶。"留有纪念句子。笔者考证：越人遇害处，从地理上讲，可侧重陕西临潼南陈村，不可能远及他国境内汤阴。

[38] 段成式《酉阳杂俎》前集二百七十四条。

[39] 左圭《百川学海》载《燕翼诒谋录》。

[40] 以河北内丘、鄚州较宏丽，山西潞州在山上，甚小。

[41] 河北鄚州、任邱、朝城，山西永济，山东济南，河南开封，陕西咸阳、临潼。

[42] 据先师考证，秦越人被害陕西，因路途遥远，交通不便，归葬山东困难，就地穿穴殡之。长清县卢城洼之越人冢，可能为埋下的衣冠或纪念物。

[43] 河北《南宫县志》记，在龙冈处。

[44] 《水经注》载，今陕西城固县西南四十里有遗迹。

[45] 河北内丘县。

[46] 《遗山先生文集》卷三十二。

[47] 刘向《说苑》十八作阳仪。

[48] 《说苑》无子同有子容。

[49] 见《韩诗外传》《神仙通鉴》。

[50] 见荀勖《中经新薄》。

[51] 李昉《文苑英华》杂序类引唐王

勃《黄帝八十一难经》序。

[52] 叶适《习学记言序目》。

[53] 廖平《难经经释补证》。

[54] 范行准《中国医学史略》，谓《伤寒论》序所云八十一难，非言《难经》，而是指《素问》《灵枢》各八十一篇，恐不确。

[55] 《古今伪书考补正》子类。

[56] 《内经》为主。

[57] 见王祎《青岩丛录》。

[58] 黄竹斋所藏南京罗哲初白云阁本，难数相同，条文前后次序则有差异。

[59] 《楞严经》跋。

[60] 去鱼际一寸。

[61] 《难经·一难》。

[62] 《难经·六十一难》。

[63] 《难经·四十二难》。

[64] 金埴《不下带编》卷二引意大利人利玛窦的解释："舌在口中，如鸟在笼中，鸟从此树飞彼树，言从此人飞彼人，故曰口为飞门。"实际指唇的开合。

[65] 《难经·五十八难》。

[66] 《难经·五十五难》。

[67] 《难经·五十六难》。

[68] 《难经·十四难》。

[69] 《难经·四十五难》。

[70] 《难经·七十五难》。

[71] 《隋书·经籍志》因沿用既往避杨广名改为吕博望，唐甘伯宗《名医图》作吕博，歙县尉杨玄操《黄帝八十一难经》序仍称吕广，实际是一人。

[72] 明正德宁波人，字天成。

[73] 字子雨，原籍绍兴，祖上迁居扬州，幼年失学，以经商为业，暇则习医。尝月旦叶天士，批评吴鞠通，师法王孟英。读书很多，题住所为"鹤寄轩"、"吟秋仙馆"、"石林书屋"。指出"运气之学

白首难穷，不可不知，亦不可深泥用以冠冕门面。"（《增广评注温病条辨》）撰有《脉说》《伏气辨》《伤寒正义》《痧疹辑要》《古今医话》等。《难经正义》，光绪二十一年写成。所创"秋后伏暑"之七叶芦根汤（藿香叶、佩兰叶、薄荷叶、冬桑叶、大青叶、鲜竹叶、青箬叶、活水芦笋）附于《增广评注温病条辨》内，颇受人们欢迎。子仲经，也通岐黄术。裘吉生之友，曾将乃父手藏部分医籍稿本交给了三三医社。

二、淳于意与《诊籍》

1. 淳于意

淳于意[1]，东夷族医学继承者，为淳于髡之后，临淄[2]安丘[3]人，约生于秦始皇三十二年（前215年），当过太仓长[4]，被称"仓公"。从年轻喜好医术，拜淄川[5]唐里公孙光为师，学习方药、《阴阳》、《传语》，值名老医家公乘[6]阳庆外孙[7]"殷"向齐王献马，借便访问公孙光，经"殷"介绍，公孙光推荐，高后八年（前180年）三十六岁又受业于阳庆[8]，甚见钟爱[9]，将黄帝、扁鹊《脉书》、《上下经》、《五色诊》、《奇咳术》[10]、《揆度阴阳二变》、《石神》、《接阴阳禁书》、《药论》等与之，三年尽得其传。外科方面，"能解颅，以理脑"[11]，"神于切脉"[12]。因不俯首低眉给赵王、吴王、胶西王、济南王、齐文王[13]权贵人物治病，公元前167年[14]为豪门"中人"控告，诬其欺人、轻命、逮捕下狱，解递京师长安。小女[15]缇萦随行，上书朝廷，"齐人称其廉平"，申诉意冤，要求进宫为婢以赎父罪[16]，汉文帝察知他明证善治，医术较高，遂下令释放，并废除肉刑[17]。班固写诗歌颂："三王德弥薄，惟后用肉刑。太仓令有罪，就递长安城。自恨

身无子，困极独茕茕。小女痛父言，死者不可生。上书诣阙下，思古歌鸡鸣。忧心摧折裂，晨风扬激声。圣汉孝文帝，恻然感至情。百男何愦愦，不如一缇萦。"据云曾官奉高[18]令，而后即隐退家中，为广大患者服务。他提出："有病不肯服药一死，信巫不信医二死。"[19]因应刘恒询问治验诏见入对，列举"自齐侍御史成至公乘项处"病例二十五则[20]，自我谦虚地讲，"时时失之，臣意不能全也"，"帝嘉之"[21]，经过整理成为《诊籍》[22]。虽然曾国藩妄贬其"执一技以事上，名一能以济人，此小人也"[23]，纯属荒谬之言，无有立足地。从先生习业者，因材施教，分别传授，如齐宦者平，临淄宋邑，召里唐安，济北王侍医高期、王禹，淄川王家丞杜信等。逝世后，司马迁在《史记》内为之立传，永远流芳。

2. 《诊籍》

在我国医学史上，自发建立病历记录的，应推《史记》仓公《诊籍》，"与扁鹊治赵简子、虢太子、齐桓侯三则，乃后世医案之祖。"[24]载有患者姓氏[25]、地址[26]、职务、病名、脉象、治疗过程和预后。所诊对象，男十八、女七例，内科十五、外科一、伤科二、寄生虫一、妇产科二、儿科一、口腔科一、中毒二，有寒中、气膈、涌疝、肺消瘅、肺伤、迥风、牡疝、热蹶、热气、风瘅客脬、遗积瘕、风蹶、胸满、气疝、伤脾、蹶上、肾痹、蛲瘕、中热、痹、龋齿、病疽、月事不下、不乳、沓风二十五种疾患。病因以房劳、酗酒较多，占十一例；余为过劳汗出、忧愁，外感风、寒、湿邪。指出龋齿不注意口腔卫生，"食而不漱"；反对服石，劝齐王侍医遂"极勿服"，谓"色将发痈"。诊断切桡骨动脉，分浮、沉、小、大、疾、

盛、长、弦、静、浊、清、和、数、顺、平、鼓、代、紧、弱、急、实、散、衰、贲、躁、坚、滑、涩、番阳、番阴、阴阳交等三十余种，提出："起度量，立规矩，称权衡，合色脉、表里、有余不足，顺逆之法，参其人动静，与息相应，乃可以论。"二十五个医案中，妇女六、小儿二；十五例治疗成功，按《史记》次序排列，一、六、七、八、十二、十五、二十一、二十二、二十四、二十五凭着脉象断定死亡的。施治方法，绝大部分均投药物，计汤剂、丸散、药酒，如莨菪催产、瓜蒂引吐、芫花驱蛲、苦参漱口止龋痛、大黄泻下，火齐[27][28]汤、半夏丸、散风酒。次则使用针刺、窜药（熏疗）、灸法[29]、冷水浇头物理降温。通过他十一例汤液医疗[30]，不难看出，药物的临床应用，在西汉初年已居主导地位。若结合《治百病方》及帛书《五十二病方》《养生方》《杂疗方》《胎产书》汇算，所用药物超过了《神农本草经》，仅帛书即达四百味，也可证明这一点。

【注释】

[1] 王充《论衡》谢短，意作德。他为光武时人，班彪弟子，此说当有所据，俟考。

[2] 今淄博市临淄区。

[3] 见《神仙通鉴》。

[4] 即《云梦秦简》所载"啬夫"官。《史记新证》载："属大司农，《齐鲁封泥集存》有齐太仓印封泥，与《传》文正合。"主管理粮库。

[5] 今寿光县南部。

[6] 有二解，一指八级官衔，一为复姓，以后者为是。

[7] 《史记》、《嘉靖青州府志》卷十六，谓阳庆"七十余无子"，所云"子男"

当系外孙。

[8] 《史记·仓公传》内原有"杨中倩"三字，郭嵩焘《读史记札记》认为"杨"（或为阳字之讹）属误入字；"中倩"乃阳庆之号，非另外一人。阳庆年龄长于公孙光，二人"同产"，出生一地，文献记载阳庆居临淄元里，可能指行医处。

[9] 见《嘉靖青州府志》卷十六。

[10] 龙伯坚《黄帝内经概论》引许慎《说文解字》，谓咳即侅，《奇咳术》即指非常术而言。

[11] 葛洪《抱朴子·内编·至理》。

[12] 伊世珍《琅嬛记》卷上引胶葛载有一故事，谓他"梦游蓬莱山"，从雄伟建筑中走出一童子，"以杯水进"，饮毕觉"五内寒彻"，仰见殿榜上写有"上池仙馆"，始知喝了上池水，由是"神于切脉"。

[13] 主要是齐文王刘则，时二十岁。

[14] 据李紫垣《史记评议》考定。

[15] 无子，只有五女。

[16] 当时通医药方技入官为奴者，可卖百余个奴仆的身价，济北王"才人女子竖"，就是本《传》记录的典型，缇萦如系习医者，则不外此。

[17] 刘向已记入《烈女传》卷六，称"太仓女"。杨侃《两汉博闻》载："注云肉刑三，谓黥、劓、左右趾也，文帝除之，当黥者髡钳城旦春；劓者笞三百；左右趾者笞五百。"

[18] 今山东泰安。

[19] 丹波康赖《医心方》引《本草经》载仓公语。

[20] 成功者十五，无效的十例。

[21] 《嘉靖青州府志》卷十六。

[22] 郑板桥称道："虚心竹有低头叶，傲骨梅无两面枝。"

[23] 《论史记扁鹊仓公列传》。

[24] 周仲孚《郑堂札记》。

[25] 二十一例。

[26] 四例。

[27] 《校勘史记集解索隐正义札记》疑"火"为"大"字之讹,"齐"即"剂"字。谓《扁鹊传》齐桓侯节"其在肠胃,酒醪之所及也",酒醪二字,《韩非子》作"火齐",《新序》作"大剂",是其证。

[28] 张从正《儒门事亲》、尤怡《医学读书记》据刘宗厚说,即古方黄连解毒汤。伪书《华佗神方》引吴普注曰,由肉桂、附子、大黄、大戟、汉防己、车前子、防风组成。待考。

[29] 配合针灸有五例。

[30] 火齐汤占六例。

三、华佗与《中藏经》

1. 华佗

华佗,名旉[1],字元化,东汉豫州部沛国谯[2]人,与养生家冷寿光、唐虞、鲁女生齐称[3],和曹操、夏侯惇、许褚同乡。约生于公元二世纪中叶,曾"游学东土,兼通数经",喜味方术。相传受医于石笃之门[4],活到八十余。虽然文献有"年且百岁,犹有壮容"说[5],乃颂扬长寿语,不足为据。他不仅通理内、外、妇、儿科,如"庖丁解牛,挥刀而肯綮无碍"[6],属大手术先行者,对针灸、药物、体育疗法也有研究,并晓"养性之术",欧洲人称作"中国的希波克拉底"。徐灵胎认为:"仓公氏以诊胜,仲景以方胜,华佗氏以针灸、杂法胜,虽皆不离乎《内经》而师承各别。"[7]华佗淡于名利,不欲为统治阶级服务,遍走江苏、河北、安徽、河南、山东,"多游名山幽洞",常在彭城(今徐州)、广陵(今扬州)、甘陵(今山东高唐

与河北清河之间)、东阳(今武城东北)、琅琊(今沂水之北)诸地,给群众治病。沛相陈珪举其为孝廉,太尉黄琬征辟去做官,都被严辞拒绝。当时不少上层人物如军官梅平、督邮徐毅、广陵太守陈登均亲邀诊病。先生医疗事迹,《三国志》记有十六则、《后汉书》八则[8]、《后汉书》注侯康补艺文志引华佗别传五则、《甲乙经》序一则、《晋书》一则、《太平广记》卷二百一十八四则、《独异志》二则、《志怪》一则、《襄阳府志》一则[9]。若研究华佗生平,当以陈寿《三国志》、范晔《后汉书》、裴松之、李贤所引《华佗别传》为依据。其他稗官、杂记皆夸大过甚,"野史人臆而善失真"[10],叶梦得《玉涧新书》抱有怀疑,的确令人无法置信,即"里俗之言,亦不足辩"[11]。

《后汉书》所立传略,对其学术成就有生动的记录,谓:"精于方药,处方不过数种,心识分铢,不假称量,针、灸不过数处,裁七、八、九。"刺的时间视情况而定,患者"言已到"感觉得气,便提出,"病亦寻瘥"[12]。郭雍认为:"元化之术,得于心悟,心悟则变化无常,自用多奇。"[13]他冲破《孝经》"身体肤发受之父母不敢毁伤"的束缚,若病发结于内,针药所不能及者,乃令先以酒服麻沸散,既醉无所觉,因刳破腹背,抽割积聚"[14],司马师幼时目病,"出眼瞳,割其疾而纳之"[15]。如在肠胃,即"断截湔洗,除去疾秽,既而缝合,敷以神膏[16],四五日创愈,一月之间皆平复"。尤其利用药物麻醉[17],发明"麻沸散"[18],进行开腹手术、骨科手术,与印度用大麻一样,在世界上是最早的珍闻,美国拉瓦尔《药学史》尝怀疑阿拉伯人使用麻醉剂,可能是由中国传去的。

华佗重视头、腰、四肢锻炼，据《吕氏春秋·尽数》"流水不腐、户枢不蠹"，对弟子说："动摇则谷气全消，血脉流通，病不得生，譬如户枢，终不朽也。"[19]运动能促进健康长寿，缺乏正常体力活动之人，组织器官萎化，生命不永。他在《庄子》刻意"熊经、鸟伸，为寿而已"，呼吸"吐纳"和多种体育疗法基础上，仿照动物活动姿态[20]，"熊颈鸱顾，引挽腰体，动诸关节，以求难老"。并云："我有一术，名五禽之戏，一曰虎[21]，二曰鹿[22]，三曰熊[23]，四曰猿[24]，五曰鸟[25]，以除疾，兼利蹄足，以当导引。身有不快，起做一禽之戏，怡然汗出，即感舒服、食欲转佳[26]。吴普学会后坚持练习[27]，寿高九十多岁[28]，耳不失聪，目不昏花，牙齿也未脱落[29]，虽老如童，"时人以为仙"，收到很好的效果。故葛洪云："知龟鹤之遐寿，效其导引以增年耳。"[30]对后来太极拳、易筋经、八段锦保健操的创作，有较大影响。明代周履靖把一些重点动态，绘制成图，写入《赤凤髓》中。就目前而讲，这种体育疗法，最宜于慢性疾病，特别是胃神经官能证、肠炎、低血压、冠心病、神经衰弱、更年期综合证、过度嗜睡之人，都有医治作用。

"魏武帝好养生法，亦解方药，招引四方之术士，如左元放、华佗之徒，无不毕至。"[31]执政者曹操患头风，经其针刺"随手而瘥"，后来强迫他"专视"，当身边侍医，华氏因社会动乱，无意"刻情修容，依倚道艺，以就声阶"[32]，坚持"匹夫不可夺志"[33]，抛弃仕途生涯。统治者污蔑"性恶难得意，耻以医见业"，便以妻病为由，借故返家，虽然数次累书促之，"勑郡县发遣"，始终不回。孟德嘱咐差人道：若佗妻有病，暂缓归期赐小豆四十斛，否则就地捕来。见其妻子健康，即将先生押赴许昌大狱。荀彧求情，谓"方术实工，人命所悬，宜加全宥"，不准，反言"不忧天下无此鼠辈"[34]。建安十三年（208年）前，竟被杀害。至仓舒[35]死亡时，曹操懊恼道："悔杀华佗，令此儿彊死也。"[36]但是皇甫谧不明真相，站在达官贵人立场上，云"性恶矜技终以戮死"，妄下结论，实际是错误的。所以人们愤怒地写道："未劈曹颅千古恨，血染黄沙天下惊。"[37]

他的著述，据阮孝绪《七录》载，有《华佗内事》五卷；《华佗察声色要诀》[38]一卷；《隋书·经籍志》有《华佗望形察色并三部脉经》一卷、《华佗枕中灸刺经》一卷；《老子五禽六气诀》一卷、《华佗方》十卷[39]等，可惜大部分都没流传于世，只有王叔和《脉经》卷五"扁鹊华佗察声色要诀"，《肘后方》治尸注、鬼注狸骨散、龙牙散、羊脂丸，《千金方》、《外台秘要》赤散、常山桂心丸、灸霍乱法、珍珠丸、五嗽丸、绿帙五疰丸、黄连乱发丸、木占斯散等，保存了先生的鳞爪片断。据说，当其入狱时，尚携带经验记录[40]，交与牢卒吴押狱，曰"此可以活人"，"吏畏法不敢受"，随着处死降临，在异常忿怒的情况下，用火烧掉。其弟子彭城樊阿精于针灸，主张胸、背深刺，开放禁区，他授以漆叶[41]青黏[42]散[43]、延寿方；广陵吴普撰有《本草》[44]《元化药方》；长安[45]李当之编辑《药录》，给魏明帝演过五禽戏，均属有名的医家。广大人民为了纪念其贡献，"春华秋实，会逢其适，显不足荣，晦不足辱"[46]，在沛县祠堂门联上写道："医能剖腹，实别开岐圣门庭，谁知狱吏庸才，致使遗书归一炬；士贵洁身，岂屑侍奸雄左右，独憾史臣曲笔，反将庆事谤千秋。"

2.《中藏经》

《中藏经》，署名华佗撰，篇首邓处中序，言为佗之外孙，由华氏遗藏所得。考此书汉、魏、晋、隋、唐史方志皆未著录，自宋代郑樵《通志·艺文略》、陈振孙《直斋书录解题》、尤袤《遂初堂书目》、《宋史·艺文志》始有记载。原作一卷[47]，现传者为八卷本。从其谈到银州[47]柴胡、川乌[48]、天仙子[49]、何首乌[50]、天灵盖[51]、山药[52]、术分苍白[53]、太平钱[54]、文莹[55]、罂粟壳治痢和常用丸、散、膏、丹[56]看来，郓书燕认为，疑属伪托出于宋人汇集，元时吴兴赵孟頫已抄过三卷本[57]。然而内容"二万余言，为秘论名方"[58]，且有文义较古不像北宋口气者，如"论五脏六腑虚实寒热生死顺逆之法"即是代表。其中"诸病治疗交错致于死候"、"论诊杂病必死候"、"察声色形证决死法"，与《脉经》《千金方》所引华佗语同[59]，并用原始药物香鼠皮、蝙蝠、兔粪、五灵脂[60]。可能含有华佗的吉光片羽。阮元认为，无法排除，也存在"六朝人手笔"[61]。内容较杂，绝非一个时代产物。

《中藏经》内容主体思想，遵照《内经》，吸收了"玉机真脏"、"脏气法时"、"平人气象"、"脉辨"、"淫邪发梦"、"本脏"、"邪气脏腑病形"诸篇。有辨论四十九节。"繁而不泛"；附方六十八首[62]，遣用药物近九十种。对生理、病机的阐述，强调阴阳、五行作用；解释脏与脏之间相互影响，具体运用了"水乘火"、"肝乘脾"的学说；称胆"将军"、"脾为谏议之官"，膀胱"名玉海也"。医疗仍沿袭部分古法，认为："病起六腑属阳，治宜水法，水法有四，即通、塞、水、冰；病起五脏属阴，治宜火法，火法有五，即汗、温、热、火、汤。"所记人工急救，对口吹气，"缢死先令人抱起解绳，不得用刀断，扶于通风处，高首卧，取薤葱根末吹入两鼻，更令亲人吹气入口，喉喷出涎，即以矾石末用丁香煎汤，调一钱匙灌之"。极有价值。鄞县楼钥评议："虽不敢以为真正元化之书，若行于世，使医者得以习读之，所济多矣。"[63]此书"一刻于宋之闽中，为仓司本；一为楼钥《攻媿》所校本。"苏州枫桥周锡瓒以"新安吴氏刻本补其缺"，从《攻媿集》内"录跋附后"，通过整理，成为完善的传本[64]。

【注释】

[1] 陈寅恪《寒柳堂集》载："本名为旉而非佗，当时民间比附印度神话故事，因称为华佗，实以药神名之。"

[2] 今安徽亳县。

[3] 范晔《后汉书·方术》。

[4] 见托名岐仙《青囊秘录》。

[5] 从曹操欲其做侍医，年龄不会太大，孟德尽管残忍，绝不会杀害一个行将就木的百岁老人。

[6] 戴良《沧州翁传》记吕复语。

[7] 《难经经释》序一。

[8] 内容与《三国志》同。

[9] 治关羽流矢贯臂，阴雨疼痛，刮骨疗毒。尚有文献附会为孙策医疗弩毒。常璩《华阳国志》卷六虽记有关羽中流矢事，则未言及华佗之名。

[10] 王世祯《弇山堂别集》卷二十史乘考误一。

[11] 顾炎武《谳觚十事》。

[12] 陈寿《三国志》魏书本传。

[13] 《伤寒补亡论》。

[14] 可能为虫团、粪石阻塞和肿瘤之类。

[15] 康熙《渊鉴类函》卷三百二十二。

[16]《华佗神方》载，有乳香、没药、血竭、儿茶、三七、冰片、麝香，热加黄连，腐加轻粉，渗出物多加龙骨，收口加珍珠或蟹黄，虽属伪者亦可试之。

[17] 周草窗《癸辛杂识》续集上据唐人说，认为用"回回国之西数千里"所产"类人参状"有剧毒的押不芦（范行准《中国医学史略》言，即曼陀罗花，待考）。另说指处方，由曼陀罗花、草乌、当归、白芷、南星、川芎组成，日本华冈青州收入验方内。杨华亭《药物图考》又疑麻沸为"麻蕡"的误写。蕡即毒品大麻雌花（无有受精者），确有麻醉作用。

[18]《华佗神方》谓有羊踯躅、茉莉花根、当归、菖蒲，张骥已写入《华佗传补注》中。此方也载诸陈士铎《石室秘录》、赵学敏《串雅内编》换皮麻药原方。乃后人创制的。

[19]《医心方》引《华佗别传》作"卿见户枢，虽用易腐之木，朝暮开闭动摇，遂最晚朽。"

[20] 马王堆彩绘帛画《导引图》，记有四十个男女运动的姿势。

[21] 勇猛攫扑。《云笈七签》引陶弘景《养性延命录》，谓："四肢距地，前三掷，却二掷，长引腰，乍却、仰天，即返距行前、却各七过。"

[22] 伸舒头颈。《云笈七签》谓："四肢距地，引项反顾，左三右二，左右伸脚，伸缩亦三亦二。"

[23] 倒下匍伏。《云笈七签》谓"正仰，以两手抱膝下，举头，左辟地七，右亦七，蹲地，以手左右托地。"

[24] 跳跃腾空。《云笈七签》谓："攀物自悬，伸缩身体，上下一七。以脚拘物自悬，左右七。手钩却立，按颈各七。"

[25] 展翅飞翔。《云笈七签》谓："双立手，翘一足，伸两臂，扬眉鼓力，右二七。坐伸脚，手挽足距各七，伸缩二臂各七。"

[26] 见范晔《后汉书》本传。

[27] 王应麟《困学纪闻》道，延年术有六禽之戏，翁元圻注引《淮南子》精神训作："熊经、鸟伸、兔浴、猿躩、鸱视、虎顾。"华氏仅传其四。《通经》尚有鹳息、龟缩二戏，共为八禽（张培仁《妙香室丛话》）。后世行走逐马、市上补履、叩疏枕石、垂钓菏泽、静守谷神、置帻官舍、披发鼓琴、云房摩肩、常君倚杖、山图折脚、飞剑斩妖、躬拜文宾、服间瞑目、成公骑龙、跌席泛海、玄白卧雪、醉堕雪溪、负局磨镜、纯阳行气、入山寻犬、驾云升天、望空投拜、插花满头、刘海戏蟾、子英捕鱼、熟睡华山、降龙伏虎、运化阴阳等，皆由此发展而来。

[28] 葛洪《抱朴子·内编·至理》作百余岁。

[29] 见陈寿《三国志·魏志》本传。

[30]《抱朴子·内编·对俗》。

[31] 张华《博物志》卷五"方士"。

[32]《后汉书·方术》。

[33]《论语·子罕》。

[34]《三国志·魏志》本传。

[35] 即曹冲，孟德爱子。时方十三岁。

[36]《三国志·魏志》本传。

[37] 王宏翰《古今医史》正误。另外一说，谓曹操患有头风剧痛证，"佗曰破首医之"，是他已有"杀操之心"，欲为天下除害，"故为操先杀之也。"亦可参考。

[38] 王叔和《脉经》引。

[39] 今见亳州姚侗伯所献、上海沈骧出版的《华佗神方》，系伪作，卷首徐灵胎序，也属假托者。

[40] 或云《青囊经》三卷。

[41] 一云泽漆叶，一作五加皮叶，前者寡用，后者平妥。

[42] 或作青蓝。有三解，即地黄、葳蕤（玉竹）、地节（黄精）。

[43] 葛洪《抱朴子·内编·至理》，谓丁漆（可能为泽漆，有二说，一言猫眼草，一指罗布麻叶）、青秦，樊阿服之，"得寿二百岁，而耳目聪明，犹能持针以治病。"

[44] 北宋已亡佚。据文献记载为六卷，收入药物四百四十一种。

[45] 或作谁人。

[46] 张骥《后汉书·华佗传》补注"自序"。

[47] 南北朝北周保定三年设置，在今榆林、米脂一带。

[48] 唐前皆书乌头，无有川字。

[49] 古名茛菪子，此称始见于北宋《本草图经》。

[50] 见于唐末《日华子诸家本草》。

[51] 古称髑髅，《千金方》始有此名。

[52] 曾慥《类说》载《倦游别录》、高士奇《天禄识余》引《负暄杂录》说，常称薯蓣，唐代宗名豫，改为薯药；宋英宗名曙，又改为蓣或称山药。苏轼《和陶酬刘紫桑》诗、南宋张光叔《宦游纪闻》引鄱阳官书《本草异名》一曰玉延。实际山药之名晋已有之，如王羲之草书《山药

贴》，却未归档药号。

[53] 古只云术，不分苍、白，《伤寒论》就是例证。

[54] 太平为北宋赵光义年号。赵彦卫《云麓漫钞》载："后魏孝庄时用钱稍薄，高道穆曰：论今据古宜改铸大钱，文载年号，以纪其始。古钱中文有太平五铢、太平百钱。孙亮时亦有太平号钱。"虽然太平钱非宋独有，但华佗生存期间未见此钱。

[55] 宋代学问僧，字道温，钱塘人，工诗，喜藏书，在荆州金銮寺写有《湘山野录》，记开国至仁宗时朝野事；还于玉壶撰成《玉壶野史》（即《玉壶清话》）。

[56] 宋代方剂学应用成药的最大特点。

[57] 阮元《四库未收书目提要》，谓江、浙流传的赵写本，分上中下三部分。现尚存于世，载方六十首。

[58] 冯梦祯《快雪堂集》。

[59] 察声色部分，王叔和《脉经》题为《扁鹊华佗察声色要诀》，朱肱《活人书》引用时则作《扁鹊中藏经》。

[60] 处方为治"妇人产后血不快刺痛"的失笑膏（即失笑散）。

[61] 《研经室外集》卷三。

[62] 外科十三方。

[63] 《攻媿集》。

[64] 周锡瓒《中藏经》跋。

结　语

西周、春秋奴隶社会晚期到战国、两汉封建社会第一阶段，经济、文化有了新的发展。已充分认识不正常的气候变化能影响人体，"秋有疟寒疾，冬有嗽上气疾"[1]；"季春行夏令，则民多疾疫"[2]。《山海经》记有风、痈、疽、痔、瘘、疥、癣、疣、蛊、聋、痴、肘（水肿）、劳底（足茧）、瞽（盲）、胅（腹大）、膲（皮肤皲裂）诸证。周景王四年（前541年）秦景公派医和[3]给晋平公诊病[4]时提出外气系统学说，"天有六疾，过则为灾，阴淫寒疾，阳淫热疾，风淫末疾，雨淫腹疾，晦淫惑疾[5]，明淫心疾"[6]。都可以致病。对地区性发生者，亦有详明记载，如"轻水所多秃与瘿人，重水所多尰与躄人，甘水所多好与美人，辛水所多疽与痤人，苦水所多尪与伛人"[7]。个别地方钻燧改火，随着五行之色而变，春用青色榆柳，夏用赤色枣杏，季夏用黄色桑柘，秋用白色柞楢，冬用黑色槐檀，"人若依时而食其火，则得气又宜，令人无灾疠也"[8]。且伴演方相跳"傩"，"掌蒙熊皮，黄金四目，玄衣朱裳，执戈扬盾"，用舞蹈的形式、战斗的姿态，以驱疫邪[9]。公元二年，郡国大旱、蝗，命"民疾疫者，舍空邸第，为置医药"[10]。延熹五年皇甫规率兵攻羌，"发其骑共讨陇右，道路隔绝，军中大疫，死者十三四，规亲入庵庐，巡视军士，三军感悦"[11]，可能有了随军医院，注意传染病方面的隔离治疗。《左传》襄公十七年（556年）"十一月甲午国人逐瘈狗"，重视捕杀狂犬，对预防"恐水病"的发生，极有意义。

《礼记》按照人体发育情况，提出正常结婚年龄，"三十曰壮，有室"[12]，用条文固定下来。"男女同姓，其生不蕃"[13]，"恶不殖也"[14]，批评本氏族内联姻，具有优生学思想。《曲礼》曰："医不三世，不服其药。"[15]王充《论衡》从物质不灭唯物论观点提出"无鬼"说，"人死血脉竭，竭而精气灭，灭而形体朽，朽而成灰土"。郭玉[16]对统治阶级养尊处优、为所欲为，病后造成四难，"自用意而不任臣一难也，将身不谨二难也，骨节不强、不能使药三难也，好逸恶劳四难也。"[17]深刻地揭露了他们的弊端。应劭《风俗通义》记有"乳舍"[18]，大概属地方上举办的产房。据《杂事秘辛》所载，东汉时期已经有了"约缣迫袜，收棘微如禁中"[19]，类似缠足陋习。

西汉饮茶，风行朝野[20]，设有"掌茶宫女"。《三国志·吴志》"韦曜传"谓："孙皓每集群臣，或赐茶茗以当酒。"[21]

西汉时京师有了较好的下水道设施，市区已建都厕[22]，清洁街道，美化环境。毕岚[23]设计"天禄虾蟆"（喷水池），中平三年（186年）发明"翻足渴乌"（洒水车），"施于桥西，用洒南北郊路"[24]，构造分两部分，一为盛河水之戽水车，一为抽水用衔筒式的引件。个人卫生，按时洗头，"五日燀汤清浴，三日具沐"[25]，事后"弹冠"、"振衣"[26]。"鸡初鸣，咸盥洗"，养成了生活习惯。知道"食而不漱"，易患龋齿[27]。葛洪《西京杂记》载，统治者以玉琢虎子为尿器，贮夜间小便。豪门贵族收拾痰涎，皆用"唾壶"，汉刘彻以青珉制作[28]，曹操上献帝《杂疏》还提到"纯金唾壶一枚、漆园油唾壶四枚、纯银参带唾壶三十枚"，所取材料不一。

《淮南子》载，秦始皇在位时，"利越之犀角、象牙、翡翠、珠玑，乃使尉屠睢发卒五十万"取之。赵佗委陆贾进与汉文帝礼物中有"犀角十、紫贝五百、桂蠹一器"。[29]刘彻派张骞出使西域，远至伊朗、土耳其，加强中外和同国内少数民族的联系，前后十八年，回归时携来有治病作用的植物、瓜果、蔬菜种子，如红兰花[30]、胡萝卜、脂麻、石榴、葡萄[31]、大蒜、胡桃、芫荽、蚕豆、苜蓿、黄瓜等，在内地推广种植。大月氏所献返魂香，大若鸭卵，黑似桑椹，宫人病焚后数日不歇，凡"疫死未三日"闻之可活。马援讨伐征贰、征侧，由交阯带入苡仁，梁松、马武诬其为"明珠一车"。永元十三年安息使者来华，贡品中有条支大爵[32]。《后汉书·西域传》言，曾合诸香煎汁"以为苏合香"；大秦[33]王安敦[34]延喜九年遣人经日南[35]入境，馈赠方物为象牙、犀角、玳瑁、热带海洋药材[36]。建安八年，交阯刺史张津还把越南出产的益智子[37]，送给了曹操[38]。

【注释】

[1] 见《周礼》。

[2] 见《礼记》。

[3] 黄云眉《史学杂稿订存》续蔡氏人表考校补据《通志》列传云："和与缓或一人，缓有和意，和当为缓之字，表分二人，恐误。"

[4] 见《国语·晋语》。

[5] 宋任广《书叙指南》重申前人语，谓"宴寝过度"。

[6] 《左传》昭公元年。据此李华写有"言医"，涵芬楼收入《古今文钞》中。

[7] 《吕氏春秋·尽数》。

[8] 《论语集解义疏·阳货》。

[9] 见《吕氏春秋》高诱注。

[10] 《汉书·平帝纪》。

[11] 《后汉书·皇甫规传》。

[12] 《曲礼》。于邠《花烛闲谈》言古制男子三十而娶，女子二十而嫁，相差十年，距离太大。

[13] 《左传》僖公二十三年。

[14] 《国语·晋语》。

[15] 唐孔颖达据古说注疏，指《黄帝针灸》、《神农本草》、《素女脉诀》（《史记》云"太帝使素女鼓五十弦瑟"。宋濂作《素问脉经》），又曰《夫子脉诀》。而后均谓祖、父、子三代，以经验

言。或曰"老取阅，少取其决"（王德臣《麈史》）；汪之昌《青学斋集》卷二十七"释氏书以过去、现在、未来为三世，蒙谓此经三世，当同此解"，均与事实不合。

[16] 西汉末年绵阳渔夫村垂钓老人涪翁再传弟子、程高的学生，新都人，字通直，官太医丞。

[17] 见《后汉书·方术列传》。

[18] 见《太平御览》卷三百六十一。

[19] 见《汉魏丛书》本。

[20] 见秦醇《赵飞燕别传》。

[21] 《晏子春秋》作荼。六经无茶字，见于公元前59年王褒《僮约》："牵犬贩鹅，武阳买茶。"张华《博物志》："饮真茶令人少眠。"《诗经》《尔雅》有苦荼，荼即茶。唐人陆羽撰《茶经》三篇，"始减一划作茶"（金武祥《粟香三笔》）。《太平御览》载，从北宋起，人们纪念他，呼陆氏为茶神。

[22] 公共厕所。

[23] 汉灵帝十常侍之一，掖庭令。

[24] 《后汉书·张让传》。

[25] 见《礼记》。

[26] 见屈原《楚辞·渔父》。

[27] 《史记·仓公传》治齐中大夫按语。

[28] 郭宪《别国洞冥记》卷四。据应劭《汉官仪》载，侍中孔安国曾为汉武帝掌管过唾壶。

[29] 梁廷楠《南越五主传》卷一"先主传"。

[30] 即藏红花，又名泊夫兰、撒法郎，属鸢尾科，除入药外，也作燕脂粉、染丝麻用。

[31] 《汉书》谓李广利破大宛得此种归，稍有不同，俟考。

[32] 雀。即驼鸟。

[33] 《史记·大宛传》称黎轩，即东罗马。岑仲勉《汉书西域传地理校释》："黎轩、大秦、海西三名实同一语原。"《北史》七九云："衣服、车旗拟仪中国，故外域谓之大秦。"

[34] 军事独裁者安东尼。

[35] 在今越南境内。

[36] 亦有可能是从日南购买的。

[37] 顾徽《广州记》载，其外皮可"密煮为粽子"。

[38] 见嵇含《南方草木状》。

第四章
三国、两晋、南北朝、隋、唐、五代十国时期医学

〔三国（220～280）—两晋（265～420）—
南北朝（386～589）—隋（589～618）—
唐（618～907）—五代（907～960）、十国（902～979）〕

自三国[1]曹丕魏王朝开始，七百多年，有政局动荡的两晋[2]，战火蝉联短袢屡更的南北朝[3]、五代[4]、十国[5]，满目疮痍，"米斗五百价人相卖"[6]；亦有全国统一政权集中社会较为稳定励精图治的隋、唐时期。公元627年后，"徭役不兴"[7]，生产恢复，疆域扩大至中亚巴尔喀什湖以东及南部地区。经济文化[8]"日新其业"，得到高度发展，"京师之人不啻百万"[9]，李治放出大批宫女，"归其戚属"，无近亲者"辄任求配偶"，并禁止轻薄之徒趁机"欺诱"[10]。"民物蕃息，四夷降附者百二十万人"[11]，呈现太平盛世景象。开科取士，学者"竞趋名场，殚工音律"[12]。武则天称帝时，"大搜遗逸，四方之士应制者向万人"[13]。天宝十三年（754年）全国户口统计，已达五千二百八十八万人。

魏、晋统治阶级栖心玄远，提倡老、庄学说，崇尚骈四骊六，风行雕章刻句、比声协律文体，以阮籍杖头挂钱、桓仲不更垢裳、王猛扪虱而谈为洒脱，主张"一壶酒足以养性，一箪之食足以怡形，吾尝梦为鱼因化为鸟"，来解决"人生处世如白驹过隙"[14]，使"礼义荡然，神州之所以陆沉也"[15]。汉末创立的道教东山再起[16]，在南北朝占重要地位，过着挥拂[16]"无为"的生活。佛教也盛极一时，"南朝四百八十寺，多少楼台烟雨中"[17]，北朝庙宇建有三万所，只洛阳就达一千三百六十七处，僧尼约百万。将士民犯罪者罚为"佛图户"，到诸寺内洒扫。由于"谈空"、"核玄"[18]，影响到祖国医学，掺入唯心成分，特别是道家思想，促进了安炉炼丹、服石成风。

唐太宗"居安思危"[19]，敢于"吞蝗纵囚"[20]扫除弊端起用人才，举办"拯溺扶危利民济物"之事，"以一人治天下，不以天下奉一人"。[21]委婆罗门人定十部音乐[22]。"贞观以还，开元之政最为修明。"[23]开放广州口岸[24]，大量发放过所[25]，沿着河西走廊张骞开辟的丝绸之路与西域驰道[26]，扩大对外贸易经济文化交流。通过高僧玄奘[27]、义净[28]海陆万里求取释门修多罗贝叶经典，历走西域[29]、阿富汗、巴基斯坦、孟加拉、印度、斯里兰卡等地，亦带回一些少数民族、国外的医药知识，丰富了中华传统医

学内容。同时我国医疗技术也随着交往输入朝鲜、日本、越南、东南亚国家，形成东方医学发祥的轴心。

这一时期，对疾病的认识、研究，有显著提高，以纂辑大量方书为特点，杨坚诏令搜求文献，"每书一卷，赏绢一匹，校写既定，本即归主"，所编《四海类聚方》凡二千六百卷；《隋书·经籍志》医学目录共收载二百五十六部，四千五百一十卷[29]，除养生、炼丹、兽医、食经五百五十七卷，有三千九百五十三卷纯属诊疗典籍，方剂学就达三千七百一十四卷，占百分之九十三强。从《备急千金要方》《外台秘要》内容看，都足以反映此种情况。在基础理论方面，相对而言，则比重很小，仍局限于《内经》《难经》二书的范畴。许多有名的学者，如葛洪、陶弘景、孙思邈虽受佛、道两教影响，却热衷采药、组方、炼丹"普渡众生"，促进临床实践的运用。另外禅门道洪[30]、昙鸾[31]也探讨刀圭之术、整理验方，推动药学的发展。

【注释】

[1] 魏（见前）、蜀（221～263年）、吴（222～280年）。

[2] 西晋、东晋。

[3] 南朝为宋（420～479年）、齐（479～501年）、梁（502～557年）、陈（557～589年）；北朝为北魏（386～534年）、西魏（535～557年）、东魏（534～550年）、北齐（550～577年）、北周（557～581年）。

[4] 有后梁（907～923年）、后唐（923～936年）、后晋·（936～946年）、后汉（947～950年）、后周（951～960年）。

[5] 与五代同时，有吴（892～937年）、南唐（937～975年）、吴越（893～978年）、楚（896～951年）、闽（897～946年）、南汉（905～971年）、前蜀（907～925年）、后蜀（925～965年）、北汉（951～979年）、荆南或南平（907～963年），割据在南方和西部地区。

[6]《晋书》成帝纪咸康一年。

[7] 吴兢《贞观政要》。

[8] 其中诗词、歌谣、变文、俗曲较为突出。宪宗时商人赴外地采购货物，已使用飞钱（汇票）。

[9] 韩昌黎《论今年权停选举状》。

[10]《全唐文》卷十二"高宗"。

[11]《唐书·食货志》。

[12] 胡震亨《唐音癸签》谈丛三。

[13] 刘肃《大唐新语》。

[14]《梁书·忠壮世子方传》。

[15]《吕晚村先生文集》卷一。

[16] 驱蚊、蝇、扫尘。此物与麈尾不同。麈尾像扇子，乃权威人或名士所执。《晋书·王衍传》载，王善玄言，每捉白玉柄麈尾与手同色。"孙盛尝诣殷浩，谈论对食，奋掷麈尾，毛尽落饭中，食冷而复暖者数回。"（王伊同《五朝门第》引附论一名家倾谈用麈尾）

[17] 杜牧《江南春》。

[18] 孔稚圭《北山移文》。

[19] 范祖禹《唐鉴》卷四。

[20] 裕瑞《菱香轩文稿·唐太宗论》。

[21]《大宝箴》。

[22] 燕乐、清乐、西凉、天竺、高丽、龟兹、安国、疏勒、高昌、康国。

[23]《孙可之文集》与李谦议行方书。

[24] 公元879年，黄巢农民军进入广州时，城中外籍人侨居者约十余万，且建有番坊（同巷）、番学（学校）。据朱彧《萍洲可谈》载，"其人手指皆戴宝石，嵌以金

银，谓之指环子"，"有摩娑石者，辟药虫毒，吮之立愈，可以卫生"。

[25] 出入边关、国境的证件，由政府发放，关卡驻军验后签字放行。

[26] 除南道于阗、中道疏勒、龟兹，诗人李白出生地碎叶（今巴尔喀什湖以南），也是当时安西都护扼守的北道关卡，统称安西四镇。

[27] 颖川陈仲弓之后，长捷法师之弟，河南偃师缑山人，名祎。隋末十三岁在洛阳出家，转住长安慈恩寺。公元629年西行入印求法，历时十九年，跋涉五万里，携回佛经六百五十七部。因从事译著，被称为古代释门三大翻译家（与鸠摩罗什、真谛）之一。

[28] 俗姓张，山东历城（或谓北京西

南）人，住长安荐福寺，旅外二十余年（在印度尼西亚约十年），公元671年由海路返国。

[29] 新疆一带。

[30] 僧深之师。

[31] 北魏净土宗高僧，山西雁门人，住持汾州石壁谷玄中寺，常于介山聚众讲经，统治者号为"神鸾"。因钦美陶弘景，不远数千里到南朝，访问茅山同陶氏畅谈，后来弘景曾写信赠书与他："去月耳闻音声，今辰眼受文字，端襟敛思，伫听警锡也；及届山所，接对欣然，便以倦方十卷用酬远意。"（陈士元《象教皮编》）昙鸾撰有《疗百病杂丸方》《论气治疗方》等。

第一节　对疾病认识的提高

随着实践经验积累，对疾病的发生与发展，有了充分认识，葛洪《肘后方》提出"岁中有疠气"可发温病。从广度看，《巢氏病源》把疾病分为六十七门，讨论一千七百二十种证候，是前所未有的；在病因、证候、诊断方面，加深了研究。既往对中风病，一直认为外来之风，《外台秘要》引许仁则言，列举多种内源，排除了外来之风，谓缺乏养生之道，"本气既羸，偏有所损"，常由"或以男女，或以饮食，或以思虑，或以劳役"而导致，为内风学说的开端。《肘后方》记有沙虱[1]、丹毒[2]、天花[3]、疥癣有虫，黄疸为"时行病"。《巢氏病源》指出寄生虫感染与饮食有关，寸白虫（绦虫）吃不熟之牛肉、生鱼引起的。《古今录验方》发现消渴（糖尿病）患者尿是甜的。《外台秘要》据孟诜《必效方》用查尿法鉴定黄疸，每夜浸白帛片小便中，"取色退可验"[4]；特别值得注意的，对结核病不仅有充分认识，还有较详的论述，引《崔氏别录》描写症状："骨蒸病者，亦名无辜，婴孺之流，传注更苦，其为状也，发干而聋，或腹中有块，或脑后、颈上两边有小结，多者乃至五六，或夜卧盗汗，虽目视分明，而四肢无力，或上气食少，渐就沉羸，纵延时日，终于溘逝。"由此可知，公元七百年前，我国医学家已把结核病视为消耗性疾患，且将腹内之块、头上之结、颈旁之瘰病同归一源。《肘后方》对尸注、鬼注[5]更进一步言及"死后复传之旁人，乃至灭门"。唐代为了控制疾患传染，收容流浪的乞丐。开元二十三年设置存身所，而后取佛门济贫之悲田义，命名为"悲田养病坊"。

【注释】

[1] 恙虫病幼虫恙螨，比日本人桥本伯寿1810年报导的早一千多年。

[2] "恶毒之气五色无常，痛不可堪，待坏则去脓。"

[3] 比阿拉伯雷萨斯所报的早五百多年。

[4] 《肘后方》已有记载。

[5] 结核传染现象。

第二节　治疗上的进步

对流行性热病的处理，从文献观察，进展不大，仍然沿用《内经》时间表三日以前汗之、三日以后下之为准则。《备急千金要方》记有华佗语："伤寒始得，一日在表，当摩膏火灸之即愈；若不解者，二日在肤，可依法针，服解肌发汗药，汗出即愈；若不解者，止，勿复发汗也。至四日在胸，宜服藜芦丸，微吐利之则愈；五日在腹，六日在胃，入胃乃可下也。"不仅伤寒，连温病、天行、疫病治疗，也不出此范围。张机《伤寒杂病论》开创的六经分证，照表、里、寒、热、虚、实六纲诊断，因"江南诸师秘仲景要方不传"，流布不广，虽然《千金翼方》抄录一部分，《外台秘要》收入四十余条，但没有形成以《伤寒论》精神作为治疗热性病的主体。处理其他疾患，则有不少实际成果，以经验药物的临床应用，比较突出，如《深师方》用羊靥代替鹿靥治颈部肿瘤[1]；《肘后方》之槟榔治绦虫，利用免疫学原理以狂犬脑[2]治狂犬病；《备急千金要方》脏器疗法用兔、牛、羊肝治目昏[3]，小儿佝偻用鳖甲；《千金翼方》脚气用含维生素B的谷皮[4]、杏仁、独活、牛乳、细辛、犀角、防风、蜀椒、蓖麻叶、吴茱萸[5]；《外台秘要》治白内障、拳毛倒睫，旋行手术，医疟疾用常山[6]，在八十二个处方内，占五十八首[7]。有了减肥记载，"子隆年二十一而体过充壮，常服芦[8]茹丸以销损"[9]。提倡按摩疗法，除风、寒、暑、温、饥、饱、劳、逸八疾[10]。针刺在隋、唐时代可能发生过事故，有的避而不用，谓："针法古来以为深奥，令人猝不可解，经云：'针能杀生人，不能起死人。'若欲录之，恐伤性命，今并不录《针经》，惟取灸法。"通过宣扬其害，影响了针刺技术的发展。唐人所汇方剂，已非晋前遗风，药多而杂[11]，不似《伤寒杂病论》方小药少、配伍严明，一方堆砌数十味者屡见不鲜，《旧唐书·方技》载有许胤宗[12]批评意见："夫病之与药，有正相当者，唯须单用一味，直攻彼病，药力既纯，病即立愈。今人不能别脉，莫识病源，以情臆度，多安药味，譬之于猎，未知兔所，多发人马，空地遮围，或冀一人偶然逢之也，如此疗疾，不亦疏乎！"张锡纯曰："即将治愈，亦不知何药之力。"且株守成方之风甚盛，"太医令张仲善"给皇帝开方，"进药加三味，与古方不同"即"断绞"[13]，扼杀了新事物的破土萌芽。

公元三世纪已有氟中毒斑牙的记述，从"齿居晋而黄"[14]，说明知道与所住地区有关。《晋书》、李嗣京《册府元龟》卷八十五言，泰元十七年（392年）荆州刺史殷仲堪帐下名医为任城十八岁的魏咏之修补兔唇[15]；景帝眼上长瘤子，令人切之，此时五官科正容术，具有高度发展。《重修政和经史证类备急本草》所载《新修本草》银牙法，"以白锡和银薄（箔）及水银合成之，补牙齿缺落，又当坚硬如银。"为世界上用汞合金镶牙最原始的论说，比1819年英国培尔氏、1862年法国达卫氏早一千一百多年。外科开颅，凿骨能取脑内箭镞[16]。金安藏为保护皇太子，在酷吏来俊臣面前，自剖其腹，武则天命医家以桑白皮为线缝合[17]之。发明木、珠制假眼，钱俨《吴越备史》注，周宝参加武选，放铁钩于毬，杖以相击，为钩所摘，"一目睛失"，"勅赐木睛代之"，木睛"莫知阿木，置目中无所碍，视之如真睛"；《太平御览》《全唐诗话》录有一小故事，谓元和庚子（820年）："崔睃，施肩吾与之同年，睃失一目，以珠代之[18]。施嘲曰：二十九人同及第，五十七只眼看花。"极饶风趣。此外尚有因受酷刑委精工巧制戴义鼻或耳朵者，可以乱真，《新唐书·南蛮传》载，酋龙入犯，俘华民，必劓耳鼻，已纵之，居人刻木为耳及鼻子的约占十之七八。

【注释】

[1]《千金方》用昆布、柳须。

[2] 外敷含有抗狂犬病物质的狂犬脑，乃被动免疫法，比十九世纪法国巴斯德提出的疯狗脑可医狂犬病之说，要早一千五百来年。

[3] 对夜盲维生素A缺乏角膜软化证效果甚好。

[4] 或作楮树皮。《肘后方》用大豆、牛乳、羊乳。

[5] 有的药物亦见于《备急千金要方》。

[6]《伤寒杂病论》《肘后方》《备急千金要方》亦有记载。

[7] 包括蜀漆。

[8] 应为蘦。

[9]《南齐书》列传第二十一"武十七王"。

[10] 见《唐六典》。

[11]《备急千金要方》内三十味以上的处方，约有三十二首，药味最多者为芫花散（又名登仙酒、三建散），六十四种药物组成。《千金翼方》大排风散，竟达六十九味。

[12] 新蔡王外兵参军，常州宜兴人，宋代因避太祖之名将胤改为引。李昉《太平广记》据胡璩《谭谈录》称裔宗，存以待考。

[13] 见张鷟《龙筋凤髓判》。

[14] 嵇康《养生论》。

[15] 到了唐代，老年人也做正容术，《唐诗纪事》载，方干（字雄飞，"见赏于徐凝、姚合，自咸通得名讫文德，江之南未有及者"，见余成教《石园诗话》卷二）"为人缺唇，连应十余举，遂归镜湖"，龙邱李主簿讽刺道："措大吃酒点盐，下人吃盐点鲊，只见手臂著襕，未见口唇开袴。"十余年后，遇医补唇，年岁已老，"镜湖人号补唇先生"。

[16] 李冗《独异志》卷中"高开道"。

[17] 见《唐史·忠义传》。

[18] 珠制义眼，到了元代，比唐人制作的更为精巧，陶宗仪《南村辍耕录》载："杭州张存幼患一目，时称张瞎子，忽遇巧匠为安一磁眼，障蔽于上，人皆不能辨其伪。"

第三节 药用"本草"显著发展

文献药物记载，自《周礼·天官》五药[1]、《诗经》八十余种[2]、《楚辞》四十一种、《山海经》一百四十六种[3]、《神农本草经》三百六十五种起，随着新品种不断发现，《本草经集注》增至七百三十种。由西域少数民族地区、国外输入者也日渐增多，乾元元年（758年）郑虔[4]辑有《胡本草》；919年李珣[5]编著《海药本草》[6]六卷，参考书籍五十来种，载入药物有海蚕沙、莎木面、宜男草、藤黄、珊瑚、石蓴、莳萝、荜澄茄、仙茅、甘松香、海红豆、返魂香、落雁木、皇芦草、槟榔、没药、黄龙眼、胡椒、海桐皮、椰子、腽肭脐、青蚨、红豆蔻、君迁子、文林郎、越王余算、桃椰子、秦龟、鲛鱼皮、蚺蛇胆、瓶香、奴会子、鼠藤、缩砂蔤、车渠、师草子、天竹桂、波斯白矾、兜纳香、茅香、迷迭香、藕车香、乳头香、蜜香、甲香、熏陆香、都角子、贝子、蒟酱、艾蒳香等[7]。当时应用的龙脑[8]、砂仁、木香、沉香、芜荑、丁香、苏木、荜茇、郁金、胡桐泪[9]、诃子、安息香[10]、血竭[11]、降真香、胡黄连、小茴香、没食子、白豆蔻[12]、芦荟、檀香、新罗人参，都已广泛在内地长安销行。

唐显庆二年（657年），政府命司空李世[13]勣、太尉长孙[14]无忌[15]主持，诏检校中书令许敬宗[16]、太常寺丞吕才、太史令李淳风、礼部郎中孔志约、尚药奉御许孝崇，合同苏敬[17]、胡子家、蒋季璋、蔺复珪、许弘、巢孝俭、蒋季瑜、吴嗣宗、蒋义芳、蒋季琬、蒋茂昌、贾文通、吴师哲、颜仁楚、辛茂将二十二人，在李世勣、于士宁[18]为首已经校订过《本草经集注》的基础上，共同编写了《新修本草》五十四卷[19]，于659年八月十七日完成，分玉石、草、木、禽兽、虫鱼、果、芽、米谷、有名未用九部分，纠正前人偏颇"重建平之防卫，弃槐里之半夏，秋采榆仁，冬收云实，谬粱米之黄白，混荆子之牡蔓，异繁蒌于鸡肠，合由跋于鸢尾，防葵、狼毒妄曰同根，钩吻、黄精引为连类，铅锡莫辨，橙柚不分"[20]，较陶弘景《集注》增药一百一十四种[21]，加"谨按"二字以示区别，凡八百五十种[22]，"羽毛鳞介，无远不臻，根茎花实，有名咸萃"，"《本经》如缺，遇验即书，《别录》虽存，无稽必正"，并"下询众议"，总结了一千多年来的药物知识，"考其同异"，精心取舍，照实物标本绘制成图，不仅属我国第一部官修药物学，也是世界上第一部由政府颁布的药典。日本天平三年七月十七日已有传入"岁次辛未"田边史的卷子本。比1498年意大利佛罗伦斯药典、1535年德国纽伦堡政府的药典，早八百三十九、八百七十六年。今国内传本，是据清末傅云龙从日本复制、光绪己丑辑入之《籑喜庐丛书》本，1955年由上海群联出版社影印的。开元年间陈藏器[23]又将此书遗漏的药物避虺雷、海马、胡豆、仰天皮、灯花、败扇等，按作用分类写了十卷[24]补充性著作，称《本草拾遗》。胎盘入药，就是继《千金方》之后它的首倡记载，李时珍云："博极群书，精核物类，订绳缪误，搜罗幽隐，自《本草》以降，一人而已。"[25]惟介绍"人肉可疗羸疾"，则十分荒唐。

公元九世纪中叶，山东邹平段成式《酉阳杂俎》前集，将二十来种药物改用新名，称"药草异号"，如雄黄呼丹山魂，空青呼青要女，熏陆香呼灵华汎腴，消石呼北帝玄珠，青木香呼东华童子，阳起石呼五精金，胡粉呼流丹白膏，鸡舌香呼亭炅独生，戎盐呼倒行神骨，金牙石呼白虎脱齿，石硫黄呼灵黄，龙骨呼陆虚遗生，白附子呼章阳羽玄，母慈石呼绿伏石，茯苓呼降晨伏胎，薤白花呼七白灵疏、守宅、家芝，苏牙树呼伏龙李。975年侯宁极撰《药谱》一卷，选取一百九十种药物，亦另立别号，清人梁晋竹《两般秋雨庵随笔》把其较著者录出一部分，如称"黄芩曰苦督邮，石楠叶曰冷翠金刚，沉香曰远秀卿，神曲曰化米先生，白芷曰三闾小玉，甘遂曰隋炀给事中，酸枣仁曰调睡将军，紫苏曰水状元，藿香曰玲珑藿去病，大黄曰无声虎，蛇床子曰建阳八座，半夏曰痰宫劈历，艾曰肚里屏风，细辛曰绿须姜，寄生曰混沌螟蛉，知母曰孝梗，甘草曰偷蜜珊瑚，肉豆蔻曰脾家瑞气，附子曰正坐丹砂，生姜曰百辣云，枇杷叶曰无忧扇，皂荚曰元房中长统，薄荷曰冰侯尉。"颇雅致而富旨趣。此外，《记事珠》还加以补充，命枸杞为仙人杖，茯苓为不死面，车前为虾蟆衣，菖蒲为绿剑真人，人参为皱面还丹，羌活为两平章，槟榔为马金囊，香附为抱灵居士，卷柏为豹足，黄芪为百草，旋覆花为飞天蕊，当归为文无，白术为山精，石斛为林兰，陈皮为贵老，厚朴为淡伯，白及为雪如来，蜂蜜为甘少府，升麻为既济公，滑石为石仲宁，桔梗为吉祥杵，松脂为琥珀孙，泽兰为九畹芽，硼砂为旱水晶，丁香为痰香娇，鳖甲为黑龙元，蜂房为一寸楼台，桂为百药之长，枳壳为洞庭奴隶，白扁豆为雪眉同气，栀子为黄香影子，金铃子为水磨橄榄，使君子为风棱御史，桃仁为脱核婴儿，密陀僧为甜面淳于，安息香为命门录士，乌药为比目沉香，牛膝为通天柱杖，苍术为茅君宝箧，山药为银条德星，地黄为还元大品，柏子仁为炼形松子。

关于药理研究，《周礼·天官》已有"凡药以酸养骨，以辛养筋，以咸养脉，以苦养气，以甘养肉，以滑养窍"的记载。《汉书·艺文志》曰："本草、石之寒、温，量疾病之深、浅，假药味之滋，因气感之宜，辨五苦、六辛[26]，致水、火之齐，以通结、解闭，反之于平。"陶弘景指出："甘、苦之味可略，有毒、无毒易知，惟寒、热须[27]明"，认为五味是味觉，受五行影响，实用价值不大，热病用凉药，寒病用温药，有临床意义。实际只看到一个侧面，对药物辛散、甘补、苦泻、酸收、咸软诸作用，则体会不足。陈藏器根据人体病理变化，把药物投用分为宣、通、补、泻、轻、重、滑、涩、燥、湿，谓之"十剂"[28]。他认为："此十种者，是药之大体，而《本经》都不言之，后人亦所未述。"如："宣可去壅，即生姜、橘皮之属是也；通可去滞，即通草、防己之属是也；补可去弱，即人参、羊肉之属是也；泻可去闭[29]，即葶苈、大黄之属是也；轻可去实[30]，即麻黄、葛根之属是也；重可去怯，即磁石、铁粉之属是也；涩可去脱，即牡蛎、龙骨之属是也；滑可去着，即冬葵、榆皮之属是也；燥可去湿，即桑白皮、赤小豆之属是也；湿[31]可去枯，即紫石英、白石英之属是也。"运用辨证论治法则，使理论与治疗有机地结合起来，洵为创举，对而后的药物分类，树立示范作用。

【注释】

[1] 草、木、虫、石、谷，属药物分类。

[2] 如包括食物，则为一百九十五种，计植物一百零七、动物七十七、矿物与其他十一种。

[3] 植物五十九、动物八十三、矿物四种。不太明确的二十多种，未有列入。其中有防治作用的约六十种。主治近百种疾病。

[4] 河南荥阳人，一字弱斋，其诗、书、画（山水）有三绝之称。练习时因苦无纸，在长安慈恩寺贮存柿叶数屋，写字题诗，常以书、画换取胡人药品。后被诬告"私撰国史"，贬降十年，回京时官至广文馆博士。同杜甫过从较密。

[5] 字德润，出身贩卖阿拉伯香药（当时香药用途很广，能治病、辟邪、防疫、美容、调味、熏衣、佩带、陈列、雕刻、驱逐百虫）之家，波斯血统，四川梓州人。李玹（字廷仪，号四郎，喜奕棋，随僖宗入蜀，晚年嗜好炼丹，"家无余财，惟道书与药囊而已"，见黄休复《茅亭客话》）、舜絃（前蜀王衍之妃，工诗词，以写"海棠花下打流莺"闻名）之兄，乃向唐敬宗献"沉香亭"材料李苏沙的后裔。尹鹗曾嘲之以诗："异域从来不乱常，李波斯强学文章，假若折得东堂桂，胡臭熏来亦不香。"（何光远《鉴戒录》）他游历岭南，于广州停留一年，返蜀写成《海药本草》，并著有《琼瑶集》。

[6] 进口或开始移植的药物。有人称《南海药谱》误。

[7] 现传者为范行准从《证类本草》《本草纲目》诸书辑出本，只有一百二十四种药物，其中止咳、调味、美容的香药占五十多味。有四十种已记于《新修本草》，五十四种记入《本草拾遗》，十五种记于《药性本草》《食疗本草》诸书，他新增者为十六种。半数以上均标明国外产地。

[8] 碎者名米脑。《梁书·狼牙修传》谓之婆律香。周嘉胄《香乘》引《金光明经》名羯婆罗香，膏曰婆律香。《北史·赤土国传》即作龙脑香。

[9] 宋人钱易《南部新书》谓即胡桐律，出楼兰国。常同没药（南宋倪思《重明节馆伴语录》作黑笃耨）并用。

[10] 始见于《晋书·广州记》，《政和本草》卷十三已引此名。

[11] 《新修本草》作麒麟竭。

[12] 伶玄《赵后外传》、《汉武帝内传》已记有西汉时"婕妤浴豆蔻汤。"

[13] 曹州离孤人，原姓徐，高祖赐姓李，因避太宗讳，减去世字，称李勣，即小说中的徐懋功。《守山阁丛书》载孔平仲《续世说》卷五云，突患暴病，传胡须烧灰可治，"太宗乃自剪须为之和药"。封英国公。

[14] 鲜卑胡姓，司马光《资治通鉴·齐纪》云："（北）魏主改拔拔氏为长孙氏。"

[15] 实际未有参加，名字被皇帝撤去。

[16] 据唐代不知撰人的《独异记》言，他就是"尝造飞楼七十间，令艺女走马于其上，以马为戏乐"的"奢豪"狂。

[17] 原作苏泰，宋代因避赵匡胤祖父赵敬名改为苏恭。曾官右监门长史、朝议郎、骑都尉，乃撰写官方药典的倡议者。与唐临、徐思恭合编一部《三家脚气论》。

[18] 或作于志宁，京兆高陵人，字仲谧，钱希白《南部新书》丁集载，当过仆

射。

[19] 包括目录一卷、本草二十卷；图经七卷；目录一卷、药图二十五卷。

[20] 孔志约序。

[21] 如山楂、芸苔子、紫矿、硇砂、郁金、胡椒、薄荷、豨莶草、人中白、蓖麻子、蒲公英、诃黎勒、刘寄奴、密陀僧、鳢肠、砂糖、土木香（独行根）、鲫鱼、苏木、阿魏、鹤虱、安息香、补牙银膏（银、锡、水银合成）、白附子、樗根白皮、延胡索、底野迦等。

[22] 过去统计为八百四十四种，未将陶氏《本草经集注》七百三十种改作七百三十六种。

[23] 浙江四明人，三原县尉大明（或云姓田，或云即陈晔，号曰华子。据全祖望《鲒埼亭集》言，非姓大名明，待考）同乡之友。

[24] 序例一卷、拾遗六卷、解纷一卷。

[25] 卢之颐《本草乘雅半偈》"采录诸家大意"，亦持此说。

[26]《医古微》言，乃苦温、苦热、苦甘、苦平、苦咸；辛温、辛酸、辛热、辛甘、辛凉、辛寒。《儒门事亲》谓，五脏为里属阴，宜用苦剂，指酸苦涌泄；六腑为表属阳，宜用辛剂，指辛甘发散。姚明辉《汉书艺文志注解》，以苦为黄连、苦参、黄芩、黄柏、大黄之类；辛是干姜、附子、肉桂、吴茱萸、蜀椒、细辛等。其中张子和之说，简明可从。

[27]《政和证类本草》引文作难，据敦煌鸣沙山二百八十八号石窟《本草集注》残卷改。

[28] 十剂之说，传为徐之才提出，但唐慎微《经史证类备急本草》引用本文在徐之才、孙思邈、陈藏器名目下列有四篇文章，按顺序第一篇应为徐之才《药对》；二篇又载于《备急千金要方》，证明乃孙思邈撰；三、四两篇当属陈藏器，十剂的论述，恰在第三篇中。虽然徐之才《药对》附有掌禹锡语："以众药名品，君臣佐使，毒性相反，及所主疾病，分类记之……旧《本草》多引以为据。"只可作参考。到了北宋末年，寇宗奭《本草衍义》增入寒、热两种，形成十二剂。

[29] 李时珍《本草纲目》谓"应作实"。

[30]《本草纲目》谓"应作闭"。

[31]《本草纲目》谓"应作润"。

第四节　炼丹和服石风行

炼丹起源于采矿业，利用冶金方法操作，属制药化学。《周礼》言："凡疗疡以五毒攻之。"郑玄解曰："今医人有五毒之药，作之合黄堥[1]，置石胆[2]、丹砂、雄黄、矾石、磁石其中，烧之三日三夜，其烟上著，以鸡羽扫取之，以注疮，恶肉、破骨则尽出。"是炼丹用于治疗方面的首次记载。唐代外科烧炼之轻粉[3]、红升丹[4]、白降丹[5]即为根据其遗法炮制的，临床上能发挥特殊作用。另外，也是寻仙药的继续，随着历史发展，"知龟鹤之遐寿，故效其道引以增年"[6]，炼丹又成了求"谷神不死"，使"金刚不坏"[7]，控制时间、延长躯体存在的养生方法，李少君告诉汉武帝用丹砂化黄金，"黄金成以为饮食器则益寿"[8]，可取得"一年易气，二年易血，三年易脉，四年易肉，五年易髓，六年易筋，七年易骨，八年易发，九年易形。形易则变化，变化则道成，道成则位为仙人"之效果。[9]甚至想进入"超凡"的幻境，去过饮玉醴金浆、食翠芝朱英、居瑶堂瑰室、行逍遥太清[10]，获得更为舒适的生活世界。

从汉代开始，封建统治阶级"招募方技怪迂之人"[11]，培养专业炼丹"方士"[12]，用陶罐、铜鼎[13]，"六一泥"[14]封固，九炼金丹。道家要求比较严格[15]，吕回[16]仙《沁园春》云："七返还丹，在人先须炼己待时。正一阳初动，中霄漏水，温温铅鼎，光透帘帏。造化争驰，龙虎交合，进火功夫犹斗危。曲江上，看月华莹静，有个乌飞。当时自饮刀圭，又谁信，无中养就儿，辨水源清浊，木金间隔，不因师指，此事难知。道要玄微，天机深远，下手速修犹太迟。蓬莱路，仗三千行满，独步云归。"[17]应于练好内功的基础上再行服用。

炼丹分火、水二法。火法带有冶金性质为无水加热，魏伯阳[18]《周易参同契》[19]载："胡粉投火中，色坏还成铅。""河上姹女"[20]，灵而最神，"得火则飞"[21]。当时尚有《火记》篇，现已失传。据葛洪《抱朴子》内编和有关文献所记，火法主要是炼（加热）、熔（化开）、飞（升华）、伏（烧后减毒、变性）。开始用八石[22]，重点为朱砂，加热分解出水银，同硫黄化合生成黑色硫化汞，再加热通过化学可逆性反应，则恢复朱砂原状，"丹砂烧之成水银，积变又还成丹砂"[23]。水银虽为金属，因呈液体流动[24]，和寻常物质不同，在缺乏科学阐释的情况下，令人感到惊奇，启发人们仿照吴王阖闾、秦始皇水银浸泡尸体，想利用它不腐之性制成益寿延年的灵

丹。水法炼丹，《道藏》载有三十六法，记录溶解三十四种矿物与两种非矿物的五十四首处方，重点为化（溶解）、煮（水熬）、酿（置于潮湿或含有碳酸气的空气中）、点（用少许药液使大量物质发生变化）、渍（以冷水在溶器外部降温）。操作过程，先取华池（缸、盆、碗）为浓醋的溶解槽，投入硝石[25]将矿物化掉，起到类似稀硝酸的作用，现今临床常用的混元丹、九龙丹、太乙小还丹，就是采取这些方法升华的。

炼丹家所用的原料很多，"九芝八石，振衰返华"[26]；除紫石英、磁石、赤石脂、赭石、白石英、朱砂、钟乳石、戎盐、牡蛎、雄黄、石绿、大青、礜石（砒石）、雌黄（三硫化砷）、明矾、寒水石、空青、炉甘石、云母、石膏（寒羽涅）、伏龙肝、滑石、硝石（碳酸钾）、阳起石、白玉、禹余粮、硫黄土石类无机物，还用金、银、铜、铁、铅（胡粉）、锡等金属物质。其中"唯朱砂银[27]愚人易惑。"[28]《外科十三方》中九丸三打灵药银翠、金丹、石青的金石化合物乃其遗法。炼丹术对阿拉伯影响甚大，称阿刀克斯，埃及名硝石为中国雪[29]，伊朗则叫中国盐。欧洲炼丹的兴起，是从阿拉伯地区传去的，呼丹药为"哲人石"。

《楚辞》云："登昆仑兮食玉英，与天地兮比寿，与日月兮比光。"从有炼丹，就开始了服石[30]。服石，虽不一定都是炼过的丹药，但大部分皆为炮制而成。自《战国策》记载向荆王献不死之药，北燕宋无忌、正伯侨、充尚、羡门、子高即业此项工作[31]；《史记·仓公列传》"齐王侍医遂病自炼五石服之"，说明公元前在很大程度上是作为治疗手段而应用的，淮南王刘安撰有《枕中鸿宝苑秘书》[32]。魏、晋、南北

朝道家盛行，社会上迷信思想严重，统治阶级想"美颜容发、房中御女"，逃脱"神龟虽寿犹有竟时，螣蛇乘雾终为灰土"[33]，逐渐形成服石之风。巢元方《诸病源候论》卷六引皇甫谧语，魏尚书何晏用之，"心加开朗，体力转强，京师翕然，传以相授"，王弼、夏侯玄、嵇康均起而效尤，"服者弥繁"。其处方仅知为"五石散"[34]，由钟乳石、硫黄、白石英[35]、赤石脂、紫石英组成[36]。用后要饮酒，使体中"醺醺不绝"，忌忧愁、哭泣、忍饥[37]，感觉烦热、身发疮疡，以"寒衣、寒食、寒饮、寒卧、寒洗，极寒易善"，为见效标准，亦名"寒食散"[38]。因药物中毒，常发生多种症状，"火炎于上、水竭于下"，表现热象为重点，如口渴，似温疟，不欲穿衣，体裸为快，谓之"散发"。贺循拒绝陈敏邀聘，"露发坦身示不可用"[39]；王戎避开齐王囧叛乱，假装服石掉入厕所得免[40]。有的到处乱走，躺在路旁，"盛冬卧于石上"[41]，则叫"行散"[42]。这些怪异现象，统称"石发"。个别小官吏，为了表示属于上层，也伪云吃过石药踯躅街头，摆出行散样子提高身价。《太平广记》二百四十七所载侯白《启颜录》云："有一人于市门前卧，宛转称热，要人竞看，同伴怪之，报曰我石发。同伴人曰：君何时服石，今得石发？曰：我昨市米中有石，食之今发。众人大笑。"尽管弊端百出，但作为药物使用，掌握辨证投与，确有一定疗效，据晋代广州刺史嵇含讲："予晚有男儿，既生十朔，得吐下积日，羸困危殆，决意与寒食散，未至三旬，几于平复。"[43]

姜南《半村野人闲谈》谓："有药驻颜都是妄，今日残花昨日开。"盲目进食瞑眩之药，"纵不残体殒命，亦伤元气"[44]，特别是金石矿物，"最为酷烈"[45]。如"硫黄烘唐花，非不应时而放，不知适速其萎耳"[46]。故山阳王弼二十四岁归天，闻喜裴秀暴亡，北魏拓跋珪断送"仙人博士"之手精神瞀乱而死。《诸病源候论》用一卷讨论服石中毒二十五种证候；《医心方》载有四十二变；皇甫谧现身说法，"予亦豫焉"，族弟长互"舌缩入喉"；东海王良夫"痈疽陷背"；陇西辛长绪"脊肉烂溃"；蜀郡赵公烈中表亲属死了六人，自己也由于服石瘫痪在床，痛苦不堪，竟欲寻杀。这股特殊的恶风，因和道士许迈同食，也荼毒了王羲之与其七子献之，"乃至妻、女、诸姑、姊、妹"，以初用"身轻行动如飞"[47]而遭受该害。孙思邈在《备急千金要方》写入"解五石毒论"，提出"宁食野葛，不服五石"，有识者"遇此方，即须焚之，勿久留也"。并搜集救治方三十首[48]，内含甘草者占二十一个，遣药四十一种，以豆豉、葱白、人参、栀子、麦冬、大黄、芒硝、白鸭通为主。就当时而言，可能取得解毒效果。白居易牢记经验教训，于挽死事诸友诗云："退之[49]服硫黄，一病讫不痊；微之[50]炼秋石，未老身溘然；杜子[51]得丹诀，终日断腥膻；崔君夸药力，经冬不衣绵；或疾或暴夭，悉不过中年；惟予不服石，老病反迟延。"[52]

【注释】

[1] 盛药陶器。

[2] 胆矾。

[3] 涂疥癣、皮肤病。

[4] 拔毒收口。

[5] 蚀脓长肉。

[6] 《抱朴子·内编·对俗》。

[7] 《储华谷祛疑说》卷一。

[8] 司马迁《史记·孝武帝本纪》。

[9] 《汉武帝内传》。

[10] 见《抱朴子·内编·对俗》。

[11] 应劭《风俗通义》淮南王安神仙。

[12] 战国时代齐、燕已有方士，属神仙家。

[13] 后世均用阳城罐。

[14] 初用蚯蚓土（蚯蚓粪亦名六一泥）合戎盐为泥，取其封口坚固（见《抱朴子·内编·黄白》）；而后则用赤石脂、牡蛎、滑石、礜石、戎盐、胡粉、蚯蚓屎（一方无）、卤土各一两混成，以碱醋合匀，无卤土以盐代之（《备急千金要方》也有记载）。

[15] 炼丹除医药应用，多为道家求长生口服。

[16] 刘斧《青琐高议》前集卷八，谓回字乃二口，二口即吕字。

[17] 胡仔《苕溪渔隐丛话》。

[18] 公元二世纪东汉上虞人，称云牙子。

[19] 将大易、黄老、炉火契合为一，约六千字。

[20] 水银即汞。

[21] 升华。

[22] 朱砂、雄黄、云母、空青（孔雀石）、硫黄、戎盐、硝石、雌黄。

[23] 《抱朴子·内编·金丹》。

[24] 在零下40℃，凝成固体，作八面形结晶。

[25] 或戎盐、石脂、覆盆子。

[26] 《六朝文挈》鲍照"药奁铭"。

[27] 铅、朱砂、白银。

[28] 宋应星《天工开物》。

[29] 十三世纪初，改称巴鲁特。

[30] 或名"服散"。

[31] 见《史记》。

[32] 已亡佚，《太平御览》载有《万毕术》。

[33] 曹操语。

[34] 靳邵研制，出秦丞相，载于《世说新语》何平叔条注。

[35] 一作朱砂。

[36] 或加礜石。

[37] 丹波康赖《医心方》引皇甫谧语。

[38] 本名始见于《金匮要略》杂疗方，称"紫石寒食散"，由紫石英、赤石脂、白石英、钟乳石、天花粉、防风、桔梗、文蛤、鬼白、禹余粮、干姜、附子、桂枝组成，同此方异。俞正燮《癸巳存稿》、余嘉锡《论学杂著》谓，《金匮要略》"中风历节病篇"冷服之侯氏黑散，即皇甫士安所言之寒食草方；《杂疗方》之紫石寒食散即皇甫士安所言的寒食石方，恐不尽然。目前所知，嵇含曾写有《寒食赋》，载诸欧阳询的《艺文类聚》中，曾言："伟斯药之入神，建殊功于今世，起孩孺于重困，还精爽于既迷。"

[39] 《晋书·贺循传》。

[40] 《晋书·王戎传》。

[41] 《南史》卷七十六"张孝秀传"。

[42] 鲍照谓之"行药"。

[43] 《艺文类聚》卷十五"嵇含寒石散赋"。

[44] 余继登《典故纪闻》。

[45] 徐树丕《识小录》。

[46] 余嘉锡《论学杂著》。

[47] 《全晋文》卷二十六"王羲之帖"。

[48] 外治疮疡五方未计。

[49] 据吕汲公言："卫中立，字退之，饵金石，求不死，反死。中立与香山友好，非韩退之也。"钱大昕《十驾斋养新录》卷十六引洪庆善韩子年谱"方崧卿辩证"同。

[50] 元稹。

[51] 杜牧。

[52] 《长庆集》卷二十六。唐代有六皇帝饵食金石药物，"穆、敬昏愚，其被惑固无足怪，太、宪、武、宣皆英主，何为甘以身殉之，实由贪生之心太甚，而转以速其死耳。"（赵翼《二十二史札记》）据说韩愈晚年，尝用硫黄搅粥啖雄鸡，不使交，千日烹庖，名火灵库，"日进一只，始亦见功，终致毙命。"见陶谷《清异录》。

第五节　著名的七位医学家

据史志、文献记载，这一时期新学肇兴，著名的医学家如雨后春笋层出不穷，众所周知者，魏有王叔和[1]；晋有皇甫谧、张苗、宫泰、刘德、史脱、裴颁、靳邵、赵泉、李子豫、阮德如、张茂先、蔡谟、殷浩、殷仲堪[2]、王珉、葛洪、竺潜[3]、范汪、支法存[4]；南北朝有孔熙先、王微、王筠、羊欣、胡洽[5]、秦丞祖、慧义、徐文伯、周澹、李修、由吾道荣、徐謇、刘涓子、褚澄、李亮、崔彧、王显、阮文叔、陶弘景、张子信、马嗣明、全元起、姚僧垣、许奭、陆法和、徐之才；隋有巢元方、许澄[6]、许智藏[7]；唐有甘伯宗、甄权、甄立言、张文仲、秦鸣鹤、孙思邈、李虔纵、韦慈藏、许胤宗[8]、崔知悌（又名崔行功。注见"王焘"）、许仁则、王焘、孟诜、王冰、陈藏器、大明、昝殷等。他们的事迹和著述，很多没有流传下来，只能在《巢氏诸病源候论》、《备急千金要方》、《外台秘要》、日本《医心方》引文里见其鳞爪。现将影响较大的王叔和、皇甫谧、葛洪、陶弘景、巢元方、孙思邈、王焘七大名家介绍于下。

【注释】

[1] 江南东吴有董奉、吕博。

[2] 陈郡（今河南淮阳）人，祖融，为太常、吏部尚书；父师，骠骑咨议参军、晋陵太守。他善清言、写文章，尝曰："三日不读《道德经》，便觉舌本间强。"每餐食五碗，"盘外无余肴，饭粒脱落盘席间，辄拾以啖之"。（刘义庆《世说新语》）曾官著作郎。谢玄镇京口，于幕下任长史。父患"失心病"，"腰不解带弥年"（《世说新语》刘孝标注），挥泪司药，竟眇一目，与画家顾恺之谈话时，参军戏之："盲人骑瞎马，夜半临深池。"（《世说新语·排调》）孝武帝召为太子中庶子，放荆州刺史，假节守江陵。后来被桓玄勒令自杀，殁于柞溪。其《殷荆州要方》，已亡佚。

[3] 字法深，人称深公、深师，丞相王敦之弟，十八岁出家，拜中州刘元真为师，曾讲经数十年，听众上起皇帝，下至庶民，约以万计。撰有《集验方》《脚气论》。

[4] 公元四世纪月支后裔，僧人（刘敬叔《异苑》卷六），约与葛洪同时。常住广州，以治脚气闻名，"遂成巨富"。集有《申苏方》。因藏八尺氍毹（毛毯）织有百种图案，光彩耀目；沉香木床香气袭人，广州刺史王琰（王峤之子，《晋书》作淡）的长子劲之索取不与，诬其"豪纵"而被杀害（见刘敬叔《异苑》、颜之推《还冤记》），"家产籍没焉"。

[5] 道教中人，原名道洽，避齐王萧道成讳，减去"道"字。"自云广陵人，好音

乐、医术之事，体有臊气，恒以名香自防，唯恐猛犬。审诸死日，戒弟子曰：气绝便殡，勿令狗见我尸也。"（刘敬叔《异苑》）于山阳逝世。

[6] 父亹，梁太常丞、中军常史，随柳仲礼入长安，同姚僧垣齐名。他富学识，传父业，尤尽其妙。历任尚药典御、谏议大夫，封贺川伯。父子二人，见称于周、隋两代。

[7] 高阳（今山东临淄高阳）人，和许澄同宗，因母病习医。许道功之孙。父景为武陵王咨议参军。入隋后，杨坚每有所苦，辄即邀之，"或以辇迎入殿，扶登御床，为方奏之，用无不效"。（《隋书·艺文志》）八十岁卒。

[8] 曾以黄芪防风汤熏蒸治愈柳太后"感风不能言"病，擢官义兴（今宜兴）太守，入隋为尚药奉御，唐武德年间升至散骑侍郎。

一、王叔和与《脉经》

1. 王叔和

王叔[1]和，名熙[2]，山阳高平[3]人，与刘表[4]、王粲[5]同乡，和卫汛为友。约生于东汉光和三年（180年）左右，以字行。少时，可能因北方战争频繁，长期寄居南地荆州，亲聆过张机教诲。"素性沉靖，博好经方"，甘伯宗《名医传》谓他："穷研方脉，精意诊切，洞悉养生之道，深晓疗病之源。"当过魏太医令。"晋乱，侨寓襄阳"[6]。好著述"考核遗文，采摭群论"[7]，能"集岐伯以来，逮于华佗"，步《难经》之后，突出"伤寒有五"说，编有《脉经》[8]十卷[9]，九十八篇，言"厥证痛者，乃寒气客于心包络也"，与目前常见的冠心病有暗合处；整理了《伤寒杂病论》，使"蟫断臮朽"得到流传，并补入

"辨脉"、"平脉"、"伤寒例"内容，重申先表后里，汗而再下。其余《难经真本说约》[10]《脉形指归图说》[11]《张仲景药方》《论病》《脉诀》等书，均属托名之作。泰始六年（270年）前后，先生逝世，终龄八十来岁。葬于襄阳"岘山之麓"，墓穴封垄在今襄樊市南约五公里。"后人钦慕，名其地为药王冲。"林亿怀念云："仲景去今八百余年，惟叔和能学之。"不只属《伤寒杂病论》的传人，尚可与张机同列，被尊为"仲景、叔和，医之圣也，百世之师也。"[12]

2.《脉经》

中国脉学起源很早，《内经》载有"脉要精微论"、"三部九候论"，司马迁《史记》指出："天下言脉者由扁鹊也。"脉中为血，"脉不自动，气实为之"[13]，犹水之澜，因风相推而成[14]。人一呼一吸谓之一息，血行六寸，昼夜呼吸一万三千五百息，前进八百一十丈，即循环全身营运五十周。其起伏形状，向外传导，常随着动力、流变学产生不同的脉象，通过血行频率、强弱、节律、浓度、流量、管壁紧张与否多方面表现，为配合临床诊断辨识表里部位、寒热状态、虚实性质、顺逆之变，提供治疗依据。开始在《内经》时代，主要用"全身诊"，从头到足按皮下或贴于骨上可以触到的动脉，包括额、颈、两颊动脉，桡动脉、胫后、足背、腘、股动脉。尔后演变为"三部诊"，摸头部人迎（颞颥动脉）、手腕寸口（桡骨动脉）、足背的趺阳（足背动脉）。至《难经》问世，强调人体脉之会合处，又转向"寸口"，以切掌后突起（桡骨茎突）为重点，形成"独取寸口"，王氏撰的《脉经》，就是继承这一诊法的。他"首宗黄、岐，附以诸贤，参以己意"，恐"在心易了，指下

难明"，遂"言近旨远"系统归类，标出"相得"，鉴定"参伍不调"，创立准则，写了十万一千多字，"纲举目分"。言："三部者，寸关尺也；九候者，每部有天地人也。上部主候，从胸以上至头；中部主候，从膈以下至气冲；下部主候，从气冲以下至足。"对"所传异同，咸悉载录"，乃我国第一部规范化论脉专书。在唐代流入日本，尔后又传到中东。可惜"南宋时坊间已无鬻本，元明仅有官刻，而流传不广"[15]。阿维森纳[16]汇辑的《医典》[17]，除吸收了埃及、印度、希腊成就，第二编切脉部分四十八项，有三十五种与王熙[18]所述相同，明显地受其影响。1313年波斯首相哈姆丹尼主持拉什德、阿尔丁等合著之医药百科《伊尔汗的科学宝藏》，亦引用《脉经》资料，且提及叔和名字。十七世纪来华传教的波兰人卜弥格还将此作译成拉丁文，1666年出版。英国医生芙罗伊尔获得启发，发明切脉以时计数的仪器，写了论文《医生诊脉的表》，1707年发表于伦敦。

本书内容，绝大部分是由《内经》《难经》《伤寒杂病论》和扁鹊、淳于意、华佗有关脉学研究中摘出的，广泛结合该时"王（遂）、阮（炳）、戴（霸）、吴（普）、葛（玄）、吕（广）"诸家经验，重加汇编而成。沈心斋评论："轩岐之书如《禹贡》，王氏之书如桑郦之《水经》，读《水经》知《禹贡》水道之端委，读《脉经》知《内经》脉法之精微。"[19]他提倡调匀呼吸，晨起诊脉，引岐伯语，平旦"阴气未动，阳气未散，饮食未进，经脉未盛，络脉调匀，血气未乱，故乃可诊有过之脉"。缘于"数候俱见，异病同脉"，或一证兼有数脉、一脉兼有数证，先阐述脉理，说明切脉部位、不同体象的鉴别方法。注意大、小、长、短、迟、速，同患者气质关系，"皆如其人性者吉，反之则逆"，乃"事由神解，不涉言诠"。除象征四时显示胃气之弦、钩、代、毛、石，畸形鼓、搏、喘、横，列举了浮（举之有余，按之不足）、沉（举之不足，按之有余）、洪（极大在指下）、滑（往来前却，流利辗转）、数（来去快急）、促（数中一止复来）、弦（按之如弓弦状）、紧（似切绳、转索）、芤（浮大而软，中空边实）、伏（重指按之，着骨乃得）、革（稍沉、略弦，实大而长）、实（力大而长）、微（极软无力，若有似无）、涩（细而迟，往来艰难）、细（细小如丝）、濡（极软浮细）、弱（软而沉，按之欲绝）、虚（迟大而软，按之豁然）、散（大而浮散）、缓（来去稍迟）、迟（一息不足四至）、结（迟中一止复来）、代（来数中止，不能自还，因而复动）、动（无头尾，大如豆，见于关上）二十四脉，为历史上第一次对诊脉深入探讨的总结。此后虽然发展至二十六[20]、二十七[21]、二十八[22]、三十[23]、三十二[24]脉，但常见的基础体象，均不超出本书范围。对脉之形状、病的经验，"借物为喻，尤见功夫。"[25]缪仲淳尊为"百世之准绳"。其定位诊断，以左手寸部主心与小肠，关部肝与胆；右手寸部主肺与大肠，关部脾与胃；两侧尺部皆主肾和膀胱。根据《难经》五条五脏举、按、寻法，重申："三菽之重，与皮毛相得者，肺部也；六菽之重，与血脉相得者，心部也；九菽之重，与肌肉相得者，脾部也；十二菽之重，与筋平者，肝部也；按之至骨，举指来疾者，肾部也。"因受当时客观环境影响，未能全面验证，《脉经》也存在若干缺点，不仅要求不够严格，自相矛盾之处多，且收录形而上学的内容，如介绍王脉、囚脉时说："假令得王脉，当于县官家得之；假令得囚脉，当于囚徒家得之。"大肠的诊断部位，同胆、胃一样，是遵照脏腑表里确定的，若论其处于下焦而言，不宜居于寸部，理应表现在尺部位置，故许多学者依据实际情况将它移至尺部，打破了王氏的定法。现传本《脉经》，为高保衡、孙奇、林亿取《素问》、《九墟》、《灵枢》、《太素》、《难经》、《甲乙经》、仲景之书并《千金方》"及《翼》"说脉之篇订正的，"除去重复，补其脱漏"，于熙宁元年（1068年）七月十六日"进呈札"，奉旨镂版印行[26]。

五代[27]人高阳生编有《脉诀》一卷，刘元宾[28]加注，既往一直署名为王氏撰，"不惟医流宗之，而儒者亦以为真出叔和之笔，不敢非也"[29]。实则"伪作也"[30]。此书渊源于《脉经》，简明切用，对后世影响甚大。虽史堪有言"此叔和知之而未尽也"，亦不可信。但陈无择[31]诋毁"雪曲应稀，巴歌和众，经文溺于覆瓿，正道翳于诐辞，良可叹息"，站在泥古的立场上，也十分错误。熊宗立曾对其内容进行注释，改称《勿听子俗解脉诀》，颇具有一定参考价值。

【注释】

[1] 郑渔仲《氏族略》谓复姓，原出姬氏，乃周襄王子王叔虎之后，随着家族分化，其后人绝大部分则简化为王。

[2] 见丹波元胤《医籍考》、沈曾植《海日楼札丛》、吴承仕记章太炎《蓟汉微言》所引《千金方》食治、《医心方》养生要集。

[3] 东汉时山东高平。山西之高平乃南北朝北齐所设置，由汉泫氏县而改称。王叔和家乡在今鱼台县东北、邹县西南部，以高平山命名，叶圭绶《续山东考古录》

引《后汉书·东平宪王传》章怀注，谓："高平故城在邹县西南，盖本邹与鱼台、任城三县接界处也。"宣统三年《山东通志》卷一百三十六"艺文部"已收入他的著作，正式归档山东籍。山西高平县王寺村，虽有题记太始三年（267年）王氏春药石臼一个，很可能是后人不了解地理情况为纪念而造或者从外地移入的。

[4] 汉皇室（鲁恭王之后，王畅的学生）。

[5] 王畅之孙。

[6] 《同治襄阳县志》流寓。东汉末年，太医令为张让、脂习、吉平。据皇甫谧《甲乙经》序"近世太医令王叔和撰次仲景选论甚精"，从近世二字及《巢氏诸病源候论》所引皇甫谧论"寒食散"时说"近世尚书何晏"相证，王氏则当为曹魏王朝的太医令，北宋林亿在校刊《脉经》中曰"晋太医令"，非。考西晋通贯后第一个太医令程据居官时间甚久，从文献记述，尚不知更换过他人。

[7] 《太平御览》卷七百二十"方术"。

[8] 胡玉缙认为，林亿诸人校刊《脉经》进呈札子，谓除去重复，补其脱漏，篇第亦颇为更易，使以类相从，是此书已非王氏之旧。"万历乙亥袁表刻本（实为童文举1575年重刻袁氏校刊者），其书后云"以所旧闻，间为补注，是袁本更非林校之旧。道光癸卯，黄铉据所藏写本，以大定间谢缙翁本、明刻赵府居敬堂（亦称味经堂）本校之，审知两本所无者，为袁氏补注，而别以袁校、袁氏等语，是为西溪草庐本。黄氏云：注中有一作某者，似不尽林亿原文，其说良是。王咏霓《函雅堂集》以持脉轻重法注中引吕氏语，疑双行小字，亦多王氏正文，其说亦是。"（《许

顾学林》）

[9] 季振宜《季沧苇藏书目》记，所存宋版《脉经》作七卷。

[10] 明人李敬撰。

[11] 缪希雍校刊。

[12] 俞子容《续医说》。

[13] 陶九成《南村辍耕录》。

[14] 王达《蠡海集》。

[15] 朱锡谷《重刻脉经》序。

[16] 或作伊本辛纳。原为唐代西域都护府河中安息州（今苏联境内乌兹别克）人，父为伊朗血统，操波斯语。他生于980年，独身不婚，信奉伊斯兰教。曾在哈马丹城阿刀拉王朝任御医、首相，称"阿拉伯医生之王"。学术主张注重养生、药物调治、手术解决三个方面。1037年随阿刀拉出征，死于突发性心脏病，时方五十八岁，殡葬伊朗。

[17] 分五部分，包括总论、本草、疾病、证候、治疗配方，约一百万字。记述了我国医药知识，如预防麻疹、水蛭吸毒血（蜞针）、糖尿病患者的小便变甜等。

[18] 沈曾植《海日楼札丛》"潜究室札记"载，《千金方》卷二十六"食治"河东卫汛称"高平王熙食不欲杂"，凡二百余字。982年《医心方》卷二十九张湛（一为《后汉书》记王莽之友扶风平陵张子孝；一为《魏书》中敦煌张子然，此处所指乃张子然。子然一字仲玄，"好学能文，知名凉土"，与"金城宗钦、武威段承根"，称西北三杰，得到司徒崔浩赏识，在许昌屡资给之。撰有《养生要集》十卷、《延年秘录》十二卷，已佚）"养生要集"二条，一引高平王熙叔和："夏至迄秋分，食肥腻、饼膛之属，与酒水瓜果相仿，当时不必皆病人，入秋节变，阳消阴息，气总至辄多暴卒病疠。由于此，涉夏

取冷太过、饮食不节故也。而或人以病至之日，便为受病之日，不知其由来渐也。"据此知叔和名熙，与卫汛、张湛同时。余嘉锡《四库提要辨证》认为叔和曾随王粲去荆州投靠刘表，也有机会出入张机之门（王冰《素问》次注序，谓仲景为魏人），"其集仲景方书，正与吴普集录华佗同例也。"

[19] 《嘉庆重刻脉经》序。

[20] 《脉诀刊误》加长、短，照《千金翼方》革改牢脉。

[21] 《濒湖脉学》加长、短、牢脉。

[22] 《诊家正眼》加长、短、牢、疾脉。

[23] 《诊家枢要》加长、短、大、小、牢、疾脉。

[24] 《诊宗三昧》加大、小、清、浊、长、短、牢、疾脉。

[25] 南湖驾霄亭主人张镃（号约斋）《仕学规范》。

[26] 嘉定丁丑（1217年）濠梁何大任云："南渡以来，此经罕得善本，凡所刊行，颇多讹舛。"乃在"家藏绍圣（1094～1097年）小字监本"基础上，邀集毛升、李邦彦、王邦佐、高宗卿，共同"博验群书，孜孜凡累月，正其误千有余字，又鸠工创刊于本局"。（《脉经》后序）据阳湖恽敬考证："广西漕司重刻（所依为建本），陈孔硕（张栻、吕东莱、朱晦庵的弟子）序，次列元泰定四年江西龙兴路重刻移文并柳赟、谢缙翁（二人校勘于宗濂书院）序，盖此书前后凡四刻矣"。曾述及"明万历三年（1575年）福建布政司督粮道刊本，有袁表（晋安人，字景从）后序"，言"第十卷录载手检图，二十一部（十二经脉、奇经八脉，去三焦经加阴阳二络），两卷中止复论十二经脉、奇

经八脉、三部二十四脉，无手检图"，高保衡"札子"谓俗本有二，其一分第五卷为上下卷，其一入隋巢元方"时行病源"一卷为第十卷。"意者本经第十卷手检图已亡，后世据所见，或分第五卷，或入元方书，以足十卷之数欤？若是，则今之第十卷，亦高保衡所改定，非本经原文也。"（《大云山房文稿二集》卷三）《脉经》正式出版者，约有五十余种，现存较早的刊本，为南宋何大任、元代天历庚午建阳广勤堂叶氏印本。

[27] 柳贯、吴昆、丹波元胤均持此说。萧京《轩岐救正论》卷二作宋人，非。

[28] 北宋人，字子仪，号通真子，官邵阳县主簿、潭州司理。

[29] 杨慎《升庵遗集》卷二十四"男女脉位图说序"。

[30] 瞿镛《铁琴铜剑楼藏书目录》卷十四。

[31] 名言，号鹤溪，南宋处州（陈振孙《直斋书录解题》卷十三作括苍，从号鹤溪考证，恐系景宁沐鹤溪）人，性敏悟，同程可久（睢阳沙随医家，隆庆元年进士，进贤知县）为友。尝以人迎候外因，气口候内因，不与人迎、气口相应者，候不内、外因。"长于方脉，治病立效，有不可救者，则预告以期，晷刻不爽。"（见《处州府志》）是绍兴、淳熙间良医，曾官四明医学提举，居温州多年，从其受业者约百人。1174年撰成《三因极一病源论粹》，即《宋志》所载之《三因极一病证方论》十八卷，"类分一百八十门，得方一千五百余道。"（自序）将常见之脉分为七表（浮、芤、滑、实、弦、紧、洪）八里（微、沉、缓、涩、迟、伏、濡、弱）九道（细、数、动、虚、

促、结、散、革、代）。提出脉、病、证、治、因为五科（加内外因、不内外因为七事）。门人王硕也以医术鸣世。

二、皇甫谧与《甲乙经》

1. 皇甫谧

皇甫谧，冀州牧皇甫嵩[1]的曾孙；祖叔献，为灞陵令；父举孝廉，世膺爵禄。建安二十年（215年）他生于安定朝那[2]陇右望族没落的士大夫之家。幼名静，字士安。少时不知力学，"编荆为楯，执杖为矛"[3]，弯弓射鸟，"荒于嬉"，众皆目为傻子。后承桃叔父为养子，迁居弘农新安（今河南渑池县），得瓜果玩耍，仍"心不入道"，屡经婶母任氏教育，"昔孟母以三徙成子，曾父以烹豕存教，岂我居不卜邻、教有所缺，何尔鲁钝之甚也！修身笃学，自汝得之"[4]，对其流涕。逐渐觉悟，拜乡人席坦为师。十八岁发奋攻读，耕地携书，追逐时光，树立"高尚之志"[5]，能同傅玄媲美，曰"朝闻道夕死可矣"，人们呼之为"书淫"。凡经史诸子百家均有研究，"一明一昧，得道之概；一张一弛，合礼之方；一浮一沉，兼得其真"。对商之国号不泥《史记·殷本纪》"契封于商"，认为乃"上雒之商"[6]。推崇荀卿、屈原的作品，"因文以寄其心，托里以全其志"，批评宋玉"为淫文放发，言过于实"；称道司马相如《上林》、杨雄《甘泉》、班固《两都》、张衡《二京》、马融《广成》、王生《灵光》，"皆近代辞赋之伟也"，提出自己见解，成为有名的学者。给左思《三都赋》[7]写序，誉满文林，而使纸贵洛阳，在历史上开创为人写序之风，"自是缀文之士多托于序以传"[8]。但因知识无涯，北宋黄朝英谓其不晓匈奴天子称"撑犁"[9]，也留下个别笑语。四十岁时婶母卒

去，叔父已经有子且年"既冠"，又回归本宗，常往来朝那、新安之间。其总角交从姑之子梁柳[10]路过造访，他不予接待，或问之，言柳布衣时到我处，迎送不出门，今官郡吏而礼遇之，"是贼梁也"，乡里叹服。

皇甫谧四十二岁风痹病转重，"苦聋"、"右脚偏小"、"躯体不仁"。五十四岁因服"寒食散"遭受荼毒，"心痛如锥刺"，"隆冬裸袒食冰，当暑烦闷、咳逆，或若温疟，或类伤寒，浮气流肿，四肢酸重"[11]，手足"诸节欲解"，以巾醮冷水"著作患处"，"日用水百余石"，每"委顿不伦，尝悲恚叩刃欲自杀"，亲属谏之乃止，三兄皇甫士元"披方得三黄汤令服"[12]，降下毒物"救之不死"，写了《寒食散论》。乐于耿介、"穷经"[13]，魏之地方官劝其就任上计掾，举为孝廉，司马昭[14]登门征召，晋武帝赠书[15]一车，亦多次聘他出山，封太子中庶子，补著作郎、司隶校尉，刘毅表请为功曹，曰："若黄帝创制于九针，岐伯剖腹以蠲肠，扁鹊造虢而尸起，文挚徇命于齐王，医和显术于秦晋，仓公发秘于汉皇，华佗存精于独识，仲景存妙于定方，徒恨生不逢乎若人，故乞命诉乎明王"，以"卑薄、才顽行秽、疾夺其志"，托辞而谢之。他谓："相国晋王辟予等三十七人，及泰始登禅，同命之士莫不毕至，皆拜骑都尉，或赐爵关内候"，享受荣华，"唯予疾困不及国宠。"[16]一方面是"木非梧桐，岂敢栖凤，闻命悚灼，如踏春冰，非苟崇谦，实惧陷坠"[17]；另外为"留情笔削，敦悦丘坟，轩冕未足为贵，贫贱不以为耻"，意在"散发林阜"，"躬耕稼穑"，抱道自全，号玄晏先生。指出："受先人之体，八尺之躯，不知医事，是所谓游魂耳。"春华发萼，夏繁其实，秋风逐暑，冬冰乃结[18]，以黄帝、岐伯、医和、文挚、扁鹊、仓公、华佗、张机为榜样，专心笃志力学，"目览经方，手不辍卷，遂尽其妙"[19]。

他反对以死者为货，滥行厚葬之风，阐明"丰财厚葬，以启奸心，或剖破棺椁，或牵曳形骸，或剥臂捋金环，或扪肠求珠玉"[20]，却令尸体蒙害。曾以身作则说，故吾欲"朝死夕葬，夕死朝葬，不设棺椁，不加缠敛，不修沐浴，不造新服，殡含之物，一皆绝之。"太康三年（282年）逝世，终龄六十八岁。遗嘱气绝之后仍穿旧衣，一以蘧蒢裹体，覆卷三重，麻绳约两头，置于床上，择不毛之地打坑，深十尺，长一丈五尺，广六尺，去床下尸，喜爱之物，均勿伴随，惟赍《孝经》一卷，土与地平，不植树木，切莫扫墓祭祀，免去"十五日朝夕上食礼"[21]。地方表示怀念，建了"贤人祠"。所撰《甲乙经》[22]十二卷，"经纬稽古"，取"甲乙相伍"[23]顺序井然，乃《灵枢》以降现存较早的针灸学专著，为针灸发展史上第二次理论、经验总结，并已传到国外，日本、朝鲜、法国常作为研究中国古代针灸疗法的重要学习文献。其次，在文史、杂著方面，编辑《帝王世纪》《古文尚书》《高士传》[24]《逸士传》《烈女传》《庞娥亲传》《韦氏家传》《玄守论》《释劝论》《让征聘书》《阴阳历术》《地书》《玄晏春秋》《鬼谷子注》等十余种。写有许多诗、赋、诔、颂。据郝经《续后汉书》、李贽[25]《藏书》、王伊同《五朝门第》[26]载，其子童、灵、方回，门人挚虞、张轨、车综、席纯，都未以医术传业，有的还跻入仕途居官。挚虞举贤良，授太常寺卿，勤于撰述；方回"少遵父操"，避乱荆州，自耕而食，尊贤惜物，先人后己，永嘉初，博士征不起，"南土人士咸崇敬之"，荆州刺史陶侃"礼之甚厚"，由于不附庸豪门贵族王廙，竟被杀害，闻者"流涕"。

2.《甲乙经》

《甲乙经》为《黄帝三部针灸甲乙经》或《黄帝针灸甲乙经》或《针灸甲乙经》的简称，约在曹魏景元时（260～264年）皇甫氏根据《素问》《针经》《明堂孔穴针灸治要》的内容，"三部同归"汇辑而成。他于序文中说："乃撰集三部，使事类相从，删其浮词，除其重复，论其精要，至为十二卷。"前六卷理论探讨，后六卷为临床实践，包括脏腑、经络、营卫、气血、病机、诊断、治疗，共一百一十八篇[27]，提出接近九百条、一百五十余种内（四十三篇）、外（三篇）、妇（一篇）、儿（一篇）、五官等科证候俞穴施治，重视"阳气有余阴气不足，则热中善饥；阳气不足阴气有余，则寒中肠鸣腹痛"，应加以鉴别。要求用针"补泻勿过其度"，熟悉"五脏之病形"，"知其气之虚实而谨调之"。避开内在脏器及血管，指出刺中心一日死，刺中肺三日死，刺中肝五日死，刺中脾十五日死，刺中肾三日死，刺中胆一日半死，刺坏大血管血出不止死。书内选材，不只属于针灸方面[28]，尚据头、面、胸、背、腋、腹、四肢解剖部位，划分三十五条长线，取代十二经由头至足排列法，厘订俞穴三百四十八个（正中单穴四十九，双穴二百九十九，无名称之热病气穴两个在外），比《内经》一百六十孔穴增加一百九十，介绍补、泻、迎、随和深、浅、疾、留刺法，乃"医人之秘宝"[29]。通过以脏腑病机、诊断治疗的系统整理，易于掌握，较读《素问》《灵枢》分而研究，更切实际。不过亦存有可商之

处，"既以人身分部，独于手足题十二经之名，岂十二经专属手足而头面、肩背、胸腹之穴，无关于十二经乎？此皇甫谧之疏也。"[30]确系失误。因他自言"撰集三部"，显然无有广络原野引用其他典籍，故来源大部分均未标明出处列举书名，更没有于条文前加某曰字样，而其中之冠以"《素问》曰"、"《九卷》曰"、"《灵枢》曰"、"《难经》曰"、"张仲景曰"、"杨上善曰"，可能为整理者随笔植入的。"杨上善曰"，就是最明显的例子。《四库全书总目提要》载："句中夹注，多引杨上善《太素经》、孙思邈《千金方》、王冰《素问》注、王维德《铜人图》，参考异同。其书皆在谧后，盖宋高保衡、孙奇、林亿等校正所加，非谧之旧也。"可作如是观。

【注释】

[1] 曹操之友，镇压黄巾军起家，为泰山太守皇甫规之侄，曾官槐里侯，授太尉。

[2] 今宁夏固原县东南部。

[3] 陶九成《说郛》卷五十九"玄晏春秋"。

[4] 汤球《九家旧晋书辑本》之王隐《晋书》。

[5] 王伊同《五朝门第》高门风范家教。

[6] 虽王国维《观堂集林》卷十二否定此说，颇有研究价值。

[7]《蜀都赋》《吴都赋》《魏都赋》。

[8] 田雯《古欢堂集》杂著卷四。

[9]《靖康湘素杂记》卷四。

[10] 字洪季，时官城阳太守。

[11] 见《太平御览》引"上晋武帝疏"。

[12]《千金翼方》卷二十二。

[13] 见孙星衍《续古文苑》卷七"辛旷与皇甫谧书"。

[14] 王朗的孙婿,时官大将军。

[15] 西晋初司马炎在位,皇家政府藏书约有二万九千九百四十五卷。

[16]《释劝论》。

[17]《续古文苑》卷七"答辛旷书"。

[18]《释劝论》。

[19] 李昉《太平御览》引语。

[20]《笃终论》。

[21] 见《笃终论》、《太平御览》卷五百五十四。

[22] 葛洪《抱朴子·内编·遐览》记有《甲乙经》一百七十卷,属于道家书,与此不同。

[23] 顾观光《武陵山人杂著》读《外台秘要》后,谓王焘引用本书"有庚卷第七,又有辛卷第八,疑《甲乙经》原止十卷,以十干分题,后人以其文繁,乃析为十二卷。然皇甫谧自序亦云十二卷,则不可解矣。"

[24] 刘子玄《史通》作《高士记》。

[25] 回族,福建泉州人,字卓吾,号龙湖叟、温陵居士,嘉靖壬子举人,官姚安知府。推崇王守仁,提倡杨朱为我精神,反对不合理的封建传统。他谓:"予自幼倔强难化,不信道,不信仙释,见道人则恶,见僧则恶,见道学先生则尤恶。"(《王阳明先生道学钞》)晚年失志,于麻城龙潭湖芝佛院出家。好研究文、史、哲学,热心医药事业。1602年七十六岁以"纵淫勾引"罪被诬入狱,愤而自杀,殡葬通州北门外迎福寺旁。留有《焚书》《续焚书》《藏书》《续藏书》《李氏文集》等。民国时期,叶遐庵尝携柳亚子、李印泉、章行严、陈援庵诸人去其墓头凭吊,建议地方政府修葺和保护。

[26] 高门权门世系婚姻表记。

[27] 如按"十二经脉络脉支别篇"、"疾病脉诊篇"、"针灸禁忌篇"、"五脏传病发寒热篇"、"阴受病发痹篇"、"阳受病发痹篇",各分上下;"经脉篇"、"六经受病发伤寒热病篇"各分上中下计算,则为一百二十八篇。

[28] 七十篇讲孔穴。

[29] 王焘《外台秘要》卷三十九。

[30] 黄以周《儆季文钞》读医家孔穴书。

三、葛洪与《肘后救卒方》

1. 葛洪

葛洪,相传为葛天氏之后,东汉中兴开国名臣葛浦庐[1]的裔孙。原籍琅琊[2],祖上移居丹阳郡句容县吴陶镇。约生于西晋太康四年(283年[3]),出身没落官僚门第,祖系[4],为东吴海盐、山阴、临沅令,大鸿胪、光禄勋,封寿县侯;父悌,官中书郎、护军,政绩清廉,"秋毫之赠不入于门,纸笔之用皆出私财",入晋升邵陵[5]太守。他字稚川,自幼体弱,"内精玄学,外谙时政",曾被司马睿"辟为掾,以功赐爵关内侯",咸和初"食句容之邑二百户"。迁咨议参军[6]。干宝推荐才堪国史,选散骑常侍,领大著作郎,钦羡巢父、许由,"远慕鲁连,近引田畴",拒而未就。因吴兴太守顾祕会同周玘委洪为将兵都尉,"累见敦迫,又畏军法"[7],二十余岁时不得已而接职,"募合数百人,与诸军旅进",镇压张昌拥立的汉主刘尼部下石冰起义[8],"给布百匹",留下一大污点[9]。然反对以词赋媚上歌功颂德,谓:"古诗刺过失,故有益而贵;今诗存虚誉,故有损而贱。"常得到后人称赞。所书"天台之观飞白,为大字之冠，古今第一"[10]。他在"古之初为道者，莫不兼修医术"的思想影响下，精通刀圭之业。

洪为葛悌第三子，十三岁丧父，流落山村，"衣不避寒，屋不免漏，食不充虚"，累遭兵火，"典籍荡尽"[11]。鉴于"不学而求知，犹愿渔而无网焉"[12]，以打柴换纸墨，利用农暇、烟村入晚，"崎岖冒险"，"借书抄写"[13]，刻苦攻读《孝经》、古《诗》、《论语》、《周易》，遇事问疑，期于必得，逢有异闻，辄以为喜。若家中食物"有旬日之储，则分以济人之乏"，受人之惠，报之"不令觉也"[14]。其所录文献，"反复有字，人尠能读也"[15]。他"性钝口讷"，形尪貌陋，言语率直，寡于交游，掩扉罩思，好"神仙导引之法"，常披榛出院，排草入室，权贵之徒虽居毗邻，"而莫或相识焉"。通天文，"广览群籍、诸史百家，下至短杂文章，近得万卷"[16]。尚武，爱骑射。对"掷瓦"、"斗鸡"、"搏戏"，"了不目眄"。运用形义，改造《字苑》[17]，谓"古书虽多，未必尽美"。精书法，同余杭县令顾飏为友，传说杭州灵隐寺山门"绝胜觉场"四字乃其墨宝。从不评论人物，若追问之，则"独举彼体中之胜事"；审阅文章，选取佳者，"不指摘其病累"[18]。到大辟山，见了何幼道、郭文举，无寒暄话，"目击而已"[19]。生平以藜藋为八珍，"无欲无忧"[20]，将毁誉置于度外，"守常不随时变"，有归真返朴之风，遂即自号"抱朴子"。称"灌园十二师"之一[21]。暮年喜研究风角、望气、三元、遁甲、六壬、太乙诸术。所辑《西京杂记》[22]六卷，是取班固放弃的两万字，"意绪秀异，文笔可观"[23]，属神话小说。他还设想制造腾空工具"乘蹻"，用"枣木心为飞车，以牛革结

环剑以引其机"，上升四十里[24]，跨越山河阻隔，游历八方。

他的从祖葛玄[25]，为神仙家"丹鼎"派方士，"以药物养身，术数延命，使内疾不生、外患不入"[26]，精于炼丹，于东吴号称"太极仙公"，以《正一法文》《三皇内文》《太清金液经》传与郑隐[27]，洪在马迹山就"年出八十"的郑氏学之，读《墨子枕中五行记》，观《五岳真形图》，涉猎《九生经》《含景图》《定心记》《杂集书录》《登名山渡江海勅地神法》《赵太白囊中要》《入温气疫病大禁》《道士夺算律》《立亡术》《少君道意》《甪里先生长生集》《樊英石壁文》《太玄符》《李先生口诀肘后》《孔安仙渊赤斧子大览》等道书杂记二百余种，又从鲍靓[28]研习，并和其擅长灸治赘疣的女儿潜光[29]结婚[30]。常往来徐、豫、荆、襄、江、广各州，《清微仙谱》尊为"小仙翁"。于所写《抱朴子·内编·金丹》一篇，整理了"岷山丹法"、"务成子丹法"、"羡门子丹法"、"赤松子丹法"、"石先生丹法"、"康风子丹法"、"崔文子丹法"、"刘元丹法"、"乐子长丹法"、"李文丹法"、"尹子丹法"、"太乙招魂魄丹法"、"采女丹法"、"墨子丹法"、"张子合丹法"、"稷丘子丹法"、"绮里丹法"、"王柱丹法"、"肘后丹法"、"李公丹法"、"刘生丹法"、"王君丹法"、"陈生丹法"、"韩终丹法"等，投予之药除矿物类黄铜、雄黄、云母、丹砂、黑铅、曾青、滑石、水银、黄金、白银、硫黄，亦有不少特殊之品，如方诸（月华水）、丹鱼血、千年蘽、柠（楮）木实、乌鷽[31]、鹤卵、丹鹜、雀血、红泉[32]、兔血、白梅、楮汁，推为"万病去身，长服不死"。且引古代文献谓："仙药之上者为丹砂，次则黄

金，次则白银，次则诸芝，次则五玉，次则云母，次则明珠，次则雄黄，次则太乙禹余粮，次则石中黄子，次则石桂，次则石英，次则石脑，次则石硫黄，次则石米台，次则曾青，次则松柏脂、茯苓、地黄、麦门冬、木巨胜、重楼、黄连、石韦、柏实、象柴一名托庐是也。"[33]

葛氏虽说不赞成"委弃妻子，独处山泽，邈然断绝人理，决然与木石为邻"[34]，过出世生活，但"见天下已乱，欲避地南土"，乃赴广州，在刺史嵇含[35]处当了军事参谋，并由日南[36]到扶南国[37]，数载后又返回北方。相隔多年，羡慕赤松子、王子乔，实现郑思远的理想"形以术延"[38]，知道交趾[39]出炼丹药物，上书统治者，"欲祈遐寿"，要求去任勾漏[40]令，"非欲为荣，以有丹耳"。[41]经批准即携子侄南行，在杭州初阳台锦坞[42]作短暂停留[43]，抵达广州时，刺史邓岳将其留下，表奏他为东莞太守，坚辞不就，只让胞侄葛望官记室参军，乃栖于增城罗浮山[44]中，不怒全阴、抑喜养阳，从心理上摆脱了"百忧攻其心曲，众难萃其门庭"，离开此"居世如此，可无恋也"[45]的炎凉世界。一面炼丹[46]，一面著书立说[47]，且"闭聪掩明，内视反听，呼吸导引，长斋久洁，入室炼形，登山采药，数息思神，断谷清肠"[48]；无求于当权者，"诚乐之自然也"，[49]凡七年。现在该山尚存有先生用过的洗药池、炼丹炉、兴建的冲虚观，人们称之为"罗浮三景"。

他"博闻深学，江左绝伦，著述篇章，富于班、马"，有"文贵丰赡"的气派。现存之重点作品为《抱朴子》内、外二编七十卷[50]，运用词采、对偶、音律、夸张手法表达文义。第一"畅玄"、第二"论仙"、第三"对俗"、第四"金丹"，则"稚川之意著矣，昧者止以为方技之书，是未

知稚川者也"[51]。本书"名理湛深，发人深思"，继昌所刻者"称为善本"，内编由顾千里勘，外编为继昌自校[52]。黄丕烈云："涧薲尝谓予曰，道藏本为最胜，此外无复有善本矣。"[53]对于版本研究，傅增湘《藏园群书题记》卷四述之较详[54]。如一分为二地说，其缺点也严重存在，"黄东友诋洪不应以神仙误天下后世，持论甚公"[55]。葛氏强调道德观念和服丹药相结合，才能产生效果，"若德行不修，而但务方术，皆不得长生也"[56]。兴宁元年（363年）兀然坐日下似睡而卒[57]，终龄八十一岁[58]。其第三子工绘事，于雪中"就翟希真家"墙壁上画有三人[59]、二树[60]、一白鹿、一药笈，背衬"幽岩"，传为佳品。门生滕升、安海君与随从人员，也受他的遁世影响，隐入深山不出[61]，据苏轼云："罗浮山有野人[62]，相传葛稚川之隶也，邓道士守安，尝于庵前见其足迹，长一尺许。"[63]先生思想倾向，"为佛为仙，未可知，然必欲岐之，是亦战鸿乙者耳"。[64]以炼丹作为科学研究，对矿物化学升华，能处于先驱地位，外科用的升、降丹，就是在此基础上逐步发展起来的。

葛洪治学方法，以古人典籍为"学者之山渊，使属笔者得采伐渔猎其中"。认为"云雨霜雪，皆天地之气"[65]，属正常现象。"风、冷、暑、湿不能伤壮实之人"，只有体虚"气少者"，方可"中"之。曾说："设有数人，年纪老壮既同，服食厚薄又等，俱造沙漠之地，并冒严寒之夜，素雪堕于上，玄冰结于下，寒风摧条而霄骇，咳唾凝添于唇吻，则其中将有独中冷者，而不必尽病也，非冷气之有偏，盖人体有耐者耳。"[66]这和《内经》所云"正气存内，邪不可干"的理论一致。指出"多思则神散，多念则心劳，多笑则脏腑上

翻，多言则气海虚脱，多喜则膀胱纳客气，多怒则腠理奔血，多乐则心神邪荡，多愁则头鬃憔枯，多好则志气倾溢，多恶则精爽奔腾，多事则筋脉干急，多机则智虑沉迷，斯乃伐人之生甚于斧斤，损人之命猛于豺狼"[67]，可致"气竭"而亡。主张"先除六害"，一薄名利，二禁声色，三廉货财，四损滋味，五除佞妄，六去沮疾[68]，减少无限度追求，保持人的本质，"胞胎之中已含信道之性"。反对迷信巫术、谣言惑众，批判无知者"当风卧湿，而谢罪于灵祇，饮食失节，而委祸于鬼魅"，不用药物调治，"唯专祝祭"[69]，是十分荒唐的。曾举一例非常有趣："汝南冯氏墓近大道，墓口有一石人，田家老母到市买数片饼以归，天热，过荫彭氏墓口树下，以所买之饼暂着石人头上，忽然便去而忘取之，行路人见石人头上有饼，怪而问之，或人云，此石人有神，能治病，愈者以饼来谢之。如此转以相语，云头痛者摩石人头，腹痛者摩石人腹，亦还以自摩，无不愈者。遂千里来就石人治病，初但鸡豚，后用牛羊，为立帷帐，管弦不绝，如此数年，忽日前忘饼母闻之，乃为人说，始无复往者。"[70]对健身之道重视内功，"涤除玄览，守雌抱一，专气致柔，镇以恬素。"着重提出："五声八音，清商流徵，损聪者也；鲜华艳采，或丽炳烂，伤明者也；宴安逸豫，清醴芳醴，乱性者也；冶容媚姿，铅华素质，伐命者也。"[71]虽其中有可商之处，却不无道理。明末王雪航在他的影响下，崇祯疫病流行，"携囊过贫寒之家，全活甚众，大宗伯荐为太医丞，不应，避迹赤山，寻葛稚川旧居卜筑焉"[72]。

2.《肘后救卒方》

葛氏医学作品，人们习知者，有《神仙服食方》十卷[73]、《玉函煎方》五卷、《服食方》四卷[74]，最值得称道的为《玉函方》[75]，"广收奇异，撷拾遗逸"，搜求大量验方，分类编辑，共一百卷。因内容太多，"非有力不能尽写"，且鉴于张机、华佗、刘戴《金匮》、《绿帙》、《秘要》，崔中书《黄素方》，甘胡、吕傅、周始、甘唐、阮河南各种急救方剂学，"浑漫错杂"，不够系统，"卒暴之病皆用贵药，动数十种，不可卒办"，乃抽出重点部分，仿照周[76]、甘[77]、唐[78]、阮[79]诸家体例，吸取扁鹊、长桑君、仲景、元化经验，佩香囊于腋下意，写了一部袖珍、巾箱物手册《肘后救卒方》[80]，其特色是"率多易得之药，如不获已，须买之者，皆价贱草石，所在咸有"。收入之方，包括药膏、药贴，具有验（见效快）、便（取之易）、廉（药费少）三大优点，"家有此方，可不用医者也"。对"穷村迥野，遥山绝浦"[81]，仓促间无法就诊，作应急之用，最为适宜。书内治自缢心下尚温，学习《伤寒杂病论》[82]"以芦管纳口中令人嘘之"口对口的吹气法，在当时来说，还是先进的。原著三卷，八十六篇，永元二年（500年）经陶弘景改编合为七十九篇，补入了范汪、陈延之、谢士泰、姚大夫、支大医、刘涓子、席辩等人材料，竹片固定骨折、下颌关节脱位正复手法，自己的经验，凡二十二篇，充实于内，共成一百零一篇[83]，分九卷，更名《补阙肘后百一方》[84]，强调结合佛教人以地、水、火、风四大[85]成身，"一大辄有一百一病"[86]的说法，而以命书。

《肘后救卒方》内容，分列三类，上卷"脏腑、经络因邪生疾"，归内里病，包括时气、伤寒、发黄等，三十五篇（方）；中卷"四肢、九窍内外交媾"，归外发病，包括痈疽、疮疥、耳目疾患等，三十五篇（方）；下卷"假以他物横来伤害"，归他犯病，包括虫兽之伤、中毒等，三十一篇（方）。到金代皇统四年（1144年）十月杨用道[87]在辽乾统刊本之基础上，又把唐慎微《经史证类备急本草》的验方补充进去，称"附方"，名《附广肘后备急方》，凡八卷。"陶书至隋已亡"，至元丙子秋武官乌候得"其本于平乡郭氏"[88]，后人仍取弘景序"而伪托之"[89]。目前所见的传本，就是经过杨氏重订的。书中尚有《鬼遗》《千金》《外台》《海上》[90]《圣惠》《口诀》[91]《灵苑》药方。嗣后，刊行过多次，如至元翻刻本、正统道藏本、嘉靖吕颙本、万历李栻本、乾隆《四库》本、道光瓶花书屋本、光绪辑要本、民国涵芬楼影印本十多种版本。在传抄、刻印过程，有所脱失，仅存七十篇[92]，且羼入明洪武初赵原阳[93]的《外科方》。以药为主，兼采灸法、蜡疗，不施针刺。于今常用之青蒿退热、截疟、麻黄止喘、嗽，大葱治感冒，密陀僧防腐，赤石脂收敛，松节油涂关节痛，莨菪子疗狂，雄黄、艾叶、朱砂消毒，水肿忌盐，大豆、牛乳治脚气；解表的葱豉汤[94]、止呕吐的干姜吴茱萸汤[95]、清热的黄连解毒汤[96]、温里开痞的厚朴汤[97]、治疥癣恶疮的水银软膏[98]等，均出诸此书。他之另著《西京杂记》所载九月九日佩茱萸、饮菊花酒，已成为民间风行的习俗，南方用之最多。

【注释】

[1] 其父同翟义起兵反对过王莽，失败后称疾退隐。

[2] 今山东沂水县一带。原住荆州，为王莽所迁。

[3] 据《太平御览》引《抱朴子》遗文推算。陈国符《道藏源流考》又推迟一载，作284年。

[4] 或作奂。

[5] 今湖南邵阳。

[6] 阮元《畴人传》。

[7] 《抱朴子·外编·自叙》。

[8] 见《太平御览》卷三百一十五兵部。

[9] 事后他"投戈解甲，经诣洛阳"，途中遇永嘉之乱而返回。

[10] 左圭《百川学海》癸集载米芾《海岳名言》、毛凤苞《海岳志林》。

[11] 《抱朴子·外编·自叙》。

[12] 《抱朴子·外编·勖学》。

[13] 刘义庆《世说新语》。

[14] 《抱朴子·外编·自叙》。

[15] 《北堂书钞》卷九十七引"葛洪别传"，与"自叙"同。

[16] 《抱朴子·外编·自叙》。

[17] 王渔洋《带经堂诗话》卷十六载《古夫于亭杂录》、查慎行《得树楼杂钞》卷十五，谓其将"髦毲"二字改为裟裟。

[18] 《抱朴子·外编·自叙》。

[19] 《晋书》卷七十二本传。

[20] 《抱朴子·内编·畅玄》。

[21] 见《古今说部全书》载徐沁"种药师葛稚川"。

[22] 胡应麟《少室山房笔丛》丁部"四部正伪"谓《酉阳杂俎》记六朝人庾信作诗欲用《西京杂记》事，以为南梁吴均撰。马叙伦《石屋余渖》瓷器由来条："然所引赋不必亦为伪造也。"孙诒让《札迻》卷十一说，其中有些内容为稚川所假托。

[23] 鲁迅评语。

[24] 《抱朴子·内编·杂应》。

[25] 字孝先，从苏元朗学炼丹术，拜庐江左慈（字元放）为师，受《太清》、《九鼎》、《金液》丹经。尝上书孙权发展

道教。葛洪《神仙传》、干宝《搜神记》谓其精于幻术，坐火上衣不燃，饮酒卧水衣亦不濡，“曾喷口中饭为数百大蜂，已而张口蜂又飞入，仍化为饭食之”。

[26]《抱朴子·内编·论仙》。

[27]一名思远，通音律，爱鼓琴，传说“每出行乘虎，二虎雏负经以从”。《抱朴子·内编·遐览》载，太安元年“知季世之乱，江南将鼎沸”，乃负笈携药率领弟子“东投霍山，莫知所在”。从其受业者五十余人。此说时间有误。

[28]东海（见《惠阳府志》。《山东通志》谓今郯城，陈寅恪《金明馆丛稿初编》断为琅琊）人，字太玄，西汉末司棣校尉鲍玄（字子都，为王莽迫害自杀）之后，左慈弟子，徐宁之师，曾官南海太守。李昉《太平广记》卷三十四、《古今说海》说渊部“崔炜传”、陈梿《罗浮志》载，其女妻葛氏，在广东采越秀山下红脚艾以烧灸为业，有崔炜者居南海，中元（七月十五）日番禺人陈珍异于神庙，往窥之，见一老妪足蹶复酒瓮上，被当炉殴击，炜脱衣代钱一缗抵之，后与老妪途中相遇，言善医赘瘤，以越井冈艾赠之，适有一僧赘垂于耳，灼之而愈。妪即鲍姑（重刊《湖海新闻夷坚续志后集》卷一“仙妪疗赘”，记之较详），其治疗技术：“我来乞取三年艾，一灼应回万古春。”后人为了纪念她，在广州越秀山麓道观越冈院（明代改为三元宫）内塑立其像，称鲍姑殿。

[29]鲍姑比葛洪小二十余岁。

[30]见《广东通志》《西湖佳话》。

[31]初生小鸟。

[32]竹汁所煮丝绸包裹的丹砂水。

[33]《抱朴子·内编·仙药》。

[34]《抱朴子·内编·对俗》。

[35]字君道，属“谯国故人”。

[36]越南中部顺化一带。

[37]越南南部与柬埔寨接壤处。

[38]《大丹问答》。

[39]汪大渊《夷岛志略》云，乃“古交州之地”。在两广南部、越南北方。

[40]有三说，一指在越南河内之西；二是周去非《岭外代答》广西容州；三为杨恩寿《坦园日记》卷三所言广西勾漏洞，“即葛稚川修仙处”。考王存《九域志》载，“葛洪炼丹之处，在天下者十有三”，大都以葛山、葛洞、葛岭等命名。葛氏所去之勾漏，可能在越南境内。

[41]《大丹问答》郑隐谓，服食丹药，能“雾散五内，川流百脉，骨变金石，颜逾玉泽”。道家言可跟着左慈“赤脚蓬头不计年，十洲三岛任蹁跹，飞赴神阁别人世，手捧金丹会众仙”。

[42]后人为了纪念命名葛岭“抱朴庐”。

[43]张岱《西湖梦寻》载，他一度在此炼丹，“台下有丹井，今在马氏园，宣德间大旱，马氏甃井，得石匣一、石瓶四，匣固不可启，瓶中有丸药若芡实者，啖之绝无气味，乃弃之”。现在尚有“渥丹室”、“流丹谷”、“还丹井”等遗迹。因炼丹促进染料的应用和发展，过去杭州染织业均悬其画像，尊之为“祖师”。

[44]称百粤群峰之祖。胡助咏以诗云：“人生飘飘无定止，稚川亦复劳其形，借问移居向何处，白云流水万峰青。”（《纯白斋类稿》卷六“葛稚川移居图”）

[45]《抱朴子·内编·论仙》。王蒙（赵孟頫的外孙，字叔明，号黄鹤山人）“与日章”为其绘了《葛稚川移居图》（王氏用棣书题此六字），其中葛氏“执

杖，左携一鹿，后老妻骑牛，抱一小儿，二童随之，重山复岭，秀润之笔，非寻常潦草者比"。（汪砢玉《珊瑚网》画录卷十一）明代李日华亦曾于友人项氏处见到元人盛子昭所画的《葛稚川移居图》，"阔幅悬轴，绢素沉厚，布置雄伟，树石奇诡，烟沙出没，翁媪骑乘，一特一牯，家具一二，挑琴、阮卷轴，杂置无序，婢仆四五人，蓬头赤脚，不施严饰，一力奋而前驱，意皆望莽苍进发，盖移居在途景也。"（《六砚斋笔记》卷四）。

[46] 常以朱砂、雄黄、曾青、白矾、戎盐、硝石、云母、磁石、铅粉、硫黄、松脂、地黄、石韦、茯苓、黄连、楮实子、禹余粮、各种灵芝为原料。

[47] 胡应麟认为："六朝著述之富，盖无如葛稚川者，《碑诔诗赋》一百卷，《移檄表章》三十卷，《神仙传》十卷，《良吏传》十卷，《隐逸传》十卷，《集异传》十卷，《五经诸史百家杂钞》（原书目无此，有《抄五经史汉百家之言方技杂事》、《兵事方技短杂奇要》）三百一十卷，《金匮药方》（《玉函方》）一百卷，《肘后秘方》四卷，《抱朴子》内（内编二十卷，主要谈论神仙方药、养生延年、禳邪却祸）、外（外编五十卷，模拟王充《论衡》而作，阐述人生处世、道德伦理、社会哲学）编一百一十六篇，通计殆六百余卷，岂直六朝，汉、唐罕睹也。"（《诗薮·外编》。周亮工《书影》同）又云《西京杂记》亦为其所作，并非伪托（程千帆《史通笺记》断为刘歆撰）者。如按文献存目计算，实际不止此数，据《抱朴子》内容"自叙"、"杂应"和《晋书》本传、《隋志》、《补晋志》、唐僧法琳《辩证论》、《旧唐书》、《新唐书》、《崇文总目》、《通志略》、《宋志》、

《道藏》、文廷式《补晋书艺文志》等记录，尚有《五金龙歌》、《五岳真形图文》，修订《庄子》、《军术》、《兵法孤虚月时秘要》、《潮说》、《要用字苑》五十余种。纯属多产作家。由于收载庞杂，故洪煨莲批评为"博学能文之士，妄信、妄说、妄引、妄辨之人。"不是无因。葛氏所写《抱朴子》内编"金丹"（矿物朱砂、雄黄、硫黄、胆矾炼丹）、"仙药"（植物五芝、茯苓、麦冬、地黄延寿药）、"黄白"（造黄金、白银）三部分，专门论述炼丹问题与金属的应用，对火药的发明也有影响。另外，在《神仙传》九十二人中，记载董奉治病不收金钱，患者植杏树一株，成为杏林；引刘向《列仙传》苏仙公用井水煮橘叶防疫，留下橘井活人的故事。迨至清代，竟传讹而说"龙蟠橘井"、"虎守杏林"了。

[48]《抱朴子·内编·辩问》。

[49]《抱朴子·外编·勖学》。

[50] 陶翊《华阳隐居本起录》载，陶弘景加了注释。

[51]《四库辑本别集拾遗》韩淲《涧泉日记》。

[52] 见《桑园读书记》。

[53] 陆心源《皕宋楼藏书志》卷六十五。

[54] "惟嘉靖时鲁藩承训书院刻本独为完善，惜其流传绝少，人罕得见"。自从"嘉庆丁丑（1817年）长白继昌合各本重加刊定，又得孙星衍、方维甸、顾广圻、严可均诸人相助勘核，举数千年来榛芜垢蔽，一举而廓清之，于是内、外七十篇乃厘然可诵焉"。

[55]《少室山房笔丛》丁部"四部正伪"中。

[56]《抱朴子·内编·对俗》。

[57] 邓岳（阮元《广东通志》前事略引《通鉴》作岳）自330年起总督交、广诸军事，官广州刺史。葛氏卒后可能由其殡葬。

[58] 从文献所记推算与阮元《畴人传》。《太平寰宇记》作六十一岁，不确。

[59] 两人手执灵芝，一人似采药之状。

[60] 叶似松柏。

[61] 广西《北流县志》载其卒前遗有仆人诗："只因黄野归来晚，留与罗浮作地仙。"

[62]《嘉靖惠州府志》卷十四"人物"引《统一志》，谓姓黄。

[63] 蔡正孙《诗林广记》前集卷四附"东坡和韦苏州诗、阮阅《诗话总龟》卷二十八引"玉局文"。李日华《恬致堂诗话》卷三、《六砚斋笔记》卷三言黄野人"赤身无衣，绀毛覆体，一日醉书一诗于石壁：云意不知沧海，春光欲上翠微，人间堕一千韧，犹爱梅花未归。"

[64] 袁中道《珂雪斋近集》卷三"书葛洪井上毗卢阁造像册"。

[65]《抱朴子·内编·黄白》。

[66]《抱朴子·内编·极言》。

[67]《道藏·养生论》。

[68]《抱朴子·内编·辩问》。

[69]《抱朴子·内编·道意》。

[70]《抱朴子·内编·道意》。

[71]《抱朴子·内编·畅玄》。

[72] 周亮工《赖古堂集》卷十五。

[73]《隋志》。

[74] 释法琳《辨证论》卷九。

[75]《晋书》谓《金匮药方》。非《肘后救卒方》。

[76] 周始有《暴卒备急方》。

[77] 甘濬之有《疗痈疽金创要方》、《杂疗方》。

[78] 是否甘唐，待考。

[79] 阮炳有《阮河南方》。

[80]《晋书》作《肘后要急方》、《七录》名《肘后急要方》、《太平御览》称《救验方》、道藏本为《葛仙翁肘后备急方》、《旧唐书》署《肘后救急方》。尚有标《肘后卒急方》者。

[81] 陶弘景《肘后百一方》序。

[82]《金匮要略》杂疗。

[83] 一百零一方。

[84] 一作《补肘后救卒备急方》。

[85] 土代表力，水代表寒，火代表热，风代表气，同时土又代表身，水代表口，火代表眼，风代表耳。

[86] 孙思邈曾在《千金方》中解释道："火气不调，举身蒸热；风气不调，全身强直，毛孔闭塞；水气不调，身体浮肿，喘粗；土气不调，四肢不举，言无音声。火去则身冷，风止则气绝，水竭则无血，土散则身裂。"

[87] 开封国子监博士，儒林郎。

[88] 稷亭段成已序曰："郭之妇翁得诸汴之披庭。"

[89] 见郑文焯《医故》。

[90] 崔元亮撰。

[91] 孙兆撰。

[92] 第三十七篇有存目无内容。朝鲜《医方类聚》则多十四篇。

[93] 道士，字宜真。

[94] 淡豆豉、葱白头。

[95] 干姜、吴茱萸。

[96] 黄连、黄芩、黄柏、栀子。

[97] 肉桂、枳实、厚朴、生姜。

[98] 操作技术，比欧洲初制的水银与油脂合剂，要早六百来年。

四、陶弘景与《本草经集注》

1. 陶弘景

陶弘景，传说唐尧之后，十三世祖超，东汉末落籍丹阳白杨巷南冈之东。刘宋初迁至秣陵（今南京市）西部陶家渚桐下里[1]。为东吴荆州牧陶濬[2]的七世裔孙。祖隆，"解药性"，官南朝王府参军，常以"拯救为务"；父贞宝[3]，字国重，精通医术，工隶书，"写经为业，一纸值价四十"[4]，能逼羊欣，当过孝昌令。他约生于孝建三年（456年）四月三十日[5]，字通明，幼时"头骨耸，两耳有十余长毛，右股内有数十黑子，眼中有奇异光象"。[6]母郝氏，常以芦荻为笔，教其在灰沙习字[7]；十岁，喜读葛洪《神仙传》，"夜抱书与寝"；厌食荤腥，"唯进青精饭"。高"七尺四寸"，有皇甫氏"一事不知为深耻"的好学精神。十九岁，萧道成举任巴陵王、宜都王太子侍读[8]，备受宠幸，"宝惜光阴，爱好坟籍"[9]，以"披阅为务"[10]。认为"得作才鬼，亦当胜于顽仙"，明"阴阳五行、风角星算、山川地理、方图产物"，通数学、"太乙遁甲"，书法师"钟、王"[11]，取其气骨，"称与萧子云、阮研各得右军一体。"[12]喜琴棋，善绘画[13]，行、草"逸气有余"[14]，长于诗赋、骈文，读书极多。曾自我谦虚地说："愚固博涉，患未能精。"[15]北宋赵佶藏有其行书《茅山帖》[16]，张斯立有小字《黄庭外景经》[17]，"萧散淡雅，若其为人。"世传焦山西麓摩崖"派分南北"[18]约二百字之《瘗鹤铭》[19]和《上清真人许长史旧馆坛碑》[20]，为其手笔[21]，"论者推为南朝第一"[22]、"书中之仙"[23]。所作乐府长短句《寒夜怨》："夜云生，夜鸿惊，凄切嘹唳伤夜情，空山霜满高烟平，铅华沉照帐孤明。"极尽写景抒

情之能事。清代山西阎若璩集他与皇甫谧之语，题于居室柱上："一物不知以为深耻，遭人而问少有宁日。"[24]表示钦仰。

他与江斅、褚炫、刘俊[25]不断共食、同游，为"升明四友"，拜孙游岳[26]为师，"受符图经法"，学习道家典籍六年。在政府工作，晋升左卫殿中将军。因感于"鹰隼以山为卑"[27]，慕张良从赤松[28]子远避尘寰，以享云分水洿林泉之乐，"见朱门大厦"，无向往之心，遇高岩、大泽，"恒欲就之"，每临溪谷辄坐卧其间，"吟咏盘桓，不能已已。"永明十年（492年）将朝服挂在神虎门上，申请辞禄，陈说"思悬缨象阙，孤耕垄下，席月涧门，横琴云际"，如能"得遂邱壑"之志，"便灭影桂庭，神交松友"[29]。统治者"赐以束帛"，命地方月给"茯苓五斤、白蜜二升"[30]。公卿群集钱行，"供帐甚盛，车马填咽"，送到征虏亭，"咸云宋、齐以降未见斯事，朝野荣之"，四十一岁即入茅山（今金坛华阳句曲山），居溶洞华阳洞天[31]中[32]，高峰清流，茂林翠竹，猿鸟互鸣，沉鳞竟跃[33]，携有出世"弟子吴郡陆敬游，次则杨、王、吴、戴、陈、许诸生，供奉阶宇，湖熟潘罗及远近宗党，不可具记"[34]。惟"一家僮得侍其旁"。并建三层小楼一所。自栖其上，弟子居中，宾客住下，松风拂面，爽人心脾，号华阳真人，发出信札，常用"隐居代名"。东阳太守沈约重弘景亮节，累书邀之，不至。在《答诏问山中何所有》诗内写道："山中何所有，岭上多白云，只可自怡悦，不堪持寄君。"[35]老友梁武帝对之礼貌优加，"每得其书，焚香以受"。[36]天监四年后，又移积金东涧。从此，避谷食气，搞吐纳术，"遍历名山，寻访灵药"，数赴善卷[37]，"欲界仙都"，"至会稽大洪山，谒居士娄慧明；到余姚太平

山，谒居士杜京产；到始宁岧山，谒法师钟义山；到始丰天台山，谒诸僧标，游历山水二百余日，乃还[38]。且安炉炼丹，编辑《占候合丹法式》，用朱砂、曾青、黄金、雄黄升华，形如霜雪。大通初年，还监制善胜、成胜二刀[39]献给了萧衍。

陶氏见闻很广，具有多学科知识，"顾惜光景，老而弥坚"，撰有《太清草木集要》《养性延命录》[40]《药总诀》《真诰》[41]《占筮要略》《服草木杂药法》《周易林》《真灵位业图》《帝代年历》《七曜新旧术》《登真隐诀》《冥通记》《古今州郡记》《图像集要》《古今刀剑录》[42]《孝经注》《论语注》《玉匮记》《集验方》《服云母诸石药消化三十六水法》等[43]，约数百卷。制作浑天象，"高三尺许，地居中央，天转而地不动，以机动之，悉与天地会"[44]。人们评论他，有"张华之博物，马均之巧思，刘向之知微，葛洪之养性。兼此数贤，一人而已"。

"参苓日饵天家供，飞上青云鹤亦肥。"[45]陶氏"心如明镜，遇事便了"，"言无烦舛，有亦辄觉"[46]。《南史》卷七十六载为了拒绝梁武帝聘请，画有二牛，"一牛散放水草之间；一牛著金笼头，有人执绳，以杖驱之"[47]，谢绝其意。封建政府赐以鹿皮车，遇国家大事，仍视为智囊，"飞诏与之参诀"[48]，众皆谓之"山中宰相"。初受道家影响，而后皈依释迦，"夷甫（王衍）任散诞，平叔（何晏）坐论空，岂悟昭阳殿，遂作单于宫"[49]，信奉佛教。提倡"百法纷凑，无越三教之境"[50]，资助张天师道裕筑坛三百所，诣鄮县受五戒[51]，谓梦中得《菩提记》，称"胜力菩萨"。尝云："我读书未满万卷，以内典参之，乃当小补耳。"其思想错综交织，属佛道合一混元论者，号为"真逸"，对孙

思邈的社会活动，起了示范作用。"神龟虽寿，犹有竟时，腾蛇乘雾，终为灰土"[52]，大同二年（536年）三月十二日离开大千世界，"蝉蜕于茅山朱阳馆"，[53]遗嘱不要更衣，仰卧席上，肘系药铃，以"大袈裟蒙手足"，十四日殡葬雷平山，历宋、齐、梁三朝，终龄八十一岁。诏赠"中散大夫"，遣舍人监护丧事，谥曰"贞白先生"[54]。因父为妾谋害，独身未婚，以从兄之子松乔为继嗣。侄翊，字木羽；笈，字文海，齐余杭令，均有才华。在茅山的传人陶渊文、戴坦、王法明、桓法闿、陆逸冲、周子良、许灵真、杨超远、孙文韬、潘文盛、丁景达、钱妙真、褚仲俨、王远知等，绍承他清修之业。墓头前碑刻铭文："若乃淮南《鸿宝》之诀，陇西地动之仪，《太乙遁甲》之书，《九章》历象之术，幼女银钩之敏，允南风角之妙，太仓《素问》之方，中散《琴操》之法，咸悉搜求，莫不精诣。"明人王达就其一生，进行重点阐述，写了《陶弘景赞》[55]。还有在祠堂题联者："门前学种先生柳，岭上长留处士坟。"[56]虽个别人物对其持有异议[57]，却无伤大雅。

2.《本草经集注》

弘景隐于茅山，修真养性，境静日长，除肇创察病用药，如治风用防风、独活、秦艽，治眩用菊花、白芷、虎掌外，广"览本草药性"，研究方技。根据《桐君采药录》、《雷公药对》和吴普、李当之、民间所用药物，选取三百六十五种，辑成《名医别录》，"分别科条，区畛物类"，附入《神农本草经》中，公元494年撰出，凡七卷，七百三十味，原文以朱写，新加内容用墨书，"赤文黑字"，称《神农本草经集注》[58]。将性能圈成三种标志，赤点为热、黑点为寒、无点为平。把原先上、

中、下三品，按天然来源又分玉石、虫兽、草、木、果菜、米谷、有名未用[59]七门，共分八性[60]，补入新的品种昆布、芜荑、五味子等。虽然孔志约谓其"重建平之防己，弃槐里之半夏，秋采榆仁，冬收云实，谬粱米之黄白，混荆子为牡蔓"；误把鲵鱼[61]作鳗鲡，苏合香为狮子粪，楮实子为芘果，铁落为染皂的铁浆水[62]，属美中不足，但是并不影响主体内容。他很注意实地考察，说藕皮散血来自厨师，牵牛子利水为老农发现，"水银能化金银"成泥[63]，"面店蒜齑乃是下蛇之药，路边地崧而为金疮所秘"，对朴硝、火硝的鉴别通过火焰分析由颜色而定。重视采药时间，"春宁宜早，秋宁宜晚，花实梗叶各随其成熟"，分别摘收。加工时麻黄去节、桃仁剥皮尖、决明子打碎、犀角要刮屑用。

《别录》之单行本，唐后不复流传，《集注》的原书，主要内容已被《新修本草》所辑入，未再重刊，今传本有敦煌莫高窟藏经洞的部分残卷，该书收录到《重修政和经史证类备用本草》中者，刻印时赤文用黑底白字（阴文）、黑文用白底黑字（阳文）。陶氏著书四十余种，习知与医学有关部分，除《抱朴子注》《却灾患法》《灵奇秘奥》《补缺肘后百一方》，还有《断谷秘方》、《消除三尸要法》，可惜，大都亡佚。明代兰溪少室山人胡应麟曾经评议曰："葛稚川、陶贞白，皆文士也，寄趣铅汞耳，其诗文笔札，自足不死。"[64]

【注释】

[1] 天一阁藏《嘉靖温州志》作江西浔阳，顾起元《客座赘语》卷二作陶吴镇，待考。

[2] 同孙皓一起降晋，曾官镇南将军。

[3] 李延寿《南史》卷七十六无宝字。

[4] 张君房《云笈七签》引陶翊（弘景之侄）《华阳隐居本起录》。

[5] 据贾嵩《华阳陶隐居内传》。

[6] 见《珠囊》。

[7] 见杜勋《松隐文集》卷三十二。

[8] 贾嵩《华阳陶隐居内传》载，乃"齐高帝登极为太尉豫章王侍读"，待考。

[9] 萧纶《陶隐居碑铭序》。

[10] 见《句容县志》。

[11] 张怀瓘《书断》。

[12] 马宗霍《书林藻鉴》卷七引文。

[13] 《式古堂书画汇考》曾载其所作"山居图"。

[14] 陶宗仪《书史会要》卷四。

[15] 《答武帝论书》。

[16] 见不知撰人《宣和书谱》卷八。

[17] 见《宝颜堂秘笈》。周密《云烟过眼录》卷下作《大洞真经隐诀》，后有林希父子题识。

[18] 《东洲草堂金石跋》。

[19] 李石《续博物志》卷八。据焦竑《焦氏笔乘续集》卷四载，非陶氏所作，曾引《茅山志》谓唐人顾况隐于菖蒲潭石墨池上，"自号华阳真逸"者撰，由上皇山樵书。陈继儒《太平清话》卷三云："乃吾乡华亭鹤也。"现尚有从江中捞出的刻石五方，九十二字，完整者八十一，残缺者十一字，未经鉴定出何人之手。

[20] 天监十五年撰。吴式芬《攈古录》卷六，言原石已佚，嘉善程兰川藏有原拓，今存摹本。

[21] 焦竑考证，其真迹"藏建阳徐闼中家，今《停云馆帖》有之"。（《焦氏笔乘续集》卷七）。

[22] 虽然字迹"结构多散，乍看去似孩童不善书者所写，而宋之苏、黄皆本于此，盖取其丰姿飘宕也"。（梁巘《承晋斋

积闻录》）。

[23] 朱剑心《金古学》。

[24] 江藩《国朝汉学师承记》卷一。

[25]《华阳隐居本起录》作俣。

[26] 吴国孙权之后，浙江永康道士，字玄达（《良常仙系记》作颖达），称世观主。

[27]《大戴礼》卷五"曾子疾病"。

[28] 刘安《淮南子》作诵。

[29] 笪蟾光《重修茅山志》卷三载"解官表"。

[30]《南史·隐逸列传》《华阳隐居本起录》作"二十"。

[31] 刘敞《南北朝杂记》、李昉《太平广记》卷二百零二。

[32] 明代宋懋澄曾将该地随着时代变迁情况，写了"游华阳洞天记"，见《九籥集》。

[33]《答谢中书书》。

[34] 焦竑《焦氏笔乘续集》卷八引茅山陶隐居井瓦栏环刻之字。

[35]《陶隐居集》。或言为其游瑞安县福泉上白云岭时写的，恐不确，录以待考。

[36] 邵博《邵氏闻见后录》卷九。

[37] 宜兴溶洞。

[38]《云笈七签》载《华阳隐居本起录》。

[39] 太上隐者《仙吏传》、《太平广记》卷十五、《云笈七签》引李勃"贞白先生传"、《梁书校注》据《玉海》引《神仙录》。

[40] 从先秦诸子到向秀等人，凡四十家的养生语录。

[41] 录自东汉迦叶摩腾、竺法兰译著的《四十二章经》。

[42] 所载刀剑有小篆铭文。

[43] 近年在河北发现的《辅行诀脏腑用药法要》《虚侯方》《外感天行病方》，可能为后人抄自敦煌卷子。

[44] 见《南史·隐逸列传》。

[45] 赵昀《遂园诗钞》读陶隐居传后。

[46] 何良俊《语林》卷八引文。

[47] 孔平仲《续世说》卷八。

[48] 李冗《独异志》卷上。

[49] 对萧衍语，见邵博《邵氏闻见后录》卷九。

[50]《茅山长沙馆碑》。

[51] 不杀生，不偷盗，不邪淫，不妄语，不饮酒食肉。

[52] 曹操《碣石》龟虽寿。

[53] 梁简文帝正书《华阳陶先生墓志铭》。

[54] 小说家谓之"蓬莱都水监"（赵与时《宾退录》卷六一百三十七条）。

[55] 见《皇明文衡》卷二十一。

[56] 唐陶山集唐人句子。

[57] 徐见心对其"致仕"归隐，写了一首讽刺诗，谓："缚屋倚松志本清，爱图成趣若为情，预闻国政无虚日，笑杀山中宰相名。"（《史咏诗集》卷上）陆以湉《冷庐杂识》卷八也怀着不满的心情指责他开始"受知于齐帝，迨梁武兵至新林，遣弟子戴猛之假道奉表，及闻议禅代，又爱引图谶数处，皆成梁字，令弟子进之。夫即自号隐居，何乃与人家国事，且忘齐帝知遇之隆，而干宠新朝涴脔恩礼，以是远拟巢、由，得无有余怍耶？"的确，就封建社会而言，实属缺点、憾事。

[58] 朱铭盘《南朝梁会要》文学门谓其撰有《本草》十卷，不悉何书，待考。

[59] 未经实践验证者，如石下、长卿、屈草、扁青等。

[60] 寒、微寒、大寒、平、温、微温、大温、大热。

[61] 娃娃鱼。

[62] 见《新修本草》条目下。

[63] 可塑性。

[64] 《诗薮》外编。

五、巢元方与《诸病源候论》

1. 巢元方

巢氏，京兆华阴人，太医令，生平、历史所留甚少，唐代韩渥[4]《炀帝开河记》，谓隋大总管麻叔谋在宁陵[5]患"风痒"，起座不得，杨广命其前往诊视，言"风入腠理，病在胸臆"，须用"嫩肥羊羔蒸熟"，同杏仁[6]、五味掺内[7]食之，称"食酥鬐"，未尽剂而愈。郑樵《通志·艺文略》、焦竑《国史经籍志》载，编有《巢氏伤寒论》一卷、《巢氏水气论》一卷。

2.《诸病源候论》

《诸病源候论》，文献记载有二部，为两人编，一是《旧唐书·经籍志》、《新唐书·艺文志》，言吴景撰；另为《新唐书·艺文志》，署名作者巢元方。到宋代，除了《通志·艺文略》和《新唐书·艺文志》一样，收录同名二书，吴景改称吴景贤，其他王尧臣《崇文总目》[1]、尤延之《遂初堂书目》、马端临《文献通考》、脱脱《宋史·艺文志》等，只写巢氏《诸病源候论》，没有吴景贤《诸病源候论》了。据《隋书》麦铁杖[2]传说，当时确有一位吴景贤医家。对这一问题，存在两种可能，一是《诸病源候论》不只一部，一出吴氏手，一为元方编辑，宋后景贤书佚失，仅有巢氏著述流传下来；此外则属集体创作，二家均参与其事，分监撰、主编，即一为负责人、一系组稿者，如同《新修本草》，既题李勣，也署苏

敬。故《四库全书总目考》提出"吴景贤撰"乃吴景"监撰"之误。胡玉缙认为："光绪辛卯池阳周学海刊本，题隋太医博士巢元方撰，无等字，其序曰，以家藏旧本付梓，并取《外台秘要》及日本刻本校之，日本本讹脱极多，而两本互勘，略已完善。"[3]现广泛流传的，只有少量嘉靖时歙县岩镇汪通值主一斋刻之《巢氏诸病源候论》，多为周氏刊本。《聊城杨氏海源阁藏书目》子部载有元刻的《巢氏诸病方论》，不知属补方之作，还是简化漏写，已无法查考。

《诸病源候论》是在巢元方领导下由二十多人于大业六年（610年）撰成，现在传本，为北宋翰林医官副使赵拱"缮录以献"，天圣四年（1026年）十月十二日经晁宗悫、王举正校勘；翌年四月令国子监摹印颁行的，有宋绶[8]序，共五十卷，约二十六万字，为论述多种疾患病因、病理、病情变化、症状表现的专门性著作，分六十七门，一千七百二十种病候[9]，基本上根据《内经》理论进行解说，"形脉治证，罔不赅集"，内科约二分之一。缘当时方书流散较多，"汤熨针石，别有正方"，不需要重复枚举，所以未载治疗方药，仅附运动肢体"补养宣导而已"，约三百法。不过亦有人感到惋惜，既已"意到"、"辞畅"，如再加入药治，"体用俱全，是书真不可及也"[10]。书中内科居首，近八百条，依次把五官、瘿瘤、丹毒、痈疽、痔漏、疮病、杂毒、外伤、妇产、小儿列之于后。他以怒、喜、悲、恐、寒、热、忧、劳、思为九气[11]。言时令病初愈，因多语思虑伤神、梳头洗澡耗力，"未堪劳而强劳之"，发热为"劳复"[12]；或过食肥肉、鱼脍、饼饵、枣栗"牢实难化之物"，则下利、积热而成"食复"，均属经验语。记有射工病[13]；谓

疥疮有虫[14]，"著爪上"[15]，多生手足指间；"头疮有虫，痂白而发脱落，谓之白秃"[16]；感受"乖戾之气而发病"，相互传染[17]；"食毕当漱口数过"，以防牙病齲齿[18]；卷四十二"妊娠欲去胎候"，"妊娠之人羸瘦，或挟疾病，既不能养胎，兼害妊妇，故去之"，与现代要求凡贫血、心脏病、肺结核患者不宜生育，为了保证孕妇健康，主张人工流产，是一致的。继承《肘后方》经验，肠断用桑皮纸缝合，热鸡血涂之推入，对肠吻合术作了阐述，若"两头见者，可速续之"，勿令气泄[19]。本著原为手抄卷子，影响后世很大，宋政府规定专业医生必修，属国家考试科目之一，非常受到重视。朱彝尊谓，自"王怀隐、王祐、陈昭遇等集《圣惠方》，每部取元方之论冠其首，神宗以之课试医士，是编始大显于时"[20]。它在历史上占有重要地位，"今日欲考隋、唐以前医之论，独有此书而已矣"[21]。

【注释】

[1] 钱侗辑释。

[2] 李冗《独异志》谓其曾为盗，一夕能"行千百里"。

[3]《四库全书总目提要补正》。

[4] 或作宋代无名氏。

[5] 在今河南，所开之河为汴河。

[6] 或作酪。

[7] 或与羊羔拌蒸。

[8] 平棘（今河北赵县）人，字公垂，与父皋同官集贤院，丞相王旦最器重之，曾得外祖杨徽之和毕士安所收善本，藏书甚多。精文献、校勘学，尝言："校书如扫尘，一面扫，一面生，一书三四校，犹有脱谬。"子敏求，字次道，宝元二年进士，居春明坊，积书已达三万卷（见《宋史》本传），写有《春明退朝录》《唐大诏令集》。

[9] 周学海《丛书》刻本加断句影印者。《三因极一病证方论》所记则为一千八百多条。杨守敬《日本访书志补》曰："予尝校《三因极一方》宋本，有云《巢氏病源》，具列一千八百余条，盖为示病名也。今各本唯有一千七百二十六论。又校元张从正《儒门事亲》足本，引妇人杂病带下候云：巢氏内编四十四卷云，是此书并有内外编之目，今各本此条皆在三十七卷中，颇疑此书有残缺，因取《外台秘要》重校之，引有伤寒十日至二十日候，各本皆无之，又伤寒毒攻眼疾，其文大异。又有重下候各本亦无，更取《太平圣惠方》校之，引有食痫候，《医心方》引有小儿鬼舐头候，皆各本所无，然则今本果非巢氏之旧？意其脱佚当在宋绶校刊以前。顾解陈言、张从正所言，何以有异同？抑天圣刊本南宋已有脱佚，书贾重刊妄移卷第仍标足本，得知者如瘿瘤门有多忘候、嗜眠候、鼻干眠候、体臭候、漏掖候、抓臭候，读其文义并与瘿瘤不相涉，当是别篇错文为书贾所乱，不然宋绶奉勅校定此书，不应疏忽至此，惜乎学古精于比勘，于此书用力至勤，尚未疑及此也。"

[10] 杭州草桥子郎瑛《七修类稿》卷十七"义理"。

[11] 卷十三"九气候"。

[12] 卷九"时气劳复候"。

[13] 血吸虫病，见卷二十五"射工候"。

[14] 卷三十五"瘑疮候"。

[15] 卷二十五"沙虱候"。

[16] 卷三十九"白秃候"。

[17] 卷八"伤寒令不相染易候"。吴有性《温疫论》病源学说，就是由此发展而来。

[18] 卷二十九"齿龋注候"。

[19] 卷三十六"金疮肠断候"。

[20] 见《曝书亭集》。

[21] 周学海《诸病源候论》序录。

六、孙思邈与《千金》二方

1. 孙思邈

孙思邈[1]，京兆[2]华原（今陕西耀县）人[3]，传说为战国时代屈原之后[4]。约生于公元560年前[5]，"幼遭风冷，屡造医门，汤药之资，罄尽家产"[6]。七岁入学，日读千字，"洛州总管独孤[7]信[8]见而叹曰：此圣童也"[9]。青衿之时，"早慕方技"，十八岁习医，二十岁喜研究老、庄和百家学说，兼好释典。若有"一事长于己者，不远千里服膺取决"。工书法[10]，同陶弘景一样，"词翰亦自斐然"[11]。"精识高远，深达摄生"[12]。大成元年（579年）"以王室多故"，隐居终南之巅太白山[13]，号太白处士[14]。杨坚执政，"征为国子博士"，到最高教育部门工作，未有接受；隋炀帝开科取士，拔为进士[15]，厌恶仕途，无意"邀名射利"，称疾不起。李世民建国，"有道者欲官之"[16]，聘之至长安，编写前朝史志，谓其"颜貌甚少"，授以爵位，固辞，返回寓庐"屠苏庵"[17]。显庆四年（659年），二次请出，垂询大事[18]，赐良马，令居光德坊鄱阳公主[19]的废府[20]，拜谏议大夫，亦未就[21]，"时年九十余"[22]。释文莹记孙氏在山中待客，"秫饭一盂，枸菊数瓯，不调盐，酪美如甘露"[23]，乃"古逸民之俦也"[24]。太医博士巢元方[25]，太医令谢季卿，甄氏兄弟[26]，药物学家韦慈藏[27]，佛门道宣[28]，尼僧净明[29]，峨嵋呼应峰茂真[30]，承务郎司马德逸，均与之往来；知名人士宋令文、卢照邻，皆向他求教，尊之为师。魏征、令狐德棻修齐、梁、陈、北

周、隋五代史，恐有遗漏，屡访之，曾口授材料，"有如目睹"[31]。

孙氏常言四要，"忧于身者不拘于人，畏于己者不制于彼，慎于小者不惧于大，戒于近者不侮于远"[32]。东台侍郎"孙处约将其五子侹、儆、俊、佑、佺，以谒思邈"，他谓："俊当先贵，佑当晚达，佺名最重，祸在知[33]兵[34]。"后皆如其言，善于识人。相传其针龙治虎事，据程杏轩讲："先子曰：此亦当时之寓言耳！盖今之肝气横逆，胁痛呕恶，目张痉厥，非狰狞之逆龙乎？而肺气不宣喘急痰壅，便尿俱无，非猖狂之猛虎乎？当此之际有慧心明手一匕投之，其病如失，是即孙思邈之降龙伏虎也。"[35]咸亨四年（673年）四月唐高宗命"闭门三月"，去麟游故隋仁寿别墅九成宫一同避暑，由卢照邻[36]看守其宅[37]，表示礼遇优加。老来身形瘦小，视听不衰，不欲以长生不死惊世骇人，自隐耄耋，到了永淳元年（682年）才与世长辞[38]，终龄至少一百三十岁左右。停床月余，颜貌不变，"举尸就木，犹若空衣"。生平"自奉节俭"，仿照皇甫谧、陶弘景嘱咐薄葬，"不藏冥器，不奠生牢"，道家推之为紫尘。人们赞扬道："道洽古今，学通术数，高谈正一，则古之蒙庄子；深入不二，则今之维摩诘；其推步甲乙，度量乾坤，则洛下闳、安期先生之俦也。"[39]乔世宁视为独行之士，"华佗以后一人而已"[40]。不少医家"咸绘其像，深加敬仰，为师道焉"[41]。用面粉调入鸡蛋液搓成长条，放沸油内炸熟，蘸上蜂蜜或麦芽糖来祭祀他，名曰"蜜供"。子孙行，天授时曾任中书省凤麟阁侍郎；孙溥官徐州萧县丞，都未有以医传家。北宋崇宁三年（1104年）赵佶应耀州知州王允中之请，封其为"妙应真人"[42]，建祠堂静应庙[43]。

明代周履靖称道："含真抱畸，伟然道流，以仁博济，药囊自修，金针妙用，化工与谋，渊龙乞疗，妖竖冥搜。"[44]今耀县北五台山[45]孙氏享殿之前，两个高十余米重一万五千斤的铁狮驮旗杆上，尚留有楹联一付，上写"铁杆铜条耸碧霄，千年不朽；铅烧汞炼点丹药，一匕回春。"在西北地区流传轶事很多，说明于群众心目中占有重要地位。身后所遗哲学著作，有《老子》《庄子》注。《丹经内伏硫黄法》一文，记有硝石、硫黄、木炭混合一起制作，是现存文献收载较早的火药配方[46]。

他在漫长的封建社会，经历了北周五[47]、隋三[48]、唐三[49]十一个帝王统治时期，"以绝人之识，操慈仁恻厚之心"[50]，认真学习岐伯、扁鹊、淳于意、华佗、张机、王叔和、皇甫谧、葛洪、陈廪丘[51]、陶弘景诸人经验，"行针准轩辕正经，用药依神农本草"，防止"无目夜游，动致颠殒"，对"至精至微"之术，"不道听途说，而言医道已了"。曾推崇甄权为"深州刺史成君绰"医治颈肿，"喉中闭塞、米粒不下已三日矣"，刺"右手次指之端，食顷气息即通，明日饮啖如故"。乃博采众经，广搜群方，"囊括海内[52]，远到异域"。在家内开设病床，动员麻风患者同家属隔离，入山疗养，为卢照邻和印度揭陵迦[53]细心调理，诊过六百多人，取得较好的效果。指出地区、气候不一，应异法方宜，"江南岭表，其地暑湿，其人肌肤脆薄、腠理开疏，用药轻省；关中、河北，土地刚燥，其人皮肤坚硬、腠理闭塞，用药重复"[54]。为了著书立说，济世活人，尝入终南、峨嵋、太行、青城、衡山、五岩、嵩山[55]寻觅药物，"上极文字之初，下迄有隋之世，或经或方，无不采撷，集诸家之所秘要，去众说之所未至"[56]。常病立有数方，或一方而治数病，能自成一家。且灵活的化裁古方[57]，收入唐代以前及当时许多文献，使郭玉[58]、范汪、姚僧垣、阮炳[59]、张苗[60]、靳邵、胡洽二十余人经验与少数民族、外来知识乳、酪、酥入药，齐州荣姥方[61]、淮南八公石斛散[62]、常山太守马灌酒[63]、苍梧道士陈元膏[64]、辽东都尉所上丸[65]、西岳真人灵飞散[66]、蛮夷酒[67]、耆婆丸[68]、针刺阿是穴[69]，用雄黄、朱砂涂身辟瘟、空中消毒，莽草、李叶汤洗浴小儿伤寒身热，辛荑、细辛绵包置鼻内通滞塞引涕，葱叶导尿[70]术，鹿筋浸软系线吞下拉取食道异物，天竺国按摩法十八势等，得以流传下来，"可与仲景诸书颉颃上下"[71]，"不失古圣之源"[72]。

孙氏在中国医学史上，是"上知天文、下知地理、中知人事"[73]者，主张熟读《周易》，深研岐黄之术，"无故不应饵药，药有所偏助，则脏气为不平"[74]；"莫强酒，节饮食"；"上医医未病之病，中医医欲病之病，下医医已病之病"。遵照陶弘景《养性延命录》，提倡不多思、多念、多欲、多事、多语、多笑、多愁、多乐、多喜、多怒、多好、多恶行，谓之十二少。饭后漱口数过，"令人牙齿不败，口香"。老人宜吃牛乳、酥、白蜜、脂麻、粳米、猪肚、生姜、橙子。"割嗜欲所以固血气，然后真一存焉、三一守焉、百病却焉。"强调洗澡，"身数沐浴，务令洁净，则神安道胜也"。患病期间，要戒房事，停止性生活，他认为："男女热病未瘥，女子月血、新产者，皆不可合阴阳。"对妇女妊娠注意保健，规定食谱逐月养胎，有朴素的优生学思想。要求治病"胆欲大而心欲小，智欲圆而行欲方"[75]，投药重视"补剂兼泻"、"以泻助补"，切忌"率尔操觚，邀射名誉"[76]，为"利回"或"义疚"。取

《孝经》"天地之性人为贵"，言："人命之重贵于千金，一方济之，德逾于此。"鉴于"世无良医，枉死者半"，通过数十年经验总结，"以绝人之识，笃济物之仁"[77]，在《素问·宝命全形》[78]启发下，历十二寒暑，"妙尽古今方书之要"[79]，永徽三年（652年）编写了《备急千金要方》[80]，曰："未可传与世族，庶以贻厥私门"，目的为广大群众服务。公元十世纪末日本丹波康赖所撰《医心方》，引用其文极多，约四百八十余条。

2.《备急千金要方》

《备急千金要方》[81]，现传本为北宋林亿校勘者，以脏腑为纲，采用分证学说进行论治。卷一泛述习业、精诚、治疗、诊候、处方、用药、合和、服饵、药藏；要求医者学习《素问》、《甲乙经》、《黄帝针经》、《明堂流注》、十二经脉、三部九候、五脏六腑、表里孔穴、本草《药对》[82]、仲景、叔和诸人经方，倡议理论、实践相结合，批评"愚者"的"读方三年，便谓天下无病可治，及治病三年乃知天下无方可用"，不了解道地药材、采集时间、新陈作用，"所以治十不得五六者实由于此"[83]。"博极医源，精勤不倦"，不计较个人得失，重视医德规范，"发大慈恻隐之心"，竭诚为患者服务。抨击社会上等级制度、不正之风，树立光辉榜样，"若有疾厄来求救者，不得问其贵贱贫富、长幼妍媸、怨亲善友、华夷愚智，普通一等，皆如至亲之想"[84]；反对"瞻前顾后，自虑吉凶，护惜身命"。纵使绮罗满目，也不左右顾盼，"珍馐迭荐，食如无味，醽醁兼陈，看有若无"。"见彼若恼，若己有之，深心悽怆，勿避险巇、寒暑、饥渴、疲劳，一心赴救"[85]。批判"多行诡诈，倚傍圣教而为欺绐"。诊疗时"不得多语调笑，谈谑喧

哗，道说是非，议论人物，炫耀声名，訾毁诸医，自矜已德"；偶然治好一例，"则昂首戴面，而有自许之貌，谓天下无双，此医人之膏肓也"。卷二至四为妇产科，取"《易》基乾坤、《诗》首关雎之义"[86]，将女性疾患置于各科之首，先列不孕证，举出火灼精枯、体胖停湿、癥瘕积聚、带下不止、子宫虚寒之因，以紫石英、白薇、生地、蜀椒、当归、川芎、细辛、泽兰重点施治；载有徐之才"逐月养胎方"。产科在前，妇科居后，重视"崇本"，为本书特色之一。著名的医"妊娠恶阻不下食方"[87]、水肿鲤鱼汤[88]、产后乳汁不下漏芦散[89]、虚烦巧用《伤寒杂病论》甘麦大枣汤加麦冬、甘竹根，均出于此篇。卷五为儿科，介绍巫妨立小儿《颅囟经》[90]，婴孩"生后六日瞳子成，能咳笑应和人；百日任脉成，能自反覆[91]；百八十日尻骨成，能独坐；二百一十日掌骨成，能匍匐；三百日髌骨成，能站立；三百六十日膝骨成，能行。指凡乳母患有孤臭、瘿瘤、疥癣、白秃、痴呆、瘰疬、疮疡、癫痫、耳聋、齇鼻者，预防传染或变态性反应，不可哺育小儿；天和日暖晴朗之际，抱"于日中嬉戏，数见风日，则血凝气刚，肌肉牢密，堪耐风寒"。卷六为五官科，用羊肝、兔肝治目视"晾晾"，细辛治鼻齇、蔷薇根[92]、黄柏治口疮，菖蒲治耳聋，洁白面容用冬瓜仁。提出生食五辛、饮酒不已、房室不节、极目远视、数看日月、夜望星火、月下观书、细读小字、抄写多年、雕刻微作、久处烟火、泣泪过多，为丧明之源；"驰骋田猎、冒涉风霜、迎风追兽、日夜不息者，亦伤目之媒也"。卷七至二十一为内科，辑入了《伤寒杂病论》的内容[93]，阐明中风有四种，偏枯者半身不遂，痿废而痛，言不变，智不

乱；风痱者身无痛，四肢不收，智乱不甚；风懿者奄忽不识人，咽中塞，窒窒然，舌强不能言；风痹者脉微涩，身体不仁。治风毒脚气用牛乳、豆类、竹沥、谷白皮[94]、杏仁、独活、细辛、犀角、防风、蜀椒、吴茱萸，含有丰富维生素B的药物。强调水肿忌咸盐。卷二十至二十三为外科疗肿、丹毒、痈疽、疥癣、痔瘘。卷二十四为解毒、杂治，载有解救食物、误服五石、各种药物中毒的验方，除引吐、泻下，常用甘草、银花、黄连、大豆汁、马兰、地浆水、蜂蜜和辨证论治的方法。卷二十五为急救，包括处理猝死、自杀、醉酒、硬物损害、虫兽咬伤的多种措施。卷二十六为食治，在无物不可入药思想指导下，运用肉、谷、果、菜治疗，如乌骨鸡甘温安胎，猪蹄下乳汁，驴肉补心气，苡仁祛湿痹、消水肿，大枣补中健脾，胡麻养五脏、益气力，葡萄耐风寒利尿，橘子治口臭、降逆气，苋菜明目祛翳，白菜利肠胃、止消渴，昆布、海藻、羊靥（或鹿靥）化瘿瘤，牛羊猪兔肝、荠菜治目昏、夜盲，胎盘益气血，猪阴茎、睾丸疗阳痿，记有许多澡豆[95]洁身的处方。卷二十七为养性，研究服食、调气、导引、按摩、房中，收入能享高寿经验，主张吐故纳新，活动肢体，以补益药物延长生存时间，同登"遐龄"。卷二十八为切脉、望诊法。卷二十九至三十为明堂[96]、孔穴、针灸术，有三幅彩色经络穴位图[97]，仰位者十四门，载一百五十七穴[98]，伏位者十门，载一百零五穴[99]，侧位者六门，载双穴八十七个。全书凡三十卷，二百三十二门，方论五千三百首[100]，理论方面，依据《内经》精神，虽也引用道家、佛教若干说法，为数不多，并不影响实质内容。用药特点，"诸方每以大黄同姜、桂任补益之用，人

参协硝、黄佐克敌之功"[101]。能"扶危拯弱"[102]，所以庞雪崖咏诗云："人间第一清凉散，休把《千金》比禁方。"其不足之处，在内科除风病、伤寒、脚气[103]、消渴、淋闭、尿血、水肿[104]、全身性疾患，余即分别归于相互表里的五脏六腑十一门中，如吐血列入胆病门、风癫列入小肠门、咳嗽列入大肠门；引《淮南子·精神训》认为"头圆法天，足方象地，眼目应日月，五脏法五星，六腑法六律"，以心为中极，大肠长一丈二尺以应十二时，小肠长二丈四尺以应二十四气，人有三百六十五络以应一岁，身上九窍以应九州[105]；相信禁咒可以治病，行医还要学习"禄命相法"、"灼龟五兆"[106]，甚至六壬[107]等[108]。因而后世肯定《备急千金要方》博大精深，"自成一家"[109]，又批评"泛"且"杂"，"犹多溢言，使人不敢复信"[110]。尽管曾说，"药有相生相杀，气力有强有弱，君臣相理，佐使相持"，若"自以意加减，不以方分，使诸草石强弱相欺，入人腹中不能治病，更加斗争，草石相反，使人迷乱，力甚刀剑"。实际仍是闻方则录、知说便收的，选材则不够严谨、精湛。北宋宣和六年（1124年）四月一日郭思[111]推为"医经之宝"，将其简便易用之方摘出九百余首，刻石立于华州公署，名《千金宝要》；明代正统八年（1443年）华州知州刘整重镌，极易普及流传。景泰六年（1455年）继任州官杨胜贤以刻石冬月不利摹印，改用木版印刷发行。隆庆六年（1572年）三月秦王朱守中鉴于天下瞻仰孙氏家乡"耀州真人洞者岁无虚日、日无虚时"，复勒石四块正反八面刻之，委官李海立石，由生员谢沾撰书、邹凤皋奏刀，树于真人洞前[112]。胡玉缙《四库未收书目提要补正》[113]考证：《千金宝要》收入之

方，"颇有与《外台秘要》所载《翼方》字句相合者，就中如客忤之可疗、蛊毒之可痊、梦魇之可苏、癣疾之可愈，皆其证佐确凿，显然无疑者也。况又有《千金翼》作某者，是当日纂集《宝要》本以《要方》《翼方》参定而成。作要，举要之义，岂得谓止收《要方》而不及《翼方》哉！郭氏所见之《要方》、《翼方》，乃北宋以前善本，其胜于今本者正复不少。有未善，分析间有未妥，后人不必曲为回护，而究之所列诸方，颇有《外台》所未及引者，藉以补苴罅漏，亦校《千金》者所不可少欤"？灵山会上拈花示众，理应如是看。1620年四川梓州张学懋尚写有《千金宝要补》三卷，对郭氏遗漏者作了补充。目前文献著录《备急千金要方》最早的刊本，是治平三年印刷的[114]。

3.《千金翼方》

《备急千金要方》撰成后，他已寿近期颐[115]，"白首之年，未尝释卷"，效汉代董遇[116]犹"竟三余[117]而勤药饵"，又集晚岁三十余年心得、实践经验，取"輶轩相济"、"羽翼交飞"意，编辑了《千金翼方》三十卷[118]，提出注意摄生，选择居住条件，从地理环境而论，"背山临水，气候高爽，土地良沃，泉水清美"之区为最适宜。书的排列顺序，先药物，次妇产、伤寒、小儿、中风、杂病、总疗、疮痈、色脉、针灸，乃补充《备急千金要方》而著述的，开耀元年（681年）完成，分一百八十九门，方论二千九百首[119]。新增加者，在文献方面有《药录纂要》一卷；《本草》三卷；九、十两卷《伤寒论》冠有六经字样的内容[120]，将三阳、三阴、阴阳易病、己后劳复，分成十六篇、三百九十二证[121]，收入一百零九方[122]，摆脱了"惟大青、知母诸冷物投之，极与仲景本意相

反，汤药虽行，百无一效"的盲目疗法。其余即为疾病叙述、方药著录。载有药物八百七十三种，来自一百三十多州，一再说明充分利用丰富饱满、采集时间的重要性，否则"虽有药名，终无药实，不依时采取，与朽木不殊，虚费人工，卒无裨益"。其中二百三十三种[123]详细地介绍了收摘季节、药用部分、制作加工，枸杞、百合、萱草、五加、地黄的种植、管理方法，进口药白檀香、豆蔻、龙脑、沉香、毗梨勒、庵摩勒、乳香、诃梨勒、砂糖[124]、苏合香、底野迦[125]、安息香等的价值应用。后世为了纪念他在本草学方面的贡献，给其修建庙宇，奉为"药王"。辑入之方如宜于体虚劳损的周白水候散[126]、主冷毒的匈奴露宿丸[127]、开胃进食的崔文行平胃丸[128]、强筋骨愈折伤的九江太守散[129]、益神色的阿迦陀丸[130]，运用恰当，都是有效的。不过也由于良毒合投、药物数量太多，则为人们敬而远之，其中五十三味的华佗云母丸[131]、六十九味的大排风散[132]就是例子[133]。孙氏有感于社会动乱，朝代屡更，喜山林隐逸，乐道"逃禅"，反对捉杀活物入药，迷信色彩比《备急千金要方》更为浓厚。除仍有《养性》一卷，又纳入《避谷》《退居》《补益》《飞炼》[134]各一卷；《禁经》二卷；收进许多玄说、咒语、符贴、神籙，吹嘘法力十足，"功效出于意表"，非纯粹"神仙之道难致，养生之术易崇"，预防、老年性医学；卷五"行房法"一依《素女经》[135]；"妇人月信断，一日为男，二日为女，三日为男，四日为女"[136]，毫无意义。因《旧唐书·孙思邈传》中只记有《千金方》《福禄论》《摄生真录》《枕中素书》《会三教论》，《千金翼方》没有著录[137]，且同《备急千金要方》重出之处甚多，大家怀疑和民间

流传之《卫生歌》《存神炼气铭》《枕上记》《养生铭》《摄养论》《十三鬼穴歌》《秘制大黄清宁丸方》，伪托的《海上方》[138]《银海精微》《眼科秘诀》《龙宫方》[139]一样，非其手编。但天宝十一年王焘写的《外台秘要》已引用了《千金翼方》内容[140]，叶梦得《避暑录话》卷上"蔡州道士杨大钧"条曾言及两部《千金方》，当包括《翼方》，陈振孙《直斋书录解题》卷十三也标有为"孙思邈撰"，不一定属冒名之作，虽含鱼目混珠成分，而时间相距，亦不会离其卒年太远。古书传播，"递更钞梓，名淆亏娄刻，卷异亏重编，苟不辨其源流，将至展卷茫昧。"[141]故考镜之术，必须研究。目前流传者，以明末王肯堂在杭州夜泊德胜坝"大雨不可登岸"序于舟中校勘徐士彰谏议本，及影印日本人丹波元昕[142]刊行之大德十一年（1307年）平江路天心桥南刘氏梅溪书院刻本[143]较多，以后者为早而优。

【注释】

[1] 金埴《不下带编》卷三，谓邈应读莫，当深远讲。

[2] 即长安，辖领二十县。

[3] 其故居在耀县东北十五里鉴山旁孙家塬老堡子。

[4] 屈原殁后，其子三人流亡入秦，一定居耀地更姓为孙。

[5] 张璐《千金方衍义》据卢照邻《幽忧子集》卷一，谓其自云生于开皇元年，"乃托辞也"，如果"生于隋，何周宣帝时便以王室多故隐居太白山耶"？不同意公元581年出生之说。

[6] 《备急千金要方》序。

[7] 陈廷炜《姓氏考略》言："先本刘氏，至后魏在北有三十六姓，独刘不与，因姓为独孤。"

[8] 李渊的外祖父，杨坚的岳父。

[9] 《旧唐书·方技》。

[10] 陶宗仪《书史会要》卷五。

[11] 宋徽璧《抱真堂诗话》。其亲书传后者，尚有二十一字（见王恽《玉堂嘉话》卷二）。

[12] 见王溥《唐会要》。

[13] 段成式《酉阳杂俎》前集。

[14] 张君房《云笈七签》卷三十三"杂修摄养枕中方"。

[15] 朱熹《小学集注》、李梃《医学入门》。王夫之《噩梦》谓进士科始于隋。王宏翰《古今医史》引学笺注云："唐之名进士，因知医理贬为技流。"无社会地位。

[16] 皇甫谧《逸民传》。

[17] 见田艺蘅《留青日札》、褚人获《坚瓠五集》卷二引"四时纂要"，梁茝林《归田琐记》卷一。《归田琐记》载："屠苏本古庵名，当从广字头。孙思邈书此二字于已庵，尝出此药与人作酒，因名为屠苏酒耳。其方为大黄、桔梗、白术、肉桂各一两八钱，乌头六钱，菝葜一两二钱，各为末，用袋盛，以十二月晦日日中悬沉井中，令至泥，正月朔旦出药置酒中，煎数沸，元日饮之，可除瘟气。"然宋人袁文《瓮牖闲评》卷六据"庞安常《伤寒论》云，屠苏，平屋也，可以御风寒，则岁首屠苏酒亦取其御风寒而已。"

[18] 可能参与审修《新修本草》。

[19] 《旧唐书》载，未嫁即卒。考唐初皇闺，太宗凡二十女，并无鄱阳之名，可能为李世民第十九女十二岁即死《鸡肋编》所云"帝阅三旬不常膳、日数十哀"的晋阳公主之误。

[20] 空宅。

[21] 据《唐会要》和胡璩《谭宾

录》、刘肃《大唐新语》卷十、《太平广记》卷二百一十八载，接受了职务，"直长尚药局"，为承务郎。尚药工作，据《册府元龟》载，自南梁以降，皆太医兼之。

[22] 刘肃《大唐新语》卷十。不确。

[23] 《湘山野录》卷下。

[24] 马理《备急千金要方》序。

[25] 《备急千金要方》卷二十"霍乱"为尼姑净明治疾时所指之"巢"，疑为元方。

[26] 甄权，河南扶沟（李泰《括地志》载，当时归许州治理）人，大同七年（541年）生，因母病与弟立言（诊六十余岁尼姑明律腹胀羸瘦二年，用雄黄治之，吐出一物如蛇；贞观二年十月为御史杜淹检查，能预测死期。撰有《本草音义》、《甄氏本草》，和兄同辑《古今录验方》，官至太常丞）学医，任秘书省正字、主簿。"隋鲁州刺史库狄钦苦风痛，手不得引弓，针其肩髃一穴，应时即射。"（《旧唐书·方技》）。深州刺史成君绰患喉痹，饮食难下，他用锋针刺少商穴出血即愈。撰有《脉经》《针方》《明堂人形图》《古今录验方》等，公元643年逝世，为历史上中医界长寿老人之一。临卒前，李世民"幸其舍，视饮食，访逮其术，擢朝散大夫，赐几杖衣服"（《新唐书·方技》）。

[27] 韦讯（沈汾《续神仙传》作古），字善俊，道号慈（《续神仙传》作归）藏，京兆人（《续神仙传》作天竺人），同张文仲、李纵称三大家，李显在位时，任光禄卿，负责宫廷饮膳事宜。唐玄宗擢官不受，使画工绘其形，置于左右，如睹面然。经常腰系葫芦数十，牵黑犬乌龙（音茫，郎瑛《七修类稿》卷二十三"辩证"有说明），杖履而行，广施药

饵，被尊为药王。寿达百岁。人们为了纪念他，每年四月二十八日诞辰，则举行朝拜"药王会"。

[28] 佛教律宗南山派创始人，多住终南山。

[29] 见《备急千金要方》卷二十"霍乱"。

[30] 范成大《吴船录》载："孙思邈隐于峨嵋，茂真在时，常与孙相呼相应于此。"

[31] 《旧唐书·方技》。

[32] 《左氏百川学海》甲集吕本中"官箴"。

[33] 李昉《太平广记》卷二十一作执。

[34] 《左氏百川学海》甲集钟辂《续前定录》作祸在执兵。

[35] 《医述》卷一"稽古"。

[36] 陇州刺史卢光乘之弟。马茂元《晚照楼论文集》谓其染疾乃在此时，尔后因病"羸卧不起行已十年"，产生厌世思想，四十岁投颍水而死，殁于野流。

[37] 庭前有病梨树，卢氏为之作赋。

[38] 署名李东垣《唐孙真人传略》作永徽三年三月十五日、熊宗立作二月十五日卒，误。

[39] 卢照邻《病梨树赋》序。

[40] 《备急千金要方》序。

[41] 《唐孙真人传略》。

[42] 平步青《霞外捃屑》"玉树庐芮录"全唐文纪事载："《唐书》列孙思邈于隐逸，未尝以真人目之，至《道藏》载其书，始冠以孙真人之号，真人之封始于宋。"李世民赐真人说，乃伪托语。

[43] 元世祖改为静明宫。

[44] 《闲云稿》卷四"孙真人赞"。

[45] 亦称药王山。

[46] 见张静芬《三大发明》。如从1044年曾公亮、丁度编辑的《武经备要》卷十一、十二记录引火球、蒺藜火球、毒药火球三种火药配方（硝为主，硫、炭次之），并介绍了火箭、火球、火蒺藜、火药鞭投射火器的制作方法，应以北宋为确切。

[47] 孝闵帝、明帝、武帝、宣帝、静帝。

[48] 文帝、炀帝、恭帝。

[49] 高祖、太宗、高宗。

[50] 宋濂《宋文宪公全集》卷三十五"赠医师贾某序"。

[51] 陈延之号廪丘。

[52] 搜集大量中外名方，有的来自印度。如用细葱叶导尿法，"津液不通，以葱叶除尖头纳阴茎孔中深三寸，微用口吹之，胞胀津液大通便愈。"（《备急千金要方》卷二十"胞囊"）。

[53] 《备急千金要方》卷九。

[54] 李冗《独异志》谓其归隐青城山，"撰《千金方》三十卷，既成而白日冲天"。

[55] 《独异志》言在此修道。

[56] 林亿《新校备急千金要方》序。

[57] 如在《伤寒杂病论》当归生姜羊肉汤基础上，衍化为羊肉汤、羊肉桂心汤、羊肉黄芪汤、羊肉当归汤、羊肉杜仲汤、羊肉生地黄汤等。

[58] 东汉医家。

[59] 尉氏人，阮武之弟，字叔文，官河南尹，所辑验方，被称为《阮河南方》。

[60] 录取《药对》中一小部分。

[61] 有白姜石、牡蛎、地骨皮、钟乳、白石英、桔梗，用清酒做饼，治疗疔肿。

[62] 有防风、茯苓、菊花、细辛、蜀椒、干姜、云母、苁蓉、人参、生地、附子、石斛、杜仲、远志、菟丝子、天雄、草薢、桂心、牛膝、蛇床子、白术、山药、巴戟、菖蒲、续断、山茱萸、五味子，治风湿痛、腰脚不遂。

[63] 天雄、蜀椒、商陆、乌头、桂心、白蔹、茵芋、干姜、附子、踯躅、酒，散风气、通血脉。

[64] 当归、细辛、桂心、天雄、生地、白芷、川芎、丹砂、干姜、乌头、松脂、猪脂，治风湿骨肉痛痹。

[65] 常山、大黄、巴豆、天雄、苦参、白薇、干姜、人参、细辛、狼牙、龙胆、沙参、玄参、丹参、芍药、附子、牛膝、茯苓、牡蒙、藋芦，治妇女脐下坚癖。

[66] 云母、钟乳、茯苓、人参、柏子仁、桂心、续断、生地、菊花、天冬、黍米，健身增寿。此名首见于葛洪《抱朴子·内编·仙药》。

[67] 独活、丹参、礜石、生地、附子、麦冬、白芷、乌喙、乌头、人参、狼毒、蜀椒、防风、细辛、矾石、寒水石、牛膝、麻黄、川芎、当归、柴胡、芍药、牡蛎、桔梗、狗脊、天雄、苁蓉、茯神、金牙、山药、白术、杜仲、石楠、款冬、干姜、芫荑、山茱萸、牡荆子、芫花、柏子仁、石斛、桂心、甘遂、苏子、赤石脂、酒，治手足拘挛、眉毛脱落。

[68] 牛黄、麝香、犀角、朱砂、雄黄、黄连、禹余粮、大戟、芫花、芫青、人参、石蜥蜴、茯苓、干姜、桂心、当归、川芎、芍药、甘遂、茯苓、桑白皮、蜀椒、细辛、桔梗、巴豆、前胡、紫菀、蒲黄、葶苈、防风、蜈蚣，治癖块、癫病、蛊毒、水肿、顽痹。

[69]《灵枢·经筋》"以痛为腧",即最早阿是之说,见《备急千金要方》卷二十九"针灸"上。

[70] 与葛洪《肘后方》"以竹管注阴,令痛",导之通,不同。

[71] 张璐《千金方衍义》自序。

[72] 黄坤载《素灵微蕴》。

[73]《素问·著至教论》。

[74]《新唐书·裴漼传》。

[75] 此语出《淮南子·主术训》。王鸣盛《蛾术编》卷八十二已经言之。

[76] 王士祯《池北偶谈》引魏象枢《庸斋闲话》,对"名"字持有两面观,认为应区别对待,"好名是学者病,是不学者药"。

[77] 王祎《青岩丛录》。

[78] "天覆地载,万物悉备,莫贵于人。"

[79] 叶梦得《避暑录话》。

[80] 马衡《凡将斋金石丛稿》历代石刻载,北齐《都邑师道兴治疾方》已有"千金秘方"之语,"孙书之名,实取当时成语耳"。此书简称《千金方》。叶梦得《避暑录话》谓之《千金前方》。

[81]《皕宋楼藏书志》卷四十四载,丁丑夏五复翁之言曰:"余既收得宋刻残本《千金方》久藏簏衍未暇装潢也,及后收得元刻全本,知从宋阁本出,而钱述古之旧钞以为出自宋阁本者,据此也。"考宋本:"每叶二十八行,每行二十五字,与日本刊本《千金方》校勘记所引唐本皆合,是林亿未校以前本也。元本每叶二十四行,每行二十二字,题曰重刊《孙真人备急千金要方》。明刊题名行款,皆与元本同,惟版心有某某类等字。"(卷四十四"《孙真人千金方》三十卷"后陆心源按语)。

[82] 据林亿序,指张苗所撰。

[83]《用药》。

[84] 他冒着传染,诊治麻风数百(《备急千金要方》卷二十四"恶疾大风"),曾将一读书人带入山中,令服松脂,不及一百天"须眉重生"。

[85]《大医精诚》。

[86]《女科证治准绳》王肯堂自序。

[87] 青竹茹、橘皮、半夏、茯苓、生姜。

[88] 鲤鱼、白术、当归、茯苓、白芍、生姜。

[89] 漏芦、石钟乳、天花粉、蛴螬。

[90] 沿用巢元方《诸病源候论》卷四十五署名巫方立小儿《颅囟经》说。

[91] 一作百五十日。

[92] 亦治湿疹、丹毒、荨麻疹。

[93] 九、十两卷。

[94] 原载姚僧垣《集验方》,《千金翼方》录之,即楮树白皮。

[95] 原始的香皂、肥皂。

[96] 取自甄权。

[97] 已佚。

[98] 单穴三十二、双穴一百二十五。

[99] 单穴十六、双穴八十九。

[100] 内科杂病约占二千,外科、痔漏八百,妇产五百,儿科三百,五官科五百,其他为一千二百。从《伤寒杂病论》一病一方,发展到一病多方,其中吸收仲景之方二十七首。

[101] 张璐《千金方衍义》妇人方。

[102] 张岱《夜航船》卷十四"历代名医图赞。"

[103] 风毒和营养不良性维生素缺乏证。

[104]《圣济总录》云,天宝年间徒都子谓之膜外气,按之没指。

[105]《治病略例》。

[106] 指《尚书》洪范雨、霁、蒙、驿、克五兆。

[107] 王恽《玉堂嘉话》卷五谓："壬为水，其数皆六，如六丙、六丁之类。"占卜法有六十四课。

[108] 见《大医习业》。

[109] 徐灵胎《医学源流论》。

[110] 沈括《苏沈良方》序。

[111] 河阳（今河南孟县）人，字得之，号小有居士，元丰进士。画家。曾官崇（或作徽）猷阁直学士、秦凤路安抚使。

[112] 现在耀县北五台山（药王山）孙氏祠堂之旁，内容有见于北齐《道兴碑》者。

[113] 在《四库全书总目提要补正》内。

[114] 近人瞿冕良对其持怀疑态度，认为"此书刻工有名有姓的计二十五人，其中蔡仁、蔡琮、李元、李大等，均系绍兴间刻字工人，蔡岩、蔡文、陈僧、陈文、黄潘、林远、林从、梁浩、梁生、李平、丘明、余才等十二人，亦均刻过《温国文正司马公文集》八十卷（书内避讳至构字，知亦绍兴本）"，可见"当是南宋初期翻刻，非治平本也"。（《版刻质疑》）笔者也抱有这一看法。

[115] 从《千金翼方》针灸上自书小序："吾十有八而志于医，今年过百岁，研综经方，推究孔穴，所疑更多"推论，已达百岁高龄。

[116] 字季直。

[117] 夜为日之余、雨为晴之余、冬为岁之余。

[118] 陈振孙《直斋书录解题》谓，《备急千金要方》既成，恐其或遗，又为

此以翼之。

[119] 包括同《备急千金要方》相重复者。

[120]《备急千金要方》内已有《伤寒杂病论》部分内容，《伤寒》四十七则、《金匮》一百四十二则、王叔和的伤寒序例。但未有标出太阳、阳明、少阳、太阴、少阴、厥阴的名称及主文。此时见到了"江南诸师秘仲景要方不传"（《备急千金要方》卷九"伤寒"上）的写本。（虽至宋代，仲景之书在江南仍未广泛流传，叶梦得《建康集》、王仲弓《伤寒治要》书后载："东南医九不通仲景术。"）强调桂枝、麻黄、青龙三方的临床应用，其余柴胡诸方则属"皆为吐、下、发汗后不解之事，非是正对之法"。（《千金翼方》卷九"伤寒"上）为后来成无己、方有执、喻昌三纲鼎立学说，提供理论依据，开创了先河。

[121]《金匮要略》的条文甚少。

[122] 在《备急千金要方》自序中引用《伤寒杂病论》的序言，凡二百零八字，说明十分重视。

[123] 如人参、菊花。

[124] 赤者粗制品，国内已能生产。

[125] 朝鲜《医方类聚》引《隋书·经籍志》之《五脏论》已有此名。邓之诚《骨董琐记》载宋僧惠洪《冷斋夜话》记陶弘景《仙方注》："断肠草不可食，其花美好，名芙蓉花。"言指罂粟。底野迦当系罂粟果浆的提取物。苏轼对其入药有诗曰："道人解食鸡苏水，童子能煎罂粟汤。"

[126] 远志、白术、桂心、人参、干姜、续断、杜仲、椒、天雄、茯苓、蛇床子、附子、防风、生地、石斛、肉苁蓉、花粉、牡蛎、石韦、钟乳石、赤石脂、桔

梗、细辛、牛膝。

[127] 礜石、桔梗、皂荚、干姜、附子、吴茱萸、蜂蜜。

[128] 菖蒲、大黄、葶苈、小草、芍药、当归、桂心、干姜、茯苓、麦冬、川芎、细辛、甘草。

[129] 知母、人参、茯苓、蜀椒、花粉、防风、白术、泽泻、干姜、附子、桂心、细辛。

[130] 紫檀、小蘖、茜根、郁金、胡椒，随证加相应药。

[131] 云母、钟乳石、白石英、肉苁蓉、石膏、天冬、人参、续断、菖蒲、菌桂、泽泻、秦艽、紫芝、五加皮、鹿茸、地肤子、山药、石斛、杜仲、桑寄生、细辛、生地、荆花、柏叶、赤箭、酸枣仁、五味子、菊花、牛膝、远志、草薢、茜根、巴戟、赤石脂、地黄花、枸杞、桑螵蛸、庵蕳子、茯苓、天雄、山茱萸、白术、菟丝子、松实、黄芪、麦冬、柏子仁、荠子、冬瓜子、蛇床子、决明子、菥蓂子、车前子，补养身体，延长寿命。

[132] 芫花、狼毒、栾荆、天雄、五加皮、麻花、白芷、紫苑、乌头、附子、莽草、菌芋、瓜蒌、荆芥、躑躅、菀花、大戟、王不留行、赤足使者、麻黄、石斛、半夏、石楠、山药、长生、藜芦、狗脊、人参、牛膝、苁蓉、蛇床子、菟丝子、草薢、车前子、秦艽、苡仁、五味子、独活、藁本、柴胡、丹皮、柏子仁、川芎、芍药、吴茱萸、桔梗、杜仲、桂心、橘皮、续断、茯苓、细辛、干姜、厚朴、茯神、山茱萸、防己、黄芪、蜀椒、巴戟、良姜、紫薇、黄芩、当归、菖蒲、生地、通草、酒曲，治一切生冷。

[133] 韩懋分析道："秦汉以前有说无方，故《内经》诸书郑重乐觊缕，亦有累

世附会窜杂之言。汉魏而下有方无说，非无说也，言愈多而理愈晦也。"（《韩氏医通》卷上）。

[134] 水飞、火炼矿石类药物。

[135] 初见《隋书·经籍志》，未署撰人。

[136] 今传孙星衍刊本《素女方》无此文。

[137] 《新唐书》载有《千金翼方》。尚有《千金髓方》《神枕方》，《宋史》还有《五脏旁通导养图》。

[138] 四句七言体裁。周中孚《郑堂读书记》谓乃南宋嘉兴钱端礼之侄乾道时处州知州钱等字仲韶编，或言为明初大刻坊主人熊宗立撰，待考。书内列有一百二十余种病证和处方。

[139] 段成式《酉阳杂俎》前集记载西域僧祈雨，道宣和尚转介昆明池龙王向孙氏求救，谢赠水下秘方事。《续仙传》所云拾小青蛇之得三十方说，更加离奇。卢秉钧《红杏山房闻见随笔》卷八作三千仙方，述之较详。《千金翼方》卷十三记有"武德中，龙斋此一卷《服水经》授予，予乃披玩不舍昼夜"，与此是否为一书，录以备考。

[140] 《酉阳杂俎》前集七十五条无有提及此书。

[141] 孙诒让《籀庼述林》卷九："温州经籍志叙例。"

[142] 丹波元胤的长子，汉灵帝四十二代孙。此本乃其祖父丹波元简所藏。

[143] 元人所写版面，以临摹赵松雪体为特征。

七、王焘与《外台秘要》

1. 王焘

王焘，陕西郿[1]人，为公元七世纪唐初

王珪[2]之孙[3]。伯父崇基，从兄旭，均系官僚；父敬直，驸马都尉，母为李世民第三女南平公主[4]。他约生于咸亨元年（670年），个人"遭逢有道，遂蹑亨衢"，曾任徐州司马、光禄大夫，"持节军事"，兼作邺郡[5]刺史，安禄山叛乱，率众投奔颜真卿。披鹈鹕裘封上柱国清源县开国伯。后以"婚姻之故，贬守房陵，移大宁郡，提携江上"，冒着"染瘴婴痾"，走遍南北，因"所好者寿"，崇奉"齐梁之间不明医术者不得为孝子"说"数从高医游，遂穷其术"[6]，执刀圭济世。深知经验良方"神功妙用"，有力地批判了"禀生受形，咸有定分，药石岂如命何"之唯心史观，留下著名的抨击宿命论者"喜怒不节，饥饱失常，嗜欲攻中，寒温伤外，如此之患，岂由天乎？"其子遂，官大理少卿；遘，苏州刺史，都未能业医。

他"幼多疾病，长好方术"，因母卧床而事岐黄，自患胃反服驴尿而愈。且"七登南宫[7]，再拜东掖"，在兰台工作二十六年，较长时间管理国家图书库弘文馆，接触许多医药典籍，为其学习、阅读大量文献，提供了有利条件。鉴于《诸病源候论》有病无方，当时流传的方书篇目重杂，相互矛盾，"虽百医守疾，众药聚门，适足多疑，而不能一愈之也"，乃刻苦钻研，"凡古方纂得五六十家，新撰者向数千百卷"，对"近代释僧深、崔尚书、孙处士、张文仲、孟同州、许仁则、吴升等"的经验，"皆有编录"。广采"上自炎昊，下迄盛唐，括囊遗阙，稽考隐秘，不愧尽心焉"。通过数十个春秋，"废寝忘食，锐意穷搜"，将所得"鸿宝、金匮、青囊、绿帙"许多材料，"捐众贤之砂砾、掇群才之翠羽，删繁就简，去粗取精"，分类编辑，于天宝十一年（752年）利用"刺史之

任"、"秘密枢要"意[8]，写成了《外台秘要》，卓然"自成一家"[9]，给"逆旅迁客、瓮牖绳枢"带来福音。王氏谦虚道："非敢传之都邑，且欲施于后贤，如或询谋，亦所不隐。"脱稿不久，大概在755年他即谢世。目前所见最早的刊本，是署名熙宁二年（1069年）印制的[10]。自汉以降，"历代之方，于焉大备"[11]。此书写就，王冰《素问》次注尚未问世，其中爱引《素问》卷数与王本同，"盖后人所妄改。"[12]孙兆校勘时，已将"方证之重者删去，以从其简；经书之异者注释，以著其详；鲁鱼亥豕，焕然明白"[13]。在整理过程，十分慎重，为了不失原貌，"尽所闻见以修正之，有所阙疑以待来哲"[14]。今社会流传者，则为人民卫生出版社影印明崇祯十三年（1640年）程衍道重订本。

2.《外台秘要》

本书是一部规模巨大的综合性著作，涉及临床各科，有《目录》一卷、正文四十卷，分一千一百零四门，"良方善技，出于阿氏"[15]，包括病理检验、医疗护理、人工急救、陇上谢道人传西国胡僧《天竺经论眼》等多方面技术资料，将伤寒、温病、疟疾列于卷首，重视天行传染病。一至二卷为伤寒，以"阴阳大论"开篇，载有华佗、张机、王叔和、范汪、陈延之、姚僧垣诸人议论，标出重点证候、各家处方。三至二十卷为内科杂病，有天行、温病、黄疸、疟疾、霍乱、痰饮、反胃、噎膈、咳嗽、肺痿、消渴、积聚、胸痹、奔豚、骨蒸、鬼注、中风、狂证、癫痫、虚劳、脚气、水肿。引陶氏语，介绍天花在我国蔓延，是由永徽四年（652年）"从西域流传入海内"；检查黄疸，推重李润州"每夜小便里浸少许帛，各书记日，色渐退白，则瘥"。收入之方，包括国外、少数

民族习用的经验，如《深师》治口疮之酪酥煎丸[16]、《删繁》治痹蠃瘠之膏髓酒[17]、崔氏治骨蒸之骨汁淋[18]和梦与鬼神交通之熏方[19]等。二十一至二十二卷为眼、耳、鼻、口腔、咽喉科，记有白内障"宜用金篦决，一针之后豁若开云而见天日"。二十二至二十四卷为瘿瘤、瘰疬、痈疽、发背证。二十五至二十七为二阴大小便病。二十八至三十卷为中恶、自杀、喝死、金疮、骨折、麻风、疥癣、皮肤各门。三十一至三十二卷为采药、丸、散、药酒、解毒，"仕人贵胜皆是所要"[20]美容化妆品调配料面脂[21]、手膏[22]、染发、澡豆、光面[23]香衣[24]诸方。祛污洁面用珍珠、冬瓜仁、鸡子白、密陀僧、胡粉、玉屑、桃仁、白僵蚕、杏仁、白附子、鹰屎白、皂荚、桃花、白石脂、珊瑚、白莲花、柏子仁、光明砂、白蔹、冬葵子、白矾、菾仁、水银、白薢皮、白梅、羊乳、鹿角尖、鸬鹚屎、羊胆、蓬灰、莽草；润泽皮肤用豆汁、白蜜、鹿髓、熊脂、狗肪；芳香悦人用丁香、零陵香、樟脑、蔓菁油、酥、瓜蒌、麻油、鹅脂、羊髓、猪脂、羊脂、猪肪、羊脆、牛髓、白腊、麝香、沉香、木香、甘松香、川芎、木兰皮、蘼芜花、细辛、蜀葵花、辛荑、藿香、藁本、栀子花、白芷、鸡舌香、檀香、苏合香、熏陆香及良方吃伽力[25]丸[26]。三十三至三十四卷为妇科求子、月经、带下、胎前、产后杂证。三十五至三十六卷为小儿疾患，载有保育、变蒸[27]、惊悸、客忤、鹅口、蛊毒、疳疾、解颅、虫证、误吞异物。三十七至三十八卷为服石与石发解救。三十九卷为明堂灸法，运用"汤药攻其内，针灸攻其外"，列出肺脏十八穴、大肠腑四十二穴、肝脏二十二穴、胆腑一百零四穴、脾脏四十八穴、胃腑九十一穴、心脏十六穴、小肠腑二十六穴、心包络十六穴、肾脏七十七穴、膀胱腑一百四十四穴、三焦腑五十六穴。四十卷为虫兽伤害和六畜之病。每门论述，首冠《诸病源候论》有关条文[28]，次列各家之方[29]，且标明出处。共辑入六千九百余方，集东汉至唐代五百多年方剂学的大成，凡引用《伤寒论》序例之文，则写王叔和曰。书内采集了张机《伤寒论》、皇甫谧《甲乙经》、刘涓子《鬼遗方》许多材料，存有到南宋已经亡佚的不少方书，如晋人范汪[30]《范氏方》[31]、刘宋陈延之《小品方》、谢士泰《删繁方》、北周姚僧垣[32]《集验方》、僧深《深师方》、宋侠[33]《经心录》、甄权《古今录验方》、李隆基《开元广济方》[34]、崔知悌[35]《崔氏方》[36]、张文仲[37]《疗风气诸方》[38]、孟诜《必效方》、李郎中《近效方》、许仁则《许仁则方》[39]、刘贶[40]《刘氏方》、未署作者的《备急方》、《延年秘录》、《救急方》大量名著。另外还有近五十家仅摘录小部分内容。缘于王氏居官僚阶层，非专职医生，实践方面不丰，与"博涉知医、多诊识脉、屡用达药"[41]者不同，无别开新境处，虽"方证、符法、灼龟甚详，谓针能杀生人不能起死人[42]，则一偏之见也"[43]。所载制虎方，用祝由"李耳"[44]驱之，咄曰："虎，北斗君使汝去！"洪迈于《容斋四笔》评议道："人猝逢虎，魂魄惊怖，窜伏之不暇，岂能雍容步趋，仗咒语七字而脱耶？读此方聊书之以发一笑，盖不深考也。"徐灵胎主以公允持平之论，认为他"非专家之学，故无所审择，以为指归"；然而"唐以前之方，赖此书以存，其功亦不可泯"。据先生自序云，是作尚有节录本，共十卷，称《外台要略》。

【注释】

[1] 今岐山、郿县一带。或云在今郿县城北十里王家头村，俟考。

[2] 字叔玠，龙门王通的弟子，乃长孙皇后第二子魏王的太师。曾官侍郎（不知撰人《灌畦暇语》）、礼部尚书（吴兢《贞观政要》）。

[3] 吴缜《新唐书纠缪》据"宰相世系表"，谓乃珪之曾孙，为崇基之子茂时的第二个儿子，存疑待考。

[4] 因敬直和太子承乾结合犯罪，流放岭外，奉命改嫁刘玄意。

[5] 今河北磁县以南。

[6] 《新唐书·王珪传》。

[7] 皇家办公府第、高等考场。和李日华《六砚斋笔记》卷二所言南宋临安"每试士，辄于郡南，谓之南宫"，不同。

[8] 孙兆《校正外台秘要》序。

[9] 薛宝田《北行日记》光绪六年七月十六日壬午。

[10] 尚存目录和第二十二卷，序文标出："朝散大夫守光禄卿直秘阁判登闻检院上护军臣林亿等上进。"（黄丕烈《百宋一廛》记藏）"每叶二十六行，每行二十四字，神宗以前帝讳嫌名，皆缺避，哲宗以后不避，版心有刻工姓名（徐政、徐杲、阮于、章楷、徐升），每卷有目连属正文，卷末或题右从事郎充两浙东路提举茶盐司干办公事赵子孟校勘，或题右迪功郎充两浙东路提举茶盐司干办公事张寔校勘。"（陆心源《皕宋楼藏书志》卷四十四）其中刻工名字均为南宋初人，书法带有南地色彩，可能系1126年之后仿熙宁原版的刊本。

[11] 徐灵胎《医学源流论》。

[12] 顾观光《武陵山人杂著》读《外台秘要》。

[13] 《校正外台秘要》序。

[14] 汪士钟《艺芸书舍宋元本书目》记载，只存一至二十和二十四至三十七卷。

[15] 《医心方》引"小品方"。

[16] 酪、酥、蜜、大青。

[17] 猪肪膏、牛髓、油、姜汁、生地黄汁、当归、蜀椒、吴茱萸、桂心、人参、五味子、川芎、干地黄、远志、清酒。

[18] 枯朽碎骨、柳枝、棘针、桃枝。

[19] 野狐鼻、豹鼻、狐头骨、雄黄、腽肭脐、鬼箭羽、露蜂房、白术、虎头骨、阿魏药、驴马狗驼牛毛。

[20] 孙思邈语。

[21] 润面油、洁脸膏。

[22] 泽肌防皱膏。

[23] 除雀斑、增白。

[24] 主要用麝香、沉香、零陵香、筏香、薰陆香、丁香、甲香、甘松香、檀香、藿香、詹糖香、青桂皮、苏合香、白胶香、艾纳香、鸡舌香、雀头香、郁金香、苜蓿香，熏袭衣服。不仅窨沾香气，且防虫蛀。

[25] 白术。

[26] 即苏合香丸，见卷三十一。

[27] 心身发育现象。

[28] 约三百四十三条。

[29] 引用《千金方》最多，约四百五十三条，《伤寒论》之方只载入六十二首。

[30] 或作范旺，颍阳（今河南许昌）人，字玄平，雍州刺史范晷（刘义庆《世说新语》刘孝标注引"范汪别传"作左将军范略）之孙，父稚，官大将军掾，早卒。他六岁过江，寄居外祖新野庾氏家中，荆州刺史王澄见而奇之，谓"兴范族

者必是子也"。十三岁丧母，建茅庐于后园，布衣蔬食，燃薪读书，弱冠后踏入仕途，"好用智数"，当过都乡侯、鹰扬将军、东阳太守；升平四年，总督徐、兖、青、冀、扬五州诸军事。罢官后"屏居吴郡，从容讲肆"。生平"常以拯恤为事，凡有疾病不限贵贱，皆为治之，十能愈其八九，撰方五百余卷"。（见《太平御览》。尹穆从中选出一百七十卷，整理成《范东阳方》）精书法，"有《谢瓜启》传于世"（陈思《书小史》）。六十五岁卒，追赠散骑常侍。长子康，早逝；次子中，字武子，豫章太守。孙泰时，天门太守。著有《尚书大事》《杂病州郡仪》《范氏世传》《荆州记》《围棋九品序录》等。

[31] 或作《范东阳杂病方》《东阳方》。

[32] 东吴太常姚信八世孙，曾祖郎官宋为散骑常侍，父菩提为梁高平令。他字法卫，浙江武康（今德清县）人。公元499年生，"年二十四传父业"行医关中。得萧衍赏识，为太医丞，曾赞其"卿用意绵密，乃至于此，以此候疾，何疾可逃。"北周静帝时，仕上开府，仪同大将军，金州刺史伊娄穆久感身体有三缚，请投药治之，一服上缚解，二服中缚解，三服下缚解（见《周书》卷四十七）。入隋，晋升北绛郡公（徐献忠《吴兴掌故集》卷二作"骠骑大将军、开府仪同三司，封长寿县令"），开皇三年卒，终龄八十五岁。遗命"衣恰入棺，朝服勿敛"（《北史》）。子察，字伯审，居官；最，字士会，虽袭其业，也踏向仕途，撰有《本草音义》《续画品》。

[33] 洛州清漳（今河北肥乡）人，北齐东平王孝正之子，曾任唐朝散大夫、药藏监。

[34] 天宝十五年八月统治者下令诸州将本方之主要内容写在木板上，置驿路旁供行人抄录。

[35] 河南鄢陵人，崔知温之兄，居长（知悌、知久、知俭、知让、知温、知逊），曾登进士，官洛州司马；高宗时与戴至德、郝处俊、李敬玄，同赐飞白书赞，极一时之荣，终于户部尚书。据本著《灸骨蒸法图》注，有中书侍郎崔知拂，沈括《内翰良方》作另名崔行功，故萧叔渊考证唐代崔知悌非通医者，悌当是拂字之误，知拂同行功应为一人。崔行功原籍河北井陉，祖谦之迁居鹿泉，李治在位曾委为吏部郎中，继转兰台侍郎。但是也不可否认崔知悌家中藏有医药方书。

[36] 《旧唐书》为《崔氏纂要方》。

[37] 河南洛阳人，少和同乡李虔纵（曾任侍医）、京兆韦慈藏以医术鸣，当过李治、武则天的侍医，"尚药奉御"，善治风疾，武曌令他撰集当时各家治风验方，由麟台监王方庆为之监修。曾云，论风有一百二十四种，气有八十种，编写了四时常服及轻重大小诸方十八首（《旧唐书》），呈报武则天。另外尚编有《小儿五疳二十四候论》《法象论》（《宋史·艺文志》）。

[38] 《新唐书》则为《随身备急方》。

[39] 《通志·艺文略》载，撰有《子母秘录》。

[40] 刘子玄之子，通经史，精天文，对历法、音乐、数学均有研究，尝纂修国史，官至起居郎。

[41] 见《褚氏遗书》。

[42] 此说《灵枢·玉版》已有记述，"能杀生人，不能起死人者也"，指刺之不当而言。

[43] 王袆《青岩丛录》、宋濂《宋文宪公全集》卷三十五"赠医师贾某序"。

[44] 虎的别名，李时珍《本草纲目》卷五十一，谓乃狸儿二字的转音。

第六节 医学教育兴起

从历史上看，两晋之前无国家举办医学教育机构，据张九龄《唐六典》言，南朝刘宋采纳太医令秦丞祖的建议，元嘉二十年（443年）政府负责职业教育；北魏置太医博士、助教，简文帝为提倡岐黄术，写过《劝医论》。隋代成立国子监，继续南朝开办"太医署"，设主药二人、医师二十人、药园师二人、医博士二人、助教二人、按摩博士二人、咒禁博士二人、药童二十四人。到了唐代，"贞观三年九月诸州置医学"；"开元十一年九月天下诸州各置医博士一人"[1]。武德七年（624年）扩建太医署，归九寺之一太常寺领导，为其下属组织的第六署，由行政、教学、医疗、药工四部分人员组成，行政官吏"令二人"、"丞二人"、"府二人"、"史二人"、"医监四人"、"医正八人"[2]，在校学生八十五人，不仅属中央医学教育机构，亦为医疗单位，"疗人疾病以其全多少而书之，以为考课"[3]。专业学习，分医科[4]、针灸、按摩[5]、咒禁[6]四科，以医科人数为多。规定先学《素问》《神农本草经》《脉经》《甲乙经》《明堂》公共课程，然后对口临床实习，月、季、年按时考试[7]，在校九年仍不及格者即令退学。比九世纪中叶意大利举办受希腊文化影响的撒勒诺医学校早二百余年。并于太医署之下开辟三顷药园[8]一所[9]，设"药园师二人"，"以时种莳，收采诸药，凡药有阴阳，配合子、母、兄、弟、根、叶、花、实、草、石、骨、肉之异，及有毒、无毒、阴干、暴干采造时月，皆分别焉"[10]。招收十六岁以上民间青年当药园生，培养专门人才，"业成者为师"[11]。公元六世纪初，拓跋元恪"敕太常于闲暇之处别立一馆"，类似首都医院，"使京畿内外"有疾者，"咸令居处"，分科治疗，且"考其能否"作为执术如何"赏罚"的标准[12]。唐玄宗癸亥（723年）将全国各州所设医药管理人员纳入地方编制明确待遇，"每州写《本草》及《百一集验方》，与经、史同贮"[13]。制定业医法令，用方不当或针伤致死，"徒二年半"；品质恶劣，虽未造成事故，亦要处分，责"杖六十"。就连炮炙、司药的，"料理择不精者徒一年"，也同样受到制裁。

【注释】

[1] 李上交《近事会元》卷一。

[2] 《旧唐书·职官志》。

[3] 《大唐六典》卷十四。

[4] 包括体疗七年，少小、疮肿五年，耳目口齿四年，角法三年。

[5] 包括伤科。利用导引、按摩、揉捏治疗风、寒、暑、湿、饥、饱、劳、逸八种疾患。

[6] 除迷信行为乞求神灵，"袚除邪魅为厉"，尚有说服教育的意义，在官僚阶层亦颇风行。杨衒之《洛阳伽兰记》载，南梁陈庆之出使洛阳，思家患病，"心上急痛"，杨元慎含水噀之，祝曰："吴人之鬼，居住建康，小作冠帽，短作衣裳，自呼阿侬，语则阿傍。菰稗为饭，茗饮作

浆，呷啜莼羹，唼嗍蟹黄，手把豆蔻，口嚼槟榔，乍至中土，思忆本乡，急走速去，还尔丹阳。"刘克庄分析形成之因有二："术庸难靠医求救，俗陋多依鬼乞怜。"很有道理。

[7] 公元七世纪后，考试要求逐渐严格，淘汰率增加。乾元三年（760年）正月十日右金吾长史王淑建议考题出"医经方术策十道、本草二道、《脉经》二道、《素问》十道、张仲景《伤寒论》二道、诸杂经方义二道，通七以上留，以下放。"（王溥《唐会要》）

[8] 药校、药厂。

[9] 《宋书·武帝纪》载，刘宋时代国家已"修治越城，筑查浦药园"。

[10] 《大唐六典》卷十四。

[11] 《新唐书·百官志》。

[12] 见《魏书·宣武帝纪》。

[13] 宋敏求《唐大诏令集》一百一十七、《全唐文》"令诸州置医学博士诏"。

第七节　中外医学交流

王充《论衡》虽记有"周成王时，倭人献鬯草"，然最可靠者是从秦代开始与日本文化往来，传说公元前219年齐国琅琊方士徐芾[1]率男女青年数百（或千）人[2]寻长生药到三[3]岛[4]；其人"分为百余国（各个部落），以岁时来献"[5]。中元二年（57年）日本使臣来华，光武帝赐予"汉倭奴国王"印。552年南梁送给钦明天皇《针经》一套。天嘉二年（562年）寄居朝鲜的吴人[6]知聪[7]携《明堂图》、医学书籍一百六十四卷赴日，封为"和药使主"[8]，中国针灸学正式传入日本。缘于海路风险较大，他们也常到朝鲜学习汉方医学知识，凡由中国进口的多冠以唐字，如唐药、唐纸、唐卷子。

607年七月，日本推古女皇圣德太子指派"大礼"小野妹子[9]、鞍作福利[10]一行入隋访问[11]。608年九月十一日又遣小野妹子（正使）、吉士雄成（副使）、鞍作福利随同裴世清到达我国，609年九月回棹，获得《四海类聚方》三百卷，同船来华之倭汉直福因[12]，在隋留学十六年[13]。614年六月药师难波[14]惠日跟着政府使节犬上御田锹、

矢田部造抵中国，返归时将《诸病源候论》等书带回。尔后惠日于630、650年二次入唐观光。钱起[15]《送僧归日本诗》叙述了中日文化交流、使者不断："上国随缘住，东途若梦行。浮天沧海远，去世法舟轻。水月通禅寂，鱼龙听梵声。惟怜惠灯影，万里眼中明。"[16]《旧唐书》载，他们在华重点学习先进文化，"请儒士受经"，把"所得赐赉，尽市文籍，泛海而还"，也有的慕中华之风，"因留不去"[17]。武则天久视、大足年间日本仿唐建立医事制度，大宝元年（701年）公布《大宝律令·疾医令》，要求执业者攻读《甲乙》《脉经》《新修本草》《小品方》《集验方》，针灸生除规定《素问》《针经》《明堂》《脉诀》外，还兼学《流注经》《侧偃图》《赤乌神经》诸书。

唐开元二十一年（733年）日皇应元兴寺隆尊禅师之请，派求法僧兴福寺荣叡、大安寺普照和玄朗、玄法，从难波出发，随着九次遣唐使[18]丹墀广成[19]之行来华留学，四个月抵苏州，中国政府每年赐丝绢二十五匹、四季衣服，安置在洛阳。越十

年经安国寺道航[20]介绍，至扬州以圣武天皇名义邀请淳于[21]禅门[22]和尚东渡传艺[23]讲学，弘扬佛法。他率领众僧祥彦、法进、德清、道航、澄观、如海、道兴、思托、神伦、忍灵、曜祭、法成、明烈、道默、智因、法藏、光演、义静、道因、如高、日悟、法载、昙静、善听、道翼、顿悟、道祖、幽岩、潘仙童、军法力等，由李林宗[24]写信委托李凑[25]相协助，携佛像、法器[26]、文物[27]、肉舍利、各种典籍[28]、名贵芳香药物[29]、奇效丸[30]、辟瘟药、丰心丹及食物[31]，十一年间四次启航[32]，因海盗骚扰，高丽僧如海诬告，长江口遇到大风，嵊泗列岛触礁沉船，绍兴和尚指控为荣叡、普照诱骗，扬州龙兴寺灵祐阻挠，江东道采访使拦截、押送返回，都失败而还。第五次飓风狂作，"沸浪一透，如上高山，怒涛再至，似入深谷"，十四昼夜飘至海南崖县。在回扬州途中，天宝八年荣叡病死高要县，祥彦卒于吉州，自己也受炎热而目昏[33]，委胡医治疗[34]，先后亡故三十六人。753年十月应遣唐使邀，僧侣二十四名[35]陪同，再行东渡。十九日从扬州出发，乘孝谦女皇十次遣唐副使大伴宿弥胡麻吕船，由弟子思托、法进、义静、法载、昙静、法成一起，经长江，与从鄞山阿育王寺赶来之普照在黄泗浦会合。十一月五日启锚，十二月二十六日[36]到达九州秋妻屋浦，抵太宰府，日王派员迎接。翌年二月，定居奈良东大寺戒坛院，赐备前（今冈山）国水田一百町[37]，新田部亲王腾出旧邸邀其下榻。传大乘教，创律宗学派，为圣武太上、孝谦天皇、朝野臣民受戒，用手摸、口尝、鼻嗅，鉴别药材，治愈光明太后的屡医无效证，封"大僧都"，表扬"学业优富，戒律清净，堪圣代之镇护，玄徒之领袖"，赠"鉴真"二字。曾撰有《戒律三部

经》[38]《鉴上人秘方》。763年五月六日于奈良所建仿唐招提寺[39]开山堂端坐圆寂[40]。葬野国药师寺村龙兴寺松林，筑塔留念。元开[41]应思托[42]要求，撰了《唐大和尚东征传》。丹波康赖《医心方》收入他不少验方，如卷三诃黎勒丸方、卷九脚气入腹方、卷十九服钟乳随年齿方等，招提寺正仓院还保存了渡海时药物六十余种。在日本四代传人慈觉[43]又入唐求法，遍走山西、山东、河北、河南、陕西、安徽、江苏各地，留华十年，带回大量佛门图书，促进双方文化交流。1962年纪念其逝世一千二百周年，郭沫若写道："鉴真盲目航东海，一片精诚照太清，舍己为人传道艺，唐风洋溢奈良城。"近人东山魁夷为招提寺画有山云、海涛的屏风，缅怀法师普渡众生。东宝电影公司据河原崎长十郎改编井上靖的小说《天平之甍》，拍摄成影片。

永贞元年（805年），日医营原清来华习岐黄术，回国宣传唐之医药文化。865年僧人宗叡留学中国，将巴蜀印子（刻本）《唐韵》、《玉篇》携走。日本延喜五年（913年）文告[44]，业医者皆读《太素》《新修本草》，《太素》限四百六十日，《新修本草》三百一十日。808年，遵照《素问》《针经》《脉经》《甲乙经》《小品方》《新修本草》等，编辑《大同类聚方》一百卷。

南齐永明二年（484年）扶南王阇耶跋摩派天竺和尚来华，其贡品中有"玳瑁、槟榔桦一枚"[45]。北魏洛阳建有番村，称四夷馆，为万余外籍人提供住所、存放货物，他们售出的香药占相当比例。《隋书·经籍志》言，我国曾翻译印度《龙树菩萨药方》[46]四卷、《婆罗门诸仙药方》二十卷。传入常用成药耆婆[47]丸。地、水、火、风四大学说，在我国也有较大影响。

贞观十六年（642年）乌苌国使臣贡龙脑香，"西域献胡僧，咒术能死生人"[48]。公元九世纪中叶阿拉伯商人苏莱曼·丹吉尔之游记说，中国装有药物、丝绸、瓷器、铁制品的帆船，竖着单桅航行到南天竺故临，每艘货船向当地海关交纳进口税一千迪尔汉银币。药物输出印度，以人参、当归、茯苓、附子、乌头、麻黄、远志、细辛为大宗，据义净《南海寄归内法传》载，当归、远志、人参、茯苓，号称"神州上药"，"察向西国，咸不见有"。他旅居国外二十年[49]，以中华医药为人治病，用茶叶、苦参清热，得到好评，并对西南部药物作了调查研究，谓："东方多足诃黎勒，北道则时有郁金香，西边乃阿魏丰饶，南海则少出龙脑，三种豆蔻皆在杜和罗，两色丁香咸生掘伦国。"[50]

从晋代发现战国魏王墓中《汲冢书·穆天子传》所记，周初已与西方[51]往来，我国炼丹术，公元一世纪传入亚历山大，三世纪随着丝织品"锦绣襄邑[52]，罗绮朝歌，绵纩房子，缣总清河"[53]，再次输往阿拉伯国家，且经印度、波斯转到西班牙。唐时外销的中药，多为生姜、肉桂、樟脑。十世纪又传出诊脉方法，中东阿维森纳《医典》所载之切脉知识、脉象的辨认，有许多内容采诸王叔和《脉经》。赵汝适《诸番志》载，由阿拉伯传入中国的药物，亦为数甚夥，如乳香、没药、龙涎香[54]、硼砂、血竭、栀子花之类。嵇含《南方草木状》[55]收有甘薯、指甲花[56]、槟榔[57]、荔枝、橄榄、龙眼、海松子、苏枋、庵摩勒、沉香、熏陆香、诃黎勒、茉莉[58]，谓豆蔻花"破气消痰，进酒倍增"；《酉阳杂俎》前、续集记有无花果、没食子[59]、阿魏、波斯枣[60]；罽宾贡入褥特鼠[61]；吐火罗送给胡药二百余味；旅游、经商者，还

带来胡芦巴、鸦片、海外药方。规定中央一级，"蕃客献药者，鸿胪寺验覆，少府监定价之高下。"[62]起源于波斯的打马球运动，在唐代号称百万人口之长安，也颇为风靡。

西汉初年，已与朝鲜三国（高丽、新罗、百济）有了交往；大同七年（541年）梁武帝应百济王请求，遣医师前去。唐代随着接触日益频繁，中医书籍大量传到高丽[63]，如《素问》《神农本草经》《难经》《伤寒杂病论》《脉经》《甲乙经》《诸病源候论》《备急千金要方》等，693年其政府设置医学博士二人，并仿唐制将以上各书为教授学生的课本。朝鲜药物亦陆续运至我国，陶弘景《名医别录》收载了进口的昆布[64]、芜荑、五味子；开元年间（713～741年）新罗圣德王隆基命使者贡献人参、牛黄，《新修本草》《本草拾遗》《海药本草》写入他的白附子、海松子、延胡索、兰藤、担罗、海藻。此外，尚有木瓜、吴茱萸、治脚气病的高丽老师方[65]。

医药之传入越南，由来已久，东吴太平二年（257年）崔伟曾去其地行医，写有《公余集记》。唐代知医的沈佺期[66]、刘禹锡[67]贬至驩州、连州，均到过越南北方。周守忠《历代名医蒙求》引《玉堂闲话》，谓曹州观察判官申光逊于家乡桂林以醇酒、胡椒、干姜，用"黑漆箭"鼻吸治愈越南官吏孙仲敖的脑痛证。南北朝时，由彼地进口沉香、苏合香；《新修本草》《本草拾遗》所载丁香、诃黎勒、白茅香、毗黎勒、苏方木、白花藤、庵摩勒、詹糖香等，均是从越南或南洋输入的。天宝九年（750年）狮子国[68]遣使来朝，在赠予政府礼物中，有珍珠、象牙，不仅属装饰品或供雕刻用，且为名贵药材。

五代时，中原地区已种植西瓜[69]，胡峤《陷房记》载："峤于回纥得瓜种，结实大如斗，味甘，名曰西瓜。"据叶权《贤博编》载："洪忠宣公《松漠纪闻》言从房中携归，今禁园、乡圃皆有，则是西瓜南宋始入中国。"又太晚了。人们对其味甘适口咏之以诗曰："拔出金佩刀，切破苍玉瓶，千点红樱桃，一团黄水晶。"颇有文趣。

【注释】

[1] 即袯字，《后汉书·东夷传》改为福。字君房。其家一说在今江苏赣榆县徐福村，一说在山东龙口市。居日所娶之妻为九州部落玄藏的女儿阿辰。

[2] 见司马迁《史记》。

[3] 蓬莱、瀛洲、方丈。

[4] 日史记载，"孝灵天皇七十二年徐福来朝"，奉"秦始皇之命到富士山采取不老长寿之药，因以居焉。"和东方朔《海内十洲记》所载，徐氏曾"率摄楼船入海寻祖洲，遂不返"同。

[5] 《汉书·地理志》。

[6] 南朝统治江南地区人。

[7] 知聪事迹尚有二说，浅田惟常《皇国名医传》载，乃吴王照渊之孙，钦明天皇时随武官大伴佐上古东渡，带去儒、释、医籍和明堂图、佛像、法器等，孝德天皇赐姓福常，子孙世居难波，未再返回。此外，《枫林晚话》考证，还可能为润州（今镇江）摄山栖霞寺（今南京东郊二十里处，同长清灵岩、荆州玉泉、天台国清，称四大丛林）住持僧，书以存参。

[8] 其子创制牛酪、呈献药白于孝德天皇，被封为"善那使主"。

[9] 《隋书》称苏因高特使。

[10] 翻译。

[11] 曾来多人，其中有留居中国达三十二年者，608年四月杨广令文林郎裴世清

十三名官员赴彼国答礼。

[12] 阿留王之后，日僧长老要求派遣的。和尚惠齐、惠光，亦随同来。

[13] 浅田惟常《皇国名医传》载，倭汉直福因留唐十五年，从朝鲜使者智洗尔返国。

[14] 大阪古称。

[15] 吴兴人，天宝状元。

[16] 姚合《极玄集》。

[17] 《旧唐书·东夷传》。

[18] 遣唐使团由多方面人员组成，有大使、副使、判官、录事、知乘船事、译语、请益生、主神、医师、阴阳师、画师、史生、射手、船师、音声师、音声长、卜部、留学生、学问僧、玉生、锻生、铸生、细工生、船匠、舵师、傔人、挟杪、水手、手长、杂使（《延喜式》卷三）等。每次约放大船四艘，一艘百余人。

[19] 《殷礼在斯堂丛书》载"善邻宝国记"。

[20] 鉴真弟子。

[21] 复姓，后避唐宪宗名纯，改单姓为于，即现在的于姓。

[22] 传说为战国时齐国辩士淳于髡之后，垂拱四年（688年）生，江阳（今扬州。与长安、洛阳为当时三大名城，人口约八十万，隋炀帝的迷楼即建于此）人，十四岁在大明（后改龙兴）寺从智满出家；十八岁从道岸受菩萨戒，二十岁随其赴洛阳、长安深造，于长安实济寺道宣（俗姓钱，丹徒人，孙思邈之友，《佛祖统纪》卷二十九谓，乃天王补心丹创制者）弟子文纲（道岸之师）的门徒弘景（一作恒景）处受具足戒；就高僧融济学习《南山钞》，向义威、智全研讨《法励疏》。七年当中，参观了"太医署"、"药

园"，读过大量各方面书籍，景龙元年（707年）参加黄河以北的救灾医疗活动。二十六岁开始讲经，听众和从其受戒者，先后达四万余人。组织僧侣抄写佛经、禅文三万二千卷。晚年主持大明寺、龙兴寺工作，"动必研几，曾无矜伐"，同书法家李邕为友，乃淮南江左释家著名人物。不断在大明、龙兴寺栽种药物，配制丸散膏丹，济世活人。其弟子长安安国寺璘光、扬州兴云寺惠踪、江州大林寺志恩、苏州开元寺辩秀、天台国清寺法云等，都成了佛教界领袖。

[23] 医药、酿造、书法、音乐、建筑、雕塑等。

[24] 尚书李林甫之兄。

[25] 李林宗族人，官扬州仓曹。

[26] 日本现尚存有铜如意、玉环、铁钵、小阿育王金塔。

[27] 铜像、碑帖、青莲花、水精手幡、刻本书、王羲之行书真迹。

[28]《大方广佛华严经》、南本《涅槃经》、《太品经》、《大集经》、《四分律》、《明了论》、《天台止观》、《菩萨戒疏》、《补释宗义记》、《音训》、《比丘尼传》、《玄奘法师西域记》。

[29] 沉香、檀香、麝香、松香、荜茇、龙脑、人参、安息香、胡椒、阿魏、诃子、肉桂、犀角、蜂蜜、甘蔗、青木香、砂糖、大黄、熏陆香、零陵香。其中香药点燃，可作辟秽、净室、迎神用。且"香之为物，其利最溥，焚之可以清心悦神，畅怀舒啸，助情醒客"（项元汴《蕉窗九录》），调料食物，外敷美容、矫臭；木质坚硬者，还能雕刻佛像，制成如意、念珠。

[30] 道宣遗方，弘景传与鉴真，即万病药。

[31] 米、豉、面、牛苏、饼类（胡饼、遂饼、薄饼）。

[32] 从第二次玄朗、玄法惧风浪之险，未再同行。

[33] 陈垣不同意《唐大和尚东征传》二目失明说，写有《鉴真和上失明事质疑》。

[34] 可能为印度或阿拉伯人。如白内障则用过金蓖术。据杜环《经行记》载，当时大秦医善治眼，或开脑取虫，以愈"目眚"，亦宜参考。

[35] 包括藤州通善寺尼姑智首、扬州白塔寺惠云、婺州沙弥仁干、扬州居士潘仙童、西域人安如宝、昆仑人军法力、柬埔寨人善听、胆波国人智聪。其他从事建筑、雕刻、绘画、镌碑、锻铸者未计算在内。

[36] 即公历754年一月二十三日。

[37] 日本一百八十尺为一亩，十亩为一段，十段为一町。

[38] 为日本刻版印刷的开始。

[39] 原为新田部亲王旧邸，孝谦天皇题字"唐招提寺"。

[40] 终龄七十六岁。当病逝之前一年，门徒忍基为其塑造一尊同身寸大的脱胎乾漆夹纻坐像（中国东晋技艺，以麻布披叠，撒上木屑，层层刷漆，再抽去土胎），高二尺七寸，每年五月六日鉴真逝世日，即在寺内展出三天。思托挽之以诗，用志悼念："上德乘杯渡，金人道已东。戒香余散馥，慧炬复流风。月隐归灵鹫，珠逃入梵宫。神飞生死表，遗教法门中。"法进云："传灯照海东"（见《唐大和尚东征传》附诗）。日本人誉为神农、药王。

[41] 即淡海三船。

[42] 俗姓王，王乔之后，沂州人，在

开元寺出家，住天台山，三十一岁赴日。

[43] 俗姓壬生，法名圆仁，下野都贺郡人。

[44]《延喜式》。

[45]《南齐书·列传》第三十九"东南夷"。

[46] 宋僧普济《五灯会元》卷一载，乃十四世祖龙树尊者，西天竺人，亦名龙胜，中国称眼光菩萨，秦始皇三十五年时卒。药方为其所辑。

[47] 公元前五世纪摩迦达国御医。《晋书》载，即鸠摩罗什，非。考鸠摩罗什为后秦时人，乃天竺（父）、龟兹（母）的混血儿，同南朝真谛、唐代玄奘称佛门三大翻译家，二者无有联系。

[48] 见《全唐文》《隋唐嘉话》。

[49] 义净从出国到印度，加上返回时间，约二十五年。

[50]《南海寄归内法传》。

[51] 包括印度。

[52] 今河南睢县。

[53] 左思《魏都赋》。

[54] 原产非洲，为抹香鲸病胃内分泌物及食物渣滓形成的粪便，苏轼《玉糁羹诗》谓："香似龙涎仍酽白，味如牛乳更全清。"

[55]《文史》十八辑陈连庆"今本《南方草木状》研究"，认为属十二世纪南宋时作品。存以待考。

[56] 段公路《北户录》载，和茉莉花一样，由波斯传入，"大同二年始来中土"。

[57] 汉人杨孚《异物志》已记其下气消痰。

[58] 陈继儒《销夏》卷三载，开始"胡人自西国移植南海，南人怜其芳香，竞种之"。

[59]《隋书·波斯传》作无食子。

[60]《南方草木状》谓之海枣，即千岁枣，今称椰枣。

[61] 其尿治虫兽咬伤。

[62]《新唐书·百官志》鸿胪寺职。

[63] 叶梦得《石林燕语》卷四载，高为国王之姓，句骊为国号，"隋去句字，故唐以来止称高丽"。

[64] 缪仲淳认为，昆为纶字之讹。

[65]《外台秘要》卷十八"脚气门"，已记有"毒气攻心手足脉绝方"。

[66] 字云卿，河南内黄人，工诗，精书法，同宋之问齐名。

[67] 字梦得，洛阳（或作彭城）人，王叔文、柳宗元之友。十七岁习医，研究《小品方》《药对》《素问》，贞元九年联捷进士、弘词二科。以医术、书法、音乐、奕棋为之四长。撰有《传信方》，收入良方五十余首。林洪《山家清供》曾转载其治秋痢方，用椿根一把，捣烂研末，和麦捻作馄饨，"如皂角子大，水煮空腹服十枚"，称作"椿根馄饨"。流传于民间。

[68] 今斯里兰卡。

[69] 原产非洲赤道地区，元人吴瑞《日用本草》记述入药。李时珍《本草纲目》载，陶弘景所言之寒瓜甚大、可藏至春，实即西瓜。然当时无西瓜之名，也未见种植报导，恐不确。

结　语

随着历史的前进，中医学从基础到临床，都有高度发展。东晋沿用前朝经验，传染病流行，注意预防，实行隔离，永和末（353～356年）多疾疫，旧制，朝臣家有时疾，"染易三人以上者，身虽无病，百日不得入官。"[1]隋开皇初成立"疠人坊"，收容社会上麻风患者，对杜绝传染很有意义。唐时设置皇家病房"官人患坊"，既便于医疗，又起了护理作用。全元起撰有《素问训解》，为注释《内经》第一家，宋林亿校书，还保存了它的编次和部分注文。杨上善将《素问》《灵枢》系统分类，并加笺析，成《黄帝内经太素》三十卷。王冰整理《素问》时，根据郭子斋所授张公秘本、旧藏之卷补入七篇大论，阐发运气学说。会昌年间（841～846年）蔺道人[2]著的《仙授理伤续断秘方》[3]，分整复、药治，载有手术复位、牵引（拔伸）。对穿破性骨折，主张扩创清理、沸水洗净、缝合包扎、夹缚固定，不可"见风着水"；肩关节脱臼，采取"椅背复位法"。书内收方四十六首，以草乌为主加酒麻醉止痛，介绍了洗、贴、掺、揩及服用诸法，有闻名之方四物汤，乃我国现存最早的伤科专著。

《备急千金要方》曾载南北朝时徐之才"逐月养胎法"，强调妇女妊娠每月饮食、起居注意事项，附有保护胎体药方预防流产。852年昝殷[4]编有《产宝》[5]，分五十二篇，三百七十一方[6]，为马王堆汉墓出土《胎产新书》后早期妆台[7]之作，清代婺源张金城从日本觅得，系船桥经中（恒）山由《医方类聚》辑出的抄本，列有恶阻、胞漏、死胎、难产、缺乳、乳痈等证。《刘涓子[8]鬼遗方》[9]乃《金疮瘈疭方》以来的第一部外科学，着重止血、收口、镇痛、解毒，载方一百四十余首，重视投用黄连、雄黄、丹砂，述及"痈大坚者未有脓，半坚薄者有脓，当上薄者都有脓，便可破之。"从下向上穿破，"令脓得易出"。肠痈"脉数脓成"不可服大黄泻剂。治皮肤病创制的水银软膏[10]，比十二世纪意大利萨勒诺医学校罗吉尔发明者，要早六百来年。

眼科方面，西汉初已习用手术，认为"目中有疵，无害于视，不可灼也"[11]。景帝"目有瘤疾，使医割之"[12]。唐代重视美容，大量使用口脂、面药，切除"胬肉"[13]、拔治"倒睫"的方法，应用较广。公元八世纪转述印度之《龙树眼论》[14]，托名佛经中菩萨[15]龙树[16]医眼而驰称于世。"案上漫铺龙树论，盒中空贮决明丸，人间方药应无益，争得金篦试刮看。"刘禹锡对当时治疗成就备加赞扬，说明效果是可靠的。"三秋伤望远，终日泣途穷。两目今先暗，中年似老翁。看朱渐成碧，羞日不尽风。师有金篦[17]术，如何为发蒙。"[18]虽然应用了拨障方法[19]，都不十分理想，元稹因糖尿病并发白内障，"满目文书堆案边，眼昏偷得暂时眠。"未作手术。白居易[20]夜视"似灯将灭"，晨起"疑镜未磨"，患玻璃体混浊，"散乱空中千片雪，蒙笼物上一重纱。纵逢晴景如看雾，不是春天亦看花。"过了五十岁，卧病读经《赠诸僧侣》中载："右眼昏花左是风，金篦石水用无功。不如回念三乘乐，便得浮生百疾空。"伤心地咏道："眼暗损伤由来久，病根牢固去难应。医师尽劝先停酒，道侣多教早罢官。"李昂在位时期（827～840年）同州（今大荔）民间已有专门拨除白内障者，名石公集、周师达，杜牧《樊川集》载，若眼"硬如白玉"，即可手术去掉。

梁天监十六年（517年）"三月丙子敕太医不得以生类（活动物）为药"[21]。边疆少数民族、国外验方陆续传入内地，《七录》记有刘裕《杂戎狄方》《摩诃出胡国方》，崔元亮整理《海上集验方》，同昌公主"乘七宝步辇，四面缀五色香囊，内贮辟寒香、辟邪香、瑞麟香、金凤香"[22]，预防邪毒传染。唐孟诜[23]鉴于"人受气于谷"，搜集食品药物，总结了食疗的临床应用，撰成《补养方》，弟子张鼎改为《食疗本草》[24]，934年剑州医官陈士良以《神农本草经》《新修本草》《本草拾遗》有关食治药物为主，结合自己经验、四时调养术，编辑《食性本草》十卷，具有医病、健身双重作用。"陆鸿渐嗜茶"，写有《茶经》三卷，人们纪念其精心研究，"鬻茶邸烧瓦瓷为其形貌，置于灶釜上，左右为茶神。有交易则茶祭之，无则以釜汤沃之"[25]。

对麻风患者，沿用战国末年"当迁疠所处之"[26]方法，隋、唐政府仿照前代"避疠"的措施将庙宇辟作"疠人坊"[27]，进行隔离治疗，避免传染；法律规定，妻子有恶疾，男方可以休弃，这列为离婚条件七出[28]之一，迫使妇女过痛苦生活。刘餗《隋唐嘉话》载，李世民见到所绘人体内景图，了解脏腑组织与背部相连，下令废除笞打后背的苛刑。乾化二年（912年）防止流行病传播蔓延，诏谕地方行政机构，"凡有疫之处，委长吏检寻医方，于要路晓示"[29]。

公元六世纪徐之才，世代业医[30]，493年出生于南齐，"幼而俊发，五岁诵《诗经》，八岁略通义旨，年十三召为太学生"[31]，撰有《药对》[32]，首记药物相反的学说[33]，官南北朝期间[34]，人谓其"豁达无以过之"[35]。社会上每逢"寒食三日作醴酪，捣杏仁煮作粥"[36]，形成节日习俗。唐人食谱甚广，且较考究，闻名小吃为"红绫饼餤"，属待客上品。"萧家馄饨、庾家粽子、韩约樱桃饆饠"，以及"胡突鲙、獐皮索饼之类"[37]，均独具特色，起到了保健、改善口味的作用。

【注释】

[1]《晋书·王彪之传》。

[2] 传说长安人，于江西宜春县钟村（蒯氏走后观察使改为巩村）结一草庵，购田耕地，种粟自给，时年一百四五十岁。常同邓姓老者（为其子治过从树上坠下颈部、上肢的摔伤）春暖秋爽时聚会，椰瓢酌酒，谈笑竟暑，醉而后歌，辞曰："经世学，经世学，无用着。山中乐，山中乐，土堪耕凿。瘿瓢有酒同君酌，醉卧草庐谁唤觉。松荫勿听双鸣鹤，起来日出穿林薄。"是愤世嫉俗的隐士。将治疗伤科方法，嘱"勿苟取，勿轻售，勿传非人"为条件，授与村内彭姓。此书载药一百四

十三味，习用之物有穿山甲、丁香皮、土当归、枇杷树根、骨碎补、自然铜、血竭、木鳖子、大粟间、乳香、没药、白杨皮、青桑皮、白蔹、赤小豆、细辛、续断、乌头、苏木、何首乌。

[3] 通过彭姓老人介绍，流传于世。现刊者为明洪武所刻和道藏本。

[4] 唐末成都人，医博士，当过节度随军。以治白敏中家属难产而著称。

[5] 即《经效产宝》。据乾宁四年周颋序，谓作于大中年间（847~859年）。曾云："脏气阴多则数梦，阳壮则梦少，梦亦不复记。"（段成式《酉阳杂俎》前集319条）并写有《食医心鉴》。

[6] 据唐周颋序言。马端临《文献通考》、王肯堂《女科证治准绳》作三百七十八方。赵希弁《读书后记》作二百七十八方（恐二为三之误）。现存四十一篇，二百八十九方。

[7] 妇产科。

[8] 出身贵族，祖父淳、父岩均为官吏。他是宋武帝的族祖，曾从其北征南燕慕容超，为伤兵服务。东晋隆安二年当过彭城内史。《鬼遗方》成书于齐永元元年（499年），为龚庆宣编集。原分十卷，现见宋传本共五卷。

[9] 托名黄父鬼所遗。蒋超伯《南漘楛语》卷四谓："此事与宋武帝射大蛇，旋见青衣捣药相类，且又同时"，疑影传该说。

[10]《五十二病方》已有水银治疥，"摩掌中以和药"的记载。

[11]《淮南子·氾论训》。

[12]《晋书·景帝纪》。

[13] 赵璘《因话录》卷六载，相国崔公慎左目眦生赘，如息肉，欲蔽瞳仁，视物障碍，用药无效。判官杨牧荐扬州谭简治之，先饮酒数杯，端坐无思，"谭生以手微扪所患，初觉似拨之，虽痛亦忍。闻动刀剪栝焉有声，以绵试病处，兼敷以药，遂不甚痛。谭生请公开眼，看所剖肉，大如小指，坚如干筋，乃命投之江中"。

[14] 宋避英宗名曙改为《龙木眼论》。

[15] 宣传大乘教。

[16] 公元前二至三世纪印度佛教哲学家，怀才多艺，为大乘教之祖。

[17] 刮眼手术刀。

[18]《赠医者婆罗门僧》。

[19] 公元五世纪北凉昙无懺《涅槃经》已记有"盲人诣良医，医者即以金篦刮其眼膜"。

[20] 杨汝士的妹婿，为春秋时代百里奚之子孟明视之第二子白乙丙的后裔（见汪立名《白香山年谱》）。周瘦鹃《紫罗兰庵小丛书》之二《紫兰小谱》引王渔洋诗"花暖紫兰村"，排除他说，谓其乃太原紫罗村人。

[21]《南史·梁本纪》。

[22] 苏鹗《杜阳杂编》卷下。

[23] 孟轲三十一代孙，明曜之子，孙思邈的门生，河南汝州人。约生于公元621年，"寄籍平昌"（《嘉庆《德平县志·人物》），进士，垂拱初任凤麟阁舍人、侍郎，武则天时，于刘祎（或作玮）家言上赐为药金，烧之见五色气，贬为台州司马。睿宗即位，委为侍读，放同州刺史，加锡青光禄大夫。他辞官返乡，"赐物一百段，每岁春秋二时特给羊酒糜粥"（《旧唐书》。孛兰肹《元一统志》作羊酒，无糜粥二字），河南尹毕构将其所居伊川改称子平里，以示尊荣。713年卒，终龄九十三岁。撰有《锦带方》八卷，《家礼》《祭礼》各一卷，《丧服要》二卷，《必效方》三卷。

[24]《补养方》一百三十八条，张鼎（可能为悟玄子）增入八十九条，归为二百二十七条，仍分三卷。现存者乃不完本。唐兰跋语云："此残卷起石榴止芋，凡得药二十六味"（石榴、木瓜、胡桃、软枣、櫨子、芫荑、榆荚、吴茱萸、葡萄、甜瓜、越瓜、胡瓜、冬瓜、瓠子、莲子、鷄薚子、楂子、藤李、杨梅、覆盆子、藕、鸡头子、菱实、石蜜、砂糖、芋）。书内受前人影响，强调"知其所犯，以食治之；食疗不愈，然后用药。"1981年有新辑本，载药二百六十种。它和以前咎殷所写《食医心鉴》（罗振玉从日本携回，卷尾有丹波元坚、森立之手识，内容重点用

葛粉、苡仁、驴头、熊肉、鹿蹄、乌鸡、大豆、驼脂、薯蓣、巨胜、苏子、猪肚、牛乳、葵芽、蒲桃、青鸭、羊肺、冬瓜、葱白、油酥、蜂蜜、生姜、小麦、萝卜、林檎、藕汁、红米、薤白、鹏鸪、黍米、杏仁、鳗鲡、糯米、野鸡、鲜梨、冬麻子、马齿苋、木槿花作羹汤、煮粥）并不一样，可相互比观。

[25] 无名氏《大唐转载》。

[26]《睡虎地秦墓竹简》。

[27] 唐僧道宣《续高僧传》载，隋时西京大兴善寺北天竺沙门"那连提黎耶舍传"记有于河南汲县西山"依泉傍谷"建造三寺，"收养疠疾男女别坊"，成立"疠人坊"。

[28] 其他为无子、淫佚、不事舅姑、口舌、盗窃、妒忌。

[29] 见《薛史·梁太祖纪》。

[30] 徐熙（东晋濮阳太守）——秋夫（刘宋射阳令），有二子，长子道度（刘宋兰陵太守），孙文伯（东莞、泰山、兰陵太守），曾孙雄（南齐员外散骑侍郎、兰陵太守）。雄有二子，之才（北齐左右仆射、尚书令，其子少卿官太尉司马；同卿为太子庶子），之范（北齐太常卿尚书典御、袭兄西阳郡王爵，入北周官仪同大

将军，子敏齐，官隋朝散大夫）。次子叔响，（南宋大将军参军），有二子，嗣伯（字叔绍，官正员郎、府左），成伯（北魏鸿胪卿、金乡县开国伯，子骞，孙践字景升，曾袭父爵右中郎将官建兴太守）。

[31]《北史·艺术》。

[32] 李时珍《本草纲目》辑有一百六十四条。

[33] 正式提出十八反并编成歌诀，见于张从正《儒门事亲》。

[34] 曾官于南梁，显于北魏，到齐又封西阳郡王。公元572年六月八十岁（岑仲勉《金石论丛》作六十八岁，505年生，待考）卒，谥曰"文明"。他原籍东莞（今山东沂水县），由徐熙迁居秦望山（在杭州附近），因喜刀圭术，从一道士得《扁鹊镜经》，执行医业，而后又移家丹阳（今安徽当涂县丹阳镇）。之才滑稽善辩，魏收谓其"面似小家方相"，对曰："若尔，便是卿之葬具。"曾戏王昕之姓："有言则䚰，近犬则狂。加颈足则为马，施头尾则为羊。"说卢（卢）元明"卿姓在亡为虐，在业为虚，生男则成虏，配马则成驢"。

[35] 黄朝英《靖康湘素杂记》补辑。

[36] 署名陆翙《邺中记》。

[37] 见葛立方《韵语阳秋》卷十九。

第五章
两宋、金、元时期医学

〔两宋（960～1279）——
金（1115～1234）——
元（1279～1368）〕

"江山风月，本无常主"，公元960年"甲辰黎明四面叫呼而起，声震原野"[1]，赵匡胤发动"陈桥兵变"[2]，黄袍[3]加身，建立北宋[4]王朝，"未离海底千山暗，才到天中万国明"[5]，结束五代、十国混乱局面，改革了晚唐以降"桑柘废来犹纳税，田园荒尽尚征苗"[6]的残酷剥削状况，"常衣絁裤麻鞋"[7]，号召节俭，"命宫中于四更末即转六更"[8]。立仓库"积左藏之余，以备不时之需"。虽未收回石敬塘向辽称臣割让的燕云十六州[9]，开宝九年统计，户籍已达到350万户[10]。接受过去地方势力尾大不掉的教训，"杯酒释兵权"。选拔"人才不问资序"[11]，家庭"谱牒"、出身"乡贯"一律不加考究[12]，"太宗求治甚切，喜臣下言得失"[13]。每次开科录取进士由二百到四百，超过唐代五至十倍。偃武修文，中央集权总揽一切，"米一斗十余钱"[14]。首都东京（今开封），为贸易中心，"八方争凑，万国咸通"[15]，人口近百万，发行纸币交子[16]，商户七千家，杭州的丝织品、成都的纸张[17]、福建的漆器、日本的摺扇[18]、高丽的墨锭[19]、阿拉伯的香料、加工的果脯[20]，一应俱全。"街衢置鼓于小楼之上以警昏晓"[21]，张择端所画《清明上河图》，绘有汴河两岸，尤其东门外虹桥一段为典型闹市盛况[22]。经济繁荣，促进了文化事业、科学技术的发达。王安石执行"三拗"[23]，"品秩高卑皆得晋谒"[24]，抱负之士"咸趋归焉"。因熔儒、释、道三家思想于一炉之"理学"肇兴，提倡"明心见性"，也渗入了中医理论内容，影响至今八百余年。

北宋统治者强干弱枝，防卫力量薄弱，官吏增加，晚期政治日趋腐败，"惟知歌功颂德粉饰太平"，地方上"凤州贫民不能葬者，弃尸水中"[25]。大兴土木，"恬于逸乐"，宫内蜡烛由香料制成，用"龙涎、沉、脑屑"。高俅专权"大小皆搏之"[26]；朱勔霸占民田三十万亩；蔡京吃蟹黄馒头，子孙不知米从何出[27]。"赤日炎炎似火烧，田中禾稻半枯焦。农夫心内如汤煮，王孙公子把扇摇。"[28]汪道昆云："卒使宋室之元气索然，厌厌不振，以就夷虏之手，此诚窃国之大盗也。"[29]1125年女真[30]完颜氏灭辽，继续对宋战争。政府罢免几个奸吏，令其"八十衰年初谢，三千里外无家。孤行骨肉各天涯，遥望神京泣下。金殿五次拜相，玉堂十度宣麻，追思往日漫繁华，到此翻成梦话"[31]，将蔡京之姜慕容、邢氏、武香送入北国[32]，希图整顿朝纲，可惜为时已晚。金兵乘隆冬之夜攻打东京[33]，太上皇赵佶与子钦宗被掳，押往东北，"至以便溺浇之"[34]，途经万水千山，"目断天南无雁飞"[35]，分别死于吉林五国第一城和骑兵铁蹄之下，结束了"帝城春色谁为主，遥指乡关涕相连"[36]的生活。

金入中原，物换星移，徽宗第九子康王1129年二月丢下四千万军民[37]仓惶南渡，驻跸临安，"乐其湖山之秀，物产之美，遂建都焉"[38]。"西距蜀楚，东际吴越"，只有"荆、扬、益三州之野"[39]，凡一百五十年，历史上谓之南宋。北方人民残遭蹂躏[40]，处于水深火热之中。岳飞抱着"斩除顽恶还车驾"，"誓将直节报君仇"[41]的心情，写下《黄鹤楼词》[42]。爱国者讽刺小朝廷："何如养个南飞雁，沙漠能传二帝书。"[43]"欲将心事付瑶琴，知音少，弦断有谁听？"[44]大漠成吉思汗崛起，1234年蒙古灭金，1279年又摧垮了赵氏政权。陆秀夫"以金玺系主腰"，背负卫王赵昺在新会崖门山投海死。

忽必烈取《周易》"大哉乾元"意建立元朝。元代"北逾阴山，西极流沙，东尽辽左，南越海表"，疆域广阔，版图最大。九十来年统治期间，从未正式研究过"定制度、议礼乐、创学校、设科举、拔隐逸、访遗老、举贤良、求方正、劝农桑、抑游惰、省刑罚、尚名节、斥纵横、去冗员、黜酷吏、崇孝悌、赈困穷"[45]。"皇帝先受佛戒"[46]，道士位列朝班，喜"群臣顿首"，歌颂凤凰出、麒麟见，瑞霭祥烟，"山呼万岁，洪福齐天"，四海安然[47]。宫内设一大瓮，"两步多高，纯用宝石制成，四周悉绕以金，每角有一龙，下垂大珠缀成的网链，瓮里酒是用管子输送进去，旁置金杯，随意饮之"[48]，肆意挥

霍。"不论凶荒或水旱，岁纳亩粮须石半。"叶子奇《草木子》载，官吏们向人讨钱，各有名目，如来访的"拜见钱"，白要的"撒花钱"，过节的"节岁钱"，庆诞辰的"生日钱"，管事的"常例钱"，迎送的"人情钱"，发传票的"赍发钱"，打官司的"公事钱"。商人重利盘剥，豪强武断乡曲，扬州张文盛"资财富饶"，家僮数百，雄占一方。劳苦大众"男子无缊袍，妇女无完裙。剥树食其皮，掘草得其根。昼夜绝烟火，夜宿依星辰。朝不敢保夕，暮不敢保晨。死者已满路，生者与鬼邻。一女易斗粟，一儿钱数文。"[49]民族、阶级之间矛盾，更加激化，暴发了红巾军、农民大规模起义，口喊"杀尽不平方太平"，外强中干的元帝国，终于被推翻。但胜利果实，则落到皇觉寺沙弥朱元璋的手中，由他粉墨登场开创了明朝，统治着六千万臣民[50]。

宋金元时期，应用指南针导航，海陆交通发达，造船业大兴，随着中外往来，通商五十余国，进出贸易增加，医药交流较前扩大。开宝四年（971年）继续唐代，在广州设市舶司[51]，尔后又于杭州（989年）、明州（999年，今宁波市）、上海（1074年）[52]、泉州（1087年）、密州（今胶州）板桥镇（1088年）相继成立，与阿拉伯、泰国、越南、印度、菲律宾、印度尼西亚、马来半岛、日本、朝鲜二十多国交易，雍熙四年（987年）五月遣内侍八人持敕书金帛去海南诸番"勾招进奉"，买香药、犀角、象牙、珍珠、龙脑，充实库藏。熙宁时（1068～1077年）明、杭、广州市舶司进口货物，仅乳香一宗，计有354.449斤[53]。到了绍兴（1131～1162年）阿拉伯啰辛出售的乳香，就值三十万缗。在华经营香料、药物之伊斯兰教徒，较有影响者，即为啰辛、花茶、蒲希密、蒲押

陁黎、陁婆离等人。南宋末年且委任阿拉伯血统巨商蒲寿庚[54]管理"梯航万国"泉州市舶司[55]。据《宋会要辑稿》载，经市舶司运往欧、亚外地的药材，有朱砂、黄连、人参、牛黄、茯苓、附子、川芎、雄黄、水银、山茱萸、白术、杏仁、石决明、乌药、姜黄、龙骨、五加皮、菖蒲、常山、桔梗、川椒六十来种，以牛黄最为名贵，放入金银盒子里，号"东洋解毒石"[56]，供辟疫之用。阿维森纳《医典》所收八百多味药物，有不少是我国出产的。传入大量乳香、没药、木香、沉香、龙脑、丁香、檀香、豆蔻花、煎香、白豆蔻、安息香、黄熟香、降真香、胡椒、槟榔、荜澄茄等，供医疗、灌蜡烛、熏衣服、防恶疫、驱不洁、作佛事用。大中祥符九年（1016年）、天禧五年（1021年）封建政府通过使者郭元、韩祚向朝鲜赠送《太平圣惠方》；熙宁元年（1068年）医官马世长东行至高丽[57]。元丰元年（1078年）应其请求，次年三月派邢恺[58]、朱道能、沈绅、邵化、王舜封[59]携药物一百六十种[60]为王徽[61]调理中风；崇宁二年（1103年）六月令牟介、吕呐、陈尔猷、范之才，重和元年（1118年）七月命杨宗立、杜舜华、成湘、陈宗江、兰苗等前去分科教学二年，解决落后迷信以祝由"厌胜"[62]，"待高丽之礼特厚。"[63]张端义《贵耳集》载，宣和元年（1119年）王俣患病[64]，"上择二良医往，岁余方归"，并捎口信劝北宋联辽抗金，"辽实兄弟国，苟存之，犹足为中国捍边。女真乃虎狼不可交也，愿二医告诸天子，早为之备。"朝鲜当局还仿照赵氏王朝成立"惠民药局"；"建官三等，一曰太医，二曰医学，三曰局生，绿衣木笏，日涖其职。高丽货物皆以物交易，惟市药则间以钱贸焉。"[65]公元十三世纪末元世祖忽必烈抱病，朝鲜统治者令薛景成来华诊视，久居未归。

随着香药、珍珠、玳瑁、琥珀、蕃布、苏木、乌樝、宝石、象牙、珊瑚、指环、皮毛、犀角输入，金银、铜钱、茶叶、漆器、丝织品、印本书籍的出口，元代市舶司增至七所，计泉州、上海、澉浦、温州、广州、宁波、杭州。《马可波罗游记》[66]记载药物外销情况，曾在马拉巴[67]见到中国船只装有生姜、大黄、麝香、肉桂之类，运往亚丁，再转亚历山大。水银、硫黄、焰硝、银朱，已售及柬埔寨，称为唐货[68]，孙思邈《备急千金要方》翻译成波斯文于伊朗流传。涌现通番大商，如太仓朱清、上海张瑄、杭州张存、吴江沈万三[69]，都是有名的。苏天爵《元文类》舶上谣云："琉球（台湾）、真腊（柬埔寨）、接阇婆（爪哇）、日本、辰韩（朝鲜境内）、濊（朝鲜境内）、貊（朝鲜境内）、倭（日本），番船去时遗矴石，年年处处海无波。"蒲寿庚的女婿"南蕃"穆斯林佛莲拥有"巨舶八十艘，珍珠一百三十石"[70]。1263年左右，北京"富贾兼并之家"，只"回回"就占二千九百五十三户。

阿拉伯医学，对我国也产生相当大的影响，宋代太平惠民和剂局所制丸药，用金、银滚衣，既美观、密封[71]，又有治疗作用，是从《医典》学来的。他们有烧烙术，花露蒸馏蔷薇水[72]"能治心疾"[73]。饮料舍里八[74]、果酱、糖霜[75]、酒精、葡萄酒[76]、苏合香[77]、胡薄荷[78]、腽肭脐、无名异等五十多种药材，皆先后大量进口，为中国医疗保健服务。

阿拉伯盛行的挑筋教，唐时已传入我国，据说十二世纪初叶宣和年间，由印度孟买移居开封信奉挑筋教的犹太人，七十三姓、五百余户"兰帽回回"，除携有绵织品西洋布，也带来西方名贵药物，起了献宝作用。其中一户迁至扬州，到了明代有一左唐，诗文均佳，弘治九年进士及第，晚年研究中医。

【注释】

[1] 彭百川《太平治迹统类》卷一。

[2] 王明清《玉照新志》，谓发生在汴京"陈桥、封丘二门之间，唐为上元驿，朱全忠纵火欲害李克用之所"。

[3] 帝王穿黄袍，是从隋代杨坚开始的。

[4] 960～1127年。

[5] 陈岩肖《庚溪诗话》载赵匡胤咏月诗。

[6] 杜荀鹤《山中寡妇》。

[7] 江少虞《宋朝事实类苑》引"杨文公谈苑"。

[8] 汪鋆《十二砚斋随录》卷三引。

[9] 汪景琪《读书堂西征随笔》指幽（顺天）、蓟（蓟州）、瀛（河间）、莫（任丘）、涿（涿州）、檀（密云）、顺（顺义）、新（保安）、妫（延庆）、儒（永宁）、武（朔州西境）、云（大同）、应（应州）、寰（马邑）、朔（朔州）、蔚（蔚州）。王撰在过白沟河时感慨道："相传辽宋此间分，衰草茫茫吊夕熏。历代世看唐土地，中原何止失燕云。"（《卢中集》）因于辽兵不断南犯，强征北方人民入伍，留下《寄夫歌》一首："垂杨寄语山丹，你到江南艰难。你那里讨个南婆，我这里嫁个契丹。"（《辽文汇》卷九"轩渠录"）。

[10] 叶盛《水东日记》作三百九万五千四百户。不包括边远地区。

[11] 左圭《百川学海》载《燕翼诒谋录》。

[12] 陈傅良《止斋文集》卷三十五"答林宗简书。"

[13] 朱弁《曲洧旧闻》卷七。

[14] 岳珂《愧郯录》记太平兴国已达此种情况。

[15] 孟元老《东京梦华录》。

[16] 法式善《陶庐杂录》卷二载："制楮为卷"。朱墨间错，印有钱数，"以便贸易，谓之交子"。南宋更称"会子"，到元中统元年，改为丝制。

[17] 李肇《唐国史补》载，唐代蜀纸以麻面、屑末、滑石、金花、长麻、鱼子、十色笺较有名，宋时继之。

[18] 又称撒扇、聚头扇，在五代时由朝鲜输入，"用鸦青纸为之"。郎瑛《七修类稿》卷六、陆深《春风堂随笔》引苏轼诗："高丽白松扇，展之广尺余，合之只两指。"杨钧《草堂之灵》卷五载："山谷折扇诗亦以为高丽物，盖东坡与山谷均不知为日本制也。"此扇同南齐的腰扇相似。

[19] 祁彪佳《遁园随笔》谓，北宋熙宁时曾用"油烟入脑、射、金箔"造墨。已超过高丽原料。金章宗还取苏合香烧烟为之，"价与黄金等"，更加高级。

[20] 将嘉庆子、河阳查子、沙苑榅桲用糖、蜜渍饯。

[21] 宋敏求《春明退朝录》卷一。

[22] 张择端（东武人，字正道，与萧熙、刘松年同时）所绘之轴，长五米二，有船二十九艘、车轿二十座、七百七十八人，动物九十四只，树木一百零七棵。据金武祥《粟香三笔》言："因孝宗追思北朝，遂作此图。"凡"官府之衙、市廛之居、村野之庄、寺观之庐"，无不毕具。药铺、诊所挂有幡牌，如专门接骨、赵太丞家、黄太丞室，写着"五劳七伤活络丹、治酒所伤真方集香丸"。然李日华曾见该画有宋徽宗题字，"清劲骨立如褚法，印盖小

玺，绢素沉古，颇多断裂"。（《味水轩日记》卷一"万历三十七年七月七日"）证明非南宋遗物。

[23] 王安石于办公室外接待来访者，"厅上不说话，而庑下说话；假日不见客，而非假日见客；堂上不出笏，而客次出笏"。守旧者诬为三拗。

[24] 叶梦得《石林燕语》卷六。

[25] 范镇《东斋记事》卷三。

[26] 侯味虚《百官本草》。

[27] 曾敏行《独醒杂志》。

[28] 《水浒传》十六回。

[29] 万历十七年原刻《水浒传》序。

[30] 即《国语》所记商、周时代的肃慎，汉名"挹娄"、"勿吉"，唐称"黑水靺鞨"。分布在松花江中、下游者属生女真，金主完颜氏即属这一部落。

[31] 《宣和遗事》载蔡京"西江月"。他死于潭州，藁葬漏泽园。

[32] 见王明清《挥麈后录》卷八。

[33] 当时北宋有四京，以开封为东京，洛阳为西京，商丘为南京，大名为北京。

[34] 辛弃疾《南渡录》"南烬纪闻录"下。

[35] 蒋子正《山房随笔》载宋徽宗于一住宿处壁上题诗。

[36] 陈金之《蓬窗日录》卷七、周清源《西湖二集》、王仲晖《雪舟脞语》。

[37] 范文澜《历史论文选集》。据《宋书·地理志》、《宋会要辑稿·食货》引《续国朝会要》，徽宗大观三年统计，全国人口不足五千万。因此北方不可能有四千万这一数字，存以待考。

[38] 宋廷佐《武林旧事》跋。

[39] 熊梦祥《析津志辑佚》"名宦"。

[40] 从"鹁鸪鸪，鹁鸪鸪，帐房遍野常前呼。阿姐含羞对阿妹，大嫂挥泪看小

姑。一家不幸俱被掳，犹幸同处为妻孥。愿互相怜莫相妒，这个不是亲丈夫。"（缪荃孙《藕香零拾》载蒋子正《山房随笔补遗》）可以体会当时的惨景。

[41] 《汤阴精忠庙志》新淦萧寺题壁诗。

[42] "遥望中原，苍烟外许多城廓。想当年花遮柳护，凤楼龙阁。万寿山前珠翠绕，蓬壶殿里笙歌作，到而今铁蹄满郊畿，风尘恶。兵安在，膏锋锷。民安在，填沟壑。叹江山如故，千村寥落。何日请提劲旅，一鞭直渡清和洛。却归去再续汉阳游，骑黄鹤。"

[43] 李有《古杭杂记》。

[44] 蒋仲舒《尧山堂外纪》岳飞"小重山"。

[45] 耶律楚材（苏轼四世孙婿）《西游录》。

[46] 陶九成《南村辍耕录》谓受戒九次"方登大宝"。

[47] 拙斋琐非复初《中原音韵》贺词"普天乐"。

[48] 意大利鄂多立克《东游录》。

[49] 《元诗选》张养浩"哀流民操"。

[50] 见《明史》、吴含《灯下集》。

[51] 对外贸易办事处，管理番货、海船、征榷，抽解十分之一、二、三的税收，平均年收入约一百万贯。

[52] 据俞樾《上海县志》。可能是海盐之南的澉浦，非今上海市。

[53] 广州348.73斤，占总数98%。

[54] 同其兄寿峸。

[55] 见陈懋功《泉南杂志》、《泉州府志》。

[56] 阿维左阿《笔记》记有其确切疗效。

[57] 庞元英《文昌杂录》卷六载，为其国主王徽治病（徐竞《高丽图经》卷十

六谓："高丽旧俗民病不服药,惟知事鬼神、咒诅厌胜为事,自王徽遣使入贡求医之后,稍知习学,而不精通其术"),回归时带来《东汉杂记》七册。

[58] 一作惿。翰林医官。

[59] 阁门通事。

[60] 包括牛黄、朱砂、龙脑、麝香。

[61] 仁孝王,"常诵《华严经》祈生中国"(叶梦得《石林诗话》卷中)。

[62] 杨一葵《裔乘》。

[63] 叶梦得《石林燕语》卷三。

[64] 徐兢《宣和奉使高丽图经》载,宣和四年九月俣即死去,庙号睿宗。

[65] 《宣和奉使高丽图经》卷十六。

[66] 《东方闻见录》。

[67] 印度境内一个王国。

[68] 周处《真腊风土记》。

[69] 廿九都周庄人,名富,字仲荣,俗称万三。万三者,万户之中三秀,故又称三秀,以为巨富别号。能文工诗,"田产遍吴中"(董谷硕《碧里杂存》)。其旧居在南京会同馆(谈孺木《枣林杂俎》智集)。李调元《剧话》云:"明巨富,谓之万户三。"

[70] 周密《癸辛杂识》载官府查抄其家清单。

[71] 能防尘、防潮、防蛀、隔绝空气。北宋亦有用朱砂滚衣者,如苏州郭家药铺所制之朱砂丸,还曾给人以艺术观瞻,该商号竟成巨富。

[72] 见蔡绦《铁围山丛谈》。

[73] 周显德五年(958年)昆明国(《五代史》作占城)献蔷薇水十五瓶(也可用盒子盛受,《天水冰山录》载严嵩抄家时有四盒),得自西域,"以洒衣,衣敝而香不灭"。(张泌《妆楼记》大食国"蔷薇水虽贮琉璃缶中,蜡密封其外,然

香犹透彻闻数十步,洒着衣袂,经数十日香不能歇也"。(蔡绦《铁围山丛谈》卷五)明代来华之利类思、安文思、南怀仁撰写的《西方纪要》载,取其精华,抛弃渣滓,"用药寡而得效速,不害脾胃"。徐光启推为"此法甚有理"(《家书墨迹》)。我国制作者,常以玫瑰、甘菊、丹桂、香橼、佛手、橘红为原料,汁融于露液内,五色毕呈,每于酒后饮之,乃解醒妙品(见冒辟疆《影梅庵忆语》)。

[74] 用葡萄、木瓜、香橙加水、蜜调,煎熬如饧或如羹汤。

[75] 中国制糖,《南中八郡志》谓之石蜜,初见于宋玉《招魂》"柘浆"(甘蔗熬成软糖)、"餦餭",孙亮时称"甘蔗饧"(见《吴志》)。北魏贾思勰《齐民要术》已用"糖"字。《政和经史证类备用本草》引陶弘景说,轧甘蔗汁"以为砂糖",纯指黑糖。洪迈《容斋五笔》言"唐太宗遣使至摩揭陀国(印度)取熬糖法";《食疗本草》所载从波斯输入者,则是白砂糖。《本草纲目》卷三十三已论及分类食用,凡凝结作块状名石蜜,轻白如霜者为糖霜,坚白似水的即冰糖。至于陆游《老学庵笔记》云:"凡言及糖者皆糟耳,如糖蟹、糖姜皆是。"与此概念不同,乃市场商品之号,不可混淆。

[76] 《千金翼方》已记有葡萄酿酒。

[77] 此药海外作涂身避秽用,进口较早。始见于《汉书·西域传》、《名医别录》。葛洪《抱朴子·内编·辨问》已有兰花、苏合的记载,梁武帝《河中之水歌》咏莫愁女也记有"卢家兰室桂为梁,中有郁金苏合香"。北宋赵佶以"苏合香溲烟为墨,后金章宗购之,黄金一斤才得一两",充分说明其可贵。

[78] 《本草图经》已有记载。

第一节 整理医籍、普及医学知识

我国校勘学，从春秋孔子"删诗书、定礼乐"，已经开始。宋代以前医籍流传，主要靠手工抄写于缣帛或纸上，耗时、量少，代远年湮，日削月蚀。因"书三写，鱼成鲁，虚成虎"[1]，亥豕、阴陶最易发生，且有脱漏，时间过久"习以成弊"，或残缺不全，甚至散失。在隋[2]、唐[3]、五代[4]木刻、碑帖、印章启发下，开宝四年（971年）命高品、张从信到益州（今成都）监刻《大藏经》[5]，受官府印书影响，民间学校、坊肆、寺观、祠堂、个人也起而效尤，称利世功德，出版书籍。天圣四年（1026年）仿隋代整理典籍，国家下令征集医药方书，委晁宗悫、王举正为首，校勘重订。庆历时杭州[6]锻工毕升发明用薄如钱唇胶泥字粒[7]火中烧坚[8]，每字一印"活版"排印后[9]，速度转快，印刷技术大为提高，为医学书籍的普及刊行创造了条件，"蔡州道士杨大钧善医，能默诵《素问》《本草》《千金方》，其间药名分量皆不遗一字"[10]。鉴于"印版文字讹错异常"[11]，因读谬误之本"南方一州"有致死者，嘉祐二年（1057年）八月编集院设立"校正医书局"[12]，在富弼、赵概、韩琦、曾公亮、欧阳修、王安石、钱象先、范镇、郭直卿、孙准、何宗元、韦穆、盛侨、郑穆、胡宗愈、王存、刘挚、孙固、吕大防先后参与指导下，令掌禹锡[13]、林亿[14]、高保衡[15]、张洞[16]、苏颂[17]、孙奇[18]、孙兆[19]、秦宗古、朱有章负责，搜集、校勘、考证《素问》《灵枢》《难经》《伤寒论》《金匮要略方论》《脉经》《甲乙经》《诸病源候论》《备急千金要方》《千金翼方》《外台秘要》等约三十多种前人著作，溯流寻源，"次以旧目"，"一言去取，必有稽考，舛文衍义，于是详明"。仅《素问》一书，就"正谬误者六千余字，增注文者二千余条"[20]。凡历十余年，并将急需者交国子监[21]官印出版。"纸坚刻软，字画如写"[22]，"迄今披览遗编，综观体要，未尝不叹其研精于经者而为功于世者大也"[23]。然因"宋人不信注疏"，改、删、"移易经文以就己说"[24]，为其最大缺点。除秘书监、太医局、转运司、安抚司、提刑司、左廊司、庾司、漕司、茶监司、郡司和府、州、县学，私人刻书者亦不少，以赵、韩、陈、岳、廖、余、汪七家比较著名[25]。印坊有成都石经本、仓台本、德寿殿本、秘阁本、监本、京本[26]、吉州本、杭本[27]、蜀本[28]、越州本、江西本[29]、闽本[30]、湖北本。北宋质朴，南宋挺秀[31]。纸张不只用白麻纸[32]、黄麻纸[33]、竹纸、桑皮纸，还采用蜀椒染过的椒纸，可以防蛀，以印佛经为主。版面精致，"杭州为上，蜀本次之，福建最下"[34]。医药书籍也是如此[35]。

981年北宋时，崇文院命翰林学士贾黄中[36]负责，由李宗讷、刘锡、吴淑、吕文仲、杜镐、舒雅主持编写《雍熙神医普救方》一千卷、目录十卷，986年十月脱稿。982～992年，责成王怀隐多人撰集《太平圣惠方》一百卷，1118年召聘海内名医汇辑《圣济总录》二百卷。五次增广修订《本草》。为了普及起见，1064年将《太平圣惠方》精简为《圣惠选方》，颁发各地，直到基层药店[37]。个人著作亦纷纷出版，只《宋史·艺文志》收录的内容就有五百部之多。"日闻古贤哲，必与医卜邻"[38]，其中不少政界、文坛人物，也对医药知识很感兴趣，以王安石为例，"自百家诸子之书，至于《难经》《素问》《本草》无所不读"[39]。故费衮《梁溪漫志》卷八载："近时士大夫家藏方或集验方流布甚广，皆仁人之用心。"从事著述者，如文彦博[40]《药准》[41]、司马光《医问》，苏轼、沈括搜求的验方，人们给他整理成《苏沈良方》[42]十卷。宋徽宗亲写《圣济经》[43]。陆游手抄《续集验方》[44]，开禧元年（1205年）八十一岁[45]于山阴鲁墟[46]，"驴肩每载药中行，村巷欢呼夹道迎。共说向来曾活我，生儿多以陆为名"[47]，受到群众的称赞。临安售书业非常发达[48]，医药学销路仅次于诗词、文集。

【注释】

[1] 葛洪《抱朴子·遐览》。

[2] 开皇十三年十二月八日诏佛像、经卷"悉令雕撰"。

[3] 继续隋代，敦煌千佛洞所藏咸通九年四月王玠印刷的《金刚经》，为现存最早的刻本书籍。其以前绝大多数"皆为写本"（高士奇《天禄识余》）。

[4] 后唐长兴二年（931年）冯道、李愚奏请令国子监尚书屯田员外郎田敏镂版印刷《九经》，张萱《疑耀》卷一记载较详。故盛如梓《庶斋老学丛谈》所载："书籍版行，始于后唐"，十分可靠。

[5] 凡十二年，雕版十三万张，印出五千零四十八卷，装订四百八十函。

[6] 或作歙县。

[7] 因土质不够坚固，无法长期印刷，人们对此表示怀疑，冯汉镛考证，所用原料并非泥土，乃由石脂、白矾、滑石、胡粉、牡蛎、盐、卤、醋等合成的"六一泥"。

[8] 俗称"瓦字"。

[9] 现存长沙叶德辉所藏《韦苏州集》就是用胶泥活字印刷的。宋版《毛诗》"唐风"文内之"自"字横放，说明非木刻，也是活字版排印的。

[10] 周密《志雅堂杂钞》卷上。

[11] 周辉《清波杂志》卷八。

[12] 费衮《梁溪漫志》卷二载，天圣九年已在崇文院内"前列三馆，后建秘阁，除藏书外尚兼修史、校雠。本局校刊，乃世界较早的国家卫生出版机构。

[13] 河南郾城人，字唐卿，进士"试书判第一"。地理学家，兼精医学，曾官道州司理参军、大理寺丞、工部侍郎、尚书等职，居宦海四十年，七十七岁卒于家。

[14] 朝散大夫，熙宁间任光禄寺直秘阁判、闻检院上护军。

[15] 赞善大夫、朝奉郎，熙宁时任国子博士，官尚骑都尉、赐绯鱼袋。朱肱《南阳活人书》、吕复《医门群经辨论》、杨继洲《针灸大成》均作高若讷。按高若讷，字敏之，尝考校《伤寒论》《千金方》《外台秘要》，订正讹误。《宋史》本传言其为进士，榆次人，迁居卫州，因母病习医。精传记、申、韩、管子之学，擅长历法。曾官著作佐郎、太常博士、观文殿学士、御史，写有《伤寒纂类》《素问误文阙义》。欧阳修责备他见范仲淹贬职而不力争，且落井下石，不复知人间有羞耻事，高氏将其信上报朝廷，又把欧阳修下放夷陵为县令，人们皆鄙视之。"时蔡君谟为《四贤一不肖诗》，布在都下，人争传写。四贤希文、安道、师鲁、永叔，一不肖谓若讷也。"（王辟之《渑水燕谈录》）因"以钟乳饲牛饮其乳，后患血痢卒"。（孔平仲《谈苑》卷

一）谥曰"文庄"。弟子申受（《邵氏闻见录》载，学脉法于郝允）、徐遁传其业。

[16] 开封人，字仲通，进士，殿中丞秘阁校理、工部侍郎。

[17] 殿中丞秘阁校理。

[18] 朝奉郎、尚书屯田郎中、骑都尉，赐绯鱼袋。

[19] 将仕郎、殿中丞。刘斧《青琐高议》后集卷一谓其治病"众人难之，公以为易；众人易之，公以为难"。

[20]《重广补注黄帝内经素问》序。冀淑英所编周氏《自庄严堪善本书目》作林亿校正、孙兆改误。但据王应麟《玉海》载，1026年晁宗悫、王举正，1035年丁度已校过二次。而"林亿、孙奇、高保衡等奉敕校定本，多引全元起注及皇甫谧之《甲乙经》、杨上善之《太素》，校正王冰本之异同"。（俞越《春在堂尺牍》三"与胡菱甫农部书"。

[21] 从晋武帝咸宁丙申（276年）建立，一直属于国家级教育机构和最高学府。

[22] 高濂《遵生八笺》。字体有两种，"肥者学颜，瘦者学欧"（谢肇淛《五杂组》），南宋之后柳体逐渐增多。"墨气香淡，工劲秀雅"，一见可知真假。元刻大多用赵孟頫体，很易鉴别。

[23] 黄元御《素问悬解》冯承熙序。

[24] 见皮锡瑞《经学历史》。

[25] 见《天禄琳琅书目》荣宴诗。

[26] 汴梁本，欧体较多。

[27] 浙江刻者分杭州本、婺州本、台州本、衢州本，欧体较多。

[28] 颜体较多。

[29] 欧、柳体较多。

[30] 分建宁、建阳、麻沙本，柳体较多。

[31] 建安勤有堂、临安荣六郎刻书铺工艺、印纸、装订较佳。

[32] 北宋京本、南宋浙本与蜀本均常用之。

[33] 南宋闽本。

[34] 叶梦得《石林燕语》卷八。

[35] 两宋印书业，以杭州、眉山（多为颜体大字）、建阳为三大中心。武陵赵慎畛依据既往经验认为："凡宋版书，鱼尾下不刊印书名，间有之，非篇篇有也。有之，亦非真书，乃行书耳。编流水页数，在鱼尾上下不一，或有编行书流水页数于页末界画外者，古装璜书皆用长编，非如今之折陕。又上下界，仅一线墨，无二线墨。各行字亦参差不齐。"（见徐珂《清稗类钞》鉴赏类）常印之刻工姓名有杨岳童、李瓘、壬成一、张芝、张寿一、张寿二、史伯恭、詹世荣、蔡邠、王元、李俩、余才、王朝、章宇等。

[36] 河北南皮（邵伯温《邵氏闻见录》卷六作沧州）人，字嫡民（《邵氏闻见录》作昌民），贾耽四世孙，贾玭之子，七岁能文，"举童子状头"（文莹《玉壶清话》卷七），十六岁考中进士第三名，以才华著称。曾任校书郎、著作佐郎、直史馆。宋初迁左拾遗、定州通判、中书舍人、礼部员外郎、岭南采访使。"开宝九年知宣州"，岁饥"出薪造糜粥饲之，民赖全活者以千数；又立弭盗法，盗悉解散"。（天一阁藏本《嘉靖宁国府志》"人文纪"）太宗时，同宋白、吕蒙正、李至、苏易简一起"五凤齐飞入翰林"（李心传《旧闻证误》引扈蒙语），五十六岁卒。赵光义召见其母，以"孟母"呼之。

[37] 当时售药的坐商，统称药铺，孟元老《东京梦华录》载，在开封闻名者，有刘家、李生菜、仇防御、丑婆婆、金紫

医官、荆匡儿、孙殿丞、百种园。南宋临安则为张防御（曾为理宗谢后的殿医，人曰张疯子，见周密《癸辛杂识》）、潘节、陈直翁、讷庵、梁道实、杨将领、王不欺、金药白楼太丞、李官人、双葫芦、陈妈、保和大师、张省干金马杓郭氏、观复丹室（吴自牧《梦粱录》），"孝宗患痢，德寿忧之，过宫偶见小药局"，求方，曰"此冷痢"，用新采藕节研细热酒调服，如法治之而愈。遂以金杵臼赐之，"乃命以官，至今呼为金杵臼严防御家"。（颜文荐《船窗夜话》），其诊疗处，现犹称"严官巷"。

[38] 梅圣俞《赠何山人诗》。

[39]《答曾子固书》。

[40]《邵氏闻见后录》载，原姓敬，因曾祖避后晋石敬瑭讳，改为文。虽与王安石友善，但反对其变法。晚年号伊叟（叶梦得《石林燕语》），封文潞公。

[41] 载有四十方。

[42] 传说1075年编成。在二百四十一则中苏轼医药杂说四十九条，苏辙"服茯苓赋"一条，占内容百分之二十。卷六记有用人尿炼秋石法，提出性激素结晶体，比西方1909年发现孕妇的小便含有大量性激素要早八百余年。

[43] 分十篇，四十二章，吴褆注释。

[44] "淳熙庚子十一月望日"自跋"自唐丞相宣公陆贽在忠州时著《陆氏集验方》"，予"宦游四方所获亦以百计，择其优可传者号《陆氏续集验方》，刊之江西仓司民为心斋"。

[45] 欧小牧《陆游年谱》。

[46] 李慈铭《萝庵游赏小志》引《放翁家训》，"言先太傅在朝四十余年，晚归鲁墟旧庐"，谓居于此地。

[47]《诗稿》"山村经行因施药"。

[48] 以陈起为最，"诸家藏书志目记跋所载，睦亲坊棚北大街陈解元，或道人，或陈宅书籍刊行、印行者"以唐宋人诗文小集占多数（见叶德辉《书林清话》卷二）。

第二节 临床实践的成就

张机《金匮要略方论》，将致病之因分为三种，鹤溪陈无择"如老吏断案深于鞫谳"[1]，在为其表弟叶桶[2]撰写《依源指治》六卷的基础上，根据"千般灾难不越三条"，作了系统分类。认为内因属七情喜、怒、忧、思、悲、恐、惊，内伤脏腑，从而外形于肢体；外因乃六淫风、寒、暑、湿、燥、热[3]，起于经络，继而舍于脏腑，如伤寒、中暑、风湿、疟疾；不内外因为饮食饥饱，叫呼伤气，误服毒物、兽啮、虫咬、跌打、金创、压溺所伤，"以此详之，病源都尽"，博而返约，"归于一治"。淳熙元年（1174年）著有《三因极一病证方论》[4]，十八卷，一百八十门，"得方一千零五十余道"，是继《诸病源候论》之后的病因、病理、证候学。调理传染病已注意凉血解毒。江少虞《宋朝事实类苑》有用犀角法。

《太平圣惠方》、钱乙《小儿药证直诀》已能鉴别天花、麻疹、水痘，郭雍《伤寒补亡论》卷二十且明确辨识各种发疹性疾患，言："伤寒热病，发斑谓之斑，其形如丹砂小点，终不成疮，退即消尽，不复有痕；温毒斑即成疮，古人谓热毒疮也，舍是，又安得有热毒一疮？后人谓豌豆疮，以其形似之也，温毒疮数种，豌豆疮即其毒之最大者；其次则水疮麻子[5]是也。如麸不成疮，但退皮耳，以其不成疮，俗谓之麸疮[6]；又与瘾疹不同，瘾疹皮肤瘙痒，搔则痒疹垄起，相连而出，终不成疮，不结脓水，亦不退皮，忽尔而出，忽尔而消，又名风尸[7]。"

元符元年（1098年），青神杨子建[8]撰《十产论》，对正产、横产（肩产）、侧产（足产）、偏产（枕横、枕后、颜面位产）、催产（以药物或手术助产）、冻产（气候寒冷难产）、热产（酷暑影响分娩）、伤产（闪挫、跌仆、服坠胎药）、碍产（脐带绕肩）、盘肠产（子宫脱出）等，均有详细记载。南宋虞流的《备产济用方》受唐慎微《经史证类备急本草》兔脑、乳香为丸影响，第二次载入神效催生丹，利用兔脑之脑垂体后叶催产素，促进子宫收缩，使胎儿易于降生。陈自明编写《妇人大全良方》时，又全面地研究了多种妇产科疾患。

宋代对于痔漏，已采用挂线疗法，据方勺《泊宅编》卷五载，有"王居安秀才苦痔，闻萧山有善工，遂命舟自乌墩走钱塘，舍于静邸中，使人迎医"，既见欣然为治药饵，并云："请以五日为期，可以除根本。"初以"一药放下大肠数寸，又以一药洗之，徐用药线结痔。信宿痔脱，其大如桃。复以药饵调养，数日遂安"。蒙古骑兵征伐，骨折属主要之害，每旗大都配备伤科医生十人，"隶上驷院"，著名的觉罗伊桑阿，积累了丰富的治疗经验，促使正骨技术得到高度发展。至正三年（1343年）危亦林辑《世医得效方》，处理脊柱骨折复位，首次应用自身重力"悬吊复位法"，是个创举，比英国达维斯1927年开始投

用，早五百八十余年。外科方面，《太平圣惠方》对疮疡化脓性疾患，提出"内消"、"托里"疗法，认为若"动息自宁，饮食知味；便利调匀；脓溃肿消，脓色鲜而不臭；神彩精明，语音清亮"；且"体气和平"，炎症限于局部，没有全身症状，呈现五善，预后良好。否则，"烦躁时嗽，腹痛渴甚，泻利无度，小便如淋；脓血既泄，肿焮尤甚，脓血败臭，痛不可近；喘促短气，恍惚嗜睡；目视不正，黑睛紧小，白睛青赤，瞳子上视；肩项不便，四肢沉重；不能下食，服药而呕，食不知味；声嘶色脱，唇鼻青赤，面目四肢浮肿"，有坏疽，或败血脓毒证，见严重的全身反应，发生七恶，则属不吉之兆。据何远《春渚纪闻》载，用填塞药物医治良性肿瘤，已取得成效。"予族兄鼻间生一瘤，大如含桃，惧其浸长，百治不瘥。行至襄阳，遇一异人，出一小瓢，如枣大，倾药似粟粒，授之曰：夜以针刺瘤根，纳药穴中。如其言觉药粒巡根而转，及晓扪之，则瘤失去。"元时医学博士御药院太医齐德之写有《外科精义》，上卷为论文三十五则，下卷处方一百四十五首，详尽地叙述了疮疡在诊断、护理方面的知识。

皇祐二年（1150年），刘昉[9]主编《幼幼新书》在《灵枢·经脉》浅浮络脉"色青则寒且痛，赤则有热"启示下，参考唐人王超《仙人水镜图诀》，诊断虎口三关，主张三岁之内小儿，从传统的望诊转向以观察风、气、命三关指纹（食指掌侧静脉）为主，且代替切脉的方法。许叔微《普济本事方》载："凡婴儿未可辨脉者，俗医多看虎口中纹颜色。予以二歌记之曰：紫热红伤寒，青惊白色疳，黑时因中恶，黄即困脾端。"1156年佚名的《小儿卫生总微论方》[10]载有"梗舌"、"鳞疮（癫

皮病）"、"侏儒"，谈及骈指截除、修补兔唇，尤其受《巢氏诸病源候论》影响，认识到小儿脐风和大人破伤风[11]为同一疾病，若"儿初生至七日内外，忽然面青，啼声不出，口撮唇紧，不能哺乳，唇口青色，吐血沫，四肢逆冷，乃脐风撮口之证也，此由儿生剪脐不定伤动或风湿所乘，其轻则病在皮肤，而为脐疮不等，其重则病入脏腑，而为脐风撮口，乃最恶之病也"[12]。提出用"烙脐饼子"烧灼剪断的残存脐带预防生风，殊属惊人成就。还介绍水痘"薄如水泡，破即易干"；大痘"皮厚如赤根白头，渐加赤肿有脓"，二者一表一里，应细加区别[13]。

宋代银牙术，已普遍应用，"染发种齿笑人痴"[14]，效果亦较可观。楼钥在《赠种牙陈安上》中云："陈生术妙天下，凡齿之有疾者，易之以新，才一举手，使人保终身编贝之美。吾于此有感焉。"[15] 1241年施发[16]总结前人经验，绘出三十六种脉影图，是随着脉搏的动态、曲线创制的，从时间上讲，比德国维尔洛德1855年描写、法国马瑞生1860年所绘者，均早六百余年。至正元年（1341年）杜本[17]在敖继翁《验舌法》十二诊的基础上，根据血液流变、胃气孚化，增补成《敖氏伤寒金镜录》，讨论舌象三十六种[18]，附有彩色图谱，起了承前启后的作用，为现存第一部验舌专书。

【注释】

[1] 吕元膺评语。

[2] 字伯材。

[3] 《吕氏春秋》只记有五气，即风、火、湿、燥、寒。从《素问·五运行大论》始标出燥以干之、暑以蒸之、风以动之、湿以润之、寒以坚之、火以温之的六气学说。

[4] 一名《三因极一病源论粹》，现传

本为明代何钜校刊。

[5] 明代鲁伯嗣《婴童百问》谓之水痘。

[6] 《景岳全书》谓："湖、广曰麻疹"。

[7] 荨麻疹。

[8] 元符时（1098~1100年）人，黄庭坚之友，名康侯，号退修。写有《注解难经》《护命方》《通神论》等。

[9] 后改名刘旦，梅州知州刘允（字厚中，潮州八贤之一）之子，约生活于十二世纪，字方明，潮州人，宣和六年沈晦榜进士，1124年任龙图阁学士，1139年"以礼部员外郎兼实录院检讨官，出知虔州"，1143年八月为潭州地方官兼荆湖南路经略安抚使。其《幼幼新书》的编写，是鉴于"孩童不幸死于庸医之手者不可胜计"，乃授益干办公事王历（字义道）主此事，乡贡进士信阳太守王湜（字子是）"取古圣贤方论，与近世闻人家藏，下至医工、技工之禁方，间巷小夫已试之秘诀，无不曲意寻访，兼收并录"（李庚《书》序）。绍兴二十年秋雕版，凡三十八卷。草创未果，即于是时谢世。后来由于潜县令、漕使、权潭州军事之四明楼璹（字寿玉，楼钥的伯父）继续这一工作，且"并末二卷为一卷，复参历代所述求子方论为一卷，冠于篇首，阅月而刻成。现传本是万历苏州陈履端（字见田，精儿科，学米芾体，工书法）"删却去半"，又经改写付梓的。收入大量《备急千金要方》《外台秘要》《太平圣惠方》的资料；"引《小儿药证直诀》者十分之七八"（《四库全书总目提要》），消化系统疾患占四分之一。但通过陈氏"移易"之后，已失去原貌，"几于每卷刻一斋堂楼阁之名，如联桂堂、春星堂、颂枳堂、川上草堂、重阁阁、茂和

堂、葑溪书屋、元善堂、燕翼堂、凝香阁、城西草堂、裕昆堂、逌然斋、万卷楼、遍阅山楼、江村草堂、斗鸭轩、世德堂十八名”（王重民《中国善本书提要·医家类》），甚无意义。

[10] 1216年何大任刊行。

[11] 破伤风一名，首见于《太平圣惠方》，最早《五十二病方》所记者为“伤痉”。

[12] “脐风撮口论”。

[13] 见“疮疹论”。

[14] 陆游《岁晚幽兴》。

[15]《攻媿集》卷七十九。

[16] 浙江永嘉人，字政卿，号桂堂。

[17] 祖上随宋室南渡，初居京城，后迁天台，又移住清江。为杜谦（文天祥的幕僚）之子，字伯原，至元十三年（1276年）十二月生，“沉默寡言笑”，娶妻彭城孙氏、同里温氏，游京师，王公贵人多乐与之交，和画家柯九思善。他不仅好博古，“苦志经、史”，凡天文、地理、律历、度数，靡不通究，尤工于篆隶，喜画山水、耕牛、葡萄，曲阜孔行素尝向其“问地理法”（《静斋至正直记》卷四），学者尊为“清碧”先生。于婺源患脑疽，朱震亨劝其饮酒，用防风通圣散治愈，“自此心服丹溪”（《续医说》）。浙东宪府照磨武夷詹景仁为置田产，延之入家，将作久远计。已而元政府修史书，诏令蒙古、汉族、南人、色目各举一处士参加，荐其为南人代表，授翰林待制（郑元祐《遂昌杂录》），官奉议大夫。杜氏居杭州“称疾辞”，后“屡征不起”，隐退武夷山。萨都拉（回族，泰定四年进士）赠之以诗曰：“洛社推年久，清村照柿林。春风何处客，芳草独行深。遗墨收秦刻，新诗学楚音。别离无一字，目断白云岭。”（《雁门集》）1350年八月卒，终龄七十五岁（见章式昭《元故征君杜公伯原墓碑》），十月归葬崇安县存心桥之西。子二；女一，嫁于詹濬。撰有《诗经表义》、《清江碧嶂集》、《五声韵》（据《东园友闻》载：“自大小篆隶以至外化番书及国朝蒙古新字，靡不收录，题曰《华夏同音》。”）所辑《谷音》，收有宋末遗民三十人之诗，“慷慨壮烈”，属铮铮作品。毛晋《汲古阁书跋》载：“其孤往风标，修然云上，累征不赴，隐廉于武夷、九曲间，殆古之栖逸者流而以翰墨自放者也。”弟子陶九成才华出群，所撰《南村辍耕录》，流传甚广。

[18] 原为十二舌象，他补充了二十四图。

第三节　铸造铜人与针灸发展

北宋仿照“秦咸阳宫铸铜人十二枚”，在唐代石刻、铜像明堂基础上，天圣五年（1027年）十月翰林医官通晓厉石艺术家王维德[1]根据1026年申请，设计铸造两具立体模型针灸铜人，身高五尺三寸，与当时成年男子大小相等，头部、躯干、四肢十二分件，用榫头络瓣衔接，统一穴名、数目，按照经络循行确定了孔穴部位。一个置于翰林医官院[2]，供教学和考试用[3]；一个陈列在大相国寺[4]。并搜集旧闻，查阅大量资料，“订正谬误”，核实腧募，增加治验。按照铜人解剖部位介绍孔穴，附有图谱，编辑了说明书《新铸铜人针灸腧穴图经》，秋八月翰林学士夏竦撰写序言记其始末，凡三卷，"七年闰二月己巳赐诸州"，为自《甲乙经》问世以来对针灸研究的一次总结。《春明梦余录》载，此图经由赵祯亲手篆书[5]，刻石两方流传[6]。每方高六尺，宽二丈有余，立于三皇庙内。而后又将此碑移到大相国寺[7]，称"针灸图经石壁堂"，1042年改名仁济殿。铜人分脏腑十二经，旁注凹下孔穴，比《甲乙经》多青灵、厥阴俞、膏肓俞三个双穴和督脉的灵台、阳关二单穴。收入孔穴六百五十七[8]个[9]，"错金"[10]嵌上名称。《图经》绘有正、背、左、右人形及"主治之术"，刻石碑面十六字为一行，凡一百六十行；横为一层，上下五层，分为五段。金大定二十六年（1186年）平水闲邪瞆叟重广补注，增至五卷，木刻印刷问世，称《新刊补注铜人腧穴针灸图经》。"铜人"、《图经》在医界影响很大，促进了针灸事业的发展，《西方子明堂灸经》把其针法部分删去，加入《千金方》明堂三人图，兼采用《外台秘要》治法，"存者半，异者半"，辑成一书，广为流传。元代忽公泰[11]暨其子光济撰述《金兰循经》[12]，也以之为依据，滑寿的《十四经发挥》，又本诸《金兰循经》。

王氏所铸铜人，一个在南宋时流于襄阳，落入民间，由总督江淮、荆襄军马赵葵[13]送交临安政府，章叔恭曾绘二图"刻梓以传"。"桃叶春流亡国泪，天泣铜人别汉家"[14]，1232年为了与蒙古联合夹击金人，当礼物献给了元军。后被带到大都（今北京），放诸明照坊三皇庙神机堂，励宗万《京城古迹考》载："三皇庙之前有铜人，周身具针灸穴道，细访不知其所自来。"[15]至元二年（1265年）曾令"尼波罗"（今

尼泊尔）十七岁工艺师阿尼哥[16]和中国助手刘元修理过，"关膈络脉皆备，人叹其精巧，莫不愧服"[17]。入清后，移至天启时魏忠贤所建药王庙内[18]，因整顿京师，又转到太医院中。乾隆年间仁和吴元长写的《辰垣识略》同万历蒋一葵《长安客话》卷二记述一样，"曾见铜人虚中注水，关窍毕通，古色苍碧，莹润射目"。在"院署药王庙神像前[19]。据甘熙《白下琐言》卷六载，嘉庆时期，存放处失火，"铜人被烧通红，幸为人扑救，未至销化，今置阁旁敞屋中，惟所刻穴道，蝇头细字，多就漫漶"。另一个在汴京沦陷，已被掳走，有的文献报导，当宋、金双方一度议和时，金派使节又送回南宋政府[20]。

明正统八年（1443年），英宗以"于今四百余年，石刻漫灭而不完，铜像昏暗而难辨"，命"奢石范铜，仿前重作，加精微焉"[21]，复制数个，且运往外地。张献忠入蜀，成都"太医院有旧制铜人，贼以楮（纸）蒙其关窍，召诸医针之，一穴差者立死"[22]。就目前所知，宋铸留下的一座铜人，到光绪二十六年（1900年）八国联军侵华时，仍然存在，而后即失去。现日本帝室博物馆所藏[23]，乃明之复制品，殊非宋物。

乾道元年（1165年）王执中[24]撰《针灸资生经》七卷[25]，1220年刊出。保存不少佚书资料，如甄权《针经钞》、许希《神应针经要诀》、《耆域方》、《陆氏集验方》、《王道单方》等，高武认为："取三百六十穴，背、面、巅分行类别，以穴属病，盖合铜人、《千金》、《明堂》[26]、《外台》而成之者。"载有内、妇、外、儿各科疾病一百九十五种、孔穴六百五十七个。批判株守良辰针治的错误论点，强调"急难之际命在须臾，必待吉日而后治，已沦

于鬼籙矣，此所以不可拘避忌也。"体例大致和《甲乙经》相同，头、腹、胸、背诸穴，均按部位记述，只有四肢从十二经线排列。实践证明，胸、腹、背部孔穴，大多用于医疗与本穴位邻近的脏腑疾患，和所属经络关系并不密切，如上脘、中脘治胃，同任脉之病相联甚少；背部腧穴虽属太阳经，然肺俞治肺、肝俞治肝，也和太阳范围无直接关系，自《内经》《甲乙经》到本书，这样分别论述穴位，不是无根据的。后来有人倾向将腧穴都放在十四经内的做法，继续滑寿《十四经发挥》，完全包抄于经络学说中，强调系统性，且云："针道微而经络为之不明，经络不明，即不知邪之所在，求法之动中机会必捷如响，亦难矣。"这是否恰当，却值得研究。此时针灸的发展，一方面注意由博返约，有利掌握，如窦汉卿《标幽赋》；王开[27]之子国瑞[28]的《玉龙歌》，把常用一百二十个孔穴谱成歌诀八十五首。而且尚受运气学说影响，主张针灸同天干、地支分配时间结合，随着人体晨、午、昏、夜生物钟的变化，选择相应的穴位，如"子午流注"[29]、"灵龟八法"[30]，不只在窦氏著作《针灸指南》可以看到，就以其门人王开、王国瑞父子的《增注针经密语》《扁鹊神应针灸玉龙经》内，亦作为重点探讨。

【注释】

[1] 据晁公武《郡斋读书后志》、高武《针灸聚英》、徐春甫《古今医统大全》。《新铸铜人针灸腧穴图经》夏竦序、郑樵《通志·艺文略》、王应麟《玉海》则作王惟一。曾官尚药奉御、骑都尉，赐紫金鱼袋。撰有《难经集注》。他和王继勋之孙同名，彼居颍阳，不能自食其力，过乞讨生活，为真宗所悯，授以汝

州司士参军，并非知医者，不可混为一人。

[2] 院中常多达千余人。

[3] 给铜人穿上薄服，隔衣取穴。周密《齐东野语》卷十四"针砭"引其舅父章叔恭说："昔在襄阳"居官，曾针试铜人，躯壳可装卸，分胸、背两半，合之便成全身。穴位孔中注入水银（《稗海》《学津讨原》作汞），外涂黄蜡，针进则水银出，取穴不准者，针即不能入。

[4] "湘兰十绝"著名佛寺，也为开封府最大的商场，当时每月开放五次，自由贸易，庭院和两庑可容纳万人。相传其地原为东周时代信陵君的住宅，齐天保六年始筑建国寺，唐睿宗于712年改称大相国寺。陈列铜人的厅堂，即后来的仁济殿。

[5] 宋仁宗重视针灸疗法，据张舜民《画墁录》载："嘉祐初，仁宗寝疾，用针自脑后刺入，针方出，开眼曰好惺惺，翌日圣体良已。自尔以其穴为惺惺穴。"尝"患腰痛，李公主荐一媪卒治之，用针刺腰，才出，即奏曰官家起行，上如其言，行步如故，赐号兴隆穴"。（孙升《孙公谈圃》）因其亲身体验，故对针灸学术的发展，起了推动作用（见丁传靖《宋人轶事汇编》）。

[6] 现尚存五块碎石，系七十年代北京拆旧城地基时发现，存放文物管理处。

[7] 《北道刊误志》。

[8] 除双穴，则为三百五十四个。

[9] 玉环穴："张紫阳《玉清金华秘文》谓在心下肾上，脾左肝右，生门在前，密户在后。其连如环，其白如绵，方圆经寸，包裹一身之精粹，此即玉环也。"医家之玉房蒸，"亦即是玉环，其处正与脐相对，人之命脉根蒂也"。（李日华《紫桃轩杂缀》卷一）。

[10] 春秋时开始的特殊技艺，用金丝（或铜丝）银至器物表面。也有用镀金写字者。

[11] 字元（或作吉）甫，官翰林集贤直学士、中顺大夫。

[12] 一作《金兰循经取穴图解》，钱曾《读书敏求记》卷三载："大德癸卯刊于吴门。"

[13] 字南仲，驻荆襄与金对峙，曾同其弟镇压过李全。

[14] 钱牧斋语。

[15] 《元史·艺工传》载，元世祖时，派大臣王楫以安抚使身份使宋，曾将铜人、石刻《图经》碑索去。存以待考。

[16] 汪辉祖《元史本证》卷四十七据"世祖纪"十五年，作阿你哥，亦名八鲁布。工造佛像"泥塑范金"，曾在西藏修葺黄金塔。他率领八十名工匠来华，忽必烈授予工匠总管之职。

[17] 甘熙《白下琐言》卷六载，三皇庙之铜人，长六尺余，裸体赤足，腰着短裤，周身孔穴历历可识，相传为元代所铸，惜无年月款志可考。

[18] 汪康年《振绮堂丛书初集》载彭孙贻"客舍偶闻"，因庙中失火，"殿烬铜人不损"，又重建室安置。

[19] 陈康祺《郎潜纪闻》初笔亦曾提及此事，其《都门八古迹》云："乾嘉间诗人多赋都门八古迹。"一为"太医院铜人，在署内药王庙，作于宋天圣时。世谓从海涌出，非也"。

[20] 靖康二年正月，钦宗入金大营时，"虏需浑天仪、铜人、刻漏、古器、秘阁三馆书籍、印本监版、古圣贤图像、明堂辟雍图、皇城宫阙图、四京图、大宋百司并天下州府令应、宋人文集阴阳《易》卜之书"（《靖康要录》卷十五），早已

被掠去。

[21] 指铸造铜人，石刻《针灸经》。

[22] 徐葆舟《小腆纪年附考》、彭遵泗《蜀碧》。

[23] 东京馆藏铜人，由青铜铸造，外壳很厚，中空，头部、身躯可以拆开，全身十二件，以金丝线联缀而成，也与人体相等，为裸体男子型。表面抹有黑色涂料，大都剥落，三百六十五穴（比天圣铜人多十一穴），每一孔穴，约有一分二厘深。

[24] 字叔权，原籍昆山，因官越中乃定居浙江瑞安，南宋乾道五年考取进士，任职从政郎、湖南澧州博士（《针灸资生经》重刊赵纶序）、峡州教授。

[25] 傅增湘《藏园群书经眼录》卷七子部一载，有元印本，十二行二十四字，则题太监王公编，俟进一步核考。

[26] 高承《事物记原》引《金医家记》云："针灸之穴为偶人点志其处，名明堂。"实即标有人体穴位的模型或画图。至于《内经》黄帝坐明堂，或惠栋所写之《明堂大道录》、毛奇龄《明堂问》、不知撰人的《明堂考》等，同此无关。

[27] 1278～1347年。浙江兰溪纯孝乡人，名仁整，字启元，号镜潭（或作镜泽误），"家贫，好读书，不遇于时"，因住在镜潭而以号行。曾游大都，随从窦汉卿学习针灸，凡二十余年，且宗其说："传吾术以济人，使人无病，即君之报我也。"（《金华府志》《兰溪县志·方技》）举为扬州教授，"以母老辞不赴"。撰有《医镜密语》。（黄虞稷《千顷堂书目》）子迪，字子吉，号国瑞，太医院吏目，《扁鹊神应玉龙经》乃其所写，尝请贝琼为乃父《隐居图》作序。孙廷玉，曾孙宗泽，再传弟子（国瑞的门人）周仲良，均承袭

了他之衣钵。

[28] 贝琼《清江文集》作瑞庵。

[29] 取十二经中五输穴，从子至午，由午及子，顺沿十二支时间针刺或艾灸。

[30] 取奇经八脉中八穴，随着不同日、时干支的变化针刺或艾灸。

第四节　影响世界的法医学

法医学，属特殊应用医学，又名裁判医学或诉讼医学，《内经》中已载有"死可解剖而视之"[1]。《礼记》云：刑法者"瞻伤、察创、视听、审断，决狱讼。"瞻、察、视、审，都是检验之法，蔡伯喈注释云，损害皮肤谓之伤，动及血肉谓之创，累及筋骨谓之折，骨肉皆绝谓之断。战国末年，对斗殴流产掌握了验胎法，"甲怀子六月，与同里大女子丙斗，相捽。甲到室病腹痛，姅出，裹把子来诣告丙，如衃血状，大如手，不可知子。即置盎水中摇之，其头、身、臂、手指、股以下到足类人，而不知目、耳、鼻、男、女。出水中又衃血状"[2]。《汉书·薛宣传》记有"积痏"，指杖手打人皮肤青紫而无破溃形迹者。三国吴普检验一个优伶的丈夫，判定为古井内沉积"鱼毒"致害的。南北朝徐之才撰有《明冤实录》，惜已亡佚。后晋天福年间（936～942年）东平和凝与四子显仁和㠓写了《疑狱集》[3]，收入汉代以来许多奇特案件，为我国现存最早的法医学专著。嗣后宋代无名氏《内恕录》、王皞《续疑狱集》、赵逸斋《平冤录》、郑克《折狱龟鉴》[4]、郑兴裔《检验格目》、桂万荣依据《疑狱集》和《折狱龟鉴》事例编辑的《棠阴比事》[5]等，均是有名的司法检验实录。但最切应用，属世界第一部系统性法医学专著，则为宋慈[6]写出《洗冤集录》[7]十余卷[8]，比1602年意大利菲德里所编的《关系医学》早三百五十余年，"习申韩者，无不奉为圭臬"[9]。其中载有尸体检验知识二百五十条，对骨骼、胚胎发育记述较全，且附有治蛊毒用保灵丹[10]、金创跌打活血定痛用七厘散[11]诸方。砒霜服下未久者，取鸡蛋一二十个打入碗内搅匀，投明矾末三钱灌之，利用砒遇蛋白质凝固之理，阻止水溶吸入血液，洗胃"越之"，"吐尽便愈"。

"杀人者抵，法固无恕。"宋慈于广东、广西、江西、湖南[12]四次担任"提点"刑狱官[13]，"审问囚徒"，复核讼牍，平其曲直，裁判案件。遵照国家所颁法律，采集前人经验，排除业嘴[14]干扰、舞文弄诈，鞭挞欺公徇私、贪赃枉法，寻找现场实证，监视忤作行人[15]喝报伤痕，批评执法者"遥望而弗亲，掩鼻而不屑"，纠正恶劣风气。他决事认真，"临豪猾甚威"，不"凭一二人口说便以为信"，办案十分果断，谓"狱事莫重于大辟，大辟莫重于初情，初情莫重于检验"，须广布耳目，力求慎刑、揭暴、除奸，起到"洗冤泽物"的作用。否则，"死者之冤未雪，生者之冤又成"，能够重演，如"施刑失当，心则难安"。尝自我介绍道："慈四叨臬寄，他无寸长，独于狱案，审之又审，不敢萌一毫慢易之心。若灼然知其为欺，则急与驳下，或疑心未决，必反复深思。"使"穷闾、委巷、深山、幽谷"之民，皆受其益。陈心源回忆先生风度"据案执笔，一扫千言，丰裁峻厉，望之可畏"。《洗冤集录》内容丰富，包括人体解剖、尸体探查、现场检验、机械性损伤（器伤、压伤、坠落）、窒息（缢、绞、扼、捂死）和死后特征（尸冷、僵、斑、烂）的鉴定，"先看顶心、发际、耳窍、鼻孔、喉内、粪门、产道，凡可纳物去处，恐防暗插钉、签之类"，生前伤抑系死后伪造。列举自缢、溺水、杀害、马踏、车拶、雷击、火烧、汤泼、塌压、冻僵、服毒、病死等五十三项及有关措施。提出验尸前要用肥皂水洗体，再以米醋、酒糟、五倍子、白梅[16]局部抹罨，涤净污物，预防感染。

他注意遇害者生活反应，"生前以刀自割身死，则两手紧握，起手重，收手轻"；破伤风致死，口眼歪斜，拳手缩足；中煤炭毒，土炕漏火气，人受熏蒸，不觉自毙，尸软而无伤；被勒者，项下青紫，其痕有血荫；杀后被抛入河内，口鼻无泥沫，肚中无水；火焚者，口鼻有煤灰，皮肤起水泡；殴死者，"口眼开，发髻乱，衣服不齐正，两手不拳，或有尿污内衣"；伤口皮肉对合、肌肉收缩者为自杀。谓尸体存放时间，"经十日，则鼻、耳内有恶汁流出，胖胀肥人如此；久患瘦劣人半月后方有此证"。过期便腐败了。探查尸骨生前伤，将骨洗净，酒醋熏蒸，"原被伤痕，血粘骨上，有干黑血为证"，用红油雨伞罩定尸骨，放日光下观之，伤在骨内者可显现红色血荫[17]，通过不透明物体，利用反射吸收一部分影响观察的光线，符合光学要求。对孕妇棺中分娩，也有记述，指出死后埋于地下，"经地水火风"之动荡，"尸首胀满，骨节裂开，故逐出腹内胎孕，孩子亦有脐带之类，皆在尸脚下，产门有血水、恶物流出"。此书从十三世纪到十九世纪，沿用六百余年[18]，属"听讼、决狱"实践指南，发挥了重大作用。元王与[19]

《无冤录》[20]，明王肯堂《洗冤录笺释》，清曾慎斋[21]《洗冤录汇编》、国拙斋[22]《洗冤录备考》、王又槐[23]《洗冤录集证》、沈家本《刑案汇览》[24]等，都是参考这一名著而编写并发展其经验的。钱大昕认为，缘于《洗冤集录》"屡经后人增改，失其本来面目"[25]，读者欲窥原貌，以研究早期出版者为佳。1438年高丽特使李朝成曾译成朝鲜文；1736年倭人源尚久氏据朝鲜文本译成日文；1779年又有了法文节译本；1875年英国剑桥大学东方文化教授盖尔斯于伦敦《中国评论》刊出英文译本；1908年法国印刷了法文单行本；是年，德人霍夫曼还由法文转译成德文本子，相继流传于国际间。

【注释】

[1] 《灵枢·经水》。

[2] 湖北云梦《睡虎地秦墓竹简》。

[3] 凝编二卷，嵘官太子中允时续写二卷，共四卷。

[4] 又名《决狱龟鉴》。

[5] 四字语，七十二韵，一百四十四类，风行于朝鲜、日本。

[6] 字惠父。原籍河北顺德，自高祖开始迁至建阳童游里。祖华精诗文；父巩，字宣卿，广东节度推官。他生于南宋淳熙十三年（1186年），十岁时随朱熹弟子同乡吴稚攻读文史，并接触扬方、黄干、李方子诸家。爱收藏图书、碑帖。二十八太学，继于临安拜真德秀（原姓慎，避孝宗讳改为真，庆元进士，理学家，官起居舍人，主张"罢金岁币"）为师；学友刘克庄谓其"可与辛弃疾相颉颃"，二人均出西山之门。嘉定十年（1217年）中乙科进士，历任信奉县主薄（1226年），长汀县令（1231年），荆襄、江淮督战魏了翁幕僚，邵武军兼摄行郡事，南剑州通判

（1235年），提点广东刑狱（1239年），司农丞知赣州（1240年），知常州军事、直秘阁，提点湖南刑狱（1247年），入宝谟阁，奉诏视察四路（1248年），广东经略安抚使等。提倡"治世以大德，不以小惠"，为官清廉，"蔬食缊袍萧然终身"。在邵武时，农业歉收，"斗米百钱"，百姓饥饿而死者屡见于路旁，向宰相李宗勉建议，用"济粜法"，分为五等，赤贫者全资助，较好者半济之，能更生者不救济，上者发其存粮之半以与穷家，"最上者则尽发其存粮济人"，而"全济之米从官出"。打击了豪强，"众皆奉命，民无饿者"。仅在广东任职头八个月，就清理过数十件冤、假、错案，昭雪一百多名被陷害、屈打成招的死囚。花甲后"博采近世所传诸书，自《内恕录》以下凡数家会而粹之，厘而正之，增以己见总为一编，名曰《洗冤集录》"，1247年在湖南刊出。淳祐九年（1249年）三月七日于广东官邸因痰冒头眩而卒，终龄六十四岁。翌年七月十五日殡葬崇雄乡昌茂村西北新阡。赵昀"以其为中外分忧之臣，有密赞闾画之寄"（天一阁藏《嘉靖建阳县志》），赠朝议大夫，并亲题冢门："慈，字惠父，宋公之墓。"屏山刘童写了赞词："黄甲奋身，持己方正。洗冤有录，能重民命。始终保全，荷天之庆。御墨表门，千古辉映。"（《嘉靖建阳县志》卷十"人物"）子国宝，乡贡进士；女二，长适登仕郎梁新德，次嫁将仕郎吴子勤（见刘克庄《后村先生大全集》墓志铭"宋经略"）。

[7] 亦称《洗冤录》。

[8] 清代康熙三十三年只有四卷。

[9] 《增补注解洗冤录集证》梅启照序。

[10] 山豆根、雄黄、朱砂、黄药子、黄丹、麝香、斑蝥、糯米、蜈蚣、巴豆、续随子。

[11] 朱砂、麝香、冰片、乳香、没药、红花、血竭、儿茶。

[12] 在此完成《洗冤集录》。

[13] 省一级司法审判官。

[14] 即讼师。周密《癸辛杂识续集》上载，南宋统治区域讼师业发达，浙江有"业嘴社"，江西有讼师学校，均是培养律师、辩护师的场所。"松阳业嘴社"，利口铮铮，首推张槐应，其本领有如张鷟《朝野金载》所说的尚书右丞陆余庆之子嘲乃父曰："笔头无力嘴头硬，一朝受词讼，十日判不竟。"

[15] 尸体检验人员。

[16] 含有醋酸、鞣酸。

[17] 此法宋代法医皆已掌握，彭乘《墨客挥犀》载："太常博士李处厚知庐州，有殴人致死者，以糟或灰汤之类薄之，皆无伤迹。有一老书吏求见，以新赤油伞日中覆之，用水沃其尸，则伤处当现。官司往往用法。"（沈括《梦溪笔谈》同）

[18] 大德八年补入人体像，乾隆三十五年补入了检骨图。

[19] 温州人，海盐县令。

[20] 风行朝鲜，有李朝时代崔致云、李世衡、卞孝文、金滉的注解本。

[21] 南昌人。

[22] 泰安人。

[23] 杭州人。

[24] 共一百三十四卷。

[25] 《十驾斋养心录》卷十四。

第五节　运气学说盛行

研究五运六气，是运用阴阳、五行，结合天文、历法、环境、物候，说明气象变化有一定时间规律，太过、不及能对人体产生影响，形成自然灾害，"善言天者必有验于人"，为预防疾病发生、发展特殊推理性信息学说。原始模式记载，首见于《素问》[1]，唐人王冰次注时，言补足八十一篇，到宋代，所增之文已佚失二篇[2]，仅剩七篇大论和杂入《六节脏象论》一部分[3]。七篇大论[4]重点探讨运气内容，有人怀疑受道家思想沾染，王氏假托得自"张公秘本""旧藏之卷"补入的[5]。至于《刺法论》《本病论》两篇，虽然亦谈运气，时间更晚，乃北宋"校正医书局"整理过程中新加的。明末缪希雍认为："予从敝邑见赵少宰家藏宋板《伤寒论》，皆北宋善本，并未尝载有此说。六经治法之中，亦无一字及之。"据考证所知，十世纪末至十二世纪初年，曾流传两种托名王冰的运气著作，一系《玄珠密语》，林亿序《素问次注》时，已经否定；一为《元和纪用经》，乃五代绍兴许寂撰，与王氏风马牛不相及。因而不少学者提出"运气"一门不应武断来自"太仆令"，七篇大论很可能是嘉祐年间（1056～1063年）掌禹锡、林亿校正医书时加进《素问》的，也值得参考。所以吕思勉之道："医学至宋而一变，自唐以前，医家多讲治法，罕言医理。宋世乃多言理，而五运六气之说兴焉。"[6]不为无因。

运气学说，以五运为地气、六气为天气，在历史上，自殷墟甲骨文到春秋战国未见诸文献记载，从汉代王充《论衡》卷七变动"医家有五运六气之术，大则候天地之变，寒、暑、风、雨、水、旱、螟、蝗，率皆有法，小则人之众疾，亦随运气盛衰。"才露其端倪。尔后，"隋萧吉作《五行大义》，上自经、传，下至阴阳、《易》卜之书，凡言涉五行者，莫不网罗搜辑焉，惟有五运六气胜复加临之义，则片言只字无论及者"[7]。看来无有发展。宝应元年（762年）王冰注《素问》、传说编写《昭明隐旨》、《天元玉册》起，到十一世纪前半期，尚未发现医界正式引用过这种学说。嘉祐以降，郝允[8]、庞安常、沈括、寇宗奭、杨子建、史载之、严用和逐渐提及，"随其所变，疾疠应之"。[9]王安石变法后，太医局把五运六气作为考试医生科目之一，由此日益重视。政和七年（1117年）刘温舒[10]撰《素问入式运气论奥》，进行专题研究，绘有图表，并奏当朝，"使览者经目，顿知妙道。"就以1116年寇宗奭《本草衍义》，1118年官编的《圣济经》《圣济总录》，陈无择《三因极一病证方论》等影响较大的医籍，亦对运气学说备加推崇。《宋会要》载，赵佶在位时，还建立预报制度，1117年十月一日颁布了《运历》，用五行干支流注推算未来四季发生的疾病，以"天运政治布告天下"[11]。考核业务人员，出"运气大义题二首"，从而其地位在医学领域扶摇直上。黄丕烈附议说："人身亦小天地，《素问》六气，真探源星宿也。近时医不读书，欲求明理其可得乎！"[12]

"运气"学说的实质内容，重点探论土、金、水、木、火代表中、西、北、东、南，分司长夏、秋、冬、春、夏五个季节，在这五个季节来临时所发生的湿、燥、寒、风、火的变化。利用传统的天干[13]、地支[14]同五运[15]、六气[16]配合在一起，"子午之上少阴主之，少阴之上君火主之，此子午所以为君火之位也；丑未之上太阴主之，太阴之上湿气主之，此丑未所以为土之位也；寅申之上少阳主之，少阳之上相火主之，此寅申所以为相火之位也；卯酉之上阳明主之，阳明之上燥气主之，此卯酉所以为金之位也；辰戌之上太阳主之，太阳之上寒气主之，此辰戌所以为水之位也；己亥之上厥阴主之，厥阴之上风气主之，此己亥所以为木之位也"[17]。

"如云行雨施，品物流行"，每年均有，把五运、六气通过有机联系，金燥、木风、水寒、火火[18]，置于不同的阴阳二方，根据甲子、乙丑的年岁推移，一司天（管天气，上半年），一在泉（管地气，下半年），"上者右行，下者左行，左右周天，余而复会"，似历法循环，递行演换，有周期性，能提前知晓谁为主运、主气的规律，用五行生克关系找出"运"、"气"哪个为主，预测而后之年何气偏盛，即易患某病。《圣济总录》载："六气司岁[19]，五运统岁，五六相合，三十年一周，六十年再周，凡千四百四十气，而天地之气数备焉。经而后始，时立气布，如环无端，守其数，稽其化，若合符节，可谓悉矣。"明人李汤卿对此极感兴趣，一再称道其作用："不读十二经络，开口动手便错；不通五运六气，检遍方书何济。"[20]

《素问·天元纪大论》言："动静相召，上下相临，阴阳相错，而变由生也。"运气学说之另一方面，在临床应用上，谓之"气化"，将这一现象分为标、本、中三气，如少阳本气为火，标气为阳，中气则为风木；太阴本气为湿，标气为阴，中气则为燥金之类，与阳气为气化动力，气化基础是阴液，表现形式为出、入、升、降，促进气液化生、水液代谢、脏腑功能协调、营养四肢百骸的涵义不同。认为六气致病，在人体的发展，就是气化过程，气化又因六气个性之别各有差异，即少阳、太阴从本，少阴、太阳从本从标，阳明、厥阴不从标本，从中。疾病表现形式就以气化的从本、从标，或从中气来决定，如太阳本寒标热，中气为少阴，发病时气化既从本又从标，不从中。从本化则为寒，从标化则为热，故伤寒太阳病有发热恶寒现象。张志聪[21]注释《伤寒论》，凡二十年，即本此说，受董仲舒《春秋繁露》卷十二同类相动，"天有阴阳，人亦有阴阳，天地之阴气起而人之阴气应之而起"，天人感应的影响，以六气研究六经，以脏腑吻合六气，谓"人之阳气，应天气之在外"，凡"天有此六气，人亦有此六气[22]，人天一体，外感风寒则以邪伤正，始则气与气相感，继则从气而入于经"。三阴三阳乃六经气化之病，不是经络本身"证"的反映。张锡驹《伤寒直解》非常赞许这个论见，言伤寒一日太阳、二日阳明，六经以次相传，属"气传"，"非病传也"；陈修园推为"汉后第一书"。近人新会陈伯坛写的《读过伤寒论》，于气化学说，更有所深入，认为："气者化之本，化者气之标，化宜盛不宜衰，气贵藏不贵露。"因有扑朔迷离之语，奉行者不多。虽然卢复[23]及子之颐[24]的著述杂有气化思想，却不属此种范围。

【注释】

[1] 伪托之《褚氏遗书》有运气学说。

[2] 全元起注《素问》时，六十六至七十四九篇，已亡佚。

[3] 约七百多字。

[4] 计《天元纪大论》《六微旨大论》《至真要大论》《五运行大论》《五常政大论》《气交变大论》《六元正纪大论》。

[5] 林亿认为取诸《阴阳大论》。

[6] 《隋唐五代史》"自然科学"。

[7] 丹波元简《医剩》。

[8] 博陵（邵伯温《邵氏闻见后录》卷十七作河朔）人，随道士学医术，晚年迁居郑圃。当时太医赵宗（或作从）古从之受业，将其运气学说（《邵氏闻见后录》作六元五运之法）绘制成图上报朝廷。《结一庐书目》记有宋版《六甲天元运气钤》二卷，署名为赵氏。郝允之子怀质，也得其术，精于切脉，善用散药。

[9] 沈括《梦溪笔谈》。

[10] 朝散郎、太医学习业（校领导助理），元符时官员。

[11] 《宋大诏令集》卷一百二十六。

[12] 《士礼居藏书题跋记续》卷上"玄珠密语"。

[13] 甲、乙、丙、丁、戊、己、庚、辛、壬、癸。单数甲、丙、戊、庚、壬为阳，双数乙、丁、己、辛、癸为阴。甲乙属木、丙丁属火、戊己属土、庚辛属金、壬癸属水。

[14] 子、丑、寅、卯、辰、巳、午、未、申、酉、戌、亥。单数子、寅、辰、午、申、戌为阳，双数丑、卯、巳、未、酉、亥为阴。寅卯属木、巳午属火、申酉属金、亥子属水、辰戌丑未皆属土。

[15] 木、火、土、金、水五行，随着年岁运转，变动不居，各有所主。甲己相配为土运、乙庚相配为金运、丙辛相配为水运、丁壬相配为木运、戊癸相配为火运。

[16] 太阳寒、少阳相火、阳明燥、太阴湿、少阴君火、厥阴风，随着年岁不同各有所主。巳亥相配为厥阴风木、子午相配为少阴君火、寅申相配为少阳相火、丑未相配为太阴湿土、卯酉相配为阳明燥金、辰戌相配为太阳寒水。

[17] 陈元靓《事林广记》。

[18] 六气中有二火，一为相火，指暑，藏于少阳；一为君火，藏于少阴。

[19] 有天地二气，天气司天，地气在泉。

[20] 见《心印绀珠经》。

[21] 1610～约1684年。钱塘胥山人，号西陵隐庵道人，家中九世业医。自云原籍南阳，为张机之后，汉末战乱迁居江西，"十一世祖游宦钱塘，卜筑湖上。"从仲景到他已历四十三代，"其中以医名者十之二三"。（《伤寒论宗印》自序）他"髫年失怙，弃儒学医"，拜张卿子为师，且受业于卢复。"初为粮道书吏，粮道患癃闭，诸医用药皆罔效，隐庵以补中益气汤"，提壶揭盖子，开上启下，"一剂而愈"（见《侣山堂类辨》王琦跋），声誉渐起。因"与时不合"，乃家居"闭门著书"，殚心研虑，"鸡鸣风雨，未敢少休"。1664年于胥山（今杭州吴山）之阴（可能在城隍山下）建侣山草堂，携张文启（开之）、沈晋垣（亮宸）、杨之如、莫承艺（仲超）、朱长春（永年）、倪冲龙（冲之）、卢治（良候）、仇时御（汝霖）、徐开先（振公）、王逊（子律）、闵振儒（士先）、徐桢、尚纲（御公）、吴嗣昌（懋先）、姚宗（士因）、高良、杨象乾（元如）、余国锡（伯荣）、任充谦（谷庵）、赵尔功（庭霞）、张锡驹（字令韶，号青士居，张大章之子，撰有《伤寒论直解》《胃气论》，同志聪共称二张）讲《内经》《伤寒论》，开创集体

研究之风，"几三十年"，自顺治到康熙初，"谈轩岐之学者咸归之"（赵尔巽《清史稿》）。称道《灵枢》"旨趣层折，一字一理"，对成无己中风恶风、伤寒恶寒说，持有异议，谓："风邪始入毛窍未开，虽中风而亦恶寒，寒入于肌邪伤腠理，虽伤寒而亦恶风。"张氏为了传授学术，"每旦焚香盥手，开卷举笔"，四十年苦心孤诣，撰有《素问集注》、《灵枢集注》（二书讨论五年写成）、《伤寒论宗印》、《伤寒论集注》（初名《伤寒论纲目》）、《本草崇原》（书未脱稿即亡，经高士宗补辑而成，曾流落胡念庵家，由胡之门人高端士传出，王琦校正付梓）、《金匮要略注》、《针灸秘传》（已佚）、《侣山堂类辨》（张开之、杨元如参订）等，其中以所著《素问集注》《灵枢集注》《伤寒论纲目》基础上1682年增广的《伤寒论集注》为代表，力求"经义通明，不尚训诂详切"，凡"前人咳唾，概所勿袭，古论糟粕，悉所勿存"，析疑纠谬，"足为后学规矩准绳"。他的治学方法是："先难后易"，主张须精究"神农之《本经》，轩岐之《素》《灵》，仲景之《伤寒论》《金匮要略》"，余则均为次要。对前人学说，虽遵之"理明义尽，至当不移"，称"长沙贤裔"，但不足之处凭主观想象，存在臆断，属一大缺点。不过，能"扫诸家割裂之非，自有卓识。"（曹禾《医学读书志》）遥承林亿之见，认为《伤寒论》序言"撰用《阴阳大论》"，此乃王冰补入《素问》的七篇大论运气学说。强调六经病变，为人体之气同外界六气相感而发，若以太阳症状即膀胱的反映，则是"迹其有形，亡乎无形，从其小者，失其大者"。张氏肺病治疗未愈，遂卒于寓所恒吉堂。门生知名者，有朱景韩（济公）、王弘义（子方）、张二中、赵瑾叔、黄绍姚、高世栻、莫善昌（云从）、徐永时、杨应选、王庭桂（茅侯）、金绍文（西铭）、曾时泰、朱输（卫公）、曹鐩、董惟园、曾自玉、于玉师、计逊公、倪昌大（仲宣）、倪昌世（仲玉）和长子张兆璜（玉帅）、应略，继续其业。民国二十五年七月，可园蔡冠洛为他立了传，列诸清代七百名人之一。

[22] 君、相二火之气起于心、肾，寒水之气起于膀胱，风气起于肝木，湿气起于脾土，燥气起于肺、胃。

[23] 钱塘人，马心田的弟子，和王元功同门，尝向四川慧融禅师学习针法。字不远，号芷园、蒲痴，与永嘉举人王龙友，浦江上舍张二如，白下缮部戴养吾，德清文学沈君渔，嘉定名士潘方孺，憨山、莲池、闻谷三禅师为友，且和闻子将、严忍公、徐之垣、李长蘅、陈元晖时常往来。以释家观点撰成《伤寒论金锦》，《医种方》医经、医论、医方、医案四集，写有《芷园臆草日记》。

[24] 随王绍隆、陈芝先、缪仲淳习医，学禅于闻谷、憨山，字子繇、自观，号晋公，称芦中人、老旅、东城河上废衲，斋名无恒业轩，南明遗老之一。少时"俟父熟寐，潜起，燃灯帐中，苦读不已。凡过目之书，能默指某事在某页，无有误者"。刘献廷谓其"医道迥出寻常"。资性开明，无所顾忌。二十八岁时在乃父未撰完之《本草纲目博议》基础上，历十八年编成一部因兵燹稿亡、经追忆重写（核、参内容）的《本草乘雅半偈》，载药三百六十五种，分核（核实）、参（参照）、衍（衍申）、断（断定）四目。虽患眼疾右目已盲，仍从事著述，对扁鹊、华佗、王叔和、成无己皆有评议。五十岁服种子方生二男均夭于天花，尔后吃玄菟丹

（玄参、菟丝子）到六十五岁共举六个男儿。他五十六岁时双目失明，命女婿陈曾篸代书，凡四年辑出《摩索金匮》（杭世骏《道古堂集》"卢氏小传"载，写有《金匮要略摸象》为父所焚）、《学古诊则》，至六十岁方行脱稿。其余尚有《伤寒论金镜钞》《疟疾论疏》《色诊一编》《医难析疑》，统称《遗香堂七录》。生平精于辨证，"善疗奇疾"，长子麦来在治学方面，也酷似其父。钱谦益形容卢氏：

"云物关河报岁更，寒梅逼坐见平生。眉间白发垂垂下，巾上青天故故明。老去闲行聊种菜，朋来参悟似班荆。《楞严》第十应三遍，已复东方鸡后明。"（《有学集》卷四）读书社成员友好严印持及妻戈氏相继逝世，即收其遗儿圣翼为弟子攻习医业。1664年卒。刘献廷云："予来杭不及见先生，获与其诸子游，皆不能言其父子之学矣。惜哉！"（《广阳杂记》卷三）

第六节　宋政府主编三大方书

《太平圣惠方》《太平惠民和剂局方》《政和圣济总录》三部方书，为北宋政府诏令供职国家工作的医官集体编写的。其中《太平圣惠方》《政和圣济总录》，号称两大巨著。

一、《太平圣惠方》

宋太宗赵光义[1]在内府藏有名方千余首，978年又命翰林医官献出所藏良方，并搜集民间验方，共得一万余首，太平兴国七年（982年）交给医官使尚药奉御王怀隐[2]会同副使王祐、郑彦[3]和医官陈昭遇[4]进行分类，负责编辑，于淳化三年（992年）历时十载完成。凡一百卷，一千六百七十门，收方一万六千八百三十四首，约二百八十余万字。命李昉、贾黄中、李沆、温中舒、寇准等审阅，五月乙亥"镂版颁行天下"，在各州择精医术者一人补为医学博士，由其掌握[5]。提出组方配药："务在专精，甄别新陈，辨明州土，修制合度，分量无差，用得其宜，病无不愈。"

书的性质，和《备急千金要方》《外台秘要》类似，理论以《巢氏诸病源候论》为主，间引《内经》《难经》《伤寒论》《备急千金要方》，保存一些现已亡佚的医学文献。一至二卷为总论，包括诊法、处方遣药；三至七卷论脏腑病证，以虚、实、风、冷、热等为辨证纲领；八至十八卷论伤寒、时气、热病；十九至三十一卷论风与劳病；三十二至三十七卷论眼[6]、口、齿[7]、咽喉、耳、鼻五官病；三十八至三十九卷论服石及解毒；四十至四十五卷论头面、胸腹、脚气病；四十六至五十卷论咳嗽、霍乱、疝瘕、积聚、噎膈；五十一至五十五卷论痰饮、疟疾、消渴、水肿、黄疸；五十六至五十七卷论蛊毒、中恶、尸注、寄生虫、虫兽咬伤；五十八至六十卷论淋病、痢疾、痔漏；六十一至六十八卷论痈疽、皮肤病、瘰疬、损伤、外科杂证；六十九至八十一卷论妇女疾患；八十二至九十三卷论小儿科，记有急、慢惊风[8]；九十四至九十八卷论神仙、丹药、食治、补益之类；九十九至一百卷论明堂、针灸。内容除爱引文献，载入药粥方一百多首，新的资料较少，转介砒剂治疗痔核、外伤致痉为破伤风的经验。脱稿后由最高统治者撰序开雕。庆历六年（1046年）"蔡襄官闽中"，指派福州何希彭从中录出"六千零九十六"方，辑为《圣惠选方》，曾作教本使用。不过应注意针对性，"周顺云：《圣惠》《千金》《外台秘要》，所论病源、脉证和针灸法，皆不可废，然处方分剂与今大异，不深究其旨者，慎勿妄用"[9]。目前所见最早的刊本，为南宋绍兴十七年四月福建路转运司刻的一百卷本，二十六册，三千五百三十九板。

二、《太平惠民和剂局方》

本编为国家专利[10]官药局制药厂出售成药的处方配本，乃世界首创之方典，比法国政府1818年出版的药局方《法兰西方鉴》要早七百余年。该局萌芽于熙宁九年（1076年）六月，称"太医局熟药所"。元丰中纂辑了《太医局方》。崇宁间太医局增设七所，分别冠以"惠民"、"和剂"之名。"所有之方，或源于鬻药之家，或得陈献之士，未经参订，不无舛讹，虽尝镂版颁行，未免传疑成误，致有药味脱漏、铢两过差，制作多不依经，祖袭间有伪妄，至于贴牓谬误尤多，殆不可以一二举也。"[11]大观时令陈承[12]、裴中元[13]、陈师文[14]等人加以考订，撰成《校正太平惠民和剂局方》五卷，分二十一门，二百九十七方，作为规范；晁公武《郡斋读书志》载："阅岁书成，校正七百八字，增损七十余方。"政和二年（1112年）卢昶删补了治法。绍兴期间有所增益，嘉定元年（1208年）许洪[15]又予以编次、注释，且附入《吴直阁增诸家名方》、各局经验秘方，并添写《和剂指南总论》上中下三卷，置于卷首。而后经过宝庆、淳祐间"几经名医之手，内臣参校"[16]，数度重修，每次均有订

正，逐渐成为十卷本。内容分诸风、伤寒、诸痹、痰饮、诸虚、痼冷、泻利等十四门，共七百八十八方[17]，且附一百八十五种饮片炮炙、修制法[18]，属处方手册性质。"南北宋间，皆奉此书为圭臬，自朱震亨《局方发挥》出，其风始稍杀。"[19]现在流传之版本，是据元代建安宗文书堂郑天泽刊者刻印刷的。

其特点，每方之后除列举主治证，对药物剂型修制、操作，也有详细解说。因于《校正太平惠民和剂局方》同苏轼推荐眉山巢谷[20]的"圣散子"[21]一样，过度夸张，影响很大，"太学诸生信之尤笃"，传播之广，远及山陬海隅[22]，产生不问寒热虚实，"病有万状药只一格"，率以成方治"众恙"的风气，就连最高统治者亦沉浸其中，"上因心痛，服苏合香丸两服，遂觉热"[23]。监造之一周密《癸辛杂识》别集上篇载："以牛黄清心丸一方言之，用药二十九味，其间寒热讹杂殊不可晓。尝见一名医云，此方只是前八味，至蒲黄而止，自山药之后二十一味乃补虚门中山药丸，当时不知缘何误入。"[24]朱震亨《局方发挥》据《素问·腹中论》"石药发癫、芳草发狂"，不仅反对其庞杂[25]"轻扬飞窜之脑、麝，骠悍之金、石"，辛热、香燥[26]损气等品[27]，"集人已效之方，应今日无限之病"，"官府守之以为法，医门传之以为业，病者持之以为命，世人习之以成俗"，且也针对这些情况进行批评的。所以南汇张文虎深有感触地的提出自古至今存在两大倾向，"略记汤头，不问病之原委，苟取成方影响，以应病家之求，其弊浮；涉猎《本草》，不知君臣佐使之义，杂药乱投，急图取效，其弊躁。"[28]的确如此。王巩《随手杂录》引江焕言，冯悦司管药物，服温燥过多，"脑后生疮，热气冉冉而

上，几不济矣"。但书内入选之方，"过于粉饰者料不能无，而真效之方必不可少"[29]，有许多家传"献于朝、行于市"，从经验得来，用之恰当，效果可靠。丹溪指责的乃人们忽视辨证方法，盲目地搬用，"用药者误耳，非方之罪也"[30]。像青州白丸（圆）子[31]、紫雪[32]、凉膈散、三拗汤、四君子[33]汤、逍遥散、五皮饮（散）、平胃散、甘露饮、至宝丹[34]、苏合香丸（圆）[35]、活络丹、五痹汤、藿香正气散等，都极负盛名。陆游《老学庵笔记》载，杭州刷新匾膀，有人书写"干湿脚气四斤丸[36]，偏正头痛一字散"，以为对联，颇足反映其销行情况。故王纶评议道："《局方》盛行，人皆尊用，虽有差谬，丹溪已辨论之。"名医所制"君、臣、佐、使、轻、重、缓、急、大、小、多、寡之病，则不差也。"[37]然"宋之季年"，"务守元气"之风浓厚，"不识攻伐之机，能养病而不能治病，失在不知通其变也"[38]，此情况严重存在，亦不可不知。

三、《政和圣济总录》

"政和间，祐陵以仁经惠天下"，在"上清宝籙宫之前，新作两亭，左曰仁济，给药治疾苦；右曰辅正，主符水除邪鬼。因遂诏海内，凡药之治病彰彰有声者，悉索其方，书而上之焉"[39]。本书为北宋末年奉徽宗之命，广征古今医籍，"诏天下方术"[40]，在《太平圣惠方》基础上搜集大量良方编辑的，责成"《圣济经》所"人员曹孝忠、龚壁、丁阜、许基、杜润夫、朱永弼、谢惇、刘植，于政和时期历七年写就。尚未正式印刷，金兵攻陷开封，"丙午十二月五日遣入城搬挈书籍"[41]，随着三馆[42]藏书[43]遭劫[44]，国子监所镂原板已被掠去[45]，到元大德时期又予整

理，在蒙古贵族统治下，出版问世，赵宋王朝控制的南方，并无此书流传[46]。1300年二月封建政府"命集贤大学士焦惠（养直）"写序，会同"诸路医学副提申甫、御药院副王希逸"与太医院官员和思诚、隋有、王佐、欧阳懋孙、韩公麟、汪斌、麻惟繇、郑忙古歹、李邦宁、脱因纳重校，开刻刊行。目前所见者，即为照此翻印的版本。

书中内容，包括内、外、妇、儿、五官、针灸、杂疗、气功[47]，比《太平圣惠方》规模更大，分七十一门[48]，共二百卷，约二百万字，载方近两万，新增方四千余首，"凡察病处方，品药切脉，以及针灸、符禁、神仙服饵之类，无不搜罗悉备，古来专门授受之方，大略亦胥具于是，诚医学之渊海也"[49]。药物名称，常沿用较早的习名，如天麻为赤箭、牛蒡为恶实、甜桔梗为荠苨、山栀为越桃、柴胡为茈胡、土茯苓为菝葜、香附为莎草根、薄荷为鸡苏、砂仁为缩砂蔤、天花粉为栝楼根、轻粉为腻粉等，据传版面刻成，女真统治者曾提出与铜人一并索取，"岁贡白花蛇"[50]，作为南北议和诚意的表示。其理论部分，采用《内经》和各家学说，经过融会贯通，统一了文体，与《备急千金要方》《外台秘要》罗列原文不同。较《太平圣惠方》分一千多门，突出要领，归纳的颇为系统。所载处方，大都属丸、散、膏、丹、酒剂，汤液很少。一至二卷，分上中下，讨论五运六气，列六十年《运气图》；三至四卷为总论性质，有赵佶[51]给《圣济经》[52]十篇作的《补遗》《治法》，次写药品、剂型、禁忌、针灸等十八论。各论方面，每类分若干病证，有病因、病机及方药；五至四十卷，为诸风、诸痹、伤寒、中暍、疟病、霍乱六门；四十一至

五十四卷,为五脏六腑病十一门;五十五至一百卷,为心痛、消渴、黄疸、膈气、痰饮、咳嗽、积聚、水肿杂证二十六门;一百零一至一百二十四卷,为面、体、眼、耳、鼻、口、齿病七门;一百二十五至一百四十五卷,为瘿瘤、瘰疬、痈疽、金创、痔漏、折伤外科七门;一百四十六至一百四十九卷,为中毒、虫兽伤、横死的急救;一百五十至一百六十六卷,为妇产疾患三门;一百六十七至一百八十二卷,为小儿病;一百八十三至一百九十卷,为乳石、补益、食治三门;一百九十一至一百九十四卷,为针灸;一百九十五至二百卷,为了"克保冲和"延长人生寿限,记录荒唐迷信的符咒、祝禁、登仙服食药饵的内容,如烹砂炼石、嚼柏咀松、斩除三尸等。康熙二十年(1681年)淮阴翕顺堂客主程林购得残本[53],缺一百七十三至一百七十七卷,其友项睿补写小儿方五卷,因内容过多,删去繁芜,把切合应用的主体部分,也就是"医家之云笈琼函,方药之赤文绿字",整理成《纂要》二十六卷,在扬州出版。

【注释】

[1] 他经常将京师医生凡通《神农本草》《黄帝难经》《素问》和精针灸药饵者,破格选拔,委为翰林医学,或送入医官院充任医官(见江少虞《皇朝类苑》卷四十八)。

[2] 河南睢阳(或作宋州即商丘)人,初为道士,居京城建隆观,以汤液事太宗,太平兴国初,诏其还俗。公元978年吴越王钱弘俶遣子惟濬到开封朝觐,忽然患病,命其视之,应手而愈。至道年间卒。

[3] 或作奇。

[4] 广东南海人,世医,971年随南汉国主刘铱归宋,"持药囊抵军垒中,日阅数

百人",入翰林医官院。领衔温州主薄,晋升光禄寺丞,赐金、紫。他操术精湛,"往来公卿家,诊脉对证,多奇验,性谦慎,以此被宠眷不衰"(《医术名流列传》),"世呼神医"(《神秘名医录》)。

[5] 见李焘《续资治通鉴长编》卷三十三。

[6] 卷三十三"开内障论"记有详细的针拨内障术。

[7] 正式载有药物刷牙法,用盐、杏仁研为膏,每日揩之"甚佳"。

[8] 刘昉《幼幼新书》所列"前代方书"太元真人《玉诀》、黄帝《石壁经》,已载有急、慢惊风之名。

[9] 未署撰人《续墨客挥犀》。

[10] 当时除此,凡盐、茶、酒、醋都由国家控制。

[11] 《上表》。

[12] 原籍贵池,幼年丧父,以医鸣。官将仕郎措置药局检阅方书。

[13] 浙江人,官奉议郎守太医令兼措置药局检阅方书。

[14] 临安人,朝奉郎守尚书库部郎中提辖措置药局,为官较久。

[15] 三世业医,官太医助教、行在和剂辨验药材。王宏翰《古今医史》洪作弘,言为许叔微之子;杨守敬《日本访书志补》疑其系许叔微之孙。俟考。

[16] 岳珂《程史》。

[17] 张海鹏《墨海金壶》所记同。其中汤九十八、饮二十五,占总数七分之一弱,余则为丸、散类。

[18] 包括水飞、醋淬、泡熬、刀镑、纸烧、面煨、火煅、汤浸、蒸煮、烘焙、爆炒、存性等。

[19] 杨守敬《日本访书志补》。

[20] 初名毂，字元修，排行第三，号巢三。出身农家，举进士不第，乃游秦凤、泾原，性豪，精武技，从陕西将领韩存宝出入戎马间。客黄州时，同东坡友善。"以谷奇侠取其方，轼之文章信其言"（叶梦得《避暑录话》），圣散子风行四方。他在赴海南岛途中，死于广东新会县。苏轼写有《巢谷传》。

[21] 此方可治伤寒、湿疫病，据云开始传与沈括，括传之庞安时；另说先传于苏轼，"指江山为盟"，东坡宣扬能同孙思邈三建散比美，乃授诸庞安时（《苏东坡集》庞安时"伤寒总病论"圣散子叙）。药物偏于香燥，易升阳助火，有草豆蔻、猪苓、石菖蒲、良姜、独活、附子、麻黄、厚朴、藁本、白芍、枳壳、柴胡、泽泻、白术、细辛、防风、藿香、半夏、茯苓、甘草，"平旦于大釜中煮之，不问老少良贱，各服一大盏"。宣和年间在开封十分盛行。到了明代，仍有信之者，"弘治癸丑吴中疫疠大作，邑宰孙磐令医人修合圣散子，遍施街衢，并以其方刊行，病者服之十无一生，率皆狂躁昏瞀而卒"。（俞弁《续医说》）

[22] 俞樾《茶香室丛钞》卷二十一引武英殿丛书《苏沈良方》第三卷说，此散二十味之后，附有陈无择之言曰：可治寒疫，因东坡作序，天下通行，辛未年永嘉瘟疫，被害者极多。

[23] 曾布《曾公遗录》。

[24] 岳珂《桯史》同。

[25] 如乌犀丸中水银、乌鸦、狐肝之类。

[26] 如豆蔻、砂仁、良姜、丁香、沉香、檀香、肉桂、苏合香、荜茇、木香之类。

[27] 约占百分之八十。

[28] 《舒艺室杂著》乙编卷上。

[29] 张介宾《景岳全书》传忠录。

[30] 俞弁《续医说》。

[31] 北宋青州医家用西门外甘泉同药物合成。因纪念范仲淹在此为官清廉，即以范公泉名之，并建有亭子。

[32] 原载苏恭《脚气方》、《千金翼方》杂病"压热"篇。

[33] 原载张锐《鸡峰普济方》。

[34] 原载阎孝忠《小儿方论》、沈括《灵苑方》，称至宝膏。

[35] 原载《外台秘要》引"广济方"，名吃力伽丸。《苏沈良方》亦收入。

[36] 木瓜、牛膝、天麻、肉苁蓉各一斤。

[37] 《明医杂著》"东垣丹溪治病法论"。

[38] 黄溍《金华黄先生文集》卷三十八。

[39] 蔡绦《铁围山丛谈》卷六。

[40] 《慈云楼藏书志》。

[41] 《宣和遗事》。

[42] 宣和殿、太清楼、龙图阁。

[43] 李攸《宋朝事实》载，赵匡胤称帝时，三馆（开始仿照唐制，仍沿称昭文馆、集贤院、史馆。太平兴国中因在西、东、南三庑，居一个院落，又总名为崇文院）藏书一万余卷，后来增至八万多卷。988年将三馆所收珍本，抽出万卷，另存直秘阁，成为四馆。

[44] 洪景庐《容斋随笔》。

[45] 历代中央藏书，照《隋书·牛弘传》奏章所说，曾遭到五次大劫，秦始皇下令焚书（项羽入关，烧毁宫殿，大火三月不熄，余者化为灰烬）；东汉开始赤眉入关；董卓迁都；西晋末年"刘石乱华"；南朝梁元帝自火其书。胡应麟《少

室山房笔丛》又补入以后的五次，隋炀帝在江都被杀，书籍多焚（所携图书已于途中沉船损失大半）；天宝安禄山进关，玄宗奔蜀，散亡殆尽；广明元年黄巢入长安，毁掉很多；1127年金兵攻占开封，失去无法统计；元将伯颜南下，临安陷落，藏书运走一空，世称"五厄"。

[46] 一说"再刻于金大定，三刻于元大德"，江南已有流传本，但为数极少。待考。

[47] 如淘气诀、咽津法等。

[48] 每门首写论述，下分病证，胪列较详。

[49]《慈云楼藏书志》。

[50]《大金吊伐录》。

[51] 神宗十一子，虽有艺术才能，却政治昏庸。精绘花鸟、人物，书工"瘦金"（唐代武则天时薛曜所创）体（周密《志雅堂杂钞》载，其墨迹用双龙印缝，粉青绢，狭签头，用泥金题）。崇尚道教，和萧衍之信奉佛法，有梁武、宋徽之称。在位二十五年，大兴土木，建楼台亭阁，取江南"珍异花木竹石"（花石纲），供个人玩乐，传说匿通李师师（开封"染局匠"壬寅之女，寅犯罪死狱中，李姥养之，艺名白牡丹），同事实不符（李师师比赵佶约大二十岁，赵氏冶游时，她已年及花甲）。被俘入金，在东北又生有六子八女，公元1135年四月二十一日病死（见耐庵《靖康稗史七种》"宋俘记宫眷"）。《圣济总录》，乃其所定，太学生邵武吴祯写了注释。

[52] 考试题解。

[53] 耶律楚材校刊者。

第七节　对后世影响较大的医学家

这个时期的医学家，由于社会环境复杂，人们倾向划分两宋医家和金元医家，凡活动在北、南赵宋王朝疆域内者，属两宋医家[1]；生活于金、元占领区的，属金、元医家。尚有人提出将两宋（重点为南宋）医家称为南派，金元医家归入北派。尽管金、元时代著名的医学家多系北方人，也不十分恰当，故仍以参照前说为依据，比较公允。

【注释】

[1] 宋人诊所，名称简单，如开封"杜金钩家、曹家、独胜元、山水李家，卖口齿咽喉药；石鱼儿、班防御、银孩儿、柏郎中家，医小儿；大鞋任家，产科"。（孟元老《东京梦华录》）"金钟李氏"（《祥符县志》），善治疮疡。周密《武林旧事》所记南宋杭州，则称"杨郎中、徐郎中、乔七官人"。"四代儒医陆太丞"（陆游《老学庵笔记》）。临安售药者，有不少标出专业招牌，如潘节干熟药铺、陈妈妈泥面具风药铺、大佛寺疟药铺、双葫芦眼药铺、保和大师乌梅药铺、三桥街毛家生药铺、郭医产药铺（见吴自牧《梦梁录》）等。

一、两宋人物

（一）伤寒研究家

1. 庞安时

（1）生平

庞安时，字安常，蕲水（今湖北浠水县）麻桥[1]人，约生于北宋庆历二年（1042年），曾祖愷、祖父震，"饶于田产"，家世业医。少时任侠，"俊警绝人"，过目辄记，"乡党奇之"。好"博奕音技，斗鸡走狗，蹴踘击球"，以婆娑风月为事。成年后"屏绝戏弄，闭门读书"，上自"神农、黄帝经方"，下至"扁鹊《八十一难经》、皇甫谧《甲乙》"，"无不贯穿"，遂"术学精妙，而有贤行，大类蜀人单骧，善疗奇疾。"[2]见到古书画，"喜辄不自胜"[3]。轻财乐义，黄山谷谓其"似秦汉间游侠而不害人，似战国四公子而不争利"。为博物学家沈括的得意朋友。苏轼谪居黄州当团练副使[4]，因去沙湖[5]"相田"染疾[6]，求他治疗，曾荐其给苏颂诊病，过从较密，称先生为处士，共游蕲水清泉寺，观看王羲之洗笔泉[7]，濯缨兰溪，"挟弹击水"[8]，结为知遇。东坡作《浣溪纱》"山下兰牙短浸溪，松间沙路净无泥，萧萧暮雨子规啼。谁道人生无再少，君看流水尚能西，休将白发唱黄鸡。"以歌记之，"剧饮而归"。"人以医聘之，多陈其所好，以顺适其意"，病家持金帛来谢，"不尽取也"。一藏有廷珪制造的良墨患者，"庞安时愈之，不敢取一钱，惟求此墨"，已而又送与苏轼，换了数十幅书法[9]。他"通古今"，对《三国志》广载华佗诸事，有的感到离奇，尝批评陈寿道："术若是，非人所能为也。"弦外之音，乃史学家的浮夸。

《宋史》、杂记称，他八岁接触医籍，学习黄帝、岐伯、扁鹊、仲景之术，二十岁已明晓脉学，"能通其说，时出新意"，其父庞之庆"辩诘不能屈"。"闻人有异书，购之若饥渴"，家内所藏木轴牙签达万余卷。久病耳聋，曰"天使我隐于医"，乃奋读《灵枢》《太素》《甲乙》，"经、传、百家涉其道者，靡不贯通"。"以指画字，书不数纸，辄深了人意"，就诊者如市，"率十愈八九"，"君脱然不受谢而去之"。精伤寒，"得长沙之遗旨"[10]。常深衣幅巾，"议论不繁"。《东坡杂记》谓他："与人语，书在纸，始能答，戏之曰：吾与君皆异人也，吾以手为口，君以眼为耳。"四方聘请者"日满其门"，黄山谷欲从之攻岐黄术，因"适有心腹之疾，未能卒业"。缘于不醉心私利，"而声益高"，黄钟大吕名倾江淮，号"蕲水道人"[11]，得到"神医"[12]庞安常，一药便起床，心巧手更巧，耳盲目不盲[13]的美誉。相传不愿为权贵服务，凡官僚豪绅求治，提出迎送条件，必驾巨舟，"日费不赀"，钱淮海"尝见其还自金陵，过池阳（今安徽贵池），先君命往谒之，随行四五大官舟，行李之盛侔部使者，一舟所载声乐也；一舟辎重也；一舟厨传也；一舟诸色技艺文[14]无不有也。不肯入京。或谓不然医之妙，亦近世所无也"[15]。他广收门徒，聚众讲学，有弟子六十余人。近代杨则民很推重其论说，尊为医林之"逸品"[16]。

他对远道来诊和重笃患者，均妥善安置，腾出院落[17]，提供食宿，甚为体贴。"人以病造之"，不择贵、贱、贫、富，"便房曲斋调护以寒暑所宜，珍馐美蔬，时节其饥饱之变，爱老而慈幼，如痛在己也"。广大群众喜见眉宇，无不感激。泗州太守毛公弼泄痢日久不愈，曰：此丹石毒引起，煮葵菜一釜令食之，下斑斓五色；因脚弱赠牛膝酒两瓶而归[18]。遇危险"不可为者，必实告之"。张耒说过："有舆疾自千里踵门求治者，君为辟第舍居之，视其饘粥药物，既愈而后迁之，如是常数百人不绝。"[19]庞氏开设的家庭病床，给苏轼在杭州拿出五十两银子、又动员地方资助两千贯钱举办安乐坊[20]，提供了经验。在先生先行影响下，到宋徽宗崇宁元年（1102年）八月二十日，开封府尹吴居厚才正式创建医院病房"安济坊"[21]。尽管受时代和个人能力限制，无家属照顾的移入，后仍免不了存在着"枕有思乡泪，门无问疾人，尘埋床下履，风动架头巾"[22]的凄凉景况，但其"起人之疾，不可缕数"，为救死扶伤已完成人道主义使命。晚年思想有颓唐现象，寄托精神，转好佛学。元符二年（1099年）五十八岁忽言"胃气已绝，屏却药饵"，相距数天，二月六日玉楼赴召，"与客坐语而卒"；闰九月二十七日葬于蕲水龙门乡佛图村。张耒追述道："予尝从之游，喜闻其说，而不能尽究也。居无何，安时死，为之志其墓。"[23]人们为了纪念，给他修建祠堂，塑了与苏轼对话的坐像，地方上皆呼"药王庙"。吕元膺十分痛惜道："能起扁鹊之所秘，法元化之可法，使天假其年，则成就当不在古人下。"[24]门生李百全（几道）、王寔[25]、魏炳、董灼、张扩[26]属登堂入室者，"九江胡道士亦颇得其术"[27]。"妻陈氏生子二，曰：璀[28]、琪，二孙曰：仲容、叔达；三女已嫁魏渊、郭迪、陈翔"诸进士。庞氏代表性著作，有亲书卷首小帖《伤寒总病论》[29]六卷，苏轼赞为"真得古圣贤救人之意，岂独为传世不朽之资，盖已义贯幽明矣。"[30]余则即《主对集》《古今异宜方术脱遗》《本草补遗》[31]《难经解义》[32]《验方》《胜金方》[33]《家藏秘宝方》[34]。

（2）学说与经验

庞氏"善医伤寒，得仲景意"[35]。言"岁多疫，宜预先通报，使家喻户晓。谓冬季感受寒邪伤人阳气，"足太阳为诸阳主气，其经夹脊膂，贯五脏六腑之腧，上入脑，故始则太阳受病也"。引《素问·经脉别论》"勇者气行则已，怯者则着而为病"，提出："素有寒者多变阳虚阴盛之疾，或变阴毒也；素有热者多变阳盛阴虚之疾，或变阳毒也。"发作时，常以人体为依据，随着内在的偏颇情况而变化。如立即发病，"头痛、身痛，肌肤热而恶寒，名曰伤寒"；若"因春温气而变，名曰温病"；"因八节虚风而变，名曰中风"；"因暑湿而变，名曰湿病"；"因气运风热相搏而变，名曰风温"。缘于起因本质为冬时中寒，"随时有病变之形态，故大医通谓之伤寒焉"。他对针灸疗法也较擅长，"其医类单骧，而加之以针术，绝妙"[36]。在桐城应朱氏邀请治疗难产，"七日而子不下"，令孕妇坐温汤内揉摩，慢刺腹部，生一男儿[37]，远近皆知。东坡乔寓黄州，元丰五年三月偶然左手肿痛不已，针刺一次即愈[38]，苏氏写"行草数纸"以答谢之。

① 重视诊脉

对切脉，主张诊颈动脉之人迎和手桡骨动脉的气口，言"平人之脉人迎大于春夏，寸口大于秋冬"。二者合参，"阴阳相应，如两引绳"。强调"定阴阳于喉手，配覆溢于尺寸，寓九候以浮沉"[39]。从手上讲，其《解仲景脉说》的经验，倘"动脉见于关上，下无头尾，厥厥动摇，名曰动也。阳动则汗出，阴动则发热。关位占六分，前三分为阳，后三分为阴，若当阳连寸动而阴静，法当有汗而解。《素问》云：阳加于阴谓之汗；当阴连尺动而阳静，则发热。《素问》云：尺粗为热中。若大汗后形冷恶寒者，三焦伤也，此是死证。脉按之虚软，战汗而解；脉按之有力，躁汗而解；脉虚数必经汗吐下，无津液作汗，阴阳自和愈"[40]。

② 提出四时五温

他认为流行性温病，与伤寒不同，四时皆有，"自王叔和后，鲜有炯然详辨者"，发挥了《小品》《诸病源候论》之说，乃一种乖候毒气，有传染性，易于感人，损伤肝、心、肺、肾、脾五脏，凡木气司令，春有青筋牵，腰脊强，脚挛缩，眼中生花；火气司令，夏有赤脉攒，口干舌破，身热，皮肉痛，战掉不定[41]；金气司令，秋有白气狸，乍寒乍热，暴嗽呕逆，体热生斑，气喘引饮；水气司令，冬有黑骨温，胸胁刺痛，心腹膨胀，里热外寒，喜守火饮水；土气司令，每三个月各旺十八日，四季有黄肉髓，头重项直，皮肉强，颈下结核，隐隐而热。在《上苏子瞻辨伤寒论书》时提出："温病若作伤寒行汗吐下必死。"对当世伤寒与温病治疗的分道扬镳，起了承先启后的作用。曾"自言心解，不从人授"[42]，据孙思邈《备急千金要方》卷九[43]的原有药物，创制了柴胡地黄汤[44]、石膏竹叶汤[45]、石膏地黄汤[46]、石膏杏仁汤[47]、石膏葱白汤[48]；以及苦参石膏汤[49]、知母解肌汤[50]、玄参寒水石汤[51]。另外又援引巢元方《诸病源候论》介绍常以鸡鸣时在烛光摇曳中念四海神名三七遍："东海神阿明，南海神祝融，西海神巨乘，北海神禺强。"能预防"令人不生温"，则毫无意义。

③倡导研究伤寒

庞氏推崇张机《伤寒论》，"广寻诸家，反复参合"，刻苦钻研三十余年，所撰《伤寒总病论》"摘取张长沙之大要，辨论精妙，其有证而无方者，上溯《内经》，旁及他书，参以己见，为增损进退之法，能发仲景未尽之意，而补其未备之方"[52]。指出："邪逆阴阳二气，非汗不能全其天真。《素问》云"辛甘发散为阳"，谓桂枝、甘草、细辛、姜、枣、附子之类，能复阳气也；酸苦涌泄为阴，谓苦参、大青、葶苈、苦酒、艾之类，能复阴气也。酸苦之药既折热复阴，亦当小汗而后利者，经云身汗得而后利，则实者可活

是也。"营卫将复，水升火降，会发生寒热现象，机理是："人将大汗必昏冒者，若久旱天将时雨，六合皆至昏昧，雨降之后草木皆苏，庶物明净，《玉册》所谓换阳之吉证也。"开拓深入《伤寒论》研究，促进仲景学说的发展。认为伤寒发汗后，除半身无汗外[53]，不可再行发汗。夏季遣用桂枝、麻黄、大青龙汤，加入黄芩、知母、石膏。处理汗、下后气塞痞满，用槟榔散[54]；呕吐发热、脉搏滑数，用茅根汤[55]；腹痛泻痢，用黄连当归丸[56]。言"伤寒吃噫不止，是阴阳二气[57]欲作汗，升之不止，故胃气上逆"，宜用良姜汤[58]。张耒认为，仲景"论病处方"，又示以"进退之法"，已甚详备，他还窃忧"有病证而无方者，续著为《论》数卷，其用心与术非俪古人何以及兹。淮南人谓安常能与伤寒说话，岂不信哉。"[59]但不足之处，也客观存在，正像汪苓友《伤寒论辨证广注》批评的"寒热错杂，经络不分，即如苏子瞻圣散子方一例载入，殊为骇观。"1181年郭雍[60]将《伤寒总病论》加以增广，"缺者补之，晦者明之，寻源究委，远绍旁搜"，采入《素问》《灵枢》《难经》《千金》《外台》《活人书》诸内容，结合严器之学说，写成《伤寒补亡论》二十卷[61]，"合一千五百条，分七十多门，总五万言"[62]。这更进一步充实了他的著作。且据《内经·厥论》"阴气衰于下则为热厥"，谓："伤寒之厥，非本阴阳偏胜，暂为毒气所苦而然。毒气并于阴，则阴盛而阳衰，阴经不能容其毒，必溢于阳，故为寒厥；毒气并于阳，则阳盛而阴衰，阳经不能容其毒，必溢于阴，故为热厥。"凡阳气盛而足下无有不热者，所以热厥手足似炮烙或如入汤中。突出地述及"冬伤于寒，至春发为温病；冬不伤寒而春自感风温之气发病者，

亦谓之温"，对叶桂探索新感温病，开辟了导向门径。

【注释】

[1] 南宋袁文《瓮牖闲评》卷七，言苏轼称其为蜀人，误。《弘治黄州府志》已列入黄冈的名医中。

[2]《东坡题跋》卷五。

[3] 署名苏轼《仇池笔记》。

[4] 苏轼曾住在南门外（《弘治黄州府志》作"城内东南百步"）东坡小寓（开始居城东定惠院，有海棠一株，随僧素食）。因家口众多，由马正卿要求州官徐君猷拨给数十亩土地耕种，迁到皋亭，乃筑室雪堂，以"思无邪"三字名斋，凡四年零二月。

[5] 螺蛳店。

[6] 阮阅《诗话总龟》卷四十八引"百斛明珠"。

[7] 文献记载，在清泉寺旁，相距二里。宋荦《筠廊偶笔》载："黄州洗墨池为东坡遗址，池内蛙口皆墨。"恐二者为一地。

[8] 据吕祖谦《卧游录》载，苏氏居黄州，"每数日必一泛舟江上，听其所往"，且经常到水湄处用弹投击。

[9] 见《津逮秘书》载《东坡题跋》卷五。

[10] 陈继儒《书蕉》引《东坡杂记》。

[11] 张杲《医说》。

[12]《铁网珊瑚》二集载褚镕《医来》载："神医尊其名，良医美其誉。"为就诊者评论"非无疾者而试之也"。

[13] 见《黄冈县志》。

[14] 或作人。

[15]《澹山杂识》。

[16]《潜厂医话》杂论。

[17] 后人将此处宅第，改称妙华庵。

[18] 曾敏行《独醒杂志》卷四。

[19]《张右史文集》"庞安常墓志"铭。

[20] 周煇《清波别志》卷上云："以僧主之，三年医愈千人。"而后由地方领导，改为安济坊。

[21] 王溥《唐会要》载，开元五年宋璟、会昌五年李德裕奏请在佛寺所设之悲田改为养病坊，收容老、幼、残疾，与此不同。两浙漕臣继苏轼之后建立的病房，也名安乐坊，则在杭州众安桥，又迁湖上。

[22] 陈岩肖《庚溪诗话》记唐末山寺僧人卧病自题其户。

[23]《柯山集》卷四十"钱申《医录》序"。

[24] 戴良《沧州翁传》。

[25] 颖川人，字仲弓。李廌《济南先生师友谈记》载，乃韩持国少傅之婿，同弟宁受知于苏轼之门。官员外郎，写有《伤寒证治》。

[26] 字子允，号承务，家"以财雄乡里"。《歙县志》载，庞氏"独喜扩"。且从蜀人王林（或作朴）学"太素脉"（传说《太素脉诀》为青城山人张太素撰。蒋超伯《南漘楛语》卷六，谓"太素脉至宋代有僧智缘与王珪、王安石同时，察脉知人贵贱、休咎，其说遂大行于世，俗言传自崆峒樵者非也"），"期年得衣领中所藏《素》书，尽其诀乃辞去"。（天一阁藏本《弘治徽州府志》"艺术"）许叔微《类证普济本事方》称他为"徽州灵巫"，曾"以医显京洛，受知于范忠宣"（张杲《医说》罗琇序），蜚声崇宁、大观年间，四十九岁殁于南昌。弟子发，子发之子彦仁，彦仁之子果（字秀明，广采诸子

百家、古今传记，究心五十余年，撰成《医说》）受其影响，均通医术。鄞人罗愿（或作颂）给扩立了传（见罗氏《鄂州小集》）。

[27] 苏轼《东坡志林》。

[28] 或作瓘。

[29] 1100年经黄山谷刊出。内附《音训》一卷、《修治药法》一卷，为魏炳、董灼所编。张蒇《南阳活人书》序作《伤寒卒病论》，汪阆源《艺林书舍宋元本书目》曾藏宋本作《伤寒总论》，袁文《瓮牖闲评》卷六、尤袤《遂初堂书目》则署名庞安时《伤寒论》。现传者，是据清人苏州学耕堂秋清居士黄丕烈《士礼居丛书》得自"郡中藏书家朱奂文售与商人之宋本"新覆刊本（黄丕烈《荛圃刻书题识》载："是书自王宇泰活字印行之后，未见重梓，即王本相传止有二百部，故行世绝少"），并参考张莳塘、薛性天（曹仁伯之师，从其受业十余年，已见到抄本）、施少谷（顾抱冲的家庭教师，其抄本来自居停主人）、顾容安等家藏抄本校补排印的，约八万字。

[30] 现存与庞安常手书，藏台湾博物馆。

[31] 见《宋史》本传。

[32] 亦称《难经辨》，有数万言。

[33] 见郑樵《通志》。

[34] 见慈湖书院山长马端临《文献通考》。浙西提举陈振孙《书录解题》则谓南城吴炎晦录传。

[35] 叶梦得《避暑录话》。

[36] 见《仇池笔记》。

[37] 见方勺《泊宅编》、洪迈《夷坚甲志》、周密《齐东野语》卷十四"针砭"。

[38] 见《东坡志林》。

[39] 张耒《张右史文集》"庞安常墓志"铭。

[40] 《伤寒总病论》卷六。

[41] 莫枚士《研经言》据《备急千金要方》卷十三"心脏篇"，谓"邪气拂其脉气"。

[42] 张耒《明道杂志》。

[43] 《伤寒篇》上。

[44] 柴胡、生地、豆豉、生姜、石膏、桂枝、大青、白术、芒硝、山栀。

[45] 石膏、淡竹叶、山栀、黄芩、升麻、芒硝、细辛、玄参、车前子。

[46] 石膏、葛根、麻黄、玄参、知母、山栀、大青、黄芩、芒硝、生地。

[47] 石膏、杏仁、前胡、甘草、山栀、麻黄、紫菀、桂枝、大青、玄参、葛根。

[48] 石膏、豆豉、连须葱白、生姜、山栀、升麻、大青、芒硝。

[49] 苦参、葛根、石膏、生地、山栀、茵陈、芒硝、豆豉、葱白。

[50] 麻黄、甘草、知母、葛根、石膏。

[51] 羚羊角、大青、升麻、射干、芒硝、玄参、寒水石、山栀。

[52] 黄丕烈《荛圃藏书题识》。

[53] 谓发汗须厚覆下部，否则上部有汗下部无汗，"腰足难取汗故也"。

[54] 槟榔、米酒。

[55] 茅根、麦冬、半夏、人参、茯苓、生姜。

[56] 黄连、当归、干姜、赤石脂，蜜丸。

[57] 署名叶桂《本事方释义》有升、降二字。

[58] 橘皮、良姜、桂枝、当归、麻黄、杏仁、槟榔、甘草（许叔微《类证普

济本事方》引"庞老云")。

[59]《张右史文集》"跋庞安常《伤寒论》"。

[60]河南洛阳人,生于崇宁三年(1104年),字子和,为郭立(程颐弟子,字忠孝,号兼山,永兴军路提点刑狱,因抗金兵南下,与经略唐重死于难,写有《兼山易解》)之子,父子合撰《医说》。因其二兄子言"尝官夷陵、秭归二郡",同严器之、康醇道相识,且多病知医,通晓伤寒学,乃随之研习,并旁参庞安时、朱肱学说,致力岐黄。曾隐居峡州(今湖北宜昌),放浪长阳山谷间,自称白云。虽在"夷陵山巅,时时入城市",谢尚书"谓昌国尝从之游"。(韩淲《涧泉日记》卷上)乾道年间峡令任清臣、驻军统帅张孝祥将其荐之于朝,赵督"聘召不起",赐号"冲晦处士"。淳熙中已八十三,"岁时致礼存问",封"颐正"先生。他认为:"仲景规矩准绳明备,足为百世之师。"热厥虽四肢逆冷,手足掌心必暖;《伤寒卒病论》之卒乃杂字的简写,很有卓识。1187年逝世,终龄八十四岁。"淳熙初,学者衰集程颢、程颐、张载、游酢、杨时、忠孝、郭雍凡七家,为《大易粹言》行于世。"(《宋史》本传)

[61]现存本缺十六一卷。

[62]庆元五年(1199年)朱熹作序,明万历五年(1577年)刘世延写前言重刊。

2. 朱肱

(1)生平

朱肱,祖父承逸,"乐善好施",官湖州孔目[1]。父临[2]、兄服[3]、弟肜,世居乌程(今吴兴)。朱临因"避乱"移居浦阳。他生于公元十一世纪,字翼中,号无求子,同苏轼之子迈、过昆仲友善。元祐三

年(1088年)考中进士,任奉仪郎、直秘阁。建中靖国元年(1101年)出守雄州防御推官,继转南阳邓州录事参军。因日蚀、地震[4]上书,指责当权者章惇[5]过失,为右仆射曾布不容,遂挂冠辞归乡里。喜爱医学,认为"伊尹、仲景之书犹六经也",赞美贾谊之言"不在朝廷之上,必居医卜之中"[6],要求"人无夭伐,老不哭幼"。批评"好用凉药者,如附子、硫黄则笑而不喜用,虽隆冬使人饮冷服三黄丸之类;好用热药者,如大黄、芒硝则畏而不敢用,虽盛暑劝人灸煅服金液丹之类。非不知罪福,偏见曲说所趣者然也"。于南阳改小柴胡散为汤纠正错误投药方法,治愈了太守盛次仲伤寒胸满病[7],声誉鹊起,并在其怂恿下"考古验今"著书立说。从1089年开始,寒暑屡易,到大观二年历时十九年,焦心皓首,编写了无求子《伤寒百问》。大观四年(1110年)武夷人张蔵在杭州西湖丛林邂逅与其相遇,翌年为之作序[8],取《魏志》华佗出书一卷,语"此书可以活人";仲景家居南阳郡意,建议校补衍讹,宜名《南阳活人书》。共八册,二十卷,九万一千三百六十八字。政和元年(1111年)令子遗直[9]赴开封《进表》献之于朝,时蔡京[10]执政,大加赞赏,排除了忌妒医官诽言谤说的干扰,下令"国子监镂版,颁行天下"[11]。据候官陈孔硕说,印刷后风靡南北,已达到"知有朱氏《伤寒百问》,而不知有《伤寒论》"的状况[12]。1114年,踏逐征为医学博士,从事管理工作。后过方城,其同年范内翰提出方与证要密切结合,复经洪州[13]宋道方[14]审阅,"指驳数十条"[15],纠正豫、蜀、湘、闽、越五地别风淮雨刊刻的错误,政和八年(1118年)流光十度又重加修订,凡百余处,成为完本,改称《南阳活人

书》。

　　此书讨论《伤寒论》有关脉证一百个问题，以方类证，详述加减之法，"命工于杭州大隐坊镂版作中字印行"。因"其门多，其方众，其言直，其类辨，使后学者易为寻检施行"[16]，到了南宋时代，1166年李知先将所列重点病证，编成韵语，谓之《活人歌括》，以利记诵。清人马瀛得自陈仲鱼向山阁，藏有宋版《南阳活人书》十八卷[17]。陈造提到，他治举子业时最喜读朱氏之作，"或曰治伤寒祖仲景，是何为者，予惑之，后问友人侯元英，是书多称仲景，能无遗说乎？曰是不惟于仲景无遗说，曲通旁畅，凡伤寒书几尽矣"，从此更手不欲释[18]。现在所见卷数不一，黄丕烈《百宋一廛》之重校南宋刊残本三卷，"每页二十行，每行十九字，版心有刻工姓名"。另外还有和朱肱同时王作肃[19]广采《素问》《灵枢》《难经》《伤寒杂病论》数十种，"手自编纂，蝇头细字"，以附注形式列入《南阳活人书》各条之下的传本[20]，称《增释南阳活人书》[21]。明代复刻者，一为应天徐镕[22]1591年刊行二十卷本[23]，一为万历二十九年王肯堂、吴勉学收至《古今医统正脉全书》并加校勘，改题《增注无求子类证活人书》[24]二十二卷本[25]。目前流传的，卷尾附有无阂居士李子建《伤寒十劝》，后人补入之释音、辨误、药性各一篇。

　　乙未年（1115年）秋天[26]，他因书写苏轼咏《王复秀才所居双桧诗》："凛然相对敢相欺，直干凌空未要奇。根到黄泉无曲处，岁寒[27]唯有蛰龙知。"[28]涉及文字狱"乌台诗案"，被罗织降放巴蜀达州茶场[29]，第二年甄别回来，恢复工作，任朝奉郎，提点洞霄宫[30]，而后定居大隐坊[31]，施诊济人。同僚友李保[32]谓其不愿当官，逃避

变法、保守两派之间的斗争，激流勇退，著书酿酒，菰菜莼羹，"侨居西湖上而老焉"[33]。政和八年（1118年）据官方传本，绘有《内外二景图》，"取嘉祐中丁德用画左右手足井、荥、俞、经、合、原及石藏用图任督二脉、十二经流注、杨介画心肺肝胆之系属、大小肠膀胱营垒，校其讹舛，补以针法"[34]，对研究人体解剖很有贡献。所撰《北山酒经》[35]分上中下三卷[35]，为我国最早也是世界上第一部造曲酿酒的著作，比东坡《酒经》详而明。记有干酵、十三种曲[36]的工艺，加入川芎、人参、南星、白芷、茯苓、豆蔻、峡椒、蓼叶、丁香、桂花、木香、虵麻（辣母藤）、官桂、防风、杏仁、槟榔、胡椒、白术、谷树叶、道人头（苍耳草），增添酒的特殊香味。且介绍地黄酒、白羊酒、菊花酒、酴醾酒、葡萄酒、武陵源酒的酿造方法，风行全国。其侄朱彧于《萍州可谈》[37]载，他同翰林学士沈括[37]是儿女亲家，存中之子清直[38]娶了乃兄朱服的第二女[39]为妻。两位学者联姻，本属佳话，但沈的续室张氏[40]凶悍如河东狮子吼，虐待前房遗子博毅，常对存中"棰骂，摔须坠地，上有血肉，儿女号泣而拾之"。先生力主与沈门断绝往来，把侄女改嫁吴宽夫而离婚，人多议之。

　　（2）学说与经验

　　《南阳活人书》，强调"因名识病，因病识证"，运用病与证相结合的诊断方法提高临床疗效。指出伤寒为外感病的总称，包括伤寒、伤风、热病、中暑、温病、温疟、风温、温疫、中湿、湿温、痉病、温毒多种疾患[41]。将《伤寒论》原文以问答形式进行阐述，便于学习和理解，列举一百一十二方，按类分之，如桂枝汤类、麻黄汤类、葛根汤类、柴胡汤类、青龙汤类、陷胸汤类、承气汤类；在每一方

剂之后，把所有相应的条文罗列其下，开创以方归证法。感于"仲景证多而药少"，"阴毒伤寒、时行温疫、温毒发斑之类，全无方书"，并选入《金匮玉函》《备急千金要方》《外台秘要》《太平圣惠方》，自升麻至麦门冬汤一百二十六和妇产四十一、儿科三十三首处方，"犹《周易》《参同》《华严》合论"，以"拨归经络，裁减汤剂[42]，参以杂方"，丰富治疗内容。对发展张机学说，扩大《伤寒论》应用范围，如"夏日之扇、冬月之炉"，起了鼓风、送暖作用。"知其治者，若网在纲"，"虽在崎岖僻陋之邦，道途仓促之际，据病可以识证，因证可以得方"[43]。清人徐灵胎认为："使人有所执持而易晓，大有功于仲景者，《活人书》为第一。"赞之曰"一览了然"，驰张新声，为"后学之津梁"[44]。

①重视经络学说

他认为："治伤寒须识阴阳二证，手足各有三阴三阳，合为十二经。在手背者为阳，属表为腑；在手掌里者为阴，属里为脏。足经仿此。伤寒只传足经，不传手经。"[45]遵照《内经》，追步韩祗和，提倡以经络论六经，"循经辨证"法。若足太阳膀胱经中了寒邪，"必发热而恶寒，缘头项腰脊是太阳经所过处，今头项痛、身体痛、腰脊强，其脉尺寸俱浮者，故知太阳经受病也"。反之，太阴、少阴之经脉，由足到胸即止，故二经之病"并无头痛之证"。主张"治伤寒先须识经络，不识经络，触途冥行，不知邪之所在，往往病在太阳反攻少阴，证是厥阴反和少阳，寒邪未除真气受毙"。一言以蔽之，"非精于经络不能晓会"，写有《足六经之行路图》。爰据临床实践，"大抵问而知之以观其外，切而知之以察其内"，总结了诊断治疗规律，"阳动则有汗，阴动则发热，得汗而脉静者生，汗已而脉躁者死"；如果"太阴中湿与发黄，以利小便为先；阳明汗多以利小便为戒"。

②不株守执方疗病

朱氏十分注意病证之间的鉴别，认为："不得其名，妄加治疗，往往中暑乃作热病治之，反用温药；湿温乃作风温治之，复加发汗。名实混淆，是非纷乱，性命之寄，危于风烛。"对感染性疾患的调理，汲取前人经验，提出夏月处方药性应凉，不可过温，"自春末至夏至以前，桂枝证可加黄芩半两；夏至后有桂枝证，可加知母一两、石膏二两，或加升麻半两"。否则"必有发黄、斑出之失"。尽管存在着若刘完素所云，只求正名，忘了责实情况。如："将阴阳二字释作寒热"[46]，忽视"木极似金、金极似火、火极似水、水极似土、土极似木"[47]，亢极反似胜己之化，特别是火极似水，"肝热甚则出泪，心热甚则出汗，脾热甚则出涎，肺热甚则出涕，肾热甚则出唾"。又若王履批评他"次传阴经热证与即入阴经寒证牵合为一立说"，炎夏泛用麻黄、桂枝等情况，都需要进一步商榷。但基于学术总体，不难看出，先生仍是遵守传统辨证法则的。

【注释】

[1] 他过骆驼桥，闻哭声，曾为贫者代还债务三百千钱，挽回夫妇携二子投水，救活四命（见周密《齐东野语》卷七"朱氏阴德"）。"庆历庚寅岁饥，以米八百斛作粥，活贫民万人。"（《北山酒经》鲍廷博跋语）

[2] 字正夫，皇祐元年进士，与福州刘彝（字执中）师事海陵胡瑗（字安定，与孙复、石介提倡"以仁义礼乐为学"，称"宋初二先生"），攻"明体适用之学"

（宋濂《浦阳人物记》卷下），和程之才（苏轼姊八娘的丈夫，字正辅）为友，"精于《春秋》"，曾官殿中丞，撰有《学田记》《宣化院记》。

[3] 字行中，熙宁六年榜眼，任中书舍人、集贤殿修撰，1091年官庐州。因坐与苏轼游，被贬。其子《萍州可谈》记有他的"簪凤仙花"一联："孤臣正泣龙须草，游子空簪凤仙花。"读者怜之。

[4] 连续两次正月日蚀。河东十一郡地震，死者约以千计。

[5] 其孙章冲为叶梦得的女婿，故叶同朱氏也存在矛盾。直至宋徽宗将章惇贬至广东海康县死去，才逐渐平息群僚对他的严峻批评。

[6] 对张蔵谈话。

[7] 见洪迈《夷坚志再补》、方勺《泊宅编》。

[8] 魏了翁《学医随笔》论医书第六说，张氏已先于三茅山阅过此著。

[9] 一作道直。

[10] 宋神宗十一子徽宗的儿女亲家（蔡京之子絛，尚赵佶第六女茂德公主），王安石女婿书法家蔡卞（字元度）的胞兄，人称鹌鹑肚子。

[11] 乌程许兆桢《伤寒解惑》序引龙溪汤尹才语。

[12] 见宋广西漕司重刻《脉经》序。

[13] 今江西南昌。王明清《挥麈余话》所言南京即商丘，为其开业处。

[14] 字毅叔，以抢救郡守田登之母暂时好转而闻名。见王明清《挥麈余话》卷二。

[15] 方勺《泊宅编》。

[16] 刘完素《素问玄机原病式》序。

[17] 《吟香仙馆书目》。

[18] 见《江湖长翁集》。

[19] 四明人，号诚庵老人。

[20] 他在濰阳已见到。

[21] 见楼大防《攻媿集》。

[22] 号春沂。

[23] 马端临《文献通考》所记原书为二十卷，陈振孙《直斋书录解题》则作十八卷。

[24] 其中未有言及王作肃增释事。

[25] 乾隆十八年福建长溪林开燧，字慕羲，亦撰有《类证活人书》，专论杂病，冒题无求子之名。1907年北京刻印《古今医统正脉全书》单行本时，竟将其代替了宋代的《类证活人书》，应予区别。

[26] 或作政和元年，即1111年，待考。

[27] 或作世间。

[28] 游潜《梦蕉诗话》释为"君子直行大节，到底不变，非寻常者能知"的意思。

[29] 与同贬者陈弇、李升、韩均、余应求，并称五君子。

[30] 名刹道观，在余杭大涤洞天，为统治者所称七十二福地之一，邓牧曾撰有《洞霄图志》。

[31] 又名小仙巷。

[32] 医学博士，为朱氏写过《续北山酒经》一卷，见焦竑《焦氏笔乘续集》卷七。

[33] 《北山酒经题词序》。

[34] 钱曾《读书敏求记》卷三"医家"。

[35] 枚庵漫士古欢堂秘册。

[36] 顿递祠祭曲、香泉曲、香桂曲、杏仁曲、瑶泉曲、金波曲、滑台曲、豆花曲、玉友曲、白醪曲、小酒曲、真一曲、莲子曲。

[37] 钱塘（一作吴兴）人，伯父同、父周、兄披，均系学者，母为苏州许洞之妹，也长于诗文。他生于1031年，字存中，十一岁周死，二十四岁以父荫官沭阳主薄；兴修水利，政绩斐然，升至东海、宣州宁国县令，拥护王安石变法；曾以特使身份到辽国谈判，争取归还河东黄党山土地，凡六次，始终不辱君命，最后圆满解决。主张对契丹、西夏作战。喜研究天文、地理、历法、音乐、算术、博物，精书法，得名医王琪之传，晓刀圭术，"无所不通，晦庵亦尝称之"。（盛如梓《庶斋老学丛谈》卷四）在宦海生涯中，当过太子中允、延安州官、龙图阁待制、提举、司天监、光禄少卿、分司南京等。五十八岁迁居润州（今镇江）、丹徒朱方门外，筑梦溪园，共八年。赵希弁认为："本朝士人如高若讷、林亿、孙奇、庞安常，皆以医名世。而存中大精方书。"绍圣二年与世长辞，终龄六十五岁。所撰医籍，有《灵苑方论》《沈氏良方》《别次伤寒》。曾在《沈氏良方》中提出，口腔中有二喉，一为"咽则能食"，一为"喉则通气"。批判当时流传的"人有水喉、食喉、气喉"三说，且肯定"水与食同嚼而吞"，不可能存在数喉（《论脏腑》）。其收载用小便炼秋石法，乃性激素制剂，居世界领先地位。

[38] 沈括续妻张氏所生。

[39] 或作朱肱第二女，误。

[40] 淮南转运使张刍之女。

[41] 《南阳活人书》小序。

[42] 投量。

[43] 《南阳活人书》张蕆序。

[44] 《医学源流论》。

[45] 《南阳活人书》卷四小序。

[46] 马宗素《伤寒医鉴》则解为表里。

[47] 《素问玄机原病式》序。

3. 许叔微

（1）生平

许叔微，字知可，真州（今江苏仪征）白沙洲[1]人，长期客居毗陵（今武进县）。约生于元丰三年（1080年），家贫，蓬屋葭墙，仅避风雨。十一岁时因"里无良医"，连遭丧祸，"父以时疫，母以气中[2]"，百日之间"并失怙恃"[3]。成年后，"笃志经史"[4]，"乡荐春闱"，岁月蹉跎"不利而归"[5]，感到百无聊赖。路过吴江平望，遇白衣人劝其习医[6]济世，遂刻意方书，以"救物为心"。"人无高下，皆急赴之"，不求其报，竟成一代名家。他信奉南阳学说："论伤寒不读仲景书，犹为儒而不知有孔子六经也。"主张先应了解表、里、虚、实，"能明此四字，则三百九十七法可坐而定也"。强调阳热之证以阳明为要，阴寒之疾则盛于少阴；以"趺阳胃脉定死生，太溪肾脉为根蒂"；推崇泗州杨吉老的经验，写有《仲景脉法三十六图》。建炎初，金兵"张遇破真州，疾疫大作，知可遍历里门，十活八九"[7]。凡无人收留者，招到自己家中，"亲为疗治"。曾认为个人之恨有三，父母之亡为医者所误；年逾半百仍无科甲学位；没有儿子传宗接代[8]，甚感懊丧。到绍兴二年（1132年）考中第六名进士[9]，居于陈（祖言）、楼（材）之间[10]，不久，即出任徽州、杭州教授和皇都临安集贤院学士[11]，人皆呼称"许学士"。通过诊病，同歙尉宋荀甫、县丞张德操、提辖张载扬、名医田滋、仓官王彦辅、金陵徐南强、扬州谢康中、乡人李信道、建阳彭子静、知遇孔彦铺、毗陵学官王仲礼，成了交往频繁的朋友。大概在绍兴二十三年（1153年）后逝世，终龄七十五岁左右。已有二子，事迹、行踪不详。

（2）学说与经验

书读百遍，其义乃见。许氏主攻方向，重点研究《伤寒论》，强调真气为主，俞东扶认为，其是"自晋迄今善用其书"的代表人物。其次则为一般杂病。谓《内经》所言"邪之所凑，其气必虚"，指"邪之入也始因虚"，留而不去则"邪居中反为实矣"。提倡"先去邪，后议补"，"不可畏虚以养病"，重视辛温疗法鼓舞人体阳气。李时珍《本草纲目》载其主张补脾不若补肾，只有肾气充足、真元不亏，方能腐熟水谷、运化饮食、输送精微，"譬如鼎釜之中置诸米谷，下无火力，虽终日米不熟，其何能化？"甚有道理。

① 突出对《伤寒论》的探讨

他著有医书多种，如：《仲景脉法三十六图》、《翼伤寒论》二卷、《辨类》五卷、《伤寒治法》八十一篇。1132年仿朱肱法所撰《伤寒百证歌》[12]五卷，据张机论述阴、阳、表、里、虚、实、寒、热、脉、证、方、药，用韵语形式，推明其义，编成七言歌诀一百首，如"发热恶寒发于阳，无热恶寒自阴出"；"病人身热欲得衣，寒在骨髓热在肌。病人身寒衣裤退，寒在皮肤热在髓"；"阳盛热多内外热，白虎相当并竹叶。阴盛寒湿脉沉弦，四逆理中最为捷"，以利记诵。遇有缺失者，则补入《备急千金要方》《外台秘要》之方；原理论不足，即以《诸病源候论》与孙用和、孙兆、孙尚父子及宋迪、朱肱、王实等人的材料补充。民初何廉臣重行编次，增入"小儿伤寒歌"、顾靖远"持脉真诀"、程钟龄"医门八法"、吴坤安"察舌辨证歌"。《伤寒发微论》二卷，1132年辑成，为学习体会、随笔札记，广泛引用扁

鹊、华佗、孙思邈之说，凡二十二则，第一篇列出七十二证，余则属小品论文。言《伤寒论》处方："为丸者有五，理中、陷胸、抵当、麻仁、乌梅是已。理中、陷胸、抵当皆大弹丸，煮化而服之，与汤无异。至于麻仁治脾约证，乌梅治湿䘌证，皆欲必达下部，故用小丸。其他皆欲入经络、逐邪毒、破坚癖、导瘀血燥屎之类，须凭汤剂以涤除也。"在《论桂枝汤用赤白芍药不同》一篇中，肯定仲景习用之芍药为白芍，纠正了《太平圣惠方》理解即赤芍的错误记载[13]。《伤寒九十论》一卷，写于1149年，旧抄本为郡人刘大生校录，增有"治验"二字，全称《伤寒治验九十论》[14]。系医案，介绍运用仲景法的经验，对所遇危重之证，详述治疗过程，且加评语，有似病例讨论，"剖析甚精"[15]，乃医案附言自评的开创者。诊朱保义从脉悬绝"无根蒂"，譬如羹上肥断其预后不良一则，被誉为佳案。咸丰三年（1853年）由胡珽、徐稼轩、汪彤轩、贝静安校刊出版，现传者是据《琳琅密室丛书》本排印的。

② 从事杂病研究方面

许氏晚年，心力犹健，"漫集已试之方及所得心意录以传远"，1143年又编了《类证普济本事方》十卷[16]。以病归类，分二十五门，收入"平生已试之方"三百七十三首，因附有病例，理论联系临床，"并记其事实"，效法孟棨《本事诗》、杨元素《本事典》，命名《本事方》，丸散约占百分之七十。记有诊断小儿虎口指纹的变化，谓紫风红伤寒，青惊白色疳，黑时因中恶，黄即困脾端。1170年刊出。迨至清代叶桂后裔整理一部《本事方释义》，言乃天士手作，"学士得先生注"，使此书"义显理明，苦心悉见"[17]。张锡纯评论道：

"所载诸方，多离奇新异，乍视之不得其解。及深思之则确有精义，是诚所谓海上仙方。"凡"僻壤穷乡求良医不速者，得是书而珍惜之，开卷即可检方，斟酌即能自药"[18]。书内云，气厥得自暴喜伤阳、暴怒伤阴、忧愁失意之后，虽有猝然倒仆、不省人事、牙关紧闭，不可误为中风。发热恶寒证，除伤寒初起外，尚有四种情况可以发生："脉浮而紧，有痛处，欲为痛疽也；脉浮按之反涩，膈食呕吐，是伤食也；脉浮而滑，头眩，风痰之证也；脉浮而弦，或思饮食，此欲作疟也。"所载治失心"精神若痴"之惊气丸、子悬胎气上逆之紫苏饮、疗头风冷泪的庞安常二方，用之适当，效果良好。益肝肾，善用滋润之品，如熟地、当归、柏子仁、人参、酸枣仁；定惊用珍珠母、远志、金箔、朱砂；消气血水积用木香、槟榔、水蛭、虻虫、牵牛、甘遂；祛风湿、理臂痛大用桑枝，都很有见地，"非沉溺乎三皇五帝之书，浸淫乎诸子百家之说，乌能出奇无穷，良效若是"[19]。尝曰："古人制方益肾，皆用滋润之药，八味丸以地黄为主，故谓之肾气丸。"其运用经方的心得体会，桂枝汤十九证之芍药皆投白芍，尺中脉迟用黄芪建中汤加当归，热入血室用小柴胡汤加生地，也极为可法。公布自己少年时代夜坐为文，"有二疾，一是脏腑下血，二是膈中停饮，下血有时而止，停饮则发无时，苍术、脂麻、大枣和丸服之"，获愈。由于当时社会影响，还谈及若干脱离实际似是而非的言论，谓："东方苍龙木也，属肝而藏魂，西方白虎金也，属肺而藏魄，龙能变化，故魂游而不定，虎能专静，故魄止而有守，予谓治魄不宁者，宜以虎睛，治魂不宁者，宜以龙齿。"[20]并曰："五脏虫皆上行，惟有肺虫下行，最难治，当用獭爪为末，调药于初四、六日治之，此二日肺虫上行也。"[21]则是不可取的。所以叶桂认为，此"士而精于医者"，弦外之意，实践知识有所欠缺。吕元膺分析他，"如顾恺之写神，神气有余，特不出形似之外，可摸而不可及"[22]，却"在准绳尺寸之中，无所发明"[23]。山阳（今江苏淮安）范应德曾从之学，继承其业。

【注释】

[1] 浮云居士曾敏行《独醒杂志》卷七。

[2] 既往食素体弱，元祐庚午因夫死抑郁气厥，乡医照中风处理，以大通丸三粒下之，暴泻数次而卒。

[3] 《类证普济本事方》自序。

[4] 《隆庆仪真县志》。

[5] 朱国桢《涌幢小品》卷二十三"施药"。

[6] 洪迈《夷坚甲志》、施彦执《北窗炙輠录》作梦中有人告之。

[7] 顾仪堂《伤寒百证歌》跋，与1170年张郯原序同。

[8] 见《独醒杂志》。

[9] 第二名未录，"殿上呼卢，喝六作五"，升为第五名。

[10] 见洪迈《夷坚甲志》、马纯《陶朱新录》。

[11] 钱开礼《类证普济本事方》序作翰林学士。

[12] 陆心源十万卷楼仿元刻本，每卷二十，共一百首七言歌诀。

[13] 其《伤寒九十论》又提出应根据病情需要而用，桂枝汤对象中风证通利血脉宜赤芍，双胫拘急芍药甘草汤对象须补则用白芍，略有不同。

[14] 见瞿镛《铁琴铜剑楼藏书目录》卷十四。

[15] 莫友芝《持静斋藏书纪要》。

[16]《续集》十卷，分二十二门，载方三百一十一首，从日本觅得，不包括在内。

[17] 顾西畴《本事方释义》序。

[18] 钱开礼《类证普济本事方》序。

[19] 钱开礼《类证普济本事方》序。

[20]《类证普济本事方》卷一。

[21] 姚宽《西溪丛话》、顾元庆（都穆弟子）《檐曝偶谈》、徐树丕《识小录》，均引据《类证普济本事方》。

[22] 戴良《九灵山房集》卷十七"沧州翁传"。

[23] 宋濂《宋学士文集》赠医师贾某序。

（二）儿科学家

1. 钱乙

（1）生平

钱乙，原籍浙江钱塘（今杭州市），为五代时吴越王钱镠亲属之后。太平兴国三年（978年）赵光义统一江南，"颛草"国主[1]钱弘俶[2]纳土归降[3]，其曾祖赟以皇家旁支身份携家随着北迁，定居东平[4]郓州[5]。或云家在汶上[6]，乃指汶河下游郓州而言[7]。他字仲阳，北宋明道元年（1032年）生于"京东旧多名医郓州尤盛"[8]之区。父颢[9]通医，长于针灸，嗜酒，好旅游，乙三岁时，"东弋海上"，三十年未回，尺素不通，音问杳然。母已逝，贫穷无依，父"同产"姑嫁吕氏，"哀而收养之"，"稍长，从吕君问医"，"待之如子然"。"姑将殁乃告以家世，乙号泣，请往迹父"，三十岁左右，"数千里寻亲"，凡六七返始得所在，"又积数岁"，终迎而归，赡养七年死去。乡人感叹，赋诗咏之[10]。吕卒后无嗣，为之服丧"麻帽衰绖"，嫁其孤女，"岁时祭享，皆与亲等"。仲阳刻苦力

学，无书不窥，冠绝一时，因童年时代的不幸遭遇，主攻小儿疾患，以精于儿科《颅囟方》[11]，驰称遐迩。

钱氏为人亢爽，性格刚毅，喜推物理，精本草学。二十余岁开始悬壶，"伟论雄才，迥迈前列"[12]，能通权达变，"不名一师"，察脉辨证"妙出意表"，非墨守古法者。他受小儿纯阳说影响，"工于理脾，观色望诊"。与陈文仲[13]惯投温热益火药物相较，善用寒凉柔润，将《金匮要略》肾气丸原方中减去桂枝、附子，改制成酸苦甘辛咸淡的六味地黄丸。曾至京师开封，元丰中因治好神宗之妹长公主[14]的女儿泻利，驸马都尉[15]以诗谢之，并奏请任命为翰林[16]医学，赐绯。翌年太子仪国公[17]赵佖病瘈疭，经长公主推荐其"起草野，有异能"，取"土胜水，木得其平，则风自止"意，以黄土汤疗之而愈。赵佖传旨召见，备加褒勉，乙谦虚地说：诸家诊治垂痊，幸逢机遇，非己术高明。帝悦其诚，擢为太医局丞，破例授予紫衣、金鱼系袋[18]，令"供奉禁掖"。缘"论医诸老宿莫能持难"，"由是公卿宗戚家，延之无虚日"。不久，"俄以病免"。哲宗执政，东山再起，"复诏宿直禁中"。《宋史》载有他医案八则，均属典型治验。人们评论道："其笃行似儒，奇节似侠，术盛行而身隐约似夫有道者。"

他喜饮酒，嗜吃冷食，对天文气象很感兴趣，尝登"东平王家岭"[19]，研究运气学，"逾月不寐"。站在老马识途的立场上，鼓励后起新秀，赞扬董汲[20]之《小儿斑疹备急方论》。元祐八年十月于郓州为其写了跋语，"开卷惊叹"，深嘉"少年艺术之精"[21]。刘挚[22]的长子刘跂谓先生暮年患"周痹"，已逾七旬在家乡啖大茯苓一月余，"宽心腹之苦"[23]，转成手足拘挛、肢

体不遂。乃"退居里舍，杜门不冠屦，坐卧一榻上，阅史书杂记"，客至"酌酒剧谈"。求诊者仍"累累满前"，"近自邻井，远至百数十里，皆授之药"，或乘肩舆，"出没里巷间"[24]。仲阳于政和三年（1113年）"挛痹浸剧"，预知不起，"召亲戚诀别"，易衣而卒，终龄八十二岁。从历史上看，治疗小儿疾患的专职医生，"自乙始别为专门。"[25]被奉为一代宗师、"儿科之圣"，《东平县志》"方技人物门"给他立了传。子早亡，二孙承其学，"父祖皆继是业，源远而绪分"[26]。明代钱元善，子宗道[27]，孙瑛[28]，曾孙恒[29]、恺[30]、悌、愃，玄孙纯[31]等，系先生之后，居江苏吴县，都精小儿科。瑛的门人无锡曹德，也以善医幼婴声著吴中。

他有著述多种，"能造仲景之阃奥"，最"裨实用"，计《小儿药证直诀》三卷、《伤寒指微论》五卷、《婴孺[32]论》百篇等。其中《小儿药证直诀》[33]为现存的代表作，一名《小儿药证真诀》[34]，上卷论病证，中卷列医案，下卷为处方，"赅括古今"，"又多自得"，是其逝世六载由须昌[35]县尉之子阎孝[36]忠[37]遵着其经验、当时流传的抄本、晚年"所得益妙"之方，1119年综合整理的。使一源多流、众流归渊，"先后则次之，重复则削之，讹谬则正之，俚语则易之"。药少而严[38]，"羽翼圣经，最为有功"[39]。"四库全书馆"从《永乐大典》所辑者，有"论证四十七条，医案二十三则[40]，方一百一十有四[41]"，剂型多为丸、散、膏、丹，丸药占二分之一强，且配合外用涂抹、敷贴、汤浴诸法。调理惊风，提出"急惊合凉泻，慢惊合温补"的治疗经验，堪称"活幼之筌蹄，全婴之轨范"[42]。薛己认为："可谓杰起而振出者也。"书内尚附有阎氏的意见，曰：

"小儿之病，虽黄帝犹难之，其难一也；脉法虽曰八至为和平，十至为有病，然小儿脉微难见，医为持脉又多惊啼而不得其审，其难二也；脉既难凭，必资外证，而其骨气未成，形声未正，悲啼喜笑变态不常，其难三也；问而知之，医之功也，而小儿多未能言，言亦未足取信，其难四也；脏腑柔弱，易虚易实，易寒易热，又所用多犀、珠、龙、麝，医苟难辨，何以已疾，其难五也。"杨守敬《日本访书志》对非钱乙的内容，进行了核实，泻黄散后有阎孝忠附语数百字，羌活膏后有一百七十一字，蝉蜕散后有六十八字[43]。异苔同岑，实际还多，尽管这样，未有影响质量、降低水平。此书刊出后，流传很广，南宋刘方明《幼幼新书》、陈无择《三因极一病证方论》、杨士瀛《仁斋直指小儿方论》均引用了它的材料。

（2）学说与经验

他强调儿科"脾胃虚衰，四肢不举，诸邪遂生"。因人体生物钟随着季节变化，消化不良证的临床表现并不一样，应根据内在病理结合客观情况，从其反映之阴阳盈亏而予以辨识。言五月十五日以后，为热甚之时，"小儿脏腑十分中九分热也"，见"身壮热，吐乳不消，便泻深黄色"；六月十五日以后，"脏腑六分热四分冷也"，身温似热，"吐呕乳食不消，泻黄白色"；七月七日以后，"脏腑三分热七分冷也"，身温凉，"多似睡"；到八月十五日以后，阳气日衰，阴寒渐盛，"泻青褐水"，则"身冷无阳也"。认为切脉难以消息，"求证不可言语取者，襁褓之婴、孩提之童尤甚焉"[44]。只取常见的浮、沉、弦、急、缓、乱之脉，为重点诊断依据。能"贯阴阳于一理，合色脉于万全"[45]。善以五行生克学说参考四时环境更易，运用特殊治疗方法，如冬日患心病者，为火强反侮水，当理心补肾；夏天遇肾病，乃水胜反侮火，应由治肾的基础上补心。并介绍自己的见解，缘于小儿"易为虚实"，脾较柔嫩不耐寒温，投药不可过量，防止"服寒则生冷，服温则生热"，曾语重心长地说："当识此，勿误也。"特别是对相火、真水的研究，能"启《内经》之秘，尤知者之所取法。"[46]

① 指出小儿特点

他认为小儿脏腑柔弱，"成而未全，全而未壮"，处于"稚阳未充、稚阴未长"[47]的阶段。病理特点，"易虚易实，易寒易热"，早晚变化不同，临床诊治不应"痛击"、"大下"，使"胃中津液耗损，渐令疳瘦"。即有可下之证，"因其重而减之"，过后也要用健脾和胃之剂[48]，给予补养，对《内经》"诛伐无过，命曰大惑"，有所领会，深得"衰其大半而止"之旨。尝道："熊胆奇药，家有小儿不可无此，佳者色通明如米粒。"[49]

② 强调五脏辨证

钱氏师法张机《金匮要略》、孙思邈《备急千金要方》，强调五脏辨证，按五行相互关系分别施治。认为心属火，乃神明所出之处，易惊，火热过盛，"子能令母实"，肝风萌动，引起抽搐，"实则叫哭，手足动摇，发热饮水；虚则卧而悸动不安"。肝属木，"将军之官"，主风，开窍于目，其声呼，在变动为握，阴不涵阳，筋无所养，风邪内生，或肝失条达，气郁不伸，疏泄无权，"实则目直大叫，项急，顿闷；虚则咬牙，欠气"。脾属土，司运化，主四肢肌肉，为寒热所扰，土受木克，清气不升，浊气不降，不能为胃行其津液，散精上归于肺，实则困[50]，身热饮水，"虚则吐泻生风"。肺属金，主呼吸、肃降，统

一身治节，气机壅遏或少气，有喘息现象，"实则闷乱，有饮水者，有不饮水者；虚则哽气，长出气"。肾属水，"藏精"，阳虚之证甚少，精不上注于目，目�视弱，内不渗注于骨，可颅囟不合，骨骼沉重，"肾主虚，无实也；惟疮疡肾实，则变黑陷"。其规律性处方，心实用泻心汤[51]，轻则导赤散[52]，虚者用安神丸[53]。肝实用泻青丸[54]，虚者用地黄丸[55]。脾实用泻黄散[56]，虚者用益黄散[57]。肺实用泻白散[58]，虚者用阿胶散[59]。肾虚与肝虚治疗相同，用地黄丸。因重视五行生克，指出肝旺反侮肺，应补脾益肺，令"子全母实"，培土生金，最后达到抑木的隔一疗法。其临床习用药物，凡肾阴不足的失音用熟地、山茱萸，肺热气喘用桑白皮、马兜铃，手掐眉、目、鼻、面用桔梗，咬牙尿赤用木通、竹叶，上吐下泻口渴饮水用藿香、白术、人参、葛根，宁心镇惊用朱砂、茯苓、甘草，肝火炽盛用青黛、龙胆草，惊风用钩藤、天南星，开窍用牛黄、龙脑、麝香，夜啼用灯心一棵，腹中虚胀用川椒、蝎尾，疮疹倒靥黑陷用紫草、红芽大戟、牛李膏[60]、杏胶等。明人吕复引申刘跂之言评论他："如李靖用兵，度越纵舍，卒与法合。"[61]功柢深厚。

③ 掌握古方今用

钱氏提倡泻肝阳、补肾阴，重视柔润的调理方法，元代俞琰解释道："肝属木，当浮而反沉，肺属金，当沉而反浮，肝实而肺虚也。"[62]含义是实则量重，重则下沉，故当泻之以虚其实。在其影响下，后人一再重复此言："肝有相火，有泻而无补。"[63]"肾为真水，有补而无泻。"[64]谓仲阳揭开人体之奥。他主张化裁古方以为今用，通过加减变化提高疗效，曾将《太平惠民和剂局方》的四君子汤加陈皮制成异

功散；验方香连丸加豆蔻增强行气开胃、消食化浊，而收补中无滞、芳香醒脾之功，在当时重方轻证泛用成药治病的风气内，能发挥独创之见，挽回传统的辨证论治，乃很大贡献。明代薛铠、薛己父子承其余绪，均属儿科名家。但从他的整个学术思想体系进行研究，对外感疾患，则注意不够；心阳、肾阳虚证，也未详细语及，为美中不足。

【注释】

[1] 陶宗仪《书史会要》。

[2] 钱镠之孙，第五位吴越王。

[3] 携妻孙氏、子维濬，于五月献上两浙十三州五十五万零六百八十户表册降宋封淮海王（李焘《资治通鉴长编》卷十九）。

[4] 公元前53年西汉建立东平国，北魏、隋、唐改为东平郡，北宋时继621年又更名郓州，宋徽宗政和年间恢复旧称，设东平府。

[5] 隋文帝开皇十年设置，即东平郡驻地，在今山东东平县。

[6] 阎孝忠语。汶上县金代设置，1153年称汶阳，1208年改为汶上，同北宋时代无关。

[7] 《芸窗课艺》谓郓州、汶上两说，可能一系钱乙出生地，一为其姑母丈夫吕氏居汶水之滨的家。待考。

[8] 吕本中《东莱吕紫微师友杂志》。

[9] 刘跂《学易集》卷七"钱仲阳传"作颢。

[10] 见"钱仲阳传"。

[11] 《太平御览》卷七百二十二"张仲景方序"记有《小儿颅囟方》三卷，可能即此书。颅囟方有两说，一指儿科方书；二为《巢氏诸病源候论》卷四十五和《备急千金要方》《宋史·艺文志》提及

的小儿《颅囟经》（头骨曰颅，脑盖为囟，言小儿颅囟未合。《宋志》称《师巫颅囟经》）。《颅囟经》为我国现存第一部儿科著作，托名周穆王时师巫（指巫方即巫彭，古方与彭通）传（得之崆峒山），东汉末年卫汛所撰（见"张仲景方序"）。现传本是从《永乐大典》中辑出的，列有十五种病证，载方四十二首，曾言及"孩子三岁以下呼为纯阳"，所用药物来自多个方面，如牛黄、龙脑、马牙硝、虎睛、犀角、蛇蜕、珍珠、蚱蝉、蜂房、铁精、防葵、银屑、檀香、鹤虱、麝香、朱砂、蟾酥、阿魏、蜣螂、巴豆、肉豆蔻、蝙蝠血、青黛、芦荟、地龙、虾蟆、蜗牛壳、石蜜、胡黄连、鹿角胶、桐梧律、干漆、狐阴、干蝎、腻粉等。明代芮经编辑的《杏园生春》受其影响，由于曲解"纯阳"为亢盛，从而提出"人生十六岁以前血气俱盛，如日方升，如月将圆，惟阴常不足"说。

[12] 薛己《校注钱氏小儿药证直诀》序。

[13] 字文秀，安徽宿县符离人，处方遣药受《局方》影响。北宋亡后，淳熙十年（1183年）徙至涟水，皆称"此地医者惟陈公文秀一人而已"，无论大人、小儿"识与不识"，均以"宿州陈令"呼之。居住十五年，又迁到扬州，其道大行。主张小儿"忍三分寒，吃七分饱"。"间阎细民以急告者，不以其家之贫萎，葡匐往救，赖以全活者不可枚举矣。"（《小儿病源方论》郑全序）凡痘疹不起发，喜用丁香、官桂二味。批评钱乙、谭永德、王乔岳宣解通利的治法。他曾出任过安和郎、太医局判局，撰有《小儿病源方论》《小儿痘疹方论》等书。

[14] 据光绪进士李慈铭《越漫堂读书

简端记》载，自唐代始，凡帝王之"姑称大长公主，妹称长公主，女称公主"。

[15] 长公主之夫。

[16] 欧阳修《归田录》佚文载，沿唐制凡供奉之人，自学士以下，工技、群官、司隶等，皆称翰林。

[17] 神宗第九子。

[18] 岳飞之孙岳珂《愧郯录》卷四载，宋从雍熙时起，中央"出鱼袋以赐近臣"文武都有，"凡服紫者饰以金，服绯者饰以银"。凌扬藻《蠡勺编》谓四、五品官员，凡"赐紫者金鱼袋，赐绯者银鱼袋"，然王栐《燕翼贻谋录》认为也不完全如此，"服绯、服紫，并不佩鱼，谓之阶绯、阶紫"。他紫衣、金鱼系袋兼而有之，已得到莫大尊荣。

[19] 东汉光武帝第八子东平宪王刘苍之墓，在今城北五里许大清河北岸王陵山。

[20] 与钱乙同乡，少时患疱疹，"危恶殆及"，经仲阳用牛李膏治之"得安"。因考进士落榜而业医。

[21] 见《鸡肋集》卷三十二晁补之"董汲秀才真赞"，也曾说他"鹊实非脉，假脉而言，太子可起"，"谁其知之，惟汶阳董子"。可证钱氏非过誉者。

[22] 字莘老，号永静，原籍东光，十岁丧父，由外祖收养，就读东平，遂以为家。嘉祐四年中甲科进士，官南宫知县。与信都（今冀州）李冲、清河黄莘有"河朔三令"之称，因反对王安石拒绝执行新法，被降职。他常守"先世制度"，"家法俭素"（叶梦得《石林燕语》卷十）。赵煦即位，拜礼部侍郎、尚书右仆射，后又携眷属百口贬到新州（今广东新兴），乃死于岭南。撰有《忠肃集》二十卷。子跂，字斯立，为王定国之婿，元丰二年进士，曾任亳州学官，"元祐初除曹州教授，以雄州防御推官知江州彭泽县"，政和末晋升"朝奉郎"（见栾贵明《四库辑本别集拾遗》武英殿聚珍版丛书所收四库辑本别集二十八种拾遗），号卢上老人。晚年筑室学易堂，人呼学易先生。摹刻《泰山泰篆谱》，辑有自己所写诗、文、铭、赋、传的汇编，名《学易集》。父子均同钱乙为友，刘跂为仲阳立传时，是从广东归葬其父与"染瘴死者十人"上呈《谢昭雪表》报告以后。

[23] 陶九成《说郛》载刘跂《暇日记》。

[24] 见"钱仲阳传"。

[25]《四库全书总目提要》。

[26] 不知撰者《脏腑证治图说人镜经》明人杭医钱雷序。

[27] 曾官晋王府良医正，开业苏州，名生幼堂。

[28] 字良玉，任职太医院，晚年入横山丹霞观同道士雷应真研究炼丹术。

[29] 字伯常。

[30] 字伯康。

[31] 钱恒子，字汝砺，官太医院判。

[32] 或作孩。

[33] 本书过去一直沿用《永乐大典》，题名阎孝忠撰，清代乾隆三十七年编辑《四库全书》征集文献，才发现属钱乙所著。

[34] 直、真二字，可能为传抄、刊刻之误。

[35] 今名须城，在东平西北约十五里，适当埠子坡，为郓州政府驻地，是雍熙二年状元梁颢的家乡。现埠子坡东岳庙即须城旧址的东关。

[36] 据《幼幼新书》《永乐大典》《直斋书录解题》《文献通考》《四库全

书总目提要》均作季，恐系传写的误书。

[37] 字资钦，五六岁时患"惊痫"、"癖瘕"，经仲阳治愈，受其影响，亦以医名，长于儿科，"率用钱氏《方诀》，取效如神"，一度在汝、淮工作，且于大梁当过宣教郎。撰有《重广保生信效方》《小儿方论》等。现尚存其《题黄相山》诗一首："东带连山接五羊，西分郴水下三湘；路人到此休南去，岭外千峰尽瘴乡。"

[38] 一般三四味，最多七八味。

[39] 丹波元胤《医籍考》引"续医说"。

[40] 选入的治例多属皇族、显贵子弟，如李寺丞子、睦亲宫十太尉、四大王宫五太尉、朱监薄子、广亲宫七太尉等。

[41] 此外尚有阎孝忠所增和附方三十余首。

[42] 熊宗立《类证注释钱氏小儿方诀）序。

[43] 见周学海所据仿宋刻起秀堂本《小儿药证直诀》略异。

[44] 《小儿斑疹备急方论》跋。

[45] 薛己《校注小儿药证直诀》序。

[46] 宋濂《宋文宪公全集》卷三十五"赠医师贾某序"。

[47] 吴瑭《温病条辨》解几难引用张介宾《类经》保婴法之稚阳，又提出稚阴说。陈修园《医学三字经》也转载为稚阳之体。

[48] 指益元散之类。

[49] 刘跂《暇日记》。

[50] 张山雷《小儿药证直诀笺正》卷上载，今苏浙风俗，"谓睡眠曰困"，钱氏"先世出吴越"，方言的影响犹存。实际山东西南部也有此传统之称。

[51] 黄连。

[52] 生地、木通、甘草梢。

[53] 山药、茯苓、麦冬、马牙硝、龙脑、寒水石、朱砂、甘草。

[54] 当归、川芎、龙脑、山栀仁、大黄、羌活、防风。

[55] 即六味地黄丸。

[56] 藿香、山栀仁、石膏、防风、甘草。

[57] 陈皮、丁香、诃子、青皮、甘草。

[58] 桑白皮、地骨皮、甘草。

[59] 阿胶、牛蒡子、马兜铃、杏仁、甘草、糯米。

[60] 董汲（字及之）幼年患天花，紫黑、干陷，病情严重，钱乙以牛李果榨汁慢火熬膏，治之而愈。

[61] 戴良《九灵山房集》卷十七"沧州翁传"。

[62] 《席上腐谈》。

[63] 王祎《青岩丛录》。

[64] 宋濂《宋文宪公全集》卷三十五"赠医师贾某序"。

（三）内科杂病学家

1. 严用和

（1）生平

严用和，南康（今江西星子县）人，字子礼[1]，约生于南宋庆元六年（1200年），卒于咸淳三年（1267年）之后。自云八岁正式读书，十二岁随同里刘开[2]习医，凡五年，和朱炼师永明出诸一门。十七岁开始诊病，博览群籍，"心思挺出，顿悟捷得，殆过其师也"[3]。经常活动在赣州南北，实践三十年，"慨念世变有古今之殊，风土有燥湿之异，人禀亦有厚薄之不齐，若概执古方以疗今之病，往往枘凿之不相入者，辄因臆见，乃度所宜，采古人所用之方，哀所学已试之效，疏其诊治，犁为条类"，于宝祐元年（1253年）撰成

《济生方》十卷。列证包括内、外、儿科八十则，载方四百三十三首。过了十五年，于咸淳三年（1267年）又写了《续方》八卷，收方九十首，评文二十四则。《济生方》原本已沉薶无传，目前所见者，乃正续合编，一是清人由明代类书[4]《永乐大典》[5]内辑出的，一为1822年枫山秘府日本复刻本。现传之《永乐大典》本，共八卷，汇集方剂二百四十余首，且有论无方或有方无论，尚不及原来内容的五分之一。1979年浙江中医研究所、湖州中医院据朝鲜《医方类聚》引用之正续二集，参考日本刊本的有关条文，重行辑录，命名《重订严氏济生方》，计有论治八十五则，处方五百二十余首，洵属佳本。此书用药平妥，专而不杂，为唯一特点。载入不少前人经验，如崔丞相灸劳法、稽大夫处理外科疗疮、脓疡的诊治规范。吕元膺认为："如欧阳询写字，善守法度而不尚飘逸，学者易于模仿。"[6]临床常用的治"热毒上攻口舌生疮"之赴筵散[7]、著名良方归脾汤、加减肾气丸[8]，均出此书。

（2）学说与经验

严氏学术渊源，受《太平惠民和剂局方》《三因极一病证方论》影响较大。认为"夫人一身，不外阴阳气血相与流通"，阴偏胜则为"痼冷"；阳偏胜则为"积热"。论脚气曰："古来无脚气之说，黄帝时名为厥，两汉之间名曰缓风[9]，宋、齐之后谓之脚气，名虽不同，其实一也。"提倡炮制药物，取气而弃其质，可获得新的疗效，并避免引起中毒，如巴豆炒楝实、莪术，能增强药力，通行全身，下降浊邪，颇有巧思。

① 主张补肾

他索因探本，反对孙思邈、孙兆、张锐"补肾不如补脾"说，指出补脾不如补肾，肾气若旺，丹田之火上蒸，能登"遐年"，"若房劳过度，真阳虚衰，坎火不温，不能上煦脾土，冲和失布，中州不运，膈难开而少食"。这一见解，对后来"肾为先天之本"、"脾为后天之本"的研究，提供了理论依据。尝言"虚损之病及早为之补益，庶有延龄之望"。在不影响投用良姜、砂仁、人参、白豆蔻、胡椒、吴茱萸、丁香、肉果、木香、荜澄茄温补脾阳的情况下，最赏识鹿茸、膃肭脐、五味子、补骨脂、蛇床子、益智仁、巴戟、桑螵蛸、肉苁蓉、胡芦巴、附子、沉香、钟乳粉、肉桂、阳起石、山茱萸、原蚕蛾、枸杞、熟地、覆盆子、羊腰子、仙茅、杜仲、川椒、硫黄、续断、乌头、菟丝子等治肾的特殊作用，代表性方剂为补真丸。清代嘉庆年间淮阳李翁采取他的经验，大倡"水气伤肾阳，非附子不能去，非多饮不能效"的论说，对当时甚有影响，焦循为之写了《李翁医记》。

② 提出心肾不交

他认为，思虑伤心，疲劳伤肾，二者受病，都可发生遗精、白浊现象，"此皆心肾不交，关键不牢故也"。与《中藏经》所云"火来坎户、水到离扃"，形成《周易》未济之卦，和现代之言失眠也称"心肾不交"在概念上并不相同，绝不能用《系辞传》"天地之氤氲，万物化醇"的交泰丸治疗。从时间上看，严氏《济生方》是中医典籍内记载"心肾不交"的较早者，开启后学津梁。

③ 论疾病与饮食

严氏建议消渴病人应该注意三个方面，不宜饮酒、远避房帏、少吃咸食及麦面。谓阴阳之证和饮食有密切关系，"大抵真阳既弱，胃气不温，复啖生冷冰雪以益其寒，阴沍于内，阳不能胜，遂致呕吐涎沫，畏冷憎寒，手足厥逆，大便洞泄，小便频数。此皆阴偏胜而为痼冷之证"；"甚或阴血既衰，三焦已燥，复啖酒炙、丹石以助其热，阳炽于内，阴不承制，遂致口苦咽干，涎稠目涩，膈热口疮，心烦喜冷，大便闭结，小便赤淋。此皆阳偏胜而为积热之证"。治疗时，矫偏纠弊，力求使"阴阳各得其平。"

④辨五脏真脉

严用和十分重视脉象变化，在五脏辨证之后，将无病之脉、死脉的临床表现予以列出，作为鉴别诊断，言肝脉弦而长，脾脉缓而短，肺脉浮而涩，肾脉沉濡而滑，心脉浮大而散，属正常现象；反之，肝脉急如循刀刃，心脉浮涩而短或前曲后倨如操带钩，脾脉如雀啄、屋漏水溜，肺脉消索如风吹毛，肾脉坚沉如弹石辟辟，则为败证。

本著在医界有不小影响，流传较广，议论中肯，切合实际，"不泛不繁，用之辄有功"，所载各方，至今仍为人们欣赏乐用。但是有一疑团应当说明，清代《四库全书总目提要》引吴澄[10]所写徐若虚《易简归一方》序，谓"严子礼剽陈氏《三因方》之论，附以平日所用经验之药"，失于考证者，以为《济生方》掠人之美，抄自"敏悟绝人长于方脉"的陈无择，事实却非如此，与《三因极一病证方论》并不雷同。窃取不白之说，须要洗雪。

【注释】

[1] 据江万《济生方》序。或云即严三点，待考。

[2] 字立之，号复真，受业于同邑崔嘉彦道士，兼习佛经、道家之学，南宋亡后，元代统治者擢为太医，尊为"复真先生"。撰有《方脉举要》（见《南康府

志》）。卒后葬于西古山（姚元之《刘孟涂传》谓其墓地在浙江，待考）中。孙岳，字公泰，就读白鹿洞书院，曾传其业，任职太医院，精脉学，人称"刘三点"。

[3] 江万《济生方》序。

[4] 我国最早的类书《尔雅》，其下南梁有《皇览》（初稿为三国曾丕命王象所撰）、唐有虞世南《北堂书钞》、宋有李昉《太平御览》等，近代则称百科全书。特点是汇集多种资料分类编次，不保留原书的独立篇章，与丛书不同。

[5] 原名《文献大成》，由王洪（刘若愚《酌中志》、姜绍书《韵石斋笔谈》）、解缙、姚广孝、黄淮、杨士奇、胡广、金幼孜、郑赐、杨荣在南京召集各方面人才，包括医家蒋用文、赵友同等两千余人，自1403～1408年历六载完成，辑书八千来种，以韵统字，以字系事。凡二万余卷，三亿七千多万字。嘉靖时又摹抄一部，入清"藏于翰林院，置敬一亭"。（丁国钧《荷香馆琐言》卷下）据李日华说，编写本书另一目的，收买朝野"耗磨逊国诸儒不平之气"。（《紫桃轩杂缀》卷三）因属珍贵文献，盗窃经常发生，到光绪元年已不足五千册，除翰林院成员偷取外，各国使馆也以十两白银一册购之，"亡失益速"。（《荷香馆琐言》卷下）1900年八国联军攻入北京，仅存的三百余册，几都毁于兵燹。现见者只少量副本而已。医学部分，清代录出二十多种，如《颅囟经》《卫济宝书》《苏沈良方》《博济方》《脚气治疗总要》《旅舍备要方》《德生堂经验方》等。

[6] 戴良《九灵山房集》卷十七"沧州翁传"。

[7] 黄柏、细辛研末，掺于舌上。

[8] 即《金匮》崔氏八味丸加车前、牛膝，称济生肾气丸。

[9] 北宋校刊的《金匮要略》已有脚气之名。

[10] 江西崇仁人，字幼清，号草庐，理学家朱熹、陆九渊两派的传人。在元官至翰林学士。

（四）妇产、外科研究家

1. 陈自明

（1）生平

陈自明，字良甫，江西临川（今抚州市西部）人，约生于南宋绍熙元年（1190年），祖上三世业医，均为大方脉。他少时从管伯同学文、史，十四岁毛遂自荐以《金匮要略》甘草小麦大枣汤治好郑虎卿之妻黄氏妊娠中期的脏躁病证"如有所凭"[1]，崭露头角。此后遍行南北各地，访求医药文献，"采摭各家精华"，"所至必尽索方书以观"，不仅通晓妇、产方面，而对外科也很擅长。年四十七，曾官建康府（今南京市）明道书院医学教授[2]。"暇时闭关，净室翻阅，涵泳究极"，经过学习唐末昝殷《产宝》，南宋李师圣、郭稽中《产育宝庆集》，陆子正《胎产经验方》，病其"散漫而无统，节目缺略而未备，局于简易，有才进一方不效辄束手者，有无方可据揣摩臆度者"[3]，嘉熙元年（1237年）"乃采摭诸家之善"，以巢元方《诸病源候论》为蓝本，广收褚澄、孙思邈、杨子建、初虞世[4]、王衮、寇宗奭等人著作三十多种，"深求遍览"，结合家传经验，"补其偏而会其全，聚于散而敛于约"，钩铆辨析，移晷忘倦，撰成《妇人大全良方》二十四卷[5]。始于调经，列有众疾、求嗣、胎教、候胎、妊娠、坐月、产难、产后，计九门，突出室女、婚后、经绝三大阶段，共二百六十九论，"论后列

方，纲领节目，灿然可观。"能"发挥经络，揆度阴阳，网罗百端，凡妇人证最人所难识者，彬彬可睹。"[6]景定四年（1263年）已逾古稀之岁，爰引"近代名医李嗣立、伍起予、曾孚先辈"《集验背疽方》《外科新书》《保生护命集》，广搜有效方剂，尚编写了《外科精要》三卷，为历史上将疮疡以外科命名的先行者。立论五十余篇，不泥于热毒内攻而专用寒凉攻伐无辜之药，由薛己校注附入治验，内容更加丰富。《妇人大全良方》所载"巉岩崩破如熟榴，或内溃深洞，血水滴沥，此属肝脾郁怒，气血亏损，名曰乳岩。"[7]以"岩"字作为疾病名称，是继十二世纪南宋高宗时代东轩居士《卫济宝书》、1264年杨士瀛《仁斋直指附遗方论》之后的第三家。咸淳六年（1270年）适值元兵南下，战火纷飞，他即谢辞人间，终龄八十一岁。其另著《管见大全良方》、《医藏目录》十卷，已经亡佚。

（2）著作与学说

①《妇人大全良方》

《妇人大全良方》，为我国自孙思邈、寇宗奭"宁治十男子，莫医一妇人"[8]以来，第一部比较完整的妇产科专著。对人体生物钟随着时间的变化，已有充分认识，言天谓天真之气，癸即壬癸之水，月经来潮之所以呈现规律性，"常以三旬一见"，是"象月盈则亏也"，颇有见地。调理月经要注意"积想在心，思虑过度"，亦属重要因素。在优生学方面，认为"若欲求子"，当于"交感之时"，择"天日晴明、神思清爽、气血谐和"之际，生子"寿而贤"。如就庙宇、厕所、坟墓、死柩之旁野合，或值日月无光、天地晦冥时同房，则所生之婴"愚顽"，甚至"残疾夭亡"。继续昝殷《经效产宝》提出著名的

"妊娠胎动，或饮食起居，或冲任风寒，或跌仆击触，或怒伤肝火，或脾气虚弱，当各推其因而治之。若因母病胎动，但治其母，若因胎动而母病，惟当安其胎"安治法。他的验胎法，是利用兴奋子宫平滑肌的药物来观察，"如妇人经脉不行已经三月"，用"川芎为末浓煎，艾汤调下二钱"，腹内有动感，即属妊娠。主张少服药物，曾云："病稍退则止，不可尽剂，此为大法。"喜用四物汤，"什九归诸风冷，药偏犷热"。对每一疾患，都标示治疗原则、应用之品，凡调理月经重点放在肝、肾、脾三脏，以滋化源，常遣当归、白术、川芎、白芍，闭经用红花、泽兰、牛膝，痛经用延胡索、木香、香附，崩漏用槐花、阿胶。乳痈初起用瓜蒌，脚跟肿痛、足心发热用六味地黄丸。孕后服药，宜用清凉，桂枝、半夏、桃仁、朴硝，均要慎重投予。将大戟、斑蝥、羊踯躅、天雄、水银、蜈蚣、雄黄、胡粉、麝香、皂角、硇砂、巴豆、芒硝、藜芦、二丑、芫花、三棱、干漆、牛膝等具有毒性、刺激性或对胎体不利的药物，编成《妊娠禁忌歌》。临产前，强调肢体活动，促进气血循环以利分娩，要求"时常步履，不可多睡饱食，过饮酒醴杂药"。陈氏依据《褚氏遗书》并转告读者，"世无难治之病，有不善治之医；药无难代之品，有不善代之人。"缘于薛己附入其自己的医案，充实了内容，现传者已"非勤有书堂原本"[9]。"王肯堂《证治准绳》女科一部，全用其书。"[10]

②《外科精要》

《外科精要》，在内容方面广集群言，"自立要领"，共六十篇。认为痈疽之源，与天行、过食酒肉、乱服丹药，导致气滞血瘀、毒凝、火热内发有关。凡居要

害部位，须及早处理，以免病势蔓延，恶化全身。可外施针灸"以泄毒气"，内服药物"把定脏腑"[11]，指出"不可一日无托里之法"。倡言"痈疽未溃脏腑蓄毒，一毫热药断不可用；痈疽已溃脏腑既亏，一毫冷药亦不可用。尤应忌用敷贴之药，闭其毛孔；若热毒便秘、脉沉实洪数，宜用大黄等药以泄其毒。"转载李迅[12]秘方麦饭石膏[13]外贴治痈疽发背，有"一夕顿溃"的作用。薛己称道："虽以疡科名其分，而其治法，因多合外、内之道，如作汗、泄泻、灸法等论，诚有发《内经》之微旨。"[14]他特别谈到医生服务态度，"出示一方，力言其效"，当发生"倏然至祸，则各自走散"，引古人语："贫无达士将金赠，病有闲人说药方，此世之通患，历代不能革。"[15]是对社会弊端的揭发和批判。本书问世后，元代朱震亨写了《外科精要发挥》，明人薛己加以校注，种德堂刻坊熊宗立[16]又增入补遗，进一步发皇其义；王肯堂《疡科准绳》也从中录取大量材料，使之更好地发挥了实践作用。

由于客观环境影响，《妇人大全良方》还存有部分玄学、个别迷信思想，如：无子有的因坟墓风水不利，夫妻之间生命相克；孕妇床下放铁斧一把，刃向下，勿令人知，可转女为男[17]；难产胞衣不下，用水飞朱砂书写催生灵符，以"针扎就盏内化之"，温水调服，等等，都是极端荒谬的。

【注释】
[1] 见江瓘《名医类案》。
[2] 《妇人大全良方》自序为医谕。
[3] 王肯堂《女科证治准绳》序。
[4] 士人，削发为僧，隐居灵泉山。
[5] 其子陈大德又加补订。
[6] 《校注妇人大全良方》沈谧序。

[7] 《乳痈乳岩方论》。

[8] 丁丙《当归草堂医学丛书》载《产育宝庆集》寓斋老人序，作"宁治百男子，不治一妇人"；齐仲甫（南宋嘉定时步军司医官兼太医局教授）《女科百问》引"轩岐之言"作"宁医十丈夫，不医一婴儿；宁医十婴儿，不医一女妇"。

[9] 曹禾《医学读书志》。

[10] 见《抚州志》。

[11] 《外科精要》自序。

[12] 字嗣立，曾官大理评事。

[13] 煅白麦饭石二两，煅鹿角四两，研细，以米醋调和入砂器煮之成膏。

[14] 《校注外科精要》序。

[15] 《外科精要》自序。

[16] 刘洙、吴恕（钱塘人，字如心，号蒙斋，精伤寒，太医院御医）的门人，字道宗，号道轩、鳌峰、勿听子。子二，瑷、瑞，世其业，均知医。他的书坊也称中和堂，乃成化时建阳刻书家。

[17] 孙思邈《备急千金要方》、苏轼《物类相感志》已载有此说。

（五）其他著名医家之代表作

两宋医家，继续唐代，注重搜残补缺，荟萃方药，除禅门僧人洪蕴、法坚、海渊、智缘、奉真、和甫[1]，其撰述约有百种，对后世影响较大者，当推孙用和[2]的《家传秘宝方》五卷[3]、王贶[4]《全生指迷方》[5]四卷[6]、董汲[7]《旅舍备要（急）方》一卷、张锐[8]《鸡峰普济方》三十卷、史堪[9]《史载之方》[10]二卷、洪遵[11]《集验方》五卷、王衮[12]《博济方》五卷、杨倓[13]《家藏方》二十卷、王硕[14]《易简方》一卷、李迅[15]《集验背疽方》一卷、王卿月[16]《产宝诸方》一卷、托名孙思邈的《银海精微》[17]二卷。

【注释】

[1] 即黄庭坚之友初虞世。

[2] 孙思邈之后，卫（王宏翰《古今医史》作新安）人，名尚，号南滨，因避事迁南阳，官乡判，后举进士。善画道、释人物，以师法仲景《伤寒论》闻名于时，从给仁宗妻光献皇后久病不愈，诊之而瘥，遂声噪阙下，仕至尚药奉御、太医令。子奇、兆、宰（任河东漕属）均登进士第，以医鸣世（见邵伯温《邵氏闻见录》卷二）。兆同杜壬为仁宗之妃会诊，得到良医称号，所写《素问注释考误》影响深远，既往流传的龙树菩萨、马鸣大士、生公说法像，皆署名孙和或孙用和，可能为其手绘。

[3] 晁公武《郡斋读书志》作《秘宝方》。《读书后志》作十卷、陈振孙《直斋书录解题》作三卷。

[4] 贶或作况。河南考城人，字子亨，宋道方之婿，因针刺一盐商"舌吐不复入"，传遍京师开封，对《肘后方》很有研究。宣和中任朝清大夫（王明清《挥麈余话》卷二），建炎二年官至合州防御副史（《仪顾堂题跋》）。此书写于1119年，"采古人之余绪，分病证之门类，别其疑似，定其指归，阴阳既明，虚实可考"。现传本是从《永乐大典》录出，对病源、症状、治法记述较详。

[5] 原名《济世全生指迷集》。

[6] 《宋史·艺文志》作三卷。

[7] 东平人，字及之，工儿科，喜用白虎汤治天花。"凡人之疾苦如己有之，其往来病者之家，虽祁寒大暑未尝少惮，至于贫者或昏夜自惠薪餐，以周其乏者多矣。"（十柳居士《小儿斑疹备急方论》序）叶梦得认为："郓多医，皆本高氏（文庄），予崇宁、大观间在京师见董汲、刘演辈，

皆精晓张仲景方术，试之数验，非江淮以来俗工可比也。"（《避暑录话》）原作1086年撰成，现传本为《永乐大典》内辑出者，分十二类，载方五十余首，少于原来二分之一。同其《小儿斑疹备急方论》（1093年写成，载方十七首）、《脚气治法总要》汇合一起，约有三万多字。

[8] 蜀人，字子刚，号鸡峰，在河南郑州行医，任太医局产科教授、成州团练使，留下许多轶事（见《夷坚乙志》），治一伤寒危者，因面赤用药灌之，"次早遗屎、尿而苏"（《樱宁集》）；政和中蔡鲁公的孙媳产后喉痹大泄，投紫雪裹理中丸，一方通理上下，众皆叹为技巧，主人庆祝，"尽敛席上金匕箸赠之"。鸡峰原为陕西宝鸡陈仓山的别名，书成于1133年。或言著者非张锐，而乃张涣（草泽铃医，因治愈宋徽宗之子寿王的痼证封成安大夫、翰林医正、惠州团练使）所辑（陈振孙《直斋书录解题》作《小儿医方妙选》三卷，载方二百四十首），还云系苏轼之友孙兆编撰，存以待考。内容"采摭富而抉择精"，区分水肿起于头面者（肾性）用大戟、芫花；起于四肢者（心性）用泽泻、连翘；起于腹部者（肝性）用甘遂疗之。常开之方剂四君子汤，即首载其中。现传本，为道光八年戊子苏州汪士钟仿宋刊版，缺二、三、六、八共四卷。

[9] 堪或作谌。四川眉州（一作成都）人，与苏轼同乡，刘岑之友，以治州内朱师古食挂证"闻荤腥即呕"驰名（见鲁应龙《闲窗括异志》）。考中政和进士，官至郡守。福建张炳（字明叔）曾师事之，成为良医。据史彦执《北窗炙輠录》卷上载，因用二十钱买紫菀开肺气通导表里，医好蔡京习惯性便秘，誉满京华。此作写于1068年，喜投肉桂、附子、川芎、独活、细辛、白术、桔梗、防风、牵牛、诃子、硫黄、甘草、丹皮、白芷，"随证论脉，条分缕析，独辟新思，启发后学，功在《脉经》《脉诀》之上；方药多用麻黄、羌活、三棱、莪术发汗利血之品；蜀地湿盛又多用狗脊、巴戟、寄生、草薢强健筋力之品，保正化邪，厥旨幽妙"（周学海《史载之方》刊本序）。目前流传的《史载之方》，有湖州陆心源《十万卷楼丛书》本、安徽《周氏医学丛书》评注本。最早的刊本，可能在北宋徽宗时代已问世。

[10] 陆心源《皕宋楼藏书志》据《直斋书录解题》，谓即史载之《指南方》。

[11] 字景严，江西鄱阳人，洪皓（出使金国被留东北十八年，以桦叶写《四书》课徒自给）的第二子，母亡，父居金国，同兄适（字景伯）、弟迈（字景庐）寄食兰若，彻夜苦读而不解衣。考中进士，擢秘书省正字、权直学士院，以不附丽秦桧之子熺，支持陈子茂主考不取秦埙，推荐陆游为第一名状元，贬至外地。宋孝宗执政，拜翰林学士，知枢密院事，提举洞霄宫。1174年卒，终龄五十五岁。该书1170年刻出，载方一百六十七首。

[12] 太原人，曾为钱塘酒官、大理寺少卿。自庆历年间其父在滑台居官起抄录七十余方，经过二十年又搜集七千多道，反复筛选"择其精要"，摘取五百余首（《永乐大典》收载三百五十多方，实只存十之七）加以编辑，分三十五类。现传者为清代纂集《四库全书》时从《永乐大典》内辑出的，其中丸、散、膏、丹占相当比重。

[13] 淳熙时山西崞县人，杨存中之子，字子靖，尝官江陵府、户部员外郎、徽猷阁学士、提举神佑观、昭庆军节度

使，封雁门郡开国侯。此书载方一千一百十一首（缺四黄、神铃二散，实为1109方），"集天下良医之所长，以备仓促之用"。其中收有名方牵正散（白附子、僵蚕、全蝎）。

[14] 浙江永嘉（今丽水）人，字德孚，陈言的学生（见《处州府志》）。曾任承节郎、富阳"监酒"税务官。他受退休葛丞相委托，编写此书，载方三十首（丸药十种在外），药物三十味，刊行后轰动一时，据刘辰翁（字会孟，号须溪，进士，卢陵人，濂溪书院山长，喜评点前人著作。北京故宫还藏有他为米元章元符二年二月望日行书卷子写的跋语）言，《易简方》出版以来，"四大方废，下至《三因》《百一》诸家方废，至《局方》亦废。"（《濂溪记钞济庵记》）可见影响之大。吕复评论道："如虞人张罗，广络原野，而兔脱殊多，诡遇获禽，无足算者。"（戴良《沧州翁传》）此书久已亡佚，今所见者为"倭宽延中传本"，其中补注则系"重刻者所赠益，故书端有校正注方真本之题，大抵皆书肆所为。"（孙诒让《籀庼述林》卷五"易简方叙"）王氏同乡友人桂堂施发又辑有《续易简方论》。

[15] 字嗣立，南宋庆元时泉州人，曾官大理评事，嗜搜集方书，向医者学习，并喜贮藏药物。陈振孙《直斋书录解题》言本作凡五十二条。

[16] 字清叔，号醒斋，临海（《图绘宝鉴》作开封，待考）人，南宋乾道二年考取武进士，五年又中文进士，为士林罕见者。精辨识"鼎彝"古玩，通音律、卜筮，工翰墨丹青，所画竹石在当时称巨擘，曾任起居舍人。子好谦、好问、好生均官侍郎，也知医。

[17] 本书列有眼科八十证，收方二百

余则，载有五轮（唐末刘皓《眼论准的歌》始记）、八廓说。唐、宋《艺文志》均未著录，孙氏传中亦无提及。从苏轼咏雪诗"冻合玉楼寒起粟，光摇银海眩生花"，《宋诗纪事》方回（字虚谷）《瀛奎律髓》引王安石（赵令畤《候鲭录》同）说，谓道家以肩为玉楼，目为银海（赵崇绚《鸡肋》引温庭筠《乾巽子》裴钧大宴有银海载："受一斗，银器也"。《沈寄簃先生遗书》乙编《日南随笔》卷三则谓指目眶而言），说明非唐人所撰。何琇《樵香小记》载："托王安石语，以玉楼为肩、银海为目，云出道书（庄季裕《鸡肋编》也用此说），然迄今无人能注出何道书也。且雪光摇目，于义犹通，若肩则非埋身雪窖何至冻合哉！"现存明刊传本，除嘉靖刻者，即隆庆五年进士万历时巡察河北道山东潍县齐一经受李冲涵委托出版的。余嘉锡考证后得到的结论是："此书乃明人所作，本不题撰人（《济阴纲目》《景岳全书》署名田仁斋编），亦未尝依托古书，不知何人忽题为孙思邈。盖方技家辗转传抄因其书不著姓名，恐其术不足以取重，遂妄取古人之名以实之耳。"（《四库全书提要辨证》）是论很有道理，从书内载有《太平惠民和剂局方》川芎茶调散、张元素《脏腑标本虚实寒热用药式》药物归经学说，就可证实这一点。

二、金元人物

（一）《伤寒论》注释先行者

1. 成无己

（1）生平

成无己，原籍聊摄[1]，约生于公元十一世纪中叶北宋嘉祐治平年间，靖康难作，"汴京失守"，其地归金，晚年遂为金人。他"家世儒医，性识明敏，记问赅博"[2]，甚得仲景旨趣。当时王鼎[3]说，先生曾被权贵掳去，"挈居临潢"府[4]，予因访弟住在鲍子颙书房，百有余日，"目击公治病百无一失。"[5]松柏之实经霜弥坚，到海陵王完颜亮正隆元年（1156年）已九十多岁，"杖藜行歌"仍居人间。

（2）学说与经验

成无己"深造自得"，遵照王叔和编次之《伤寒论》二十二篇，加以注解，以《内经》《难经》《脉经》《甲乙经》《备急千金要方》《外台秘要》《圣济经》理论源流，运用脏腑、经络、气血学说，结合阴阳、表里、虚实、寒热辨证，穷五十年之精力，约在1144年八十岁时，撰成《注解伤寒论》十卷，卒后由王鼎于大定十二年（1172年）刊行[6]。元刻本卷首题作"伤寒论注解卷之一"，次行低二格"仲景述"，空二格"王叔和撰"，次空二格"成无己注解"[7]。对张机一百一十二方从阴阳、气味上分析了治疗作用，能"究药病轻重去取加减之意，毫发了无遗恨，诚仲景之忠臣、医家之大法也"，为历史上全面注释《伤寒论》的第一家。因书内"坚"字皆作"鞕"，据陆九芝考证，恐避隋文帝之名而改，成氏所凭当为隋代传本，乃未经林亿校勘者，弥足珍贵。成氏曰："卫阳也，营阴也，烧针益阳而损阴，营气微者，谓阴虚也。"分析小青龙汤证，认为"伤寒表不解，心下有水气"，属"水寒相搏"，肺气上逆则"干呕发热而咳"，与《灵枢》"形寒饮冷则伤肺，两寒相感，中外皆伤，故气逆上行"，极为吻合。言简意赅，引文有依，"多所发明"。汪苓友称道："犹王太仆之注《内经》[8]，所难者惟创始耳。"此后的很多发挥，"大半皆受其注释而启悟"。虽"意在语言之外"[9]，存有若干缺点，陶节庵批评"顺文

注释，无决疑正误之言，以致将冬时伤寒之方通释温暑，遗祸至今而未已也。"但在十六世纪以前，"解释仲景书者，惟成无己最为详明"，尽管"随文顺释，自相矛盾者时或有之，亦白璧微瑕，固无损于连城也"[10]。故莫枚士于肯定其成绩之后，加以归结道："欲穷经者，尚须参考《病源》《千金》等书以自得之，勿墨守一家也。"[11]应作如是观。

另一著述为其七十八岁时所写《伤寒明理论》四卷，1157年前在邢台镂版问世。南宋宁宗时代历阳（今安徽和县）张孝忠于医士王光庭家得到《注解伤寒论》印本，后守荆门，又从襄阳搜集了1142年成书的《伤寒明理论》，汇编一起，付诸梓人。谓之彬山刻本[12]。前三卷始于发热，终于劳复，每论一证，包括释义、病机、分型、治法，共五十则，属症状鉴别诊断学性质；后一卷对麻黄汤、桂枝汤、小青龙汤、大青龙汤、大承气汤、小柴胡汤、大柴胡汤、栀子豉汤、瓜蒂散、大陷胸汤、半夏泻心汤、茵陈蒿汤、白虎汤、五苓散、理中丸、四逆汤、真武汤、小建中汤、抵当汤、脾约丸、温粉等二十一方进行阐述，是"药方论"，重点探讨君、臣、佐、使，药物气味，为分析研究处方配伍涵义的先驱之作，"能倡明仲景之书，使后学有所循入，其功非小。"[13]按着《素问·至真要大论》治有缓急、方有大小，"君一臣二，奇之制也，君二臣四，偶之制也"；"奇之不去则偶之，是谓重（复）方"，将大、小、缓、急、奇、偶、复，命为七方。岭南潘宗周对其内容尚有怀疑，认为："邢台初刊之本原分四卷，不止五十篇。后附方论，不刊卷第。观是本抄补《伤寒明理论》首行下并无"第四"二字，是亦可证。意者景定复刊之时，第

三卷先已遗佚，遂以方论凑成四卷，以实孝忠后跋之言，四库馆医及文达所见，均为缺佚已后之覆本。"[14]

成氏对《伤寒论》的研究，"引《内经》旁涉众说，方解之辨，莫不允当，实前贤所未言，后学所未识。"[15]能使"同而异者明之，似是而非者辨之"，言："潮热之热，有时而热，不失其时；寒热之热，寒已而热，相继而发；至于发热，则无时而发也，有谓翕翕发热者，有谓蒸蒸发热者，此则轻重不同，表里之区别尔！"并认为，凡"汗出发润，出之如油，或大如贯珠，出而不流，皆为不治之证也"。严器之[16]于绍兴十四年表扬过他剖析"战栗有内外之诊[17]，烦躁有阴阳之别"；论"谵语、郑声，令虚实之灼知"；谈"四逆与厥，使浅深之类明"。这些评语，都符合实际情况。明末张遂臣崇奉王叔和，私淑成氏，常赞美其"引经析义，尤称详洽，虽抵牾附会，间或时有，然诸家莫能胜之，初学不能舍此他途也"。且"悉依旧章"，引申先生之意，兼采庞安常、朱肱、许叔微、张元素、李杲、王好古、朱震亨、戴原礼、王履、王三阳[18]、张潜善、王肯堂有关伤寒学说，1644年编辑参注补缺之作，名《张卿子伤寒论》，又称《伤寒论参注》，共七卷，以传无己之学。

【注释】

[1] 春秋时齐国西疆，前者在今山东聊城西北，后者在茌平之西，初步调查，其家可能在茌平县洪官屯北部的成庄。

[2]《医林列传》。

[3] 字大来，号退翁。

[4] 辽都上京，在波罗城，今内蒙巴林左旗的林东县，当时称北京。

[5]《注解伤寒论》后序。

[6] 见张金吾《爱日精庐志》大定壬辰

渑池县令魏公衡《注解伤寒论》序。

[7] 李盛铎《木樨轩藏书题记及书录》"书录"。

[8] 最早为南朝齐梁间全元起《素问训解》。

[9] 张锡驹《伤寒论直解》。

[10] 王肯堂《伤寒准绳》凡例。

[11]《研经言》卷一。

[12] 傅增湘《藏园群书经眼录》卷七子部一所载南"宋刊本，半叶十行，行二十字，白口双阑，版心鱼尾下记刻工姓名，有王三、王五、石、政、谅等人"。冀淑英编辑秋浦周氏《自庄严堪善本书目》收入之明代葛澄刻本也为现存的佳椠。

[13] 汪昂《医方集解》。

[14]《宝礼堂宋本书录》子部。

[15]《注解伤寒论》严器之序。

[16] 成氏之友，锦幪山人，业医五十年。张钧衡《适园藏书志》载："阮文达公考其字，字成公"。

[17] 邪气在外与正气相争为战，表现身摇乃正气欲复现象；邪气居内与正气相争为栗，属心战，乃邪气转重，病情恶化。

[18] 昆山人，庠生，因患血证习医。

【附】

张遂臣，因其为成氏信奉者，特列于此。

张遂臣，原籍江西，"祖龙墩公赀"，随父寄居钱塘（今杭州市），又移住武康三里桥，而后返回杭州。约生于万历十七年（1589年），字相期，号卿子，署西农老人，斋名心远堂。通天文、历法、佛道、经典，尤精于《易》[1]。少时体弱黄瘦，"足不出户"，自检方书治之而愈，对医学产生兴趣，上从《内》《难》《伤寒》，下至刘、张、李、朱之书，均涉猎之，"务穷其旨"。不久，"千里江关一词赋"，"可教烛上酒杯空"，以国子生旅游金陵，"一月斋船一放生，暖风活水亦多情"[2]，描写"离愁别恨"，诗名大起。见重于董香光、李檀园、陈继儒、潘楫[3]，很多学者如林澜、卢芷园、徐镜非、严印持、武顺、武敕昆仲，争与之结识定交。由南京归来，"因庐舍苔水上，拟携儿孙治秋稼，扶来以老，顾善病喜读黄帝书，见同病者辄恻恻然相哀怜，为之决死生、辨强弱，无论中与否，丏方求诊，遂妞孺知名"[4]。他"同邓林宗、闵子善、钱瑞先、刘叔任诸子，夜半步佑圣观，缺月当眉际，凉楚逼人"，曰："落花残月，惟若有情，吾侪正属其人，不得以硬肠怼性，复步玩将晓而散。"[5]崇祯末年，"潜居里巷，以医自给"[6]，人们呼其诊病处为"张卿子巷"[7]。由于"微霜茅屋鸣残叶，细雨林塘湿野花"，赋有《野花》诗十首，素有"张野花"[8]的称号。诗秀婉丽，在"西泠[9]十子"陆圻、柴虎臣、吴锦雯、陈际叔、孙宇台、丁飞涛、虞景铭、毛稚黄、张祖望、沈去矜之上。半百之后入清，倾洒忧民之泪，一唱三叹构句更加"澄澹孤峭"。谢三宾《除夕湖上客居次张卿子扇头诗韵》感慨地言道："多难惭无卫足才，三年流落困蒿莱。眼前物态常翻复，旧日心情尽剪裁。"为孤山五老会成员之一[10]。桐城方文赠其小诗一首："谁谓张公老，修髯白未匀。著书垂异代，采药救斯民。道体忙愈健，诗篇瘦有神。春秋七十六，还似少年人。"[11]张氏受《东坡志林》养生须慎起居、节饮食、远声色的影响，主张"颐养天和"，少用药饵。康熙七年（1668年）逝世，终龄八十岁。所遗画像十分瘦瘤，乃天启二年曾鲸[12]手绘，厉鹗赞曰："早游上庠，文辞清绮"，"晚托于术，探九起

死"，"百世之下，孰传高士。"[13]生平著作，计有《湖上》《白下》《莲宅》《哀晚》诗文集，《心远堂要旨》，《易医合参》，《射易淡咏》，《经验方》，和杭州钟人杰同辑的《唐宋丛书》。门人张锡驹、刘龚、张开之、萧明俊、沈亮辰、张志聪，继承其业，聚集吴山轮流讲学。张开之，名文启，也随潘楫受业，二子璟、琏，以庠生而精医；张锡驹，字令韶，暨学生魏士俊、王元文、婿王津，子汉倬、汉位，又接传了他的三世方技艺术。

【注释】

[1]《康熙浙江通志·文苑》。

[2] 厉鹗《湖船录》。

[3] "与喻嘉言、徐忠可友善。"（王宏翰《古今医史》）。

[4]《莲宅编诗集》。

[5] 曹苓之《舌华录》韵语第十。

[6] 厉鹗《东城杂记》。

[7] 在今杭州横河东北，东接报国寺巷，西出蒲场巷。

[8] 见曹苓之《舌华录》冷语第六。

[9] 谈孺木《枣林艺篹》载，"万历丙戌八月，歙县汪道昆、鄞县屠长卿诸辈，集西湖之净慈寺，仁和卓明卿、余姚徐桂为地主，倡西泠社。"

[10] 见吴庆坻《蕉廊脞录》卷三。

[11]《盒山集》徐杭游草。

[12] 字波臣。

[13]《樊榭山房文集》卷七"张卿子先生画像赞"。此像现藏浙江省博物馆。

（二）河间系统代表人物

1. 刘完素

（1）生平

刘完素，字守真，称宗真子、通玄处士。约生于北宋宣和二年（1120年）。原籍河北肃宁县杨边村，三岁时因遭水灾移

住北方三镇之一瀛州河间（今河间县）[1]城东二十里一村庄定居，人们为了纪念他，改名刘守村（今师素村）。此地乃北宋与辽国[2]对峙的东疆边防前哨[3]，1125年黑水女真完颜晟南下灭辽，翌年又亡北宋[4]。故先生在七岁孩提时随着家乡沦陷成了金王朝之民。宋濂认为："金之诸儒，刘守真辈独能远绍绝学。"[5]

他由于母病三次求医不至而死去，乃从陈希夷[6]学岐黄术[7]，拯患者登仁寿之域。年二十五开始研究《内经》，攻读"义如烟海、理若丘山"的渊薮，"披玩《素问》一书，朝勤夕思，手不释卷"，焚膏继晷，"三十五年间，废寝忘食"[8]。到六十岁锲而不舍未有中辍，心领神会，大见开悟，认为"法之与术"，悉出其中玄机，致病之邪与自然界节令变化有密切关系，"病气归于五运六气之化"。能突出热病，以医术游历黄河南北，"起危疾名倾朝野"[9]。晚年同张元素往来，相互学习，交流经验，声震当时，"世号刘张法"[10]。金章宗[11]在位，曾三次请其出山，跻列华显授之以官，他淡泊明志，愿居赏雨茅屋，谢绝"冠盖征逐"，完颜璟赐号"高尚先生"。因金与南宋、蒙古战争频繁，"兵后子孙皆亡，遗书幸在"[12]，为探讨其学说提供了依据。戴良认为千载以来，继"长沙之学"的，应属于刘氏，他认为河间医理较深，非精于文学者不易师法全义，"故通其说而得其传者，往往灼知病情之所在，为之一攻伐以除之，可谓快意而通神者矣"[13]。

刘氏以草茅之士皓首穷经，"虑庸医或出妄说"[14]，煞费周张，1155年撰有《素问玄机原病式》二卷，举《内经》病机十九条一百七十七字，广采《素问》散在之文和王冰次注，演为二百七十七字，成辨证

纲领，"比物立象，详论天地运气造化自然之理"，分十一类，"注说两万余言"[15]。《素问要旨论》[16]八卷，阐述《内经》运气精义，"玄机奥妙，旨趣幽深"，发"前人所未发"，赵秉文推为能洞究微蕴，一迥寻常，"王冰之后一人而已"[17]。并编写《素问玄明论方》[18]十五卷，《伤寒标本心法类萃》[19]二卷，《伤寒直格》[20]三卷，《伤寒心印》一卷，《保童秘要》二卷和《十八剂》[21]《医方精要》[22]《素问药注》[23]等。金天兴末大卤（今太原市）杨威在王庆先家发现[24]加以精校、明宁献王权重刻[25]本《素问病机气宜保命集》[26]三卷与《三消论》[27]一卷，均署其名。有锦[28]溪野老甲辰（1244年）冬至跋语[29]，谓麻革在开封访先生后裔医学教官，他于乡友霍司承君祥处获得，杜思敬《济生拔萃》也记有刘守真《保命》二字，"秘藏箧笥不以示人"[30]，影响深远。虽怀疑非尽皆刘氏笔墨，却具有实践价值，人欲"家置一本"[31]，就应肯定其指导作用。歙县吴勉学将以上诸籍进行排校，辑成了《刘河间三六书》。他一生所医对象，多属劳动人民，"用寒凉以矫一时之弊"[32]，患者如"霄行遇灯"，大都以为"长沙复生"，求诊者尊称"河间先生"。阎若璩分析认为，其执业时代，民悍气刚，"故多用宣泄之法"[33]。杏林中的"张、刘、李、朱，犹艺苑之有韩、柳、欧、苏"[34]，被尊为三贤[35]第一。同成无己、何公务、侯德和、马守素[36]、杨从正、李道源、张洁古、袁景安、张子和，称金代十大名医[37]。据地方传说，承安五年（1200年）三月十五日八十一岁[38]坐化卒，用陶瓮埋葬的。接班弟子有穆大黄[39]、荆山浮屠[40]、马宗素[41]、刘庭瑞、贾真孙、董系[42]、程道济、刘荣甫[43]，私淑者以张从正、葛雍[44]、镏洪[45]为代表。乡里曾经感戴

他对社会所做的贡献，为之修建了"刘爷"庙。

（2）学说与经验

刘完素的学术研究主攻方向，突出外感病因"邪气之从外入内"[46]，力倡火热学说。探讨《内经》，师法《伤寒论》，不投昂贵药物。曾对翟公说："伤寒谓之大病者，死生在六七日之间。"六经阴阳代表表里，指"邪热在表，腑病为阳；邪热在里，脏病为阴"。其发展过程，"前三日太阳、阳明、少阳受之，热壮于表，汗之则愈；后三日太阴、少阴、厥阴受之，热传于里，下之即痊"[47]。传变规律，"由浅至深，皆是热证"。据《素问·天元纪大论》"物极谓之变"，提出寒、湿、风、燥、暑，随着水、土、木、金、火的属性，能以反似胜己之化，"水本寒"，冷极则凝冰"如地"，可以载物，为水寒亢极反似克火之土化；"土主湿"，"阴云而安静"，极则飘骤散落，是兼风化；木主荣，旺于春，风大则凉而毁折，是兼金化；金象秋，属于阴，气凉则天空清明万物反燥，"燥物莫熯火"，是金极反兼火化；夏月热盛，天气熏昧万物反润，林木流津，乃火极反兼水化之象[48]，掩盖了原来的本质。临床时必须掌握"泻其过甚之气，以为病本，不可反误治其兼化也"。

他认为中风为将息失宜，属本实先拨内在病变，乃"心火暴甚、肾水虚衰"不能制之，故火旺克金，金受火克不能平木，肝强风动，即助其子，就是这样引起的，"热气怫郁，心神昏冒，筋骨不用，而猝倒无所知"，自始至终，不宜龙、麝、犀、珠，"譬如提铃巡于街，使盗者伏而不出，益令风邪[49]入于骨髓，如油入面，莫能出也"[50]。推荐《圣济总录》卷五十一著名良方地黄饮子[51]，施诸后遗症失语、半身不

遂，甚有功效。对痢疾注意"行血则便脓愈，调气则后重除"，以利湿热、导积滞、畅通道为第一要义。寄语医界，治消渴应把握"火邪"为主的病机，不可再用"燥热毒药助其强阳而代衰阴"，只须"补肾水阴寒之虚，泻心火阳热之实，除肠胃燥热之甚，济一身津液之衰"，就"病日已矣"。由于其时适值阳明燥金司天，少阴君火在泉，热性病流行，投辛热之药，"药之轻者虽或误中，能令郁结开通、气液宣行、流湿润燥、热散气和而愈；其或热甚，而郁结不能开通者，旧病转加，热邪渐起，乃至于死，终无可悟"。因而治疗侧重解除郁火、保阴退阳、攻下热结，善用寒凉药物，补偏救弊，极力打破"人情喜温而恶寒"、"赖祖名倚约旧方"、"纵闻善说反怒为非"的庸俗观念。如以辛温宣通经络，亦要加"消风热开结滞之寒药佐之"，避免化火助邪。用四物汤，要求伴随季节变化予以加减，特点是"春倍川芎、夏倍芍药、秋倍地黄、冬倍当归"；也可"春加防风、夏加黄芩、秋加天冬、冬加桂枝"，颇有意义。

① 六气从火兼并同化

刘氏通过学习"法之与术"，观察到《素问·至真要大论》病机十九条学说[52]，经反复涵泳，为之补充演绎了九十余证。因感于十九条内属火、热者占九则（火五热四），六气中火、热居二，结合个人实践，认为"激湍之下必有深潭"，多数疾病在发展过程中都与火、热有密切关系。《素问玄机原病式》把《内经》火、热致病十八种证候[53]，进一步阐发，扩大到五十八种[54]，说明"天以常火，人以常动，内外皆扰"，火、热引起的疾患居主导地位。而且强调风、湿、燥在一定条件下亦能化热，谓"风本生于热"，热极风动，"积湿

过久"便纲缊生热，"金燥虽属秋阴，而异于寒、湿，反同于风、热、火也"。甚至外感寒邪，内伤生冷，均可因"阳气怫郁不得宣散"化为火。这样，万法归宗，就形成"六气皆从火化"[55]的论点，查慎行还补充说，少阴君火、阳明燥金，"虽能为病"，然终不若"厥阴木之风、太阳水之寒、太阴土之湿、少阳相火之暑，中人、伤人之甚也"[56]。挑出"阳气怫郁，不能通畅，则为热"，处理方法，只可按热治，"不能从寒医"，言"白虎合凉膈散，乃调理伤寒之上药"。若"误以热药解表，不惟不解，其病反甚而危殆也"。如"内有阴寒者，止为杂病"，与此不同。主张推陈致新，"苦寒直折"，"大变仲景之法"[57]，所以后世称其为温病流派肇创新法的奠基人，给陆九芝强调"急去热邪，阴始可保；一去其热，阴即不伤"十六个字，开辟了治疗途径，"补前人之未及"[58]。从先生师《伤寒论》不泥守成法，特别指出广义伤寒内有传染因素，"千古之下得仲景之旨者，刘河间一人而已"[59]。

刘氏倾向水善火恶，于病机十九条外，体验到北方气候特点，飞沙扬尘，"燥胜则干"[60]应"因地、因时各明一义"[61]，根据《周易》"燥万物者莫熯乎火"，认为热能耗损水津，"气行壅滞，不得滑泽流利"，且吐泻亦可伤液，增入"诸涩枯涸，干劲皴揭，皆属于燥"[62]一文[63]，提出"退热、润燥、散结"，则气液宣行，"慎勿服乌、附之药"，为研究燥证开拓了新境。明代中叶虞天民曾给他补写九首处方，主要药物用当归、生地、白芍、知母、山茱萸、天冬、枸杞、人参、葛根、莲肉、熟地、麦冬、五味子、瓜蒌、桃仁、麻仁、郁李仁、鹿角胶、蜂蜜、酥合油、生姜汁、杏仁、石膏、胆汁[64]；喻昌的《医门法

律》聆其意，还组织"流湿润燥"的资液救焚汤[65]，对"风兴则火炀，火烈则风生，热燠则燥成，燥迫则热盛"[66]，投之得当，收效很佳。若将人参改为西洋参，柏子仁换梨膏，再加银耳、蔗浆、竹沥水、霍山石斛，则更为理想。

刘氏处方遣药，"从火郁发之一句悟入"[67]，远避香燥，瞩目泻热护明，喜用山栀、连翘、黄连、石膏、知母、生地、大黄，"降心火，益肾水"，功在减焰沃薪、荡实振衰，不问有汗无汗，只要有可下之证，或汗出而热不退，即投大承气汤[68]、三一承气汤[69]，化古为新，深得《难经》七十五条"泻南补北"、《素问》"热淫于内治以咸寒"之旨[70]。形成"修合药所"配方手册《太平惠民和剂局方》行于南，《宣明论方》行于北，"热病宗河间"说。鉴于当时人们认为先生力主推陈致新，不使留有怫郁，盲目师用者"劫效目前，阴损正气，遗祸后日"[71]。故吕元膺评议他的治法："医如（郭）橐驼种树，所在全活，但假冰雪以为春，利于松柏而不利于蒲柳。"[72]如全面地权衡其思想学说，能"深明《难经》之义，洞悉《金匮》之微"，对上下传变，"条分各有主治"，信口而言其偏，"皆非深知河间者也。"[73]

②运气的临床应用

他推崇《素问》"天元纪大论""六微旨大论""至真要大论""五运行大论""五常政大论""气交变大论""六元正纪大论"七篇，"人与天地相应"[74]，并受王冰《玄珠密语》《昭明隐旨》《天元玉册》影响，对时间、环境、气象、物候医学周期性运动学说，进行重点研究。学习五运六气从实际出发，不株守定法，在于临床应用，强调小运[75]主气，摒弃大运、客主加临，突出信息的传递，把大自

然和人体通过特殊方法有机地结合起来，其关系是火司夏，在六气为热，在人身为心，"心本热，虚则寒"；土司长夏，在六气为湿，在人身为脾，"脾本湿，虚则燥"；金司秋，在六气为燥（清），在人身为肺，"肺本清，虚则温"；水司冬，在六气为寒，在人身为肾，"肾本寒，虚则热"；木司春，在六气为风，在人身为肝，"肝本温，虚则清"。一面主张运气："法天之纪"、"用地之理"，分司四时的普遍规律，"不知年之所加、气之盛衰、虚实之所起，不可以为工"，遵照《内经》"必先岁气，勿伐天和"[76]，人"一身之气，皆随四时五运六气兴衰"；又灵活地指出运气也有变化，"冬热夏霜，冰鼠火龟"，有悖常理之事，亦"罕测难穷"[77]，批评死守流年公式，或"注说雕写之误"，谓"世传运气之书，尽歌诵《钤图》，终未备其体用"，言"修短寿夭皆自人为"，说明人体主宰能动作用，有不屈服自然界支配的信念。反对刘温舒《素问入式运气论奥》[78]机械观点，静止地搬用五运六气，将每年有何气，何气见某病，以僵化模式固定下来立方待病，对"相火之下水气承之、水位之下土气承之、土位之下风气承之、风位之下金气承之、金位之下火气承之、君火之下阴精承之"不够了解，忽视木极似金、金极似火、火极似水、水极似土、土极似木，如人体在高温当中汗出溱溱，即"火极而反兼水化"之象，发生五志过极胜己之化；离开"亢则害，承乃制"物极必反的规律，"火甚制金不能平木，故风木自甚"，未把"因亢而制"、"因胜而复"视为关键，倾向教条的讨论方法，是舍本逐末，其结果只有"矜己惑人而莫能彰验"，流散无穷，医道乃衰。他对运气学说，固然有所验证，创造性地用

作疾病分类纲领[79]，为后世称道，惟强行牵合六气性质和作用按五行生克关系而广袤地推衍，主观唯心成分较多，写了形而上学的内容，反属赘笔，似"雪里芭蕉，既不受弹，亦无须曲解"[80]，以"狐裘羊袖视之可也"[81]。

③创制新方

我们知道，"风者百病之长"[82]能封"闭皮毛郁其里气"[83]。刘氏爱据《内经》"火郁发之"[84]，按照《素问·六微旨大论》"亢则害，承乃制"的治疗原则，避免"反似胜己之化"病理性现象，"调其逆从可使必已"[85]，纠正亢的危害，行使制约功能，扶持内在机转，利用"润万物者莫泽乎水"，喜投《局方》凉膈散[86]；仿效庞安时《伤寒总病论》、朱肱《南阳活人书》夏季用麻黄、桂枝辛温解表加凉药反佐的经验，打破先表后里，"发表不远热"的传统治法；参酌深师意、孙思邈《千金》雪煎方[87]与医疗五温的药物，创立多功能的防风通圣散[88]，开玄府、疏导郁滞、调畅气液、祛风治标，"泻火以除其本"。吴昆分析方义认为"用防风、麻黄的解表，风热之在皮肤者得之由汗而泄；用荆芥、薄荷的清上，风热之在巅顶者得之由鼻而泄；大黄、芒硝通利药也，风热之在肠胃者得之由后而泄；滑石、栀子水道药也，风热之在决渎者得之由溺而泄；热淫于膈，肺胃受邪，石膏、桔梗清肺胃也，而连翘、黄芩又所以却诸经之游火、热伤于血，阴脏失荣，川芎、归、芍益阴血也；而甘草、白术又所以和胃气而调中。人但知刘守真长于治热如此。"并未发现其理论"得之《素问·刺热论》五十九刺者深矣。"[89]虽然组方较杂，仍未摆脱治伤寒的传统思路，达到如温病流派所持的清一色配伍规范，却显示了时代进化的突破。其

次补气行津之益元散[90]，取"滑石性寒而淡，寒则能清六腑，淡则能利膀胱；入甘草者，恐石性大寒损伤中气，用以和中耳。经曰治温以清凉而行之，故用冷水调服，是方也简易而效捷，暑途用之诚为至便"[91]。先生制方特点，脱胎于仲景的思维，既能"以药药病"，又长于"以药药药"，如鄂栋铁保所云："性烈者籍他药以和之，性急者用他药以缓之，或制其太寒，或去其太热，集群策群力之长，以济我用，则药之瑕瑜不掩，我之损益得宜。"[92]皆属有价值的名方。

【注释】

[1] 与定州中山、并州太原，称三镇，为北宋军事重地。

[2] 契丹。

[3] 当时辽国东南部的疆域，仅至天津、霸县、河间一带。

[4] 1127年二月北宋京师汴城（今开封市）陷落。

[5] 《宋文宪公全集》卷十三"题朱彦修遗墨后"。

[6] 非北宋初年道教领袖陈抟（字图南，号扶摇，赵光义赐称希夷）。

[7] 见《康熙畿辅通志》卷三十三。

[8] 程道济《素问玄机原病式》序。

[9] 《适园丛书》载苏天爵《滋溪文集》卷十九"王府君墓志表"。

[10] 天一阁藏本《嘉靖河间府志》卷二十五"方技"。

[11] 完颜璟，小字麻达葛，称眉香（于敏中《日下旧闻考》引"艺林伐山"，其宫内"以张遇麝香小御团为画眉墨"）帝王。

[12] 苏天爵《滋溪文集》卷十九"王府君墓志表"。

[13] 《九灵山房集》卷八"赠医师朱碧山序"。

[14] 施国祁《金源札记》。

[15] 曹禾《医学读书志》引"伤寒直格"。

[16] 亦名《内经运气要旨论》《图解素问要旨论》，钱谦益《绛云楼书目》作《宣明方论》。原为三卷。马宗素重编，三万六千七百五十三字。

[17] 见《河间府志》。

[18] 即《医方精要玄明论》。卷一、二为《素问》薄厥、劳风、口糜、白淫、鹜溏、煎厥、飧泄、膜胀、风消、风厥、结阳、结阴、解㑊、胃疸、蛊病、心掣、瘛病、痹风、骨痹、肉苛、肺消、涌水、膈消、虚瘕、食、鼻渊、衄蔑、鼓胀、血枯、伏梁、喑痱、厥逆、风成寒热、风成寒中、风成热中、脑风、首风、目风、漏风、胃风、行痹、着痹、痛痹、周痹、胞痹、肠痹、热痹、胃脘痛、阳厥、息积、疹筋、头痛、胆痹、濡泄、三焦约证、胃寒肠热、胃热肠寒、控睾、阴疝、诸痹、心疝，补充治方，列六十二证，六十九方；卷三至十五为风、热、伤寒、积聚、水湿等十七门。凡十余万言。载方三百七十二首（原有者三百四十八方，新补的二十四方），寒凉之方占五分之一，命散者三分之一。其中后人补入者，有贾同知、刘庭瑞、崔玄武方，新增菊叶法、薄荷白檀汤、荜澄茄丸，卷七信香十方青金膏，载有永乐四年明成祖加封乌斯藏僧扎巴坚参为灌顶法师阐化王称"灌顶法王子所传"，并录有偈言咒语。

[19] 上卷论证四十四则，下卷列方，有仲景麻桂诸汤与自制方六十八首。处理"疫疠"，提出有汗用苍术白虎汤，无汗用滑石凉膈散。

[20] 与宋代刘开、元人兴化郭忠《伤

寒直格》同名。据刘氏之友平城翟公序载，谓尚未写就即交给太原商人刘生出版。存有一些疑点。以天干、地支配脏腑，卷终言伤寒为秽毒传染，载有仲景方和凉膈散、桂苓甘露饮、黄连解毒汤等方三十四首，约三万五千字。马宗素云："先生归世之后，恐庸医不知枢要，于《宣明论》内，又集紧切药方六十道，分为六门，亦名《直格》，通计八万余言云。"实际有两种，一为刘氏草作，一为后人增辑。本文之外，还附以镏洪《伤寒心要》为后集，马宗素《伤寒医鉴》为续集，常德《伤寒心镜》为别集。元代皇庆二年陈妃仙书堂、建安虞氏务本书堂，均有刻本。

[21] 日人丹波元胤《医籍考》作《灵秘十八剂》。

[22] 见熊均《医学源流论》。

[23] 或作《伤寒药注》，待考。

[24] 杨威北渡时在山东长清太医王庆先几案上初次见到。

[25] 1186年大定丙午初刊。

[26] 1186年写成，误名《活法机要》，撷取《素问》之要，列有二十二门。倪燦、卢文弨《补辽金元艺文志》、王宏翰《古今医史》重申李时珍说，谓张元素撰；施国沛《吉贝居杂记》言，当时南宋刻本讳"桓"字，"完以嫌名，多改成元"，故误为张元素所作。书首自序，六十岁左右，"得遇异人授饮美酒，若橡斗许，面赤若醉。一醒之后目至心灵，大有开悟。衍其功疗，左右逢源，百发百中"。则系伪语。

[27] 麻革于卷首增写了六经脏象三图，书内列有八方、三十六种药物，其中以花粉、大黄、黄连、石膏、黄芩、知母、滑石、泽泻、甘草为重点。

[28] 或作线。

[29] 指《三消论》。

[30] 李濂《医史》。

[31] 杨威《素问病机气宜保命集》序。

[32] 赵秉义《闲闲老人滏水文集》。

[33] 阎氏引"葛恒斋尝立说，以为医当视时之盛衰为损益。刘守真、张子和值金人强盛，民悍气刚，故多用宣泄之法；及其衰也，兵革之余，饥饿相仍，民劳志困，故张洁古、李明之多加补益"。（《潜邱室札记》）

[34] 沈时誉《医衡》。

[35] 指刘氏、李杲、朱震亨，见南纪弱山《医学辨害》自序。

[36] 可能即马宗素。

[37] 见陶九成《南村辍耕录》卷二十四"历代医师"。

[38] 一云太和元年八十二岁。

[39] 其子昭，与麻革、锦溪野老为友，麻革在开封访河间后人获得刘氏遗著《三消论》，曾交穆子昭鉴定、收藏。

[40] 梵语窣堵坡。王肯堂《笔麈》卷三，谓佛陀之转音，唐人率呼僧与塔名，都误。明末萧京《轩岐救正论》卷六言其倡导"诸病皆归之湿火"，出血者无寒证。

[41] 山西洪洞人，喜读《内经》，整理其师经验，发皇河间学说，撰有《伤寒医鉴》一卷，凡十一条，先朱后刘，以完素之说驳《南阳活人书》之非，论证较详。曾提出时令性疾病，均为热证，从《内经》"热论""评热论""刺热论""水热穴论"，不立寒论，即足以说明。曹禾《医学读书志》批评他的论点"下立死，不下亦死"，宜用凉膈散，"是以人命为孤注，吴又可《温疫论》实本诸此"。马氏同程德斋合编之《伤寒钤法》，

按日、时发病施治，也可研讨。

[42]《新刊素问玄机原病式》1182年安国军节度使开国侯程道济在河北邢台序，言其三十多年间治疗伤寒，"二三日至五七日"通过和解"瘥安"者可四五千人，"众医不救"的险恶之证也"活及二百余人"。

[43] 其学说一传刘吉甫，再传阳坡潘君、东平王太医，三传李汤卿，四传朱扐之父，五传朱扐（好谦）。

[44] 江西临川人，字仲穆，号华盖山樵，曾编集刘完素《伤寒直格》。

[45] 安徽都梁（今盱眙县）人，号瑞泉野叟。批判当时医界墨守朱肱《南阳活人书》、李知先《活人书括》，不应盲目学习其方法。撰有《伤寒心要》一卷，重点清热，第一用双解散，第二用小柴胡、凉膈、天水合服，第三用凉膈合小柴胡，第四用大柴胡合黄连解毒汤，第五用大柴胡合三一承气汤、承气合黄连解毒汤，凡三十方，是数方相互配伍的倡导者，对日本汉医的合方用药，有很大影响。

[46]《灵枢·百病始生》。

[47] 遥承《素问·热论》载，见《伤寒直格》翟序。

[48] 见《伤寒直格》卷中。

[49] 他认为玄府乃气液出入门户，神机通行的道路。外来风邪多由此内侵。

[50]《素问病机气宜保命集》"中风论"第一。

[51] 有生地、巴戟、山茱萸、石斛、附子、肉苁蓉、五味子、肉桂、麦冬、菖蒲、远志、薄荷、生姜、大枣。

[52] 指"诸风掉眩皆属于肝"，"诸痛疮痒皆属于心"，"诸湿肿满皆属于脾"，"诸寒收引皆属于肾"，为五脏病机；"诸痿喘呕皆属于上"，"诸厥固泄皆属于下"，为体位病机；"诸热瞀瘛"，"诸禁鼓栗如丧神守"，"诸逆冲上"，"诸躁狂越"，"诸病胕肿痛酸惊骇"，为火邪病机；"诸病有声鼓之如鼓"，"诸腹胀大"，"诸转反戾水液混浊"，"诸呕吐酸暴注下迫"，为热邪病机；"诸暴强直皆属于风"，"诸病水液澄澈清冷皆属于寒"，"诸痉项强皆属于湿"，和火、热一样，均为六淫病机。

[53] 火十：瞀、瘛、口噤、鼓栗、躁、狂、冲逆、胕肿、痛酸、惊骇；热八：腹胀、有声叩之如鼓、转戾、水液混浊、呕、吐酸、暴注、下迫。

[54] 火二十五：热瞀、瘛、暴喑、冒昧、躁扰、狂越、骂詈、惊骇、胕肿、痛酸、气逆冲上、禁栗、如丧神守、嚏、呕、疮疡、喉痹、耳鸣、耳聋、呕涌、溢食不下、目昧不明、暴注、瞤瘛、暴病暴死；热三十三：喘、呕、吐酸、暴注、下迫、转筋、小便混浊、腹胀大叩之如鼓、痛、疝、疡、疹、瘤气、结核、吐下霍乱、瞀、郁、肿胀、鼻窒、鼽衄、血溢、血泄、淋、闷、身热、恶寒战栗、惊、惑、悲、笑、谵、妄、衄蔑血汗。

[55] 见叶桂《临证指南医案》木乘土"芮案"六气都从火化，河间特补病机一十九条亦然。风自火出，见《周易·家人》。

[56]《得树楼杂钞》卷一。

[57] 汪琥《伤寒论辨证广注》。

[58]《四库全书总目提要·医家类》。

[59] 张从正《儒门事亲》"攻里发表寒热殊途笺"。

[60]《素问·五常政大论》。

[61]《四库全书总目提要·医家类》。

[62] 见《伤寒直格》。

[63]《素问》"天元纪大论"、"阴阳应象大论"已提到"寒、暑、火、湿、风",只是未有言及燥的病机。

[64] 见《苍生司命》卷二。

[65] 有生地、麦冬、人参、阿胶、炙甘草、脂麻、柏子仁、五味子、紫石英、寒水石、滑石、生犀汁、生姜汁。

[66] 王夫之《思问录》外编。

[67] 卢复《芷园臆草存案》王琦跋。

[68] 枳实、厚朴、大黄、芒硝。

[69] 枳实、厚朴、大黄、芒硝、甘草、生姜。即大承气、小承气、调胃承气汤的合方。

[70] 周密引"范元长云,北方医书《宣明论》内有鼻泓一方,用凉药者亲见赵清及孙△△用之有效。"(《志雅堂杂钞》)

[71] 施国祁《金源札记》。

[72] 戴良《九灵山房集》卷十七"沧州翁传"。

[73] 吴澄《不居集》。

[74]《灵枢·邪客》。

[75] 大运司一年之治,小运则在一年之中分主七十三日五刻。

[76]《素问·五常政大论》。

[77] 昙莹《珞璆子赋注》卷上引李同语。

[78] 刘氏为北宋朝散郎太医学司业,1099年写成此书。

[79] 将病机的五脏属病归为木、火、土、金、水五运主病,其他列入风、热、湿、火、寒中,并增加燥邪一条,纳入厥阴风木、少阴君火、太阴湿土、少阳相火、太阳寒水、阳阴燥金之内,共十一类。

[80] 毛先舒《诗辩坻》卷三。

[81] 释圣来《南行文钞》。

[82]《素问·本病论》。

[83] 黄元御《素问悬解》卷六。

[84]《素问·六元正纪大论》。

[85]《素问·热论》

[86] 有连翘、山栀、大黄、薄荷、黄芩、芒硝、甘草、蜂蜜。

[87] 有麻黄、杏仁、大黄。

[88] 防风、麻黄、川芎、大黄、连翘、滑石、桔梗、黄芩、石膏、甘草、当归、薄荷、芒硝、白芍、白术、山栀、荆芥,组成复方。

[89]《针方六集》旁通集。

[90] 有滑石、甘草。《伤寒直格》又作六一、天水、太白散。

[91] 北山友松子"绳愆"吴昆《医方考》。

[92]《梅庵文钞》卷六。

2. 张从正

(1) 生平

张从正[1],后改名子和[2],原籍睢州考城(今河南民权西南)[3],号戴[4]人,"先世授以医方",家中专业岐黄。常住陈州[5]。约生于正隆元年(1156年),在父亲教育下,好读书,喜吟诗。嗜饮酒,性情豪放,嫉恶如仇。一度从军拔涉江淮,"朝戈暮戟","略无少暇"。言"虚者","未论阴阳之道",故"人须于虚中求实"。晚年师事眼科名医姜仲云。他"贯穿《素》《难》之学"[6],"阐发千载之秘",重视实践,"凡所拯疗,如取如携",皆谓"长沙、河间复生于斯世。"贞祐中(1213~1216年)召补至太医院[7],"野芹曾献紫宸前",同御医任履真、宜企贤相友善。不久,因"群言难正,高技常孤","以医譬奴",看不惯"马前唱喏"、"真可羞也"的丑态,"无何求去"。"休、休、休"，离开俦张为幻的官场，从此穷簷蔀屋回归乡里[8]，多乔寓郾城，悠然自安。宛丘李夷《赠国医张子和》句，对其怀才未遇的景况，极力慰藉："禁禦喧喧以字行，粗工往往笑狂生。天将借手开金匮，云本无心到玉京。歌啸动成千日醉，留连翻天五候鲭。祝君莫触曹瞒怒，世上青黏要指名。"[9]嗣后不断同客居东都的青年学者麻知己[10]、常义[11]一起讨论医学，柳陌花衢，游于濦水[12]之上[13]，"讲明奥义、辨析至理"[14]，称"濦上张子"。夏令消暑，委身丛林，栖息西华朱葛寺，寻饶逸兴。因仿效《孙子兵法》"以奇胜"，遵《内经》"移精变气"[15]用五行相克、行为脱敏，"悲可以治怒，以怆恻苦楚之言感之；喜可以治悲，以谑浪狎亵之言娱之；恐可以治喜，以迫遽死亡之言怖之；怒可以治思，以污辱欺罔之言触之；思可以治恐，以虑彼志此之言夺之"，名重中州。曾云："学剑工夫两不成，年来踪迹愈如萍。"过着"一张琴、一壶酒、一溪雪、五株柳"的生活，常和襄陵马国卿、洛阳孙伯英、岭北李文卿、杨州府判赵显之、汝南节度副使完颜君宝友尚往来。他年逾花甲，抚今忆昔，时光渺焉的情景涌上心头，于七言诗中写道："齿豁头童六十三，迩尔衰病百无堪[16]。旧游马上行人老，不似当年过汝南。"犹孟德之叹白驹易逝，"去日苦多"[17]，撰有《改正活人书》等临床医著多种。正大五年（1228年）谢辞人间，终龄七十三岁。弟子栾企[18]、阎瑀[19]、赵君玉[20]、张仲杰[21]、游君宝，私淑者李子范[22]、王珪[23]、吕复等，继承其业，使先生思想学说，与世长存。

（2）学说与经验

他"耽嗜医经五十年"，对"世传黄帝、岐伯所为书也，从正用之最精"[24]。学术思想，倾向"药不毒"难以蠲疾，"习甘旨者，非摄养之方"[25]。认为五行之中"火能焚物"，六气之中"火能消物"，以流通气机"攻邪己病，慎用补法"为特点，批判不学无术之辈"谬说鬼疾，妄求符箓，祈祷辟匿，皆方士误杀人也"。亲见泰和六年（1206年）军旅南征，翌年回师，传染病"莫知其数"，昏瞀懊恼，十死八九，"皆火化也"。受河间影响，主张"能治火者一言可了"，先攻其实，遇时令病"三日以里之证"，治愈甚多。四十余年，相如慕蔺，常宗刘说。谓完素"辛凉之剂，三日以里之证，十痊八九"。指责京城医人对"去宛陈莝"无充分认识，"脾胃有病，奈何中州之医不善扫除仓廪"，反曰可补，"大罪也"。他认为世风浇漓，见投牵牛、大黄"往往聚讪"，非议寒凉；予焉不知温补，"不遇可用之证也"[26]。由于指责尚未掌握辨证施治，体现"因病用药"精神，发言偏激，"众误皆露"，遭到乏术者"以是嫉之"。然从赵秉文[27]《闲闲老人滏水文集》"遗太医张子和书"看，"尝以附子七枚用糖卷饼饵食之，佐以古人蒸熨之法以起人痿病"，亦时有所见，彰明"论者以为喜用凉药，未必然也"。如只"调补而拙攻击"，犹治国崇赏赐废掉刑罚，十分片面，在这一点上，应"为戴人辩白"[28]。人们将其平日见闻、经验，"有说、有辨、有记、有解、有诫、有笺、有诠、有式、有断、有论、有疏、有述、有衍、有诀"[29]，"名目颇伤烦碎"[30]的十种零散著作[31]，于1228年辑为一书。收入论文三十篇，病例二百二十五则[32]，取"儒者明理事亲当知医"意，"且以能医者为人子事矣"[33]，仍称《儒门事亲》[34]，共十八卷[35]。书中《治法心要》[36]一卷，李濂认为，是"子和草创之，知己润色之，而仲明又掇拾其遗"[37]，与麻、常三人合作完成的，载方四百余首。业医者得之"如获宝璐"[38]。故"咸谓非宛丘之术不足以称征君之文，非征君之文不足以弘宛丘之术"[39]，世称二绝，尤为难得也。"[40]不过，"好言考据"，有"随文敷衍"的缺点，乃"校勘者少识力而惮烦劳"[41]造成的。署名张子和《伤寒心镜》一卷，着重阐述双解散的应用，指伤寒传足不传手说，由庞安时"太阳水传足太阴土，土传足少阴水，水传足厥阴木为贼邪"，和朱肱见解而来，为常德编辑，葛雍附入刘河间《伤寒直格》曰别集。虽然朱丹溪执正气足邪无自入，外感风寒尺脉涩先服黄芪建中汤再发汗解表，对其古调独弹，在《格致余论》提出异议，但没考虑到"靖寇"便是"安民之法"[42]，尤以"变通化裁，出奇制胜"术，极富卓见，非一般者"所可揣度"[43]，实则"当攻不攻，与当补不补厥弊维均"[44]。刘献庭大加赞许："舟中读张戴人《儒门事亲》一书，觉耳目一新，颇有悟人处，真医学中申、韩也。"[45]

《金史》记载，他能刻苦钻研先贤著作，对经典内容运用娴熟。曾曰："医之善，惟《素问》一经为祖。"面对北方冬天围火、夏季吞冰，重视临床实际，尝同麻知己言，要灵活辨证，"慎勿殢仲景纸上语"，巢元方"先贤也，固不当非，然其说有误者，人命所系，不可不辨也"。将各种疾患按风、寒、暑、湿、燥、火发病因素分为六门、较河间之以五运六气归类，执简驭繁，更加切合实用。善于掌握客观环境，因时制宜，广采群众经验，介绍睢阳高大明、侯德和、山东杨先生、老太婆郑六嫂的治疗技术，扬人之善。患眼病肿痛历久不愈，经姜仲云刺头部泻血，数日转安，十分感慨道："百日之苦一朝而解，学

医半世，尚缺此法，不学可乎！"针对社会风气"味则五辛、饮则长夜"，有吃扶头酒[46]加苏合香丸助阳开窍，服硫黄、钟乳、干姜、附子温补习惯，九疸、食痨、中满、留饮、吐酸、腹胀多见，主张"养生当以食补，治病当论药攻"，阐发《内经》"邪气盛则实"，提倡"贵流不贵滞"论，见解独特，有反潮流的精神。强调"病之一物，非人身素有。或自外至，或由内生，皆邪气也。邪气加诸身，速攻之"，要"衰之以属"，随着攸利，"邪去元气自复也"。很符合《吕氏春秋》百脉流通，"精气日新，邪气尽去，及其天年"的学说。所以赵善鸣称道："古今有学识者，当首推戴人"，"能与病血战，而不奉表称臣于床第"[47]。

他在重补轻攻的情况下，将《内经》治法大要重加解释，赋予新的内容，谓"辛补肝、咸补心、甘补肾、酸补脾、苦补肺"。所言之补，是"发腠理、致津液、通血气"，和守中、固涩、胶着的涵义不同。反对"鲧湮洪水"，只知"纯补其虚"不敢治实的偏颇流风。研究消渴，断言"水不胜火"，欣赏刘完素神芎丸[48]"最为得体"。主张挥戈退敌，"盘根错节非斧斤莫办"，防止"微疴成膏肓之变，滞固绝振起之望"[49]，起了调畅气机、宣行瘀阻、"平治权衡"[50]的作用，"惟好学深思之士，能通其意。"[51]《伤寒心镜》记载先生用药，别开法门："守真制双解，以七八分入生姜、葱白煎，解伤寒二三日间。以其初觉亦伤寒疑似之间，解表恐伤于内，攻里恐伤于表，故制双解。以其表里齐见俱解，甚为得法。然间有不解，犹未尽善也。子和增做法，亦用前药煎一碗，令饮其半，探引吐出风痰；次服一半，仍用酸辣汤投下，使近火衣被覆盖，汗出则解八

九分矣。此法子和得之规绳之人，世所未知也。"正由于这样，亦掩盖另一矛盾，激则易偏，"竭泽而渔，害及鲲鲕"，且于"壮阳药中加牵牛"[52]；对人身防御系统"邪之所凑，其气必虚"[53]，认识不够；忽略了"大毒治病十去其六，常毒治病十去其七，小毒治病十去其八，无毒治病十去其九"[54]；积聚之证、"衰其大半而止，过者死"的经验教训，倾向"除恶务尽"，"无问其数，以平为期"[55]，可使"元气受损，暗夺人寿"[56]。杨璃认为，其友柯敬仲、陈云峤、甘允从，饮防风通圣散，日久不停，"均无病而卒，元气尽销也。"[57]事虽如此，还要根据客观情况区别对待，不应因噎废食又走一端。进士周本道"年近四十得恶寒证，服附子而病甚"，邀朱丹溪会诊，脉弦而缓，以姜茶和姜汁、香油涌之，吐痰一升多，"减绵大半"；再进通圣散去麻黄、大黄、芒硝加当归、地黄，"百余帖而安"[58]，未有发生毫芒即乖现象，就是实际例子。

①强调攻逐六邪

张氏研究医学，重视现实，反对枵然无物，曾把医者分为良工、粗工、谬工、庸工，以能驱逐邪气的为良工。在《内经》天之邪气、地之湿邪、水谷之寒热感的启迪下，认为无形风、寒、暑、湿、燥、火气候作用为在天之邪，有形雾、露、雨、雹、冰、泥环境因素为在地之邪，最易致人于病；其次生活方面，有形饮食物的无形之味酸、苦、甘、辛、咸、淡停积于内，则为不可排除的在人之邪，一旦感受，"谨守病机"，利用"拔刺""雪污""解结""决闭"[59]，以汗、吐、下三法攻而去之，即"处之者三，出之者亦三也"。只有"以欲竭其精、耗散其真"，或"脉脱下虚，无邪无疾之人"，方

可投予"六补"，用人参、黄芪之类平补，附子、硫黄之类峻补，豆蔻、肉桂之类温补，天门冬、五加皮之类寒补，巴戟、苁蓉之类筋力之补，石燕、海马、起石、丹砂之类房室之补[60]。否则"实实"，人体未得其益，而邪气越加蔓延，"交驰横骛不可制"[61]，将"本当生者反钝滞迁延，竟至于此"。据"《内经》一书，惟以气血流通为贵"[62]，使"陈莝去肠胃洁，癥瘕尽荣卫昌"，提倡以攻为补，"损有余即是补不足"，而且"吐中只有汗，下中自有补"，"不补之中有真补存焉"。这些论点，不仅符合客观需要，也属辨证施治的精华，查慎行深有体会地言道："参芪世谓补物，芩连世谓泄物，而内热者则芩连为补；苏麻世谓泄物，姜桂世谓补物，而气虚者则以姜桂为泄。"[63]徐灵胎亦明了此义，"人非老死即病死，其无病而虚死者千不得一"[64]，所以"病愈之后，即令食五谷以养之，则元气自复，无所谓补药也"[65]。后世因"好补而恶泻，喜温而恶寒，大黄、芒硝视如蛇蝎，干姜、附子甘如饴蜜"，治疗文献"偏于补者盛行"，使"戴人此书传诵甚罕"[66]。

他曾举古方为例，泻剂本身亦有补的作用，如大承气汤："大黄苦寒通九窍利小便，除五脏六腑积热；芒硝咸寒，破痰散热润肠胃；枳实苦寒为佐使，散滞气，消痞满，除腹胀；厚朴辛温和脾胃，宽中通气。此四味虽是下药，有泻有补。"再加上姜枣，则成为调中汤了。进入明代，移植陋见，温补之风更形严重，"薛立斋、张景岳、赵养葵，动辄参、芪、归、地"，因"震其名"，仿效者"误人无算"[67]。只有认识到不辨证妄服补剂，能导致药源性疾病，才可扭转这一局面，令先辈经验不废江河万古流。张氏还语重心长地说："大积

大聚，大病大秘，大固大坚，下药乃补药也。"引《难经》八十一条："实实虚虚，损不足而益有余，如此死者医杀之耳。"清初康熙皇帝在其学说影响下，言温补法治病功力"甚微"，酷烈之药攻邪如攫，效果"立见"[68]。王士雄推为"亘古以来，善治病者，莫如戴人"[69]。

②善用汗、吐、下三法

《素问·玉机真脏论》谓："浆粥入胃泻注止则虚者活，身汗得后利则实者活。"他受《备急千金要方》引河东卫汛所记扁鹊语"安身之本必资于食，救疾之速必凭于药"的启发，强调诛伐有过、治病首先驱邪的重要性，制其偏胜，人体即安。犹"兵家之攻敌，其术一也"[70]。盲目补之，反"足以资寇"。纠正了惟人参、黄芪是赖的狭隘观点。《慎疾刍言》欣赏此说，并告诫人们："病去则虚者易生，病留则实者亦死。若果元气欲脱，虽浸其身于参、附之中，亦何所用？"子和攻邪方法，"以十分率之，三法（汗、吐、下）居其八九"，余者只占一二。师张仲景、宗《素问·阴阳应象大论》因势利导，"高者因而越之"、"下者引而竭之"、"中满者泻之于内"、"在皮者汗而发之"，即汗、吐、下三种，以辛甘药物发散，淡味渗利，酸苦涌上，咸寒泻下。照《素问·汤液醪醴》凡风寒之邪入皮肤经络，疼痛走注、麻痹不仁、四肢肿痒、气化不行下利如水，"开鬼门"，用汗法；风痰、宿食、酒毒停于胸膈，头痛、目眩、懊恼、失音、口噤、发狂，似《圣济总录》所指"攻之不能散、达之不能通"，用吐法[71]，"变态无穷，屡用屡验"；寒湿沉积或热客下焦，腹胀硬痛、癥瘕积聚、遍身水肿、小溲不利、大便燥结、月经停闭、跌打肿痛，"去宛陈"、"洁净府"、"重者因而减之"，用下

法。而且恳切地说："识练日久，至精至熟，有得无失，所以敢为来者言也。"在《十形三疗》中写入约一百五十个医案。治上、外、下三部之邪，除药物[72]丸散为主，还搜求许多民间经验，有可行性，范围很广，能充分发挥专长，富创造精神。具体地讲"引涎[73]、漉涎[74]、嚏气[75]、追泪[76]，凡上行者皆吐法也；灸、熏、蒸、渫、洗、熨、烙、针刺[77]、砭射[78]、导引、按摩，凡解表者皆汗法也；催生、下乳、磨积、逐水、破经、泄气，凡下行者皆下法也。"与此同时，尚对口噤不能服药者，用鼻饲术[79]，"下十余行"，堪称巧治。缘于广泛地运用三大疗法，空前绝后，"起疾救死多取效"，被尊为医林奇杰，号"攻邪"或"汗、吐、下"代表人物。吕元膺对其果断施治，给予的评价是："如老将对敌，或陈兵背水，或济河焚舟，置之死地而后生。"[80]孙子云赞扬他的学说，还举了一个例子，谓"病如猛虎，医如猎人，药如弓矢，持满而射，射之必中，中之必痊，可以为医矣。"[81]

学习张氏著作，受其学术影响者，金元之后颇不乏人，不仅走方医竟相仿效，创禁[82]、截[83]、顶[84]、串[85]之术，在宫廷服务的医官也有师法的，十六世纪明太医院使许绅[86]用攻下救活世宗，回苏"壬寅之变"。冯时可认为"断木必取斧斤"[87]，拘泥"王道药物"反会"误人"。药的偏胜，乃其功力所在，不应妄咎"雄悍克伐之气"，使之"含冤千古"[88]，应掌握"以偏救偏，慎勿畏虚而遗患"[89]。他的贡献，主要"匡蛮补之弊"[90]，虽然张锡驹认为"上工用泻、下工用补，所言一出，误人甚多"[91]，与《儒门事亲》精神不宜同日而语。

【注释】

[1] 据刘从益（山西浑源人，大德己巳进士，张从正习文之师，官监察御史。赵翼《廿二史札记》卷二十八作刘元规，恐误）之子刘祁（字京叔，号神州遁士，太学生，张存惠之友）《归潜志》卷六载，从正二字，为少时初名。他同弟郁（字文季）均和张氏友善。

[2] 进太医院时所用，尔后即以此名行。

[3] 《儒门事亲》卷八作部，待考。

[4] 西周、春秋时古国，在今河南兰考、杞县、封丘间，为宋所灭。

[5] 春秋时陈国都城，即宛丘，在今淮阳县。

[6] 刘祁《归潜志》卷六。

[7] 恽敬《大云山房杂记》卷二载，"金源官制，有文班、武班，若医卜倡优则归杂班"，地位低下。

[8] 当时传说"药杀"颍守私逃，或误伤了仓使耿四、两名妇女，乃辞去太医院职务，属"庸医聚噪"，与事实不符，麻知己已作过调查，为子虚乌有。卫德新声言，如再破坏张氏威信，即"执戈以逐之"。

[9] 元好问《翰苑英华中州集》卷七。

[10] 元好问的挚友，号九畤，献州（元好问《续夷坚志》卷二）人，经常活动在易州。赵秉文谓其"七岁能草书，二十上词赋。下笔变紫虚，三十富经学，两魁天下儒。"（《闲闲老人滏水文集》）受知于李屏山、刘从益。嗜读《周易》《春秋》，长于书法、绘画，"精算学，喜卜筮射覆之术"，与刘祁同入太学，和戏曲家张澄、杜仁杰相酬唱，"兴定末，府试经义第一"（《大金国志》卷二十九），官太常寺太祝，"迁应奉翰林文学"。（陶宗仪

《书史会要》卷八）在颍阳认识张氏，并从之习医，"子和以为能得其不传之妙"。（元好问《中州集》）《渡洛》"溪鸣风荡水，谷暗雨含山"，已收至《元诗别裁集》。1232年五十岁遇壬辰之变卒（翁方纲《元遗山先生年谱》作崇庆壬申殁，误），由常义之子德葬于开封"小商桥傍近赵庄"。关于《归潜志》卷二所称五十九岁被元兵从河南确山驱至河北广平而死，则存以待考。

[11] 字仲明，号用晦，《元遗山诗集笺注》谓代州崞县人，客居郿城多年，曾任彰德府宣课使。元好问《常仲明教授挽词》载："云际虚瞻处士星，岂知谈笑已忘形。镇州肥腻无毫发，晋产真淳有典型。白帽枉教淹晚节，绿囊无拟济含灵。汝南后日先贤传，犹欠知己为勒铭。"应常德之请，为他写了墓志铭。从诗文推论，麻氏已先其而卒。他受从正治女僮的启发，素患湿证，每年服药泻十余行。

[12] 一名潆水，为北汝河下游，通安徽颍上。

[13] 从元好问赠麻知己《滠亭》诗："零落栖迟复此游，一樽聊得散羁愁。天围平野莽无际，水绕孤城间不流。柳意渐回淮浦暖，雁声仍带塞门秋。登高远望令人起，欲买烟波无钓舟。"可以得知，麻氏也是怀才莫遇者。

[14] 见李濂《医史》、《河南通志》。

[15] 医治情志失调心理疗法，《灵枢·师传》云："告之以其败、语之以其善、导之以其所便、开之以其所苦。"用恐胜喜治喜伤心、怒胜思治思伤脾、喜胜忧治忧伤肺、思胜恐治恐伤肾、悲胜怒治怒伤肝。

[16] 一作端。

[17] 《短歌行》。

[18] 棠溪人，字景先。

[19] 陈州西华人，字润夫，因其外舅申琏同张氏以医"侍疾英邸"而师之。

[20] 安喜人。

[21] 顿丘人。

[22] 字林虑。

[23] 元代吴郡（苏州）人，号中阳老人，避迹虞山。

[24]《金史·本传》。

[25] 刘肃《大唐新语》卷二。

[26] 实际"十二经之病火居大半，故人之横亡暴夭者悉是火证，而为庸医所误十常八九"。（梁学孟《痰喘颉门》）

[27] 大定中名士，墨梅画家，官翰林学士。

[28] 见孙东宿《医旨绪余》。

[29]《四库全书总目提要》。

[30] 周中孚《郑堂读书记》。

[31]《儒门事亲》三卷、《直言治病百法》二卷、《十形三疗》三卷、《杂记九门》一卷、《撮要图》一卷、《治法杂论》一卷、《三法六门》一卷、《刘河间三消论》一卷、《扁鹊华佗生死诀》一卷、《世传神效诸方》一卷。

[32] 包括内、外、妇、儿、五官各科，属于内科范围者占四分之三强。

[33] 陈其元《庸闲斋笔记》卷一。

[34] 元中统三年（1262年）刻本和目前所见嘉靖二十年（1541年）复元道人邵柏崖委托钱塘闻忠所校刊本比较，原来之《儒门事亲》只有三卷，相当邵本一至三卷；邵本四至五卷，为原来《直言治病百法》；六至八卷为《十形三疗》；九卷为《杂记九门》；十卷为《运气撮要图》；十一卷为《治法杂论》；十二卷为《三法六门》；十三卷为《治法心要》；十五卷为《世传神医诸方》。另有《三复指迷》

一卷已亡佚，仅存十四卷之数。《撮要图》后附有《扁鹊华佗察声色定生死诀》《病机》二门；《治法杂论》后附有刘完素《三消论》；书末则为《太医先生辞世诗》五首。傅增湘《藏园群书经眼录》卷七子部一，载有"金刊本，半叶十一行，每行二十三四字不等，黑口，左右双阑，书名六字占双行"，作《张子和医书》十二卷，其中无《杂记九门》、刘完素《三消论》。

[35] 汪士钟《艺芸书舍宋元本书目》载有金刻版本，亦作十五卷。金刻非一版，卷数不一。

[36] 即《治法杂论》。

[37] 其他部分，从组文、口气看，也非张氏自己所撰。

[38] 邵辅《重刊儒门事亲》序。

[39]《弘治易州志》引元好问"中州集"语，麻氏从子和游，尽传其学，"且为润色其所著书。"

[40] 张颐斋《儒门事亲》序。

[41] 见张绍龄《芙蓉馆随笔》。

[42]《医旨绪余》"张、刘、张、李、朱、滑六名师小传"。

[43] 王肯堂的赞语。

[44]《四库全书总目提要》。

[45]《广阳杂记》卷一。

[46] 宋、金朝野提倡晨起饮淡酒一杯，认为有兴奋头脑的作用，形成社会风气，历城辛弃疾在《武陵春》长短句中云："草草杯盘不要收，才晓又扶头。"就是指此。

[47] 裴一中《言医》序。

[48] 牵牛、滑石、大黄、黄芩、川芎、连翘、薄荷。

[49] 王叔和《脉经》序。

[50]《素问·汤液醪醴论》。

[51] 魏玉璜《续名医类案》卷七"泄泻"。

[52] 刘献庭《广阳杂记》卷三。

[53] 《素问·评热病论》。

[54] 《素问·五常政大论》。

[55] 《素问·至真要大论》。

[56] 郑树珏《七松岩集》。

[57] 见《山居新语》。

[58] 《局方发挥》。

[59] 见《灵枢·九针十二原》。

[60] 绝不是笼统地以"燔针壮火、炼石烧砒、硫姜乌附,然后为补"。

[61] 唐容川解释道:"邪气不去而补之,是关门逐贼;瘀血未除而补之,是助贼为殃。"(《血证论》)

[62] 《凡在下者皆可下式》。

[63] 《得树楼杂钞》卷一。

[64] 《慎疾刍言》"补剂"。

[65] 见《医学源流论》。

[66] 洛阳松下睡鹤轩渡边荣《儒门事亲》序。

[67] 心禅《一得集》。

[68] 查慎行《人海记》卷下。

[69] 《温热经纬》。

[70] 刘信甫《活人事证方》叶麟之序。

[71] 朱震亨谓之倒仓法。

[72] 瓜蒂、藜芦、韮汁、皂角、豆豉、青盐、茶末、葱根、绿矾、常山催吐;防风、麻黄、连翘、荆芥、浮萍、细辛、葛根、白芷、苍术、薄荷、桂枝、滑石发汗;大黄、牵牛(最喜遣此味,攻下方内均用)、芒硝、甘遂、大戟、芫花、郁李仁、续随子、木通、巴豆、水蛭、虻虫、桃仁、槟榔、葶苈子、瓜蒌、海藻、泽泻、苦瓠子、樟树根泻下,通利二便。

[73] 鸡翎探吐。

[74] 鼻内渗药,开口吐涎。

[75] 草茎刺鼻引发喷嚏或出血。

[76] 眼眦点药。

[77] 喉痹不应发汗,针刺出血,是《内经》"血实者宜决之",亦属发汗之一端,所谓得"红汗而解"。

[78] 放血有泻热、止痛、排脓、镇静、回苏的作用。

[79] 一男子患缠喉风肿,用凉药灌入鼻中,令火毒下行从大便而去。见《儒门事亲》"咽喉说"。

[80] 戴良《九灵山房集》卷十七"沧州翁传"。

[81] 《慈济医活》。

[82] 祝由、慰藉、精神疗法,此法起源很早,不少铃医继承了它。

[83] 断然处理。

[84] 吐药。

[85] 下法。

[86] 嘉兴(或作南京)人,字大章,号警庵。据《明史》《明会要》记载,1542年朱厚熜"宿端妃(曹氏)宫",宫女杨金英(一说尚有杨玉香、苏川药、姚淑翠、邢翠莲、刘妙莲、关梅香、黄秀莲、黄玉莲、尹翠香、王槐香、张金莲、徐秋花、张春景、邓金香、陈菊花。《明实录》作十五名,姓名亦有出入)谋逆,以帛缢帝(朝鲜《李朝实录》作十六人"以黄绒绳同力缢项"),气已绝,绅急调峻药(沈德符《野获编》、周晖《金陵琐事》、傅维鳞《明书》、搏沙《拙老笔记》谓有桃仁、红花、大黄)下之,辰时服药,未时方出声,去紫血数升,遂能言,又数剂而愈。

[87] 见《上池杂说》。

[88] 鄂栋铁保《梅庵文钞》卷六。

[89] 叶桂《临证指南医案》"胎前诸

案"。

[90] 许勉斋《勉斋医话》。

[91]《伤寒论直解》附余。

3. 罗知悌

（1）生平

罗知悌，钱塘（今杭州市）人，字子敬[1]，号太无，为荆山浮屠的弟子。十三世纪中叶曾给南宋理宗赵昀当过服药寺[2]人[3]，封为司徒[4]。知天文、地理，善书法，精"术艺"、工词章，兼通张从正、李杲学说，"惟褊甚"，有"静癖"，难得其意，"厌与人接"。"以医侍穆陵[5]，其见宠厚。"[6]江南陷落，蒙古统治者将赵氏皇室劫走，他随着三宫软禁大都（今北京市），因"以疾得赐外居"，即"闭门绝人事"，称病不出，过着孤寂迷惘的生活。据孔齐《静斋类稿》[7]载："处一室甚洁，夏则设广帷，起卧饮食皆在焉。旁有小煀灶一、几一，设酒注大小三，盏罂六。遇故人至，则启关纳之"。以"客之多寡用注之大小，酒不过三行，果脯惟现在易办者，客虽多不过五六人也。"临别，"复候为期"[8]。晚年通过其侄冰山[9]代为申奏，放之返杭，把积存的金帛玩好，尽赠"邻坊故人"，仅携书籍数千部[10]"束于车后褥上"，出齐化门而归。家居无事，建筑七宝山[11]，在乡里应酬诊务。和知名学者杜清碧友善，"伯原尝私问之，多所指教，得其秘略。"《南村辍耕录》"不苟取"条，言他委托赵孟頫[12]，"奉钞百锭"，求胡汲仲[13]为其父撰墓志铭，说明罗氏兵燹之后，家中财产仍有不少余存。先生以遗老身份在元代度过四十多年，堪称半生南宋半身元。因遵守《内经》"非其人勿教，非其真勿授"[14]，不轻易招收门徒，只有朱震亨为其门人。"见元代风俗奢靡，丰于滋味，湿热痰火致病常多"，授以"清金降火之

法"[15]，乃传知悌之学。未刊本丹溪笔录《罗太无先生口授三法》[16]戴原礼序，谓朱氏从其受业时，他已八十余，"居三年而太无辞世"，涕下沾襟，为之营葬。

（2）学说与经验

罗氏的治学方法，广取众长，不墨守前人陈规，认为小便不利原因有三，"若津液偏渗于肠胃，大便泄泻、小便涩少者一也，宜利而已；若热迫下焦津液，湿热不能行者二也，必渗泄则愈；若肠胃气滞不能通调水道下输膀胱而化者三也，可顺气令施化而出。"[17]治许鲁斋五十八岁肠鸣、便溏、腹胀、头目四肢浮肿，道："人知服牵牛、大黄为一时之快，不知其为终身之害。"用平胃散[18]加白术、茯苓、草豆蔻数剂而愈。调理蜀地旅居浙江七年一黄瘦病僧，遵照《内经》用谷、肉、果、菜增加营养，送金济贫以消忧愁，药物攻下驱除沉积，平中见奇，也属佳案："忽一日念母之心不可遏，欲归无腰缠，徒尔朝夕西望而泣，以是得病。时僧二十五岁，罗令其隔壁泊宿，每日以牛肉、猪肚甘肥等煮糜烂与之。凡经半月余，且时以慰谕之言劳之。"又曰："我与钞十锭作路费，不望报，但欲救汝之死命耳！察其形稍苏，与桃仁承气，一日三帖下之，皆是痰积血块。次日与熟菜、稀粥将息。又半月其人遂如故，又半月余与钞十锭而行。"[19]传为美谈。现在所见其经验学说，只有少数文献引用，无系统性传世专书，《医旨绪余》录自《卫生宝鉴》"罗太无药戒"论客语，提倡扶助元气，重视"王道"治法，出诸北宋末年张文潜，同他无任何关系。其次则为《不居集》收入之《风热论》，强调"风生于热，以热为本"，言："火热甚则制金，金衰则木旺，木旺则生风，热微风甚则当治风，风微热甚但治其

热，则风自消。"推荐刘河间"怫热"学说，力主"风淫于内治以辛凉"，颂扬防风通圣散宣通气血、开表清里，有汗下两施的双重作用。明人刘裕德《续集内经拾遗方论》记有他的处方神术散[20]，疗山岚瘴气憎寒壮热；孙东宿摘录验方多首，其中尤以治咳嗽之九仙散[21]、呕吐反胃之红豆丸[22]，风毒瘾疹搔成疮之何首乌散[23]、食咸内结砂石小便磣痛之石燕丸[24]、鼻衄之寸金散[25]、手足肢节肿如桃李痛不可忍之蚰蜒丸[26]、虚劳骨枯肉陷之清神安露丸[27]、燥热消渴之麦门冬饮子[28]等[29]，证诸临床，都有较好的作用。钱大昕《补元史艺文志》载其所作《心印绀珠经》一卷，"集六散三丸十六汤，以总持万病"[30]，可能即明代李汤卿撰、朱扬[31]写序者，并非罗氏遗书。民初李树铎上接吴寿旸《拜经楼藏书题跋记》卷四引《千顷堂书目》，提及"朱为刘河间弟子，复传医道于汤卿，《四库》所藏之本，仅有汤卿校刊之名"，却未题著者朱扬，"甚矣！明人刻书之陋也"[32]。认为朱乃完素门人，在时间上无法吻合，同事实不符。现传本为嘉靖二十六年嘉兴知府赵瀛所刊，藏于台湾国立中央图书馆，无有残缺。

【注释】

[1] 一作敬夫。

[2] 应廷育《金华先民传》卷二"名儒朱彦修传"作僧。

[3] 寺人有两解：一指侍从，二为宦官即太监。

[4] 见宋濂《宋文宪公全集》卷五十"故丹溪先生朱公石表辞"。此说可疑。

[5] 理宗陵墓，在浙江会稽宝山。见朱孔阳《历代名寝备考》。

[6] 见《杭州府志》。

[7] 又名《至正直记》，见《粤雅堂丛书三编》。

[8] 见"罗太无高节"。

[9] 罗氏胞兄之子，当蒙古统治者内廷宦官，称徽政院使，"得幸于兴圣宫，官至司徒"。因狐假虎威，故知悌以冰山呼之。

[10] 此数恐有误。

[11] 可能为修葺宁寿观即三茅堂。见孙诒让《古籀拾遗》附"宋政和礼器考"。

[12] 宋太祖十世孙。赵匡胤第四子德芳之后，书画均佳。

[13] 天台人，字长儒，号石塘。据陈眉公《订正研北杂志》卷下言，胡同赵氏友谊最笃，尝云："赵子昂上下五百年，纵横一万里，举无此书。"胡汲仲因罗氏当过宦官，未予缓颊，已拒绝了。黄姬水《贫士传》卷下也记有此事。

[14] 《素问·金匮真言论》。

[15] 《医部全录》卷五百零二引王文禄《医先》。

[16] 朱氏传与赵凝，命其整理成书，交与戴原礼。

[17] 见孙东宿《赤水玄珠》。

[18] 苍术、厚朴、陈皮、甘草、生姜、大枣。

[19] 见《格致余论》。

[20] 苍术、陈皮、厚朴、藿香、石菖蒲、甘草。

[21] 桑白皮、人参、桔梗、阿胶、五味子、乌梅、款冬花、贝母、罂粟壳。

[22] 丁香、胡椒、砂仁、红豆蔻。

[23] 荆芥穗、蔓荆子、威灵仙、何首乌、防风、车前子、炙甘草。

[24] 石燕、滑石、石韦、瞿麦穗、灯心。

[25] 黄药子、土马鬃、生甘草。

[26] 蚰蜒（全蝎）、白附子、阿胶、桃仁、桂心、安息香、白芷、乳香、没药、

漏芦、当归、白芍、羌活、威灵仙、地骨皮、牛膝、黄酒。

[27] 生地、乳汁、藕汁、人参、白术、黄芪、胡黄连、五味子。

[28] 知母、瓜蒌仁、五味子、人参、葛根、茯神、生地、麦冬、甘草、竹叶。

[29] 见《赤水玄珠》。

[30] 此语见钱曾《读书敏求记》卷三"医家"。

[31] 李氏门人之子，字好谦。

[32] 《木樨轩藏书题记及书录》书录。

4. 朱震亨

（1）生平

朱震亨，字彦修，"原出汉槐里[1]令云之后"[2]，"居平陵[3]"。西晋永兴中令云之七世孙东阳[4]、临海[5]太守朱汛[6]乃迁婺州（今浙江金华）义乌[7]县[8]赤岸[9]，"子孙蝉联"，即家于此。祖父环[10]，以孝贤闻名；父元[11]，"警敏绝人"，工文翰。因其住在东西溪汇聚处，人们尊为"丹溪翁"[12]。他生于元至元十八年（1281年）十一月二十八日，"双目有大小轮"。少时长于音律，"尚侠气"，"不肯出人下"，性爽直，"类齐鲁奇节之士"，地方豪绅不敢轻犯。抱清美之才，"日记千言"[13]，"诗律之赋刻烛而成"[14]，读书即了大义。治经学，习举子业，三十七、四十岁参加乡试，两荐秋闱不第。与道一书院[15]山长[16]戚象祖[17]之女结婚[18]。三十岁研究《素问》，绎五年。"自悔昔之沉冥颠隮，汗下如雨"，三十六岁"抠衣往事"，从闽派理学[19]传人许谦[20]于东阳金华北山[21]学伦理哲学，研究道德性命"内无妄思、外无妄动"[22]之说，"抑其疏豪以归夷粹"[23]探讨养心格物，按着《礼记·中庸》"慎思之、明辨之、笃行之"，"每宵挟册，坐至四鼓，潜验默察，

必欲见诸实践"[24]，虫声寒雨，从不"苟且自恕"。三十七岁祖父逝世，许氏亦因久病体衰无力再主讲坛，劝其转医，他也有感于父内伤、伯督闷、叔鼻衄、妻积痰、弟腿痛，为药所误，或遭非死，"心胆摧裂"，母患痹疾[25]，略通岐黄之术，为"人子而不知医"[26]属一大憾事，四十岁花时返秋，复取《素问》读之，主攻医药四年，遂决定藉手济人，以刀圭之术"终其身焉"。适届四十三岁，妻又病卒。此时《太平惠民和剂局方》盛行，遍及江南诸地，"官府守之以为法，医门传之以为业，病者恃之以立命，世人习之以成俗"[27]，震亨通过翻阅涵泳陈承、裴中元、陈师文《大观二百九十七方》观察疗效，航行搁津，意兴衰落，认识到不载病源只列证候，"集前人已效之方应今人无限之病，何异刻舟求剑"，非上终南捷径，背离"用药如持衡、随物轻重前却"的辨证方法，"其势不能以尽合"。乃束装出游，访求名师。历走吴中（苏州）、南徐（镇江）、建业（南京）、宛陵（宣城），"白气飘空"，皆无所遇，"到定城得《原病式》《东垣方稿》，大悟子和之孟浪，未得的然之议论"，尤其张氏"惟务攻击，与《内经》阴平阳秘之旨不合"。泰定乙丑（1325年）夏折归武林（今杭州市），经诗坛名手陈芝岩介绍，始知罗知悌声望卓著，即登门求教，立于其檐下"风雨不易"，或"告罗曰：此朱彦修也，君居江南而失此士，人将议尔"。三个多月时间往返十余次，终于得到"恃能厌事"的老人"修容见之"，七次面斥批评，聆宏论，立规矩，称权衡，收为弟子。这种"自强不息"虚心好学精神，在已经四十四岁的名儒来说，"朝闻道夕死可矣"，是十分罕见的。罗氏"老且病颓"，教以"长沙之书详于外感，东垣之书详于

内伤，必两尽之，治疾方无所憾"，曰："吾道赖子不泯矣。"临证示范，亲授刘完素、张从正、李杲之学，防止率尔操觚，"为之敷扬三家之旨"，药随病变，一断于经。"每日有求医者来，必令其诊视脉状回禀，卧听口授"，指出"用某药治某病，以某药监某药，某药为引经"；"一方之中有攻补兼用者，亦有先攻后补者，有先补后攻者"；传与清金降火，"辟《和剂局方》温补之非"。丰郜揭开，"夙疑为之释然"。许谦患末疾，十余年不愈，便前往治之，效果很好。从此进一步研究历代文献，学习刘完素、张洁古、李杲、王好古等人著作，"论古今得失"，"去其短，用其长"[28]，"医之为道至是始明"。

他通过对自然界的观察联系到人体，参考《周易》太极之理，《礼记》注"护阴"之义，并贯穿《内经》之言，以宏观推理，"天主生物，故恒于动，人有此生，亦恒于动"，重申《素问》"五常政大论"、"阴阳应象大论"，"天不足于西北、地不满于东南，天阳也、地阴也，西北之人阳气易于降、东南之人阴火易于升"，作《相火论》；据"阳道实、阴道虚"[29]，《素问·阴阳应象大论》"年至四十阴气自半，而起居衰矣"[30]，创"阴乏"、"阳亢"，倡"阳有余、阴不足"病变观；揭橥"一水不胜二火"，发皇了河间益肾水的学说，用黄柏泻火坚阴。为"医家宗主"[31]，南方地区"医之道本于《内经》，实自先生发之"[32]，令"术扬蹈厉，气局一新也"。朱氏根据实践，提出"攻击宜详审，正气须保护"，辟温补，远燥热，阴虚发烧、面红口干投四物汤，热盛哮喘白虎汤加黄连、枳实，"以《局方》为戒"。制定"身温有痰为中风，身冷无痰为中气"的重要鉴别方法。"立方论证，兼详

病脉，所以津逮后人用心至厚。"[33]声誉崛起，"无出其右者"[34]，慕"朱一帖"，遍"浙河东西，以至吴中"[35]。除著名学者黄溍、柳贯、戴暄、吴莱、胡翰、吕复、楼咏、滑寿、葛可久、宋濂等对其赞赏，"方岳重臣"、廉访使者，也以"文章荐之"。凡"以疾迎候"，体人"度刻如岁"，虽"雨雪载途亦不为止"。一少年患热证，两颧火赤，"躁走于庭，将踏河中"，诊为阴极似阳，"制附子汤饮之，众皆吐舌"，服毕而疾即失。所治之案，"思深法备，有周旋中规、折旋中矩之妙"[36]。杜清碧由武夷至婺源，突生脑疽，"自治不愈"，劝其用"酒制防风通圣散"[37]；同学叶仪[38]得"滞下"，困惫不起，先补后攻，用人参、白术、陈皮、白芍和承气汤；金华张君"双目运眩，耳作秋蝉鸣，神思恍惚"，若"御惊飚，游行太空，乘不系之舟以簸荡于三峡四滨之间"，他断为"内摇其真，外劳其形，以亏其阴，以耗其精。宜收视返听于太虚之庭，不可专藉药而已之也"，乃嘱贾思诚留以调理[39]。一些持怀疑态度"笑且排者"，都感觉叹服。

朱氏"孤高不群"，"胸次坦夷"，"内笃伦常，外重公益"，不附炎趋势，而自甘淡泊。从其《柬信斋教谕》诗就能表明："一卧丹溪相见稀，小园日日掩荆扉，学农未便访书课，观物时常识化机。帘捲午风花力懒，畦经新雨药苗肥。晚来不惜尘双履，扫榻殷勤话夕晖。"尽管去吴兴拜会赵孟頫，评论诗文、研究过书法，但在人生观方面则坚持民族大义，走自己的道路。反对谄媚鬼神、供献土偶，言"当此歉岁民食糠核不饱"，岳神无知焉可降福，主张"屏斥道释，罢黜淫祠"。曾治一少年，"每夜有梦"，问之"不言其状"，仆为代诉"因至庙见侍女，以手抚摩之久"，归

即得病。令"法师入庙，毁其像，而疾遂瘳"[40]。热心群众事业，至顺间以个人之力重葺家族祠堂，写了《牖铭》及序。学行纯正，品质高尚，"宁歉于己而必致丰于兄弟，宁薄于己子而必施厚于兄弟之子。非其友不友，非其道不道"。为了教育子孙，拟定十条法规，有一条说，对"同道中切宜谦和，不可傲慢。于人年尊者恭敬之，有学者师事之。倘有异类，但当义让，不可攘夺，致怨招谤"[41]。清修苦节，"绝类古笃行之士"。宋濂[42]据丹溪从弟无忌提供行状材料说，尝抗拒官府横征暴敛，郡守威胁"不爱头乎"？他云："守为官，头固当惜，民不爱也"，恶吏羞惭而退[43]。率领乡里兴修水利，疏浚蜀墅塘，灌溉农田，有"共济风范"。

他"居室垣墉，着大布宽衣，仅取蔽体，藜羹糗饭，甘之如八珍"。当"豪门大姓"设筵款待，"水陆之馐交错于前"，正可一快朵颐之际，则"正襟默坐，未尝下箸"。与公卿晤谈，"翁为直陈治道无所顾忌，语及荣利事则拂衣而起。"常"持公平以服众心，排纷难以安闾里"[44]。在范仲淹"不为良相，当为良医"思想启示下，提出过"艺犹官"论，谓："苟士精一艺，以推及物之仁，虽不仕于时，犹仕也。"的确"著书立说，万古不磨；活人之功，固不下于执政者"[45]。传说"有一权贵以微疾来召"，高坐中庭，列三品仪卫于左右，"先生脉已，不言而去"，或追问之，曰："三月后当为鬼，犹有骄气耶！"及死，其家神朱氏之技，"载粟为寿"，严词拒绝。相反，对于贫穷患者，却嘘寒问暖，体贴入微，"窭人求药无不与"；"困阨无告"者，不待邀请，"注药往起之"，山村灯火明灭林外，"虽百里之远弗惮也"，皆称"半仙"。所治得心应手惊众骇俗医案十三

则，戴九灵收入《丹溪翁传》中。至正十八年（1358年）六月二十四日卒前嘱咐侄儿嗣汜[46]，要刻苦钻研，"医学亦难矣，汝谨识之"，端坐而逝，终龄七十八岁[47]。亲友缅怀，哀婉凄绝。停枢五月，葬于东朱山谷头庵[48]，闻者"中心摧咽不自胜，至于洒涕"。玉汝、嗣汜将无忌所写先生行状，委宋濂撰书《石表辞》。戴良吊之以诗："若人久已没，古士将难逢"；"岂无樽中醑，尽洒坟上松"；"长歌欲自慰，情深眷弥重"[49]。后人在其墓旁建一留爱祠堂，题有"白云犹在，太无遗风"。塑了坐像，让大家瞻仰，楹联上镌着："学绍程朱，道传百世；业精黄伯，德积千秋。"且将"主牌"经过公议，列于乡贤祠内。子二，嗣衍[50]、玉汝；女四，已嫁傅似翁、蒋长源、吕文忠、张思忠。孙文橘[51]；孙女一，适丁榆，一尚幼，待字闺中。方广[52]给以高度评价，认为历代医家，"求其可以为万世法者，张长沙外感，李东垣内伤，刘河间热证，朱丹溪杂病，数者而已。然而丹溪实又贯通乎诸君子，尤号集医道之大成者也。"他的影响所及，"若大明中天，殆无其涯。"[53]沈明生根据另一情况分析道："予往往见世人痛骂丹溪，以其偏主凉降贻误后学。今丹溪之书俱在，何尝不用温补，何尝专事寒凉？误药杀人者，正坐不读丹溪书耳！丹溪岂误后人哉！"[54]

朱氏趁风扬帆，速不求工，非有意雕辞为文。目前所知，署名他的撰述约四十余种，有"医道宗工、性命主宰"之号。除《宋论》《樵隐》《荟丛》《风水问答》，医药书籍"芳猷允著"之作，以应张翼所写《格致余论》[55]一卷、《局方发挥》[56]一卷为重点，次则《丹溪手镜》[57]三卷和《素问纠略》《伤寒辨疑》[58]《本草衍义补遗》[59]《外科精要新论》[60]《金匮钩

玄》[61]。至于《脉因证治》[62]《产宝百问》[63]《幼科全书》[64]《丹溪集》[65]《产宝》[66]《丹溪心法》[67]《丹溪治法语录》《赵氏丹溪药要》[68]《丹溪发明》《丹溪秘传方诀》《格致余论疏钞》《丹溪心法附余》[69]《胎产秘书》[70]《丹溪纂要》[71]《丹溪总录》[72]《朱氏传方》《丹溪活幼心法》《丹溪衣钵》《脉诀指掌病式图说》[73]《丹溪医案》[74]《丹溪治法心要》[75]《随身略用经验方》[76]《丹溪药按或问》[77]《怪病单》[78]《丹溪医论》[79]诸书，则系他人或门弟子纂辑。朱氏学说，对医界影响很大，在国外也曾风行一时，十五世纪日本技艺僧月湖[80]久居钱塘，弟子田代三喜[81]留华十二年，回国后专题探讨，同李昪并列，成立"丹溪学社"，奉为"医中之圣"。继承先生学术的门生，瓜瓞衍庆，有戴垚、戴原礼、戴思温、王履、虞诚斋、张翼、叶英、程常[82]、宋濂[83]、贾思诚[84]、罗成之[85]、项昕、楼公爽、赵良仁[86]、楼厘[87]、赵良本[88]、赵道震[89]、刘橘泉[90]、徐用诚[91]等。私淑者以元代周原启，明人王纶[92]、林慃[93]、虞抟[94]、缪希雍，清之何梦瑶、臧达德[95]为代表，形成丹溪流派一支劲旅。海宁朱仁荣由于非常崇拜丹溪的为人和学说，还将其字丙鱼改成"又溪"。

（2）学说与经验

朱氏提倡"早起晏眠"，勤读《内经》《本草》，对先贤经验灵活运用，有条件地继承发扬，"仲景之书收拾于残篇断简之余，然其间或文有未备，或意有未尽，或编次之脱落，或义理之乖行"，要区别对待。上接河间遗绪，"治热病以热字为主"[96]。认为肥人湿多，治痰以行气、实脾、燥湿为"治其本"。人体病邪"犹草之有根，去叶不去根，草犹在也"。欲知其内，当观外现。"气有余便是火"，诸"痛

不可补气"，血无火不升，吐衄最怕辛热。"久喘，未发以扶正气为要，已发以攻邪为主"。强调怡养"葆精毓神"，"与其救疗"，不若防患于未病之先。指出六气之中，湿热十居八九。在《格致余论》中明确了子宫形状，"上有两岐，一达于左，一达于右"，同解剖学上的输卵管相一致。重视"倒仓"法，平稳催吐。仿效仲景处方，"品味数少，药力专精。"[97]告诫人们，所开方帖，"不可杜撰药名，胡写秘方"[98]。治浦江郑姓，"年近六旬"，入厕虚脱，从"撒手遗尿"、汗大出、"呼吸甚微"、"脉大而无伦次"，灸气海、服人参膏而愈，证明阅历丰富，学无偏倚。但有人说他习业过晚，"往往以意为之，巧发奇中，按之书无有也。诸医皆惊，已而讪诽之"[99]，均不了解情况，故造此毁谤语。其实，如"处方用意务合古人"，固然"医道自此尊"了，可僵死地按图索骥，而"医道亦自此难矣"[100]。至于黄元御《素灵微蕴》卷二"医方解"之言"泻火之论发于刘河间，补阴之说倡于朱丹溪。二悍作俑，群凶助虐，莫此为甚"，更觉荒唐。

① 相火妄动为害

朱氏对火的研究，补充了河间只强调外来六气火占两个，忽视内在自生的病理机制，既往虽有五志（喜、怒、思、忧、恐）化火论，惜不能概括阴虚的本源。据《素问·天元纪大论》自然界"君火以明，相火以位"，认为人身同样存在君、相二火，君火藏于心，相火在肝肾，胆、膀胱、三焦、心包络也含有相火。相火在体内，好似"存亡之枢机，祸福之门户"[101]，生生不息，最"恒于动"，动而中节，"俾补造化"，属正常生理现象，对维持生命活动是不可缺少的。如酗酒[102]、纵欲、激发情志、过食肥甘厚味、贪婪无

涯，相火"为物欲所感"，妄动不已，火炎翕然而起，"变化莫测"，"难成易亏"的精血，就要受到燔灼[103]，转为病理，发生疾病，谓之贼邪，如水能浮舟，亦可覆舟。王孟英深有体会地言道，在自然界也是若此，"雨露之滋，霜雪之降，皆所以佐阴之不足而制阳之有余。"[104]和李杲阴火的区别是，属于阴虚导致的阳亢之火，乃其不同点。"世俗不辨，即用姜、桂、附子温热之剂，立致人自焚者，往往皆是也。"[105]尽管现存一百四十三个医案，遣用人参、黄芪、白术甘温益气的阳性药物占六十例，但从理论研究仍侧重于滋阴降火。吴瑭提出的相反学说[106]，不足取法。朱氏主张四（巳，火旺）、五（午，火旺）、六（未，火旺土胜）、十（亥，火气蛰藏）、十一（子，火气蛰藏），这五个月寒暑过高，特别是夏季，宜夫妇分居，"见素抱朴，少私寡欲"[107]，"使道心常为一身之主"，用以静限动的养生法来节制，"防此火之动于妄也"，控制欲念，精神内守。惟反对饮热酒，建议吃冷酒，则非经验家言，公元十五世纪太仓陆式斋遵其意而行，下利不止，乃感慨地说："丹溪知热酒为害，不知冷酒为害尤甚也。"[108]他虽有山高水长业绩，并非千古绝调[109]。

②主张抑火滋阴

"丹溪将通常之火谓之人火，日之暑气谓之天火。"[110]由于相火（人火）易动，"非同君火之温和"[111]，故"旺者十居八九，衰者百无一二"，欲动成"妄"，引起人体内邪滋生，"阳常有余、阴常不足"的因果反应，从而潮热、盗汗、骨蒸、眩晕、耳鸣、咳嗽、咯血、吐衄等证俱作，"脉象涩数，口必干燥"[112]。医疗按照《素问·六微旨大论》"相火之下水气承之"，师法王冰《至真要大论》释文人火处

理，"逆者正治"，掌握"遇草而焫，得木而燔"，可以湿伏、水灭的特性，一方面茹素戒荤，"淡薄是谙"；另外要参酌张洁古《家珍》"养血益阴热能自退"，投钱乙六味地黄丸的经验，云行雨施，固护其真，以苦寒清、甘润滋，泻以助补，善用熟地、龟板、知母、花粉、童便、猪脊髓、琼玉膏[113]和西瓜、梨水、蔗浆、藕汁滋阴，加入黄芩、黄连[114]、黄柏[115]、青黛、山栀[116]之类泻火。尤其是用黄柏、知母以救肾水，给枯灯添油、焦釜熄烟，令水旺而火自降，代表性处方有四物汤加黄柏及大补阴丸[117]。"海内沿染，竞相传习"[118]。因而人们称他为秉承《素问·五常政大论》"阴精所奉其人寿"的养阴派。

歙县卉水吴澄认为："丹溪治虚损之法，专主乎降"[119]，投药特点，偏重雨露惠人，能"补前人所未备"[120]，不仅施于内伤杂证，对温病晚期的调理，也开辟了一条生津、育液、填补下焦的途径。朱氏以"天包地"、"月秉日之光"，说明人体与自然有相似性；"天为阳、地为阴，而天大地小；日为阳、月为阴，而日圆月缺"，利用卦符解释"阳道实、阴道虚"，类比人体阳气常旺、阴血易亏，虽被后世医家批评不够恰当，但已看到了人与天地相参应的一个方面。实际"枯木之遇火而起烟"[121]，导致"阳常有余、阴常不足"的格局，还与社会环境、地处南方严冬少雪三月似夏；当时大运气少阴君火司天、阳明燥金在泉；"宋之季年，医者大抵务守护元气，而不识攻伐之机，能养病而不能治病"[122]；盲从二百余年成方秘典《太平惠民和剂局方》滥服龙脑、檀香、木香、豆蔻、砂仁、良姜、丁香、沉香、麝香、乳香、苏合香、干姜、肉桂、硫黄、附子占很大比重的香窜、温补、燥烈诸药

物，喜热恶寒的流风，都有密切关系。不过自丹溪"倡阳常有余之说，后世医者每为所囿"[123]，产生又一弊端，屡用滋阴清利，"欲以养阴而适以伤阳，不能治下而反以戕中"者，也时有发生，形成"热病未已寒病复起"[124]；或久则"食减，阴未滋阳已竭矣"[125]。亦应知之。

③ 重视郁证治疗

朱氏认为"气为阳宜降，血为阴宜升。一升一降，无有偏胜，是谓平人"，所以"气血冲和百病不生，一有怫郁诸病生焉，故人之病多生于郁"。其机制是当升者不升、当降者不降、当变化者不变化，"结聚而不得发越也"。在这方面，脾起决定性作用，因为"脾具坤静之德，而有乾健之运，故能使心肺之阳降、肾肝之阴升"，形成天地交泰、水火既济之卦。他对气、血、痰、火、湿、食郁证的研究，有独到见解、新鲜经验，指出"好酒腻肉，湿食油汁，烧炙煨炒，辛辣甜滑，皆在所忌"。周学海认为，乃其一生治学重点，"读者宜留意于此"。曾据刘河间"五运六气有所更，世态居民有所变"，以及罗太无以古方疗今病，好比拆旧屋盖新房，"材木非一"，经匠氏之手而后可用，善以川芎、香附治气郁，苍术、白芷治湿郁，海浮石、南星治痰郁，青黛、栀子治火郁，桃仁、红花治血郁，山楂、神曲治食郁，并舍筏登岸，创制越鞠丸[126]。方义是："香附行气，川芎活血，苍术燥湿，栀子泻火，神曲消食。"痰多加贝母，"大要以理气为主"[127]。适于内、妇、儿各科，可治胸脘痞闷、胁下胀痛、吞酸嗳气、大便失常等证，有良好的效果。获得"医家之有丹溪，如儒道之有晦庵也"[128]的称誉。周亮工站在保守立场上，谓推陈出新是"师心以自用"，杂投温凉补泻，"毫末之差"，鲜

有不出事故者，"反不若守其常经"，失之只二三，得之"犹六七也"[129]。殊不足取。易大艮[130]受朱氏影响，精理气解郁，以开字当头，于十八则医案中多以川芎、苍术、香附、陈曲、枳壳、苏梗为顺手牵羊之药。缘赵养葵专用逍遥散调理郁证，故吕晚村将此方与之作了药治类同的比较，认为："越鞠之川芎，即逍遥之归芍；越鞠之苍术，即逍遥之白术；越鞠之神曲，即逍遥之姜荷；越鞠之香附，即逍遥之柴胡；越鞠之栀子，即逍遥之加味也。"[131]虽源分流歧，旨归不一，却有异曲同工之妙，扩大了它在妇科方面的应用。震亨临床议药，常以人参、白术益气，韭汁、牛乳润燥下噎，荆沥、瓦楞子、蛤粉、半夏、陈皮、竹沥、姜汁涤痰，三棱、莪术、五灵脂、大黄、延胡索、香附散瘀，治胃酸过多用黄连、吴茱萸，乳房胀痛用青皮、瓜蒌仁、没药、橘叶、皂角刺、金银花，阴虚发热用龟板、炒黄柏等，均属实践经验，宜认真继承。

【注释】

[1] 今陕西兴平县东南。

[2] 为朱云四十二代孙。

[3] 今陕西咸阳西北。

[4] 今浙江金华市。

[5] 今浙江临海县东南。

[6] 字孝祥。

[7] 秦地乌伤，即今义乌县。

[8] 见《宋学士集》卷二十四丹溪从弟无忌提供行状宋濂所写"朱公石表辞"。

[9] 据郑柏《金华贤达传》载，朱汎之女出嫁王姓，"亲迎之日，两族车红辉映溪岸，乡人荣之，因名蒲墟赤岸"。

[10] 字君玉，号存斋，曾为叔父朱桂养子，乡试考中二十八名，乡贡（《宋文宪公全集》卷四十"朱环传"无"乡贡"

二字）进士（举进士不第）。八十六岁卒。

[11] 字子初，常与宾朋聚会东阳八咏楼（古名元畅楼，传说南齐沈约太守所建），至元丙戌参与浦江吴渭举办的月泉吟社，"以春日田园杂兴为题征诗四方"。（俞樾《九九消暑录》卷九）

[12]《朱公石表辞》谓："学者尊之而不敢字，故因其地称之曰丹溪先生。"

[13] 徐春甫《古今医统大全》。

[14]《义乌县志》卷十四"理学"。

[15] 和毛公、量子、鲁斋、石洞、冠山、安定同属名流书院。

[16] 元制，各路设有儒学，和书院相辅而行。书院内凡上级委派的教官称教授，地方政府任命者均呼山长。

[17] 王元章弟子，字性传，将近五十出任东阳教谕，晚年掌教绍兴和静书院山长。其妻为朱环之女，名寿，曾因乃父为奴诬陷系狱，兄元病不能起，她衔冤上告，面见法曹橡（最高大法官）马耿贤，陈述案情，使父获释驰名两浙，人们比作缇萦（见《宋学士集》卷十一"朱环传"、黄溍《戚君墓志铭》），至顺一年十二月七十四岁殁于太平寓所。子二，宗仁官象州阳寿县龙门巡检，宗僧从许白云游。长女适丹溪，次女嫁于吕梓。

[18] 见黄溍《文献公集》卷八"戚君墓志铭"。比丹溪大二岁。

[19] 朱熹门人漳州龙溪陈淳《北溪字义》解释理学说，理和道是一物，"道学较宽，理学较实，理有确然不易底意。故万古通行者道也，万古不易者理也"。

[20] 闽派理学开山朱熹，一传门婿黄干，再传何基，三传王柏，四传金（钱大昕《十驾斋养心余录》卷下言，其"先世姓刘，避吴越讳为金氏"）履祥，五传许

谦（既从王柏受业，也是金履祥的门人）。他为婺中理学五先生（王鸣盛《蛾术编》卷八十引扬州赵鹤《金华正学编》，称其同金履祥、王柏、何基、吕祖谦）之一，金华人，字益之，号鲁斋。曾祖经国，祖应龙，"皆弗仕"，父觥，"淳祐丁未进士，辛官宣教郎，主管三省枢密院架阁文学"。（《白云集》墓志铭）读书极博，垂数十年，沉潜理窟，冠冕群儒，"昼之所为，夜必书之"，作《自省编》。凡"天文、地理、典章、制度、食货、刑法、小学、音韵、医经、数术，靡不赅贯，一事一物可为多识之助者，必谨志之"。（陈邦瞻《元史记事本末》）"居金华山四十年，不入城府"（陶九成《南村辍耕录》卷九"许文懿先生"），主张"以五性人伦为本，以开明心术变化气质为先"，尝云："己或有知，使人亦知之，岂不快哉！"所填《蝶恋花》"杨柳池塘春信早，帘捲东风，犹带余寒峭。暖透博山红雾绕，洞箫扶起歌声杳。初试花冠金凤小，鬓乱钗横，长怯旁人笑。银烛未残樽先倒，鸡声漏水频催晓。"（《白云集》卷四）读之令人忍俊不禁。据文献记载，负笈担簦从其受业者近千人，称白云先生。"既老而益艰瘁，僦屋以居，有田不足具饘粥，而处之裕如，门人吕权、蒋玄、金涓方为先生买田筑室，而先生逝矣。"（黄溍《文献公集》"白云许先生墓志铭"）1337年十月病危时，"朱震亨进曰：先生视稍偏矣"（《白云许先生墓志铭》），乃"更肃容"，待诸死神降临，终龄六十八岁，殁后认谥字"文懿"，葬于"县西北婺女乡安期里"。元代白埏《湛园静语》载，他的后裔居池阳，"族尚蕃"，遵照二程家规，"妇人不缠足，不贯耳，至今守之"。其撰述，已被整理为《白云集》

四卷。

[21] 因许谦写有《八华讲义》，已载入《白云集》卷三中，故后人亦有作八华山者。

[22] 朱熹《文集》卷三十六。

[23] 《嘉靖浙江通志》"艺术"。

[24] 王晫、张潮《檀几丛书》二集卷二十六载，冯京第《草溪自课》据《难经》提出"人生于寅"，"亥乃人定"，认为一日之内学习时间，可始于寅、终于戌，恐与吸收理学和先生治学方法不无关系。

[25] 或作脾疾。

[26] 郑柏《金华贤达传》本传。

[27] 刘完素《素问玄机原病式》自序。

[28] 戴良《九灵山房集》卷五"丹溪翁传"。

[29] 《素问·太阴阳明论》。程颢引申为"阳常盈、阴常亏"。

[30] 和孙思邈《千金翼方》卷十二养老大例第三"五十以上阳气日衰、损与日至"之说相反。

[31] 李时珍《本草纲目》序例。

[32] 《宋学士文集》卷八"送戴原礼还浦阳序"。

[33] 王先谦《虚受堂文集》卷六"丹溪全书序"。

[34] 《丹溪药要或问》。

[35] 《婺书·朱聘君传》。

[36] 《古今医案按》俞震语。

[37] 见俞弁《续医说》"古今名医"。

[38] 许谦门人，字景翰。

[39] 《宋学士集》卷九"赠贾思诚序"。

[40] 沈源《奇证汇》卷四。

[41] 俞弁《续医说》卷二。

[42] 浦江人，字景濂，元末古文大家，号白牛生、龙门子。以笔为舌，喜写作，曾主编《元史》，是吴莱、柳贯、黄潜的学生。同滑寿、葛可久友善。署住所为青萝山房。

[43] 见《金华先民传·名儒传》。

[44] 郑柏《金华贤达传》本传。

[45] 高武《痘疹正宗》序。

[46] 从其受业，子漳亦知医，继丹溪遗愿在地方主办水利工程，修筑蜀墅塘。

[47] 《金华先民传》卷二作七十岁，误。

[48] 《朱氏宗谱》"修筑丹溪公坟茔记"。

[49] 《九灵山房集》卷二十二"调彦修先生墓"。

[50] 先于震亨三年卒。

[51] 玉汝之子，一作文永，医学训导，其子宗善，也精医术。

[52] 明代安徽新安人，字约之，号古庵，"常游河洛，寓陈留，名著中原"（徐春甫《古今医统大全》），与贾咏、刘野亭为友。

[53] 成化十四年韩奇、黄济之《祭文》。

[54] 《残鹤圊堂治验病议》。

[55] 新定《内经》章句四条，论文四十一篇，1347年完成。

[56] 1347年写成，分析了一百二十八首局方，以问答形式讨论三十一个问题，共七十余则。黄凯钧《友渔斋医话》第二"橘旁杂论"载："后之分别门户以相攻者，自此为始。"

[57] 据云晚年所编，左右行游，常挟与俱，不轻以示人。钱曾《读书敏求记》卷三载："未知清常从何本是正"。现行刊本乃洪武庚戌孝顺方处善、浦阳戴原礼同

集，安徽宁国吴尚默校勘，裔孙朱文英藏稿，凡一百六十篇，1621年出版。丛书有"丹溪"二字研究，恐系整理者命名。

[58] 亦名《伤寒摘疑》，可能即《义乌县志》卷十四所记之《伤寒论辨》。

[59] 载药一百五十三种，为增补寇宗奭《本草衍义》之作，经方广加味，共收入药物一百九十四种。

[60] 即《外科精要发挥》。

[61] 戴原礼整理，1358年完成，列有各科疾患一百三十八种。清代因避康熙帝玄烨之名，改玄为元，薛己曾加以校订，改称《平治荟萃》。

[62] 清人石门汤望久从《丹溪心法》《金匮钩玄》《局方发挥》《活法机要》《格致余论》《景岳全书》中辑成，分七十篇。内容有与明代中叶黄济之《本草权度》相同者；且载有左右归丸（现行本无）。

[63] 绝大部分和宋代齐仲甫《女科百问》、杭州钱国宾《女科百病问答》相同。

[64] 其中部分内容来源于万密斋《片玉痘疹》。丹波元胤《医籍考》谓傅绍章撰。

[65] 钱曾《述古堂藏书目录》。

[66] 列条文三十五则，以用生化汤为主，录自张介宾《景岳全书》。

[67] 开始明代景泰中杨珣（字楚玉）刻于西安；成化初王季巘附方在四川重刊；成化十八年休宁汊口复庵（春）居士程充（字用光）从义乌中书王允达所寄丹溪曾孙朱贤家藏之本又重行编辑；万历建阳书林乔山堂刻本称《新锲丹溪朱先生心法大全》。列有各科证治一百则，为《金匮钩玄》的增订派生本。

[68] 见《苏州府志》。

[69] 方广在程充《丹溪心法》基础上删去附录，增补了诸家方论；把新的内容缀于各门之末，历五年撰成。按《丹溪心法》例，分二十一门，提出塞流、澄源、复旧为治血崩三要法。

[70] 恐系录自绍兴钱氏妇科，1712年出版。

[71] 1484年明人东阳卢和（字廉夫，号易庵）编集，分七十八门，附方二百四十二首。

[72] 旧钞本。卷一首行外感门下写有万历丙戌孟五字。《续修四库全书提要》子部因其有"朱笔钩删，疑是未定之稿，又经抄胥羼乱者"。

[73] 《医统正脉》谓李杲撰，从戊申年龙邱叶英之序考证，刻于1248年，时间不符。

[74] 叶伯寅《菉竹堂书目》。

[75] 原刻1543年，江阴林下茧翁高宾（字叔宗）暨侄子正编辑，宣统元年孟夏杭州萧澍霖重校刊出，列有一百五十四证。

[76] 钱曾《述古堂藏书目录》。

[77] 赵良仁编辑。

[78] 1579年刊，载有怪案七十一则，见于周履靖所辑《夷门广牍》卷二十七中。多荒唐语。

[79] 见《菉竹堂书目》。

[80] 僧医，华名润德斋，亦称明监寺，撰有《全九集》《集阴方》。

[81] 二人在中国相遇，被月湖收为弟子。

[82] 即石香居士。

[83] 见《宋学士文集》卷二十二"题朱彦修遗墨后"。

[84] 宋濂姑母之子，幼时与濂同学，"师事城南闻先生，称其为外弟"。刘基

《诚意伯文集》卷十七载有"送医士贾思诚还浙东"诗："西风袅袅水鳞鳞，一曲离歌泪满巾。残柳数株鸥数点，夕阳江上送归人。"

[85] 曾从军张士诚，晚年归隐崇明，谢绝征召。

[86] 宋代皇室之后，七世祖赵不玷随赵构南渡迁至睦州（今淳安），尔后又徙至浦江仁杏庵。他生于1315年十二月八日，字以德，号云居，兄弟四人（良本、良贵、良仁、良贤），小妹为戴良之妻。至正二年五月，遵业师柳贯之命"汝盍往从之，可以保亲属，济人利物"，随丹溪习医，重点攻读《内经》《本草》《脉经》，约五年，乃悬壶苏州。据《苏州府志》《华亭县志》载，一度为官"宪司，即弃去"。张士诚入吴，携家避之，走华亭乡下，继转浙江，张去复来（此时丹溪尚在，距朱氏逝世约三年）。八十一岁卒于苏州，殡葬松江凤凰山。赵氏初娶金华刘氏，生子友泰。续妻长洲金氏，生友仪、友端、友同三人。友同（字彦如，宋濂、戴良门生，入明官华亭训导，姚广孝举为御医。九龙山人王孟端为其绘过水墨《送行图》，并题句曰："客里送君归故乡，江天秋色正茫茫。扁舟一个轻如叶，半是诗囊半药囊。"见汪砢玉《珊瑚网》画录卷十二）参加篡修《永乐大典》，任副总裁，1418年四月一日五十五岁逝世，留有《存轩集》。子季敷、孙同鲁，均传其业。良仁著有《医学宗旨》、《金匮方论衍义》（《四部总录医药编》载陆心源《金匮衍义》跋，"康熙初吴人周扬俊得其传本，间有缺佚，自为补注，刊于长沙，名曰《金匮二注》，《衍义》名遂晦"），整理了《丹溪药要》。弟子李肃（娄县人，号杏林）亦系名医。周扬俊对其《金匮衍义》

赞为"理明学博，意周虑审"，深得丹溪治杂病之法。

[87] 处州路的学录。

[88] 字立道，号太初子，其妻为戴良之姊。从吴莱、柳贯学习，精文史。贫者求诊，不收药资，某御史荐于朝，授以医学正，未就。与弟共同整理《丹溪药要》。洪武六年二月卒，终龄七十岁。

[89] 金华人，字处仁，洪武二十二年（1389年）迁居安徽定远县。"凡轩岐以下诸书，靡不精究。"（《定远县志》）爱读屈原、宋玉、景差骚体。永乐四年参加编写《永乐大典》，负责运气学说方面的内容。撰有《伤寒类证》。晚年"课子业医"，"所造益深"。八十四岁逝世。

[90] 号叔渊，原籍淮南"吴陵（今江苏泰州）望族，以诗礼相传"，为"累世簪缨"（见莫士安《玉机微义》序），迁移关中，定居咸宁，常往来于河西走廊。其子刘纯，字宗厚（一作景厚），"驰骋经史，出入古今"，乃扬州冯庭干、许宗鲁、邱克容的学生，"本之濂洛儒先，旁究岐黄卢扁之术"，也属当时名医。刘纯早年在淮南，"于陈复初契家斋堂，得东原郭文才甫家传《疡科心要》二卷，持行四方"，洪武中工文辞、吟咏、精刀圭术声噪三秦（见《陕西通志》）。撰有《医经小学》（1388年刊出）、《寿亲养老补遗》、续增徐彦纯《医学折衷》（1368年写成）为《玉机微义》（冯庭干授与，原为十七类，增至三十三类，凡五十卷，1392年辑成）、《杂病治例》（写于1408年）；所著《伤寒治例》，载入病证九十五条，易庵居士萧谦写序："治伤寒者循此而行，如射而中，猎而获，可以起死回生。"

[91] 浙江山阴（一作会稽）人，字彦纯，"早岁尝客吴中，以《春秋》教授乡之

俊彦"（刘纯《玉机微义》序），元亡入明，卒于1385年。他根据成无己、张元素、李杲、王海藏、朱震亨诸人关于药物的论说，结合个人经验，写成《本草发挥》四卷，收载药物二百七十种、医论三十余篇。另著《医学折衷》，已佚。

[92] 慈溪人，字汝言，号节斋，成化甲辰进士，以"善闻过、罕言利"为座右铭。因父真静居士中年多疾，兄及个人亦经常患病，遂开始习医。主张攻读《内经》，师法"仲景、东垣、河间、丹溪"诸家，特别信奉朱氏学说，认为"火旺而致病者十居八九，火衰成疾者百无二三。"（《明医杂著》"补阴丸论"）曾官工部主事，鸿胪寺通事，礼部员外郎，仪制司郎中，广东、四川参政，广西布政，正德时以右副都御史巡抚湖广，不阿附宦官刘瑾，前程坎坷。"朝听民讼，暮疗人疾，历著奇险。"（《慈溪县志》引嘉靖《府志》）缘于站在统治阶级立场上镇压过农民运动，为一大污点。编有《本草集要》（1496年写成，载药五百四十五种）八卷、《医论问答》一卷、《节斋公胎产医案》（后人整理。以生化汤加减治疗产后诸证。《傅青主女科》"产后编"吸收其大部分内容）一卷、《明医杂著》（1502年写成，黄承昊1639年将其与薛己《内科摘要》合并，称《评辑薛立斋内科》，而后扬州江守田又把本书同黄承昊《折肱漫录》汇刻，更名为《医学撮精》）六卷。倡议"外感法仲景，内伤法东垣，热病用河间，杂病用丹溪"，提出痰之病在脾，其本在肾，乃水气上泛而成。对饮食劳倦之证，断言"纳化皆难，元气斯竭，百病易侵"，多属阴虚，"丹溪先生发明先圣之旨，以正千载之讹"，善用四物汤加苦寒药物，脾阴亏损者，则投人参、白芍、煅石膏，甘润酸凉养之。继续孙兆、张镜之流："益肾不如补脾。"少年纵欲，老来孤阳，滋阴泻火都不可缺，"使阴与阳齐，则水能制火，水升火降，斯无病矣"。厌恶甘温之剂，谓"生湿热"，"反助病邪"。推荐朱氏学术思想，常从气、血、痰、郁四者入手，惯用四君子汤、四物汤、二陈汤、越鞠丸。内伤注意两个方面，阳气下陷补气以升提，阴火上升育阴以降下，"一升一降，迥然不同"（《明医杂著》"发热"）。遣药重视气味厚薄，五味子味厚，量应小；石膏气轻味薄，量宜大，确属经验家言。其兄经，亦是进士，也知医，皆以耿介"不媚流俗"著称。他在成都久服补阴丸"龟板生虫"，惠心腹痛，青城山人动员返里，"遽投橄归"，行至苏州阊门，殁于舟中，终龄七十八岁（程云来《医暇卮言》。冯梦祯《快雪堂漫录》作回乡生一子卒去，待考）。子耕，工诗文，有父风。王氏学说，对日本颇有影响，月湖写的《类证辨异全九集》，就是吸取其许多论点编成的。

[93] 江阴人，字中庵。

[94] 约生于明正统三年（1438年）十一月十日，字天民，号花溪，称恒德老人。岐黄知识来自"祖父口传心授"。幼习举子业，因母病攻刀圭术，凡十年。与朱氏同乡，曾叔祖虞诚斋为丹溪入室弟子。他博览群书，不追名逐利，"精于医而不责报"（《花溪虞氏宗谱》载"赠隐君虞天民冠带序"）。"义乌以医鸣者代不乏人，丹溪之后惟抟为最。"（《金华府志》）他认为丹溪能"折衷前哲"，"救偏门之弊"，阳常有余，是指气之阳、血中之阳有余；阴不足，是指气之阴、血中之阴不足，驳斥王纶的观点血虚只能用四物汤，不可投人参、黄芪，是背离"血脱益气"

的治法。批评运气学说，只推论流年便行遣药，等于以"无稽之术"，拿"生灵为戏玩"。指出圣散子，"止是燥热助火之剂，并无祛邪除瘴之能"，苏轼盲目宣传，众人均蒙其害。"长于脉理，诊人生死无不验。"尝对聘者韩方伯曰："节嗜欲，戒性气，慎言语，谨服食，乃摄生之要。"（《万历义乌志》）提倡灌肠通导大便，以小竹筒插入肛门，亲人口含麻油吹之，似蚯蚓上行，一小时即把燥屎润下。1515年取朱氏之说为主，兼采钱乙、张元素、刘河间、李杲之长，撰有《医学正传》（《万卷堂书目》作《医学正宗》）八卷，首列医学或问五十则，记有内、外、妇、儿病证约百种，方剂一千多，医案三十八例。时已七十八岁。其次尚编辑了《证治真诠》（明末龚学吉汇集，虞国钲刊行）、《苍生司命》（清初由还读斋刊行，除卷首共八卷。山东流传抄本，署名钱塘徐开先（振公）校、静观居士程林（云来）阅、海昌陈彝则（子奇）订。据康熙十六年丁己本李锦序，言在钱塘公署得自程林，为云来家藏孤本）、《方脉发蒙》、《域外奇观》、《百字吟》、《半斋稿》等。所辑历代名流治验《古今诸贤医案》，未见流传。《苍生司命》卷三引用刘草窗"痛泻要方"，对方义解释颇有精思，谓："泻责之脾，痛责之肝，肝责之实，脾责之虚，脾虚肝实，故令痛泻。炒术所以健脾，炒芍所以泻肝，炒陈（皮）所以理脾，防风所以散肝，不责于实者，以实痛得泻便减，今泻而痛不止，故责之土败木贼也。"用补中益气汤时，常加槟榔升清降浊以消腹胀，加五味子敛肺以治虚喘，加麻黄根、浮小麦以固摄多汗，都属宝贵经验。正德十二年二月二十一日逝世，终龄八十岁，葬于"本里荷花心双山脚"。

[95] 山东诸城人。乾隆十五年生，字公三。家中三世业医。在同县王鹤侣协助下，1814年八月上旬于五莲山望海书楼撰有《履霜集》三卷。

[96] 刘纯《医经小学》"医之可法为问"。

[97] 王纶《明医杂著》"医论"。

[98] 刘纯《杂病治例·兰室集》"医蒙十要"。

[99] 见《婺书》。

[100] 俞樾《春在堂杂文》五编六"郑小坡《医故》序"。

[101] 《淮南子·人间训》。

[102] 止止居士潘耒《救狂砭语》卷四，认为酒过多能变害，然少饮以"培养其精神，调和其血气"，则有益无损。

[103] 俞弁认为："朱子尝推《易》理以观人，谓凡阳之类必明，明则易知；凡阴之类必暗，暗则难测。"（《涵芬楼秘笈》载《山樵暇语》）

[104] 《随息居重订霍乱论》、《归砚录》卷二。

[105] 陈彻《雪潭居医约》。

[106] 《医医病书》根据"一年之三百六十日，除去夜分日光不照之阴一百八十日，昼分日光应照之阳实不足一百八十日也"，强调"阴常有余、阳常不足"的表现。并认为："盖有风云雨雪之蔽，非阳数之较少乎？一也；再人身附地而生，去天远，离地近，湿系阴邪，二也；君子恒少，小人恒多，三也；古来治世恒少，乱世恒多，四也；在上位恒少，在下位恒多，五也；故历代圣人未有不贵阳贱阴者，亦未有不扶阳抑阴者，更未有不尊君父而卑臣子者。"吴氏晚年学术思想，同写《温病条辨》时大相径庭。言似可证，却

无法令人信从。

[107] 见《老子》。

[108] 见《菽园杂记》卷十一。

[109] 在明代何良俊有言："今世但以丹溪为儒医，学医者皆从此入门，而不知《素》《难》为何物矣！"（《四友斋丛说》卷二十）

[110] 罗拔茹《医学志疑》隐括《格致余论》语。

[111] 黄元御所持之说。

[112] 臧达德《履霜集》补充二症。

[113] 洪遵《集验方》转载申铁瓮方，由新罗人参、生地、茯苓、白蜜组成，《临证指南医案》谓应有秋石。

[114] 重点药物，配吴茱萸兼泻肝火。

[115] 重点药物。

[116] 重点药物。

[117] 有熟地、龟板、知母、黄柏、猪脊髓。

[118] 张琦《四圣心源》序。

[119] 见《不居集》。

[120] 见虞抟《医学正传》。

[121] 释袾宏《竹窗随笔》。

[122] 陈全之《蓬窗日录》卷八引黄溍《葛应雷墓志铭》。

[123] 焦循《雕菰集》附文录"郑素圃医案序"。

[124] 尤怡《静香楼医案》卷上"内伤杂病门"。

[125] 沈时誉《医衡》引明四大高僧沈袾宏莲池大师"医议"。

[126] 由川芎、香附、神曲、苍术、山栀组成。刘纯《玉机微义》卷十七所载，谓治血郁，由桃仁、香附、红花、川芎、青黛合方，与此稍异。李时珍《本草纲目》、莫枚士《研经言》谓，以川芎、山栀为主，"川芎即《左传》川鞠穷，山栀

《本草》一名越桃，故各摘取一字以名之"。

[127] 何梦瑶《医碥》。

[128] 梅窗居士吴景隆《脉证传授心法》自序。

[129] 见《赖古堂集》。

[130] 抚州人，字思兰。

[131] 《吕氏山人医贯》、《医宗己任编》"四明心法"注。

5. 戴思恭

（1）生平

戴思恭[1]，原籍杜陵（今西安东南），十九世祖戴昭，字德辉，唐咸通年间官"浙之东道五部兵马大元帅、平南节度使"，到达南方，昭之第二子戴堂"始迁婺之浦江"建溪，因好"驰马试剑"，乃名所居为马剑。"厥后子孙日繁，大多习儒"，遂成"县之望族"，住九灵山下。高祖锡、曾祖涛、祖暄、父垚、叔良[2]均属知名的学者。他字原礼[3]，号复庵[4]、肃斋，浦阳江畔诸暨[5]九灵山人，以字行。生于元泰定元年（1324年）八月十九日，出身世代书香知识分子之家，"习闻诗礼之训，惓惓有志于泽物"[6]，"于步天、风鉴之学，无不究心"，弱冠时随父垚[7]徒步至义乌，朱震亨爱其"颖悟绝伦"，收他父子二人为弟子[8]，授以濂洛之学、医门诸家要旨[9]，识见日广，"出而治疾，往往多奇验。"不久，弟思温[10]也拜丹溪为师，从之受业。父四十余岁即逝，先生"以医鸣于浙"。杨循吉《苏谈》载，尝经营木业到苏州，患者求诊，"每制一方率银一两"；思想保守，将丹溪医案藏于箧内，不肯以医术传与王宾，无"花径不曾缘客扫，蓬门今始为君开"的精神，乃最大缺点。但调理松江诸仲文"盛夏畏寒常御重纩，饮食必令极热始下咽，火极似水，误啖胡椒煮孵鸡[11]，以

脉数而大用承气汤下之，药到病除[12]；从叔仲章六月患大热，面赤谵语，身发红斑，医投大承气汤，左右手皆浮沉无力，仿张子和解表法，用附子、干姜、人参、白术水煎冷饮汗出而痊；吴门朱子明之妇，长号数十声，止而复作，人"以为厉所凭"，按痰闭于上火郁发之，取大剂涌吐，"出痰如胶无算"[13]，获得大验；在南京为一医家纠正版本小建中汤"锡"乃"饧"[14]字之误[15]，指明讹说，荣膺好评；因治愈了尚书严震直病，声满金陵[16]，闻者辗然，"人谓无愧其师云"[17]。

洪武时，经乡贤石达[18]推荐，授迪功郎，于皇都南京就任太医院正八品御医，大小官僚均以礼遇，"饮其剂者，沉疴豁然如洗。"[19]太祖爱重，"药饵辄效"，风雨免朝。1398年五月，"上病少间"，将群医"治疾无状者，尽付狱"[20]，独先生免。朱元璋死，遗命"此诚实人也"，"事无预，汝无恐"[21]，未有累及[22]。允炆即位[23]升至院使，"辽王题仁义字大轴，肃、庆二王为《赞诗》以赐。"[24]常与胡濙探讨"《内》《难》诸经"，站在伯乐识马的立场上，培养蒋武生[25]当御医[26]，擢拔许景芳[27]，委为梁府良医正。文苑名流赠之以诗文。颂扬其嘘枯吹生杰出成就。统治者"珍馔饼蕃之赐，殆无虚日"，有"国朝圣医"之号。1403年四次要求"乞骸骨"永乐三年（1405年）夏复召入朝，成祖"免其拜"[28]，冬天告归，授绣罗衣一件，"遣官金资帛护送"[29]，以示宠爱"醲渥"。踰月十一月二十一日[29]即逝，终龄八十二岁。政府下令派"行人致祭"[30]，"制文褒奖备至"[31]。他卒前慎终追远，犹缅怀师门，置肴馐扫丹溪墓，作最后辞别。十二月十七日葬于独秀山，由北京王玉汝写了《墓志铭》。二子宗儒、宗俨，已先其谢世；长

孙绍，略通方技，均未克绍箕裘。戴氏生平著述，有订正校补丹溪的《金匮钩玄》[32]三卷、《证治要诀》十二卷、《推求师意》[33]二卷、《证治类方》四卷和《类证用药》[34]等，惜流传不广。《证治要诀》《证治类方》二书[35]，经杭州永乐寺[36]僧缵西绪录出，适监察御史陈嶷过此，因乃父"尝丞其邑，迨今颂其德政，由是情意欢洽出其秘藏"，正统六年（1441年）交给陈嶷组织人员整理，才公开面世[37]，分十二门，记有一百零二证[38]，现传本是商务印书馆据明刻《古今医统正脉全书》版排印的，题名《秘传证治要诀及类方》，凡十六卷[39]。太医院判袁宝、苏州王宾[40]、武进王彦昭[41]、丹徒何禄元[42]继承了先生遗业。王宾独身未婚[43]，又传与盛寅[44]、韩叔旸[45]；寅弟宏[46]，子僎[47]，侄伦[48]、孙旷[49]、皑[50]、曾孙乾[51]，门人刘敏[52]、王敏[53]、李懋[54]等，又世袭了盛氏之学。戴原礼之子伯兼[55]、伯威[56]都未延续其技。

（2）学说与经验

戴氏认为《格致余论》"天之阳气为气、地之阴气为血"，是人与自然相结合的形象写照。受丹溪耕耰，重点羽翼朱氏发挥了师门学悦，阐明"阳气易亢、阴血易乏"的理论，阳扰阴血，"妄行于上则吐衄，衰涸于下则虚劳，妄返于下则便红，血热则膀胱癃闭而溺血，渗透肠间则为肠风，阴虚阳搏则为崩中，湿蒸热瘀则为滞下，热极腐化则为脓血，火极似水血色紫黑，热盛于阴发为疮疡，湿滞于血则为痛痒瘾疹、皮肤则为冷痹，蓄血在上则喜忘，蓄血在下则为喜狂"。强调"金水二脏必保养之，使水不竭、金不亏，则木有制不猖狂矣"[57]。消渴证"小便不臭，反作甜气，在尿桶中滚涌，其病为重"，认识到糖尿病的"气尿"。中恶乃"冒犯不正之气，

忽然手足逆冷，或错妄语，或昏不知人"，是"卒厥客忤"遇有异常现象引起的，可用"苏合香丸灌之"。调理湿痰，"以治饮为先"，俟"饮消则诸证自愈。"组方遣药，善用四物汤随证加减，曾解释方义道："川芎血中之气药也，通肝经，性味辛散，能行血滞于气也；地黄血中血药也，通肾经，性味甘寒，能生真阴之虚也；当归分三（头、身、尾），治血中主药，通肾经，性味辛温，全用能活血而归其经也；芍药阴分药也，通脾经，性味酸寒，能和血气腹痛也。若求阴药之属，必于此而取则焉。"[58]建议"北人初得病，以苍术、麻黄并用相半为发汗第一要义；才觉壮热，便用防风通圣散。"但"虚人感冒，热不为久，又不为重，便见谵语，此乃虚不禁热，不可遽用十分冷剂"。曹炳章引《友渔斋医话》称道："推详丹溪之所未言，调济丹溪之所偏胜"[59]，以"高弟"身份演绎了其师之业[60]，证明《明史》之评"学纯粹而识深远"，是恰切的。

①论人身之火

他认为气、火同属，"一理而已"，由于动静之变，"反化为二"，常则"捍卫冲和不息之谓气"，扰乱妄动变异谓之火，即丹溪"气有余便是火"。火邪害大、变速、"其势甚彰"。从而喘躁、惊骇、狂越、疮疡随之而起。人在气交中，多动少静，阳气最易滋长，阴血定然受耗，"火动五志俱焚"，水液大亏"则燥热必生"，就会形成"阳道常饶、阴道常乏"的结果。火居人体，"君、相之外"，无脏不有，"大怒则火起于肝，醉饱则火起于胃，房劳则火起于肾，悲哀动中则火起于肺，心为君主，自焚则死"。凡"阳盛水亏而动者，则从河间治法，泻热救水；阳虚不足而动者，当从东垣必补胃气；火乘于阴，升阳提而出

之；阳亢入于阴者，用先生（丹溪）益精血、壮肾水以安之"。且灵活地提出"审证求因"的施治规范，如饮食劳倦、内伤脾胃元气火动者，用参、芪、甘草之属甘温以除之；阴弱阳强，相火炽盛者，用麦冬、熟地之属甘寒以降之；心火亢极，邪热内实者，用大黄、芒硝之属咸寒以折之；肾水受伤，火失其守者，用生地、玄参之属壮水以制之；命门火衰，阳越于外者，用附子、肉桂之属温热以济之；过食生冷，火郁中土者，用升麻、葛根之属升散以发之。同时还谈到治渴的针对方法，遵照《南阳活人书》学说，"太阴以利小便为先，阳明以利小便为戒"，尚应考虑"坚肾水"的问题，其经验是"坚肾水则用天花粉之属，利小便则用茯苓、猪苓之类"。与朱震亨的思路不同，所以玉峰子王泗在为《推求师意》写序时曰："广丹溪之志者，原礼也。"

②六郁辨证与治法

"郁者结聚而不得发越也，当升者不得升，当降者不得降，当变化者不得变化，此为传化失常。"[61]他补充了朱氏气机流畅百脉调和，"一有怫郁诸病生焉，故人身之病多生于郁"的学说，指出："气郁者胸胁痛；湿郁者周身或关节痛，遇阴寒则发；痰郁者动则喘；热郁者瞀闷，小便赤；血郁者四肢无力，能食，便黑；食郁者嗳酸，腹饱不能食。"治疗时掌握关键，要分辨中、外四气之异，"在表者汗之，在里者下之，兼风者散之，微热者寒以和之；热甚者泻阳救水，养液润燥，补其已衰之阴"。湿而挟寒，"以苦燥之，以辛温之；兼热从辛化之，以寒调之"。推荐苍术气味浓烈，开发水谷之气；香附下气最速，善行郁结；川芎通利三焦，上至头目，下抵血海，为气血之使，称理郁三大

良药。他认为郁证范围甚广，包括许多方面，若"热利下重，其人四逆，先以水盏半，葱白二根，煎一盏去葱白，煮四逆散[62]。"既往有人怀疑原礼传师门之业率由旧章，乃缺乏深入研究，不了解真实情况。只对"湿生痰、痰生热、热生风"的理解，脉络相承，确无新的创见，仅提到气道闭塞，津液不通，日久为痰，"善治痰者，不治痰而治气，气顺则一身之津液亦随气而顺矣"。未发表独特论言。从胡濙之序，谓其"精东垣补泻之秘"，他对李杲学说也有深刻研究。故人们推崇备至称道先生"随病加减之妙，不独药之咸精，抑亦治疗之有据，诚医门之准绳也"[63]。

【注释】

[1] 戴良《九灵山房集》卷三十载赵友同"故九灵先生戴公墓志铭"无"思"字，从其上世均用单字推究，思字疑衍。

[2] 垚、良二人为刘氏所生，见柳贯《柳待制文集》卷十一。

[3] 朱国祯《涌幢小品》作元，后人即将原、元通用。

[4] 钱曾《读书敏求记》、钱谦益《绛云楼书目》陈景云注，均作其号。王玉汝《太医院使戴公墓志铭》、张廷玉《明史》、傅维鳞《明书》则未提及。与《温州志》所记南宋末年戴熤（永嘉人，在杭州居官，为理宗妻谢后之侄女婿，入元学道业医）也号复庵者加以区别。

[5] 郑晓《今言》卷三作金华，是指其旅居地。

[6] 宋濂《宋学士集》卷八"送戴原礼还浦阳序"。

[7] 字仲积，因母病为庸工热药所误，乃矢志习医，见《光绪浦阳县志》。

[8] 此时戴垚已三十八岁。

[9] 见《金华府志》。

[10] 字原直，号益斋。曾游北方各地。

[11] 抱窝的母鸡。

[12] 见徐象梅《两浙名贤录》。

[13] 《送戴原礼还浦阳序》。

[14] 古谓之饧，《诗经·大雅》有"董荼如饴"。刘昌诗《芦浦笔记》引"嬾真子录"："饧字出六经及《楚辞》。战国时以饧为"餦餭"，后汉亦谓之饧耳。"即今日糯米或大麦熬制的软糖。

[15] 见陆深《俨山外集》载"金台纪闻"、冯梦龙《古今谈概》"谬误部"第五。

[16] 见王鏊《震泽纪闻》。

[17] 《明史·方技》。

[18] 字良仁，太医院使。

[19] 送《戴原礼还浦阳序》。

[20] 郑晓《今言》卷三。

[21] 见《浙江通志》、朱国祯《涌幢小品》卷二十五"御药医"。

[22] 姜南《学圃余力》。

[23] 一作永乐初年。

[24] 《涌幢小品》卷二十五"御药医"。

[25] 祖籍魏人，字用文，七岁赋诗赠里师万年松曰："使者来西岳，采松云万年，佳名虽自好，何不长修天。"曾住南京，"世居龙潭，后移入城中全节坊。"（周晖《续金陵琐事》"门禁条"）学宗李杲、朱震亨，室名静学斋。据姜南《叩舷凭轼录》载，曾以医言规劝太子朱高炽"治病应缓，善医者必固本，急之恐伤其本"，处理国家大事。永乐八年任太医院判，日侍文华殿。1424年秋卒，"寿七十有四"（见《献征录》陈镐"蒋恭靖别传"），翌年追赠太医院使，谥曰恭靖，门人吴讷为其写了行状。封长子主善任院

判，赐给宫女李、庄、徐氏为继室。遗有《静学斋集》《治效方论》。次子三，主敬、主孝、主忠，亦精岐黄术，世其业。

[26] 见《砚云甲编》载都穆《都公谭纂》。

[27] 嘉兴感化乡人。

[28] 他曾去北京继韩奭之后，给燕王朱棣治过瘢瘕之寄生虫病，二人早已相识。韩奭为吴县韩凝之子，韩夷之兄，也是良医。因诊断欠详，未能将朱棣治愈，最后由戴氏收功。

[29] 见《马剑家谱》。

[30] 见《明史·方技》。

[31] 见《金华府志》《浦江县志·人物》。

[32] 即《薛氏医案》之"平治荟萃"。

[33] 汪机从歙县觅得，加以整理，书名为其所定，由弟子陈惟宜刊行。

[34] 见《乾隆浙江通志》。

[35] 赵琦美《脉望馆书目》作戴复庵方书二本，胡濙序言二册，孙星衍《孙氏祠堂书目》外编卷二署称十一卷。

[36] 或作灵隐住持。

[37] 因胡濙序言在《证治类方》卷首，有人怀疑缪西绪交与陈嶷之书不包括《证治要诀》，但从胡濙所云："味其论断，出新意于法度之中，推测病源，著奇观于理趣之极。"似应含有《证治要诀》在内。

[38] 此书朱碧玄黄，有不少疑点，《类方》内引用大量《局方》约一百一十余首，占全书三分之一强。治疗用汤、饮、丸、散、膏、丹，使用辛温香燥药物和姜硫桂附，并无师传丹溪心法，可能为后人搀入者。言伤寒不可轻易解表，"虽当用麻黄、桂枝，亦宜先用芎、芷、朴、术，如和解散，芎芷香苏饮之类"，亦是明

显例子。曹禾《医学读书志》载："圆融委曲，情法备至，以救当时漫用寒凉之弊，诚朱氏之功臣也。"未必尽然。

[39] 《要诀》十二卷、《类方》四卷。

[40] 初名国宾，字仲光，号光庵，居木渎。"八九岁入乡校"，有异才，性奇特，"不相酬对"（郑仲夔《偶记》卷一）。"唐虞三代以降汉、唐、宋、元上下数千百年，中间圣经贤传、诸子百氏、阴阳历数、山海图志、兵政刑律与稗官小说之书，赅览贯穿，问无不知。"（钱谦益《列朝诗集小传》甲集）他"貌甚寝，又以药黥其面及肘股，皆成疮，髻两角，短布衣，芒屩竹杖，行市井间，或踞坐道旁，露两肘股爬痒，时人见而恶之，缙绅知其贤，亦莫敢引荐，仲光殊自得也"。富贵人家召之多不往（徐复祚《花当阁丛谈》卷三），而"里巷贫窭、方外士求医者"，则急去"诊视，施与药饵"，酬金"不论多寡，俱不受"，只收赠粮。守父王安（相术家）教言，远避豪门，一生未婚，奉母终身。同书法家沈起宗，"韩奕先生和姚荣国道衍"友善。顾从德《黄帝素问灵枢合集》序曰，随原礼学习"一年许，即治病辄验"，以卖药为业。洪武中入太湖"遁迹西山"，戊寅储君即位写诗自况曰："数茎白髻乱蓬松，万理千梳不得通。今日一梳通到底，任教春雪舞东风。"（俞弁《逸老堂诗话》卷下）知府姚善访问其家，第一次隔门放言："勿惊老母。"踰垣逃走；二次则穿母"布袄"，挥扇"佯狂踞坐"，与之语"辄吐涎仆跌"（王圻《稗史汇编》卷三十四，作"僧帽、禅衣、翰鞋"，去万寿寺回访姚氏，听到欲为其"索一官职"，掷杯于地，涎嗽交流。王母曰："吾儿中风矣。"乃罢）；三次才"欵论如平生"。广孝以少时旧交劝其出仕，谓：

"寂寞空山，何堪久住？"乃答曰："和尚误矣。""多情花鸟，不肯放人。"（曹臣《舌华录》）。曾于"天平山作《龙门春晓图》，遂知名于绘事。"（陈继儒《妮古录》卷一）病危时把从戴氏所得之八册医案，授予盛启东，韩叔旸（王鏊《守溪笔记》），"抱母不舍，死半晌，复苏，连呼娘娘"。殁后"姚少师广孝传其事，而其友韩夷刻之石"。（文震孟《吴中名贤小记》、徐沁《明画续录》）留有《虎邱诗》《光庵集》。

[41] 父思明，侍文皇左右。他字文仲，"尝从太监朱兴、尚宝、朱珍分领铜符，司城门启封；间随上出入军中。"

[42] 字天佑，其子彦澄亦精医，撰有《伤寒海底眼》。

[43] 《苏州府志》言其有后，曾孙名观，字惟颛，医学成就"自成化以来"居大江南北之冠。实际为承祀者，并非直系血统。

[44] 盛逮（初名棣，字景华，应贤良召，参与大臣议事）之子，字启东，从王宾学古文，喜吟诗，习举子业，五试不第。以治朱棣下肢风湿"痹弱"，提升医官（见陆粲《庚巳编》卷九）。永乐初为医学正科，1413年春因事株连，流放天寿山（在今北京十三陵，犯人被罚栽树），"监者奇之，令主算（统计）值前，疗愈胀病，中人荐治其主疾，即愈。待成祖西苑校射，得知情状，愕其尚在，召诊称旨，授太医院御医"，随扈从北征阿鲁台。他伟貌长髯，忠诚仁厚，尝"夜私取人椒，即引以自咎"。（见《明人百家》载祝允明《枝山前闻》）父死回籍，官僚周忱"饷米百石"，力拒却之，并回之以诗："鱼龙江海梦，雀鼠稻粮谋。"每逢清明时节怀念故里，辄写道："青青杨柳拂檐牙，杏酪香

来客念家。惆怅墓田吴苑曲，几年寒食在京华。"（《暮春杂咏》）认为医传三世，不可执为评判人的良劣之标准，谓"古之豪杰，自振者不能悉举，若李东垣、朱丹溪、滑伯仁、戴原礼辈，皆非世传，而造诣超人，屡起危殆，为后世楷模。"不应受历史框架所囿。提出："表之阳附于津液，大汗亡津液故曰亡阳；里之阳附于肾水，房劳损阴精故曰脱阳。不然津液与精皆阴类，何以阳名？"（《医经秘旨》）永乐戊子夏，郁文质遗精，形体孱弱，痰火作喘，发生阳脱现象，用附子、天雄，佐以参、苓、白术，"日加数服，夜则减半"，逐渐获愈，深得好评（见《盛氏家乘》）。治"东宫妃张氏十月经不通"，众医以为妊娠，他云非孕，处破血方，"下血数升"而安（见《王文恪公笔记》），太子朱高炽（即位后的洪熙皇帝）"赐金币值钱千缗"（《吴江县志》），红杖前导送归，声闻朝野，成为名家。1436年致仕，荣返故里。撰有《流光集》、《医林广治》、《六经证辨》、《医经秘旨》（高果哉校订，吴金寿字晓澜加评，凡两万余字）等。所疗宫廷医案，《明史》记之较详。1441年卒。其孙用敬善理奇证，《吴江县志》已收载。

[45] 或作阳，乃讹字。御医，曾供职御药房。他与盛寅经常以对弈的形式团结同道，得倖于永乐、宣德二帝。

[46] 字叔大。

[47] 字汝德，父卒，其医大行，助弟俵成进士。家僮纳粮于官，多取一筹而归，他拒而不受，"置米屋后以饲鸟雀"。

[48] 字文叔。

[49] 僎子，字用敬，"颖悟绝人"，善治疑难大证。

[50] 字用美，屡试不第，退而攻医，

以仁厚著称。

[51] 皕之子，亦见称于当代。

[52] 原籍南都，迁居苏州，敏或作毓，字德美，少孤贫，寄食外祖父徐氏药肆中，成化时官御医，宪宗常以白须老人呼之。

[53] 字时勉，王宾的从孙。同张颐齐名，有"颐替敏暗"二医家之说。

[54] 字思勉，成化御医。

[55] 字宗儒，任职晋王府，屡次随军出征。

[56] 字宗俨。

[57] 《推求师意》。

[58] 《金匮钩玄》"血属阴难成易亏论"。

[59] 《中国医学大成总目提要》。

[60] 见宋濂《翰苑续集》。

[61] 《金匮钩玄》"郁证"。

[62] 有柴胡、枳实、白芍、甘草。

[63] 胡濙《证治类方》序。

6. 王履

（1）生平

王履，原籍魏博（今河北大名东北），祖上迁居昆山[11]娄东镇。字安道，号畸叟[2]，称抱独山人。约生于元至顺三年（1332年），为丹溪入室弟子，"尽得其术"。开始在家乡训蒙，过教师生活。洪武时入朱㭎秦王府[3]官良医正。他"作家、士气咸备"，博极群书，"学究天人"[4]，能诗善画，"精诣有法"[5]。王鏊[6]对其心仪不已，曰："深有取焉。"山水摩"马一角[7]、夏半边[8]"，"行笔秀劲，布置茂密"，山石钩框，徐疾顿挫，"使腕有余力"[9]，缀以春草、夏卉、秋英、冬药，"更可观也"。行书、小草绮丽风流，"如飞鸟依人，翩翩可喜。"[10]年五十二，应新丰老友邱文相邀，1383年七月携沈生[11]游华[12]山，"凌绝

顶、探幽宅"，谓"山高五十仞，直上四十里，予之登也，但知喘急，随之数步一息而已"。曙光霞影，"秀而不可不图"，上峰岚"以笔自随，遇胜写景"[13]，乃知三十年学画离开名山大川不过"纸绢相承"。于是便"屏去旧习，以粤雅意，匠就天然"，言"吾师心，心师目，目师华山而已。"[14]经过六个多月，描绘出《华山图》四十二幅，风偃雨润，雄姿跃然纸上，"一图一貌，意态各殊"，木石相辉成趣，其中以玉泉院、上方峰、苍龙岭、巨灵迹、真武祠、避诏岩、玉女峰、仙人蓬、舍身树、日月岩、千尺幢、希夷匣、龙潭崖、南峰东西、韩姑遗蜕、唐玄宗抛简处所画最工，吊古怀幽，写有散记四篇、游诗一百五十首，能"轶昌黎而配少陵"。据历史所见，"自有华山以来，游而能图，图而能记，记而能诗，穷揽太华之胜，古今一人而已"[15]。其艺术价值，粗不失俗、细不流媚，清旷超凡，"无猥阘蒙尘之鄙格"，图不盈咫，成"穷幽极邃之胜"，推为名作，"江南好事家藏之"，后归"里人武氏"。其余《苍崖古树图》《天香深处》两帧，也属写生的佳品。

王氏注意分析研究，破除习俗之见，以我论古，不为"他说所蔽"。所撰《医经溯洄集》一卷，写于1368年，收入论文二十一篇，约二万六千字，对《内经》《难经》《伤寒论》内某些有争议的问题，提出独树一帜、鞭辟入里的见解，谓《伤寒论》三百九十七法，阳明无目痛，太阴无嗌干，厥阴无囊缩，必有脱简，抱着不以"溺井怨伯益、失火怨燧人"的心情，将三百九十七法除去重复与无方治者，"得二百三十八条，并以治字易法字，而曰二百三十八治"，谓伤寒法治温病，属于借用，"非仲景立法之本意也"很有道理，其他

《百病钩玄》二十卷、《医韵[16]统》[17]一百卷、《标题原病式》[18]一卷和《医史补传》、《小易赋》、《原病要法》[19]、《十二经络赋》等，亦为医林所重。据云洪武二十四年（1391年）先生逝世，终龄六十岁。入祀乡贤祠。门人许谌[20]、子绪[21]继续其业。

（2）学说与经验

他的治学思想，主张读书先看原文，不为注释者所误，要"解黏去缚"，排除众说纷纭，"洞见本源"，使玉石有分，主客不乱。曾云："神农尝百草，一日七十毒，予诵其书每至于此，未始不叹夫《孟子》所谓尽信书不如无书"，"毒之大也则死矣"。强调辨因、正名、察形，应有自己的见解，不应随人喧喝，精于分析，从事理论研究。认为《素问·六微旨大论》亢害承制，属人体自行调节，是"高者抑之、下者举之、强者折之、弱者济之"，在五行中等于金起克木、水来制火，"不如是则高者愈高、下者愈下、强者愈强、弱者愈弱，而乖乱之政日以极矣"[22]。对阴虚火旺之证，据《难经》七十五条，提出泻南方火补北方水，言："火退则木气削，金不受克而制木，东方不实矣；金气得平，土不受克而生金，西方不虚矣。"推勘入微，能补前人所未发，为温病流派主张清热护阴的治疗方法，起了先导作用。

① 对阴阳盛虚汗下的解释

《难经》五十八条所载伤寒病"阳虚阴盛，汗出而愈，下之即死，阳盛阴虚，汗出而死，下之即愈"一文，前人注释未中肯綮，他批评王焘《外台秘要》"表病里和，是阳虚阴盛，表和里病，是阳盛阴虚"，以"病者为虚，不病者为盛"；并否定滑寿《难经本义》盲目附和，都属"南山有鸟，北山张罗"。根据病邪与人体盛衰情况，提出寒邪侵入肌表为"阴盛阳虚"；热邪内炽为"阳盛阴虚"，盛指邪气。阳虚于外感受寒邪，应助卫阳发表，一汗可愈，下之反而引邪入里，热盛阳旺于内，伤阴耗津，下其阳热，"有余折之，以屈其锐"[23]，即是保存阴津，所以下不可缓，汗之却会阴亏津乏而助热邪，虚指人体而言。如醍醐灌顶，甘露洒心，令人满意。《医效秘传》爰引本意结合实践于"发表之药用温、攻里之药用寒"说："表有邪则为阳虚，温之所以助阳也，阳有所助，则阴邪由以自消，发表之药用温者此也；阳受其抑，则真阴得以自长，攻里之药用寒者此也。"

② 论中风病机

王氏观《千金方》引岐伯中风大法有四，解之者曰："偏枯者半身不遂；风痱者身无痛，四肢不收；风懿者奄忽不知人；风痹者诸痹类风状。"认为中风因于风邪，类中风乃火、气与湿，二者病机不同。指出"类中风而非中风"，创立中风不是感受外来风邪的学说，把河间主乎火，东垣主乎气，丹溪主乎湿痰，"三子出，所论始与昔人异"，对其从事理论探讨，一同介绍给大家，这不只说明学源有自，也表示个人研究成绩和前辈经验、客观影响是分不开的。喻昌在《医门法律》内分析道："刘河间主火为训，是火召风入，火为本，风为标；李东垣主气为训，是气召风入，气为本，风为标；朱丹溪主痰为训，是痰召风入，痰为本，风为标。王安道谓审其为风，则从《内经》；审其为火、为气、为痰，则从三子。"《四库全书总目提要》给以很高的评价，称赞他融会贯通，"于医道中实能贯彻源流，非漫为大言以夸世者"。

③ 治温病注意清热

他谓温病，是天地间恶毒的异气，"以

天时与病形名"，由"怫热"造成，脉"盛躁"、"尺肤热甚"[24]，自内达外，与伤寒从表入里不同，处理大相径庭，不可照《内经》"发表不远热"，"体若燔炭，汗出而散"，而投与桂枝、麻黄汤，应用辛凉或苦寒，以清里热为主，尽管有表证，"清里而表自解"，曾依据经验现身说法："每见世人治温病，虽误攻其里，亦无大害，误发其表，变不可言，此足以明其热之由内达外也。"目的是"脱却伤寒，辨证温病"[25]。这一主张拉开了新的序幕，对促进温病治疗的发展，起了推动作用。同时，王氏还反对张洁古"静而得之为中暑，动而得之为中热"说，强调中暑、中热"其实一也"。驳斥东垣《脾胃论》重申师说，断言："避暑热于深堂大厦，得头痛恶寒等证者，盖亦伤寒之类耳，不可以中暑名之。"赵献可遥承此意，引用丹溪"若夫凉台水馆、大扇风车、阴水寒泉、果冰雪冻之伤"[26]，加以释义道："或深堂亭阁、过处凉室，以伤其外；或浮瓜沉李、过食生冷，以伤其内。"都是阴证，与感受暑热之气不可同日而语。这充分体现了他的论点之正确性。

【注释】

[1]《新元史·朱震亨传》作太仓，乃与太仓毗邻之故，均属元代江浙行省。陆容《菽园杂记》卷三载："本古娄县，梁大同初改今名"，即昆山。

[2] 一作奇翁、奇叟。

[3] 明太祖第二子朱樉，洪武三年封秦王，十一年就藩西安，二十八年卒。过去认为王氏于洪武四年即在西安任秦王府良医正，实误。

[4] 见徐春甫《古今医统大全》。

[5] 陈继儒《书画史》、《太平清话》卷四、《妮古录》卷四。

[6] 成化乙未进士，文渊阁大学士。赵吉士《寄园寄所寄》将其与汤显祖、唐顺之、瞿景淳、薛应旂、归有光、胡有信、杨起元，列为举业八大家。

[7] 马远，南宋宁宗时人，原籍山西永济，祖上迁居浙江钱塘。字遥父，号钦山。与夏圭、李唐、刘松年并称南宋四家。善画水墨疏山稀树，用斧劈皴法。现存真迹有《华灯侍宴》。

[8] 夏圭，和马远同时，浙江钱塘人，字禹玉，官画院待诏。工山水人物，尝学范宽写北国雪景，蜚声吴越。其子森，绍承父业（见《画继补遗》卷下）。现存良品即《西湖柳艇》。

[9] 刘凤《续吴先贤传》。

[10] 释圣来《南行文钞》。

[11] 邱文外孙。

[12] 华应读话，仄声，光华之义，与读平声之华不同。齐周华《明山藏副本》卷上"游记"门孙景烈评语，有详解。

[13] 姜绍书《无声诗史》。

[14] 徐沁《明画录》卷二。

[15] 钱谦益《列朝诗集小传》甲集。

[16] 或作约。

[17] 徐春甫《古今医统大全》就是在此基础上写成的。

[18] 见天一阁《嘉靖昆山县志》、《苏州府志》。

[19] 见钱谦益《绛云楼书目》。

[20] 原籍銮江，移居太仓，字元孚，号娄愚，写有诗文《野情集》（见《嘉靖昆山县志·艺能》）。因无予将医术传与女婿陶浩。浩，太仓庠生，字巨源，"素清俭"，以治奇证有声杏林。《菽园杂记》卷二载，景泰间昆山教谕严敏之妻病，遣学生陆容迎诊，曾批评献媚权贵、誉扬显要者，皆为之震惊。他在年中丞家内作客，

夜间提溺器闪挫，"明日告归，泣曰：肾气绝，不出七日矣"。果如期而殁。弟子徐德美，世其学。

[21] 字伯承，以医鸣二京，卒后无嗣，传与女婿沈仲实（昆山人，号松岩），仲实之孙承先又赓续了王门五世箕裘。

[22]《医经溯洄集》。

[23]《素问·至真要大论》王冰次注。

[24]《灵枢·论疾诊尺》。

[25] 吴瑭评语。

[26]《格致余论》。

（三）易州系统代表人物

1. 张元素

（1）生平

张元素，金代医学家，上谷郡[11]易州（今河北易县）周庄社[2]人，字洁古，约生于公元十二世纪前期，比刘完素稍晚[3]。远宗《素问·五脏别论》"五脏六腑皆禀气于胃"，重视"养正积自除"[4]，善调胃气，对后世影响很大，尤其经过李杲的传播，医疗观点自成体系，称为易州流派的开山。他八岁以《论语》应童子试，声誉崛起。二十三岁考春官三科[5]经义[6]进士，犯庙讳[7]下第，遂继父业从事刀圭研究，以"明经"出仕涿州学正[8]。"遇至人传祖方妙法"，"梦授神术"[9]，雨洗春光，乃专心致力医学。因登门问讯治好了刘完素患伤寒八日头痛、脉紧、呕逆不食表邪未解的误下证，发表风发精辟之论，守真服其处方而愈，名即大噪[10]，"人重之若遇和、扁"。服务对象多为学者、官吏，冠盖骈集，"大定末和完素齐名，足与河间抗衡当世"[11]。陆九芝尊其同刘守真、李东垣、朱丹溪为"金元四家"，且列诸榜首[12]。由于"不甚用方，书亦少传，其存于今者皆后

人所附会。"[13]目前署名张氏鸣铎以化世谛的作品，有校本《医学启源》[14]三卷、《家珍》[15]一卷、《脏腑标本寒热虚实用药式》[16]一卷、《医方》三十卷、《珍珠囊》[17]一卷、《王叔和脉诀注》[18]十卷。《补缺钱氏方》《产育宝生方》，已佚。药注《难经》，出他人之手，非张氏所撰[19]。子璧[20]，"得父业，名著当时"，与李杲、王好古薪传其学，写有《脉谈》[21]《医学新说》。张璧的医疗经验，后人为之辑有《论经络迎随补泻法》、《七表八里九道脉诀论并治法》《云岐子保命集》，元代杜思敬[22]已收入十九卷的《济生拔萃》中。曾言"凡用针顺经而刺之为补，迎经而夺之为泻，故迎而夺之安得无虚，顺而取之安得无实，此谓迎随补泻法也。"王好古认为张氏同东垣、云岐子具有辉煌的成就，在医学史上是"千载以下之三老。"

（2）学说与经验

张氏学术渊源，遥遵《内经》《金匮要略》《中藏经》，推崇仲景之书为"万世法，号群方之祖，治杂病若神"，孙思邈《千金方》、钱乙《小儿药证直诀》、刘完素的运气学说[23]和医疗经验，对他也有不小影响。临床导向，能化古为新，师法"《素问》四气调神之义"[24]，按阴阳升降用药，能"刻期见效"[25]。宋濂在《医家十四经发挥》序，推为金代四大家之一[26]，"立言垂范"，堪称后世法。他提出对张从正很有启发作用的："天之邪气感，则害人五脏，实而不满，可下之而已；水谷之寒热感，则害人六腑，满而不实，可吐之而已；地之湿气感，则害人肌肤，从外而入，可汗之而已。"强调高屋建瓴，"厚脾土为要"，乃"知本之务"[27]。对呕吐证循三部调理，上焦属气、中焦属积、下焦属寒，分别论治。凡老人、虚弱、幼小患

者，投大黄攻下，均须煨制，知母、黄柏泻火，用酒浸曝干，"恐寒伤胃气"。组方配伍，谓君药之量要大，"臣次之，佐、使又次之"。其治学思想，和河间学说一样，在当时属一大飞跃，促进了岐黄事业的发展，形成质的变化。尤其是以"保护元气为主"[28]创制新方，更表现得独领风骚。

①古今不同，治亦有异

"世异则事异，事异则备异。"[29]张氏不仅具有《周易》革卦思想，尚在北宋"科学史上座标"[30]《梦溪笔谈》"物理有常有变"的影响下，认为古今气候不同，体质存有差异，病情表现不一，古人所制成方[31]，虽于当时取得明显效果，对后世并不完全适宜。《金史》记其所言："运气不齐，古今异规，古方今病，不相能也。"概括了他一生的治学思想"自为家法"[32]，很有代表性。"同一病者，人异其证，治异其方"[33]，只有应用灵活地辨证论治，"药不执方，医无定格"[34]，才可恰到好处。汪钝翁赞赏其说，并批评道："今之医业者，率皆以有定之方治无定之病，不问其人之起居、食息与夫时俗之温、寒、燥、湿，而概以成格进之，吾不知于其所谓意者果有合焉否也。"[35]

他反对墨守成规"万法皆宜"论，善于以驭龙手段化裁古方而为今用，曾把《金匮要略》治水饮"心下坚大如盘"的枳术汤加重白术改作荷叶烧饭[36]为丸，降低枳实开破，先益虚而后化实，能增强醒脾健胃之功，对"饮食自倍肠胃乃伤"之证，寓消于补，使补中有消，"简当有法"[37]。近人罗振玉收藏调理中州的一首验方："取米数钱至一两，炒黄；用鲜荷叶将米包入，在米上微微加水令润；叶上针刺小孔十余，在火上烤香，去叶取米煎汤，日饮二三次，复原极易。"[38]很可能是由本

丸演化而来。于《伤寒论》麻黄、桂枝汤二方的基础上，有感汗出不得用前者、无汗不能用后者，创制不犯三阳禁忌的"解利神方"九味羌活汤[39]，统治四时风寒之邪，"无内伤者"均愈[40]。其当归拈痛汤[41]吸收先贤经验，利用补气、养血、发表、清里、利水、散结，解除风、热、湿邪，可广泛用于多种外科疾患，如丹毒、皮肤瘙痒、四肢疼痛等，好似"菜甲初肥，美于热酪，荨丝既长，润比羊酥"[42]，疗效甚佳。王祎《青岩丛录》推崇备至地说："张洁古、刘守真、张子和、李明之四人者作，医道于是乎中兴。"尽管良工喜用古方，"但变通之机自有神妙"[43]，从张氏实践化裁已充分体现出来。

②倡导随时令用药

他受《周易》启发，"观乎天文以察时变，观乎人文以化成天下"，遵照《素问》七篇大论所载运气学说，四时物象春升、夏浮、秋降、冬沉的规律，"必先岁气，勿伐天和"，将一年之内分为六个回归阶段，确立规范性调节方法。他认为，初之气"大寒至春分，厥阴风木主位[44]，在上宜吐，在下宜下"；二之气"春分至小满，少阴君火主位[45]，宜发汗之药"；三之气"小满至大暑，少阳相火主位[46]，宜清上凉下之药"；四之气"大暑至秋分，太阴湿土主位[47]，宜渗泄之药"；五之气"秋分至小雪，阳明燥金主位[48]，宜和解表里之药"；终之气"小雪至大寒，太阳寒水主位[49]，宜发散破积之药"[50]，运用了时间治疗学。鄂栋铁保根据地理环境，加以分析道："北地燥而多风，南地湿而多雨，至玉门关外，竟有终年不雨者。"认为处方遣药要结合实际情况，灵活对待，切忌死守时令之说："吾愿今之为医者，去已成之见，破难效之方，就其人之体气以求病源，度

其人之习染以拔病本，苟有效则牛溲马勃胜于参苓，随天地自然之气，而助以调济之功，则师古而不泥古，用古而更宜今"[51]也属名言。

③应用药物归经，引经报使

药物经肠胃吸收，进入血液，布及全身。缘于"嗜欲不同，各有所通"[52]，其趋向"酸入肝、辛入肺、苦入心、咸入肾、甘入脾"[53]，五味"各有所走"[54]，治彼无效，疗此则瘥，载体有选择性，"随其气类而之焉"[55]。因而张氏"探河源于星宿之海"[56]提出"归经"、"引经报使"的学说，利用执简驭繁，掌握规律，以温里、散寒、清热、补虚，有的放矢，主治导向一方，来发挥投位、定性的作用，使之力专而用宏，也是多快好省的医疗方法，为经络学说在药物学上的具体运用。他言，同一泻火药，黄芩泻肺火，黄连泻心火，白芍泻肝火，知母泻肾火，石膏泻胃火，木通泻小肠火，黄柏泻膀胱火。引经即药物的向导，除关系局部，主要是物尽其长，更好地在人体发挥"直达病所"的作用，如"头痛用川芎，各加引经药"，太阳加蔓荆子，阳明加白芷，少阳加柴胡，太阴加苍术，少阴加细辛，厥阴加吴茱萸。顾炎武非常赞成"药专则效速"的调理方法，且在《日知录》卷五内感慨地说："今之用药者，大抵杂泛而均停，既见之不明，而又治之不勇，病所以不能愈也。"的确如此。

④药物从五分类

他依据风、热、湿、燥、寒，生、长、化、收、藏，升、降、浮、沉、成，以之入说，将药物性能归为五类，重点是以所属之阴阳，来调理人身之寒热、虚实，以其升降作用调理人身之气机，治疗表里、上下。

A. 风升生，味薄，阴中之阳，有防风、羌活、升麻、葛根、柴胡、威灵仙、细辛、独活、白芷、牛蒡子、桔梗、藁本、川芎、蔓荆子、秦艽、天麻、麻黄、荆芥、薄荷、前胡。

B. 热浮长，气厚，阳中之阳，有附子、干姜、乌头、生姜、肉桂、良姜、桂枝、豆蔻、丁香、厚朴、益智仁、木香、白蔻仁、川椒、吴茱萸、茴香、砂仁、红兰花、神曲、延胡索。

C. 湿化成，气平[57]，味淡[58]，有黄芪、人参、甘草、当归、熟地、半夏、白术、橘皮、青皮、藿香、槟榔、三棱、莪术、阿胶、诃子、桃仁、杏仁、麦芽、紫草、苏木、苍术。

D. 燥降收，气薄，阳中之阴，有茯苓、泽泻、猪苓、滑石、瞿麦、车前子、木通、灯草、五味子、白芍、桑白皮、天冬、麦冬、犀角、乌梅、丹皮、地骨皮、枳壳、琥珀、连翘、枳实。

E. 寒沉藏，味厚，阴中之阴，有大黄、黄柏、黄芩、黄连、石膏、龙胆草、生地、知母、汉防己、茵陈、芒硝、花粉、牡蛎、玄参、苦参、川楝子、豆豉、地榆、山栀子。

施国祁评议道，元素用药，应从正反两个方面权衡它的利弊，按照四时、阴阳、升降进行损益，引经据典，固然为有本之学，但对知识不广、缺乏经验的人讲，可能产生另一种情况，"苟学者未尽其妙，则瞑眩之药终不敢投，失机后时者多矣"[59]。

⑤制定脏腑标本用药式

张氏效法《灵枢》[60]《中藏经》《金匮要略》《千金方》，上接钱乙《小儿药证直诀》脏腑辨证，根据寒、热、虚、实，结合药物性能升降、浮沉、气味、归经，制定了《脏腑标本用药式》，即脏腑用药规律表，突出脏腑辨证的重要性，如肺热清本用黄芩、山栀，肺寒温本用丁香、款冬花，散标寒用麻黄、紫苏，肺实泻子用桑白皮、葶苈子，祛湿用半夏、橘皮，泻火用石膏、知母，通滞用桔梗、杏仁，肺虚补母用甘草、人参，润燥用麦冬、知母，收敛用乌梅、罂粟壳、五味子等。同时他也有习惯性用药，一般是头顶痛用藁本，胃脘痛用草豆蔻，咳嗽用杏仁、贝母、五味子，心烦用栀子仁，疮疡用黄连，疟疾用柴胡，湿热小便不利用汉防己、黄柏，暴发火眼用防风、黄芩，目昏用熟地、当归，下利腹痛用白芍、甘草，安胎用黄芩、白术，都是很好的经验总结。

张元素对医学方面的研究，重视"养胃气为本"[61]属"医中之王道[62]，"治湿不利小便非其治也"，确定以下行为出路的驱水疗法。他促进了刀圭事业的发展，取得不少成就，虽然还存在一些问题，如应用占卜者的术语、鬼贼、妻财；主观臆测、牵强附会，言黄柏性润、芒硝软心，令人难从，但绝大部分内容仍来源于临床实践。兰泉老人张建吉尝亲睹其技，"药下如攫，当时目之曰神医"。李时珍亦称道："大扬医理，《灵》《素》之下一人而已。"[63]谀之又太过了。

【注释】

[1] 程充《丹溪心法》序、曾禾《医学读书志》。

[2] 天一阁《弘治易州志》。

[3] 嘉兴王店镇古藤书屋朱彝尊《曝书亭集》卷五十五"济生拔萃方"，将其置于刘氏之前，并非按时间先后排列。

[4] 罗天益《卫生宝鉴》引语。

[5] 经义、词赋、策论。

[6] 以经文为题，发皇其义。

[7] 误写已故当朝皇帝名字。中国从西周开始，对皇帝、父亲、圣人之名，提倡不能直书，"为尊者讳，为亲者讳，为贤者讳"，秦已下令执行。"始皇讳政，呼正月为征月；汉高祖讳邦，凡言邦皆曰国；吕后讳雉，《史记·封禅》作野鸡夜鸠；文帝讳恒，以恒山为常山；宣帝讳询，以荀卿为孙卿；光武讳秀，以秀才为茂才；明帝讳庄，以老庄为老严；梁武帝小字阿练，子孙皆呼练为绢。"（王楙《野客丛书》"古人避讳"）司马迁《报任安书》因讳父"谈"（继承祖上从周代开始世袭史官），改赵谈为"同子"，或称赵同（孙平仲《珩璜新论》谓，《史记》无谈字）。转入唐、宋时代，朝野上下盛行，以改字、空白、换韵、缺笔较常用，甚至连同音字也要避写。元帝之名因属蒙古语译，大多不讳。且由于朱、猪同音，明正德时还曾诏令天下禁吃过猪肉。

[8] 天一阁藏《弘治易州志》。

[9] 天一阁藏《弘治保定郡志》。

[10] 见脱脱《金史》本传。

[11] 施国祁《金源札记》。

[12] 见《本草述钩玄》陆氏手批本《武进阳湖合志》杨时泰传后。

[13] 《弘治保定郡志·方技》。

[14] 李杲延张建吉写序刊行。也是园钱曾《述古堂书目》记有《洁古老人医学启蒙》抄本三卷，疑即此书。卷中部分与刘完素《素问玄机原病式》相同，大概系后人写入，也可能为他自己吸收的河间学说。

[15] 列有十八证，载方一百四十首。

[16] 始见于《本草纲目》卷一序例，单行本是周学海从赵术堂（高邮人，客寓兴化，字观澜，王芝藻的门生。其子春

普、奏言、泰封，孙履鳌字海仙均以医名）增补加按、旌孝堂刊本《医学指归》中摘出的，以脏腑作纲，病理为目，内容较《本草纲目》所收较多。

[17] 绍兴沈复粲《鸣野山房书目》署名李杲撰。顺治丁亥进士泰兴季振宜《季沧苇藏书目》存有元刻本，作《李东垣真珠赋》。现传者为杜思敬《济生拔萃》本，载有药物一百一十三种。后人编为韵语，记有十九畏歌。

[18] 又名《张洁古脉诀》。

[19] 春露堂王恽《秋涧大全集》认为，李杲以其"授之罗谦甫，兵后文多坠简，及得田氏口传易水遗旨百余条，苴补脱漏，遂成此书"。（《洁古老人药注难经》序）滑寿疑系草稿，或非张氏所作，戴良《九灵山房集》卷二十七"沧州翁传"、杨继洲《针灸大成》亦提及这一撰述，批评注后附药，不符合经义。

[20] 号云岐子，提出伤寒过经不解为温病。

[21] 徐春甫《古今医统大全》。

[22] 泌州守吏杜丰之子，铜鞮（今山西沁县南部）人，曾官侍御史、参知政事、中书左丞，称宝善老人。延祐二年（1315年）八十一岁辑成《济生拔萃》。

[23] 与刘氏观点十分接近，虽有差异，却极其相同。

[24] 见王好古《此事难知》。

[25] 钱曾《读书敏求记》。

[26] 与刘完素、张从正、李杲。见《宋学士集》卷五。

[27] 卢陵杨士奇《玉机微义》序。

[28] 杜思敬《济生拔萃》。

[29] 《韩非子》"五蠹"。

[30] 英国李约瑟语。

[31] 主要指《太平惠民和剂局方》的

九、散、膏、丹成药。

[32] 袁宏道《袁中郎集》卷一"雪涛阁集序"。

[33] 阮葵生《茶余客话》。

[34] 李渔《笠翁一家言全集》卷六。

[35] 见《尧峰文钞》。

[36] 现在制作工艺荷叶与米同煮，或荷叶包湿米烤熟。

[37] 费伯雄《医方论》。

[38] 郑逸梅《文苑花絮》"尺牍的集藏"。

[39] 由羌活、防风、苍术、细辛、川芎、白芷、生地、黄芩、甘草组成。

[40] 《名医类案》江应宿按语。

[41] 由当归、羌活、苍术、防风、升麻、葛根、白术、苦参、黄芩、知母、茵陈、猪苓、泽泻、人参、甘草组成。

[42] 屠隆《婆罗馆清言》卷上。

[43] 敖英《东谷赘言》卷一。

[44] 多风木摇。

[45] 气候转暖。

[46] 炎热季节。

[47] 雨多潮湿。

[48] 气候干燥。

[49] 严冬水结为冰。

[50] 五运分主四时，每年如此，是谓主运。"以大寒节为始，交木运；至清明前三日交火运；至芒种后九日交土运；到处暑后六日交金运，至立冬后三日交水运。以一年三百六十五日有奇，五分之，每一运当旺七十三日有奇也。"（张山雷体仁堂《医事蒙求》）白季文认为："酸多伤脾，皮皱而唇揭，故春宜减苦增辛，以养脾也；咸多伤心，血减而变色，故冬宜减咸增苦，以养心也；苦多伤肺，皮皱而毛落，故夏宜减苦增辛，以养肺也；辛多伤肝，筋急而爪枯，故秋宜减辛增酸，以养

肝也；甘多伤肾，骨松而发焦，故夏季宜减甘增咸，以养肾也。四时皆平和，而饮食之病不生。"

[51]《梅庵文钞》卷五。

[52]《素问·六节脏象论》。

[53]《素问·宣明五气》。

[54]《灵枢·五味》。

[55] 苏天爵《元文类》载刘骃《静修先生文集》卷二十一"读药书漫记"。

[56] 张山雷《脏腑药式补正》。

[57] 兼温、凉、寒、热。

[58] 兼辛、甘、咸、苦。

[59]《金源札记》。

[60]《邪气脏腑病形》《经脉》《经筋》《本脏》等。

[61] 刘骃《内经类编》序。

[62] 许谦评语、杜思敬《济生拔萃》序。

[63]《本草纲目》序例"历代诸家本草"。

2. 李杲

（1）生平

李杲，字明之，晚号东垣[1]，真定[2]竹里人。祖少时家贫，夜坐读书，一女子助之掘地下得金[3]，家道逐渐小康。他生于金大定二十年（1180年），出身大商兼地主家庭，"赀雄乡里"，财甲两路[4]。青年时曾随王从之[5]学《论语》《孟子》，冯叔献[6]习《春秋》，拜范尊为师[7]。博闻强记，有"昂耸之志"。建书院，接待名士[8]，躬身点汤[9]，宾客盈门。二十余岁后，"慎交游，与人相接无戏言"，一派书生风范。有友"密议一席，使妓戏狎，或引其衣，即怒骂解衣焚之"，乡豪宴请"国使"，邀之作陪，知杲自爱，"讽妓强之酒，不得辞"，遂大吐而出。泰和年间，岁荒，民多流亡，"极力赈救，全活者甚众"。[10]生平

"忠信有守，富而好施。"[11]

母王氏患病，"色不满容，夜不解衣"，向各方"厚礼求治"，因医者不识何证，寒热杂投而死，遂矢志研究医学。听到张洁古文名卓著，且以精通《灵枢》《素问》《八十一难》《本草》技术高明驰称燕、赵间，乃北行几百里"斗白金"为贽礼从之学习，数年熏陶，教人以忠，即"得其《素》《难》心传"。缘于执术者社会地位低下，"家既富厚，无事于技，操有余以自重，人不敢以医名之"[12]。后来向政府捐献，统治阶级派他去济源当税务官[13]，不久，避蒙古兵蹂躏又转移到东京（今开封）。此时不断与太医院同道会诊[14]，以岐黄之业游于公卿间。对病人注意精神疗法，寄以喜事，逗其欢欣，心情舒畅，元气易于展伸。处方遣药，不拘常格，"兔起鹘落，无不得者"[15]，"或丸或散，俾病者饵之，以取其效，一洗世医胶柱鼓瑟、刻舟觅剑之弊。"[16]经泗州一精太素脉人推荐，治湖南书生用水果梨清热，使毒气外泄转为疮疡[17]，蜚声京畿，"名乃出于元素上"。枯木逢春，"其所济活者不可遍举"，有"国医"之目。上层分子对他"不委曲与世合"，表示不满，曾指责"资性高謇，少所降屈，非危笃之疾人不敢谒也。"证明非阿谀奉迎者。据戴良介绍东垣治学趋向，国势衰微，师旅饥馑，"人多忧惊而气耗"，提倡"以固根本为重"，取"补法以助其不足"[18]。

天兴二年（1232年）他离开京师从中州北返[19]，"凡求治者，以脉证别之，以语言察之，以《内经》断之，对证设方，其应如响，间有不合者，略增损辄效。"[20]亲眼见到战后的情景："白骨纵横乱似麻，几年桑梓变龙沙。只知河朔生灵尽，破屋疏烟却数家。"[21]和元好问[22]由开封到聊城至

觉寺[23]、东平行台严实（忠济）家[24]北行过程中，且与元氏所携八岁遗儿白朴[25]相处六年[26]。乃马真后称制三年（1244年）甲辰回归家乡[27]。此时颓垣断甓，一片疮痍，"神志既惰"，懒于语言。为了"道传后世"，经都运官周德甫介绍，收"敦朴"医者罗天益为弟子，精神得到慰藉。问其"汝来学觅钱医人"，曰"学传道"，遂准习业，奠定了"救死扶伤功被生灵"[28]之心。日用饮食，由李氏提供，授以"《内经》要奥，制药之法"，要求"严操守，砺品行，存忠厚"，迨至第三年，了解罗氏家内生活困难，立赠白银二十两，并说："恐汝动心半途而止，可以此给妻子"，言传身教，有与人为善的崇高作风。"祁寒盛暑，亲炙不少辍，真积力久，尽传其私淑不传之妙。"[29]先生晚年"耳目半失于视听，百脉沸腾而心烦"，"神志衰于前日，饮食减于曩时"，已老态龙钟。病转危笃，自知不起，感慨万千，将《兰室秘藏》[30]及所积资料，分门别类，装入函套，交与罗氏，沉痛地嘱咐道："非为李明之、罗天益，是为天下后世，慎勿淹没。"[31]孛儿只斤蒙哥元年（1251年）二月二十五日离开人间[32]，终龄七十二岁。门生罗氏"建祠以祀之，岁时致祭，三十年不辍"，"事之如平生"[33]；"奉公之室王氏与嫡母无异"，供养十余年"甘旨不乏"，八十高寿卒，"窀穸之事，墦间追远祭祀之礼不缺。"[34]或云墓地在今黄陵，存有不少疑点[35]，无法断定。

李氏"引经立论，精凿不磨"，撰有《内外伤辨惑论》[36]三卷、《脾胃论》[37]三卷、《兰室秘藏》[38]三卷[39]、《医学发明》[40]一卷[41]、《活法机要》[42]一卷、《脉诀指掌病式图说》[43]一卷，其余则为《伤寒会要》[44]《保婴集》《伤寒治法举要》《用药法象》[45]《万愈方》《东垣心要》等，履行了范尊的教导："精力衰耗，书成而死，不愈于无益而生！"尤怡称道："古人制方用药，一本升降浮沉之理，不拘寒热补泻之迹者，宋元以来东垣一人而已。"[46]其子执中，情况不详，只知东垣卒后他欲赴韩岩村拜访元好问[47]，却在范尊别墅正一宫相见，并请其给乃父之遗书《伤寒会要》写序，未闻以医传家。

（2）学说与经验

李氏从事医疗活动时，气象变化，太阳寒水司天、太阴湿土在泉。南宋、金、元混战，兵戈扰攘，北方社会环境动荡不安，广大人民饥饿劳碌、寒暖失调、恐惧忧伤，医家不善师法《局方》蠲毒丸[48]与刘完素、张从正的经验，"病者既误投剑戟丛中，而医者复操刀挟矢而蹑其后"[49]，惯用巴豆、牵牛、大黄、芒硝，"损其元气"，伤害脾胃，谷气下流。脾胃正处中央，"自余四脏则分居于上下，而为木、火、金、水也，木、火、金、水资乎土，土病则木、火、金、水皆从而病矣"[50]。他研究了宣宗时期东平、太原、凤翔等地流行的疾患，目睹1232年三月壬辰之变[51]，"五六十日之间，为饮食劳倦所伤而殁者，将百万人"[52]，若误予发表、泻下"变结胸发黄"，以陷胸丸、茵陈蒿汤攻之"无不死者"。且结合个人体衰气短、怠惰嗜卧、四肢不收，反映到医学领域，主客交融，从而提出"养生当实元气"的学术观点和治疗方法，认为"凡邪之所在皆为不足，宜补而不宜泻"，并认为："汗之、下之、吐之、克之，皆泻也；温之、和之、调之、养之，皆补也。"如"内伤不足"，按"外感有余"而治之，"则虚其虚也。"[53]根据经验郑重指出："饮食失节，劳役所伤，中气不足当补之证，误作外感风寒有余客邪之病，重泻其表，使营卫之气外绝，其死只在旬日之间。"叶霖深有体会地言道，李氏扶危救困，"生平得意"，全在"补中益气"[54]。施国祁《金源札记》引王袆《文集》从历史学角度进行了分析，肯定他的见解，"守真、子和值金人强盛民悍气刚，多用宣泄之法；其衰也兵革之余民劳志困，洁古、明之多加补益之功，其论似是"[55]。

他在饮食伤为有余、劳倦伤为不足，《素问·平人气象论》中"人绝水谷无胃气则死"的思想指导下，重视明经、别脉，不执成方，随证投药，慎用寒凉，尤其"黄柏、知母不可久服"，遵照"易水张先生常戒"远避"峻利"。通过实践，总结出脏腑病理："内伤脾胃，百病由生"的学说。强调人体生机活跃，劳者温之、损者益之、陷者举之，"阴火"即能敛降，人们称为"易州流派"承前启后的中坚人物，"医之王道"，善理"气耗"欲速则不达的代表，"内经圣手"，培本竣原"补土"派开创者。吕复曾运用两点论一分为二地评议说，其经验"如丝弦新缄，一鼓而竽籁并熄，胶柱和之，七弦由是而不谐矣。"[56]李氏教导学生，"令熟读本草，川陆所产，治疗所主，气味之厚薄，补泻之轻重"，根、茎、花、叶的不同作用，都要掌握。"凡毒治病，不可过之"，"阳气不足阴气有余，先补其阳后泻其阴"，批判张子和驱邪为坏事之源，特别"先攻泄肺之元气，牵牛之辛辣猛烈伤人尤甚"。宋濂《元史》还称道先生精通针灸，长于调理伤寒、痈疽[57]与眼科[58]，且附有治疗北京酒官王善甫[59]小便不利、西台掾萧君瑞伤寒发热、魏邦彦妻[60]目翳暴生、冯叔献之侄伤寒目赤烦渴、陕帅郭巨济偏枯长针深刺、裴择之妻阴为阳搏停经数年用凉血药医案六则。处

方遣药，凡表虚自汗用黄芪、麻黄根，驱风湿顽痰用南星、半夏，寒邪内犯心胃作痛用姜黄、草豆蔻、荜澄茄，通行气滞用木香，宽胸散气用陈皮，生津止渴用葛根，虚痞用白术，咽喉肿痛声破不出用桔梗、马勃、白僵蚕，肠鸣用半夏、生姜、大枣、益智仁，瞳孔散大视物昏花用人参、熟地、五味子、山茱萸，头面生疮坚硬用连翘、土瓜根，牙痛用木律、蝎梢、北蒺藜、羊胫骨灰，迎风流泪用细辛、防风、荆芥穗，暴发火眼用白芷、柴胡、蔓荆子、红葵花，白翳遮睛用麻黄、蕤仁，口疮用黄柏外敷，崩漏用茅花、莲子心、白棉子，瘰疬、马刀、挟瘿用昆布、三棱、广茂、漏芦、牛蒡子，风湿身痛用羌活、防风，干咳无痰用杏仁、贝母、生姜，虚喘气短用人参、黄芪、五味子，腹内胀满用厚朴、木香，水泻不止用白术、茯苓，小腹疝痛用青皮、川楝子，热入下焦血分小便闭塞用滋肾通关丸[61]。阴火上升、元气下降，主张配方慎用猪苓、泽泻、木通、琥珀、滑石、通草、灯心、瞿麦一切利水药物，防止阳气被驱之而走。尤其是"辛甘能温中，治头、面、目、鼻九窍之病，轩岐之后能达此理者，东垣李杲一人而已"[62]。

① 强调脾胃重要作用

他在张元素脏腑病机学说的影响下，强调《内经》"人以谷气为本"，突出《素问·本病论》"饮食劳倦即伤脾"，从而形成内伤。言土为万物之母，位居中央，能起到升降的枢纽作用，在人身至关重要。"胃纳脾运"，为营养化生之源，把精华物质上输心肺，下归肝肾，敷布四肢，充及肌肉，乃"血气阴阳之根蒂也。"人赖天阳之气以生，此阳气须并于脾胃；人赖地阴之气以长，此阴气要化于脾胃；人赖阴精

之奉以寿，此阴精必源于脾胃；人赖营气之充以养，此营气则统于脾胃；脾胃不健，人体所需的阳气、阴气、阴精、营气等重要物质，就受到损害。对内伤之因进行解说，认为除少数饮食不节，多属胃虚"谷气不盛"[63]，脾无所运，水谷精气不能输送全身；劳动过度，"喘息汗出，内外皆越"[64]，脾阳被耗，难以"为胃行其津液"；精神刺激，喜、怒、悲、忧、恐，能资助相火，火胜则乘机克土，形成"胃气热"，熏着胸部，导致"热中"[65]，元气灼散，发生《素问·阴阳应象大论》所谓"食气"现象。如同万物浮沉于生长之门，逆根、伐本，就"坏其真矣"。所以何良俊认为："主身者神，养气者精，益精者气，资气者食。饮食进则谷气充，谷气充则气血盛，气血盛则筋力强，故脾胃者五脏之宗也。"[66]因而"内伤之热非寒可清"[67]，只有温化才能解决，此东垣治疗主张的惟一要旨。虽然有人提出"饱暖安乐、纵情恣意"，为夭折之本[68]，引"王荆公有言，平生无紫团参[69]，亦活到今日。"[70]列举"深山穷谷之民，茹草食藿"，却"强壮寿考"；日恃参术之力，"若不可须臾离者"，反死亡"相继不绝"[71]。二者不同，实乃题外事，倘执此见，否定他的脾胃学说，当毫无意义。

②元气为人身之本

"天地成于元气"[72]，"止则化绝"[73]。就人体来说，它既属功能又是脏腑活动的产物。李氏把元气视为一身之本，有机地和脾胃联系起来，若脾胃之气既伤，无以宣五谷味，行雾露之溉，"元气亦不能充，此诸病之所由生也"[74]。元气的营养和补充，来源于脾胃，脾胃的盛衰决定着元气的消长。元气的强弱又关系到生命存亡，且给"内伤脾胃百病由生"的学

说，提供了新的论据，进一步确认元气为健康的关键。所以调理虚人感冒，升清降浊，补土生金，作"护本保源"之治。是对《内经》"正气内存，邪不可干"[75]，"邪之所凑，其气必虚"[76]，"百病生于气"[77]的充实与发展，使"元气盛外邪不能攻，犹壁垒固而侵劫不易犯也"[78]。同苏轼《盖公堂记》之言"人之生也，以气为主食为辅"，不谋而和，其《脾胃论》以补中益气汤为核心，培养"元气之本"[79]，目的即在于是，他曾开门见山地说："凡治脾胃之药，多以升阳补气名之者，此也。"[80]因人之生理活动，为"气所鼓荡"[81]，损气"足以伤身"[82]如"执壮火食气之说，溺于滋阴"，用"凉药冰脱，反泻元气，是助贼害主也"[83]。

③阴火论

他认为脾胃亏虚者，元气不足，属阴的"相火"，便可上乘土位，即气衰则阴火旺盛，阴火盛就反克脾胃，否定传统的"有温水，无寒火"[84]之说，曾于《脾胃论》中云，此火非外感之邪，乃内伤所致，起自下焦，"相火，元气之贼也，火与元气不两立，一胜则一负"。其热蒸腾，灼伤气机，令人倦怠无力。脾胃虚、元气下趋，则阴火上升，会发生"气高而喘，身热而烦"，"独疗其面"，头痛、口渴，甚至"袒皮露居、近寒凉处即已"等现象。调理时注意"脾阳升则阴火降，胃阴降则元气升"，应升发脾阳、滋助胃阴，使元气充沛，兼降阴火，导其归窟，解除"热中"之变，具体治法从龙雷之火按虚证医疗，元气得升，火邪即敛，纠正人体为主。虽然亦投与黄芩、黄连、黄柏、白芍、生地、知母、石膏，标明"少加"，乃权宜之计，一般都不取寒凉直折、配伍濡润沃浇，妄把重点放在邪上。"记先师所

论，凡治上焦譬犹乌集高巅射而取之"，重复启玄子，主张"下者举之，以济其弱"，补中益气，升发清阳，散湿胜邪，深化"气虚宜掣而引之"的监护观点，除人参、黄芪、炙甘草，常用柴胡、羌活、升麻、葛根、川芎、防风、白芷、藁本、细辛、蔓荆子、苍术、陈皮刚燥、腾发、上扬药物，所制方剂有升麻、柴胡者占二百余首，居《脾胃论》《内外伤辨惑论》《医学发明》《兰室秘藏》三百八十九首处方的半数以上，其中有升麻者，就占一百七十四个[85]，尤其是柴胡，用之最多，《兰室秘藏》载有一百二十九方[86]、《脾胃论》二十一方、《内外伤辨惑论》十二方、《医学发明》十方。倾向升阳即可散火，"如布囊盛物，非提其口则物难下也"[87]。治天行疫疠大头证亦用升麻、苍术、荷叶组成的清震汤[88]一言以蔽之，"专主乎升"[89]。

东垣参酌陈无择《三因方》积热证治"甘温除热"论点，处理"烦劳则张"，"上彻头顶，旁彻皮毛，浑身躁热"，类似同属疗法，运用人参、黄芪、炙甘草三味，纠正"劳则气耗"，为"退火之圣药"。实导源于此。"盖温能益气，甘能助脾而缓火，故元气复而火邪熄也。"[90]费伯雄赞称，李氏对"阳陷入阴"气弱发热，以甘温升举阳气，"真卓识确论，为治阳虚发热者开一大法门。"[91]著名的代表性立方，有补中益气汤[92]、神圣复气汤[93]、调中益气汤[94]、利气汤[95]，"所谓仁义之师，无敌于天下也。"[96]关于阴火问题，赵献可认为乃"龙雷之火"，浓云骤雨，光炎最盛，"或烧毁房屋，或击碎木石，其势诚不可抗，惟太阳一照，火自消弥，此得水则炽、得火则灭之一验也"[97]。尽管上冲双目赤涩，流下二便艰难，外越遍身疮肿，滞

中胸膈痞闷，标呈实热，而本"则甚虚寒也"[98]。纵观上述，明显看出，他长于"轻可去实"，株守洁古"高巅之上惟风可到"[99]，"动辄升、柴"[100]，助春夏之升浮，对降消化系统的浊阴，令其出下窍、归六腑，尚缺乏详细治法。同时还应注意以温热药物攻火，"善用则生，不善用则死"[101]，而且阴虚者误服补中益气汤"往往暴脱"[102]。

戴良认为："脾胃为百病之始，世医不能辨之"，东垣"大明斯理"写成《脾胃论》，乃当时杰作，然其所言"止及内伤之一事，其他杂证则未暇以详及。"[103]他的"获效之案"，多用温补，而求"诊者未必皆就其所长"[104]。从无字处着眼，应作如是观。考李氏临床接触除上层人物，即为灾荒中流离的平民，动静互辅，不循故常，"得力处全在《素问·太阴阳明篇》"[105]，侧重"肺之脾胃虚"、"肾之脾胃虚"，对心之脾胃虚、肝之脾胃虚，由心、肝产生的影响，则论述不够。且和洁古一样，记取"百足之虫死而不僵"[106]，组方遣药，有开至二三十味者[107]，如《兰室秘藏》之调经补真汤、麻黄白术汤、半夏厚朴汤、救苦化坚汤、生津甘露饮子等，似"韩信将兵多多益善"[108]，虽投量较轻[109]，也属白圭之玷，不仅"药有偏效而无全功"[110]，君臣佐使之间亦互为掣肘，乃郭功甫大摆二十四味筵席，"非不华侈，而求其适口者少矣。"[111]不像《四库全书总目提要》所云"事由神解，不涉言诠，读是书者，能喻法外之意"，纯优无缺。特别是以"甘柔"滋养胃阴，乃其空白点，到清代才"惟嘉言知之、香岩能之。"[112]就连私淑者张介宾也表示怀疑："思及仲景，见其立方之则，用味不过三四品，用数每至二三两；且人之气血本大

同，疾病多相类，而仲景之方大而简，东垣之方小而杂，何其悬绝一至如此？"[113] 尽管张履祥认为"服药不用单方，恐温、凉、甘、苦久而偏胜，而致他疾"[114]；或鉴于"虚病难补"[115]，看作"犹红炉点雪，润之不见，以十人而制千虎，功必不胜"[116]，有可从的一面，但客观上以此谅解，则不适宜。不过所创良方却不可泯，如在济源治大头天行[117]刻诸石碣的"普济消毒饮子"[118]以济人，全活甚众"时人皆曰天方[119]，迄今犹灵效如神"[120]。

【注释】

[1] 真定为战国时赵地，秦置东垣县。

[2] 清改真为正，即今河北正定县。

[3] 陈梦雷《医术名流列传》引"嘉莲燕语"。卢之颐《本草乘雅半偈》"采录诸家大意"，言其祖"尝见神女从地涌出，谓汝有贤孙，当以鸿术鸣世"，殊属荒诞。

[4] 指河北东路（驻地河间）、河北西路（驻地真定）。

[5] 薰城人，承安二年进士，写有《滹南诗话》。

[6] 真定人，翰林，常"采兰置室中"与"山僧野客作斗兰会"。（见刘祁《归潜志》）陆以湉《冷庐杂识》卷三，谓其居菘山龙潭，每年春日评比兰花，以"香韵高绝"为标准，优者奖、劣者罚。

[7] 范仲淹之后，字昆仑。

[8] "或不给者，尽周之"。

[9] 招待茶水汤、橘瓣汤、甘草汤、柏叶汤、天香汤、茉莉汤等。

[10] 李濂（字浚义，号榷枋小隐，斋名学稼堂）《医史》引砚弥坚"东垣老人传"。

[11] 李时珍《本草纲目》序例。

[12] 《元文类》载元好问《伤寒会要》序。

[13] 李时珍《本草纲目》序例"历代诸家本草"谓收盐税。

[14] 蒋仲舒《尧山堂外纪》记载，太医院尹（陶九成《说郛》载钟嗣成"录鬼薄"作户）关汉卿（号已斋叟，领导过玉京书会，为梨园领袖、编修师首、杂剧班头，写有六十余种杂剧，称中国莎士比亚）亦医界中人。圣来禅师怀疑同东垣可能相识，郑振铎《古典文学论文集》所撰"关汉卿传略"，则指为太医院医官，交往机会更多，暂时存以待考。然据《通判条格》卷三载，凡属太医院编制的医人，"户头作医户当差"，其他兄弟分居者，均"作协济民户"。笔者认为关氏很可能系户头之后。关汉卿常面傅粉墨，亲自登场，和著名女伶四姑娘珠廉秀（为一道士骗走）曾同台献艺。与胡紫山、冯海粟、王秋涧、杨显之、王和卿、费君祥、梁进之等相友善。从其所编《拜月亭》看来，他主张"行医有斟酌，下药依本草"，并非会用甘草、薄荷"只救得伤风咳嗽"人物。学术思想推崇刘河间，文曰："恰似邑邑的锥挑太阳，忽忽的火燎胸膛，身体沉重的难回项，口干舌涩，声重言狂。这大夫好，调理的是诊候的强。这的十中九敢药病相当，阿的是五夜其高，六日向上，解利呵过了时响，下过呵正是时光。不用那百解通神散，教吃者三一承气汤。"

[15] 《医学发明》第三序。

[16] 王博文《东垣试效方》序。

[17] 《涵芬楼秘籍》徐树丕《识小录》、李鹤林《集异新钞》卷五"梨疗病"。此事亦见诸卢秉钧《红杏山房闻见随笔》卷八，只作泗州医，未提及李杲。

[18] 《九灵山房集》卷二十一"赠医士周原启序"。

[19] 翁方纲《元遗山先生年谱》亦持

213

此说。

[20] 砚贤《东垣试效方》序。

[21] 元好问癸巳五月三日《北渡》。

[22] 号遗山（在襄县东北遗山读书），北魏鲜卑族拓拔氏之后，秀容（今山西忻县）人，原为德明之子，生后七月转给叔父元格嗣祀，十四岁从陵川郝天挺受业（元氏弟子亦有与此同姓名者，应予区别），凡六年，三十二岁登进士第，任镇平、内乡、南阳县令，翰林院制诰，尚书省左司员外郎。曾推荐刘祁、麻革入朝居官。提倡"慷慨歌谣"，塑造"万古英雄气，一曲本天然"。认为："用药如将兵，善用之者，能以杀人者生人，不善用之，则反以生人者杀人。"（周候《卫生方》序）诗词"有苏东坡、黄山谷复出"的风格，"精深老健，魄力沉雄，直接李杜"（李调元《诗话》），"为一代宗工"。国破家亡，兄好古遇害，入元不仕，"掩泪青山，殚心野史"（在韩岩村建有野史亭），"惆怅青城阅古今"（王韫斋《闻妙轩诗话》），凡金代"君臣遗言往行，悉采摭记录，至百余万言，《金史》多本其所著"（罗士琳《畴人传》续编）。他遍走东平、真定、燕京各地，过着"夕阳西下，断肠人在天涯"的生活。辛亥六十八岁卒（翁方纲《元遗山先生年谱》），葬于故里系舟山北麓韩岩村五花棚。郝经据其生平写了《墓志铭》。壬寅所撰《集验方》已佚，仅存《中州集》《壬辰杂编》《续夷坚志》，现有诗约一千三百首。东垣和元氏皆出范尊门下，先后同学，故友谊较笃。

[23] 《元诗》注元好问住所。

[24] 赵翼《瓯北诗话》谓元好问住所。

[25] 隩州（今山西河曲）人，枢密院判白华的第二子。初名恒，字仁甫，号兰谷，父居外，母张氏被汴京守将崔立献给了蒙古军。和关汉卿、马致远、王实甫、郑光祖、乔吉，称元曲六大家。同杂剧演员高二姑娘天然秀为戏友。入元未仕，定居金陵。

[26] 见《伤寒会要》序。或云元好问壬辰之变第二年四月流亡聊城，1235年到冠县，主了四年，未有提及客居东平事，恐史料缺失，录以待考。

[27] 王㣚《青岩丛录》，谓其门人"多在中州"，大概无有随之北来者。

[28] 李庭《寓庵集》"林泉归隐图序"。

[29] 王悭《卫生宝鉴》序。

[30] 见《四库全书总目提要》。

[31] 见《东垣老人传》。

[32] 距金亡哀宗自缢十七年，《元史》立了传。

[33] 刘骃《静修文集》"内经类编序"。

[34] 《医学发明》第二序。

[35] 或谓其出生于陕西中部（今黄陵）县城北二华里桥山，曾祖李晋为元代都督、领兵元帅，城内有李氏祠堂，陈列家谱、东垣画像。城北六十华里阿党村尚有他的墓地。此事从时间上考证，出入太大，不敢判定。

[36] 奉范尊之命，金正大八年在东京写成，"陵谷变迁，忽成老境"，束之高阁十六年，1247年写了序言，有论文二十四则，载方四十六首。

[37] 有论文四十则，载方六十三首，为专题研究脏腑学说的先行著作。与《内外伤辨惑论》稿本、罗天益委托河北容城刘梦吉校阅详细情况辑入《静修文集》"答医者罗谦甫"中。

[38] 1276年罗天益刊出，包括内、妇、外、五官、口腔各科，分二十一门，载方二百八十三首。钱谦益《绛云楼书目》卷三作"元王好古撰"，误。

[39]《补辽金元艺文志》作五卷。

[40] 罗天益整理，论述饮食所伤、温补脾胃，载方七十四首。内有著名良方复元活血汤（柴胡、花粉、当归、红花、大黄、山甲、桃仁、甘草）、还少丹（山药、牛膝、远志、山茱萸、茯苓、五味子、巴戟、石菖蒲、肉苁蓉、楮实子、枸杞、杜仲、熟地、小茴香）1315年刊行。

[41]《千顷堂书目》作九卷，恐误。

[42] 已收入《济生拔萃》，与洁古《家珍》大同小异，或作朱震亨撰，误。载有十八证，一百一十一首处方。

[43] 在《古今医统正脉全书》内。

[44] 推明经禁、时禁、病禁，能"见证得药，见药识证，以类相从"，约三十余万字，虽已亡佚，尚有部分内容散在于明《伤寒论》研究著作中。

[45] 或作《药象论》。《也是园书目》记有《药谱》一卷，疑为一书。

[46]《医学读书记》。

[47] 据《东垣试效方》卷三"疮疡治验"载，李杲返乡后，1248年九月还在真定元好问姨兄韩彦俊参谋家内为其治过脑疽，转危为安。

[48] 主要成分为芫花、大戟、大黄。见惠康野叟《识余》卷四。

[49] 萧京《轩岐救正论》卷一。

[50] 戴良《九灵山房集》卷十三"脾胃后论序"。

[51] 陈邦瞻《宋史纪事本末》载，1232年三月蒙古兵攻打汴京十六昼夜，内外战病、饿死的以百万计；金主求和解围后，五月大疫流行，约五十日，各城门出

棺九十余万口，贫不能葬者未算。东垣在《内外伤辨惑论》提到："不受病者百无一二，死者接踵不绝，都门十有二所，每日各门所送多者二千，少者不下一千，如此者凡三月。"当时难民云集城内、外的，仍有一百四十万户，"米一升，值银二两余"，珠玉、环佩、锦绣衣裳，"日陈于天津桥市中，惟博鬻升合米豆，以救朝夕。"（刘祁《归潜志》卷十二）。

[52] 元好问《脾胃论》序。

[53]《医学发明》、《内外伤辨惑论》"饮食劳倦"。

[54]《金匮要略阙疑》。

[55] 此说亦见于黄溍《金华黄先生文集》卷三十八、戴良《九灵山房集》卷十三。

[56] 戴良《九灵山房集》卷十七"沧州翁传"引医评。

[57] 善用疏通、托里、和营卫三法。

[58] 砚弥坚《东垣老人传》已经提及。

[59] 可能为《医学发明》所记在长安诊治之王善夫。

[60]《东垣试效方》无妻字。

[61] 黄柏、知母、肉桂，见《兰室秘藏》。

[62] 李时珍《本草纲目》卷三十四"辛荑"。

[63]《素问·调经论》。

[64]《素问·举痛论》。

[65]《素问·调经论》谓："气并于阴乃为炅中。"

[66]《四友斋丛说》卷三十二。

[67] 尤怡《医学读书记》。

[68] 朱翌《猗觉寮杂记》卷上。

[69] 黄山谷《豫章集》送颜子敦赴河东诗云："紫参可撅宜包贡，青铁无多莫铸

钱。"在当时是很名贵的。

[70] 见沈括《梦溪笔谈》、彭乘《墨客挥犀》。

[71] 谢肇淛《五杂俎》。

[72] 《鹖冠子》泰录。

[73] 《素问·五常政大论》。

[74] 《灵枢·口问》有言"上气不足脑为之不满，耳为之苦鸣，头为之苦倾，目为之眩；中气不足溲便为之变，肠为之苦鸣；下气不足则乃为痿厥心悗。"

[75] 《素问·遗篇·刺法论》。

[76] 《素问·评热病论》。

[77] 《素问·举痛论》。

[78] 范时崇《景岳全书》序。

[79] 张介宾《质疑录》。

[80] 见《内外伤辨惑论》。

[81] 方东树《昭昧詹言》。

[82] 曹庭栋《养生随笔》。

[83] 梁章钜《退庵随笔》卷十二。

[84] 班固《白虎通义》"五行篇"。

[85] 包括有升麻根一方。

[86] 包括有柴胡梢二方。

[87] 王堉《醉花窗医案》。

[88] 见王士雄《归砚录》。《兰室秘藏》治溺黄窘冷、阴汗浸多，无荷叶。

[89] 吴澄《不居集》。

[90] 王履《医经溯洄集》"内伤余议"。

[91] 见《医方论》。

[92] 有黄芪、人参、升麻、柴胡、陈皮、当归、炙甘草。张介宾予以简化，另立举元煎；人参、黄芪、升麻、白术、炙甘草，更加纯炼。

[93] 补中益气汤加干姜、附子。

[94] 补中益气汤去白术、当归加木香、苍术。

[95] 补中益气汤去白术、陈皮加红花。

[96] 赵献可《医贯》。

[97] 《医贯》。

[98] 杨云峰《潜村医案》。

[99] 《兰室秘藏》。

[100] 费伯雄《医醇賸义》。

[101] 田艺衡《留青日札》卷七"玉笑零音"。

[102] 陆丽京经验语。

[103] 《九灵山房集》卷二十一"脾胃后论"序。

[104] 叶霖《增补评注温病条辨》语。

[105] 沈尧封《医经读》。

[106] 三国魏人曹冏《六国论》。

[107] 亦有个别小方，如《内外伤辨惑论》由人参、麦冬、五味子组成的生脉散。

[108] 王纶《明医杂著》卷一。

[109] 少者一分，重者三钱。

[110] 徐树丕《识小录》。

[111] 袁枚《随园诗话》卷十二引"宋诗话"。

[112] 《言医选评》王士雄按语。

[113] 《景岳全书》杂证谟"脾胃"。

[114] 《杨园先生全集》卷三十九。

[115] 平步青《樵隐昔寱》卷十五。

[116] 翁汉溪《鹪鹩会要》。

[117] 原载为泰和二年（1202年）四月，有误。

[118] 由黄芩、黄连、陈皮、玄参、连翘、马勃、板蓝根、鼠粘子、薄荷、僵蚕、升麻、柴胡、桔梗、甘草组成。

[119] 此方首见于1327年所刊《东垣试效方》中。

[120] 渭泉老人吴篪《临证医案笔记》。

3. 王好古

（1）生平

王好古，字进之，号汝庄[1]，元中书省赵州（今河北赵县）人，约生于金承安五年（1200年），进士。广览医籍多载，"仰慕仲景一书"，因不能"洞达其趣"，欲求一师指之，"遍国中无有能知者"，乃负笥出访，以偿宿愿，先从张洁古学习，后又受业于师兄李杲[2]。1232年逢壬辰之变，由开封流亡到晋州（今山西晋县），与麻革相识，建立了深厚友谊。金亡前，曾随军出征，在河南驰骋戎马生涯，"与诸友将弟兵"，执轩岐之术诊病察证，"逐脉定方"，积有不少治疗经验。"于州立庠序之校"当过教授，"兼提举管内医学"。晚年退居草堂，杜门养拙，著书立说，号海藏老人。因感于患者常"虚实互见，寒热交分"，治之不当，则"轻者危，重者毙"，造成"天横盈郊，冤枉举世"，乃专以方技活人，力求"皆康宁而得寿"。撰有《医垒元戎》[3]十二卷、《阴证略例》[4]一卷、《汤液本草》[5]三卷、《此事难知》[6]二卷、《癍疹萃英》[7]一卷、《伊尹汤液仲景广为大法》四卷；其余则为《活人节要歌括》《三备集》《光明论》《标本论》《仲景详辨》《医家大法》《辨守真论》《海藏治验录》《本草实录残卷》《疗痈疽眼本草要钞》《伤寒辨惑论》《十二经药图解》等，凡二十余种，惜多亡佚，曾提出新感初治可猛，日久中治宜宽，疾病淹留邪重正虚末治当缓三要法；对阴阳、寒热辨证，先断其黑白，最怕"簾视壁听，彷佛未真"，洵属吃紧语。至元元年（1264年）逝世，终龄六十五岁。弟子宋廷珪[8]、皇甫瓛、张沦、张可、弋毂英继续其学。

（2）学说与经验

王氏读书、从事临床数十年，居大梁声名"籍甚"[9]，"祖长沙绪论"，学习王叔和、朱肱，吸取韩祗和、许叔微的经验，"参以东垣、易水之法"，为当时翘楚[10]。将八里脉编成《歌诀》："迟寒缓结微为痞，涩因血涩沉气滞。伏为聚物濡气虚，弱脉筋痿须审记。"[11]注意药物归经，扶阳益气，冰雪融化，长于温补，重点放在脾肾方面，激发生机益然，"其间议论，出新义法度之中，注奇词于理趣之外，见闻一得，久弊全更。"治劳补子，谓："子富而父不贫，不特虚则补其母也。"在化裁古方过程中，仅用四物汤加减者，就有六十余首。和东垣学说的不同处，于脾胃方面补充了"热中"之外的寒中证，增加肾的病机研究，促进李氏学说的完善与发展。对洁古老人所言沙参味甘可代人参，并未苟同，根据实践，提出"人参补五脏之阳，沙参苦寒补五脏之阴"，二者存在很大的差异。凡肺热不用人参，以巴豆通肠又行止泻"发千古之秘"[12]。认为伤寒因"房室劳伤与辛苦之人腠理开泄，少阴不藏肾水枯竭而得之"，手经有余，从虚而传，只入不足的足经，易"元阳中脱"。阴证小便色白量少，属"阳无从化，凝涩枯涸，如水之结冰，故闭而不通也，当用热药主之，阴得阳而化，津液乃行"。黄凯钧评论道："杲《伤寒会要》久已散佚"，他的《医垒元戎》能续其宗，学术渊源赖此以存[13]。

① 重视阴证治疗

他鉴于北方气候特点，"入秋即霜，夏季有雹"，谓伤寒患者多因单衣、空腹或二者同感发生，"古今为一大病"，阳证易辨易治，阴证难识难疗，人多忽视。"圣贤所言阴证，如岐伯、阿衡、仲景、叔和，故已备矣，《活人》、许学士、韩祗和、成无己，又甚详矣。后人尚有采择未精，览读有阙，予所以从而次第之。然今病者，得之有内外之异，或不与经符，合之有色脉之殊，或不与方契，形候相若，似是而非，众所共疑，莫之能辨，取其如此者，又从而比类之。"[14]曾引朱肱立论，感受阴毒，是肾虚和冷物伤脾，外遇风、寒、雨、雪，"阳气不守"，且"雾露入腹，虽不饮冷，与饮冷同。"强调人体内在环境"伏阴"二字，阴气盛，导致阳气走或散亡，所以"阴证害人尤速"，特别是"真火衰薄，不能消谷"，和水俱下，浊液不"渗入膀胱而为溺"，脾虚气陷泻之不止，更为严重[15]。他认为："膏粱少有"，贫穷人多见，"若面青黑，脉浮沉不一，弦而弱者，伤在厥阴；面红赤，脉浮沉不一，细而微者，伤在少阴；面黄洁，脉浮沉不一，缓而迟者，伤在太阴"。除推荐仲景当归四逆汤、茯苓四逆汤、理中丸，以太阴为重点，常开干姜、白术、人参、茯苓、炙甘草，常用朱肱《南阳活人书》、孙兆《口诀》诸家各方回阳丹、霹雳散、火焰散、正阳散、附子散、肉桂散，喜投硫黄、附子、肉桂、乌头、麝香、全蝎、细辛、黄酒、吴茱萸、荜澄茄等，使离照当空，阴霾四散，腰膝冷痛加丁香、沉香，建议随着时间从人之生物钟而化，夜间入口最好。依据《伤寒论》热邪浮浅，内积沉寒，"蒸蒸而振"，汗出得解，介绍自己的经验："阴证阳从内消，服温热药，烦躁急甚，发渴欲饮，是将汗也，人不识此，反以为热误矣。"元气脱失，脉搏无力，滥予凉药或解表，则令三焦气绝。若脉浮"损小"、手足厥逆，可用海藏已寒丸[16]。关于这一问题，喻昌还进一步发皇其义，于《辨鼎翁公祖颐养天和宜用之药》中深有体会地提出："高年人惟恐无火，无火则运化艰而易衰，有火则精神健而难老，有火者老人性命之根，未可以水轻折也。"[17]

② 扩大六经辨证范围

王氏认为"伤寒之法所以治杂病，杂病法不可治伤寒"[18]，将多种疾患统一于六经之下，有"万病一壶"之想。他认为："东南二方用麻黄，开腠理发汗也；西北二方用桂枝，开腠理止汗也。"麻黄汤适应对象失掉治疗机会，纵其发展，可转为调胃承气汤、大承气汤证；桂枝汤对象则相反，可转为小建中汤、四逆汤证。扩大了《伤寒论》六经辨证施治范围，将大量杂病纳入六经中，如虚劳里急、营卫不和列入太阳；痰饮内溢，或津液内伤划归阳明。柯琴受其影响，也附和此说，谓："伤寒约法能合百病，兼赅于六经。"如："太阳之头项强痛，阳明之胃家实，少阳之口苦、咽干、目眩，太阴之腹满、吐、利，少阴之欲寐，厥阴之消渴、气上撞心，是六经分司诸病之提纲，非专为伤寒一证设也。"余则结胸、发黄、脏结、阳结、阴结、瘀热、谵语、发狂、热入血室诸证，或因伤寒，或非伤寒，"纷纭杂沓之中，正可以思伤寒、杂病合论之旨矣"。不过王肯堂对海藏的观点，持非议态度，是"知尊仲景书"，而"遗后贤续法"，乃"泥古之过也。"[19]

③ 从时间上运用汗、下治法

他重视审时医治法，对须予汗、下的病证，据其个人见解，提出以中午分界，来适应人体内在的变化增强治疗效果。认为午前乃阳之分，当发汗，午后属阴之分，可攻下，"故曰汗无太早，汗不厌早；下无太晚，下不厌晚"。并将亡阴亡阳也结合实践作了阐述，认为汗本亡阴，因为大汗阳亦随之而走，下本泻阳，过下阴亦随之而走，"故曰汗多亡阳、下多亡阴也"。绿窗竹影，甚为合拍，堪称精辟理论。

④据证遣方

王氏临床十分重视方药，《汤液本草》收载药物，虽为数不多，大抵采自"先师洁古老人"[20]和东垣、云岐子各家经验，其主治、作用，切合实际，对后世有相当大的影响，如论当归："易老云：用头则破血，用尾则止血，若全用一破一止则和血也。"他提出"随病察诊，随脉定方，开之劫之，薄之发之"，或吐之下之，汗之补之，都要用之得宜。《医垒元戎》所记治老、弱、虚人口干之易老门冬饮子[21]，外出旅行生津止渴之千里浆[22]，自行研制祛痰饮[23]汤[24]，皆属有效良方。其辨证投药，也颇具章法，凡头痛用川芎、藁本，风湿性关节痛用羌活，心下痞用枳实、黄连，腹胀用姜制厚朴，虚热多汗用黄芪，寒热胁痛用柴胡，脾湿怠惰嗜卧用白术，咳嗽用五味子，胸中烦热用栀子仁，腹内燥实用大黄、芒硝，阴茎溺痛用甘草梢，惊悸恍惚用茯神，胃脘时痛用草豆蔻。

【注释】

[1] 紫阳书院山长钱大昕《补元史艺文志》。

[2] 明正统己未杨士奇《玉机微义》序，作"张元素起北方"，"再传李明之，三传王好古"。此说值得研究。

[3] 书稿成于1231年，1237年为人窃去，经过回忆补写，仅得十之七八，1291年刊出。

[4] 覃思五载，得古人之精要，附以己说，写于1236年，修订三次，约二万字，论证三十余条，载方五十八首，自制者十三道。末附《海藏治验录》一篇，列有八证。内翰王从之题词："世所未闻。"

[5] 写于1238年，按风生升、热浮长、湿化成、燥降收、寒沉藏分类，载药二百四十二种，论文三十七篇，录自《珍珠囊》者一百味，1289年刊出。标出李杲的二十六条；皆见诸张元素《医学启源》中。衡山陈鼎任翰林院编修时，在琉璃厂书肆购得元太医院刊本，原为常熟邵齐焘所藏，后落入满族福寿伯家，1900年庚子事变，被八国联军法兵当柴薪烧掉。

[6] 毛扆《汲古阁珍藏秘本书目》载，存有绵纸旧抄本，"与《东垣十书》大有不同，此为至宝"。书名前冠以"东垣先生"，言得李公不传之妙，"旬储月积，浸就编帙，一语一言，美无可状"，乃汇集东垣评议《伤寒论》而成者，《伤寒会要》虽亡，尚赖此存其梗概。收入仲景七十九条方证，论文九十四篇，附录杂证十六种。刊于1308年。

[7] 载有方剂三十余首。

[8] 上党（一作长平）人，字文之，亦为麻革之友。

[9] 《阴证略例》麻革序。

[10] 见曹禾《医学读书志》。

[11] 见《云岐子脉诀》。

[12] 李时珍《本草纲目》卷三十五"巴豆"。

[13] 见《友渔斋医话》。

[14] 《阴证略例》祭神应王文。

[15] 见李日华《六砚斋笔记》卷四。

[16] 乌头、附子、肉桂、干姜、茴香、白芍、茯苓、良姜，糊丸，空腹温酒下。

[17] 《寓意草》。

[18] 王肯堂《伤寒准绳》自序引言。

[19] 《伤寒准绳》凡例。

[20] 《此事难知》"大羌活汤"条。

[21] 人参、枸杞、五味子、麦冬、茯苓、甘草。

[22] 一名水葫芦。有木瓜、苏叶、乌梅、肉桂、茯苓，蜜丸，噙化。

[23] 指心下留饮、胁下澼饮、胃中痰饮、膈上溢饮、肠间流饮。

[24] 旋覆花、人参、陈皮、枳实、白术、茯苓、厚朴、半夏、泽泻、猪苓、前胡、桂心、白芍、甘草、生姜，因酒者加葛花、砂仁。

4. 罗天益

（1）生平

罗天益，字谦甫（父），号容斋，元真定藁城（今河北藁城）人，柯劭忞《新元史》李杲传，谓与东垣同乡。约生于金兴定四年（1220年），秉父命，幼读诗书，潜心岐黄之术，为李杲的入室弟子，"东垣老人医中仙，得君门下为单传"[1]，"发言造诣，酷类其师"[2]，敦诚自重，无不曲肖其状。"驰驱药物，如孙吴之用兵，条派病源，若神禹之行水，问病而证莫不识，投药而疾靡不瘳，有元化涤胃之神功，得卢扁起人之手段，犹且谦以接物，莫不忠于教人"[3]，尽得李氏的精湛医术和优良传统。藁城县令董文炳委其采用史侯所藏秘方配制成药，广泛医治疗疮，一年多时间"活人极众"。忽必烈"以本草为未完书，命征天下良医为书补之"，真定韩公麟[4]奉旨入京，以"罗天益二十人应诏"[5]，赐与厄酒羊臛，任太医院御医，同著名学者王恽[6]、砚贤[7]不断友尚往来。曾以野为家，以幕为宇，从随军名医颜飞卿、窦汉卿学习外科四方、针灸术，并推崇二人的经验、《流注指要赋》与补泻法。晚年已成"当世闻人"[8]。所治患者多属王公大臣，如刑部侍郎王立甫、太保刘仲晦、中书左丞董彦明、南省参议官常德甫、真定路总管刘仲美、太尉史忠武、中书右丞合剌合孙、征南元帅不潾吉歹、尚书刘佚庵暨其子太常少卿叔谦等，一派煊赫，逐渐脱离广大群众，令人痛心。至元二十七年（1290年）逝世，终龄七十一岁。撰有《卫生宝鉴》[9]二十四卷、《试效方》[10]九卷，余则为《内经类编》[11]《医辨》《药象图》。其中以韩氏[12]整理[13]的《卫生宝鉴》[14]和《试效方》为现存之代表作。熊宗立说，王海藏《此事难知》、成无己《明理论》，同罗氏编辑东垣之《试效方》，"皆杰然不可及者"。目前刊行的《卫生宝鉴》一书，是据《惜阴轩丛书》参考永乐、弘治两种版本排印的。

（2）学说与经验

罗氏"论病则本于《素》《难》，务求其因，其为说也详而明；制方则随机应变，动不虚发，其为法也简而当，大抵皆采摭李氏平日之精确者，而间隐括以己意，旁及诸家者也"[15]。认为三焦既然为"元气之别使"，就应该包括五脏六腑，照实践经验，开创三焦辨证泻热说，上焦重点用凉膈散，中焦用调胃承气汤，下焦用熟地、天冬、知母、黄柏等药物。重申张元素之言，无病服药如"壁里安柱"，乃无事生非，指出"用药如用刑，民有罪则刑之，身有疾则药之，无罪妄刑是谓虐民，无病妄药反伤正气"。吃饭过饱，"饮食自倍，肠胃乃伤"，易生疾患，潼乳酪液，贪之太多，即成灾害。批评豪门贵族以酒浆为饵，耽乐为常，"况今之酿造，加以马兰、芫花、乌头、巴豆大毒等药，以增气味。尤辛热之余烈也，岂不伤冲和、损精神、调营卫、竭天癸，夭人寿者也。故近年中风、虚劳、消渴、疮疡、癖积、衄衊、脏毒者多有之"。宣传预防为主，早期诊断，所言之例，生动有趣："戊午春，桃李始华，雨雪厚寸许。一园叟遽令举家执梃击树，尽堕其雪，又焚束草于其下以散寒，使冲和之气未伤而复。是年他家果皆不成熟，独此园大熟。噫！果木之病，治之尚有不损，况人之有病，可不早治乎？"[16]承接东垣"胃为脾之本"，尝引张元素的学说："养正积自除，犹之满座皆君子，纵有一小人，自无容地而出，今令真气实、胃气强，积自消矣。"[17]故人们谓其学术精湛，能"深究《内经》之旨，以为依据"[18]，蒋用文也津津乐道，东垣之术，"得罗氏而益明，罗氏之书得韩氏而传播不朽"。

他临床医疗，主张"未诊先问最为有准"[19]，要求患者应"只图愈疾，不图困医"[20]，认为"饥则损气，饱则伤胃，劳则气耗，逸则气滞，其证不同，治法亦异"。爰引李恩顺"病状于中，证形于外"，强调以内因为依据，不犯"背本趋末"的错误，否则"如此死者，医杀之耳"。对劳倦所伤，从虚中分列寒、热，能补其师之不足，并未墨守东垣参、术健脾非加防风、白芷行之，则补药之力不易到的学说。考究药物产地，不用陈腐者，传授易州家言："昆虫草木，生之有地，根叶花实，采之有时，失其地气味少异，失其时气味不全，又况新陈不同，精粗不等，倘不择用，用之不效，医之过也。"记取洁古经验，遇有可下之证，先攻后补。治疗消渴，"能食而渴者，白虎倍加人参，大作汤剂多服之；不能食而渴者，钱氏白术散倍加葛根，大作汤剂广服之"。外科战伤用象牙粉贴之。

① 重视药物气味厚薄

罗氏据清阳之清者发腠理，清阳之浊者实四肢，浊阴之浊者归六腑，浊阴之清者走五脏，遵照张元素观点，举出附子为气厚之品，属阳中之阳；茯苓气薄，属阳中之阴；大黄为味厚之品，属阴中之阴；麻黄味薄，属阴中之阳，强调药物属性，为临床服务，不然，"用药无据反为气

贼"。有人言他立方呆板，"知补而不知泻"，同事实不符。韩公达曾分析："或论其用药不施攻法而多补，迂缓难用，此不能深究其旨而妄为之说也。观各方中所用麻黄、葛根汗剂也；瓜蒂、赤小豆吐剂也；大黄、芒硝、牵牛、巴豆下剂也。三攻之法，未尝不用，特其攻补随宜，施之先后，各有攸当。"完全如是。

② 集思广益吸收诸家之长

罗氏能系统掌握洁古老人"假令五脏胜，各刑所胜，补不胜而泻其胜，重实其不胜，微泻其胜"的理论，以黄芪建中汤加附子、增白芍之量，治"肝胜乘脾"[21]。处理小儿惊痫，运用"昼发取阳跷申脉、夜发取阴跷照海"的经验。同时旁搜远绍，《卫生宝鉴》收入许多良方，如邓州高仲宽治"喘嗽不已"之人参款花散[22]、济南刘太医"除昏退翳截赤定痛"之金露膏[23]、王子礼传西夏治"实痰胸闷上嗽"之透罗丹[24]、太医刘仲安[25]治"单腹胀满"之塌气丸[26]等，投之得当，均有较佳疗效。曹通甫[27]在奉诏赴六盘山时写《古风》赠他，曰："东垣李明之，早以能医鸣。易水得奥诀，为竭黄金篇，一灯静室穷《内经》，黄帝附掌岐伯惊。日储月积不易售，半世岂但三折肱。所长用药有活法，旧方堆案白鱼生。不闻李延同居且同病，一下一汗俱得明早平。乃知古人一证有一方，后世以方合证此理殊未明。公心审是者谁子，直以异己喧谤声。先生饮恨卧黄壤，门生赖汝卓卓医中英。活人事业将与相，一旦在己权非轻。连年应召天策府，廉台草木皆欣荣。好藏漆叶青黏散，莫使樊阿独擅名。"[28]对李杲之刻苦力学精神、罗氏的医疗业绩，回顾既往，排除流言蜚语，肯定地作了历史性歌颂。

【注释】

[1] 怀孟路总管杨正卿《古风》。

[2] 胡广《卫生宝鉴》序。

[3] 《自启》。

[4] 字国瑞。

[5] 《滋溪文稿》卷二十二。

[6] 汲县人，字仲谋，翰林学士。

[7] 郓城人，字弥坚。

[8] 《东垣试效方》王博文序。

[9] 1283年前写成，1283年之后才行刊出。

[10] 罗氏1266年写成，1327年刊出。倪维德（吴县人，字仲贤，号敕山老人）又进行校订，改名《东垣试效方》。分二十四门，载方二百四十余首，医案杂论二十多条，习惯用药八十五种。

[11] 按经络、病证分类。写了三次均为东垣毁之，第四稿"研磨订定"三年才正式完成，见刘骃《静修文集》卷二"内经类编序"。书已亡佚，《八千卷楼书目》仅有存目。

[12] 明初苏州乐桥韩复斋（名凝，御医，人称"中吴卢扁"）第三子，名夷，字公达，王宾之友，因目瞽，颜其室曰"蒙斋"。

[13] 由医士钱垣缮写，凡四百八十一板，约十五万五千余字。永乐十五年卢陵胡广、建安杨荣撰序刊行。

[14] 包括《药误永鉴》三卷（二十五篇）、《名方类集》十七卷、《药类法象》一卷、《医验记述》二卷、《补遗》一卷，共五部分。载方七百六十六首。

[15] 《卫生宝鉴》蒋用文序。

[16] 《病宜早治》。

[17] 《养正积自除》。

[18] 《用药远热从乎中治》郝道宁语。

[19] 引孙思邈语。

[20] 引苏轼语。

[21] 见《罗谦甫治验案》。

[22] 人参、款冬花、知母、贝母、半夏、罂粟壳。

[23] 黄丹、蕤仁、黄连、白蜜。

[24] 皂角、黑丑、半夏、大黄、杏仁、巴豆、姜汁。

[25] 可能即济南刘太医。

[26] 陈皮、萝卜子、木香、胡椒、草豆蔻、青皮、蝎梢。

[27] 曾官郎中，即熊梦祥《析津志辑佚》"名宦"记入死后所谥的文贞公。

[28] 《气虚头痛治验》。

（四）外科麻醉家

1. 危亦林

（1）生平

危亦林，字达斋，原籍江西抚州，祖上迁居南丰。约生于南宋景炎二年（1277年），1328年在家乡任医学教授，继升州副提领。据十三科分目，编有《世医得效方》二十卷[1]。元末至正七年（1347年）卒去，终龄七十一岁。他说，五代家传为医，高祖云仙[2]学内科；伯祖子美学妇产[3]、正骨、战伤外科[4]，祖父碧崖学小儿科[5]；伯父熙载学眼科[6]，且擅长治疗虚劳[7]；个人则重点研究痈疽[8]、咽喉和口腔牙科[9]的。

（2）学说与经验

《世医得效方》本书为危氏将家传经验加以整理又附入近代名医诸方，从天历元年（1328年）开始，宵衣旰食，不断修改，经过十年完成，是继李仲南《永类钤方》之后的巨著。至正五年（1345年）由南丰州学正推荐，太医院使一人、同知院事二人、佥院事二人、同佥院事二人、判官二人、经历二人、都事二人、掾使二人领衔，"官医副提举余赐山校正"，建宁路官医提领陈志1345年"绣梓"出版。记有重笃证十大怪脉，计釜沸、鱼翔、弹石、解索、屋漏、虾游、雀啄、偃刀、转豆、麻促。

《世医得效方》内容广泛，包括内、外、妇、儿、伤科，载有不少家传和前人精华融为一体的秘方，重视灸法，记入可灸部位约一百二十处，重点为正骨科方面的成就。对肩胛骨脱臼，采用杠杆法把小梯子放在患者一侧胁下，利用其身重量下沉；处理脊椎骨折第一次应用悬吊复位法，"用软绳从脚吊起，坠下身直其骨，使自归窠"。所使大桑皮纸固定，与现代的石膏背心相比，原理一致。止痛用乳香、没药、川椒；正骨前先行麻醉，减少病人痛苦，然后进行复位手术，可能是在沈括《梦溪笔谈》药议"坐拿能懵人"；窦材《扁鹊心书》所附"神方"[10]睡圣散的山茄花[11]、火麻花[12]为末[13]，服后即昏睡；嘉定十三年（1200年）王介《履巉岩本草》影响下，经常使用"蒙汗"药物，即草乌、坐拿、木鳖子、曼陀罗花[14]等，"待其不识痛处方可下手"，为现存全麻醉记载较详的首倡文献。比日本外科学者华冈青州于1805年试投以曼陀罗花为主制成的麻醉剂，所谓世界肇创，要早四百五十余年；较十九世纪后期欧洲发明乙醚的哥罗仿更捷足先登。提出按年龄、体质、出血情况、确定应用之量，"若见麻不倒者，又旋添些；更不倒，又添酒调服少许；其人如醉，即不可加，已倒便住药。切不可过多"。常使器械，有刀、剪、钳、凿，缝合用麻线、桑线。书的内容，博大精深，汲取了多方面知识，收入民间传统药物，在治疮肿秘传十方里载有山蜈蚣、老公须、红内消、土当归、山大黄、土白芷，丰富

了治疗武器。不过也存有若干缺点，如宣扬封建迷信、因果报应、符咒祝祷、"修药择日"、"转男为女"、"相人寿夭"等，都属无稽之谈，应予淘汰。

【注释】

[1] 包括《孙真人养生法》一卷。

[2] 据说危云仙游东京（今开封），遇到董奉（吴国孙权时福建候官即今长乐董乾村人，久居庐山。字君异，喜啖枣脯。治疗不收金钱，令患者置杏树一株，重病五株，拥有十万株庞大的杏林。在树下作仓，欲买杏者用稻谷换之。晚年以三粒丸药治愈驻岭南交阯太守杜燮数日昏迷不醒证，遂被留未返）二十五世孙董京，得其所传，以医为业。但葛洪《神仙传》载，董奉娶妻解县大令之女，"久无儿息"，乃抱他人一女养之，说明无后。危氏《世医得效方》序言，存在问题，待进一步核考。

[3] 传临江刘三点、建昌路新城县陈姓之学。

[4] 传杭州田马骑之学。

[5] 传黎川大礁周氏之学。

[6] 传福建汀州路程光明之学。

[7] 传南城县周后游之学。

[8] 传本州斤竹江东山之学。

[9] 传临川范叔清之学。

[10] 窦为真定人，南宋绍兴十六年（1146年）重集此书。

[11] 又名风茄花、曼陀罗花、醉心花。

[12] 即大麻花。

[13] 小儿一钱，成人三钱。

[14] 本药可能由印度传入，称洋金花、佛花、天仙子。周去非谓："广西曼陀罗花遍生原野，大叶白花，结实如茄子，遍生小刺，乃药人草也，盗贼采末而干

之，以置入酒食，使人醉闷。"(《岭外代答》卷八）刘昉《幼幼新书》还以之治疗小儿惊风。

（五）针灸十四经发挥家

1. 滑寿

（1）生平

滑寿[1]，为元末江南学者宋濂、朱右、揭汯、丁鹤年、戴良、宋禧之友，字伯仁[2]，又称伯本，号撄宁生[3]。原籍许州襄城（今河南襄城），从元初祖父官南方，迁居江苏仪真，"而寿生焉"。尔后又徙至浙江，筑"菟裘"余姚清风里。他生于大德八年（1304年），《浙江通志》《绍兴府志》载《滑氏家谱》知府叶逢春语，为明代开国元勋刘基"[4]的家兄，属"契塔特"[5]才华人物，因抱冰山雪莲独芳之志，隐迹民间，"文咸[6]既贵，尝劝之仕，不应"[7]，"早啄诗之精华，晚探《素》《难》之窈茫"[8]，托医以终身。效法先贤"如今埋骨秋江上，留得文章照后尘"[9]。清初宁化邱义阻止子弟入科场，谓"读书所以立身，试则鬻身"，就是继承了滑氏遗风。

他少时"性警敏"，在仪真拜韩说为师，"日记千余言"，参加举子试，"博通经、史诸家"，落笔潇洒，写一手风采文章，"温雅有法"。喜饮酒，长于乐府、曲艺弹唱。曾叩请王居中[10]之门，亲承謦欬，从之研医，重点探讨《内经》《八十一难》，旁参张机、刘完素、李杲等家学说，"而理识契悟过之"[11]。且随东平高洞阳"通考隧穴"，练习针灸，对"开阖流注、方圆补泻之道"，华胥梦觉，"尽得其术"和巧妙手法。在开业过程中[12]，"不问贫富，皆往治无责报"[13]，"推其有，足以防世而范俗，出其余，可以涤脏而澜肠"[14]，使"废者起，痼者愈，其业迹不可

胜计焉"，特别是到了"至正间，名甚著"[15]。"江南诸医，未能或之先也。"[16]他"不拘拘于方书"，"精于诊而审于剂者"[17]，主张浚源通流，温补方内加活血药，如桃仁、红花、茜草、茺蔚子、泽兰、当归、川芎、三棱、莪术。孙东宿曾谓"奇士也，技艺之精不下丹溪以"[18]，与"彦修齐名"[19]。其最大贡献将针灸之道湮而再彰，经络之学晦而复明，为科技史谱写了新的篇章。所以姚夔无限感慨地言道："有斯人吾愿为之纳履。"[20]天台朱右"摭其治疾神效者数十事"，备加揄扬[21]。滑氏在余姚过着隐逸生活，丁鹤年写给他的诗道："独木桥边薜荔门，全家移住水云村。猿声专夜丹山静，蜃气横秋碧海昏。诗卷自书新甲子，药壶别贮小乾坤。陶渔耕稼遗风在，差胜桃源长子孙。"[22]

从历史上看，"金元有国时，医者三人，曰刘守真氏、曰张子和氏、曰李明之氏"，能继其学，具有三家之长者，则为"金华朱彦修、许昌滑伯仁。而彦修、伯仁之于医，以人之有余也则用疏利之剂以泻之，人之不足也则用温平之味以补之，盖承三人之意而不滞于一偏者也。由是彦修、伯仁之名日重于当时"[23]。他"往来鄞越，居虞姚间最久"[24]，处方议药，"随意低昂，辄奏异效，世皆以为神。"[25]宋禧、刘仁本都曾以诗赠之[26]。在虎邱山留下立秋日以梧桐叶为引治疗难产的故事，闻者叹为奇案。知名学者戴良[27]《九灵山房集》卷二十九撰有怀念诗："海日苍凉两鬓丝，异乡飘泊已多时。欲为散木居官道，故托长桑说上池。蜀客著书人岂识，韩公卖药世偏和。道途同是伤心者，只合相从赋黍离。"明初刻本《白云稿》[28]内也记叙了其部分生平。元亡入明，抱璞牖下，"貌不加丰，体不加长"，了解的"识其隐身俟命之

老儒，不知者以为医师一代之良而已矣"[29]。七十余"容色如童孺，行步矫捷"，无老态龙钟之相。洪武十九年（1386年）逝世，终龄八十三岁，葬于余姚黄山九枝松，由朱伯贤"仿史迁法"给他写了传略[30]，永远流芳。子孙瓜瓞，繁衍昌盛，大都散居余姚与杭州，"孙志庸式克世业"[31]。许浩《复斋笔记》载，滑氏后人非"仰承祖训"而尽布衣，亦有耸身宦海的，"今（明代）南京太守宗源其嫡孙也"。《绍兴府志》载，知府滑浩也是先生之孙。门人骆则诚、周原启、吴温夫，接续了他的薪火之学。

（2）著作与学说

伯仁渔猎群书，搜罗百氏，爱做笔记，研究学问主张持平，掌握"融活"二字。认为金元时代"河间、宛丘长于攻，而其间未尝无守，易水、东垣长于守，而其间未尝无攻"。对脉搏三五不调提出简明形象释义，是"大小不匀、疏数不等，错乱而无记也。"[32]执行医业五十余年，著述很多，有在王居中指导下编写的《读素问钞》[33]三卷[34]，《难经本义》[35]二卷、《伤寒例钞》三卷、《诊家枢要》一卷、《十四经发挥》三卷。其余则为《医家引彀》《脉诀》《五脏补泻心要》《医韵》《痔漏篇》《撄宁生卮言》《医学蠢子医》[36]《撄宁生要方》。《麻证新书》[37]纯属托名之作。在这些撰述中，对医界影响最大的，当首推以演化《素问·骨空》《灵枢·本腧》，"训其字义、释其名物、疏其本旨、正其句读""联以韵语"[38]，经过友人吕复[39]参阅、1341年完成之《十四经发挥》（附有插图十六幅）"纲举目张"，极负盛名，强调医疗先要明乎经络，否则犹如习射而不操弓矢，他认为："观《内经》所载服饵之法才一二，为灸者四三，其他

明针刺无虑十八九，针之功其大矣。"近年出版者，未有重刊薛己《医案》乃父良武手校本，而印了承淡安从日本携回的，和窦汉卿[40]之《针灸指南》[41]不同，乃学习针灸的范本。

①重视任、督二脉

他沿袭高洞阳学说，认为"人之气血常行十二经脉，诸经满溢，则流入奇经"，好似沟渠，"以备水潦斯无滥溢之患。"在奇经八脉内，十分重视任督二脉的"传注周流无有停息"，认为"人生之有任、督，犹天地之有子、午也，人身之任、督以腹背言，天地之子、午以南北言"。而且"任脉起于中极之下、会阴之分，循腹里以上关元至咽喉，阴脉之海也；督脉起于下极之腧、会阴之分，自脊里以上至风府入脑，循额至鼻柱，阳脉之海也。"[42]隧道内畅，"则一身百脉皆通，鹿运尾闾，通督脉；龟纳鼻息，通任脉，故二物皆寿。修炼家以闭兑为功，齿牙相着，以交任、督二脉"[43]，就是例证。尤其"督脉起于小腹，贯脊而上行，又络脑自脊而下，脑为髓海，命门为精海，实皆督脉司之"[44]，更为重要。提出十二经都有系属，孔穴线列，任、督二脉走行腹背，一阴一阳，有独立穴位，应与十二经并论，乃产生"十四"经序曲学说。将三百五十四穴的关系，系统地固定下来[45]，黄以周表示赞许，并云："人之一身，无非三阴三阳及督、任诸脉为之经络，欲治其病，必先原其何经所发，而后按其孔穴施以针灸，此古道也。"[46]滑氏根据《内经》医治疾病，汤液、醪醴、药饵仅占少数，取经隧孔穴灸刺者居十之七八，提倡针灸疗法，批评当时存在弊端，"针道微而经络为之不明，经络不明则不知邪之所在，求法之动中机会，必捷如响，亦难矣"。且考虑到孔穴之

名"难于记忆",即编成韵语附于各经之末。他谦虚地讲道:"呜乎!考图以穷其源,因文以求其义,尚不戾前人之心,后之君子,察其勤而正其不逮,是所望也。"明末方以智继承此意,写了《明堂图说》[47]将任脉、督脉和手足六经汇归一起,分为十四篇。

②切诊突出主要脉象

《诊家枢要》对脉学的研究,甚为突出,言:"持脉之要有三,曰:举、按、寻。轻手循之曰举,重手取之曰按,不轻不重委曲求之曰寻。"将前人提出的三十多种脉象,强调以浮、沉、迟、数[48]、虚、实六种为主,其次则为洪、微、弦、紧、滑、涩、长、短、大、小十脉,并把快、慢、强、弱、舒、缩、利、滞、浅、深一系列相对动态变化,进行了高度概括,颇易临床应用,是由博返约、执简驭繁的归纳方法。他认为,凡诊脉须掌握上、下、来、去、至、止六个方面,则其"妙蕴"即可洞晓无遗,"上者自尺部上于寸口,阳生于阴也;下者自寸口下于尺部,阴生于阳也;来者自骨肉之分而出于皮肤之际,气之升也;去者自皮肤之际而还于骨肉之分,气之降也;应曰至,息曰止也。"

【注释】

[1] 在淮南之称。

[2] 在三吴之称。

[3] 在浙江之称。《嘉靖襄城县志》杂录"方技",谓晚年号撄宁翁。

[4] 字伯温,号郁离子,元末进士,传说与《水浒传》作者施耐庵同年。正史记其为浙江青田,唐枢《国琛集》作括苍人。

[5] 博明《西斋偶得》卷一载,蒙古呼汉族人之称。

[6] 刘基的封号。

[7] 美国国会图书馆藏本西吴悔堂老人《越中杂识》"方技"。

[8] 戴良《九灵山房集》卷十"滑伯仁像赞"。

[9] 挽唐丹崖。

[10] 京口(今江苏镇江市)人,时寓仪真。

[11] 李梴《医学入门》。

[12] 现存病历,以治疗妇科之案较多。

[13] 见《仪真县志》。

[14] 戴良"滑伯仁像赞"。

[15] 《嘉靖襄城县志》杂录"方技"。

[16] 宋濂《十四经发挥》序。

[17] 天台刘仁本《难经本义》序。

[18] 《医旨绪余》"张、刘、张、李、朱、滑六名师小传"。

[19] 见《绍兴府志》。因朱震亨"为当时缙绅所游扬,又得戴原礼、刘忠厚诸名士为弟子,故朱氏之名籍籍,而伯仁艺虽高弗若之矣。"(孙东宿"张刘张李朱滑六名师小传")。

[20] 《姚文敏公遗稿》卷八"题撄宁生传后"。

[21] 见《越中杂识》"方技"。

[22] 《海巢集》"寄滑伯仁"。

[23] 戴良《九灵山房集》卷二十一"赠医士周原启序"。

[24] 《嘉靖浙江通志·寓贤》。

[25] 《光绪余姚县志》卷二十四。

[26] "滑公江海客,频到贺家溪,采药行云际,吟诗过水西。"(宋禧《诗文集》"赠撄宁生")"委羽山中鹤堕翎,老仙为我制颓龄。人无金石千年寿,药有丹砂九转灵。候熟鼎炉分水火,气吞日月走风霆。轻身已得刀圭秘,莫问昌阳与茯苓。"(刘仁本《羽庭诗集》"与滑伯仁炼

药"）。

[27] 字叔能，少时受诗文于柳贯、黄
溍、余阙、吴莱诸大家，通天文、地理、
医药、卜筮、佛经、道教，喜研究濂洛性
理哲学。至正辛丑曾官中顺大夫，淮南江
北行中书省儒学提举，月泉书院山长。张
士诚起兵，劝之出仕，严词拒绝。"结屋县
西，日与同辈讨论圣贤微旨，家事有无，
悉置不问。"（应廷育《金华先民传》本
传）他"美须髯，不妄喜怒，终日危坐无
惰容"，其"长侄恭，早丧父，教之腧己
子。"号九灵山人。尝"携家泛东海、渡黑
水、憩登莱，求间行归扩廓军，不得达，
侨寓昌乐数载，访求齐鲁间豪杰，奋欲有
为，而卒无所遇。洪武六年天下大定始南
返，变姓名，隐四明山海间"。（钱谦益
《列朝诗集小传》甲前集）每"酒酣赋
诗，击节歌咏，闻者壮而悲之"。和宋濂友
谊较笃，王祎《文忠公集》卷十二为其在
儒林文苑冰雪之姿写了像赞。1382年朱元
璋下令征辟入京，委任要职，以老疾谢
辞，因忤旨为怨家构陷而坐牢，翌年四月
六十七岁忧愤交加暴死狱中（一云自
杀）。撰有《和陶集》一卷、《春秋经传
考》三十二卷、《九灵山房集》三十卷
（《嘉靖浦江志略》卷七"文学"）。子
二，长礼，县儒学训导；次乐，县医学训
科。女二，长嫁张琪，次适倪佐。

[28] 刘基、张孟兼、朱廉、瞿庄、陶
恺、林以义等写的文集。

[29] "滑伯仁像赞"。

[30] 见宋濂《宋学士集补遗》卷三
"题滑寿传后"。

[31] 姚夔《姚文敏公遗稿》卷八"题
撄宁生传后"。

[32] 《撄宁生卮言》。

[33] 重点节录原文，"删去繁芜，撮其

枢要"，分脏象、经变、脉候、病态、摄
生、论治、色脉、针刺、阴阳、标本、运
气、汇萃十二类。汪机已收入《石山医
案》中。

[34] 《澹生堂书目》所记之《素问注
解》亦作三卷，不知是否指此书而言。

[35] 更正了周仲立、李予野笔削的正
文。据杨玄操说，曾于注释五十八难时指
出："温病乃疫疠之气，非冬伤于寒至春变
为温病者"。很有见地。书中参照苏东坡、
朱晦庵、项平庵、柳道传、欧阳玄、虞伯
生，采入张机、王叔和、孙思邈、王焘、
刘温舒、庞安时、刘开、李杲、王好古、
吕广、杨玄操、丁德用、虞庶、周与权、
王宗正、纪天锡、张元素、袁坤厚、谢
缙、陈瑞孙二十家学说，1366年刊出。

[36] 《乾隆余姚县志·经籍志》。

[37] 光绪时萧山汤鼎烜官江西县令，
于南昌书肆购得，改编后付梓，称《全
书》。在滑寿史料中从未提及。内容引有
缪仲淳、张景岳、李士材语，且用《温病
条辨》的桑菊饮、银翘散，纯属伪作。不
过其中所言麻疹有传染性，出疹前口腔黏
膜上先见小点，与鹅口疮不同，发疹后可
获得永久性免疫，则很有价值。

[38] 宋濂《宋学士集》卷五"医家十
四经发挥"序。

[39] 原籍山西，远祖吕东莱南宋时迁
居金华，他又移住鄞县。字元膺，幼孤
贫，因母病求医，遇衢县郑礼之于逆旅，
拜其为师，教以日记诊籍，考验方药，凡
一年。自感操术未精，乃购书探求，务穷
"闻奥"，出而问世，取效如神（见《明
史》本传），湖心寺僧侣腘中疥癣，搔之
血出"汩汩如泉涌"，竟日不止，医治无效
困顿欲毙。用四神汤加防风、荆芥穗疗之
而愈，名遂大噪。他"读《易》《书》"

（见《宁波府志》），通诸子百家，工词赋。喜笔诛奸佞，发潜德幽光，议论雌黄人物。所作《医评》，对扁鹊、仓公、华佗、张机、孙思邈、庞安时、钱乙、陈无择、许叔微、严子礼、王德肤、刘守真、张元素、张从正、张公度、李杲等十七人均有评论。历举仙居，临海教谕，辞而不就，息影邱园，号"养生主"、沧州翁，称寓所栗骑山樵舍为"松风斋"。无子，有女四人，"人比之为太仓公"（《鄞县志》卷四十五"艺术"）。戴良写了《沧州翁传》（见《九灵山房集》卷十七），记入治验数十则。他的著述很多，如《内经或问》《灵枢经略笺》《五色诊奇咳》《诊切枢要》《运气图说》《养生杂言》《脉诸脉系图》《难经附说》《四时燮理方》《长沙伤寒十释》《医门群经辩论》《松风斋杂著》等，大都已经亡佚。

[40] 熊梦祥《析津志辑佚》名宦部作翰卿（与其同时，南宋建安也有一同姓名者，乃医官助教窦桂芳之父，与危亦林友善，游宪危氏题其诊所为活济堂）。初名杰，后改默，字子声，广平路今河北肥乡县肥水乡人。生于金大定二十六年（1186年），因元兵征伐，向外地流亡，同行三十余人均被杀，独他走脱。母死，南渡黄河，寄居外祖吴氏家内，同清流河王医之女结婚，在河南蔡州从李浩（原为曲阜人，"五世祖官于滕，因家焉"，祖父义、父玉皆为学者，因美慕扁鹊以医为业。元初经常往来于东平、济宁一带，撰有《素问钩玄》《伤寒铃法》）学"铜人针法"（《滕县志》作从其子元学习，不确。且云曾将窦氏荐于元世祖，以老不可用，诏有司岁给衣、米而养之，恐属误书）。复入德安（今湖北安陆），孝感令谢宪以"伊洛"性理之书授之。元兵攻宋时返回

北方，隐住大名，和姚枢、许衡研究理学，执教辉县百泉太极书院，不久旋里，"以经术教授邑人，病者来谒，无分贫富贵贱，视之如一，针石所加，应手良已"。（苏天爵《名医事略》）忽必烈召之到开平，中统元年拜"太子太傅，辞不受，改翰林侍讲学士。未几以疾辞归。三年复召入朝，职如故"。（熊梦祥《析津志辑佚》"名宦"）至元十七年授予昭文馆大学士。称宅第为"燕山堂"。世祖言求贤三十年，惟得窦氏和状元李俊民，誉为良才。罗天益言："癸丑岁窦子声先生随驾在瓜忽都田地里住，与先生讲论，因赐见《流注指要赋》及补泻法，用之多效。"（《卫生宝鉴》）贝廷臣谓其"得丘长生之传，大显于中朝，而四方咸宗之，且推其《指要》《标幽》二赋行于世，复注《铜人针灸密语》一卷，未成而殁，其徒有兰溪王镜潭及其子瑞庵者增注而成之"。（《清江先生文集》卷十）1280年九十五岁卒，追赠太师，封魏国公。撰有《龙髓经》。子履，官集贤殿大学士（见《广平府志·人物》），亦知医。社会流传托名他的后人窦梦麟所著《疮疡全书》十三卷，实用价值不大。

[41] 初刊于元贞元年（1295年），尔后被窦桂芳收入《针灸四书》中。

[42] 陆树声《长水日抄》。

[43] 《宝颜堂秘籍》载万尚父《听心斋客问》。

[44] 蒋超伯《南漘楛语》卷八。

[45] 黄以周谓："魏晋以后针灸之书行于世者，不下数十家，总核其例不越二法，晋皇甫谧《甲乙经》以身之部位分科，唐代甄权《明堂人形图》、孙思邈《千金方》均宗其例；隋杨上善《明堂类成》以十二经及奇经八脉为纲领，各经孔

穴以类附于下。先乎杨氏，有秦承祖亦用此例；后乎杨氏，有王焘《外台秘要》更宗其例。"（《儆季文钞》"读医孔穴书"）。

[46]《儆季文钞》"读医孔穴书"。

[47] 现传者为抄本。

[48] 南宋陈言《三因极一病证方论》、朱震亨《格致余论》，均以此四种为二十四脉之纲。

（六）虚劳专家

1. 葛可久

（1）生平

葛乾孙，字可久，元平江（今苏州市）杉渎桥人。曾祖思恭，南宋宣义郎；祖从豫，官进义校尉，博极群书，邃于医；父应雷[1]，研制宣泄、补益、守护、攻伐之法；叔父应泽，工诗文，平江路官医提领；从兄正蒙[2]，亦以医名[3]。他生于元大德九年（1305年），卢氏所出，行二[4]。少时习武，"负奇气，仪状伟特"，好舞剑、拳击、战阵兵法，能挽劲弓，膂力过人。性豪爽，呼卢喝雉，常以博为戏，有铁网珊瑚癖，与人肝胆相照，具侠者风。成年后，从张楏学诗，发"父藏书数千卷"，昼夜诵读，"嗜古敏求"，转为学而不厌的顽强精神。通历法、吕律、《周易》、《河图》[5]，"百家众技，靡不精究"。泰定元年（1324年）三月二十八日"奉枢"将应雷"葬于吴县志德乡望野墩先墓之次"，乃专心致力岐黄生涯。起初"有志图王"[6]，御史刘贞推为孝廉[7]，尝"应进士举"，试而未售。黄溍"奇其文，劝之仕，不应"，遂绝意宦途而传父业。和浙江廉访佥事李仲善、诗人项昕[8]、光福徐显友善，过从较多。为人治疾，"起属纩，挽易箦"，辄有奇效，"与金华朱丹溪埒"[9]。名闻京师，"自丞相以下诸贵人得奇疾，他医

所不能治者，咸以谒君，无不随愈。"[10]梅花道人为其所作《山中山图》，"四面皆高岭，而中以淡墨晕，一峰尖反低于四山，观者咸不解其妙"[11]，实系匿峰千岭，寓意人少知者。

他曾拜"至人"为师，相处三月，得"奇方一册，或群队者，或三四味者，皆予目观至人用效者也"。似"久旱逢霖，夜行得月，心中豁然。自此回至吴中，一用一捷，无不刻验"。在行医过程中，"倜傥温雅，慈爱好施"，逢恭维之言"厌弃羞道"，署住所为春先堂、养道山房。技术高明，工作认真，三十年间，竭诚为患者服务。治郡中一少女滥用化妆品中毒，目瞪肢痿，令撤去"香奁流苏"，掘地为坎坐于其中，逐渐获愈[12]；遇士人染"伤寒不得汗，发狂绕河而走，君就捽置水中"良久出之，"裹以重茧"，发汗而解[13]；针刺腹痛，下癥块如龟，一次即效[14]；应医家沈以潜邀为老妪刺黄疸，从左右乳下施针，色退"肉转莹然"[15]；邻妇怀孕将娩，气上逆，痛不可忍，以掌击案，厉声斥之，妇惊产子，上者下之，喘痛即平[16]；"群少"戏里中，一由窗外跳入室内，逼其诊视，否则鼓噪，切脉后曰："肠已断矣，当立死。"已而果然[17]；一阴虚患者，"脉证悉平"，惟两颊潮红如团不退，丹溪写信请之会诊，践约前往，隔衣刺两乳，应手而灭[18]；一人赴外地做官，猝然中风，登舟见朱氏，谓病危难疗，他云尚可接受针刺，术后手足动转，并验证丹溪之言迅速回棹，"及门而殁"[19]；画家倪瓒母病求医，曾有意识地在大雨中以泥水污其白马、乱被"文博之具"，纠正元镇过洁癖，在南国传为美谈。"治疗不分贵贱，辄尽心药之"[20]，对贫者量疾轻重予以良品，将银包入药内退还病家。"尝炒大黄过焦，悉弃去

不用，其谨慎如此。"徐显《葛乾孙传》载："可久之名重于南北，吴人有之四方者，必以可久为问，四方大夫、士人过吴中，亦必造可久之居而请焉。"经过从其研究刘、张之学项昕[21]的串联，与朱震亨、沈以潜[22]、戴同父[23]扬榷古今、相互砥砺，不断交流实践经验，且谦虚地讲道："出朱公下。"[24]谢应芳在《简吴门葛可久》九韵中，言他"挺挺八尺躯，便便五经腹"，通过家传的方式，将医术授与后人，"复用岐黄书，教子时共读。"至元十三年（1353年）秋七月病笃，自洁其身沐浴而逝，终龄四十九岁。"即殁，而朝廷聘君之命适至，已无及矣"。人们评论道："君少尚气节，故勇力之士争言君之长于武，长而服儒，故逢掖之士争言君之长于文；济人以医，故方论之士争言君之长于医，斯各取其所偏长，而未视其学之所至也。"[25]王圻《稗史汇编》卷五十一记其之轶事甚多。"子观、晋、涣、升，皆孝敬淳谨，能继家学。"[26]

（2）经验和著作

葛氏讨论轩岐之道，"考究方脉三十余年，遍历江湖，多所广博"，所撰《医学启蒙》《经络十二论》，久已失传。目前常见者，仅为其师"至人所授奇方，并曰用决效之法，类成一帙"之《十药神书》[27]一卷，至正八年（1348年）写成。方良意美，"叶天士奉为圭臬"[28]，周扬俊、陈修园、潘蔚[29]作了注释，王旭高编成歌诀。现今社会流传的则为苏州瘦樵山人程永培刊刻、林寿萱歌括本。他遵照先贤遗教，主张"保养真元，固守根本"。鉴于当时风气"不能守养，惟务酒色"，日夜耽欲，无有休息，耗阴伤精，导致咳血、烦热、骨蒸、咽燥、形羸、小便白浊、遗精、盗汗、气力全无、火乘金位等证，"重则半年

而毙，轻则一载而倾"。根据血热则行、遇寒转凝、见黑即止理论，予以分别施治，"每于血止瘀消之后，用独参汤以益心定志"[30]，一般"不用大寒以虚其中，大热以竭其内"的办法，创制了通理虚劳十首处方[31]。在张机《伤寒论》《金匮要略》用鸡子黄、羊肉，葛洪《肘后方》用胡燕、水鸭子启发下，喜投血肉有情之品，"奇而不离于正"[32]，对明代道家配制的龟龄集、杭州胡雪岩庆余堂动物滋养成药，有很大影响。止血用甲字十灰散[33]、血出过多用乙字花蕊石散[34]、血止平补益气用丙字独参汤[35]、久咳用丁字保和汤[36]、虚羸骨蒸用戊字保真汤[37]、嗽而肺痿用己字太平丸[38]、痰热壅盛用庚字沉香消化丸[39]、内燥用辛字润肺膏[40]、怯弱疲惫用壬字白凤膏[41]、气血两枯精髓干竭用癸字补髓丹[42]。周扬俊介绍经验，每方如得"其肯綮"，虽不全用该药，"亦可细推其理"。对各种咯血、呕血、咳血疾患与气血不足、身形虚弱、久病体衰之证，尤其是肺结核的临床应用，最为合拍，获得"古今治劳，莫过于葛可久"[43]的称号。方内十灰，属炭化物，不仅固涩收敛，能改变药的过寒克伐之性，且"灰本火化，可以养火，亦犹培子益母之意也"[44]。叶天士十分欣赏，指出："凡治吐血证，皆祖《十药神书》，更参以人之情性，病之浅深，随宜应变，无过不及治无不愈。"[45]故"家藏此书秘之多年"。吴澄评议道："葛可久医中之仙。"治虚损之法，非"后人意想所能及"，方药精奇，"可为千百世法"[46]。据明初《修月鲁班经后录》、俞弁《续医说》考证，本著地方志未载，疑非葛氏作品，并不是交予西浙大痴道人的复制录本，乃胡子瞻取自"异人"。但撰成年代和他活动时间却大致相同，从好大喜功命名"神书"[47]，似乎出于

先生之手。宁献王朱权在写的序内提到，胡子瞻传子云翔（或作翱），云翔传子光霁，"八十年间活数百人矣"[48]。

【注释】

[1] 字震父，号彦和，"少从叔父受《周礼》，为举子业"，精岐黄术。因浙江提举中州李判官之父患病，向其询问治法，叹为难得人才，乃出所藏刘完素、张洁古著作，与之讨论，通过他的传播使河间、易州之学风行南方。勤奋好学，有毅力，署住所为恒斋。曾任平江路医学教授，"寻用省台"，继升江浙从六品官医提举。"推五运六气之标本，察阴阳升沉之左右，以定五脏六腑之虚实，合经络气血之流注，而知疾病之候、死生之期，其据方剂施砭焫，率与他医异。"著有《医学会同》二十卷（见黄溍《金华黄先生文集》卷三十八）。

[2] 应泽之子，字仲正，在杉渎桥开业，名复生堂，楹联刻有"济世之道莫大乎医，去疾之功莫先乎药"，由周丞相篆书。

[3] 见陈继《文集》"葛彦和墓志铭"。

[4] 兄震孙，于其父六十岁谢世前五年卒，姊嫁胡就矩，也早逝。

[5] 见王兆云《惊座新书》载"湖海搜奇"。

[6] 王圻《稗史汇编》卷五十一。

[7] 见崇祯十五年《吴县志》卷四十九"人物"。

[8] 见《明史·方技》。

[9] 《稗史集传》徐显"葛乾孙传"。

[10] 李日华《紫桃轩杂缀》卷二。

[11] 见《苏州府志》。

[12] 徐显"葛乾孙传"。

[13] 见杨循吉《蓬窗吴记》。

[14] 见王兆云《惊座新书》载"漱石闲谈"。

[15] 黄昞《蓬窗类记》。张元济《涵芬楼烬余书录》谓《蓬窗类记》和《蓬窗吴记》为一书，旧题杨循吉撰，误。

[16] 见徐祯卿《异林》。

[17] 见徐祯卿《异林》。

[18] 见都穆《谈纂》。

[19] 见徐春甫《古今医统大全》。

[20] 见《古今说海》载镏孟熙《菲雪录》。

[21] 字彦昌（或作章），号抱一翁。原籍广东翁源（李梴《医学入门》），公元四世纪西晋永嘉时迁居浙江余姚，为名医杜晓村的外孙（戴良《九灵山房集》卷十三"脾胃后论"序）。少时"暗诵岐、扁《素》、《难》、王叔和《脉诀》"，从赵穆仲、叶见山学《周易》，因母病药误死，拜老儒韩明善主攻医术，得其大量验方。曾和戴同父探讨五运六气，绍兴陈白云学《五色诊奇咳》，访问葛可久，入朱彦修之门研究河间、子和、东垣学说。尔后又随钱塘陆尚（一作简）静论证古方、张廷玉（绍兴人，太医院使）实践导引、按摩手法（《乾隆余姚县志·寓贤》）。开业四十年，认为"古今同一矩度"，"治病往往奇中"（《万历绍兴府志》），"决死生无不立验"。他"伟仪观，美须髯，双目烁烁如电光"，好"扬人善而耻言人过"。工音律、诗文，绘画（徐象梅《两浙名贤录》）为千虫写照、百鸟传神，时人谓之三长。撰有《竹斋小稿》、《脾胃后论》（补充东垣的遗论）。《医源》一书，未成即逝。戴良写诗纪念之："渭树江云每忆君，别来惟见白头新。百年谁是知心者，千里同为叹世人。内景琴心箓谷夜，外丹火候杏园晨。极知养遁多余暇，

何得长生及老身。"(《九灵山房集》卷二十五）且立了《抱一翁传》（见《九灵山房集》卷十九）。子恕，继承其学。

[22] 见《漱石闲谈》。

[23] 金陵（今南京市）人，字启宗，潜心《内经》，研究运气学说，精医。官龙兴路儒学教授，撰有纠正高阳生的《脉诀刊误》（汪机刊行，附《矫世惑脉论》）。七十余岁卒。

[24]《世说小语》载："葛脉一人云：子三年疽发背不救矣，转求于朱，教以饮梨汁，不致大害，后果无恙。可久知其故，叹曰：竟出朱公下。"

[25] 徐显"葛乾孙传"。

[26] 见《崇祯吴县志》。

[27] 或作《十药新书》。《韩氏医通》卷下作《十药神方》。

[28] 陆士谔《医学南针》续集。

[29] 吴县人，字伟如，官贵州巡抚，喜研究医学文献、校注出版。

[30] 尤怡《静香楼医案》卷上"内伤杂病门"。

[31] 畑柳安《医籍考》，谓多出自水丘道人《紫庭方》。

[32] 陈修园按语。

[33] 大蓟、小蓟、荷叶、侧柏叶、茅根、茜根、山栀、大黄、丹皮、棕榈皮，烧炭，加墨汁、白藕汁或萝卜汁。

[34] 花蕊石、童便。

[35] 人参一味。

[36] 知母、贝母、天冬、花粉、冬花、苡仁、杏仁、五味子、薄荷、百部、紫菀、饴糖、马兜铃、紫苑、百合、桔梗、阿胶、当归、地黄、甘草。

[37] 当归、生地、白术、黄芪、人参、赤茯苓、陈皮、赤芍、甘草、白茯苓、厚朴、天冬、麦冬、白芍、知母、黄柏、五味子、柴胡、熟地、地骨皮、生姜、大枣。

[38] 天冬、麦冬、知母、贝母、冬花、杏仁、当归、熟地、生地、黄连、阿胶、蒲黄、京墨、桔梗、薄荷、白蜜、麝香。

[39] 青礞石、明矾、猪牙皂角、生南星、生半夏、茯苓、陈皮、枳壳、枳实、黄芩、薄荷、沉香、姜汁、神曲。

[40] 羊肺、杏仁、柿霜、真酥、真粉（花粉或粳米粉）、白蜜。

[41] 白鸭、大枣、陈酒、参苓平胃散。

[42] 猪脊髓、羊脊髓、团鱼、乌鸡、山药、莲肉、大枣、霜柿、明胶、黄蜡、知母、黄柏、平胃散、四君子汤、白蜜。

[43] 王翃《握灵本草》。

[44] 李光庭《乡言解颐》。

[45] 见程永培《跋》语。

[46] 见《不居集》。

[47] 亦可能为臞仙朱权所为。

[48]《医统正脉全书》万历辛丑夏六月师古斋吴勉学序言，也提及此书为葛氏所著。

第八节　医学教育、医疗设施的进展

宋代最高医事专业机构，为翰林医官院[1]，由院使、副使领导。凡行政部门、军队、学校的医官，均须该院[2]派遣，民间医疗组织，有时亦归其指导。开宝四年（971年）诏"访医术优长者"[3]，献书二百卷以上，予以奖励。业务人员，除专门培养外，也从地方抽调，"贾黄中为礼部侍郎，兼起居监察，中风眩卒，太宗悼惜之，切责诸医，大搜京城医工，凡通《神农本草》，黄帝《难经》、《素问》，善针灸、药饵者，校其能否，以补翰林医学及医官院祗候"[4]。就是例子。"文德殿，百官常朝之所也"，备有厚朴汤以饮文武官员，好事者戏之以诗："立残阶下梧桐影，吃尽街头厚朴汤。"[5]继续五代，设御药院，为宫廷调配方剂。所建毒药库以"杀不廷之臣"，政和时，"药有七等，鸩鸟犹在第三，其上有手触、鼻嗅而立死者，更不知何药也。"[6]赵佶大兴土木，筑"寿山艮岳"的西园，种植"参、术、杞、菊、黄精、芎䓖，被山弥坞，中号药寮。"

开宝元年（968年）"诏诸州送医术人校业太医局"。医学教育，随着书院[7]的成立，范仲淹鉴于"京师人百万，医者千数，率多道听，不经师授，误人命者日日有之"，要"明黜陟"[8]，建议"聚而讲习，以精其术"，凡"不由师学，不得入翰林院"。仁宗时，将仿照唐代太医署兴办培养新生力量的医学校太医局，进行了充实，嘉祐五年（1060年）规定招生一百二十人；而后地方上道、州、府也相继成立同样类型的组织。王安石变法维新，"以一家私学欲盖先儒"[9]，熙宁九年（1076年）

五月太医局归太常寺管理，1102年归国子监领导，教学为主，兼行医疗，规模日渐扩大，内设提举（局长）一人，判局（副局长）二人，"由知医事者为之"，并聘教授主持业务。《元丰备对》载，共分九科，计大方脉（成人内科）、小方脉（儿科）、风科（神经精神病科）、眼科、妇产科、针灸科、疮肿（外科）兼折伤（正骨科）科、口齿兼咽喉科、金镞（战伤）兼书禁科。春天招生二百[10]，三十人为一斋（班）[11]，设斋长，每月记录"行艺"[12]，不久人数减少，只有八十五名。由于上下舞弊、贪污成风，有似唐代情况，"得举者不以亲则以势，不以贿则以交"[13]，考官判局送差，报名者"率皆市井盘药、合药、货生药之徒，捐数百缗贿判局即得之，就考者亦是贿判局指授。考官临，去取不看文字，惟寻暗号，钱到则虽臭乳小儿、庸鄙粗材、不懂方脉、不识医书，姓名均可上榜"[14]。试期五天，属于形式。质量是很低的。北宋初期，在官府工作的医家，颇具一定社会地位，延至政和年间，尽管博学之士精治疗术者为"儒医"[15]，但却人为地遭到贬谪，"尝闻之老医京师李仁仲之子云：前朝医官，虽职在药局，而阶官与文臣同，《活人书》既献于朝，蔡师垣[16]当轴，大加称赏，即令颁行，而国医皆有异论，蔡公怒，始尽改医官之称，不复与文臣齿"[17]。自此一蹶不振了。

所学课程，有官修《本草》《素问》《难经》《伤寒论》《脉经》《甲乙经》《诸病源候论》《备急千金要方》《千金翼方》《太平圣惠方》《龙树眼论》等[18]。

实习时给太学、武学、律学的学生和军营将士巡回诊病，据所印纸书写病历记录、处方更改、治疗过程，年终核定成绩。上等月发补助钱十五千[19]，中等十千[20]，下等五千[21]"。有差错者，酌情处罚，直至开除学籍。大考每年春秋举行，科目分墨义（测验记问）、脉义（测验诊脉）、大义（测验阴阳、脏腑生理解剖学说）、论方（测验处方、药物主次配伍）、假令（病历分析）、运气（一年客主和人体感应）六门[22]。仿照太学，制定三舍升级，外舍二百人，内舍六十人，上舍四十人，同唐之太医署相比，组织规模扩大，管理方法有所改进。按季"私试"为小考，年终"公试"为大考，成绩分优、平、否三级，优者由外舍入内舍，隔年举行一次舍试，优、平二类都补上舍。毕业时，"赴礼部贡院选试，于《难经》《素问》《脉经》《本草》《伤寒论》《圣惠方》《病源》七经内出题，第一场墨义三道、脉义二道；第二场大义三道、假令论方义一道[23]；第三场假令法二道、运气一道"。与士人文科比较，只不参加殿试而已[24]。离校后，可派往各地开展业务，优秀者授予医官。技术职称有和安、成和大夫[25]；成全、平和、保安大夫，翰林良医[26]；和安、成和、保安郎，翰林医官、太医局令，医效、医痊[27]；翰林医愈、医证、医诊、医候[28]；太医局丞[29]；翰林医学[30]，或加"使"衔，担任尚药、局管、医师、教授等。为皇室保健服务的，统称"翰林金紫医官"。从形式看，普及医学教育，树立华表，促进科学技术发展，但用人唯亲，不真正重视业务水平，"学医未至大医王，笑杀年年折臂伤"[31]，滥竽充数者也严重存在。

金人建立太医院，属宣徽院领导，负责者为提点使，正二品待遇[32]。元代设医学提举司，官级从五品，称文人业岐黄者为儒医，袁桷《清容居士集》记有"送儒医何大芳归信州诗"[33]。中书省置医官，至元二十年三人，"二十四年减一人，元贞元年增至四人，大德元年复减一人，至大二年减二人而增其禄与俸，月受米二石，中统钞一百廿贯"，令其"察五气之运，审六脉之和，制为金石、草木、鱼虫丸散之药，以驱百病。自丞相执政，而下至士庶群吏，咸赖焉"[34]。允许医生参加科甲国考，"军民、僧尼、道客、官儒、回回、医匠、阴阳、写标、门厨、典顾、未完等户，愿试者以本户籍贯赴试。"医事制度，大致沿用宋法，惟一特点把医生列为社会人的五等[35]，开业"免收税赋"、徭役。保留惠民局，"择良医主之"。太医院[36]内设院使[37]、同知[38]、金院[39]、同金[40]、院判[41]、经历、都事[42]和照磨[43]一人。在管辖范围，"除户头作医户当差外，其余兄弟孩儿每省会医人的、不会医人的，析居收作协济民户"[44]。辅佐官员，尚有典医监[45]、掌医监[46]、医学提举司[47]，后者大多活动在省、路两级地方。分科方面，陶九成《南村辍耕录》卷十五说，又恢复到北宋熙宁时候的十三科，计大方脉、小方脉、杂科、风科、妇产科、眼科、口齿科、咽喉科、正骨科、金疮科、针灸科、祝由[48]科、禁[49]科[50]。太医院使王猷、副使王安仁奏请："医学久废，后进无师友，窃恐朝廷取人，学非其传，为害甚大。"乃授金牌，于州、县也相应建立教育机构，主要学习《素问》《难经》《神农本草经》《圣济总录》[51]，由太医院颁发一百二十道复习题，经教授选择，写出论文，予以评阅，作为晋升的参考依据。规定每三年八月大考，选出优秀者，翌年二月赴皇都北京再试春闱，"考较医经[52]，辨验药味"，录取后任命为医官。延佑三年（1316年）中央留用三十人，按榜列名次分配工作，"一甲充太医，二甲副提举，三甲教授"。为了加强保健医疗，鼓励从业人员，中统三年（1262年）颁发御旨："医人每户下差发除丝绵、颜色、种田纳税、买卖纳税外，其余军需、铺马、只应、迎牛、人夫诸科名杂泛差役，并行蠲免。"[53]1264年八月令，"鳏寡孤独"，有"疾命官医调治，其药物惠民局支给"[54]。

北宋控制疫情发展，仁宗出犀角二支[55]。对"大臣近戚"，常指定专人治疗，谓之"宣医"，死后遣内侍监护丧事，名曰"敕葬"，因"国医未必皆高手，既被旨，须求面投药为功，病者不敢辞，偶病药不相当，往往又为害。敕葬，丧家无所预，一听于监护官，不复更计费，惟其所欲，至罄家资有不能办者。故谚云："宣医纳命，敕葬破家"[56]反而造成灾难。官办诊所，仍沿旧制，称药寮或病坊，熙宁七年（1074年）文彦博在距洛阳十五里一佛寺，"建寮其上，凡十三楹，择僧之知医者以长之，出医书数百卷，家之良药珍剧并置之寮，和药之器备焉，郊野之民无有远近，与道路之往来而有疾病者，皆趋寮而诊之。"[57]成都开辟大药肆，每年七月七日举行贸易，货物很多，四方云集于此，三日而罢[58]。官僚阶层，有配制成药的习惯，"天寿院风药黑神丸，常人服之不过一弹丸耳"；仆射张齐贤"以十余丸为大剂，夹入胡饼食之"[59]。太监喜爱龙涎香，政和时"一饼可置百缗"，以青丝贯之佩于颈，在"衣领间摩挲，相示以为夸炫"[60]。

因同辽[61]、西夏[62]连年战争，"海内空虚，人口减半"，封建政府为了增加国库收入，以"茶、盐、香药为三税"[63]。制止商人投机，藉以缓和阶级矛盾，且方便山乡群众。于熙宁九年六月责成太医局设立"熟药所"，出售丸、散、膏、丹。绍圣元年（1094年）闰四月开封疫病流行，"诏太医局熟药所"前往，"给散、汤药"[64]。崇宁二年（1103年）辟至五所，"岁校出入，得息钱四十万缗，入户部助经费"[65]。另开"修合药所"（制药厂）二处[66]，"修制药品，往往一遵古法"[67]。十年后将推销成药的"卖药所"，改称"医药惠民局"。1136年一月四日经户部侍郎王俣[68]提议在太医局[69]协助下于临安（今杭州市）成立"和剂局"[70]，仍名熟药所；绍兴十八年（1148年）闰八月二十三日，改为"太平惠民和剂局"，营业门市部称"太平惠民局"[71]。"二十一年二月诏诸州，置惠民局"[72]，二者同级，属太府寺管辖，是年十二月十七日发下监本药方，于江苏、湖北、陕西、四川等地也建立此组织约七十处，归地方经营，自行筹办。1156年规定，凡陈、坏、失效的，要毁掉；局中有值夜班人员，"轮流宿直"，遇急证不能及时售与病家者，科以律令，责打一百大板。隆兴二年（1164年）经舆论呼吁，统治阶级对淮河数县遭受金兵蹂躏、疾病流行，施舍了四万帖成药。淳祐八年（1248年）五月下谕临安府尹赵与筹派医生巡回医疗，"分行巷陌，诊视与药，月为费数万；十二年二月，得旨降钱十万，令多方措置，以赏罚课医者究心医诊"[73]。由于政治腐败，管理不善，每况愈下，"药材苦恶，药料减亏，稍贵细药，则留应权贵之需"[74]，内部贪污[75]、盗窃，质量低劣，谋取暴利，用樟脑代冰片、台附易川附，以假充真的情况经常发生，"朝廷莫之知，亦不能革也"[76]。还因"户部下提举司科买牛黄以供在惠民和剂局合药用，督责急于星火"，政和初"百姓竟屠牛以取黄"[77]，一度造成耕田无牛。掌权者以国家名义滥赐药物，王旦气赢，真宗给他一瓶药酒，加苏合香丸一两同煮，谓能"和气血，调五脏，却腹中诸疾"[78]。把暑药、腊药赠与群僚、将帅，"民受其名，吏受其实"，且紫雪、至宝，广大群众亦无力购买，人们皆称惠民局为"惠官局"，和剂局为"和吏局"[79]。市肆中，"治药以丁代丙，以乙当甲，甚贵则缺不用，其治病十不能愈三四"[80]。

两宋政府，常用小恩小惠粉饰太平，开保寿粹和馆，养宫人之病；居养[81]院治疗四方宾客；安济坊施医救贫；慈幼局收容遗婴弃儿[82]；广惠院为无依靠的老、小、残废者提供栖身处[83]；漏泽[84]园[85]有似公墓，埋葬无人领取的死者。据李心传《建炎以来系年要录》[86]引洪迈《夷坚志》，丁亥"连岁不雨，泾、渭、灞、浐皆竭，五谷焦槁，民无以食，争西入蜀。川、陕宣抚副使郑冈中以誓书所禁不敢纳，均散去饿死，其壮者北人多卖为奴婢"，则置之不理。所以陆游《老学庵笔记》引用民间的话说："不养健儿，只养弃儿；不管活人，只管死人。"确实如此。而在小县镇却出现救死扶伤、品德高尚的医家，"宣城儒士林生修已深方脉，治病不求报谢，人致馈，再三哀恳，则留百余，一时人名为返生钱"[87]。十三世纪初期，苏州已有"医院"的名称[88]。

元代，为给皇室、显贵和侨居北京的中东、欧洲色目人治病[89]，至元十年（1273年）将荠林[90]爱薛[91]所办医药院转成国立医院"广惠司"，仍委其领导，"秩正三品"，由阿拉伯医生"掌修御用回回药物及和药，以疗诸宿卫士与在京孤寒者"。一"小儿患头痛，发则不可忍，由回回医官以开脑术治愈"[92]。至元二十九年（1292年）于北京和上都（今多伦）设回回药物院，主

持者"秩从五品"，发售阿拉伯进口的西方药物，伊斯兰信徒聂只儿、维吾尔人答里麻，就在院内工作；编写富有中东色彩的医书，如《回回药方》[93]三十六卷[94]。为战伤军人举办疗养院，称安乐堂。《大越史记》载，针灸家亦出国医病，邹庚曾到越南给诸王保健服务，陈朝裕宗[95]帝睥幼时溺死，针之而活；太子半身不遂，也经他治愈。烧山火的针术，已在民间应用，"赵子昂云：北方有朱彦举者，针法通神，又能运气"，初用针"即时觉热，自此流入经络，顷刻至患处"[96]。传染病流行喜用大黄，且取得明显效果，"丙戌冬十一月，耶律文正王从太祖下灵武，诸将争拣子女玉帛，王独取书籍数部、大黄两驼而已，既而军中病疫，惟得大黄可愈，所活几万人"[97]。

蒙元一代，尚有不少医事，载入陆文圭《墙头类稿》三皇殿讲堂记，蒲道源《顺斋先生闲话丛稿》三皇庙学记，安熙《默庵先生文集》医学喻诸生文，袁桷《清容居士集》庆元路医学记、昌国州医学记，柳贯《待制集》龙兴路医学教授厅壁记等文献中，凡小儿科医生，"门首以木刻板作小儿，儿在锦绷中若方相模样为标榜。稳婆收生之家，门首以大红纸糊篾筐大鞋一双为记，专治妇女胎前产后一应病证，并有通血之药。而生产之家门悬草圈，上系以红帛，则诸人不相往来"。其余兽医，在"门首地位上以大木刻作壶瓶状，长可一丈，以代赭石红之。通作十二柱，上搭芦以御群马，灌药之所，门之前画大马为记"[98]。民间行医，尤其是走方郎中，常贴出招徕广告，方回所撰《医榜》一则，写得很有意思，颇代表一个方面，上言："仆窃惟八万四千毛孔无数，或愆造化之和，三百六十腧穴有奇，熟妙圣神之

技。伯父夏古庵素耽元理，早遇神仙，精针敲高丽之金，香艾灼太阳之火，以医名世，予四十年，以道活人，殆千万众。大德三年七月二十日奉令旨着落行省，呼请到王相府，随宣针灸，往往策运过望，匪颁多多受赐，谢焉游子，幸甚专门。三阴三阳，始自中焦之注；二分二至，终于协洽之宫。兼通内外之科，靡问贫富之聘。转洪钧而开寿域，莫希良相之功。衍《素问》而授《明堂》，庶得圣王之意。敢曰博施，庶几好生，谨白。"[99]当时从事医疗活动的少数民族人物，以穆斯林丁鹤年、维吾尔人贯云石为代表。

【注释】

[1] 元丰五年改称医官局。

[2] 院内医官最多时达到一千一百人，年龄均在四十岁以上。

[3]《宋大诏令集》卷二百一十九。

[4]《太宗校医人》。

[5] 司马光《温公续诗话》。

[6] 陆游《避暑漫钞》引百衲居士蔡绦《铁围山丛谈》卷一。据王明清《挥麈后录》卷一载，此库归内侍省管辖，"藏有鸩鸟、蛇头、胡蔓藤、钩吻草、毒汁"等，1114年六月已诏令毁掉，焚化埋于地下。

[7] 如衡阳石鼓、商丘应天、长沙岳麓、嵩山嵩阳、江宁茅山，加上后来朱熹在庐山开办的白鹿，并称六大书院。

[8]《续资治通鉴》卷四十六"宋仁宗庆历三年"。

[9] 司马光贬语。

[10] 大方脉占一百二十名。

[11] 听课为坐斋。

[12] 纪律、言行、学习情况。

[13] 王定保《唐摭言》卷六"公荐"。

[14] 俞文豹《吹剑录外集》（即《四录》）。

[15] 见《宋会要辑稿》。

[16] 蔡京。

[17] 楼钥《吴兴艺文补》。

[18] 李焘《续资治通鉴长编》载，初分方脉、针、疡三科，归太常寺领导。《素问》《难经》《脉经》为方脉科的主要教材，谓之大经。其次《诸病源候论》《龙树论》《千金翼方》，谓之小经。习针科或疡科者，去《脉经》加《三部针灸经》，即《甲乙经》（《四库全书总目提要》《太医院诸科呈文提要》同）。

[19] 不超过二十人。

[20] 不超过三十人。

[21] 不超过五十人。

[22]《四库全书》所收《永乐大典》辑本"太医局绍熙呈文"载，有墨义九道、脉义六道、大义三十七道、论方八道、假令十八道、运气九道，每题答案二百至五百字，最多者不超过一千五百字。

[23] 针灸、外科，只考小经大义三道、运气二道。

[24] 见赵升《朝野类要》卷三。

[25] 从六品。

[26] 正七品。

[27] 从七品。

[28] 从八品。

[29] 正九品。

[30] 从九品。

[31] 文天祥《文山集》"和朱松坡"。

[32] 御药院亦归宣徽院管辖，待遇有差。

[33] 徐珂《大受堂札记》。

[34] 熊梦祥《析津志辑佚》"中书省医厅壁题名记"。

[35] 一官、二吏、三僧、四道、五医、六工、七猎、八民、九儒、十丐。

[36] 永瑢《历代职官表》载，太医院

建制，始于金代。

[37] 正二品。

[38] 正三品。

[39] 从三品。

[40] 正四品。

[41] 正五品。

[42] 从七品。

[43] 正八品。

[44]《通判条格》卷三，载元世祖至元八年十月初十日太医院奏文。

[45] 正三品。

[46] 正五品。

[47] 从五品至六品。管理医生考试、鉴定药材、审查书籍。

[48] 祈求、诉说、禳祷。

[49] 书画符咒、禁制疾病。

[50] 据大德九年五月中书省礼部呈文，后来已合为十科，有大方脉兼杂医科、小方脉科、产科兼妇人杂病科、口齿兼咽喉科、风科、正骨兼金镞科、眼科、疮肿科、针灸科、祝由书禁科（见《通制条·格》卷二十一"医药"）

[51] 大方脉兼杂医科学《素问》、《难经》、《神农本草》、《伤寒论》、《圣济总录》（第八十二卷），小方脉科学《素问》、《难经》、《神农本草》、《圣济总录》（第一百六十七至一百八十二卷），风科学《素问》、《难经》、《神农本草》、《圣济总录》（第五至二十卷），产科兼妇人杂病科学《素问》、《难经》、《神农本草》、《圣济总录》（第一百零五至一百二十一卷），眼科学《素问》、《难经》、《神农本草》、《圣济总录》（第一百零二至一百一十四卷），口齿兼咽喉科学《素问》、《难经》、《神农本草》、《圣济总录》（第一百一十七至一百二十四卷），正骨兼金镞科学《素问》、《难

经》、《神农本草》、《圣济总录》（第一百三十九至一百四十，一百四十四至一百四十五卷），疮肿科学《素问》、《难经》、《神农本草》、《圣济总录》（第一百至一百一十四，一百一十六，一百二十五至一百二十八，一百零一，四十卷），针灸科学《素问》、《难经》、《铜人针灸经》、《圣济总录》（第一百九十一至一百九十四卷），祝由书禁科学《素问》、《千金翼方》（第二十九至三十卷）、《圣济总录》（第一百九十五至一百九十七卷）。见《通制条格》卷二十一"医药"。

[52] 重点为《素问》《难经》《神农本草》《千金方》。

[53]《元典章》卷三十二。

[54]《通制条格》卷四。

[55]"仁宗时京师大疫，帝出犀角二株，付太医局和药赐贫民，其一通天犀也，内侍请留为御带，帝曰：为带孰若疗民，立命碎之。"（郑瑄《昨非庵日纂》）

[56] 叶梦得《石林燕语》卷五。

[57] 范祖禹《龙门善胜寺药寮记》。

[58] 见江少虞《宋朝事实类苑》引《杨文公谈苑》。

[59] 刘斧《青琐高议》后集卷二。欧阳修《归田录》十余九作"五七两"。

[60] 潘永因《宋稗类钞》"古玩"。

[61] 公元916年契丹建立的政权，以白沟河为宋辽分界线（见江景祺《读书堂西征随笔》），曾占据天津至雁门关以北辽宁到内蒙东部。手工艺品，以嵌有金银制作龙凤花草的马鞍闻名当时。太平老人《袖中锦》载，同广东端砚、四川蜀锦、河北定瓷，称天下第一。亡于金。

[62] 羌族党项部落在宁夏、陕西、甘肃部分地区建立的政权，拥有汉、藏、回鹘等民族，都城银川，"衣皮毛，事畜牧"

（《宋史·夏国传》）。婚姻开放有继承制，"育女稍长，靡由媒妁，暗有期会，家不之问"（张鉴《西夏纪事本末》）；"妻其庶母、伯叔母、兄嫂、子弟妇，惟不娶同姓。"（《新唐书·党项传》）常以蜂蜜、黄腊、麝香、羚羊、硇砂、柴胡、肉苁蓉、红花、枸杞、大黄、甘草，换回北宋香药、漆、生姜、肉桂等，其神臂弓、夏人剑，称天下第一（太平老人《袖中锦》）。1227年为蒙古所灭。

[63] 范镇《东斋记事》。

[64] 《宋会要辑稿》"职官"。

[65] 蔡绦《铁围山丛谈》卷六。

[66] 周煇《清波杂志》。

[67] 张世南《游宦纪闻》。

[68] 或作昊。

[69] 《乾道临安志》载，在葛公桥之南。朱彭《南宋古迹考》卷上作庆元桥之南，待考。

[70] 周淙《乾道临安志》载，在临安府宅后。

[71] 《乾道临安志》载，南局在太庙南，北局在灞桥市，西局在众安桥，东局在浙江。

[72] 《宋史·高宗纪》。

[73] 施谔《淳佑临安志》。

[74] 俞文豹《吹剑录外集》。

[75] 北宋末年，奸吏童贯家中仅理中丸，就有数千斤。

[76] 周密《癸辛杂识别集》上篇。

[77] 潘永因《宋稗类钞》"吏治"。

[78] 见沈括《梦溪笔谈》。

[79] 见《吹剑录外集》。

[80] 见黄庭坚《山谷题跋》卷一。

[81] 或作养济。

[82] 顾炎武《旅中随笔》载："局中有乳媪，以鞠养之。他人若无子女，可以来取于局。"

[83] 见《四明开庆续志》卷四。

[84] 佛家语。

[85] 义冢。俞越《曲园杂纂》第三十四《日知录小笺》火葬条载顾炎武语，谓始于蔡京之时，非。实际在徽宗执政前就有了。

[86] 继李焘《续资治通鉴长编》之作。

[87] 陶谷《清异录》。

[88] 见宋代石刻《平江图》，现藏苏州碑刻博物馆。

[89] 当时有很多西域人、波斯人、阿拉伯人、欧洲人住在京师，大都随着元帝国征伐而来，或贩运珠宝、香料久留未走者，亦有从事其他行业之商人，如经营丝绸的。

[90] 叙利亚一带。洪钧《元史译文证补》言在土耳其境内。

[91] 或作阿实尧岱（姚燧《牧庵集》），信奉也里可温教。据《元史·世祖纪》，元政府接管其医院为官办后，规模扩大。他通西方数国语言，对天文、历法、医药均有研究，曾任翰林院学士，兼修国史。1308年八十二岁卒，封泰国公，赠蓟林王（程钜夫《雪楼集》）。实际因爱薛妻克烈氏所生之子太医使野里牙为仁宗时中书右丞相铁木迭儿的女婿，野里牙封泰国公而得到追加。

[92] 见陶九成《南村辍耕录》。

[93] 旁注波斯文。

[94] 现北京图书馆尚存旧抄残本四卷。除目录一卷，其余三卷载有药方四百五十首。因杂有明代习用的称呼，可能成书于公元十四世纪。

[95] 1341~1368年。

[96] 见周密《癸辛杂识续集》上篇。

[97] 陶九成《南村辍耕录》卷二"大黄愈疾"。

[98] 熊梦祥《析津志辑佚》"风俗"。

[99] 兰天蔚《唐宋元明清名人小品》。

<h1>结　语</h1>

宋、金、元时期，战争频繁，蔓草荒烟。社会动荡不安，医学发展受到影响，因北宋印刷术的改进，国家、个人刊行经、史、子、集七百余种，编辑大量方书，却促进了经验交流。整理古代医籍，纠正错简、衍讹，为学习经典著作扫除文字障碍，提供了方便。十一世纪后，我国医生、经商贸易者，不断赴日行医、售药，大中祥符七年（1014年）惠清去日本开业，留住镇西，当其后裔知道赵宋已亡，"举国茹素"[1]，痛哭不已；元末陈顺祖不愿为明王朝服务，携儿孙东渡倭邦，在九州给群众治疗疾病。

《四库全书[2]总目提要·医家类[3]》言："儒之门户分于宋，医之门户分于金元。"[4]观元好问《伤寒会要》序，"知河间之学与易水之学争"；观戴良作《朱震亨传》，"知丹溪之学与宣和之学争"。陈念祖遵从张璐《医通》说，以刘完素、张从正、李杲、朱震亨为金元四大家[5]。就此四家而论，刘、张善攻、散，主邪去正安；李、朱升阳、滋阴，提倡正胜邪退，乃"各有灼见"[6]。陆以湉《冷庐杂识》卷二依据《脉因证治》"遇一证必首列河间、戴人、东垣之说，余无所及"，以三代为宗，加入丹溪，写了《医宗四大家论》。刘完素流派的治疗方法，侧重寒凉，倾向驱邪泻火，对后来吴又可、余师愚、叶桂、吴鞠通调理温疫、温病，应用清热、解毒、凉血、养阴、攻下，赋予很大的启发、示范作用。

卫生保健有了新的发展，疏通沟渠，清除积水，预防疾病发生。宋代作品《童蒙须知》指出："入厕必去上衣，下必洗手。"晚睡前脱去一切，"日中所着衣服，夜卧必更，则不藏蚤虱"。在辽驸马卫国王应历九年墓葬[7]内发现骨柄植毛牙刷[8]二枚，长十九厘米，分两排，八个植毛孔，和现代常用者相似，较国外十五至十七世纪牙刷的试制，早五六百年。谓："早漱口，不若将卧而漱，去齿间所积，牙亦坚固。"[9]"英宗旧名宗实，监押侍禁私书及齿药方云：生地黄、细辛、白芷、不蛀皂角各一两，去黑皮并子入瓷瓶内，调黄泥固剂，用炭火五六斤，煅令炭尽；入白僵蚕一钱、甘草一钱，并为细末；早晚用揩齿，牙坚固，并治衄血、动摇等疾。"[10]1086年浙江地区净面、洗衣已用肥皂。上层人物为了消暑，调制冰酪，取乳汁作原料加糖冻成，类同冷霜，十分可口，绍兴进士杨万里写诗称道过："似腻还成爽，如凝又似飘。玉来盘底碎，雪白日冰消。"元帝接受丘处机[11]"有卫生之道，无长生之药"的谏议[12]，非常注意食物调养，爱饮舍里八[13]。天历三年（1330年）忽思慧[14]撰成《饮膳正要》三卷，对摄生、增寿、妊娠避忌、汤菜烹调、糕点制作、食物中毒等，均有论述，附插图二十余幅，主张"烂煮面，软烹肉，少饮酒，独自宿"。虽为王室、官僚服务，然总结了许多宝贵经验，留下独特的"药膳食谱"。如马思答吉汤[15]，温中大补；荷莲兜子[16]，滋养调气。刘基《多能记事》内还收有设克八匹刺[17]，亦属"天厨"中的珍馐。

南宋庆元二年（1196年），日僧明庵荣西来华，携茶种而回广泛种植，形成饮茶之风。吴自牧《梦粱录》言，杭州小吃部夏季售清凉饮料雪泡梅花酒、缩脾饮。端平二年（1235年）开设公共浴室，称"香水行"[18]，门前挂壶为招牌[19]，"一人执爨，池水相吞，遂成沸汤，名曰混堂，男子纳一钱于主人，皆得入浴"[20]。《马可波罗游记》载，元代传染病不断流行[21]，强调卫生、防止染易，凡给"大汗"进饭时，以纱巾遮住口鼻，以免"触及食物"[22]，是中国历史上应用口罩隔离不洁的重要记载。

　　宋代对职业病的观察，提出不少新的内容，孔平仲《谈苑》将砷中毒、矽肺描写得极其入微，言以银作镀皮者，长期为水银所熏，头手俱颤；"贾谷山采石人，石末伤肺，肺焦多死"。东轩居士《卫济宝书》记有"癌"字。"贞祐中，高琪当国，专以刑威肃物，士大夫被捆撅者，笞辱与奴隶等，医家以酒下地龙散，投以蜡丸，则受杖者失痛觉，此方大行于时。"[23]元监察御史发表《禁庸医事》，决定开业人员，除官方审查合格，"名家者流，余者宜渐行停止"。呼吁为狱囚提供医药，不要因其犯罪而用"医庸药缺"的手段以病杀之[24]。救治出血昏迷有效，风行喝马奶酒（忽思迷），群起相仿，城乡炽然。不少地方毫无医药知识，"惟史僧禳袚是信"，对"一草木之妖、一狐枭之祥，往往尸而祝之"，甚至"死且忽悟"[25]，闹得乌烟瘴气。大德六年四月，临江路申请冬季发放"木绵布匹"，解决"贫无温暖"。[26]至元五年十二月政府下令[27]，停售乌头、附子、巴豆、砒霜、甘遂、莨菪、藜芦等[28]剧毒堕胎药物；大德五年七月诏禁"畏吾儿僧阴阳巫觋道人咒师"[29]；至大四年中止不学无术者从事医疗活动[30]；延祐三年通告，行医要进行测验，三年大考一次，落榜的取缔开业资格[31]。元贞二年七月、延祐六年两次颁旨，不准玩弄蛇、禽、傀儡，聚集人群，出卖"诡说妙药"，违者科罪判以死刑。"诸弃本逐末，习用角抵之戏，学攻刺之术者，师、弟子并杖七十七。"[32]

　　淮河以北地区为金人占领，赵氏皇室迁都南方，社会暂时处于稳定状态。宋高宗怀柔众卿，以巩固统治。"六军文武浩如云，花簇头冠样样新。惟有至尊浑不戴，尽将春色赐群臣。"[33]民间"斜阳古柳赵家庄，负鼓盲翁正作场"[34]，各种娱乐活动一仍其旧，杭州成为政治、文化、经济的中心，日益繁荣，一条御街有数里之长。司膳人按照"上每日赐太子"菜单，烹调酒醋自腰子、三鲜笋炒鹌子、烙润鸠子、㸆石首鱼、土步辣羹、海羹、海盐蛇鲊煎三色鲜、㸆湖鱼、糊炒田鸡、鸡人子炒腰子、糊燠粘鱼、蝤蚌签、麂脯及浮助酒蟹、江姚、青虾辣羹、干燠鲻鱼、酒醋蹄酥片、酒煎羊二牲醋脑子[35]。酒[36]楼歌馆，灯火通宵，终夜不歇。烟柳画桥，市井骈集，有人口近四十万户[37]。周围百余里，"屋宇高深，接栋联檐，寸尺无空，巷陌壅塞"，西子湖畔，"一色楼台三十里，不知何处觅孤山"，每日食用胡椒四十三担，居全国之冠。"习闲"者擎鹰、驾鹞、斗鸡、调鹁鸽、养鹌鹑[38]，"大贾豪民，买笑千金，呼卢百万"，号"销金锅儿"[39]，称"地上天宫"。商业组织四百四十行，丝绸业最为发达，炭桥设有药市。棚北大街书坊林立，以睦亲坊陈起、陈续芸父子开的"陈氏书铺"所刻文籍较有名气，日芸居楼书栅本。瓦子勾栏二十多处，饭庄有熙春楼、康沈店、"虼蟆眼"卖好酒，"郑厨"则"海鲜头羹均备"，绍兴糯米酿造的"蓬莱春"捧为上席，小吃"戈家蜜枣"、"涌金门灌肺"、宋五嫂鱼羹、李七儿羊肉、王家奶房、宋小巴血肚羹[40]、南瓦子张家糰子，座客常满。七宝考古社，陈有中外奇珍异货[41]。淳祐之后，有卖山风药铺，且出售虎皮、虎头、虎爪[42]。十二月八日医生调配方剂，"侑以龙骨丹、八神屠苏，贮以绛囊，馈遗大家，调之腊药"[43]。闹市区每天"有扫街盘垃圾者"，淘粪的谓之"倾脚头"。据曾到过元代的意大利人鄂多生克说，杭州"城开十二座大门，从每座门向外，店铺、居民的房屋能延伸八英里左右远。"[44]

【注释】

[1] 惠康野叟《识余》卷二。

[2] 自乾隆三十七年开始，发白银一百多万两，将内府藏书，外地征集之三万三千七百二十五种，《永乐大典》中五百余部，由皇六子永瑢、大学士于敏中任总裁，编写人员三百六十一名，辅助者约千人（最后增至三千多人），组织班子。办事处设在翰林院，缮写者皆在武英殿（见平步青《霞外捃屑》素卓沕山房胜记"七阁"），历时十三年撰成。分经（十类）、史（十五类）、子（十四类）、集（五类），"每部以香楠木二片上下夹之，约以绸带，外用香楠木匣贮之。书面皆用绢，经用黄，经解用绿，史用赤，子用兰，集用灰色，所约带及匣上镌书名，悉从其色"。（吴振棫《养吉斋丛录》卷十八）据文津阁本统计，收书三千五百零三种（外存目者六千七百九十三种，九万三千五百五十一卷），七万九千三百三十七卷，近八亿字。"佳者御制题咏，以冠简端"。先后誊录七部，每册首页钤上"古稀天子"，末押"乾隆御览"，阳文大印，册尾盖贴总纂、缮校官人名的黄签。所收之书均附有提要，由纪昀"殚十年之力"完成（李慈铭《越缦堂读书记》谓经部乃戴震、史部邵晋涵、子部周永年分别书写，非纪氏一人之功），凡二百卷。民初有人估计，若用毛笔复抄一套，则需银币六十万元。分藏于内廷文渊、沈阳文溯、圆明园文源、承德避暑山庄文津、扬州大观堂文汇、镇江金山寺文淙、杭州圣因寺文澜七阁中。子部《医家类提要》，李慈铭考证，为河

北献县纪昀删定，其文出于济南东流水洙源书院学生周永年（字书昌，号林汲山人）之手。

[3] 收入医籍九十七种，存目九十四种，附录存目六种，一千五百四十五卷（法式善《陶庐杂录》卷一载，文渊阁著录者为一千八百一十三卷），其编排次序"医虽一技，亦民命之所关，故升诸他艺术上也"。（《纪文达公文集》卷八）

[4] 中医派别之分，最早见诸北宋。方勺《泊宅编》卷五载，蜀人石藏用（陆游《老学庵笔记》谓大观五年在开封为其祖母楚国夫人治过病）、余杭（或作阆中）陈承（欧阳修言四世六公之后，少孤，"奉其母江淮间，闭门蔬食以为养"，"执医老焉"），均为宣和时名医。石喜投热剂（苏门四学士之一晁之道极信其说），陈喜用凉药，各有所偏，知者咏之以歌："藏用担头三斗火，陈承篋里一盘冰。"朱肱也曾言道："偶有病家留意方书，稍别阴阳，知其热证则招某人，以其善治阳病；知其冷证则招某人，以其善治阴病，往往应手而效。"《四库全书总目提要·医家类》所云之分于金元，是从师承关系、病机研究的不同点说的，与前者概念各异。

[5] 见《医学三字经》"源流第一"。

[6] 见费伯雄《医醇賸义》"四家异同"。

[7] 于内蒙赤峰大营子。

[8]《外台秘要》载，唐人刷牙用柳枝咬扁揩擦，以白芷、细辛、沉香诸芳香药物为净口料。《备急千金要方》记有盐水刷齿法。

[9] 张杲《医说》。

[10] 十万卷楼刊本周云《云烟过眼录》。

[11] 山东栖霞滨都宫（后居北京白云观）全真派道士。

[12] 见《西窗客谈》。

[13] 水果汁加糖制成。

[14] 维吾尔族，皇家庖人，营养学太医，一作和斯辉。在宫廷司厨十余年。

[15] 羊肉、粳米、回回豆子（豌豆）、苹果、肉桂制成。

[16] 羊肉、羊尾子、鸡头仁、松黄、八祮仁、杏泥、蘑菇、胡桃仁、胭脂、必思答仁、栀子、小油、生姜、豆粉、山药、鸡子、羊肚肺、苦肠、葱、醋、芫荽叶、盐、酱制成。

[17] 胡桃肉去皮二斤、曲律烧饼一斤，打碎，蜂蜜一斤，三物拌匀，捏成小团，用曲律烧饼面压皮包之，作成糁粹沙样，放炉中贴熟。

[18] 灌园耐得翁《都城纪胜》。王嘉《拾遗记》载，十六国时后赵石虎曾以玉石建造豪华浴室，取铜龙数十枚烧红投水中，使之恒温，用百香作囊渍入令芬芳四溢，名曰焦龙池、清嬉浴室。北宋苏轼于泗州雍熙塔下洗澡时，写了《如梦令》，记服务人员辛勤劳动事："水垢何曾相受，细看两俱无有，寄语揩背人，尽日劳君挥手，轻手，轻手，居士本来无垢。"

[19] 吴曾《能改斋漫录》"浴室挂壶于门"。

[20] 郎瑛《七修类稿》。

[21] 大疫二十次。

[22] 见陈开俊、戴树英、刘贞琼、林健译本。

[23] 熊梦祥《析津志辑佚》"人物"。

[24] 王恽《秋涧先生大全集》。

[25] 吴师道《敬乡录》卷十"仰山庙记"。

[26]《通制条格》卷四。

[27] 徐树丕《识小录》载，元主多用羊皮写诏书。

[28] 1311年又将大戟、芫花、天雄、乌喙列入。

[29]《元史·成宗纪》。

[30] 见《元典章》"刑部"。

[31] 见《元典章》"礼部"。

[32]《元史》"刑法志"四。

[33] 姜白石诗。

[34]《陆放翁诗集》卷九。

[35] 封建统治者在苟安的情况下，竟然吃羊头止取两翼、土步鱼止取两腮、以蝤蛑签为锟饨止取两螯，余皆弃之，暴殄已极。见陈世崇《随隐漫录》卷二。

[36] 当时名酒有皇都春、琼花露、六客堂、兰桥风月、江山第一。

[37] 见《乾道临安志》。

[38] 见灌园耐得翁《都城纪胜》。

[39] 见周密《武林旧事》。

[40] 袁褧《枫窗小牍》。

[41] 见灌园耐德翁《都城纪胜》。

[42] 见《西湖老人繁胜录》。

[43] 周密《武林旧事》。

[44]《鄂多立克东游记》。

第六章
明与清前中期医学

〔明（1368～1644）—
清前中期（1644～1851）〕

朱元璋"崛起濠泗"，剪灭群雄，明王朝建立，结束蒙古贵族血腥统治，以"金陵、大梁为南北二京"[1]，分封二十四子为王[2]。采取变革措施，解放元代官私奴隶。表示遵古，禁止百姓起名用天、国、君、臣、圣、神、尧、舜、禹、汤、文、武、周、秦、汉、晋等字，"流民各归田里"[3]。视"朝毕"，在奉天门或武英殿赐食，由光禄寺进膳，吃完"叩头而退"。[4]官俸以米计算，"知县月支七石"[5]。号召"爱君者有过必谏"[6]，开垦土地，造鱼鳞黄册[7]，种植棉花[8]、玉蜀黍[9]，令皇后、命妇"蚕于北郊，以供祭礼衣服。"[10]"修山海关、喜峰口、古北口、黄花镇、潮河所一带"[11]，防止外侮。迁苏、松、杭、嘉湖民，耕于临濠，"免赋三年"[12]。不受学历、资格限制，"优礼硕儒"[13]，"辟举年二十五以上"文武全才。南京淮清桥北设"逍遥牢"，将"不务本、逐末、博弈、局戏者，皆捕之，禁锢于其所"[14]。发行宝钞，作货币流通。继续利用三个主要口岸，整顿市舶司，以宁波与日本贸易，泉州通琉球（冲绳、台湾），广州通越南、泰国、南洋群岛、阿拉伯、非洲。这些措施，虽然为了巩固政权、笼络民心、扩大交往，属于改良主义，却在客观上促进了社会的发展。

朱氏[15]死后，其孙惠帝允炆[16]即位，"讣告诸王"[17]，不准入都奔丧，下削藩令。燕王棣[18]打着清君侧"靖难"名义，攻陷金陵，大搞"瓜蔓抄"[19]，"散天下勤王兵"[20]。1402年允炆经溥洽"祝发"，持"度牒"，自叶希贤、程济伴随[21]，向西南流亡。他令胡濙明访张三丰[22]，暗中查找[23]朱允炆；派郑和[24]追踪海外，藉此向许多国家输出瓷器、丝绸、折扇、织锦、雕漆、刺绣、麝香、樟脑、书籍、雨伞、米谷、柑橘、铁制品、金属货币，并带回玉米、棉花、宝石、犀角、阿魏、血竭、龙涎香、紫檀木、丁香、芦荟、糖霜、苏合香油、木鳖子、没药、羚羊角、翠毛、象牙、苏泥、胭脂石（瓷油染料）、胡椒、降真香、苏木、珍珠、珊瑚、鸦片等热带特产和药材。这一时期，大黄出口较多，主要售与俄罗斯[25]。朝野饮茶风气最浓，以"六安茶为天下第一"，《玉堂联句》有诗咏之："七碗清风自六安，每随佳兴入诗坛。纤芽出土春雷动，活火当炉夜雪残。陆羽旧经遗上品，高阳醉客避清欢。何时一酌中冷水，重试君谟小凤团。"[26]

随着社会发展，国内冶金、制陶、榨油、酿酒、纺织、造纸、染色，手工业日

244

趋发达。正德时西班牙用银币购买中国货物，万历年间欧洲商人输入玻璃品、钟表，琉球"遣发坐驾土船"载硫黄四千斤航行到福建[27]。大规模作坊出现，劳动者"什百为群"，松江"暑袜店百余家"[28]；西门庆同乔大户合开绸缎铺，有资金五万两白银[29]；黄氏大办刻书业[30]；吴勉学广刊古今医籍，雕工费"达十七万"[31]，产生资本主义萌芽。由于统治阶级每况愈下，政治腐败，宦官揽权"如毒药猛兽"[32]，禁止知识分子干预国政，生员"纠众扛帮，骂詈官长"，首者罪，"余尽革为民"[33]；用《周易》术数歌功颂德、奉觞祝寿[34]；朱翊钧酒色财气俱备，浸沉《水浒传》[35]；严嵩挥霍药物仅朱砂二百五十斤、香药五千多斤[36]；豪强兼并土地，苏州钱药"田跨三州"[37]；国抽十一，他取"十五"[38]；山东章丘李开先引元人"醉太平"说："夺泥燕口，削铁针头，刮金佛面细搜求，无中觅有。鹌鹑嗉里寻豌豆，鹭鸶腿上劈精肉，亏老先生下手。"百姓处于水深火热之中。"山西大饥，人相食"[39]；一女父母饿死，头插草标，上街自卖；有"子死不葬"吃其肉者[40]；且水、旱、蝗相踵[41]，"草根树皮皆尽"[42]，乞儿"积草、禽兽茸毛"内取暖，甚者入"窖干粪而处其中，或吞砒一铢"[43]。激起了劳苦大众求生存的斗争，"金坛僮变，自号削鼻班，捕其主拷掠索身契，众千、万人，邑令不能剿"。[44]"飞山虎"、"大红狼"、"不沾泥"、"卢阎王"、"老回回"、王子用、高迎祥、李自成[46]、张献忠揭竿为旗，领导大规模农民起义，终于推翻了没落的明代王朝，思宗缢死煤山红阁[47]"海棠花下"[48]，苟延残喘"奢淫日长、物力愈诎"的南明[49]，也瓦解冰泮为清军击溃了。

金人后裔爱新觉罗·福临，由多尔衮、济尔哈朗辅佐，在辽东总兵吴三桂导引下，以攻打李自成为名，从东北倾兵入关，占领北京，建立中华"大清"帝国。开始整顿上下秩序，没收明封藩王土地，招流民耕作，号召官民皆"复其业"[50]，一视同仁，不分内外[51]，用人"不拘品服"，秉公推选[52]。开"科举，以系人心"[53]，"鸿儒硕士咸集京师"[54]。重视科甲[55]，拔取状元[56]，谓之天子门生。翻译《三国演义》为兵略，提倡供奉关羽[57]。社会经济逐渐恢复，缓和上下之间和民族矛盾，县镇居民衣着更新，"间有老成不改布素者，则目指讪笑之"[58]。出现繁荣的商业城市，如北京、佛山、苏州、汉口，"芜湖、扬州、江宁、杭州以分其势"[59]，吴中苏州"濠通南北"、"百货杂陈"，万商聚集，阊门一带"行人流水，列肆招牌，灿若云锦。"[60]十分热闹。盛泽"以锦绫为业"，户口万余，"诸镇推为第一"[61]。福建的牵牛花、使君子、钗石斛、泽泻，"贩江浙间获利颇夥。"[62]1835年户口统计，全国已达四亿零一百七十六万七千零五十三人。

因于贵族圈田、官僚垄断、土地高度集中[63]，破产之家沦为奴婢或世代长工。榷税奇重，捏泥人者卖百个犹"征银六分"[64]。1734年苏州纺织业主在玄妙观树立"永禁机工叫歇碑"，阻止罢工。坊设社正、保长、甲长，布置关卡[65]，进行统治[66]，广大群众失去自由转为贫困。大兴文字狱[67]，箝制言论，对"荒村古庙犹留汉，野店浮桥独姓诸"，民间写的关羽[68]门联，也下令追查始终。把外来事物、科学知识，视作"奇技淫巧"，采取闭关自守政策，严重影响了中外贸易和文化交流。沿袭前明八股文考试制度，束缚人们思想，导向钻牛角尖考据学[69]道路，"穿凿琐屑"[70]，"过于杨、墨、佛、老"[71]，有的学者避嫌免祸，"一瓢、一笠、一部《楞严》、一声佛号，以终余年"[72]，过着消极生活[73]。十八世纪后，欧洲资本主义已有很大发展，纷纷寻找海外市场，地大物博的中国，成了竞相角逐的对象。1840年英国第一个利用倾销鸦片[74]对清廷发动侵略战争，使文明古老的神州，沦为半殖民地、半封建社会。贪官污吏无恶不作，"变幻有不可胜穷者"[75]，人们对其"媚洋为奴"置百姓于不顾者，极度愤慨，乃于道光庚戌十二月十日暴发了洪秀全、杨秀清金田起义，在南京建立了太平天国。

明、清时代，因受考据学影响，重视辨伪、校勘、训诂研究，皓首穷源现象比较严重，"万历间人多好篡改古书，人心之邪、风气之变，自此而始"[76]。从进化意义讲，限制了学术的发展。也有不少学者泛舟书海、通过实践有所发现：一认为经典著作非完美无缺，批评王叔和、王冰、林亿移易篇次，滥改字句，杂以己说，如方有执、喻昌、黄玉路；二根据临床研究，重行验证，赋予新的内容，如李时珍总结药物、王清任亲自解剖、叶天士卫气营血的辨证，对祖国医学的发展，起了巨大促进作用。还有人将《内经》《难经》《伤寒论》《金匮要略》加以校释，打破随文敷衍的现象，不只便于理解原文，且利掌握精神实质，如孙诒让[77]《素问王冰注校》、丁锦《古本难经阐注》、柯韵伯《伤寒来苏集》、徐忠可《金匮要略论注》等，都是风行一时的本子。

其次，选择群星医案汇辑成帙刊行于世者，有江瓘[78]《名医类案》、俞东扶[79]《古今医案按》、柳宝诒[80]《柳选四家医案》[81]；个人的有汪机《石山医案》、叶天士《临证指南医案》、齐秉慧[82]《齐氏医案》等。王燕昌云："临证多则阅历精，练

事深则处方稳，此前贤医案所以可贵也。"[83]对学习理论联系实际，观察诊断治疗过程，具体运用理、法、方、药甚有帮助。同时尚有一种不限体裁的医学随笔，包括读书心得、实践体会、综合评论、记事谈丛、掌故琐闻、考证杂谈、诸家学说、验方举隅，大多皆属短文，无渔猎、驳杂、饾饤之弊，载有不少珍贵资料。流传较广者，有韩懋《医通》[84]、黄承昊[85]《折肱漫录》、张介宾《质疑录》、张志聪《侣山堂类辨》、尤怡《医学读书记》、魏之琇[86]《柳洲医话》、王秉衡[87]《重庆堂随笔》；太平天国时或稍后王士雄《归砚录》、陆以湉[88]《冷庐医话》、赵晴初[89]《存存斋医话稿》、周学海[90]《读医随笔》，都是片金碎玉之仓，如赵翼《瓯北诗话》所称"各领风骚数百年"。

【注释】

[1] 郑晓《今言》卷四。

[2] 共二十六子，太子标早亡，另子楠无有封地。每个藩王食禄支米五万石，钱两万五千贯，尚有杂项、地方税收。

[3] 《明太祖实录》卷七十三。

[4] 王世贞《弇山堂别集》卷十四。

[5] 王琼《双溪杂记》。

[6] 大有堂版《皇明宝训》卷三。

[7] 此种户口册，据法式善《陶庐杂录》卷五载，十年改编一次。

[8] 南北朝时由东南亚引进，先从南方试种，谓之"吉贝"或白叠。宋代周去非《岭外代答》卷六，记其纺纱织布甚详。元太祖远征印度，才将种子大量输入，称成吉思汗棉花。清人徐继畬《五印度论》，谓始于元初，非。

[9] 《金瓶梅》三十一、三十五回见有玉米面；七十四回记有玉蜀黍，属首载者。

[10] 陈建《皇明纪要》卷一。

[11] 陈全之《蓬窗日录》卷二。

[12] 赵翼《廿二史札记》。

[13] 王世贞《艺苑卮言》卷八。

[14] 顾起元《客座赘语》卷十引陈翰林《维桢录记》。

[15] 李默《孤村哀谈》载，南京陆给事为朱元璋编了一首长短句："削秃、削秃，搅得人天翻地覆，布袋盛的是金银，锡杖挑的是粟菽。我道你是真僧，原来是活漆头目。"

[16] 朱标二子，其父1392年四月巳卒去。

[17] 谢贲《后鉴录》。

[18] 朱元璋第四子。刘献庭《广阳杂记》载，为元顺帝硕妃蒙古族瓮氏所生。

[19] 杀反对者，戮全族，灭其戚友。

[20] 见谈迁《国榷》。

[21] 建文帝"佯言火焚"，随其从地道出走者，尚有二马子（冯㵆）、雪和尚（郭节）、云门生（宋和）、天肖子（赵天泰）、老补锅（王之臣）、东湖樵（牛景先）等（见抄本姚启圣《以俟集遗编》）。神乐观道士王升引渡泛身而去。千钟录传奇《倾杯玉芙蓉》载："收拾起大地山河一担装，四大皆空相，历尽了渺渺程途，漠漠平林，垒垒高山，滚滚长江但见那寒云残雾和愁织，受不尽苦风凄雨带怨长。雄城壮，看江山无恙，谁识我一瓢一笠到襄阳。路迢迢，心快快，何处得稳宿碧梧枝上。"（见杨恩寿《词余丛话》）允炆的详细事迹，可参阅邵戒山《建文帝后纪》。他晚年写有小诗四句："牢落西南四十秋，萧萧华发巳盈头。乾坤有限家何在，江河无情水自流。"

[22] 张天师之后，"张仲安第五子"（陈全之《蓬窗日录》卷八），名全一，字君宝，号三丰（郑晓《今言》卷三，称"保和容忍三丰子"）、玄玄子（杨仪《高坡异篡》）。郭子章《黔记》载，俗名献，号斗蓬）。大耳圆目，须髯如戟，寒暑一衲一蓑，不修边幅，人呼邋遢。常在曝阳下挠首，嬉笑谐谑旁若无人，既驻足当太和山，居宝鸡金台观，也往来长安、陇西、岷州、扬州等地。好歌《无根树词》，"上彻云霄"（檀萃《楚庭稗珠录》）。传世之作为琼花诗："便欲载回天上去，拟从博望借灵槎。"（顾起纶《国雅品》）

[23] 郑晓《今言》卷二："正统初建文由滇南至广西，曾语地方官府，胡濙访张三丰'为我也'。胡濙，江苏毗陵（陈继儒《见闻录》卷一谓，"其先淮安宿迁"）人，家世业医，字源洁，号澹庵，建文二年进士，喜怒不形于色，"大节甚明"（王锜《寓圃杂记》卷二），历事数帝，垂六十年，官至礼部尚书，加少傅衔。前后两次遍走国内各地，"东南经涉于海隅，西北旋转于沙漠"（自跋《卫生易简方》后），凡十七年。藉此也搜求不少验方，辑成《卫生易简方》十二卷，列有内、外、妇、儿、五官病证一百四十七种，共三千九百六十三方。1427年刊出。现传者为嘉靖四十一年太医院刻本，藏于台湾国立中央图书馆。他八十九岁时卒于家。

[24] 回族，云南昆明（今晋宁县）人，原姓马，燕王亲信，呼"三宝奴"（王稚登《客越志》）。赐姓郑，称"三保太监"。经道衍姚广孝介绍，入佛教，受菩萨戒，法名福善。祖拜颜，父哈只，都以朝圣身份到过中东天方即麦加。他以对外宣抚名义，率巨舟数十艘与医生陈常（上海人，字用恒，从外祖邵艾庵习医，出洋三次）、匡愚（原籍济南，祖上迁居常

熟，吴讷的学生，从父研医，撰有《华夷胜览》，八十二岁卒）、陈以诚（嘉兴枫泾人，号处梦，工诗画，航海归来升为太医院判，留有"九重每进千金剂，四海曾乘万斛船"句）百名、近三万官兵，交通南洋、西方各国，如占婆（越南境内）、真腊（柬埔寨南部）、苏禄（菲律宾境内）、浡泥（加里曼丹、文莱之间）、琉球（日本冲绳、中国台湾）、满剌加（即马六甲）、瓜哇（印度尼西亚境内）、暹罗（泰国）、溜山（马尔代夫、拉克代夫群岛）、锡兰（斯里兰卡）、榜葛剌（孟加拉境内）、古里（印度境内）、祖法儿（阿曼境内）、天方（沙特阿拉伯境内），三次访问忽鲁漠斯（伊朗境内），最远抵达阿丹（亚丁）、比剌、木骨都束（均在索马里境内）。1433年第七次出洋，殁于古里。比航海家哥伦布要早半个世纪。今印尼之三宝垄、泰国之三宝港、马来西亚之三宝城，均以纪念郑氏而命名。

[25] 俄罗斯以大黄为"上药"，在"恰克图互市"（伺秋涛引《总记》）。

[26] 陈霆《雨山墨谈》。

[27]《琉球历代宝案选录》。

[28] 范濂《云间据目抄》。

[29]《金瓶梅》七十九回。

[30] 嘉靖、万历时，歙县虬村黄氏拥有刻工百余人，主一斋本成无己《伤寒论注》、《新刊仁斋直指方论》，均为其所刊。仅吴勉学（字肖愚）就投入过十万两银子。

[31]《寄园寄所寄》载"䎷卷偶笔"。

[32] 黄宗羲《明夷待访录》。

[33] 无名氏《松下杂钞》卷下。

[34]"洛水灵龟献瑞，天数五，地数五，五五还归二十五，数数定原始天尊，一诚有感；丹山彩凤呈祥，雌声大，雄声大，六六总成三百六，声声祝嘉靖皇帝，万寿无疆。"（蒋一葵《长安客话》"皇都杂记"）

[35] 邓之诚《桑园读书记》引足本《五石瓠》卷六。

[36] 不知撰者《天水冰山录》。

[37] 钱泳《登楼杂记》。

[38] 王夫之《噩梦》。

[39] 张萱《西园闻见录》。

[40]《万历邸钞》二十二年甲午卷。

[41] 张履祥《狷士记》。

[42] 纪昀《滦阳消夏录》。

[43] 谢肇淛《五杂俎》。披披斯盖耶速丁《沙哈鲁遣使中国记》，谓永乐十八年早已发生过大批犯人冻死在皇宫门前，城外死了约一万人，极其凄惨。

[44] 吴骞《桐荫日省编》引于子瞻《金沙细唾》。

[45] 见彭孙贻《平寇志》卷一。

[46] 原作鸿基，行二。彭孙贻《流寇志》卷九载，开始称王于西安，后更其名为"自晟"。

[47] 计六奇《明季北略》卷二十。

[48] 朱彝尊《静至居诗话》卷一。

[49] 见查继佐《敬修堂钓业》奏疏第一。

[50] 见余金《熙朝新语》卷一。

[51] 见祁韵士《皇朝藩部要略》卷十七。

[52] 王庆云《石渠余记》卷一引顺治十年诏。

[53] 陈夔龙《梦蕉亭杂记》卷二。

[54]《求恕轩丛书》之杨留垞《雪桥诗话余集》。

[55] 浙江海宁陈氏，为江南首屈一指望族，在清代不到三百年的统治下，出了二百多名进士，被任命宰相的三人，尚

书、侍郎、巡抚、布政使的十一人。

[56] 清朝统治二百六十七年，录取状元一百一十三人，其中江苏占五十人、浙江二十人，仅苏州府就有二十三人。见陈夔龙《梦蕉亭杂记》卷二。

[57] 王嵩儒《掌故零拾》卷一。

[58] 黄印《锡金识小录》卷一。

[59] 刘献庭《广阳杂记》卷四。

[60] 见未署撰人《韵鹤轩杂著》、孙嘉淦《南游记》卷一。

[61] 张大纯《姑苏采风类记》。

[62] 施鸿保《闽杂记》。

[63] “怀柔郝氏膏腴万顷”（昭梿《啸亭杂录》）；沧州袁家拥土地二十万亩（李象鹍《棣怀堂随笔》）；山西王太采“有现银一千七百万两”；天津盐商查三镖亦购入大量良田，“下箸万钱”，有“传膳婢子十二人”，以三春（春梅、春桃、春兰）作汉装；三夏（夏云、夏荷、夏芰）作旗装；三秋（秋菊、秋月、秋蕙）作男装；三冬（冬山、冬花、冬松）作尼装，“黄金数十万，而享受则不让严东楼也”。（戴恩庵《沽水旧闻》）

[64] 高恒豫《崇文门商税则例》。

[65] 《乾隆建昌府志》卷十七“武备”。

[66] 恶吏为所欲为，民不聊生，有人模仿清明扫墓诗，用匿名帖子粘在墙上，骂长洲县令：“长邑圮区多瘠田，经催粮长役纷然。纸枷扯作白蝴蝶，布棍染成红杜鹃。日落生员敲橙上，夜归皂隶闹门前。人生有产须当卖，一粒何曾到口边。”（褚稼轩《坚瓠四集》卷二）。

[67] 秦始皇“焚书坑儒”，为文字狱开始（李日华《紫桃轩杂缀》卷四载，他令冬月种瓜于骊山硎谷温暖处，实熟下诏博士诸生到瓜地观看，“预伏之机发之”，将来者杀害，谓之“坑儒”）。朱元璋以殊指歹、朱（见吕毖《明朝小史》），生为僧、则同贼（徐桢卿《剪胜纪闻》），从而继之。清王朝揭弄“笔墨生非”，已达顶峰，乾隆对胡中藻《坚磨生诗钞》所写“一把心肠论浊清”，认为浊置清上是诬语，凌迟处死；见到李驎《虬峰文集》内“杞人忧转切，翘首待重明”，将已故之作者开棺戮尸、枭首示众；甚至连石卓槐《芥圃诗钞》“大道日以没，谁与相维持”两句也不放过，均行杀害。龚自珍沉痛地说：“避席畏闻文字狱，著书都为稻粱谋。”这种丑恶的做法，比曹操“群谈者受显诛，腹议者蒙隐戮，百僚钳口，道路以目”，更为卑鄙。统治者为了扑灭知识分子在思想上的反抗，下令各地缴出禁书，予以焚烧，“全毁之书竟至千数百种之多，汉成帝之收，秦始皇之焚，清高宗以一人兼之。”（姚觐元《清代禁毁书目补遗》引洪煨莲语）。

[68] 查嗣庭《维止录》载浙东诸桥镇关帝庙门联。

[69] 考据学起自汉代郑玄，乾、嘉年间处于极盛时期，成为当时显学，“若南昌彭文勤、南汇吴自华总宪、稷堂侍郎、萍乡刘金门宫保、平湖朱菽堂漕帅、歙县程春海侍郎、山阳范文瑞、吾乡莫宝斋侍郎，诸公于应制之学，皆能探讨本源，故虽不能赫赫以经术名，而被服儒雅维持朴学，此道赖以不坠”。（李慈铭《越缦堂日记钞》）所以人们说：“宋词元曲清考据，唐诗晋字汉文章。”都有其可取之处。

[70] 姚鼐《惜抱轩文后集》十“安庆府重修儒学记”。

[71] 方东树《考槃集文录》卷一“辨道论”。

[72] 吴庄《吴鳏放言》。

[73] 尤侗从悲观、消极立场出发，把人间比喻历史舞台，"陈眉公言佛家以朝廷为大养济院，予戏作一联云：世界小梨园，牵帝王将相为傀儡，二十一史演成一部传奇；佛门大济养，收鳏寡孤独作丘尼，亿千万人遍受十方供奉。"（有扬佛抑世意）且更嘲讪统治阶级："二十四考贵人紫绶金衣，笑半日黄粱美梦；三十六宫美女翠钿红粉，哭一声白骨秋坟。"（张潮、沈懋德《昭代丛书》"五九枝谭"）李伯元《南亭杂记》尚收入纪昀戏馆一联，尤脍炙人口："尧舜生，汤武净，五霸七雄丑脚耳，汉祖唐宗亦算一时名角，其余拜将封侯，不过掮旗打伞跑龙套；四书白，五经引，诸子百家杂曲也，杜甫李白能唱几句乱弹，此外咬文嚼字都是求钱耍猴儿。"

[74] 仅1829、1830两年，即输入鸦片各达一万四千余箱。

[75] 冯煦《蒿庵随笔》卷二。

[76] 顾炎武《日知录》卷十八。

[77] 浙江瑞安人，字仲容，号籀庼居士，同治丁卯举人，师法戴东原，乃研究甲骨文的权威，与定海黄以周、德清俞曲园（据其学生章炳麟说，孙氏实学在曲园之上），尊为清末越中朴学（研究文字、读法、音韵、校勘、训诂等，亦称"汉学"）三先生。

[78] 歙县人，世居篁南寒江村。原姓萧，为南朝齐、梁帝室之后，明代尚书郎江终慕之第三子，江珍（字民璞，甲辰进士，云南布政使）的胞兄。约生于1503年，兄弟六人，子侄十七个（见黄宾虹《浙江大师事迹遗闻》）。字民莹，庠生，督学使者萧子雍最为赏识。因"不偶于时，放情于诗"，曾"偕罗、方二子、从者七人，二僧明章、道常携梵乐与俱"，登黄山，写有《游黄山记》一千七百来字。

他十四岁母郑氏暴亡，个人呕血，乃发奋习医，历吴、越、江、淮，广览经史子集、稗官杂记，上自《史记》《三国志》，下至元明诸家治验，进行了汇选，"为卷十二"，着手编写《名医类案》。不幸草创未就，1565年八月二十六日溘然长逝。书由其子应元（临溪吴氏所生，亦作应斗）校正、应宿补辑完成。凡十九年，五易文稿，收入近二百家著作，二千三百余则病例，以证类案，分二百零五门，有"宣明往范，昭示来学，既不诡于圣经，复易通乎时俗"的作用。应宿字南仲，号少微，出力极多，并附入其父子自己的医案，1591年由太医院发刻，傅少山梓行（重刊本为钱塘魏之琇，仁和余蓉裳、沈敨曾，歙县鲍廷博所校）。此外江瓘还和同郡汪济川校订重刊过《巢氏诸病源候论》。三子应乾，也知医。

[79] 名震，号悜斋，浙江嘉善人。约生于康熙四十八年，曾拜同邑金钧（字尚陶，号沙南，以诗文著称，乾隆元年八十初度，官方授予八品顶戴，终龄九十岁）为师，与沈尧封过从较密。博览群籍，兼工吟咏（见《嘉善县志》）。他非常推崇宋人许叔微、义乌朱丹溪、吴门叶天士，称所居为酌左堂。认为："读书与治病时合时离，古方与今方有因有革。"《古今医案按》十卷，从六十五岁开始，历五年编成，"所选皆有议论、有发明之案，庸浅及怪诞不经者概删去"，说理透辟，"可为医林圭臬"，上起仓公下至叶桂，共收六十余家，分内、外、妇、儿各科，一百余门，一千零七十七则（加上附案为一千一百多则），写有按语者五百三十余例，自序刊行。另外尚撰有《古今经验方按》一书，未见出版。门人类应莲（字葶亭，增生）、奚应虬（字在乾，增广生，应莲的堂

兄)，子念祖(字永修，贡生)，继承其业。

[80] 原籍宁波，清初迁居江阴，约生于道光二十一年(1841年)，字谷孙，号冠群，缪蓉堂的弟子，性仁厚，长于文，工书法，字习孟頫。同治四年考中庠生，擢为案首，以优贡入京，候补知县，开始行医。与常熟翁同龢、吴门曹沧州(住苏州阊门外西街，名志韩，号兰雪老人。二弟再韩以翰林放河南开归陈许道，三弟叔彦两榜进士，小妹为吴耕伊庠生之妻，通医。耕伊姑母之孙，即小说家包天笑。因给慈禧、穆宗诊病，钦赐御医)均有交往，学遵喻昌、叶天士，于家乡开设"柳致和堂"，苏常一带"妇孺皆知"，称住所为惜余小舍。著有《温热逢源》三卷(1900年刊出)、《素问说意》、《惜余医话》、《医案》(由《临证治验录》、《惜余医案》、《仁术志》手抄本合成，门人方少纯、徐迪候、惜阴主人同录，凡六卷，上海张耀卿又加整理)、《医学丛书十二种》等。他强调"食古期乎能化，裁制贵乎因时"，擅长治疗热性病，凡肝火用山栀、青黛；心火用连翘、生地；胃火用石膏，养阴加石斛、地粟、藕片、鲜稻苗；肺火用甘蔗、梨汁、枇杷叶、芦根，胸闷加菖蒲汁，咳嗽加杏仁、川贝母，痰多加瓜蒌、海浮石，气虚加西洋参。1902年卒，因有史料言其出生时间尚早，且为重点人物，故附列于此。族弟宝庆，门生王吉臣、赵树诚、邓养初、徐纶、柳颂余、金兰升，继续了柳氏之业。

[81] 《四家医案》1904年刻出，包括尤怡《静香楼医案》(32门，207则)、王旭高《环溪草堂医案》(35门，为《王旭高医案》之外的病例)、张仲华《爱庐医案》(原为一百余案，毁于兵燹，现仅存

18门，24则)、曹仁伯(常熟福山人，薛性天的门生，向海外传播中医知识，曾与琉球弟子吕凤仪讨论许多问题，由子曾文澜参校，辑成了《琉球百问》)《继志堂医案》(23门，蝉联复诊者较多)，现存有江阴邓养初的评注本。

[82] 嘉庆四川叙州(今宜宾)南关人，字有堂，罗子容的外甥。幼时力学，"十三岁经史烂熟，拈笔行文，一清见底"。父死家贫如洗，"十六岁糊口四方"。从事教书九年，继赴汉口经商。三十三岁于武昌拜黄超凡(喻昌学术体系传人，舒驰远的弟子)为师，攻读岐黄三年执行医业。晚年号戎州逸士。撰有《家传医秘》《痢证汇参》等书。泸门江国霖(探花、鹤山书院山长)中酒毒，经他治愈，赠诗二道，备加赞扬："先生手著活人经，八十年来瞽独青，莫向三山采药去，门前草木尽通灵。病中相遇亦前缘，授我长生录一篇，怪得戎城诸士女，沿街唤作老神仙。"

[83] 《王氏遗存》凡例。

[84] 此书亦可列入综合性论述类。其中提议撰写详细病例，制定格式，以传统的望(体形肥、胖、瘦、瘠、长、短、魁、尠，色泽黑、黄、赤、白、青、丰、润、枯、槁)；闻(声音清、浊、高、低、长、短、洪、细、散、喑)；问(症状、喜恶、昼夜、寒热变化)；切(三部九候)；论(禀赋、因素、标本、将息、预后)；治(治则、处方、遣药)，谓之六法。切合实用。

[85] 明秀水人，黄洪宪的第二子，周公美的妻弟，与贺立庵同学。字履素，号闻斋，万历丙辰进士，官大理评事，擢工科，历任九江、福海道。"卜筑吴兴之杼山"，称乐白道人。自云六十多年"药品十

尝四五，无日不在病中"，故而知医。推崇薛己，重视脾胃，欣赏温补疗法。辑有薛己的《医案摘要》和《闻斋吟稿》。

[86] 清钱塘人，出身业医之家，字玉璜（或作衡），号柳洲，同秦亭杭世骏（雍正甲辰举人，乾隆元年考中博学鸿词，授翰林院编修，官至御史，与汪沆、王曹祥、符之恒、张增，誉为"松里五子"），休宁胡日从、仁和余蓉裳为友。少时家贫，在瓶窑镇当铺充作佣工，垂二十年，凡有所积，或为人画扇得酬，辄购书夜读，兼攻岐黄，刻苦力学，淬砺不已。"柳洲居士食无肉，食笋要待将成竹"，因生活困难，吴云岩殿撰聘之到广东，入贡院工作数年。他用诗以言志"系船须系段桥边，看花须看岳坟前。段家桥边柳无数，岳王坟前花可怜"，来表述怀才不遇。魏氏虽师法高鼓峰、吕晚村、董废翁，却擅长养阴，喜用缪仲淳所传内府集灵膏，《续名医类案》"心胃痛门"载有其创制的一贯煎（沙参、麦冬、当归、生地、枸杞、川楝子），治疗肝阴亏损、相火过旺上乘脾土，胸闷脘痛，吞吐酸水，效果卓著。《续名医类案》为继江瓘《名医类案》的再集，1770年写成，王士雄、杨素园、吕慎庵、凌嘉六捐资刊行，将原本六十卷改为三十六卷，从史书、地方志、文集到笔记小说，搜罗极广，分345门，五千八百多则，"凡六十六万八千余言"（陆以湉《冷庐杂识》卷五）。《柳洲医话》一书，就是他在医案中所加的按语，由王士雄辑出编次、徐亚枝校订，重新命名的，共85条，附方29首，单方103个。乾隆三十七年先生逝世，终龄五十一岁。葬于西湖赤山埠青龙山，友人胡任之（沧来）碑题"钱塘诗人魏柳洲之墓"，并吊之以诗："诗人殁后新吟少，世味尝来古道稀。宿

草更弹知己泪，清樽难起故人归。"（《古欢堂集》）诗草留有《岭云集》（鲍以文、胡任之、项金门把其后集刊行，更为《柳洲遗稿》），经吴颖芳撰序出版。《四库全书》著录之《续名医类案》，乃其道义之交朱明斋上献的。

[87] 王士雄的曾祖。

[88] 浙江桐乡乌镇人，陆世采之孙，元镇（字芗畇）之子，兄以瀚（字星槎，嘉庆举人，受知于阮元，官花县，挂冠后贫不能归，悬壶顺德，因给县令徐某之独生子用附子理中汤治愈暑泻证，受其厚赠和绅商资助乃得返里），撰有《制方赞说》《惬所遇居诗草》。他约生于嘉庆六年，字定圃，号敬（一作薪）安，拜归安沈鹿萍（曾任台州教授）为师，继就读于周桢（号愚堂，居震泽藕湖）舅氏家。同周婉霞结婚。性嗜读，"舟车茅店以书相随"，道光十二年举于乡，丙申成进士。三十五岁"宦游武昌"，一年而返。1839年起官台州、杭州教授，1858年写出《冷庐医话》五卷，1860年急流勇退，在家乡开办训蒙馆。不久，移居上海，李鸿章执政，聘为忠义局董事。太平军从杭州撤出，又应浙江巡抚蒋益澧之邀，主讲紫阳书院，兼职山长。他的志趣研究学问，对涉足官场，深有所悔，故十分感慨地说："红尘滚滚扑征影，堕落何由骨换凡。宦海波涛深莫测，几人安稳得收帆。"确是阅历之言。陆氏因三弟以灏（十五岁患伏暑误治转重，急延茅平斋诊之，按"热邪入里"疗之，亦未获苏）、予宝（玉）章（内风误为外邪）为药误而死，乃悉心研究医学，与元和陆九芝友善。重视问诊、全面观察，谓疰腮证肿痛将退睾丸忽胀，乃邪热移于肝经。喜用高鼓峰滋水养肝法，推荐吴瑭《解儿难》为公允之作。歙县吴子嘉、绍

兴何廉臣（樊开周的弟子），都向其问过业。他的表弟周克庵（字士燮）也精刀圭术，不断与之析疑质难，甚得先生教益。同治四年逝世。《冷庐医话》1858年写成。另外则为《吴下汇谈》《楚游录》《寓沪琐记》《冷庐杂识》《苏庐偶笔》《杭州纪难诗》《再续名医类案》等，大多属抄本流传。《冷庐医话》五卷，陆氏亡后归于庞元澂，光绪二十三年付梓。

[89] 清末绍兴长桥沿人，1823年生，出身大商家庭，初名光燮，号彦晖，举人，晚年称存存、寿朴、六三（六十三岁）老人。曾从金楚安学习，受业于尤怡之后世梓、世楠兄弟门下，与吴兴凌嘉六、桐乡陆以湉、孟河马培之、乌程汪谢城、同邑方晓庵（曹炳章的蒙师）、何廉臣、傅嬾园（举人。和裘吉生、胡宝书、何廉臣、曾炳章，称近代绍兴中医五家）、周伯度、张畹香、陈载安、田晋蕃、杨哲安、樊开周等，先后均有交往，并同周、樊一科入泮。主张"多读书，多阅历"，批评"学书费纸，学医费人"说，言"阅历多则死书自能活用，读书多则临证自有权衡"。提倡"医非多不能通，非通不能精，非精不能专。"受到后人好评。撰有《汤头新诀》《药性辨微》《本草杂识》《医方杂识》《奇偶方选》《医案偶存》等。称道王孟英善用《古方选注》雪羹汤（海蛇、地粟），谓其功有四，治肝气横逆攻冲作痛；软坚利肠通导大便；宽胸开痞；清热化痰，为单刀直入之方。且说，鸡子黄、阿胶二味，镇痉止抽有捷效。长子舒安，门人杨质安（字宗浚，号补过老人。原为其家庭教师，奉母命随之习医）、鲁东川、贺吉人，再传弟子徐荣斋，继承了赵氏之业。卒年七十三。

[90] 安徽东至县人，周馥（字玉山，得力于李鸿章以军功起家，官巡抚、总督、北洋通商大臣）之子，字澄之，光绪乙酉拔贡、戊子举人、壬辰与弟学铬同榜进士，任内阁中书、浙江候补道，称住所为蠖庐、校书室名福慧双修馆。治学勤奋，兼攻医术，对史堪、刘完素、张洁古、滑寿、张路玉、叶天士的学说，最有研究，尤其对张路玉、叶天士二家，推崇备至。因妹为袁世凯第八子（天津杨氏所生）克轸之妻，曾获睹北京官府收藏大量珍本秘籍。撰有《医学丛书》三集（包括自著八种、评注十二种、校刊十二种）。嗣子叔弢，也喜搜集古书，后定居天津。

第一节　重视解剖学研究

我国研究人体解剖，谓之"内景"[1]，最初见于《山海经》"鲧死三岁不腐，剖之以吴刀，化为黄龙"；次为《史记·殷本记》[2]，公元前十一世纪纣王辛杀其叔父[3]，"剖比干观其心"[4]；《扁鹊仓公列传》所记"俞跗治病不以汤液醴洒、镵石、挢引、案扤、毒熨，一拨见病之应，因五脏之输，乃割皮解肌、诀脉结筋、搦脑髓、揲荒爪幕、湔浣肠胃、漱涤五藏，练精易形"。《灵枢》中"经水""肠胃""骨度"篇记述了脏腑容量、骨骼部位与大小尺度；《难经》承袭《灵枢》说，且有所发展。新朝（9~25年）天凤三年（16年）王莽命医生和尸体检验人员结合进行一次解剖探查，"翟义[5]党王孙庆捕得，莽使太医、尚方[6]与巧屠共刳剥之，量度五脏，以竹筳导其脉，知所终始，云可以治病"[7]。但因上守神、粗守形，"身体肤发受之父母"[8]，刑律不准挖掘坟墓、损伤尸体的限制，在漫长封建社会中，只有官方下令研究，民间无法开展这项工作。据李延寿《南史》卷三十六"顾恺之传"载，沛郡相县唐赐钦酒生病，屡治不愈，死前吐出十余条虫子，嘱妻张氏、子唐副开腹寻观，发现"脏悉糜碎"，为人告发，张氏以"伤夫五岁"判刑，副以"不孝"罪处死弃市，此后私人再也不敢搞解剖尸体之事了。

北宋庆历四年（1044年）正月广南西路（今广西地区）推官[9]欧希范[10]乘西夏元昊反叛之机[11]，官兵杀贩盐"猺人"，同叔父正辞联合"白崖山蛮蒙干[12]"，并立其为王[13]，率众数千人起义。威胁郴州（今湖南郴州）、连州（今广东连县）、贺州（今广西贺县），"攻破环州"，陷镇宁、带溪、普义[14]，"劫州印，焚其积聚"，杨畋讨之不得，统治者派去杜杞[15]用宣州吴香、狱囚欧世宏为向导攻破五洞、黄泥、白崖山，收复环州，并乘胜招安诱降。遣"摄官欧煜、进士曾子华"、押司吴香[16]请其到环州赴宴，饮以醇酒，暗放曼陀罗花[17]毒之，"即醉伏兵发擒"[18]六百余人[19]。剖蒙干、欧希范、欧诠等"五十有六腹，皆详视之"[20]，即令宜州推官吴简、医生、画家宋景探索，"绘以为图"，对心、肝、肾、大网膜记叙较详。蒙干患咳嗽，剖后见肺有变黑的现象；"欧诠少得目疾，肝有白点"，写成《欧希范五脏图》[20]。崇宁时（1102~1106年）在泗州（今安徽泗县）又镇压了农民起义，把被害者批却导窾，使人描绘下来，由杨介[21]鉴定，且参考后晋天福年间（936~943年）烟罗子[22]所画，"条析而厘正之"，增入十二经，名《存真环中图》[23]。他在序文内说："刑贼于市，郡守李夷行遣医家并画工往观，抉膜摘膏，曲折图之，尽得纤悉。"对内脏位置，前、后、左、右面，消化、泌尿、生殖系统都已述及。朱肱制作的《内外二景图》，就以此为蓝本，"政和八年取嘉祐中丁德用写左右手足井、荥、合、原，石藏用画任督二脉、十二经络，杨介画心、肺、肝、胆、脾、胃之系属，大小肠、膀胱之营垒，校正其讹，补以针法而成"[24]。嗣后明代无名氏《人镜经》、王圻《三才图绘》、杨继洲《针灸大成》、高武《针灸聚英》、施沛《脏腑指掌图》皆引用过它的内容。现在虽不能看到该图的全貌[25]，但还可从元人大都路儒学教授孙焕至元癸酉《重刊玄门脉诀内照图》[26]得见附入的仅存八幅。

历史上以医生身份开辟解剖之路纠正既往之失者，首推十九世纪初期王清任《医林改错》。他在实践过程中，受喻昌"不明脏腑经络，开口动手便错"的影响，认为古书所载人体脏腑结构，与事实不完全符合，"本源一错，万虑皆失"，抱有"更正之心"，"十年之久念不少忘"。曾云，若"著书不明脏腑，岂不是痴人说梦；治病不明脏腑，何异盲子夜行"，等于"以无稽之谈，作欺人之事"，讲了痛下针砭的话。嘉庆二年（1797年）三十岁时，冲破礼教束缚，借出诊之机，于滦州稻地镇（今滦县西南一百余里，毗接丰润处）一公墓解剖了患传染性温毒、疫疹、痢疾死亡的小儿三十余个，五脏多无，细审"犬食之余"，实行"骷髅堆中"学医道[27]，凡十天。加上以后观察刑场死犯，目睹一百七十余具尸体，只有横膈膜不太清楚。过了三十年，己丑（1829年）十二月十三日于北京板厂胡同遇到担任哈密大臣领兵喀尔噶尔的恒敬，才获知详情，乃中部上下分界线，"其薄如纸，最为坚实，从两肋至腰上，顺长如坡，前高后低"。冒着"议予故叛经文"的舆论，历四十二年，绘出二十五幅《亲见改正脏腑图》。批评阑门分清浊、别粪尿说；指出肺无"六叶二耳"、"行气二十四孔"，"脾闻声则动"、"尿从粪中渗出"，三焦无实质存在。发现总胆管（津管）、胰腺（总提）、幽门括约肌（有疙瘩如枣即遮食）、输尿管（精道）、视神经（两目视如线）"长于脑"[28]，心、肺居横膈膜之上，其他脏腑分布腹腔内。恳切地言道："医林中人，一见此图，胸中雪亮，眼底光明，临证有所遵循，不致南辕北辙，出言含混。"英人德贞氏曾将《医林改错》的上卷译出，并加评论，分两次刊登在《博医会报》发表。陈垣还给王氏画像题词曰："以先生局处于数千年学说之下，而能为是反古之言，譬之于儒，则黄梨洲之俦也。"[29]实中医界"实践之绝"。由于他过去缺乏这方面知识，观察尸体又不完整，也有指鹿为马的误书，如云心无血，乃出气入气之路；小动脉是无血的气管，只有小静脉为血管；气向里吸肚满非肺胀大，气向外呼腹缩肺不虚小，呼吸出入之气、吐痰，与肺毫无关系。把肠系膜唤作"气府"[30]、横膈膜称为"血府"，显然是很幼稚的。徐亚枝对其见血停横膈膜处，误认"血府"，提出异议，举过一个例子："大吐、大衄"，因出血"而即气脱死者，咽喉中、鼻中亦定有存血也。夫咽喉中、鼻中则非平人存血之所也"[31]比喻恰当。

【注释】

[1] 亦作"内境"。

[2] 前人称屈骚、盲左、漆庄、腐迁为四大奇书作者。

[3] 《津逮秘书》本韩婴《诗外传》载："纣作炮烙之刑。"比干谏之三日"不去朝"，遂囚杀之。

[4] 俞理初《癸巳存稿》"书人身图说"引《金楼子》谓比干心有十二穴，其事无所出。

[5] 河南上蔡人，字文仲，以汉室大臣身份联合刘宇、刘信等起兵十余万反莽，失败被杀。

[6] 《汉书新证》谓，乃太医令执事中典方药者，不属官职或人名。

[7] 见《汉书·王莽传》。

[8] 孔丘《孝经》"开宗明义"。

[9] 勘问刑狱者。

[10] 《续资治通鉴长编》卷一百四十六，言其为思恩人，"尝举进士，试礼部"，因怀才不遇、从戎无功，屡遭迫害，即脱离官府聚集族人自立。

[11] 叶梦得《岩下放言》。

[12] 欧阳修《文集》作赶。

[13] 司马光《稽古录》卷二十。《涑水纪闻》卷十三作僭称桂王。

[14] 见欧阳修《文集》。

[15] 欧阳修《文集》载，杜杞出征前加衔刑部员外郎、直集贤院、广南西路安抚使。事后又封天章阁待制，以奖其功。

[16] 《续资治通鉴长编》卷一百五十五小注引《实录》。

[17] 李攸《宋朝史实》。

[18] 范景仁《东斋记事》卷一。

[19] 欧阳修《庐陵集》杜杞"墓志"载，破五洞，"希范走荔波"，洞内"蒙干率众降"。杜氏置酒大宴，就座上杀了六百余人，只将老、弱、病与非败而降者一百多人释放。三日后攻占荔波洞，始俘获欧氏"戮而醢之"。

[20] 杨仲良《通鉴长编纪事本末》卷

四十九，只提到"取五脏为图"，未记有欧希范字样。

[21] 泗州盱眙人，字吉老，约生于1068年，家世业医，考进士未中，放太和县丞。因为宋徽宗食冰泻下用冰水煎理中九；楚州杨立之过食鹧鸪喉痛溃烂，令吃生姜解半夏之毒（与《北梦琐言》梁新治富商事大致相同）；王定国头风眩晕，来都梁（隋炀帝在盱眙所立宫名）求诊，取香白芷打丸用荆芥汤化服（此方即都梁丸），均予治愈，以"医术名四方"（王明清《挥麈余话》）。张耒写诗称道："午枕不成寐，起坐无与言，喜开故人书，珍药幸见存。其方受先圣，其效未易论。岂惟蠲沉痾，庶可辅本根。"撰有《伤寒论脉诀》《四时伤寒总病论》。其友黄鲁直言，他不相信运气学说，处方遣药有独到的见解。善画竹，笔力劲厚，有其舅父文潜之风。1140年逝世。门婿李某承乏先生遗业，也以医术闻名。

[22] 道家，即王屋燕真人，绘有《首部图》《朝真图》《内境左右侧图》《内境正背面图》。

[23] 僧幻云《史记标注引》谓："《存真》五脏六腑图也，《环中》十二经图也。"

[24] 钱曾《读书敏求记》。

[25] 《存真环中图》一卷，明代之后失传，僧幻云《史记标注引》尚载有部分记实。

[26] 原本《玄门脉诀内照图》，疑出南北朝人之手，记有欲知五脏之病，先须识脉诀语，伪托华佗所作。绍圣二年（1095年）三月，由秘书省正字沈铢校勘一次。

[27] 陆九芝《世补斋医书文集》反对语。

[28] 《灵枢·大惑论》已记有邪"入于脑则脑转，脑转则引目系急"，发现二者的关系。

[29] 光绪三十四年广州《医药卫生报》。

[30] 言名鸡冠油，为"存元气之所"。

[31] 《书医林改错后》。

第二节　预防天花发明人痘接种法

袁枚《随园诗话》、吴翌凤《灯窗丛录》载薛雪引古人语"西汉之前无童子出痘说，自马伏波征交阯[1]，军人带此病归。"[2]基于上述，我国天花的发生，是东汉建武十七年（41年）交阯太守苏定被杀，马援[3]领兵攻打骆女王征侧[4]及其妹征贰的战役时[5]，从南疆带来的，谓之"出花"[6]。中医文献记载，最早见于葛洪《肘后方》"状如火疮，皆戴白浆"，名"虏疮"。《诸病源候论》时气疮候称"登（豌）豆疮"；《外台秘要》呼为"斑疮"[7]。亦有人认为仲景《金匮要略》之"浸淫疮"，就是传染性很强的天花，这一说法，属实性甚小。唐代以降日渐增多，文成公主[8]，即因此病殁于西藏[9]；元、明之后流行全国，"百岁疮自少至老必作一番"[10]；清代"王师入燕，凡民间出痘者移至四十里外，防传染也"[11]。据宫廷述闻，顺治辛丑正月七日皇帝"行痴"[12]二十四岁，也是患天花[13]在养心殿死去的，其二子玄烨不敢入内探视[14]，由高僧茆溪森驾起木井举火焚化[15]。统治者为了及时防治，设专职官员，称"查痘章京"[16]，负责疫情[17]。康熙十四年（1675年）前后，北京一带流行，多将死者置大火中烧掉，以绝蔓延。乾隆癸未（1763年）五庆堂传人曹雪芹的独生子即夭亡于此时中秋节[18]。弘历逝世，给和珅所定二十款罪状内，"朕谕蒙古王公未出痘者不必来京，和珅擅令已未出痘者俱不必来[19]，其罪十"，就是明确防患的一条。

蒋超伯认为："痘疹之盛行，当在宋末元初之际，故钱氏书中尚略。"[20]此病高烧，并发证严重，死亡率达20%～40%，有"走马看伤寒、回头看痘疹"之谚，幸存者常毁容落个"麻面"[21]，梅县李文固讽刺考官严学台："看君满面是文章，带点连圈不成行。若然处在深山里，黄蜂疑作故家乡。"遗留残迹是十足可厌的。医学界开始对其预防方面的研究，曾制稀痘[22]方，用犀角、玳瑁、茜草[23]、人中黄（属土，甲己年为君）、黄芩（属金，乙庚年为君）、黄柏（属水，丙辛年为君）、山栀（属木，丁壬年为君）、黄连（属火，戊癸年为君）、连翘、山豆根[24]、银花、甘草等清热、凉血、解毒。穆希文《蟫史》、李时珍《本草纲目》记有谈论用白牛虱子"一岁一枚，和粉作饼，与儿空腹食之，取下恶粪"[25]，可免痘患。因无疗效统计，未能推广。种痘起源，说法不一，据董正山《牛痘新书》载，唐开元年间（713~741年）江南赵姓将人痘置于鼻内。朱纯嘏《痘疹定论》中提到十一世纪初王旦[26]之子"俱苦于痘"，丁未八月二十四日[27]生子素，招集诸医探寻预防天花方法，四川人推荐峨嵋山神医能种痘，"百不失一"，聘之"不窬月到京"，即于次日种之，七日发热，十二日结痂而愈，活了六十七岁。这段史料，虽为文献引用，可靠性不大。俞茂鲲《痘疹金镜赋集解》[28]称，此种法始自隆庆（1567～1572年）太平县[29]，而后传于天下。1571年太医院内增加了痘疹科。从"陈评事生一子"，甚钟爱，"未几种痘夭"[30]推论，接种技术还是不理想的。众皆熟知，固然万历时代（1573~1619年）有了种痘记载，但在名家医籍中收录极少，只有崇祯十六年（1643年）喻昌于其所编《寓意草》卷四内谈到顾诰明的两子二郎、三郎在北京种痘事。福建宁化张琰《种痘新书》载，以祖受聂久吾之教，"种痘八九千人，其莫救者二三十耳"。无疑，是成功的。康熙皇帝曰："初种时，年老人尚以为怪，朕坚意为之，遂全此千万人之生。"[31]总之人痘接种法的开端，最迟在十六世纪中叶，比约翰·罕特的门人英国农村医生爱德华·琴纳（E.Jennet）[32]1796年由挤牛奶姑娘尼姆斯手上蘸牛痘浆，五月十四日试种在八岁男孩菲普斯的臂部[33]，要早二百五十年。金武祥《粟香随笔》考证，牛痘接种法，"嘉庆十年传到澳门"，丘熹曾给执政大吏阮元之子接种过，后来方引入内地。

人痘接种术，是"以毒攻毒"，初期有两种，一为痘衣，取"出花"人内衣让未患者穿上；董阊石《三冈识略》[34]载，安庆张氏三世亦用痘浆[35]染衣，三日痘出、五日痘长、十日痘萎，比较原始。二系痘苗，此法有三，（一）用鲜浆（浆苗）；（二）取干痂[36]研末（旱苗），以苇管吹入鼻内；（三）把干痂细末用水或人乳浸泡（水苗），同浆苗一样，拿棉花或丝绢球沾之放入一侧鼻中，"鼻孔为肺之窍，又督脉所系，由上而下直贯命门引毒外出，使无内伏"[37]，获得免疫效果。因时苗（天花痘痂）有危险性，逐步改为熟苗（人工所种痘痂七八代者），"火毒汰尽，精气独存"，已降低了毒性。选取时"择仁润而圆绽，太细则力弱，太粗则力猛，沉黑而坚燥者不可用，恐系水痘苗也"[38]。接种部位也随着由鼻孔转至手臂上侧肌肉丰厚不易摩擦处，更趋合理。张璐《医通》卷十二载，本法的推广，"始自江右，达于燕齐，近者遍行南北"[39]，乡村、城市都很盛行。康熙二十年（1681年）朱纯嘏为清宫皇族种痘，影响所及，风靡全国。对防止天花流行，起了巨大作用。此外，仪征李斗还提到失于接种而生天花的补救方法："一用升提补托以催其脓，聂久吾《活幼心法》发其端；一为通下以泻其毒，始于《救偏琐言》，而扬其流于《痘科正宗》。"[40]清末，政府拨款，正式成立"种痘局"。

金溪龚廷贤[41]门人戴笠[42]，明亡后扬帆海外，传治痘法于日本[43]，池田嵩山学习其术。乾隆九年（1744年）杭州[44]贸易家李仁山"乘槎入倭"，又将种法传至日本九州，授与长崎柳隆元、堀江道元，开始试种于艺妓二十人。康熙二十七年（1688年）俄皇遣医生来北京学种痘，由撒纳特衙门移会理藩院，"在京城肆业"[45]，尔后他继把这一技术输入邻邦土耳其，1717年英国驻土大使蒙塔古夫人精心研习，第二年在君士坦丁堡为自己三岁儿子接种，1721年返回英吉利，携本术到欧洲，遂普及法、德、荷兰、丹麦、瑞士、意大利、西班牙和非洲北部突尼斯等地，为人工免疫法开了先河。1979年10月26日世界卫生组织正式宣布，地球上已经彻底消灭了天花病。

【注释】

[1] 李时珍《本草纲目》作征武陵蛮。
[2] 张绍龄《芙蓉馆随笔》亦持此说，可参。
[3] 战国马服君（赵奢）之后，光武帝刘秀的儿女亲家。
[4] 越南朱鸢县诗索之妻，麋泠人。
[5] 或作公元35年在甘肃临洮与先零羌作战时传入内地，待考。
[6] 俞樾《右台仙馆笔记》载："不知何自，南北均有此语。"
[7] 在卷三中引陶氏之言，唐永徽四年本病才到处蔓延，"从西域东流入海内"，说明于此之前尚未广泛流行。
[8] 嫁与吐番松赞干布。
[9] 见敦煌《古藏文文献》。
[10] 孙一奎《赤水玄珠》引万密斋"原痘"。
[11] 吴振棫《养吉斋丛录》卷二十五。
[12] 耿光《续指月录》"玉林琇"，谓董鄂妃死后，福临剪去辫子欲遁入空门的法名。
[13] 谈迁《北游录》"纪闻下"载，为了杜绝传染，宫内也采取隔离措施，如乙未年十一月其皇后患天花，他曾躲到南海子，并下令五十丈之内"居人凡面光者，无论男女大小俱逐出。"
[14] 此时尚未称帝的玄烨，即康熙，已患过天花，且是麻面，大概怕二次重染。
[15] 见《五灯全书》茆溪传。其遵化孝陵所葬者为骨灰罐。马叙伦《石屋续沈》谓，清帝之死于痘者有二，除世祖即穆宗。
[16] 见俞理初《癸巳存稿》。
[17] 发现天花患者，立即迁出京师百里之外。
[18] 曹氏也于是年除夕卒于北京香山黄叶村。
[19] 不知撰人《殛坤志略》作"已未出痘者俱令来京"。吴振棫《养吉斋丛录》卷十八载："蒙古已出痘者曰熟身，未出痘

者曰生身，生身不敢入京师。朝廷加以体恤，每于秋狝时，令于山庄朝觐。"

[20]《南滑楮语》卷六。

[21] 林纾《畏庐琐记》言："《五代史》慕容超传，起后汉高祖同产弟也，尝冒姓阎，体黑麻面，故谓之阎昆仑，麻面二字或始于此。"

[22] 北宋时"痘"（或作豆）字的应用，一见诸《文苑英华》黄滔《陈先生集序》"时痘新愈"；二见于叶寘《坦斋笔衡》记苏轼在黄州"自牧一牛"，其妻王润之发现牛患天花，谓之痘斑。但明确"痘疹"二字，则为元代《奇效良方》。

[23] 汪机《痘治理辨》。

[24] 王肯堂《医论》卷上。

[25] 周密《齐东野语》卷八"小儿疮痘"条，记有用狗蝇七枚以酒调服，云可以发痘，转黑成红。与此不同。

[26] 司马光《涑水纪闻》卷七载，他是历史上口授遗命死后祝发、着僧装要求火化的惟一官僚人物。王君玉《国老谈苑》第二载："惟其婿苏耆力排而止之。"王氏任宰相十二年，以节约励子弟，"及其薨也，素犹未官"。（郑暄《昨非庵日纂》）

[27] 吴处厚《青箱杂记》。

[28] 又名《痧痘集解》。

[29] 根据是种痘医生大多为太平地区者。

[30] 周晖《琐事剩余录》。

[31]《庭训格言》。

[32] 1749～1823年，时方四十七岁。

[33] 他开始给自己一岁半的儿子接种的是猪痘。

[34] 即《莼乡赘笔》。

[35] 取稀痘浆贮瓶中，埋入土内待用。

[36] 预先用乌金纸包之，密封在瓷罐内，朱奕梁《种痘心法》载："冬末春初可贮月余，秋末冬初犹可半月，盛暑仅可六七日。"有一定时间性。

[37] 王应奎《柳南续笔》卷三。

[38] 王端履《重论文斋笔录》。

[39]《附种痘说》。

[40]《扬州画舫录》。

[41] 龚信之子，字子材，号云林，称悟真子。曾受知于蒋定西、刘秋堂，官太医院吏目。反对霸术用药，提倡"王道"治法，署寓所为恒我斋。给鲁王府张妃治臌胀，赐双龙匾，题词"医林状元"。

[42] 字曼公（与其同时吴江亦有一戴笠字曼公者，为惊隐诗社成员，通医而不擅长痘科，也未到过日本，应予区别），"先世居礁，远祖安道（逯）于晋时移会稽之剡溪。其后有名一耕者，于北宋时移家管墅。入明有名直庵者，生子四人，其一子移寓杭州，为曼公曾祖。父敬桥，官诠部"。（梁容若《中日文化交流史论》参朱舜水、隐元、安东守约传记）他万历二十四年（1596年）二月十九日生于仁和县，"母陈氏身六产，而乳七子，末产双男，曼公其一也"。（富士川游《日本医学史》）博学能诗，兼工篆隶、绘画，考中庠生，"潜心《素问》《难经》诸书"（徐秉义《康熙桐乡志》）。天启元年城内大火，家内焚烧一空，"乃弃估伴之业"，从有慎堂龚廷贤习医。明亡后，到嘉兴濮院北横街悬壶开业（见胡琢《濮镇纪闻》卷二），因不愿为清统治者服务，过了九年，五十八岁时"越人"劝其出走，乃由番禹东渡日本，"三月抵长崎"，住于颍川居士陈明德（字完我，浙江人，比戴氏早去数年，改名颍川入德，精儿科）家。次年福清县黄蘖山万福寺住持僧隐元禅师应

长琦兴福寺逸然和尚的邀请，访日讲经，先生"腊八日"从其受戒，改名性易，字独立，号天外一闲人，和朱舜水结识成友。彼邦为之"造祥麟院以居"（《濮院纪闻》卷二），尊称"戴夫子"。嗣后，常到摄津普门寺，"飘衲于江户、长崎间"，同知名人士安东守正（一名守约，字鲁默，号省庵，朱舜水的门人），不断以诗文往来，且呼曼公为师。"遥瞻南粤家何远，近忆西湖梦自牵"，思乡之情溢诸言表。在文墨之外，以岐黄术济世活人，众目曰"神医"。推为江户野比山平林寺的开山（大田正之《白醉余谈》），池田嵩山、高元澔、北山道长，均其入室弟子。康熙十一年四月裔孙二人赴日，泪涑涑下，拒绝回还。1672年十一月六日圆寂。生前撰有《痘疮百死形状传》一卷、《治痘方函》一卷、《痘疮论》一卷、《痘疮唇舌秘诀》二卷、《痘疮唇舌图诀》一卷、《痘疮口诀》一卷、《痘疮治术集》一卷、《太极传授》一卷、《太极传授秘本》一卷、

《戴曼公治术传》一卷（池田独美编辑）等。吉川氏幕僚池田高山（即赤田正直）藏其遗著，使治痘术倡于东洋（他的四世孙独美，字瑞仙，居幕府为医官，常于跻寿馆讲戴氏所传论痘事，声噪一时），浅田惟常《皇国名医传》载："其书大旨渊源于龚氏《痘疹全幼录》。"在书法方面，提出执管五法、把笔三腕、拔镫学说，北岛雪山、高玄岱，受戴氏影响，并发展这门艺术。1719年高玄岱写了墓志铭，刻石立于平林寺。今墓尚在，"京华医流每逢忌日设祭"（王韬《扶桑游记》"黄蘖山僧与戴曼公"）以祀之。在国内也受到尊重，朱竹垞常于所藏数千卷珍籍封面上，印有他的朱文小像。

[43] 当时日人误认天花由货币传染，习称钱病。

[44] 丹波元简（汉灵帝刘协四十世孙，井上金峨的门人）《医賸》作苏州，待考。

[45] 见俞理初《癸巳存稿》。

第三节　形成温病流派

温病、热病、伤寒，在《内经》时代，为同类疾患，属时令病。《素问·热论》载："今夫热病者，皆伤寒之类也。"热病二字，指表现而言。认为"冬伤于寒，春必病温"[1]，凡"病伤寒而成温者，先夏至日为病温，后夏至日为病暑"[2]，进一步说明温热、暑病，都在伤寒范围之内，不过发病时间有异而已。《难经》五十八条继承这一学说，系统归纳为"伤寒有五，有中风、有伤寒、有湿温、有热病、有温病，其苦各不同"。《伤寒论》也提到了中风、伤寒、温病、风温的名称

和症状。总而言之，它们以为伤寒义广，不仅指伤寒证，并包括其他病种，经过魏、晋、南北朝、隋、唐、五代，直到北宋，对伤寒、温病的看法，基本不越上面所论，仍据《内经》"伤寒一日巨阳受之，二日阳明受之，三日少阳受之，四日太阴受之，五日少阴受之，六日厥阴受之"[3]，在"未满三日可汗"，已及三日即予泻下的发展原则基础上进行处理。对"实其阴以补其不足"[4]的救亡方法，则未有注意。

逮至金、元时期，刘完素出山，从董

仲舒"阳益阳、阴益阴"[5]启发下，反对"不能脱却《伤寒论》蓝本"，以辛温之品用于广义伤寒，谓"六经传受，自浅至深，皆是热证"[6]，告诉人们，"若以温热药解表，不惟不解，其病反而危殆矣"，通过实践总结经验，突出寒凉疗法，无疑，指的是温病。这一主张经王履《溯洄集》加以发展，在张从正"朔方之地多寒，子丑之月多冻，宜辛温解之"；"南陲之地多热，午未之月多暑，宜辛凉解之"[7]影响下，正式提出治伤寒辛温攻表，医温病用辛凉、苦寒的方法，令二者兰菊异芬，从而肯定了"尺肤热甚，脉躁疾者病温也"[8]的先行辨识。汪谢城于《温热经纬》按语中更为强调道："盖温病误表，纵不成死候，亦必不易愈矣，麻黄、桂枝，人犹胆怯，最误人者陶节庵之柴葛解肌汤也。"

明代温热、疫证经常流行，入清未止，因而涌现出许多研究温病的学者，如叶桂、薛雪、陈平伯、吴瑭、章楠、王士雄，皆名著当代。吴士镐追述道："非伤寒证而死于伤寒之方若法者，无虑恒河沙数，迨及前明吴又可暨我朝叶天士、薛生白发明疫邪、温邪、湿邪之理，吴鞠通、王士雄、章虚谷辈又微而阐之，而六淫、疠气之治于是乎备。"[9]他们认为伤寒伤人之阳，从皮毛而入，自表及里，先犯太阳，初起以恶寒为主，最忌大汗重亡其阳，用仲景法投麻黄、桂枝可解；温病则否，乃热邪伤人之阴，新感[10]者由口鼻而入，从上焦开始，不循六经传变，沿上中下三焦发展，有卫气营血四大类型，临床症状，初起就有口渴现象，不只可出现战汗，还会发生"外邪内陷、里络即闭"，逆传心包等情况，尤其是身发斑疹、白痦、吐衄三证，则为狭义伤寒所罕见，甚至无有。"若论治法，则与伤寒大异也。"[11]章

楠归纳认为，伤寒、温病，"二千年来纷纷议论，不能剖析明白，叶先生始辨其源，明其变化，不独为后学指南，实补仲景之残缺"[12]。逐渐扭转了"遇温热之病首先发表，杂以消导"[13]，率由旧章的调理方法。

虽然伤寒阳明证和温病邪在气分有相似之处，"惟金之刘守真主三焦立论，而不墨守伤寒六经，可谓独辟鸿濛揭日月于中天"[14]。尽管二者同样存在用石膏、知母、大黄、芒硝清泄热邪、苦寒下夺的机会，易于混淆，然治疗温病的重点，则遵照《素问·评热病论》汗出复热，不为汗衰，放在增液生津、凉血解毒、化浊开窍等方面，形成一个辨证论治的新体系，称为流派。

【注释】

[1]《素问·生气通天论》。
[2]《素问·热论》。
[3]《素问·热论》。实际其三阳属《伤寒论》太阳表证，三阴属《伤寒论》阳明里证。
[4]《灵枢·热病》。
[5]《春秋繁露》卷十三"同类相动"。
[6]马宗素《伤寒医鉴》。
[7]见《儒门事亲》。
[8]《灵枢·论疾诊尺》。
[9]《六淫疠气证治异同辨》。
[10]与伏邪相对而言，伏邪即伏气。伏气之名始见于《伤寒论》平脉法、叶桂《幼科要略》；伏邪则见诸章楠《医门棒喝》、蒋问斋《医略十三篇》。而伏暑却记于蔡绦《铁围山丛谈》卷四。凡伏气、伏邪、伏暑均自里出表。与此不同。
[11]叶桂《温热论》。
[12]见《医门棒喝》。
[13]汪廷珍《温病条辨》序。
[14]石寿棠《温病合编》自序。

第四节　性病梅毒的传入

梅毒，是一种特殊性疾病，通过性交传染，能遗传于子女，宋代以前，无有论述者。景定五年（1264年）环溪书院刊行杨士瀛[1]《仁斋直指方论》[2]，虽有"淫夫龟头上生疮，初发如粟，拂之则痛"，名"妬精疮"，"妇人亦有生于玉门者，曰阴蚀疮"，或窦汉卿《疮疡全书》所记"与生痞疮之妇人交合，熏其毒气而生"之说，乃指"阴蚀"，和梅毒无关。元继洪《岭南卫生方》辑有治杨梅疮方，"杨梅"二字是言疮形，并非因房事引起的梅毒。及至十六世纪韩天爵才写了《杨梅疮论治方》一卷，薛己谓之"近时之称"。

梅毒一病，据费伯雄《咽喉脉证通论》序载，元时始入中国。明代中外贸易发达，与外界接触亦多，可能在十五世纪之前从海外带来的，许浚《东医宝鉴》已有叙述[3]，日本冈村、土肥庆藏说，葡萄牙商人自印度感染传入中华，俗名"洋霉疮"。弘治（1488~1505年）末年，民间有人患恶疮，李时珍《本草纲目》卷十八"土茯苓"条谓"起于岭表，传及四方"，因由广东开始，江浙人不识，呼为"广疮"[4]，又以其形似，也称"杨梅疮"[5]。此时已经蔓延到长江流域。《景岳全书》沿用广疮说，言："毒甚而大者，斑斓可畏，形如棉花，又名棉花疮。"不仅形损"口鼻俱废"，还可"传染妻孥"。十六世纪末王穉登[6]于红梅阁匿一秦淮才妓马湘兰[7]，即染有本病。清末载淳"专觅私家卖淫者取乐，久之毒发"，同治十三年十二月兼以[8]"患痈，项、腹各一，遂不起。"[9]死前"下部溃烂，臭不可闻"[10]。因隐瞒病情

只按天花治疗，反而诬陷同仁堂配错处方，在菜市口刀斩了该店数人[11]。

崇祯五年（1632年）陈司成[12]认为此证"赤游紫癜，如疹，如砂仁，如棉花，如鼓钉，如烂柿，如杨梅，或结毒破烂孔窍，各状不一，大约似杨梅者多半"。凡"公子王孙，一犯其毒，终为废疾"。临床治疗，较有经验，被誉为梅毒专家，写的《霉疮秘录》，正式指出性交传染，妓院为主要场所，报导了二十九则病例，没有采纳《石山医案》批评以"水银治杨梅疮"狭隘的论点，反而力主使用砷剂生生乳，选中药物有朱砂、雄黄、砒石，外涂水银[13]。他不只在国内，也是世界上提倡利用含砷物质攻除梅毒的早期医家。其书影响后世三百余年。

【注释】

[1] 三山（今福州市）人，字登父，号仁斋，世医。

[2] 台湾国立中央图书馆藏有元代环溪书院刘本。现传者为嘉靖时朱崇正（徽州人，字仲儒，号惠斋）校刊的，记有癌证。此书同《伤寒类证活人总括》《仁斋小儿方论》，称《杨仁斋著作三种》。

[3] 言："生面上者形如鼓钉，生毛发者如棉花，生两阴尻臂者如紫葡萄，生乳肋者如湿烂杨梅。"

[4] 李诩《戒庵老人漫笔》。

[5] 俞子容《续医说》。

[6] 王凤洲之友，祖籍太原，迁居江阴，又移苏州（缪荃孙《艺风堂文集》卷七记文较详），字百谷（或作伯谷），号

玉遮山人。十岁能诗，"名满吴会间"（钱谦益《列朝诗集小传》丁集），工篆"隶书，道古大胜真草。"（袁中道《游居录》）常住飞絮园、半偈庵（俞樾《茶香室丛钞》四钞卷五载，在长春巷，后为曹仁伯之宅），斋名南有堂。"与祝世禄、文衡山、许以忠、黄克缵、沈懋学、屠赤水辈，诗酒相唱和。"（《朱舜水集》卷八"与野节书三十三"）每谓"《鹅经》为千载楷法之最"，临池者不力习之，如"野狐学禅，竟成恶道"（汪显节《梅坞贻琼》卷六）。万历十四年入汪道昆"南屏诗社"。撰有《豫园记》（潘云端《玉华堂日记稿》）、《吴郡丹青志》、《弈史》、《吴社编》等。

[7] 乳名玄儿，字守真、月娇（董壶山《宫闺联名谱》、汤德媛《玉台画史》引"列朝诗集小传"），号玄玄子。"行四，院中呼为四娘"（冯梦龙《情史类略》卷

七、《古今谈概》雅浪部二十六），以"豪侠得名"（褚人获《坚瓠三集》卷四）。善诗词，"兰仿赵子昂，竹法管夫人，暹罗国使者尝购其画扇藏之。"（顾起元《客座赘语》卷七，姜绍书《无声诗史》）所绘之兰，一花数叶，风韵嫣然，"无出其右"（胡以庄《书画考三种》"西清札记"）。卒后张宾王师法《赤壁赋》拟文祭之："此固一世之雄也，而今安在哉，闻者绝倒。"

[8] 时患天花。

[9] 李慈铭《桃花圣解庵日记》。

[10] 坐观老人《清代野记》。

[11] 见《驰名京华的老字号》张炳鑫"同仁堂乐家老铺"。

[12] 陈用和的玄孙，海宁盐官镇人，字九韶，八世业医。

[13] 胡洽《百病方》记有水银利尿、以毒治病说。

第五节　著名的医学家

明、清时期，医家辈出，著作如林，在数量和质量上，都超过前代，现将重点人物且为后世所称道者，介绍如下：

一、药物学者代表人物

1. 李时珍
（1）生平

李时珍，字东璧，湖北蕲州（今蕲春县蕲州镇）望族之一，东门外瓦屑坝[1]人。"白鹿入室，紫芝产庭"，明正德十三年（1518年）生，五岁读书，有神童之目。曾师事顾日岩[2]，以应顾氏"远山隔林静"，答"明霞对客飞"，驰称士林[3]。他三十多岁时给荆宪王[4]朱厚焥[5]之弟开附子和

气汤[6]，并为其孙用杀虫药使君子、百部，治过吃灯花"闻其气哭索不已"病，且因医好藩封在武昌的楚愍王府朱显榕[7]儿子英耀之暴厥证，聘去当了不到一年祭祀王府先人的"奉祠正"，掌管良医所[8]，已为人瞩目。顾景星[9]《白茅堂集》卷三十八所立之传略说，还被楚愍王荐于朝，在京师授过太医或[10]吏目[11]职称，"一岁告归"。乃"托医以寿世"，常施诊贫寒之家，"千里就药于门，立活不取值。"[12]晚年隐居在家乡雨湖北岸的红花园[13]。不断同顾桂岩以诗文往来，尝为山阴刘雪湖《梅谱》书写绝句云："雪湖点缀自神通，题品吟坛动巨公。欲写花笺寄姚浙，画梅诗句冠江东。"

颇脍炙人口。过着观汀花野竹、水鸟渊鱼，听牧笛数声与归舟欸乃互答的生活，号濒湖山人，取《诗经》卫风"考[14]槃在阿，硕人之迋[15]"意，称居处为"所馆迋"。从其赠送吴明清[16]罢官归里七律："青锁名藩三十年，虫沙猿鹤总堪怜。久孤兰杜山中待，谁遣文章海内传。白雪诗歌千古调，清溪日醉五湖船。鲈鱼味美秋风起，好约同游访洞天。"即可知道先生名利淡薄，愿老守田园。外孙黄州胡慎庵私淑薛己，亦有名于时，继承了他的事业。

李氏菽乳笋脯，出身小地主家庭，从祖父[17]起执行医业，父言闻"博洽经史"，以"孝友"称[18]，设诊所于蕲州城玄妙观通明阁[19]。母张氏，生时珍胞行三人，兄名果珍[20]，姊嫁柳门。先生少时体弱多病，爱吃胡椒。1531年十四岁经地方官周训推荐在黄州（今黄冈市）入泮成庠生。娶妻吴氏。年十七、二十、二十三，璞怀三献，赴武昌贡院以八股文[21]乡试举人，均未录取。他"十年不出户阈"，刻苦力学，"与日岩晤言相证"，寻古验今，探讨"濂洛之旨"[22]。受屈原、司马迁、王安石、苏轼、沈括等人影响，具有广泛的博物知识和进取精神。二十岁"因感冒咳嗽既久且犯戒"，暑月烦渴，邪已化热，"肤如火燎，每日吐痰碗许"，服麦冬、柴胡、荆沥无效，反而加剧，经其父学李杲法用黄芩一两清肺治愈[23]，二十四岁时放弃仕途发奋习医。这位"世儒"就"兼以医鸣"[24]了。于临床实践当中，受到《唐本草》"摭陶氏之乖违，辨俗用之纰紊"[25]，批评前人"防葵与狼毒"、"钩吻[26]与黄精"不分，"铅和锡"、"橙和柚"不辨的启发，明晓历代本草著作，尽管代有发展，尚有纸上谈兵或抄袭者，"玉石水土混同，诸虫鳞介不别"；"图与说异，两不相应，或有图无

说，或有物失图，或说是图非"，纰漏甚多，缺乏系统整理。个别以菜为草（生姜、山药）、误果为木（槟榔、龙眼）、一物分为二种（南星与虎掌）、二味混作一谈（蔓荆与蕤芽），且把剧毒药品（金丹、芫花、雄黄）认为久服延年，"陈自明以小者为鹿茸、大者为麋茸，亦臆见也"。宋代刊行的《政和本草》[27]，经过四百余年，随着社会进展，有效药物不断发现，不仅理论上需要补充，就以药物而言，也应把新的品种一一增入（还有金元以来新传入的食治药物，如甘薯、豇豆、丝瓜、胡萝卜之类）。为了改变既往秋风过耳、漠不关心状况，于是"奋编摩之志"，发扬"神农尝百草"精神，率领凤爱弟子庞宪[28]、二子建元[29]蹑蹻担簦，拔山涉水到江西、安徽、江苏、河南、河北、山东、湖南、广东各地，遍历摄、茅、庐、太和、天柱、牛首、武当诸山，行程万里，负日踏霜，盘桓山谷、森林、工矿、田野、草丘间，实地考察药物形态，核实产地，收集标本，力求真知灼见，目睹太和山榔梅，试验曼陀罗花麻醉、鲮鲤的舐蚁过程，访问老医、药农、渔人、园丁、菜叟、猎户、工匠、黄冠、禅僧、商贩、樵者、走方郎中，搜集验方，"历时三十寒暑"[30]，度尽艰辛，在所学《诗经》《尔雅》《山海经》基础上，"自子、史迄稗乘"，参考历代本草、山图、地理、方志、文集、农林、园艺、经传、诗词、音韵、乐府、杂钞、笔记、游书、释家、道流、集异中大量有关资料，如《黄帝内经素问》《扁鹊方》《易经注疏》《孔子家语》《晏子春秋》《穆天子传》《战国策》《史记》《汉书》《博物志》《荆楚岁时记》《齐民要求》《归田录》《论衡》《陶隐居杂录》《野人闲话》《山谷刀笔》《百川学

海》《慈溪日钞》《造化指南》《孙真人千金髓方》《茶谱》《南方草木状》《太平广记》《物类相感志》《天玄主物薄》《洛阳花木记》《三辅故事》《春渚纪闻》《昆山小稿》《周必大集》《古今诗话》《范石湖集》《异说》《苏黄手简》《齐东野语》《周颠仙碑》《说郛》《大明一统志》《泊宅编》《白獭髓》等[31]，"采书八百余家"[32]，"稿凡三易"，"复者芟之，阙者绪之，讹者绳之"[33]，丰富了北宋"《图经本草》"[34]。由子建中、建元、建木[35]、建方[36]参校，外甥柳乔[37]，诸孙树本[38]、树宗[39]、树声[40]、树良、树勋等协助抄写[41]、绘图、编辑，操觚染翰，撰成一部"如入金谷之园，种色夺目；如登君之宫，宝藏悉陈；如对冰壶玉鉴，毛发可指数也"[42]规模巨大的《本草纲目》，又同建元"力肆校雠，历岁七旬，功始成就"，约一百五十万字[43]。在中国历史上和曹雪芹"若有人欲快睹予书惟日以南酒、烧鸭享我"[44]十年编写、五次修改之"政治小说"[45]《红楼梦》，并称两大杰作。道光举人苏时学于其《爻山笔话》卷九备加推崇，谓："若尔人者，非独医林之哲匠，实为艺苑之鸿儒，三百年间殆绝无而仅有者矣！"

《本草纲目》之初稿写成，因无力刊行[46]，冯天御[47]、郝守正的刻坊，亦不予承担印务，存诸家中。大概戊寅年他曾赴出版业大都金陵[48]设法解决[49]，争取早日付梓，均无结果。翌年十月到太仓弇山园拜访天弢居士王世贞[50]，且请其给撰序言，仍未交付手民。万历二十一年（1593年）初秋，世界四大科技人物[51]之一的李氏随着岁月的消失，"预定死期，嘱葬父母侧"，便与世长辞，终龄七十六岁。按其长子建中官衔，敕封为正七品儒林郎、署四川蓬溪

知县，举行了殡仪。由弟子瞿九思[52]、庞鹿门和家属引旌将先生葬于雨湖南岸蟹子地月池墓的左旁。而后地方上追念他的功绩，曾列为乡贤，写入"儒林"传，还把其同建中、建木、树初子孙三人，称作"四贤"，立了一座颂德石坊。

1590年长子建中到南京联系出版事宜，并从太仓取回王世贞二月十九日所写书序。迨及李氏逝世三年《本草纲目》才由金陵庠生黄申、高第审阅，巨商胡承龙筹集资金刊出问世[53]。后来封建政府诏修国史，购四方文集，建中已故，万历二十四年（1596年）十一月由二子建元上其遗表，将所印第一帖[54]首部献给朝廷。是月十八日朱翊钧[55]批了"书留览，礼部知道，钦此"，即以不了了之[56]。此著继1603年江西巡抚夏良心暨张鼎思复刻后，婺源摄元堂程嘉祥、杭州六有堂钱蔚起、海宁太和堂吴毓昌、合肥味古斋张绍棠等刊本，却在民间屡付剞劂，一版一版的流传着，深受广大读者的欢迎与称道。现代风行者，以张绍棠1885年校订之刊本为常见，同金陵的初刻相较，其中存在出入约有一千六百余处。人们对他的评价是"远穷僻壤之产，险探仙麓之华"，能汇古今本草为一编，《癸辛杂识》押不芦、《南村辍耕录》木乃伊，皆收载之，若和唐慎微《证类本草》相比，"采摭名富，引据征验，不啻倍之"[57]。可起到博物志的作用。1606年传入朝鲜，1607年日人林道春[58]从长崎得到印本，交给德川加康幕府，乃传至日本内地。影响后世三百八十余年，众皆叹为观止，所起作用是空前的。

此书载入大量历史资料、笔乘故事、海外传闻、少数民族的风情奇趣，开拓了药物临床应用，扩大对自然界中如植物、动物、矿物、地质、农学、气候、化学多

方面知识的研究，发现"月乃阴魂，其中婆娑者山河之影耳"[59]。生物随着环境而进化，改变本身生理状态，"山禽味短而尾修，水禽味长而尾促"[60]；防范外界侵害形成保护体，"鸟产于林故羽似叶，兽产于山故毛似草"；为了安全恐伤及鳞羽，所以"鱼行上水，鸟飞上风"[61]，都是非常科学的。1647年波兰卜弥格来华，将其译成拉丁文《中国植物志》传入欧洲，1657年出版；尔后又部分地或全部译成了日、朝、法、俄、德、英各国文字，流传世界，达尔文于《人类的由来》叙述金鱼颜色人工选择时，曾提到中华古代百科全书，可能就是指《本草纲目》而言。据目前所知，已刊出五十多种版本，日本人白井光太郎考证，现存第一次印刷之金陵版本，日本有三部[62]，荷兰人带到德国一部[63]；尚有报导，美国国会图书馆藏有一部[64]，国内有两部，在北京中医研究院（现中国中医科学院）、上海图书馆。李氏除集中精力编辑此书外，余暇中还写了《脉诀考证》《五脏图论》《命门考》《三焦命门客难》《濒湖脉学》[65]《奇经八脉考》[66]《医案》《集简方》和《唐律》《蕲所馆诗集》等。《食物本草纲目》二十二卷，系1641年后姚可成冒名伪托者，实际为卢和[67]《食物本草》的增补。1949年新中国成立以来，为了发掘传统文化医学遗产，纪念他的贡献，人以书传，拍摄了科教影片《李时珍》，在墓地树立碑碣，1956年二月郭沫若撰文，且写了题词："医中之圣，集中国药学之大成；《本草纲目》乃一八九二种[68]药物说明，广罗博采，曾费三十年之殚精。造福生民，使多少人延年活命！伟哉夫子，将随民族生命永生。"

（2）著作与学说

《本草纲目》全书有总目一卷，图谱[69]二卷[70]，正文五十二卷。编写形式以《重修政和经史证类备用本草》为蓝本，仿照朱熹《通鉴纲目》体例，"论古今，法春秋"，以纲系目，如以桑为纲，下列桑叶、桑枝、桑椹、桑白皮、桑寄生；以鸡为纲，下列鸡头、鸡脑、鸡血、鸡心、鸡肝、鸡内金、鸡卵白等为目。图文并茂。一至二卷为序例，记述诸家本草、引据古今书目，说明药物采集加工、气味阴阳、升降浮沉、岁时同异、寒温补泻、七方十剂、君臣佐使、配伍禁忌，李杲随证用药，张从正汗吐下三法，属总论性质，计三十三篇。三至四卷根据常见诸风、癫痫、卒厥、伤寒、瘟疫、痰饮、噎膈、反胃、呃逆、霍乱、泄泻、黄疸、脚气、咳嗽、肺痈、虚损、吐血、怔忡、不眠、消渴、阴痿、脱肛、痔漏、肠鸣、腰痛、疝瘕一病百一十三种病证，举出临床备要"百病主治药"物。五至五十二卷为药物分述，即各论，打破前人上中下三品分类法，按水、火、土、金石、草、谷、菜、果、木、服器、虫、鳞、介、禽、兽、人，分成十六部，其中除火、土、人，水又分天、地，金石分金、玉、石、卤，谷分麻麦稻、稷粟、菽豆、造酿，菜分荤辛、柔滑、蓏、水菜、芝栭，果分五、山、夷、味、蓏、水，草分山、芳、隰、毒、蔓、水、石、苔、杂、有名未用，木分香、乔、灌、寓、苞、杂，服器分服帛、器物，虫分卵、化、湿生，鳞分龙、蛇、鱼、无鳞鱼，介分龟鳖、蚌蛤，禽分水、原、林、山，兽分畜、兽、鼠、寓、怪等，共六十类[71]。载入药物一千八百九十七种，植物占五分之三。每味之下列有校正、释名[72]、集解[73]、辨疑[74]、修治[75]、气味、主治、发明、附方[76]事项，且有个人评语，所附之方，统共一万一千零九十六首[77]。尤其发明分析性能、作用、新的疗效，最有价值。编排特点，先植物，次动物，"从微至巨"、"从贱至贵"，即由低级到高级进行析族、区类[78]、振纲、分目，能体现生物进化过程，比欧洲植物分类学家瑞典林耐[79]的《自然系统》，要早二百来年。

① 主要论说

李氏的学术思想，在突出辨证论治的基础上，重视脾胃研究，他认为，岐黄之后"人所不知"，能"达此理者，东垣李杲一人而已。"但是又强调师其法不应拘于方，若滥用参、芪、白术亦可为害，"专一于补"，则易导致有所"偏胜"的格局。

A. 不墨守药物相反之论。认为药物之间配伍相反，古代从无此说，张机《金匮要略》的赤丸，半夏与乌头并用；甘遂半夏汤，甘草与甘遂并用，乃其明证。自南朝徐之才开始，提出十八反，毫芒即乖，逐渐形成信条，虽有人持怀疑态度。"甘草反甘遂，很不当，用之却效，非人情所测"[80]，然终未能冲破这道路障。为此，曾力排众议，鉴于孙思邈《备急千金要方》约有十张处方不忌反药，依据事实以辨其非，他提出说："甘草与藻、戟、遂、芫四物相反，而胡洽居士治痰癖以十枣汤加甘草、大黄，乃是痰在膈上欲令通泄，以拔去病根也。东垣李杲治项下结核，消肿溃坚汤加海藻；丹溪朱震亨治劳瘵莲子饮用芫花，二方俱有甘草，皆胡洽居士之意也。"[81]又："痰在胸膈，以人参、藜芦同用而取其越，是激其怒性也。"[82]也属典型例子。"故陶弘景言古方亦有相恶相反者"，都不为害，"非妙达精微者，不知此理"。准斯以观，结合临床研究，相反之说不必拘泥。

B. 认为三焦、命门不可分开讨论。关于三焦、命门的探索，不苟同前人之说，通过综合分析历代研究的成果，提出自己见解，认为有必要深入寻源，他指出二者在生理上有密切关系，功能不可绝对分割，曾言："三焦者元气之别使，命门者三焦之本源，盖一源一使也。命门指所居之府而名，为藏精系胞之物；三焦指分治之部而名，为出纳腐熟之司，盖一以体名、一以用名。其体非脂非肉，白膜裹之，在七节之旁、两肾之间，二系着脊，下通二肾，上通心肺，贯属于脑，为生命之源、相火之主、精气之府。人、物皆有之，生人生物，皆由此出。《灵枢·本脏论》已著其厚薄缓急直结之状，而扁鹊《难经》不知原委体用之分，以右肾为命门，谓三焦有名无状，而高阳生伪撰《脉诀》，承其谬说以误后人。至朱肱《南阳活人书》、陈言《三因方论》、戴起宗《脉诀刊误》，始著说辟之，而知之者尚鲜。"[83]李氏这一风发之议，对昭梿"膀胱后别有白膜"，为"肾脏之外府"，包裹精液，"此即三焦之谓也"[84]，有很大影响。若从理论上讲，确属良言，但证诸实践或进行解剖学方面的追踪，则未免差满人意。

C. 重视煎药用火。强调水煮药物以高出三横指为准，"剂多水少则药味不出，剂少水多又煎耗药力也"。所用之火，十分重要，倘"火候失度，则药亦无功"，以用"木炭、芦苇为佳"。他认为，煎药时"须用小心老成人，以深罐密封，新水活火，先武后文，如法服之，未有不效者。火用陈芦、枯竹取其不强，不损药力也；桑柴火取其能助药力，桴炭取其力慢，栎炭取其力紧，温养用糠及马屎、牛屎者，取其缓而能使药力匀遍也"[85]。不提倡用石炭（煤）煮药，防止中毒，并告诫人们："人有中煤气毒者，昏瞀至死，惟饮冷水即解。"[86]

D. 主张随四时投药、推荐控涎丹。医家随时间用药以颐"天和"，依据有二，一按运气流年分六个阶段，一遵四时或加长夏分五个阶段，都是遥承《内经》七篇大论而来的。李氏则系依据第二个季节规律。他认为："春月宜加辛温之药薄荷、荆芥之类，以顺春升之气；夏月宜加辛热之药香薷、生姜之类，以顺夏浮之气；长夏宜加甘苦辛温之药人参、白术、苍术、黄柏之类，以顺化成之气；秋月宜加酸温之药芍药、乌梅之类，以顺秋降之气；冬月宜加苦寒之药黄芩、知母之类，以顺冬沉之气，所谓顺时气而养天和也。"特别应予指出者，夏令酷暑勿用人参、二术，已注意到此时气候对人体的影响，常气虚汗多易挟湿邪，黄柏坚阴更富有意义。

他善于治痰，喜用两大名方，一为元代王隐君[87]滚痰丸，一为控涎丹。尝言痰由湿生，系水邪经火炼而化，主要表现为饮、涎、涕、癖积，能产生多种意想不到的证候，在杂病中约占十之六七。往往因失于治疗或处理不当，而贻害终身。李氏爱据经验分析道："痰涎之为物，随气升降，无处不到，入于心则迷窍而成癫痫，妄言妄见；入于肺则塞窍而成咳唾稠黏，喘息背冷；入于肝则留伏蓄聚而成胁痛干呕，寒热往来；入于经络则麻痹疼痛；入于筋骨则颈、项、胸、背、腰、胁，手、足牵引隐痛。陈无择《三因方》并以控涎丹（甘遂、大戟、白芥子）主之，殊有奇效，此乃治痰之本。"另外，还认为由蒲黄、五灵脂组成的失笑散，不仅适用于妇科瘀血之患，"凡男妇老幼一切心腹胁肋少腹痛、疝气，并胎前产后，百药不效者，俱能奏功，屡用屡验，真近世神方也"[88]。

② 《本草纲目》重大贡献

A. "能记事，探物理，辨疑惑，助考据"，纠正朦胧，充满谐趣，对十六世纪中叶以前的本草学及其成就，进行了总结，收入当时流传的医药文献[89]，整理了临床治验，录取大量"津逮"有效处方，"飞潜与动植，万类为人使"[90]，"上自坟典，下至传奇，凡有相关，靡不收采"。所以鲁迅言："不独是中国的，还有阿拉伯人的经验，有印度人的经验。"[91]如"百载俱集，无复遗落"，"真本草之集大成者也。"[92]提出预防天行温疫，将病人之衣放甑上蒸过，则全家不染[93]。他对十剂之说作了新的补充解释，认为"宣、通、补、泻、轻、重、滑、涩、燥、湿"中的"湿"字，不符合实践要求，建议改成"润"字，极有卓识。

B. 增加金元以来药理学说，如标本阴阳、气味厚薄、升降浮沉、四时用药、引经报使等。他认为："凡发胃气者，皆能生津"，止渴之药非限于凉性者，如"参苓白术散乃治渴要药，何尝寒凉耶！"[94]发人所未发，抓住了真谛。根据临床观察，肯定了三七、曼陀罗[95]、茉莉、蟾酥、虎耳草、牵牛子、蝎虎、黄花蒿、狗宝、鹿蹄草、白蜡、炉甘石、秋虫、苦荞麦、甘薯[96]、锦地罗、益母草、牛虻、金银花、龙须菜、银朱、山柰、凤仙花、土茯苓、延胡索[97]、蜡梅、锁阳、九香虫、竹鼬、使君子、槟榔、醉鱼草、鹤虱、雷丸、月季花、半边莲、烧酒[98]、樟脑、大枫子[99]、紫花地丁专效作用，采集民谣以利记诵，道："穿山甲，王不留，妇人服之乳长流。"[100]认为牡丹皮入手足少阴、厥阴，治血分伏火，"古方惟以此治相火，故仲景肾气丸用之；后人以黄柏治相火，不知牡丹之功更胜也"。转载了乌爹泥[101]、番红花、木棉、阿芙蓉[102]、马钱子、葡萄酒、巴旦杏、马思答等外来药物，都属习用者。

C. 开垦小圃，栽种药物，鉴定萍、蘋、莼、荇（荶）的不同点。言近世"所谓兰花，非古之兰草"。他认为："大抵乱细辛者，不止杜衡，皆当以苗、色、味细辨之。叶似小葵，柔茎细根，直而色紫味极辛者，细辛也。叶似马蹄，茎微粗，根曲而黄白色，味亦辛者，杜衡也。一茎直上，茎端生叶如伞，根似细辛，微粗直而黄白色，味辛微苦者，鬼督邮也。似鬼督邮而色黑者，及己也。叶似小桑，根似细辛，微粗长而黄色，味辛而有臊气者，徐长卿也。叶似柳而根似细辛，粗长黄白色而味苦者，白薇也。似白薇而白直味苦者，白前也。"[103]据许慎《说文》指出蚹蠃之有外壳的为蜗牛，无外壳者乃蛞蝓。寒水石有二种，一是软石膏，一为凝水石。燕脂起自殷纣，开始作化妆品用，尔后扩大转为药物、染织颜料，来源有四："一种以红兰花做染胡粉而成，乃苏鹗《演义》所谓燕脂叶似蓟、花似蒲，出西方，中国谓之红兰，以染粉为妇人面色者也；一种以山燕脂花汁染粉而成，乃段公路《北户录》所谓端州山间有花丛生，叶似兰，正月开花似蓼，土人采含苞者为燕脂粉，亦可染帛，如红兰花者也；一种以山榴花汁做成者，郑虔《胡本草》中载之；一种以紫矿染绵而成者，谓之胡燕脂，李珣《南海药谱》载之；今南人多用紫矿燕脂，俗呼紫梗是也。"[104]纠正"俗语不实流为丹青"留下的错误，如养白鸡辟邪，"草籽可以变鱼"，百合由蚯蚓而化，"马精落地则生锁阳"，家鼠吃巴豆长二十斤[105]，"蟏蛸（青蜘蛛）之子蜾蠃（细腰蜂）负之"[106]等，通过实际观察与验证，均详细作了解说。告诉百药煎制作方法，是将五倍子、真茶粗末浓煎，投入醇糟，放糠中窨之，膨起形成发面状，即揉为饼，上生白霜，

便可入药[107]。

D. 不相信仙人传艺、夜梦观音授方之说，批评药性不明、记载不确，可夭害人命，导致杀人后果。葛洪《抱朴子》言白蝙蝠吃了永生不死，实则沴人危殆[108]；抨击方士、道家宣扬求寿乱服丹石的邪风[109]，指出铅有毒。他在"水银"项下记载，阴毒之物"入骨钻筋，绝阳蚀脑"，而"大明[110]言其无毒，《本经》言其久服神仙，甄权言其还丹元母，《抱朴子》以为长生之药，六朝以下贪生者服食，致成废笃而丧厥躯，不知若干人矣，方士固不足道，《本草》岂可妄言哉！"饮鸩止渴，是求生而丧生，"可谓愚也"。就以泽泻为例，也不系常用之物，文献所记："久服令人身轻，日行五百里，走水上，陶、苏皆以为信然，愚窃疑之，泽泻行水泻肾，久服且不可，又安有此神功耶？"[111]反对以人入药，"割股不已，至于割肝，割肝不已，至于杀子"，乃"盗贼之无人性"，邪恶者行为，"骨、肉、胆、血，咸称为药，甚哉不仁也。"[112]在探讨使君子时，还驳斥缺乏医药知识者妄言人身寄生虫不要驱除或杀灭，否则所吃食物不易消化，属错误论点，他打了一个比喻，道："树有蠹、屋有蚁、国有盗，祸耶、福耶？修养者去三尸，可类推矣。"

③ 存在问题

因时代、条件限制，《本草纲目》仍存有若干缺点，称赞陈藏器为"自《本草》以来一人而已"。虽然苏州张鼎思认为："良医之用药也简，而其储药也备，芫花一撮，半夏数丸，已足取效，而搜其囊则牛溲、马勃、鼠肝、虫臂无不有也。何也？储与用异也。"但主要问题是由于"直窥渊海"，杂取郢书燕说、宾戏客难，见闻即录，细大不捐，有碎石铺街、蹼跂现

象，从而选材存在不够精湛，如沿袭旧说菊花"冬实"结子，马钱子苦寒无毒，烂灰腐草为蝇，鹑自蛙成，蝉由蛴螬、萤火从茅竹根变化来的。特别应予指出者"雀入大水为蛤"、鲤鱼飞越江湖仙人琴高乘之、古镜"能辟邪魅"、头垢点红眼、天灵盖杀痨虫、月经衣温经散寒、食狸猫消瘰疬、包脚布疗劳复、孕妇吃兔肉生子豁唇[113]、风热用死人席煮水洗澡、钟馗左脚烧灰服之"主难产及胞衣不下"、屋中生白灵芝将有人口丧亡、孝子衫治面皯、寡妇床前土愈月蚀疮，甚至吃药时诵咒并避见妇女等，都属失实之谈，完全是荒谬的。卷五十兽部"狗宝"条引《程氏遗书》波斯人善相古墓，自福建一棺内得女尸心化石，"锯开观之，山水清碧如画，旁立一女靓妆凭栏"，缘生前有爱花癖，故融结为此；《宋潜溪文集》[114]江西临川一僧人法循，"行般若三昧法"，嘱死后火焚，"惟心不化，出五色光，有佛像高三寸，非骨非石，百体俱足"，乃"志局于物，用志不分，精灵气液感而凝形"，形而上学，迹近神话。故洪上庠评论道，宋、金、元以降，药物学著作，"求胜于《本经》"、《别录》，却"失于庞"[115]，不是无因的。

【注释】

[1] 蕲即古芹字的转音，以产佳芹而闻名，非指当归。瓦屑坝以雨湖、袁市湖会流所筑大堤而得称。

[2] 顾敦之子，名向，字子承，斋号仁寿堂，十八岁登进士，曾官福建参政，任阳明、崇正书院山长，同怀庆知府郝守正家族、世袭千户长李儒家族、刑部尚书冯天驭家族，为蕲州四大门第。

[3] 见顾景星《白茅堂集》卷四十五"桂岩公诸客传"李言闻。

[4] 初封江西建昌，徙于蕲州，据《嘉靖蕲州志》"藩封"载，府第在麒麟山之南。

[5] 明仁宗第六子朱瞻堈之后。

[6] 朱厚焜嬖妃，欲废卧病嫡子，乃进此药，隐指父子和好，通过感化，收回了成命。

[7] 明太祖第六子朱桢之后。

[8] 领导人为正八品良医正。

[9] 字赤方，号黄公，贡生。其曾伯祖即顾日岩，曾祖为顾桂岩，南明时任推官，入清不仕隐于漻湖。和董阆石友善，与施闰章、方孝标、邵长蘅、周亮工交往颇多，因拒赴康熙博学宏词科，具有民族气节，受到称赞。1687年卒，终龄六十七岁。

[10] 一说正六品院判，恐不确。

[11] 石三友《金陵野史》建业史迹。

[12] 见《蕲州志》。

[13] 此湖又名竹林湖，广阔二十余里。红花园以种石榴"五月榴花红似火"而命名。

[14] 山东栖霞牟庭《诗切》谓，考当作祝，指山樗，"为不材易朽之木"。

[15] 毛昌杰《君子馆文钞》卷一载，可读科，"为欺之借字"。

[16] 名国伦，共国（今阳新县）人，与谢榛、李攀龙、宗臣、梁有誉、王世贞、徐中行，号称后七子。因弹劾严嵩父子被免去河南参政。

[17] 或作李晓山，待考。

[18] 字子郁，号月池，1549年己酉贡生，重义气，喜为人排难解纷，是颜日岩、挂岩（名阀，字子良，进士，同日岩被称为二夫子，谓："天下清绝，顾问、顾阀。"家中常有不少食客，多属精操各种技艺者）兄弟座上之客，当过太医院从九品

吏目（《本草纲目》）卷十二"人参"集解、阮葵生《茶余客话》），以治荆和王妃刘氏"年七十，病中风不省人事、牙关紧闭，群医束手"，自午至子"药不能入"。不得已，"打去一齿，浓煎藜芦汤灌之，少顷噫气一声"，吐痰而苏，调理转安（见《本草纲目》卷十七"藜芦"），很享盛名。撰有《人参传》、《蕲艾传》（和作凉簟的蕲竹、反鼻白花的蕲蛇、绿毛金线的蕲龟，称四大名产）、《痘疹证治》、《四诊发明》、《医学八脉法》。

[19] 后来被蕲州道正司官居道正的道士柳道春借口修葺房屋，排挤而出。

[20] 字隣湖，1581年卒，妻田氏无子，以时珍之第三子建木为后。

[21] 起自明代，胡廷佩《订伪杂录》云："成化以前，若天顺、景泰、正统、宣德、洪熙、永乐、建文、洪武，百余年中无一篇传也。"而后始有。形式取《论语》《大学》《孟子》《中庸》之文命题，分起讲、领讲、提比、出题、中比、后比、束比、落下，排成对偶，衔接处用今夫、然而、若使、苟其然、而已矣、也乎哉，每篇300～700字。

[22] 见《蕲州志》。

[23] 《本草纲目》卷十三"黄芩"。

[24] 顾日岩评语。

[25] 《证类本草·序例》引孔志约语。

[26] 即野葛。俗名断肠草。《香艳丛书》载朱新仲《猗觉寮杂记》云，又称"胡蔓"，蔓生。如兰香，光而厚，以之毒人，用羊血可解。

[27] 北宋开宝六年（973年）赵匡胤政府下令还俗道士御医马志会同尚药奉御刘翰（山东宁津人，后周显德时献有方书三十卷，任为翰林医官，曾从赵匡胤北征。

官朝散大夫、鸿胪寺丞）、翰林医官翟煦、张景（一作素）、王从蕴、吴复珪（后为太宗侍医）、王光佑、陈昭遇、安子良九人，以唐代《新修本草》（此书在十一世纪元祐年间已失传，清光绪十五年傅云龙从日本东京发现，带回了天平三年的摩抄本）、韩保升《蜀本草》为蓝本，参考陈藏器《本草拾遗》、李含光《本草音义》（与兰陵萧炳平上去入《四声本草》，均属药物学工具书），结合有关药学资料，详定本草，由马志注解，翰林学士卢多逊（后周显德进士，入宋官居中书侍郎、兵部尚书）校正，太祖亲写序文，成二十卷。开宝七年（974年）经李昉（河北饶阳人，字明远，藏书家，初仕汉、周，归宋后三入翰林院，拜平章事，主编了《太平御览》《文苑英华》《太平广记》三大巨著）、王光佑、扈蒙等人评阅，稍加润色，收入药物九百八十三种（新增者一百三十九种），名《开宝重定本草》，包括目录共二十一卷。国子监刊行时，以《本经》之文篆白字，《名医别录》之文为黑者。嘉祐二年（1057年）八月，仁宗命掌禹锡、林亿、张洞、苏颂，会同医官秦宗古、朱有章诸人修订《开宝重定本草》，引用文献五十多部，补充药物八十二种，新定十七种，共计一千零八十二种，三年完成，名《嘉祐补注神农本草》，凡二十一卷，次年印行。1058年传示全国采集动、植、矿物标本询问榷场番商，绘图上交京师，吸收一百五十个州军的报送材料，经苏颂（原籍福建同安，迁居江苏，翰林学士苏绅之子，字子容，庆历二年进士，因父官丹阳卒后葬此，遂以为家，曾任颖、扬、杭、婺知州，开封知府，太常博士，集贤殿校理，出使过辽国，富弼称其为"古君子"。哲宗时拜相，封魏国公。挂冠后落户丹徒，八十五岁逝世，撰有《新仪象法要》）多人整理，1061年编成了《嘉祐本草图经》（习称《图经本草》）二十一卷，于六百三十五种药物之下绘有九百三十三幅图影。李时珍谓其图说有的不符，如："江州菝葜，乃仙遗粮，滁州青木香，乃兜铃根，俱混列图；棠逑子即赤瓜木、天花粉即栝楼根，均重出之类，亦其小小疏漏耳。"乃最大缺点。1062年陈承将《嘉祐补注神农本草》《嘉祐本草图经》汇为一书，合成二十三卷，增加古今论说及自己见闻，改称《重广补注神农本草图经》，天章阁待制、都尉长乐林希写了序言。二十年后异军突起，唐慎微（原籍四川崇庆，应蜀帅李端伯之邀移居华阳，因"貌陋"考进士被黜。字审言，与宇文邦彦、虚中父子友善，苏轼亲家蒲宗孟爱恩例欲奏授一官，拒而不就。他举措朴讷，言证候不过数语，士人不收诊金，以名籍秘录为请，重视搜集民间验方，1136年卒，子五十一、五十四、婿张宗说字岩老，均传其学）在《重广补注神农本草图经》基础上，又采《新修本草》《蜀本草》、《本草拾遗》《食疗本草》，增加各家方药、经史传记、佛书道藏方面的内容，添入药物四百七十六种，总数已达一千五百五十八种，载方三千余首，附有图谱二百九十四幅，名《经史证类备急本草》，计三十二卷。因在大观二年（1108年）由艾晟重修问世，称《大观经史证类备急本草》（钱大昕《十驾斋养新录》卷十四谓："慎微著书，实在元祐之世，不特非政和，亦非大观也，其书本名《经史证类备急本草》，大观、政和皆后人所题"），"采书二百四十六种，今存者不及五十种耳"（《四库全书总目提要补正》）。赵佶见后十分欣赏，举其为太医博士，谢绝不就。政和六

年（1116年）徽宗令提举医学康州防御史曹孝忠进一步校勘，写了序言，委杨戬于杭州漕司刊行，"凡六十余万言"，载入药物一千七百四十六种，更为《政和新修经史证类备用本草》，共三十卷。1126年冬季金兵粘罕、斡离不二帅乘大雪纷飞攻陷开封，靖康难作，徽、钦宗父子被俘。赵佶第九子构东走南京（商丘）、扬州，渡江到临安（今杭州市）。在绍兴二十七年（1157年）八月十五日命王继先（开封人，家传炮制黑虎丹，以善用蝎毒丸闻名，因给显仁太后、吴贵妃诊病，善切脉，用药物消除了高宗顶上的肿瘤，备受宠幸，誉为"恐难有继者"，见熊克《中兴小纪》卷三十三。乃显赫一时，曾据丰乐桥官地筑快乐仙宫，以三百两黄金购买归来堂赵明诚所遗存于李清照手中的古玩、碑帖、金石、书画等文物。绍兴二十五年为韩世忠治疗宿恙无效而死，医林皆责之。曾主管翰林医官院，当过昭庆军节度使。妻郭氏封为郡夫人，子安道任武康军承宣使、守道朝议大夫直徽猷阁、悦道朝奉郎直秘阁，孙锜承议郎直秘阁，横行里坊。一德格天阁秦桧同其结拜金兰兄弟，党羽还为之建立生祠。晚年遭贬，仍称"四朝御诊王防御"，流落福州。另孙王泾由于乱开峻药，让年过八旬的高宗吃蝎毒丸"大渐"，被杖打驱走）领衔，暨其弟子太医局教授张孝直和高绍功、柴源据唐氏《大观经史证类备急本草》于南方考证方剂五百余首、纠正八千多字，1159年二月（《进表》）完成，且作为赵构之母韦太后的祝寿献礼，名《绍兴校定经史证类备急本草》，分列二十二卷（《玉海》作三十二卷），附《释音》一卷，简称《绍兴本草》。到了金末，麻革、刘祁之友平阳（今山西临汾）张存惠（字魏卿）于乙酉

（1225年）将与《政和新修经史证类备用本草》同时（政和六年）成书一部个人著作寇宗奭（陕西下邽人，寇准之后，曾从军杭州、顺安、永跃等地，当过湖南澧州司户曹事、山东武城主簿、通直郎、药材辨验官）经过十多年"参考事实，核其性理，援引辨证，发明良多"（李时珍语）汇集编著的《本草衍义》（道藏本载有插图，作《图经衍义本草》，为充实《嘉祐补注神农本草》之作。载药四百七十二种，亲自观察鹳巢、审视鸬鹚、饲养斑鸠，侧重性能研究，纠正寒热温凉为性，香臭腥臊才是气；言水味不因菊花而香，玉泉为玉浆之伪，石中黄子系黄水错写，鼹鼠遗溺生子的溺乃精字误刻；指出车前利尿，葶苈有甜苦二种，"常山鸡骨者佳，黄连鹰爪者良"；处方按年龄、体质、疾病新久决定用药量，在十剂基础上补充了寒可去热，大黄、芒硝之属是也；热可去寒，附子、肉桂之属是也。然也有一些错误，如说兰花即兰草、卷丹为百合等。1119年经其侄宣教郎寇约刻版印行）二十卷（孙星衍《平津馆鉴藏记》卷一"宋版部"记载，此作"前有政和六年十二月二十八日付寇宗奭札，后题宣和元年月本宅镂版印造，侄宣教郎知解州解县丞校勘，书本二十卷，目录作十七卷，未知其故"）。据"解人"庞氏本，附入《政和新修经史证类备用本草》，由"古今精刻"书坊"晦明轩"开雕（金灭北宋，将开封刻字工人迁至平阳，故此地刻坊林立，出版业发达，梁宅、张宅、许宅、曾宅皆很有名。《金史·地理志》载，不少士子"家置书楼，人蓄文库"，晦明轩之"平水枣板"驰誉北方），卷首有螭头龟座，目录后则绘古琴、寺钟为版记，贻溪麻革题序，浑源刘祁写跋，名《重修政和经史证类备用本草》，共三十卷。从所记："泰和甲子下己酉冬，实元定宗后称制之年，距金亡已十有六载矣，而存患犹以泰和甲子下统之，隐寓不忘故国之思，或以为金泰和刻则误矣。"（钱大昕《十驾斋养新录》卷十四）王世贞推为"古本中之精刻在"，李时珍《本草纲目》引用者，可能即是此书之明刻版本。

[28] 号鹿门，性孤癖，治疗奇效，对《素问》《灵枢》最有研究。

[29] 庠生。

[30] 其自序载，始于嘉靖三十一年三十五岁，止于万历六年六十一岁，实际二十七年。

[31] 遗憾的是，漏了洪遵的《洪氏集验方》。

[32] 举名爰录本草四十一种，医学各科著作二百七十七种，经、史、杂家典籍四百四十种，共七百五十八种。加上历代本草书的转载，实际引用文献已足千种，达万卷之多。据陈新《晨读杂识》统计，从其所写前言和正文内容引录过的文籍，"约一千四百余种"。

[33] 王世贞《本草纲目》序。

[34] 见《民国河南通志》艺文"医家类"。

[35] 字泰阶，庠生，1608年水灾，施粥济活数百人，卒后地方将其灵牌列入乡贤祠。

[36] 太医院医士。

[37] 此名始见于《本草纲目》卷十八"牵牛子"发明。

[38] 荆府引礼生。

[39] 庠生。

[40] 庠生。

[41] 另孙树初，字客天，随其父建中居外。万历时四十余岁考中进士，任户部

主事，魏忠贤下野，官山西按察副使，巡回赤城口外。晚年返里，"扁舟野服"耽酒工诗，号西湖钓叟。李自成陷蕲州，他在五十七岁时死于兵难，继室封氏、长子延庆贡生一同遇害（见《章学诚遗书》卷二十五"湖北通志检存稿二"李时珍传）。曾孙庆云，天启举人，均未介入此项工作。

[42] 王世贞《本草纲目》序。

[43] 现印传本涨版字数，约一百九十万字。

[44] 裕瑞《枣窗闲笔》。

[45] 徐珂《清稗类钞》"著述"类。

[46] 当时除建阳城北七十五里麻沙镇刻软木百字一度低到三分银子，其他地方刻工费用，只有佛经、道书减半，最廉者每百字也得付银子二钱。

[47] 嘉靖时居京为官，止有一女，严嵩欲为其子世蕃聘之，以计拒绝，嫁于顾桂岩为妻。冯氏后人和李时珍均有世交关系。

[48] 南京刻书业林立，大都集中在三山街、太学前，如唐对溪开的富春堂、唐锦池开的文林阁、唐振吾开的广庆堂、唐绣谷开的世德堂、周近泉开的大有堂、周希旦开的大庆堂、周日校开的万卷楼、李潮开的聚魁楼、胡少山开的少山堂、傅梦龙开的白下书林、陈大来开的继志斋、萧腾鸿开的师俭堂、周用开的书籍铺，以及其他长春堂、积德堂、集贤堂、大业堂、十竹斋、来宾楼、环翠堂、嘉宾堂、奎壁斋、孝友堂等五十余家。当中首推唐姓开设的最多，且颇有名，只唐对溪富春堂一家，就刻印了三千一百余种各类书籍。因重点出版文史、诗集、杂剧、传奇、小说、话本，对大部头的医药著作，一般均不接受刊行任务。

[49] 当时除金陵外，尚有徽州、苏州、无锡、常州，也都为江南刻坊发达之区。

[50] 王氏庭院，又名半园，室称小酉馆九友斋。在任湖广按察使，二人即已相识。因藏有宋人所画《清明上河图》（见清凉道人《听雨轩笔记》、英和《恩福堂笔记》、金武祥《粟香三笔》、平步青《霞外捃屑》"小栖霞说稗"一捧雪。然张伯驹《春游琐谈》卷二则怀疑此图为宋徽宗题跋的《雪江归棹》卷之误，也可参考），几遭迫害。李氏造访世贞，是在他由尚书罢官之后，曾"留饮数日"，剧谈弥夕，还因王锡爵第二女昙阳（宋起凤《稗说》作昙鸾）子煮贞（朱氏所生，徐廷栋之子景韶之妻）万历八年（1580年）九月九日二十三岁于恬淡观猝死"白日升举"（《稗说》所记，坐于龛中自然死亡）一事讨论（当时王世贞、屠龙、王世懋、冯梦祯、王百谷、沈懋学不少知名人物，都崇拜昙阳子十七岁未婚而寡，奉观音大士得道，称为女师）。王氏对时珍"解其囊无长物"，谓《本草纲目》有重大贡献，是"北斗以南一人"，后来怀念云："李叟维稍直塘树，便睹仙真跨龙去。即出《青囊》《肘后》书，仍求玄晏先生序；华阳真逸临欲仙，误读本草迟十年。何如但附贤郎焉，羊角横搏上九天。"

[51] 指波兰天文学家哥白尼、意大利物理数学家伽利略、英国生物学家达尔文与李时珍。

[52] 黄梅人，字睿夫，万历癸酉举人，亦从耿定向受过业，因批评县令入狱。晚年征召进京，官翰林待诏。撰有《乐章》《万历武功录》。

[53] 1590年开雕，1596年发行。

[54] 五十部为一帖。一般印刷十帖即

五百部就够出版之数。

[55] 即明神宗，乃"窳败落后"的鸦片鬼。

[56] 据《明实录》载，共献五十八部，除第一部上给神宗外，其余五十七部则转送有关高层官吏。

[57] 夏良心《本草纲目》序。

[58] 又名罗山信胜。

[59] 见"月桂"。唐代段成式《酉阳杂俎》前集，已经提到了"或言月中蟾桂，地影也；空处水影也，此语差近。"

[60] 《本草纲目》卷四十七"禽部"。

[61] 《本草纲目》卷四十四"鳞部"。

[62] 一部在内阁文库，一部在京都植物园大森文库，一部在伊藤笃太郎博士手中。

[63] 藏于柏林王子图书馆。

[64] 为日本人森立之批注者。

[65] 撰于1564年，参考历代名著五十多种，附有《脉诀考证》。丹波元简《医賸》云，曾改为张孔受《脉便》。

[66] 写于1572年，一万五千字。

[67] 东阳人，字廉夫。

[68] 实为一千八百九十七种。

[69] 李建中编辑、建元绘图、树宗参校。

[70] 插图一千一百零九幅，每半页四至六幅。后世传本则作一千一百六十幅。

[71] 后世传本则分六十二类。

[72] 名称来源、别名。

[73] 产地、形态、栽培、采集、引用各家学说。

[74] 或作正误，为考订真伪、文献所载。

[75] 炮制加工。

[76] 以方明药。

[77] 新增八千一百六十一首，应用了各种剂型大约四十种。

[78] 如天雄、乌头、附子、侧子、漏篮子为一种植物的独根、母根、子根、支根。但和南宋赵与时《宾退录》卷三之六十八条所载："其种之化者为乌头，附乌头而旁生者为附子，又左右附而偶生者为鬲子，又附而长者为天雄，又附而尖者为天佳，又附而上出者为侧子，又附而散生者为漏篮。"略有不同。

[79] 1707～1778年。

[80] 陈无择《三因方》"大豆散"注文。

[81] 《本草纲目》卷十二"甘草"。

[82] 《本草纲目》卷十二"人参"。

[83] 《本草纲目》卷三十"胡桃"。

[84] 《啸亭杂录》卷八。

[85] 《本草纲目》卷六"芦火灯火"。

[86] 《本草纲目》卷九"石炭"。

[87] 孔行素《静斋至正直记》卷四作"吾乡王中锡"。

[88] 《本草纲目》卷四十八"寒号虫"。

[89] 如《名医别录》、《吴普本草》、《李当之药录》、《雷公炮炙论》、《嘉祐本草》、王安石《字说》等。

[90] 见《洗髓经》。

[91] 《南腔北调》"经验"。

[92] 王宏翰《古今医史》。

[93] 《本草纲目》卷三十八"服器"。

[94] 《本草纲目》卷四十七"禽部"。

[95] 《群芳谱》以山茶为曼陀罗，与此不同。

[96] 原产美洲，尔后吕宋开始播种，万历年间传入闽广，乾隆时代移植山东，名曰地瓜。檀萃《楚庭稗珠录》言，地瓜为番薯。故河北也称山药。

[97] 据《雷公炮炙论》"心痛欲死速

觅延胡"，曾于荆穆王妃胡氏的胃脘当心而痛，得到验证。

[98] 李杲《内外伤辨惑论》谈酒客病，谓其性"大热有毒，气味俱阳"；叶子奇《草木编》杂制篇言"清如水"、"酽烈"，盖"酒露也"，可能指烧酒。从1975年在河北青龙县发现一套铜制烧酒蒸馏锅，经鉴定为金代遗物，因而烧酒的酿造是由十二世纪或十三世纪初开始的，其制法明人以为来自阿剌吉（元代忽思慧《饮膳正要》已称"阿剌酒"，熊梦祥《析津志辑佚》"物产"门作"哈剌吉"。胡小石《论文集》载："即今之AICONOI，盖起于古大食。"AI之后，中国读出母音，成阿剌。乃今之白酒），又名"阿剌酒"（王圻《三才图绘》）。起初常作冬天待客用，"客到以肉及杂味置大碗中，注热酒"送上，呼曰头脑酒，"以避风寒也"（朱国祯《涌幢小品》）。张介宾《景岳全书》杂证谟"秘结"门，则定为"火酒"。德州罗钦瞻（崇祯丁丑进士，以御吏身份巡抚河南）的家酿，甚负盛名，有"罗酒"之称，和当地之"墨露"（黑绿色的露酒），被誉为两大佳品。

[99] 初见于《宋会要》，朱震亨《本草衍义补遗》始记述医疗作用，1550年无为道人沈之问《解围元薮》已验证它对麻风病的治疗效果，并批判了久服目盲的错误说法。

[100]《本草纲目》卷十六"王不留行"。

[101] 孩儿茶的泰米尔语名。

[102] 希腊语名鸦片，当时售价极昂，1483年一度同黄金相等。

[103]《本草纲目》卷十三"细辛"。

[104]《本草纲目》卷十五"燕脂"。

[105] 张华《博物志》载，鼠食巴豆三斤，重三十斤。尽管鼠食巴豆而不致泻，有肥鼠子之称，却无长二三十斤者。

[106] 陶弘景已发现有误，寇宗奭《本草衍义》也断其非。

[107]《本草纲目》卷三十九"五倍子"。

[108] 李石《续博物志》载，刘亮合仙丹用白蝙蝠，陈子真吃白蝙蝠大如鸦，一个立死，一个暴泻而卒。

[109] 明宪宗"万寿帝君"朱见深相信方士李孜省。嘉靖朱厚熜养了一大批类似能与神仙、鬼狐交通的人，形成"道帙长殡，法筵久埋"，最活跃者为黄冈陶仲文（潘允兴之子，一名典真，得符水诀于罗田万玉山，封恭诚伯，位极人臣达二十年），最高统治者对其宠爱在邵元节（龙虎山上清宫道士，以七宝美髯丹献给世宗，连生太子，从而得倖）之上，升至"万寿宫使"（宋起凤《稗说》），署衔："神霄紫府阐范、保国弘烈、宣教振法、通真忠孝、秉一真人。"（沈德符《野获编》）十分迷信其说，戴香叶冠，吃丹药而死。后来泰昌朱常洛也因虚劳证误用御药房崔文升大黄、石膏攻伐泻下不止，鸿胪寺丞一方士李可灼进红丸（由红铅、人参、鹿茸等组成）二粒（董湖《东皋杂钞》载，李为河东太康人，其子孙仍秘守红丸方），"九月朔日"服之，一夕暴毙（见文秉《先拨至始》）。

[110] 唐代浙江鄞县人，撰有《日华子诸家本草》，其书吸收前人经验，曾载有提炼乌头碱为"射罔膏"法。

[111]《本草纲目》卷十九"草部"。

[112]《本草纲目》卷五十二"人部"。

[113] 此说初见于汉刘安《淮南子》、晋张华《博物志》。清初汉阳熊伯龙曾用

对比手法批判过这一记述，在其《无何集》杂家类云："医言孕妇食兔肉生子缺唇，世间缺唇之母皆食兔乎？羊最易生，诗曰：'先生如达。'孕妇食单，应无难产之证，既曰兔不宜食，何不曰多食羊肉令子易生！"

[114] 实为宋濂《全集》录客语。

[115] 邹澍《本经疏证》序。

2. 刘若金

（1）生平

刘若金，字云密，湖北潜江人，约生于万历十四年（1586年），天启五年（1625年）进士[1]。善草书，喜研究药物学，曾任古田知县、监司，性"狷介"，好苦思，常"面折人过"，风骨稜嶒，"肝胆照人"，对吮痈舐痔、"随机求媚"者深恶痛绝，"刚肠直节名扬海内"。他鉴于统治阶级利用权势愚弄人才"尊之则为将，卑之则为虏，扬之则在清云之上，抑之则在深泉之下，用之则为虎，不用则为鼠"[2]，抱有反感，遂辞去"馨折拜胥吏、戴星候公庭"戏剧样的官场生活，退居山林。崇祯末又被袍泽推荐再次秉笏登场，以司寇[3]身份"蹉跎岁月"而"驱驰闽海"，后见政柄下移，知事不可为，即于学《易》之年挂印还乡。吴骥曾赠之以诗："留得黄冠依故里，占来白社托先民。"起伏一小楼中，名书房为喟然轩，号"蠢园遗叟"。"家居著书"，对编写本草"尤加意焉"[4]。入清后，闭门谢客，以保晚节，到康熙四年（1665年）平沙落雁与世长辞，终龄八十岁。次子湜，任涟水、淳安知县，曾校刻其书《本草述》，使之流传。

（2）著作与学说

他少时多病，"以药自辅"，认为《本草纲目》卷帙浩繁、内容过多，不易掌握，乃将其重新节选，录出主要部分，并增入了张洁古、李东垣、王海藏、朱丹溪的经验和个人收藏资料。历时三十年，于康熙丙午（1666年）付梓。《本草述》三十二卷，分水、火、土、金、石、卤石、山草、芳草、隰草、毒草、蔓草、水草、石草、谷、菜、五果、山果、夷果、果味、果蓏、水果、香木、乔木、灌木、寓木、苞木、虫、鳞、介、禽、兽、人三十二部，"集药六百九十一种"[5]，是年即行刊出。周中孚《郑堂读书记》评议道："洋洋乎八十万言，于《纲目》之外，又能自成一家。"[6]持论平正，"多纠时珍之失，非俗所能窥其堂奥也"[7]。毫无疑问，在当时起了一定作用。惟"文辞蔓衍"，属美中不足。批注增补本，由高佑釲、陈讦，刘湜校，康熙三十八年（1699年）印，救忠堂藏版，"可贵处不只在它是一部初刻本，更因为佚名氏大量、重要的批注与增补，这些批注、增补。给本书增添了内容、提高了质量。"[8]相隔多年，杨时泰[9]又把《本草述》加以整理，"为之去繁就简，汰其冗者十之四，达其理者十之六"[10]，改名《本草述钩元》，载药五百余种。通过去粗取精，"其旨益明"，十分切合临床应用。由门人"伍仲、常恂刊以行世"。

【注释】

[1] 明制会试，每逢农历丑、辰、未、戌年在皇都北京举行，开考时间，规定二月初九为第一场，又三日为第二场，又三日为第三场。

[2]《答客难》。

[3] 刑部尚书、省级官吏，均可混称司寇。

[4] 高佑釲《本草述》序。

[5] 曹禾《医学读书志》。

[6] 此书所记，为周中孚给上海李氏所撰《慈云楼藏书志》的草稿。

[7] 王端履《重论文斋笔录》。

[8] 武新立《明清稀见史籍叙录》。

[9] 江苏武进人，字贞颐，号穆如，清嘉庆己卯举人，道光六年大挑一等授山东莘县知县。"好读《灵》《素》诸家，精究医理，治病立方，时有诸医所不解者。"据《武进阳湖合志》载："自明以来，江南言医者类宗周慎斋，慎斋善以五行制化、阴阳升降推人脏气而为剂量准；雍正以后变而宗张路玉，则主于随病立方，遇病辄历试以方，适试遍，则束手。时泰于医，深得慎斋闻奥，尤善以脉之并见、变见，揣测人脏腑寒、热、虚、实，其用药一遵刘若金，备得金元四家补、泻、开、阖精理，凡值错杂难明病，每每敛数味成方一若抉而去者，人咸推服焉。"

[10] 同乡友人沙溪草堂邹澍《本草述钩元》序。

3. 汪昂

（1）生平

汪昂，字讱庵，安徽休宁西门人，与金声为友，接受过西方人体解剖生理学知识，言："外见一物，必有一影，影留于脑中。"并引其语："小儿善忘者，脑未满也；老人健忘者，脑渐空也。"

他生于明万历四十三年（1615年），出身殷实富厚之家，少困棘围，勉中庠生。入清后，弃举子业，谢去通荣，一度寄居浙江括苍（今丽水县），署寓所为"延禧堂"。汪氏藏书甚多，认为"词章诗赋，月露风云，纵极精工，无裨实用"，方技之事，"虽无当于文章钜丽之观，然能起人沉疴，益人神智，弱可令壮，郁可使宽"[1]。在颜之推"微解药性，小小和合，居家得以救急，亦为乐事，皇甫谧、殷仲堪则其人也"[2]思想影响下，于十七世纪之末先后聘请医者七十一人，"厚其赏俸"，

经过四年，撰成《本草备要》八卷、《素问灵枢类纂》[3]三卷、《汤头歌诀》[4]一卷、《医方集解》[5]三卷，总称《汪氏四书》。余则为《寿人经》一卷、《勿药元铨》一卷、《经络歌诀》一卷、《续增日用药物》一卷。自行刊印，施送亲友。《本草易读》八卷，虽署其名，却非先生之作。当时人对之评价甚高，"李默斋讳而炽，与之谈医，似有所见，盛称休宁人汪昂所著医方集要之妙"[6]。尝言："注《本草》者，当先注病证，不然病之未明，药于何有？"认为吃补养之品，"非旦夕可效"，属于慢功，宜用丸子。弟桓[7]，子端[8]，侄惟宠[9]、侄婿仇澂[10]，在他的影响下，也参与探讨医学。大约康熙三十七年（1698年）逝世，终龄八十四岁。遗有《讱庵诗文集》。民国二十五年七月可园蔡冠洛给其立了传，列为清代七百名人之一。

（2）著作与学说

汪氏认为："医学之要，莫先于切脉，脉候不真，则虚实莫辨，攻补兼施鲜不夭人寿命者，其次则为明药性，如病在某经当用某药，或有因此经而旁达他经者，是以补母泻子，扶弱抑强，义有多端，指不一定。"[11]《本草备要》1697年撰成，以《本草纲目》为蓝本，参考缪仲淳《本草经疏》，避其繁琐，"卒难究殚，舟车之上，携取为艰"，乃"拾珊瑚于大海"，缩小内容，录出重点，进行了由博返约，实现"既备且要"的目的。编写时强调"主治之理务令详明，取用之宜期于确切"，精选常用药物四百余种，附有插图以利辨识，后来增订又补入了六十味，共收四百七十八种，"使人开卷了然"。他认为，药之中空者发表，内实者攻里，枯燥者走气分，润泽者入血分。不泥守十八反之论，重申李时珍学说，"胡洽治痰癖，十枣加甘

草；东垣治结核，与海藻同用；丹溪治瘰疬，莲子饮与芫花同行；非妙达精微者不知此理"。但因其自己不是临床医生，"学无师授，缺乏实践鉴定能力，故书中"承误之失"，也存在不少问题，正如先生个人所讲："难以垂远"。乾隆二十二年（1757年）三月吴仪洛[12]提出此书"辨讹考异，非其所长"，遂结合多年经验，在《本草备要》原有的基础上，重新予以修订，"因仍者半，增改者半"，旁掇旧文，参以涉猎，"以扩未尽之旨"，补入了冬虫夏草、西洋参、燕窝、党参、明党参等，载药七百二十一种，更名《本草从新》，计六卷[13]。比讱庵老人之作进了一步，又增加三分之一还多的内容。

【注释】

[1]《增补本草备要》序。

[2]《颜氏家训》卷七。

[3] 仿滑寿《读素问钞》意而写，以《素问》为主，《灵枢》副之，"删其繁芜"、"辨其谬误"、"畅其文义"、"详其未悉"，"或置为缺疑"。其中"遵各注者十之七，增鄙见者十之三"。分藏象、经络、病机、脉要、诊候、运气、审治、生死、杂论九部分，"以类相从，用便观览。"

[4] 列有补益、发表、攻里、涌吐二十类，七言歌诀二百余，正方、副方三百多首。

[5] 仿照陈言《三因方》、吴昆《医方考》模式，收入正方三百八十八首，附方超过此数。共二十一门，载方八百七十有余，"先详受病之由，次解用药之意"。附各种急证、中毒、自杀、外伤、暴死、误吞毒物二十二种急救法，1682年写成。

[6] 刘献庭《广阳杂记》卷三。

[7] 字殿武。

[8] 字其两。

[9] 字子锡。

[10] 字天一。

[11]《本草备要》序。

[12] 浙江海盐澉浦人，庠生，清乾隆时名医，字遵程，藏书极多。羡慕桐乡杨园张履祥，遍历楚、越、燕、赵、岭南各地，行程万里。攻读方书四十年。曾在宁波天一阁坐观珍贵典籍达五年之久，撰有《成方切用》十二卷，为删补吴昆《医方考》、汪昂《医方集解》而写，凡二十四卷。从《内经》十三方开始，采集古今切合病情的良方一千一百八十余首（补养方收入张介宾《新方八阵》者较多），乾隆二十六年（761年）刊出。另著《伤寒分经》十卷，乃补充喻昌《尚论篇》之作，也是很有价值的参考用书。他称所居硖川诊室为利济堂，已包括"立说活人"的意义在内。其余《四诊须详》《女科宜今》，则属一般者。1759年逝世，大约不及六十岁。弟子许裁，字培之，号高阳山人，继传吴氏之业。

[13] 从道光丙午（1846年）瓶花书屋校勘本起，多作十八卷。

4. 赵学敏

（1）生平

赵学敏，宋代皇室之后[1]，浙江钱塘（今杭州市）人，父知医，管理盐务，官福建永春司马。因海啸淹没水湄庐舍数十万人丧生积极打捞、埋葬；继而秋疫流行，募捐施治；亲自监督修筑堤坝拦水工程，名"利济塘"，有功地方，调升尤溪县令。

他约生于清康熙五十八年（1719年），乳名利济，字依吉、恕轩，兄弟二人，为乃父晚年所得，居长。欲投身宦海，遵父命走科举道路，让弟学楷探讨医术，练习绘画《铜人图》。入泮后被推为贡生，补候选训导[2]。丁未年一度在奉化县随刘芳洲[3]知县作幕，兼家庭专馆教师，二人同席共吃葛仙米，谈笑无间。嘉庆八年（1803年）寓居"西溪吴氏家"，次子十五岁腹、背起红瘰，"蔓延及腰如带"，有老妪教用翠云草捣汁涂之，"一夕立消"，认识到群众积有丰富的民间药方，应当推广经验。

赵氏"性好博览，穷源溯流"，历史、天文、卜筮、杂家，无不涉猎，曾于别墅花草药圃养素园中，一径竹阴，半房山色，攻读《论语》《大学》《中庸》《孟子》《尚书》《诗经》《礼记》《易经》《春秋》《乐经》《素问》《灵枢》《难经》《神农本草经》《伤寒论》《金匮要略》《太素》《铜人内景图》《道藏》《石室》《金鞭》《木索》《海录》《丹房》等，"暇时默画《铜人图》孔穴以嬉戏"。晚幕降临，"焚膏继之，恐堂上呵禁，尝篝灯帷中，藏书夜观，煤积翠帐皆黑"。且借居西山寺回峰精舍泛阅其他经、史、子、集，灯光幡影，佛号与书声互答。因厌恶仕途，乃刻苦自励，同学楷兼习医业。曾观看邻人黄贩翁"藏书万余卷"，参以旧存江、闽秘本，"有所得即注抄成帙"，久之"盈溢篾外"，几达千卷，于乾隆时期（1736～1795年）撰成《利济十二种》[4]，约二百卷。目前流传者，以《本草纲目拾遗》与宗柏云[5]1759年十月合写的《串雅》[6]八卷为常见，其他《医林集腋》[7]《升降秘要》[8]《奇药备考》[9]《摄生闲览》[10]《祝由录验》[11]《囊露集》[12]，则多年未见出版。嘉庆十年（1805年）先生逝世，终龄八十七岁。子景炎，医术情况不详。

赵氏十分重视民间医生、走方郎中，

每日都在实践中，因"用药难，识证难"，必须有丰富的经验。反对招摇"科诨"，"言伪而辨"，以药试病，"临证则目如枯炭"，不求深化所学的作风。他鉴于明末清初发现不少新的药物，"此而不书，过时罔识"，为了推广应用，经过三十多年检索方以智《物理小识》、滇方《南诏志》、汪东藩《医奥》、王渔洋《带经堂诗话》、陈墨樵《苕水札记》、梁候瀛《集验良方》、沈云将《食物会纂》、姚旅《露书》、叶桂《种福堂方》、萧腾麟《西藏见闻录》、郑仲夔《冷赏》、杨仁斋《直指》、高一志《空际格致》、高濂《修合方》、朱排山《柑园小识》、杜昌丁《藏行纪程》、万历《杭州府志》、张云野《琐记》、蒋仪《药镜》、张尊瀔《涂说》、张琰《种痘新书》、徐后山《柳崖外编》、叶大椿《痘学真传》、朱烺斋《任城旧钞》、汪连仕《采药书》、黎媿曾《仁恕堂笔记》、刘恂《岭表录异》、包汝楫《南中纪闻》、徐霞客《游记》、张卿子《秘方录验》、刘基《苦斋记》、关涵《岭南随笔》、李化楠《醒园录》、范咸《台湾府志》等史乘百家、边防外纪、杂录随笔三百四十三种、医籍二百八十二家，许多皆为《四库全书》未有著录的孤本，凡《本草纲目》未载者增，治法缺如的补，汇集成《纲目》续编。纠正了碧蝉花与鸭跖草、通泉草与蒲公英一讹为二、贝母不分川象、大枣不分南北的错误；指出鹖鸱之屎乃五灵脂、粉锡为铅粉、土当归即荷包牡丹之根。从所居双砚草堂于乾隆三十年（1765年）八月编写《本草纲目拾遗》。借在县中当幕府、课徒之机，亲自走访，曾就平湖、郊川（在鄞县）、奉化、余杭、临安、上虞各地，口服目睹，查证了六月霜、翠羽草、紫草苣、独脚莲、野马豆的确切作用；对有问题者，"植此草于家园"[13]核实疗效，审其治验，绝不师心自用。且询问"世医先达"，虚心向有关人员请教，如胡什、李秉文、曹上士、龚太守、屠涧南、宋楚良、刘羽仪，无姓名者只记某仆、姬、海、僧人、辛苦劳动大众二百有余。为了"传信"，均笔之于书，三四十年仍不断修改、补充，直至卒去方停。他殁后原稿"藏于杭医连宝善[14]家"，社会上流传的，只有手抄本，雨漏鼠啮，"几湮没于蛛丝蟫粉之间"。过了五十九个春秋，到同治三年（1864年）秋季，才由张应昌[15]编次写跋正式出版，1887年张士珩又重刊印刷，附在《本草纲目》之后。

（2）著作与学说

《本草纲目拾遗》所载药露，介绍露液乃蒸溜取得，为纯净之物，属诸药的精华，芳香清冽，"疏瀹灵府"，无腻膈滞肠之弊，"流通宣越渗入筋脉，裨益弘多"。在药物数量上，载有九百二十一种（包括附列者二百零五种），计水部二十四种、火部二十一种（附列二十二种）、土部十八种、金部十一种（附列五种）、石部二十七种（附列二种）、草部一百九十一种（附列三十七种）、木部七十九种（附列二十四种）、藤部二十五种（附列一种）、花部二十一种（附列十二种）、果部六十四种（附列二十一种）、谷部十五种（附列十九种）、蔬部四十种（附列十八种）、器用四十八种（附列六种）、禽部十五种（附列八种）、兽部二十五种（附列二十种）、鳞部二十六种（附列二种）、介部十六种（附列四种）、虫部四十种（附列四种）。民间药物居五百一十一种，《本草纲目》未收者占七百一十六种[16]。将李时珍所分十六部减去人部，把金石分成二部，加添了花藤两

部，共十八部，比例是：草、木、藤、花、果占半数以上。他认为"矧烟草述于景岳，燕窝订于石顽"，稍涉疑义，"即弃而勿登"，如银汗、钉霜、鸡丹、蜂溺、云根、石雄、黄油，皆舍去弗取，"宁踏缺略之讥，不为轻信所误。"吸收了墨西哥石振铎[17]编译《本草补》[18]记载的外来品及大量民间药物知识，转介十七世纪明末《白猿经》用鲜草乌去皮榨汁、日晒、烟熏制出结晶状似砂糖的生物碱，推荐既往罕用和进口药物，像西洋参、强水（硝酸）、倭硫黄、香草、鼻烟、洋虫、铁线粉、辣茄、猫胞衣、白松香、缚木藤、刀创水[19]、烟草、西国米、阿迷酒（药酒）、葛仙米、红海粉、羊哀、藏红花、凤头莲、金果榄、千年健、落得打、化橘红、三白草（水木通）、半娇红、走马胎、狗牙半枝、花生油、绿萼梅、拔尔撒摩、咬人狗、樟梨、臭梧桐、水安息、翠羽草（孔雀花）、木蝴蝶、橘饼、青盐陈皮、藕粉、范志曲、千里光、吸毒石、鼻冲水（氨水）、海龙、延寿果（鹿衔草子）、老鹳草、蚌泪（水）、茶菊花、枫果（剥去刺皮的路路通）、鹢鸪菜、珠儿粉、法落梅、猴经（申红）、金莲花、山羊血、兰熏（陈火腿）、桑榾柮、普洱茶、雪荷花、金钱草、海参、蟾皮、浙贝母、胖大海、铁树、一枝蒿、虎头蕉、龙虱、肉桂油、老材香、冬虫夏草[20]、鸦胆子[21]、药露[22]、奇功石[23]、太子参、回回豆、蝇虎、番打马[24]、丁香油、龙涎香、玃油、吕宋果、缅茄、锻树皮、金刚纂、日精油（止痛生肌药膏）、金鸡勒、风磨铜、万年青、鸡血藤[25]、古剌水[26]，栽培三生萝卜，炮制仙半夏，改造珠参代人参。并将许多有效的物理疗法"神灯照枪"、"火罐拔寒"、"鼻烟辟疫"、"砂壶吸毒"；膏药"金灿然药贴"、"广和药贴"、"许

贴"；验方三品一条枪[27]、粤中鸦片丸[28]、张氏辰砂五香丸[29]等，也均采入书中。

他注意《内经》"司岁备物"，药品"阴阳气味，生克制化"，"或以地异，或以时迁"[30]。《梦溪笔谈》引自居易游大林寺"人间四月芳菲尽，山寺桃花始盛开"的情况，受沈括"予观越人艺茶畦稻，一沟一垅之异，远不数步，则色味顿殊"的影响，对产地不同随着环境变化的药物，作了形态、功用的识别，认为石斛出霍山者形小味甘[31]，白术产于潜的则根上有斑点而力大，"此皆近所变产"。这在前人来说，很少言及，无疑先生是十九世纪生物进化论的先驱，比达尔文《植物在训化下的变化》要早百年。学者研习《本草纲目拾遗》时，如和吴其濬[32]历二十八年编成的《植物名实图考》相互比观，结合探讨，最为有益。

【注释】

[1] 据罗尔纲"宗子释"。

[2] 见潘衍桐《两浙辅轩录》。

[3] 山东诸城人，"刘相国胞侄"。

[4] 《持静斋藏书记》谓，包括《医林集腋》十六卷、《祝由录验》四卷、《囊露集》四卷、《串雅》八卷、《升降秘要》二卷、《药性元解》四卷、《奇药备考》六卷、《本草纲目拾遗》十卷；《本草话》三十二卷、《花药卜名录》四卷，其弟学楷所著《百草镜》八卷、《救生苦海》一百卷。钱塘张应昌《寄庵杂著》中跋语、桐乡顾录崖《书目合编》所记略有出入，有先生旅游时亲友提供集成的《养素园传信方》六卷、《摄生闲览》四卷，无《百草镜》、《救生苦海》。释圣来《南行文钞》无《救生苦海》，有《串雅》八卷。《待用本草》未有写成，不能计算在内。

[5] 铃医，曾旅游四方，戊寅航海归来。擅长治疗眼病、虫病、牙病、点痣术，"远近震其名"。

[6] 根据"不悖于古而有利于今"，由宗柏云口述，并参阅《百草镜》、《救生苦海》、《养素园传信方》及江闽方本撰成。分内外两种，各四卷。收入之方，"一曰贱，药物不取贵也；二曰验，以下咽即能去病也；三曰便，山林僻邑仓促即有"。内编包括截、顶、串、杂，载有四百余方，现传本已将宗氏所抄《市语宗派神用运技》一卷删去，其中柏云的资料占十分之三，《养素园传信方》和江闽方本占十分之三，取自世医者占十分之一。

[7] 从黄贩翁处录来资料，参考家藏江闽之本内容编辑的。

[8] 记录何竹里、西山寺镜水隐元和尚炼丹经验，结合古今升降、参以治法。

[9] 补充明人高濂《珍异药品》之作。

[10] 导引防病术。

[11] 以客居钱塘之湖南汪子师《祝由秘本》为主，参考张从正《儒门事亲》写成。

[12] 因1765年患眼病，半年始愈，采录诸家治则而作，自言可与《审视瑶函》《银海精微》《龙木论》《明镜笺》媲美，有过之而无不及。

[13] 如栽培落得打，种植香蕉等。

[14] 字楚珍，见《民国杭州府志》"人物"。

[15] 钱塘人，字仲甫。

[16] 此时药物统计，已达两千六百多种。

[17] 康熙十五年来华传天主教，留中国甚久。

[18] 即《石氏本草》。

[19] 可能为碘酒之类。

[20] 汪昂《本草备要》记载最早。

[21] 陈复正《幼幼集成》1750年已有记载。

[22] 有银花、玫瑰、佛手、桂花、茉莉、蔷薇、兰花、丁香、枇杷、藿香、菊花、绿萼梅、荷花、地骨皮、薄荷、夏枯草露等。

[23] 从所记解热、截疟、催产研究，大概为奎宁的粗制物。在此之前，1693年欧洲天主教神甫洪若翰已让康熙皇帝吃过"金鸡那"即奎宁了。

[24]《景岳全书》新方八阵已用其治疗杨梅疮毒溃烂多年不愈，作"番打麻"。

[25] 为了考证此药，他曾询问过龚太守，写信让在云南居官的长子寄来标本。

[26] 沉淀多年的清凉香水，夏季防暑可以洒在身上。开始为进口者，明初已能制造，王渔洋《池北偶谈》曰："左公萝石手书一帖云，乙酉年五月客燕之太医院，从人有自市中买得古剌水者，上镌永乐十八年熬造，古剌水一罐，净重八两，罐重三斤。"《居易录》引德州程正夫《蔷巴剌碗歌》也说过："有客自燕至，出其囊，有古剌水十余罐。"罐为锡制品，"上刻永乐二年熬造，罐二斤，水八两，香气酷烈。"

[27] 化腐生肌，见通血香条。

[28] 补肾壮阳，见冬虫夏草条。

[29] 治反胃、噎膈，见化州橘红条。

[30] 见方以智《物理小识》总论。

[31] 梨园界梅兰芳常服之，令发音朗彻。

[32] 河南固始人，字瀹斋，号吉兰，别称雩娄农，嘉庆丁丑状元。乾隆五十四年（1789年）生，为兵部右侍郎吴其彦之弟。曾任翰林院编修、广东乡试正考官，历充浙江、福建、山西巡抚，湖广、云贵总督，内阁学士、兵部侍郎。"气深识沉，操守贞白"，嗜好本草之学，以官迹之便，

遍走十九省，搜集药物资料，到1846年临卒前，犹从事此项工作。五十八岁逝世，葬于家乡八里松。因在山西改革过盐务不合理制度，道光二十九年（1849年）统治者钦赐其子承恩、洪恩暨孙樽让以举人出身，且委承恩为主事（见陈康祺《郎潜纪闻》三笔卷一）。撰有《念余阁诗钞》《滇行纪程集》《云南矿厂工器图略》等。其书汇辑十九省药用植物，参考八百多种文献，比李时珍《本草纲目》增入新的植物五百一十九种，纠正了"名同而实异，或实是而名非"的错误记载，集中七易寒暑的时间而写成。为研究植物学的重要作品，"包孕万有，独出冠时"，凡三十八卷。分谷（五十二种）、蔬（一百七十六种）、山草（二百零一种）、隰草（二百八十四种）、石草（九十八种）、水草（三十七种）、蔓草（二百三十五种）、芳草（七十一种）、毒草（四十四种）、群芳（一百四十二种）、果类（一百零二种）、木类（二百七十二种）十二类，共收植物一千七百一十四种。根据古说，提倡大吃葵菜。1848年刊出。另外还写有《植物名实图考长编》二十二卷，乃前者初稿，记述植物七百八十八种，资料较多。人们所欲观者，皆为《图考》的图影，一般不阅《长编》。对载入之品，"亲治目验"，均标明出处，以产于西南者为多。二书在吴氏殁后两年，由蒙自人山西巡抚陆应谷于太原出版。其中采录的蛇含草、金盏草、八字草、马兜铃、黄药子过去皆未见诸药物学中。

二、综合研究者代表人物

1. 楼英

（1）生平

楼英，又名公爽，字全善，号全斋，

为戴思恭的表弟。原籍浙江义乌,祖上迁至萧山玄度岩[1],住所在今长山镇之楼塔村。曾祖文隽[2],工篆、隶、虫书;祖寿高[3],官儒学教谕;父咏[4],为仙岩耕云遗叟,知医。兄公奭[5],以孝义著称乡里。他生于元至顺三年(1332年)三月十五日,四岁由母辅导开始识字,十一岁读"小学",十二岁攻习《论语》《大学》《中庸》《孟子》,生平最喜研究《周易》。因母病延戴士尧治之,士尧遣子思恭往,二人相见亲如手足,并赴金华拜朱彦修为师,学医丹溪门下。至正丁酉(1357年)思恭来萧山,与之共商《内经》大义,交流心得体会,同登清燕楼。1358年朱氏逝世,奉父命到义乌奔丧,参加"相火论"大师的葬礼。他"知元室之将乱,不求仕进,平居寻绎《内经》及诸方药,妙究其蕴"[6],行医为业。朱元璋建国后,经临淮丞孟恪推荐,诏聘入太医院工作,先生戢影竹篱茅舍,"志在长林丰草","绝口不谈声利事",以年老谢之。襄阳知府方晖誉为"浙东奇才",非一般者所能及。建文三年(1401年)十一月十九日逝世[7],终龄七十岁。翌年十月殡于十村尚鸥山。王应华传其学。

他在父亲"贫欲资身,莫如为师,贱欲救世,莫如行医"的教导下,以刀圭之术活人。通过刻苦学习专业文献,自《内经》《难经》《伤寒杂病论》到钱乙、朱肱、刘完素、张洁古、张子和、陈自明、李杲、云岐子、王好古、罗天益、朱震亨等各家学说,积累了大量资料,酿花为蜜,编成《医学纲目》四十卷。主张:"先别血气、表里、上下、脏腑之分野,以知受病之所在,次察所病虚实、寒热之邪以治之。"戴思恭爱集王维、杜甫唐人句子,赠之以诗曰:"闭门著书多岁月,挥毫落纸如云烟。"相隔两个世纪,1565年经曹履斋据当时流传的抄本,会同邵伟元、刘化卿校雠,将其作品"讹者正、缺者补",刻印出版。清初浙江董废翁遵照此书,"折衷松庵(王肯堂),又参以四明(高鼓峰)、东庄(吕晚村)两家",得鱼藏筌,撰有《西塘感证》。分本、变、兼三篇,治疗时令病切合实用。另外,他还写了《杂病治例》一卷、《内经运气补注》四卷及《参同契药物火候论释》、《仙岩文集》[8]流传于世。子嗣三人,衮[9]、师儒[10]、袆[11],孙远、辕、轮、轲、辖、轸、范,虽通医,除师儒,均未有正式继承其业。

(2)著作与学说

《医学纲目》的内容,共分十个部分,一为总论阴阳、脏腑、虚实、寒热、方药、针灸、调摄宜忌;二至六为各论,以肝胆、心小肠、脾胃、肺大肠、肾膀胱,脏腑表里为纲,统帅所属诸证,如中风、痉厥、胸痛、谵妄、诸痰、痞满、咳嗽、喘急、耳鸣、骨病等,下列治法;七为伤寒、阴阳毒;八为妇产;九为小儿科;十为五运六气学说。系统性较好,比孙思邈《备急千金要方》首创的脏腑分类,有进一步的提高,纲举目张,层次井然。除跌打损伤、虫兽咬害归入心小肠,妇女血积、癫狂归入脾胃,小便不下、遗尿归入肝胆门,不太合理外,其他还是很有参考价值的。

楼氏的学术思想、观点,在序言中已经表明,认为人体阴阳厚薄,能决定气血、脏腑强弱,气血、脏腑盛衰,是发病与否的关键。根据阴阳动态平衡相对差距对人体产生的影响,提出"阳多者火多,性急而形瘦;阴多者湿多,性缓而形肥;阳少者气虚、表虚、上虚,而易于外感;阴少者血虚、里虚、下虚,而易于内伤"

等理论，较之抽象地研究阴阳在人体反常情况下发生的变态，更富有实践意义。他认为："爰自髫年，潜心斯道，上自《内经》，下至历代圣贤书传及诸家名方，昼读夜思，废寝忘餐者三十余载，始悟千变万化之病态，咸不出阴阳，盖血气也、表里也、上下也、虚实也、寒热也，皆一阴阳也。"且对小儿惊风从症状表现上加以分析，明确了概念："身热力大者为急惊，身冷力小者为慢惊，扑地作声醒时吐沫者为痫，头目仰视者为天吊，角弓反张者为痉。"极受人们欢迎。

【注释】

[1] 据许嵩《建康实录》卷八载，许询字玄度，原为高阳人，因父"以琅琊太守随中宗渡江，迁会稽内史"，定居山阴。他拒绝统治者征召，隐于永兴西山，"萧然自放"，人称萧山。后来移至"皋屯之岩"，常与僧人支遁及谢安、王羲之往来，故"至今皋屯呼为许玄度之岩也"。后世也称仙居岩。

[2] 字元英，工六书，号澄斋，南宋开庆（1259年）时官登仕郎。

[3] 字云齐，号南山，进士及第。

[4] 字友贤，号信斋，同朱丹溪友善，不断以诗词相往来，藏书万余卷，课徒乡里，以文学著称。元代统治者举为杭州路富阳教授，未就。

[5] 曾迎父棺于吴淞，乡里贤之。

[6] 《萧山县志稿》卷二十一"方技"。

[7] 王重民《中国善本书提要》"医家类"据《民国新修萧山县志》，作洪武二十二年即1389年，录以待考。

[8] 或作《仙岩文隽》。

[9] 字宗起。

[10] 字宗望，戴思恭的门生，曾奉诏入京，为明成祖诊病，闻名帝都。

[11] 字宗明。

2. 王肯堂

（1）生平

王肯堂，字宇泰，号松庵，称念西居士，为明末江苏金坛七大家族[1]之一，是兵部主事王臬[2]的孙子，曾和陶望龄、焦竑、刘日宁同窗攻读过经史[3]。父樵，字明远，号方麓，嘉靖丁未进士，官右都御史[4]。据山东福山王凝斋记叙他的家史说，其母出嫁岁余，"独处别院"，持斋供佛，不与外界接触，重午日王樵携酒前往，于雷雨中怀孕肯堂，初视为不洁之胎，欲用药堕之，因劝阻而止[5]。

他约生于嘉靖二十八年（1549年）九月二十四日，行步顾影，美于风仪，幼"闻长老道说"范文正"不为良相，愿作良医"事，即嗜好医学，读岐黄书"心开意解"。娶妻于氏。丙寅（1566年）"母病阽危"，遍请常州、镇江名家抢救，均媕婀寡断，"言人人殊，罕得要领，心甚陋之"，遂专志攻医。1570年闱场归来，其妹自七月乳房"肿痛不散"，市医用火针取脓，以十全大补汤投之，敷铁箍散，反加喘闷。"九月产一女，溃势扩大。两乳房烂尽，延及胸腋，脓水稠黏，出几六七升"，十一月改用解毒平妥之剂，掺生肌散、龙骨、寒水石，脓溢四溅。他谓"毒气乘虚，宜多服黄芪"益气补血药物，众皆却步不敢应用。十二月中旬，疮口发展至二十余，在无可奈何的情况下由其负责诊治，用"楮叶猪蹄汤沃之，顿爽。乃制一方，名黄芪托里汤[6]，每剂加柴胡、青皮，入酒一盏"，配合青霞散[7]填涂，到翌年正月始愈。尔后又亲自调理了虞翁的附骨疽[8]，进一步增强了业医信心。据说肯堂尚私淑过苏州薛延卿，委托药店抄录其处方配伍规范；运用手术摘除一患者眼皮上长的瘤子，从此"渐为人知，延医求方，户履恒满"。外祖母虞氏已八十余，夏天得疟疾，曾力驳诸舅不堪再发之论，予升麻、柴胡、防风、羌活、葛根升阳解肌，黄芩、知母、石膏寒凉泻火，猪苓淡渗分利阴阳，山甲走穿经络直趋病所，不取截法而彻底治好，喧于众人之口，传为杏林韵事。后来朱舜水所言："邪气侵凌，虚火炎上则祛之，泻之即所以补之也。若不知标本之治，而遽投以参、芪、附子，未有不害之者也。"[9]纯属此义的引申。但是也因医疗七十多岁的贺鲁庵膈间停痰，不思饮食、大便秘结、困顿不堪，镇江悬壶者与越鞠丸、清气化痰丸，久治不效，他从其大肉已脱、脉如游丝，断为虚证，用人参、白术大剂进之，"少顷入厕，下积痰升许"，数日而殁[10]，受到无知者的责难，影响了声誉。

王樵为了让他登科及第，飞黄腾达，不欲其习"方技"术，置身于"若烹小鲜"中，"常严戒之"，使攻读制艺。肯堂鉴于父命难违，乃中辍习医。"无何"二十九岁"领乡荐"五十九名举人。又十年万历已丑会试，欲夺一甲二名榜眼，与主政"申、王两相"预谋，在考卷"陛下"的"下"字处穿小针眼作暗记，却被发给吴道南[11]有孔洞之纸为他人巧遇获得[12]，未能实现理想，只中了焦竑榜三甲一百八十五名进士，和姜仲文、董其昌、武之望[13]同年，在历史上留下了令人痛心的科场舞弊案。他临摩二王，"雅工书法"，好整理古籍，研究艺术碑帖，选为翰林院庶吉士，授检讨，分配到附属部门史馆工作。在馆长彭肯亭，馆师王荆石、韩敬堂指导下，春风得意，从事文献专业凡四年，当过国史纂修官。时日本倭寇丰臣秀吉率兵侵略

朝鲜，声言攻打辽东，苍狗白云政局蜩螗，京师文武"怃然忧之"。王氏抱着满腔热血，积极发表自己见解，条陈建议十则，批评无准备的"驱市人而战"，要求以御史身份练兵海上，组织武装舰队巡逻边防。因奸倭当道，封建统治者不予采纳，反责其狂言浮躁，"见摈朝议"，遂"请急归"，辞职返回故里。以探讨太乙、六壬、堪舆而消遣；落帷篝灯，"自《素》《难》《金匮》《甲乙》诸经，下逮诸子，莫不精探渊奥"[14]；又"复取岐黄之术而肆力焉"，以著述为乐。尝出示所藏《天马赋》石搨，同董其昌赏奇析疑[15]王奕以晚辈身份写了《沁园春》送给他："吾祖文中，曾于夫子，受网报恩。有宇宙以来，春秋后，三纲所系，万古常存。列国何时，东吴何地，十哲之中尚有言。况今也与圣贤邦域，同一乾坤。"[16]

王氏家居研究学问，不断和外兄虞文华、贤才贺晋卿、云中秦文山、邑候许少薇、海虞严道彻、应天张三锡、鹫峰寺王仲嘉、礼部待郎陆葵日往来，且常同郭澹论数学，汤显祖论戏曲，欧洲利玛窦、王丰肃师生论历法[17]，紫柏禅师[18]论佛教，孙见心[19]、缪仲淳、李中梓论医药。万历癸卯（1603年）董其昌游茅山，过金坛相访，乃将元人黄公望《天池石壁图轴》展示，与之深入研究[20]，见闻甚广，"手自钩搨，为一时石刻之冠"，辑有《郁冈斋碑帖》。所跋王珣《伯远帖》、梁武帝《异趣帖》，已被收入乾隆《三希堂法帖》内。因于中甫大儿子生天花，血热气虚，吃解毒药而泻下，缪仲淳先以"鸦片五厘加炒莲肉末五分"米汤送服，委其善后调理，用人参二两、黄芪三两、鹿茸三钱，大剂"补其元气"。缪氏"服滋补丸药多于数两，忽发热不已，投凉解之药有加无损，沉困之

极，殆将不支"，他按伤寒"蓄血证治之，方烹煎次。仲淳闻其气曰：一何香也。饮已热退，明日下黑粪斗许而安"[21]，名动医林。由于赴严文靖府中治疾，"日初昃"至，受患者"拘忌"，到戌时才被入见[22]，自此凡遇贵胄邀请，就不轻易出诊了。晚年称居所为无住庵、奢懒轩、郁冈斋。

王氏在迎送岁月中，又一次被征召起用，1606年吏部侍郎杨时乔荐补他为南京行人司副[23]，迁南膳部郎；1612年继转福建布政司参政。且治理过宁波、绍兴、台州[24]。万历四十一年（1613年）八月八日逝世[25]，终龄六十五岁。周作人以无限感慨的口吻评论说，先生"博学多识"，善于吸收新知，是历史上把医理、数学、佛教经义，萃集一身的典型人物[26]。子懋镕，方九岁，未有以岐黄之术世其家。

（2）学说与经验

他认为《伤寒论》六经分证，是王叔和根据内容编次的，"凡仲景曰太阳病者入太阳篇，曰阳明病者入阳明篇，曰少阳病者入少阳篇。其立三阴篇亦依三阳之例，各如太阴、少阴、厥阴之名入其篇也"。无三阳三阴字样，只称伤寒结胸、痞气、蓄血、呕吐、下利、厥逆者，则划归相应的经内。用伤寒法可以治杂病，而杂病之法却不可疗伤寒。对杂病的研究，茹古涵今，有独到见解，提出："面浮肤肿，小便秘涩，未必成水也，服渗利之药而不已，则水证成矣；胸满腹膨，邑邑不快，未必成胀也，服破气之药而不已，则胀证成矣；咳嗽吐血，时时发热，未必成瘵也，服四物、黄柏、知母之药而不已，则瘵证成矣；气滞膈塞，饮食不下，未必成膈也，服青、陈、枳、朴宽中之药而不已，则膈证成矣。"其经验是，治口糜投干姜，温病口渴不离麦冬，若"痰火上壅喘嗽发

热，足反冷者，服消痰降火药必死，宜量其轻重而用人参，多者一两，少则三五钱，佐以桂附煎浓汤，候冷饮之，立愈，韩懋所谓假对假、真对真也"[27]。凡"通血脉、助真元，非大剂人参不可"，每用一钱，"必加陈皮一分，取效敏捷"[28]。中风偏枯，涤去痰邪，要取"竹沥加姜汁佐之"。赤白浊属肾虚见证，"玄菟丹、小菟丝子丸、八味丸、山药丸"，皆可斟酌用之，切莫一味滥开清痰、利水、燥湿药。虚人肠结便秘，推荐为其姑母配制的益血润肠丸[29]，功效甚良。

在妇科方面，指出："女子童幼天癸未行之前，仍属少阴（肾）；天癸既行，皆属厥阴（肝）；天癸已绝，则属太阴（脾）也。"着重水、木、土三脏辨证论治。秀水黄承昊视力下降，看细小字不能持久，服养血滋阴药效果不佳，他诊为阳气不升，授以黄芪、人参、升麻、柴胡、甘菊、枸杞、炙甘草等，师法东垣补中举陷，"用之极验"。回忆往事辄以检查的语气现身说法，让人们从中汲取教训而进德修业，曾说"己卯（1579年）秋，晤缪希雍于白下"，相见甚欢，言彼"高明善医"，惟"排斥五运六气之谬不容口，予以王炎、沈括之说析之，亦不服，盖未虚心而细求之也"。观点不同，并不影响友谊，云："忽谓予曰：补血须用酸枣仁。予洒然有省。"其自责道："一人之心思有限，而病态无穷，非博览而约取、舍己而从人，即精如卢扁不能无失也。"遇血证处理不当，深加内疚，"因书之以昭来者"[30]，令人起敬。卢之颐还介绍《证治准绳》治疟二方："一用升麻、柴胡、葛根、羌活、防风、甘草；一用石膏、知母、粳米、桃仁、红花、猪苓、鲮鲤甲"，为"奇方之宣剂也"[31]。

（3）著述

王氏生平力学，"无棋局、杯铛之好"，精刻石、校勘、著述极多。凡写书用纸印墨格，版心都镌有"郁冈斋藏书"作标志。除撰有《尚书要旨》《论语义府》《律例笺释》《因明人正理论集解》《洗冤录笺释》《郁冈斋碑帖》[32]外，在医学方面，辑有《古今医统正脉全书》[33]，目审手检，无间晨夕，上自《素问》、《灵枢》、《难经》（滑寿《本义》）、《中藏经》、《伤寒论》、《金匮要略》、《脉经》、《甲乙经》，下至《类证活人书》、《伤寒明理论》、《脉诀》、《素问玄机原病式》、《宣明论方》、《伤寒直格》、《伤寒标本》、《伤寒心镜》、《伤寒心要》、《病机气宜保命集》、《儒门事亲》、《内外伤辨惑论》、《脾胃论》、《兰室秘藏》、《此事难知》、《汤液本草》、《癍疹萃英》、《医垒元戎》、《丹溪心法》、《脉诀指掌病式图说》、《格致余论》、《局方发挥》、《医学发明》、《金匮钩玄》、《语法机要》、《外科精义》、《医经溯洄集》、《伤寒医鉴》、《证治要诀》、《证治要诀类方》、《伤寒六书》[34]，汇集了四十四部，二百零四卷，万历辛丑（1601年）夏六月由吴勉学[35]刊出。《六科准绳》，以证治为主，亦名《证治准绳》，写于万历壬寅（1602年）至戊申（1608年）年间，共四十四卷，包括内、外、妇、儿各科，"分门别目，条理秩如，虽采摭繁富，具有端委，随证论治，无所偏徇"[36]。聚明代以前医学之大成，属当时"海岱"[37]之作，蔚为大观，在侍御盐官周鹤阳、丹阳贺知忍、大中丞沈太素、兵宪蔡虚台、明府涂振任先后资助下，刻印出版。

《六科准绳》，为综合性临床医学，

其中《杂病证治准绳》，撰于万历壬寅（1602年），属内科名著，分十三门，八卷，收入杂证一百三十一个，五官、咽喉、筋骨、皮毛等十九种。每门有总论，所引诸家，比较中肯，如录取褚澄《遗书》[38]主张吐血、便血慎用寒凉，选方用药，寒热攻补，不离常规，"辨别异同条理分明"，无偏立情况，"视缪希雍之余派，虚实不问，但谈石膏之功；张介宾之末流，诊候未绝，先定人参之见者，亦为能得其平"[39]。《伤寒证治准绳》八卷，在严道彻、姜仲文、高果哉忩恿下，将准备的材料1604年完成，分总例，六经辨证，脉法药性，"悉因楼氏《纲目》之义"[40]，谦虚地说："予所白首不能究者，与天下后世共究之。"以仲景方论为主，重点引用成无己，旁参赵嗣真、张兼善、黄仲理、朱肱、庞安时、许叔微、韩祗和、孙兆、张洁古、云岐子、李东垣、朱丹溪、王海藏、罗天益、王履、戴原礼、楼全善、吴绶、陶华之说，增加了不少后世成就。《女科证治准绳》五卷，1607年写出，为整理薛立斋校注陈自明《妇人大全良方》而汇集的，将偏颇部分删去，"存十之六七"，因薛氏之学"养脾胃，益气血"，长于补正，"则尽收之"，并加入张洁古、李杲诸人方论，采录五十多家。泰昌元年（1620年）武之望[41]又把其分纲列目重行编写，标出十四门，补入了蒲公英、银花藤治乳痈等单方，由汪淇[42]损益、圈点、眉批、评释，改称《济阴纲目》[43]，订为十四卷，约三十万字。《疡科证治准绳》六卷，1608年辑成，记有解剖学位，骨骼形状、数目，爱引二十来种文献，广采陈无择、张洁古、刘河间、李杲、刘宗厚、薛立斋等人经验，载方一千一百七十余首，是学习外科、正骨的常用参考资料，有实用价值。《幼科证治准绳》九卷，侧重介绍前贤之说，无特殊内容，惟对钱乙《小儿药证直诀》言幼童脏腑柔弱易感易病，遵着薛己意，提出新的解说，小儿"精神未受六淫七情之攻，脏腑未经八珍五味之渍"，虽然体质较薄，因如初春少阳之气，生机蓬勃，"投之以药，易为见功"。《类方准绳》（《杂病证治类方》）八卷，分三十类，辑入了《伤寒论》《金匮要略》《千金方》《太平圣惠方》《和剂局方》《本事方》等约五十种书籍，包括内、外、妇、儿、五官科的大量处方，共计二千九百二十五首，随证立方，以备选用，凡个人所创者，均标明"自制"字样。由于这部巨帙，分别装订，放置于六函之内，故人们习惯上称之为《六科准绳》。

此外，他还写有《医学穷源集》[44]《肯堂医论》[45]《胤产全书》[46]《灵兰要览》[47]《名医说案》《医镜》[48]《笔麈》[49]，重校孙思邈《千金翼方》[50]，补订仁和皇甫中《明医指掌》等。王氏弟子很多，居江南地区者约占半数以上，南昌张諪、新安闵承诏曾参与校勘《伤寒证治准绳》《女科证治准绳》《疡科证治准绳》；嘉善浦天球[51]，行医民间，栽兰种菊，有隐君子之风；高果哉[52]，精文史，为缪仲淳之友；秣陵纪文蘢，字梦德，也曾向其问过业，编有《杏苑生春》；侄儿懋锟，亦知医，都继承了先生的事业。

【注释】

[1] 指虞、段、尚、冯、尹、于、王，见《龚自珍全集》第四辑"金坛方言小纪"。

[2] 曾谏阻正德皇帝朱厚照南巡，重视民事，有利国家。

[3] 《石渠宝笈三编》"延春阁十三"亦有记载。

[4] 曾任职南京刑部右侍郎，"治律如治经，字栉句比，贯串折衷"，写有《读律私笺》，以批评"士大夫留心案牍为俗吏，诗酒为风雅"而闻名。见王文濡《说库》载王崇简《谈助》。

[5] 见《秋灯丛话》卷七。

[6] 有黄芪、鼠粘子、皂角刺、白芷、川芎、当归身、甘草、升麻、葛根、漏芦、连翘、防风、瓜蒌仁、肉桂，炒黄柏为引。

[7] 由青黛、乳香、没药、韶粉、海螵蛸、枯矾、白蔹、寒水石、冰片、红粉霜、杏仁组成，有死肉加白丁香，烂甚腐多加铜绿。

[8] 见《疡科准绳》序。

[9] 《朱舜水集》卷五"答太串次郎左卫门书"。

[10] 见《笔麈》卷一、《灵兰要览》卷上。

[11] 崇仁人，字会甫，后来官至户部尚书、文渊阁大学士，留有《吴文恪公集》。

[12] 见严有禧《漱华随笔》卷二。

[13] 见《济阴纲目》张景崧序、《康熙江都县志》卷十四"名宦传"。

[14] 《灵兰要览》殷仲春序。

[15] 见董其昌《画禅室随笔》"评旧帖"。

[16] 《玉斗山人词》"见王肯堂"上片。

[17] 《笔麈》四集云："利玛窦出示彼中书籍，薄而坚好，两面皆字，不相映夺，赠予十余番，受墨不渗，着水不濡，甚异之。"并将《交友论》《近言》各一编，也送给了他。

[18] 憨山和尚（即蔡德清字澄印）的道友，江苏吴江人，原姓沈，字真可，号

达观，在苏州出家，二十岁从师受具足戒，曾居北京，得到李太后的赏识。同杭州沈莲池、吴江钟藕益、憨山老人，为明代四大高僧。

[19] 嘉善医家。

[20] 见《韵石斋笔谈》下。

[21]《伤寒准绳》"入门辨证"。

[22] 王应奎《柳南随笔》卷六。

[23] 管传旨、发令、册封事宜。

[24]《乾隆镇江府志增补》。

[25] 据《王氏家谱》。

[26]《知堂书话》"郁冈斋笔麈"。

[27]《笔麈》卷一。

[28]《肯堂医论》卷中。

[29] 有熟地、杏仁、枳壳、麻仁、橘红、阿胶、肉苁蓉、苏子、锁阳、荆芥，蜜丸。

[30]《灵兰要览》卷上。

[31]《疟疾论疏》。

[32] 1611年刻成。

[33] 据吴勉学序，取意"医有统有脉，得其正脉而后可以接医家之统"。

[34] 包括《伤寒琐言》《伤寒家秘底本》《伤寒杀车槌法》《伤寒一提金》《伤寒截江网》《伤寒明理续论》六部分。

[35] 歙县平南乡人，字肖愚，称居所为师古斋，辑有《唐乐府》十八卷，颇负盛名。

[36] 周中孚《郑堂读书记》。

[37] 吕晚村《东庄医案》。

[38] 褚氏为阳翟（今河南禹县）人，字彦道，左仆射褚湛之的第二子，司空褚渊的胞弟。母为乃父续娶宋武帝刘裕第五女吴郡公主，妻是文帝刘义隆的女儿庐江公主。其女嫁于齐东昏侯萧宝卷，册封为皇后。他曾官驸马都尉、吴兴太守、内阁

尚书。《褚氏遗书》，亦作《医论》，开始为唐末黄巢农民起义军从墓内发现的石刻碑文，实际非其所著，谢观《中国医学源流论》云，乃唐末五代人伪托的。从有后唐清泰二年萧渊序看，整理成书可能在后唐末帝时代。余嘉锡说："疑书与序，皆僧义堪一手之作耳。"存以待考。内容分受形、本气、平脉、精血、津润、分体、余疾、审微、辨书、问子十篇，二千六百二十字，认为运气学说，托名《素问》，"皆人所为也"。言及寡妇、僧尼，必有异乎妻妾之疗，只有"博涉知病，多诊识脉，屡用达药"，才能为良工。并且提到："用药如用兵，用医如用将，善用兵者马有车之功，善用药者姜有桂之效，知其知兵以军付之。用将之道也，知其知技以生付之，用医之道也。世无难治之疾，有不善治之医，药无难代之品，有不善代之人。"认为汉代以上有说无方，汉代以下有方无说，具有自己的特色。永明元年（483年）褚氏逝世，敕赠金紫光禄大夫，未闻留下医籍流传。

[39]《四库全书总目提要》。

[40] 汪苓友语。

[41] 约生于1552年，祖籍白水，时居陕西临潼广阳（今武屯），兄之弼、弟之丹，昆仲三人。字叔卿。因受族叔武带川的影响，通晓医术，为关中名儒。他"戊子（1588年）举乡试第一，明年成进士"，榜列一百三十八。"令霍邱，万历十九年调繁江都"，在工作当中，"事上官，恭不为阿，直不为抗，乡大夫书刺勒门者，必露封而后进，一时请托顿绝"。任江都令三年，"召为吏部郎中主事"（《康熙江都县志》卷十四"名宦传"），继调南京太常寺少卿、大理寺少卿，天启时巡抚登州，任右都御史、总督陕西三边军务。崇祯二

年（1629年）二月卒，葬于石马坟村。所撰《济阴纲目》一书，写于1626年，凡一百零八卷，二百多万字，以治疗内科杂证为主，道光五年（1825年）经张楠（荫斋）校注，1856年由姚锡三再印出版。另外，尚著有《医帜》《扣岳集》《慈幼纲目》《痘疹类编》等。其子献哲，天启壬戌进士，四川按察司副使；迪哲，天启辛酉举人，均未以医鸣世。

[42] 清初钱塘人，字憺漪，又字右之，斋名孝友堂。曾对《幼科准绳》加以圈点、评释，改称《慈幼纲目》。撰有《保生碎事》（《慈幼外编》）、《尺牍新语》。现存其"寄真州示立弟兼忆旧时读书湖滨"诗，颇具吟坛特色："夜雨空山独掩扉，春风寒映薜萝衣。泉鸣古寺青灯暗，猿啸荒村绿草肥。一水关河千里隔，十年藜藿五更饥。避知此日长歌倦，犹忆高楼待月归。"

[43] 书末附有汪氏所辑《保生碎事》。

[44] 主要探讨运气学说，随着流年用药，由门人卢江殷宅心编成。

[45] 上中卷由檇李方仲春校订，下卷为高果哉厘正。

[46] 从海阳举人张孔受字心如过其家，烧烛研究，乃出所藏手稿，付诸剞劂。

[47] 现传者，为顾金寿重订加评者。

[48] 据嘉兴蒋仪凡例载，"昭彻如镜"，为析疑问难的津梁，"原本得之茂苑张玄暎，暎得之宇泰先生"，同张氏在余峰"漫加辑订"，即行刊出。崇祯刻本内尚附有蒋仪的《药镜》四卷。此书经清代归安岳昌源删补，改称《医学津梁》。

[49] 属笔记、考证、杂论，涉及医药者约五十则。

[50] 与孙云仍、三从侄廷鉴合勘。

[51] 字鸣虞。

[52] 名果，或作果斋。嘉善人，从游多年，撰有《医论》（《古今医案按》、《灵兰要览》重订绪言均作《医林广见》），1602年写成。以治大学士温体仁习惯性便秘用枳壳、当归、生首乌、肉苁蓉而闻名。其他尚遗有《杂证》和《医案》。据《嘉善县志》载，曾获"卢扁"称号。九十余岁卒。

3. 张璐

（1）生平

张璐，字路玉，号石顽，江苏长洲[1]（今吴县）匠门人，祖少峰，官廉宪；伯父烈愍，为光禄大夫，均系明末官僚。他生于万历四十五年（1617年），工诗，"性敏好学"，和娄东胡周鬛考中同榜庠生，认为自己"乏经国济世之略"，弱冠后即研究岐黄术。清兵南下时，"黎庶奔亡"，"章句荒落"，"托迹灵威丈人之故墟"，携妻顾氏移家隐居洞庭山，一度避兵于西卯坞古刹紫金庵中。山居十余年，"身同鲍系"，"株守蓬庐"，周旋于捕鱼、割蒲、采莲劳动人民之间。与喻昌、李中梓、朱彝尊过从较密，不断同惊隐诗社成员沈雪樵、戴笠、陈皇士相往来，著书立说，教授学生，至老不倦。己亥（1659年）返回故园，称寓所为隽永堂。认为"医司苍生之命，体法圣贤之心"，通过诊病，"审虚实，决死生"，扩大了社会影响，结识许多朋友，如侍卫金汉光、太学赵雪访、如皋冒辟疆、昆山归庄、名士尤同人、徽州黄元吉、松陵沈云步、礼部主事范求先、眼医方耀珍、馆师吴百川、吴兴闵少江、太仓令陈鹿屏、妇科郑月山、太史张弘蘧、文学颜大来、通政劳书绅、孝廉吴谦六，传说家内尚藏有黄梨洲未刊文稿《攟残集》。先生因治疗患儿汪五符"夏月伤食，呕吐发热，颅胀，自利黄水，遍体肌肉扪之如刺，六脉模糊，指下寻之似有如无，足胫不温，自认阴寒而服五积散"，出现高热，"时常谵语，至夜尤甚"。其舅叶阳生[2]以为伤暑，与香薷饮，"头面汗出如蒸，喘促不宁，足冷下逆"，转邀歙县程郊倩诊之，"以其证大热而脉息模糊，按之殊不可得，以为阳欲脱亡之候，欲猛进人参、附子。云间沈明生以为阴证断无汗出如蒸之理，脉虽虚而证大热，当用人参白虎"。双方争持各有所见，病家举棋不定，乃求他从中审议，石顽经过细心检查，鉴于六脉尽管"涩弱模糊，而心下按之大痛，舌上灰刺如芒，为食填中宫，不能鼓运其脉"，即本着个人主张"治实证者当去其邪，邪去则身安"，商与《局方》凉膈散下之。"诸医正欲藉此脱手，听予用药，一下而神思大清，脉息顿起"[3]。从此声噪吴门，遐迩皆知。过去"江南之医者类宗周慎斋"，喜以阴阳升降"推人脏气而为剂量准"，自"雍正之后，变而宗张路玉，则主于随证立方"[4]。"欲问昔时遗老尽，高天徒倚夕阳残"，康熙三十七年（1698年）"桑榆在望"，寿高已达八十二岁。精神矍铄，仍在人间。据云1700年逝世，终龄八十四岁。民国二十五年七月可园蔡冠洛给其立了传，列为清代七百名人之一。

（2）学说与经验

他的治学思想，攻读经典，研究《伤寒论》垂三十年，欣赏薛己、张介宾、喻昌的学说。认为伤寒走足经亦传手经，三阳证应分经、府，可发汗、攻下；三阴证重视传、中，传者多热，直中者为寒。伤寒从气分传入血分，温病由血分而发出气分。"夏暑必伤心包"，秋燥则损"肺络"[5]。批评当时曲解前人之说："伤寒以攻邪为务，杂病以调气为先。"乃错误言论。指出湿热之证最难治疗，"若用风药胜湿，虚火易于潜上；淡渗利水，津液易于脱亡；专于燥湿，必致真阴耗竭；纯用滋阴，反助痰湿上壅"，只有遣用"润燥合宜、刚柔协济"之品，才能治愈。凡"阴虚多热者，最忌辛燥，恐助阳邪也；尤忌苦寒，恐伐生气也；惟喜纯甘壮水之剂，补阴以配阳，虚火自降，而阳归于阴矣。阳虚多寒者，最忌凉润，恐助阴邪也；尤忌辛散，恐伤阳气也，只宜甘温益火之品，补阳以消阴，沉寒自敛，而阴从乎阳矣"[6]。通过实践加以统计，言产后腹泻的发生，"其因有五，一者因胎前泄痢未止，产后尤甚；一者因临产过伤饮食，产后滑脱；一者新产骤食肥腥，不能克运；一者因新产烦渴恣饮，水谷混乱；一者因新产失护，脐腹脏腑受冷。致泻之由虽异，一皆中气虚寒传化失职之患，并宜理中汤为主"。

张氏提出新产之后，先问少腹痛与不痛，以征恶露之有无；次询大便通与不通，以验津液之盛衰；再观乳汁行与不行和饮食之多少，以察胃气之充馁，谓之三审法。女子婚后不孕，好似"土中有石则草不生，渠中有阜则水积阻"，主要是瘀血为患，导致"立身不产"而"断绪"，皆"子脏有瘕之故"，非用"决渠开荒"的办法治疗不可[7]。处理痢疾，能破除世俗"通因通用"、"痛无补法"之见。认为："因气病而肠中切痛，非温理其气则痛不止；气陷而浊气下坠，非升举其气则后重不除；气伤而津液崩脱，非调补其气则积不已；阴虚而至夜微热腹痛，非峻补其阴则痢痛不息。"他认为，鼻衄、吐血、便血、崩漏证，全由阴阳失调所引起，其机制为"阳盛则阴衰，阴衰则火旺，火旺则血随之而上溢；阴盛则阳微，阳微则火衰，火衰则血失其统而下脱"。缘心主血、肝藏血、脾统血，着重心、肝、脾三脏的治疗，以归脾汤为主方随从火的虚实化裁，如火旺加山栀、丹皮，火衰"血气喜温而恶寒"加肉桂。告诉人们慎用苦寒药物，"在阴不济阳而上溢者尚为戈戟，况阳不统阴而亡脱者尤为鸩毒"。先生不仅对时令病有充分认识，就以传染性较强的疫证而论，也发表过与众不同的见解，"张景岳既失之温补，吴又可又但主急下，张氏《医通》揭明地气郁蒸一义，最宜参究"[8]。周学海曾师石顽之意，总结了中州作用，谓人身气机的升降，关系到功能与物质的转化，所云："心肺阳也，随胃气而下降，降则化为阴；肝肾阴也，随脾气而上升，升则化为阳。"[9]处方遣药以此作为准则，其有价值。但其单纯套用"太素脉"推论"贵贱"、"祸福"、"休咎"，强调："贵显之脉清虚流利，富厚之脉和缓有神，贱者之脉浊壅多滞，贫者之脉蹇涩少神。"却典型的形而上学，风中鸟迹，难足取法。

（3）著作

他抱着刻苦写作志趣，撰有《医通》十六卷、《本经逢源》[10]四卷、《伤寒缵论》[11]二卷、《伤寒绪论》[12]二卷、《诊宗三昧》[13]一卷、《千金方衍义》[14]三十卷。以上诸书，首推以经童又唯、蒋公坦、李珥臣、汪苓友、尤生洲、汪缵功、马元仪、徐上扶、陈三农、吴雨公、范[15]毓春、董载臣、胡晨敷、吴世臣、程右文、黄德候、李修之、程心沼、丁大年、庞友严、孙来年、赵子声、吴殿英、郑月山、鞠御候、俞廷玖、邵三山、沈玉机、吴亦先、周渭文、郑仁山、周令闻、汪泰初、吴息园、吴允成、黄永澂、俞绅公、吴修能、侯文璧、潘因尔、盛景坦、吴日调、郑学

山、杨寿成、张伦高、王德士、李次九、伍公诒四十八人校阅之六十余万字的《医通》为代表作，用力最劬。在取材方面，"凡古来相传之说，稍有晦滞者皆削不录，辞气未畅者皆润色发挥务阐其意"；方药主治，"多本《薛氏医案》、张介宾《景岳全书》"[16]。

《医通》原名《医归》[17]，是仿照王肯堂《证治准绳》、张介宾《杂证谟》体例，参考一百三十多种文献，起自甲申（1644年）国破后，迄于乙亥（1695年），"汰粗取精，敛繁归约"，"稿凡十易"，历数十年撰成的。目前所见最早的传本，为康熙三十八年己卯（1699年）刊出者。为了批判"耳食"、"皮相"，招摇撞骗，提出"医门十戒"：薰莸时习（市侩方士气）、恃才妄作、任性偏执、同流合污、因名误实、师事异端（佛道鬼神）、贵贱混治（官民营养状况不同施治则异）、贫富易心（不贪富财急救贫者）、乘危苟取（藉人之危索取重酬）、诋毁同道，为业岐黄的大忌。书中论病先引《内经》《金匮要略》，以次列举王叔和、皇甫谧、葛洪、陶弘景、巢元方、孙思邈、王冰、钱乙、朱肱、许叔微、刘完素、陈无择、张元素、成无己、许弘、王硕、张从正、李杲、滑寿、朱震亨、赵以德、刘宗厚、戴原礼、盛启东、王纶、吴鹤皋、虞天民、倪维德、汪机、薛己、张三锡、孙一奎、陈实功、胡慎柔、王肯堂、赵献可、缪仲淳、张介宾、马玄台、张隐庵、吴又可、李中梓、施笠泽、卢子由、喻昌、程云来、陆丽京、王东皋、李珥臣、沈朗仲、周禹载等六十多家学说，在《景岳全书》"八略"处方的基础上，增入"兼略"，成为"九略"。倾向养阳益气，对当时社会不良之风曾持强烈反感，指责为："盖因阳药

性暴，稍有不顺下咽立见，其害不若阴柔之性至死不知其误，而免旁人讥谤也。"于重点门类，都附有个人及二子医案。不过也缘其"养性论"中盲目推崇孙思邈《千金方》耆婆大士万病丸、西岳真人灵飞散，"神志门"记录"入魔走火"相信孽种宿根，常被学者斥为乱玉。1705年康熙帝第五次南巡，张登将他的遗作献上，批示"得旨留览"，交扈跸随侍御医张睿审阅；1708年闰三月二十六日又写奏折，举《医通》可媲美《证治准绳》，诏谕"着发裕[18]德堂"收藏、太医院参考。

张氏之弟曾余[19]，在其影响下，亦通晓医术。子登[20]写有《伤寒舌鉴》一卷，列出白、黄、黑、灰、红、紫、霉酱、蓝色八种，并附妊娠伤寒舌，绘有一百二十图；倬[21]撰成《伤寒兼证析义》一卷，"凡一十七篇"，专论伤寒兼挟杂病者，列有中风、虚劳、肿胀、内伤饮食、咳嗽、多汗、积聚、淋浊等，提出"圆机在我，活法随人"的论点。他们同"璐之门人"郑[22]友三、施元倩、邹恒友、黄采芝、邹鹤坡、王舜年、黄二乾、汪楚文、袁觐宸、朱丹臣、丁振公[23]、丁绣原[24]、王禹九[25]，侄大受，接续了先生的事业。

【注释】

[1] 孛兰盼《元一统志》谓："本吴之长洲苑，因江洲得名。"

[2] 叶桂之父。

[3] 《医通》"伤饮食"。

[4] 《本草钩玄》载《武进阳湖合志》。

[5] 《医通》卷二。

[6] 《医通》"虚损"。

[7] 见《千金方衍义》"妇人方"。

[8] 林珮琴《类证治裁》凡例。

[9] 《读医随笔》。

[10] 1695年写成，分水、土、草、木、虫、鱼三十二类，载药七百余种，侧重发明、性味、辨别功过。

[11] 1667年写成，"祖仲景之文"加以注释，采集方有执、喻昌各家学说，"参以己见"，附正方一百一十三首。又名《伤寒大成》。

[12] 广集众家之说，以补原书之未备，载有六经传变、合病、并病、标本治法与各种温病、两感、脚气、霍乱、内痛、夹食、重身、产后四十证，且提出了头痛、发热、恶寒等一百零二个临床症状的鉴别诊断，收录杂方一百二十余首。

[13] 1689年写成，凡十二篇。

[14] 他恐《备急千金要方》难读，日久失传，乃昭揭其义。卒后由嘉庆年间程永培交给南沙席世臣（号郢客）付梓刊行。

[15] 一作蒋。

[16] 《四库全书总目提要》。

[17] 脱稿之后，于雪川耿孝伯公署丢失眼科，内侄顾惠吉借去痘疹部分，又命其子登、倬二人重新补辑而成。

[18] 或作同。

[19] 举人，郑月山（或作中山）的女婿。

[20] 字诞先，又字以柔。

[21] 字飞畴。

[22] 或作郭。

[23] 亦从诞先受业。

[24] 亦从诞先受业。

[25] 亦从飞畴受业。

4. 程国彭

（1）生平

程国彭，安徽歙县人，常住黄山天都，约生于清康熙元年（1662年）[1]，字钟龄[2]，副榜贡生，号恒阳子[3]。鸡鸣紫陌，马踏风尘，为广大群众治愈很多疑难病证。晚年欲求净化，五十四岁皈依普陀道场。雍正十三年（1735年）[4]逝世，终龄七十四岁。

他少时家贫多病，寄身"迦兰"，取名善才，"资分高，搜讨富，攻举子业，有声庠序"。门生吴体仁追述其学习精神，有顽强毅力，坚韧不拔，自《素》《灵》《难经》而下，于诸家之旨"无不融会贯通"；及遇危重患者，凡"有一线之可生，先生犹能起之"。经过三十年临床，体验到研究古人学说，既须知浅入深，也要掌握由偏至全，如："河间论温热，内伤未备；东垣论内伤，发补中、枳术等论，阴虚之证尚有缺焉；朱丹溪从而广之，发"阳有余阴不足"说，以补前贤所未及。三子之书，合之则见其全，分之即见其偏。"辨证施治则应了解整体，区别对待，"神而明之，存乎其人"。他在开业过程中，鉴于"踵门者无虚日，每为远地作信宿客，凡有来者多叩门而返，自憾无广长舌化百千身，以应人之求也"，乃将先辈的重要学术成就，结合自己的治疗经验、用药方法，扬长避短，进行了概括，"常彻夜不寐"，或"天未曙辄剪烛搦管"，于雍正十年（1732年）撰成《医学心悟》五卷，计十余万字，主要解决"医家误，辨证难，三因分，似三山"，作为传道培养接班人的课本，尝教导弟子道："一壶水，三斛火，只在用之适其宜。"[5]就可获效。并且让他们在晚上提出日间所遇，回答质难，教、学相长，应用得法。门人汪哲[6]还秉程氏之意，又编写了《产科心法》。

（2）学说与经验

程氏的治学思想，主张探讨岐黄之术，"思贵专一"，重视明理，"不至豁然大悟不止"。遥承宋代王执中、明人方隅，据

张三锡[7]《医学六要》认为"凡病不外寒、热、虚、实、表、里、阴、阳"[8]，写了一篇《寒热虚实阴阳表里辨》，言之有理，逐渐形成八纲学说，现在常用的"八纲辨证"，就是遵照《内经》《伤寒论》之义，参考《景岳全书》传忠录，从其著作内脱出的，同时，他对汗、吐、下、和、温、清、消、补治疗八法，也进行了深刻的阐述。

① 对虚实二火的认识与处理

他认为人身之火名目虽多，不离虚、实二字，一从外来，一由内生，病机不同，治疗各异，指出："实火者六淫之邪，饮食之伤，自外而入，势犹贼也；虚火者七情色欲，劳役耗神，自内而发，势犹子也。贼至则驱之，如清凉、消散、攻伐等药，皆可按法取用，盖刀枪剑戟原为驱贼设也；子逆则安之，如补气、滋水、理脾等药，皆可按法施治，盖饮食器用原为养子设也。"并云："夫子者，奉身之本也，若以驱贼者驱其子，则无以为养身生命之本也。"因此，必须区别对待，凡"阳不足而火上炎者，引火归源，导龙入海，为内伤虚火之治法"；而"阳邪入阴尚未结实之证，仿古人三黄解毒之意，加石膏、柴胡、丹皮之属，往往获效"。还介绍其经验："气虚无火之人，阳气素微，一旦客寒乘之，则温剂宜重，且多服亦可无伤。若其人平素火旺，不喜辛温，或曾有阴虚失血之证，不能用温者，即中新寒，温药不宜太过，病退则已，不必尽剂。"洵属阅历之言。所以周中孚《郑堂读书记》赞扬他："昔人论分，分则偏；钟龄之论合，合则全，剖抉辨晰，悉归简易。"是符合客观事实的。

② 分析伤寒表里恶寒证、制定杂病要方

他提倡"保生",应注意四要:一曰节饮食(酒毒上攻、膏粱伤脾),二曰慎风寒(风则伤卫、寒则伤营),三曰惜精神(午未之月隔房独宿,亥子丑月固秘潜藏,以养微阳),四曰戒嗔怒(善动肝火,火性炎上,风邪内生)。只有这样,才可使阴平阳秘,避免邪伤。据秦越人《难经》、王履《溯洄集》,将《伤寒论》表证、里证的恶寒现象,作了具体分析,言:"人体外为阳为表,寒邪属阴,表虚为寒所乘,名曰阴盛阳虚。阳虚不能温其肤卫,致表空虚,虽在密室亦引衣盖复,谓之恶寒,汗出则愈。"而里证恶寒,属于直中,"非传经也",一般说,"传经入里,则为热邪,必然恶热",焉有恶寒之理?若"头痛发热而恶寒者表证也,无头痛发热而恶寒者直中里证也"。尤其是阴盛阳亏,常见"畏寒"现象,更与表证不同。先生论点明确,概念清楚,有利后学。处理杂病,也很富经验,所定止嗽散[9],用诸外感咳嗽迁延不止、喉痒痰多,伴有发热、微恶风寒现象,针对性最强;启膈散[10]医治噎膈初起,能行气开郁、宽中降痰、健胃进食,宜于食道炎、胃窦炎、慢性胃炎、胃神经官能证、幽门狭窄,配合《金匮要略》大黄甘草汤,收效甚佳。

1715年,程氏到了普陀后,佛灯鱼鼓从老衲游,于七十二岁时又编了经验小集《外科十法》一卷。总结出治疗疔疮、背疽、梅毒、乳痈、疥癣的经验,包括内消、艾灸、神火照、刀针砭石、围药、开口排脓、收口、服药、五善七恶、救援将息多种措施,经新安学生江耀舟刻印出版,也是一部"心如明镜、笔发春华,于以拯救苍生"之作,其中列举的治法,都值得深入研究。

【注释】

[1] 尚有作1669年者,待考。

[2] 初作山龄。

[3] 北京琉璃厂"通学斋"孙殿起《贩书偶记》,据道光壬辰浚义佳日山房刊增订《外科枢要》,署名程国彭、普明同撰,显然为两人,但有的文献记载,程氏亦曾号普明子,恐其中有误,录以待考。

[4] 或作1749年,待考。

[5] 饶兆熊《医学心悟》序。

[6] 休宁人,字朴斋。

[7] 应天(今南京市)人,字叔承,号嗣泉,家世业医,言"致志三十余年",才得"古人治病大法有八",就是"曰阴、曰阳、曰表、曰里、曰寒、曰热、曰虚、曰实,气血痰火,尽赅于中。"

[8] 《医学心悟》凡例。

[9] 由紫菀、桔梗、荆芥、百部、陈皮、白前、甘草组成。

[10] 由北沙参、川贝母、丹参、茯苓、砂仁壳、郁金、荷叶蒂、杵头糠组成。

5. 吴谦

(1)生平

吴谦,字六吉,安徽歙县人,与江西喻昌、钱塘张志聪、吴门张璐,发皇仲景学说,称清初四大医学家。工于临床,注重实践,康熙末年任太医院御医,为宫廷、官僚服务,殊荣曼福,得到统治者的赏识。高宗即位后,曾对近臣说,其品学兼优,非同凡响,"尔等皆当钦敬之",后提为正六品右院判,"历升列卿,擢任部堂"[1]。乾隆四年(1739年)十一月弘历下诏太医院编写官定医书,充作范本,命其在总管皇族弘昼、大学士鄂尔泰领导下为"纂修官"之一。他会同院使钱斗保、右院判王炳、左院判陈止敬,御医刘裕铎[2]、武维藩、邓锡璋、吉庆、普福、兴贵、福宁等人，参考了内府藏书，征集全国善本医籍、民间单方，准备分别编写大小两部，一供初学者阅读，一作临床医师应用。而后征书令中止，不再进行，决定只纂辑一部，上下通用。经过三年时间，"博取众论，严其去取"，到乾隆七年（1742年）十二月撰成了九十卷的"临证宝典"，由爱新觉罗皇帝亲行"御览"，称《钦定医宗金鉴》。二百年来常作为攻读岐黄的教本，政府考试医生，列为温习的对象，所出之题大多不超越此书范围，号为"万世楷模"[3]。1752年传入日本。现刊本，是根据乾隆七年（1742年）岁末武英殿版重新排印的。

（2）著作与学说

《医宗金鉴》一书为众志成城之作，简明纯朴，不尚浮华，以文笔严洁见长。内容包括十五部分，计有《订正伤寒论注》、《订正金匮要略注》、《删补名医方论》[4]、《四诊要诀》[5]、《运气要诀》（附有图解）、《伤寒心法要诀》[6]、《杂证心法要诀》[7]、《妇科心法要诀》[8]、《幼科心法要诀》[9]、《痘疹心法要诀》[10]、《种痘心法要旨》[11]、《外科心法要诀》[12]、《眼科心法要诀》[13]、《针灸心法要诀》[14]、《正骨心法要旨》[15]等，约一百四十万字，是一部完整的综合性著作，无诸说旁午、多歧亡羊之偏。《伤寒论》《金匮要略》二者，以徐彬之注为蓝本，由吴氏自己负责诠释，引用喻昌、张璐、张志聪、高士栻、张锡驹、柯琴、汪琥、魏荔彤、沈明宗、郑重光、程应旄、林澜、周扬俊、程林、闵芝庆、尤怡二十余家；《四诊要诀》以崔嘉彦[16]《脉诀》[17]为基础，结合《内经》有关方面写出的；《外科心法要诀》为山阴祁坤[18]之孙宏源[19]按着《外科大成》撰成

的，《正骨心法要诀》吸收薛己《正体类要》许多经验，处理骨折提出摸、接、端、提、按、摩、推、拿八种手法，用"攀索叠砖整复术"治疗脊柱骨折，别出心裁，效果甚好，附有竹簾、杉篱、通木、抱膝、夹板图解。《医宗金鉴》最大的特点，简明易记，"寒热不执成见，攻补无所偏施。"[20]最高统治者为了表彰、奖励从事选辑、编写人员，除每人赏给一部外，还特制针灸铜人多座，按贡献大小赠送他们，以纪其功。

【注释】

[1] 尚书、侍郎均称部堂。见徐一士《一士类稿》"壬午两名医"引《中和月刊》三卷六期所载《太医院志殊恩》。

[2] 法式善《槐厅载笔》作德。

[3] 薛宝田《北行日记》光绪六年七月十六日壬午。

[4] 收入汉代以来二百多首名方。

[5] 采用四字韵语形式。

[6] 包括传经、脉证、治法。

[7] 列举四十余种内科杂证。

[8] 分十二门。

[9] 分二十七门。

[10] 分四门。

[11] 采用散文形式写出。

[12] 约分四个方面论述。

[13] 首论五轮八廓，次列内障、外障。

[14] 讲述经络、奇穴，附有明堂图。

[15] 有解剖部位、手法，附列插图。

[16] 南宋淳熙时道士，字希范，号子虚，住在江西庐山，注释过杜光庭《玉函经》。朱熹尝筑卧龙庵于其旁，二人经常往来，不断探讨医疗和摄生之道。朱氏于《卧龙庵武侯祠》记有诗云："空山卧龙处，苍峭神所凿。下有寒潭幽，上有银河

落。我来爱佳茗，小筑寄幽壑。永念千载人，丹心岂今作。"(《庐山杂咏》)其《脉诀》经李言闻删补后，改称《四言举要》。

[17] 淳熙十六年写成，以《难经》浮、沉、迟、数为纲，取王叔和《脉经》二十脉、高阳生《脉诀》长短为目，又补充了大、牢二脉。以四字韵句，凡二千七百二十八字。

[18] 天启进士祁彪佳之子，藏书家，斋名澹生堂。他字广生，号愧庵，称生阳子，山阴梅市人。曾从贡生戴望之习刀圭术，顺治初聘为御医，"侍直宫廷"。康熙继位，官太医院判。常于公余，命子、侄环列，质疑问难，查阅书籍，虽隆冬盛暑亦延至深夜，有时娓娓之谈已到拂晓。对陈自明《外科精要》、齐德之《外科精义》、陈实功《外科正宗》有所研究，因母鲁氏逝世，丁忧静居，遂采摭各家，证之经验，1665年撰成《外科大成》四卷，以消、补、托三法为治疗重点，倾向"正宗派"。子嘉锡、嘉钊、嘉钲、嘉铉、嘉铭，孙弘涛（早卒）、宏源、国兴（戊戌进士）继承医业。其《内科证治初评》一书，至今未见流传。

[19] 嘉钊之子，监生，以医著称，其子邦相、邦柱性"驽钝"，均不精医。

[20]《四库全书总目提要》。

三、益气者代表人物

1. 汪机

（1）生平

汪机，安徽人，名省之，邑庠生，"其先出越国公华长子朗州法曹建之后"，四传至汪琦移住赤山[1]镇，元代时其七世祖"讳新一者"又迁于山南祁门朴墅定居。

他生于明天顺七年（1463年）九月十六日，在祖父汪轮[2]的熏陶下，知晓刀圭活人事。少读经史，嗜好《春秋》，"动法古人，一本子诚，言出未尝不践"，胸怀豁达，有黄山谷之风，号"山林迂士"。因母病头痛、呕吐十余年，屡治不愈，遂放弃"鹿鸣"之宴，从父渭[3]研习医术，参以《周易》性理之学，肆力《素》《灵》《难经》诸书，"广元礼之志"，私淑戴思恭为师，对岐、黄、扁、仓学说，深入探索其旨。曾远行数百里寻求戴同父《脉诀刊误》。勤奋好学，有坚强的毅力，虽至"巅已垂白"，仍然"手不停披"。凡二十年，声名鹊起，"遐迩以疾来请者无虚日"，其中难疗之证"必直告之"，"可起者竭力治之"，只是车滚帆影间"王公贵人稍不为礼，不应也"[4]。人们说："夫病之见于石山也，如饥者得食而充，渴者得饮而解，溺者得援之而登，颠危者得扶持之而安，盖医之王道也。"[5]获得了"聆其謦咳，顿喜遂瘳"[6]的饮誉，被推为"仁术宗工"，尊称"石山居士"。《明史》记有"吴县张颐、祁门汪机、杞县李可大[7]、常熟缪希雍"，常出奇制胜，治法夺人。乃新安学派[8]的一代著名大家。在李汛所写先生传略中，曾载入他巧治疑难大证数十则。

汪氏为人鲠介，"平居不敢干名而犯义，交际不敢口是而心违"，尝曰："不知我者谓我狂妄，其知我者谓我坦夷。"抱着"宁为理屈，不为势拘"之心，拒绝"闻达"，而守"穷庐"[9]。一种心苗，许多春意，"遇义之所当为，视弃百金如一羽"，弟柱客死广东，急命子炅把棺运回，重行葬礼，披肝裂胆，乡里称颂不已，见者肃然起敬。行道问世以来，"活人至数万"，凡"病家之求治者，因脉制方，随用辄效，从游之士得于目击者，即手录之以为成法。"[10]嘉靖十八年（1539年）十二月四日卒去，终龄七十七岁。他的一生著述甚多，以《石山医案》三卷（附录一卷）、《外科理例》[11]八卷（外附方一卷）、《医学原理》十三卷[12]，校勘并题名戴原礼《推求师意》二卷，有代表性，影响较大。其余《读素问钞续注》[13]（附补遗）九卷、《本草会编》二十卷、《医读》七卷、《补订脉诀刊误》[14]二卷、《内经补注》一卷、《伤寒选录》八卷、《针灸问对》[15]三卷、《痘治理辨》一卷、《运气易览》三卷等，则属一般者。以上之作，除《本草会编》《伤寒选录》《内经补注》《医读》《医学原理》，总称《汪石山医书八种》。《石山医案》，是1519年，由门人石墅陈桷整理而成的，"取机诸弟子所记机治疗效验，衰为一集"[16]。《莼堂笔记》补充道，还有汪副护[17]、周臣、许忠[18]、程锛[19]，也参与这一编辑工作。弟樟、女婿王琇、孙邦铎[20]，在其影响下，均兼通医学。

（2）学说与经验

汪氏学识深邃，精于理论探讨，对《内经》病机十九条"有者求之、无者求之、盛者责之、虚者责之"，作了具体解释，认为："病化恐气之假，有者求之；无其病化，恐邪隐伏，如寒胜化火，无者求之；病化似盛，恐盛之未的，盛者责之；病化若虚，虑虚象不真，故虚者亦责之。"反对封建时代的"宿命论"，批评《太素脉诀》将贫贱、富贵同血液循环形成的脉搏联系在一起，是故弄玄虚，谓"身外之事"与此"了不相干"，通过片时之触诊，就能"断人一生之休咎"，当"必无是理"。学术承受，秋水长天，虽渊源于丹溪、戴思恭体系，由于经验丰富、知常达变，并不局限养阴一方，而且还指出过用寒凉之弊，推荐阴阳双补的《金匮要略》崔氏八味丸。

他研究《伤寒论》，多遵成无己，外科常法薛立斋，小儿痘疹则推崇浙江魏桂岩《博爱心鉴》。提出了"小儿纯阳多热，心气郁而多疮疖"论。因受《汉书·艺文志》"有病不治常得中医"的谚语影响，对"气者身之充也"[21]有深刻领会，着重扶正防邪，先固根柢，遵照《灵枢·口问》"邪之所在皆为不足"，力主补气，"不轻用寒凉攻利之剂"[22]，乃"正气存内，邪不可干"的《营气论》者。强调"外科必本于内"，"有诸内然后形诸外，治外遗内，不揣其本而齐其末，殆必误人"，应以治内为主，外治相辅，气血亏虚者，以补药内托为重点，曾介绍自己的经验说："予治一人，背痛径尺，穴深而黑，家贫得此，急作参芪归术膏、多味馄饨与之而安。多味馄饨，补气之有益者也。"[23]

① 重视营气

他遥承成无己之说："营气微者，谓阴虚也。"认为丹溪所云"阳常有余"是指卫气，"阴常不足"乃指营气而言，故卫气无待于补。营气，根据《难经》二十二条"煦之"、"濡之"，具有阴阳二义，血属于阴，气属于阳。导血循环全身，荣养四肢百骸，"莫知其纪"者，则为血中之气，即《灵枢·卫气》所谓"气之行于经者为营"。阴中有阳，好似朱熹之言"月虽阴，如不秉日之阳，则不能光照而运行矣"，故"古人于阴字下加一气字"，意即在此。从功能上讲，有"泌其津液，注之于脉，化以为血"[24]的作用，凡"劳则气耗，悲则气消，恐则气下，怒则气上，思则气结，喜则气缓"，皆是数伤这一"有涯"的营气。按着"天依形、地附气"，《内经》"阴精所奉其人寿"，须保养健身的体会，发展了"营气"要固而不可泄的学说。治疗营气虚弱，于《素问·阴阳应象大论》"形不足者温之以气，精不足者补之以味"启发下，师法李东垣、虞花溪喜用人参、黄芪，促进阳旺阴充、甘温生化，"因其衰而彰之"，常就一个案例投予数十余斤。曾指出参、芪既能益气，又可补阴生血，"以血药引之则从血，以气药引之则从气，佐之以热则热，佐之以寒则寒"；或"杂于酸苦甘寒群队药中，夺于众势，非惟不能为害，而反为之用矣"；若取"芩连监之，则温亦从而减轻"[25]更为驯良了。吐血、衄血、崩漏诸证而与参、芪，乃系"血脱益气古圣人之法也"。江瓘《名医类案》录用先生病例约二百则，含有参芪者占半数以上。至于程铄坚持的观点，谓："补营之气，即补营也，营者阴血也。丹溪曰：人身之虚，皆阴虚者此也。"存在严重的偏向，既然朱氏已知补营就为其中之气，何以不遣用参、芪而给予大补阴丸，特别值得提出的是他还十分片面地理解"东垣以补气为主，亦补营也"，矫枉过正，令人难从。汪机临床喜投参、芪，并非都为匡扶"营气"，以偏概全，尚有另外原因，主要是诊治之证"已遍试诸医，历尝群药，非发散之过则降泻之多，非伤于刚燥则损于柔润，胃气之存几希矣！而先生后至，不得不用参、芪以救其胃气，实出于不得已也，非性偏也。"[26]

② 主张灵活辨证

汪氏重视辨证，掌握灵活的诊断方法，曾曰："证中最可凭者为舌。"治之不应，当别求其故。处理痈疽，继承先贤经验，分为二途，"治痈初发当以洁古法为主，表者散之，里者下之，火以灸之，药以敷之，脓未成者必消，已成者速溃；治疽初发当以泻法为主，填补脏腑令实，勿令下陷之邪蔓延，外以火灸，引邪透出，使有穴归而不乱攻，可转死为生、变凶为

吉"。对阳性主张以消为贵，属阴者提出内托，切忌武攻"一鼓荡平"。凡"自汗小便少，不可以药利之，既已自汗则津液外亡，小便自少；若利之则荣卫枯竭，无以制火，烦热愈甚，当俟热退汗止，小便自行也"。并通过实践"尝验人有不耐劳，不能食冷；或饮食作胀，大便不实；或口舌常破如疮，服凉药愈盛，盗汗不止，小便频数，腰腿无力；或咽津、或呼吸觉冷气入腹，或阴囊湿痒，手足冷，面白或黧黑，畏寒短气，皆属肾，非用附子不可"。传授宝贵的治疗经验。他写有《辨明医杂著忌用参芪论》驳斥王纶"酒色伤阴而用滋阴泻火之法"，其损如刀。所以陈榈大赞其学，"足以逼岐黄之真"，能"出入造化驰张鬼神"，可挽回"狂澜于既倒"，的确是不为无由的。

③ 突出针刺手法

在针刺方面，他也有较高的造诣，对施术总结了一切、二摇、三退、四动、五进、六循、七摄、八努、九搓、十指、十一盘（适于腹部肌肉软厚处）、十二扪、十三按、十四提的实际经验，根据不同情况，采用青龙摆尾、白虎摇头、子午捣臼、苍龙探穴、赤凤迎源、龙虎交战、阴中隐阳、烧山（火）透天（凉）等多种特殊手法。且经过长期观察，发现一些临床问题，认为针刺"纳则补、伸则泻"，不应拘于"男子左泻右补、女子左补右泻"咽闻尺见之说，所治对象是有余之证，"疮疡一科，用之为贵"，若入深渊，手似握虎，不宜治不足的病。其次尚说，古人身体充实，病多生于外，故针之易见功效，今人嗜欲虚耗，病常在内，刺之不如汤液，否则疗之不当，可"触滩败舟"陷泥淖中，颇值得参考研究。

【注释】

[1] 即石山。

[2] 字世备。

[3] 名公望，号公朴，倡升阳从东垣、滋阴法丹溪说。

[4] 镜山散人李汛（彦夫）《石山居士传》。因系其友，记述较详。

[5] 休宁终老楼程曾《石山医案》序。

[6] 《祁门县志》。

[7] 字汝化，邑庠生，以治奇证闻名。

[8] 新安江流域，包括歙县、祁门、休宁、婺源、绩溪、黟县等地。

[9] 自题《像赞》。

[10] 程曾《石山医案》序。

[11] 采入陈自明《外科精要》、齐德之《外科精义》、薛己《外科发挥》内容较多，正、偏、常、变各有其例，分一百五十四门，载方二百六十五首，1531年辑成。

[12] 历八年写成。

[13] 写于1519年。

[14] 明初歙县翰林朱升抄自南京，他借录原本，1523年写成，并补入《矫世惑脉论》。

[15] 为修正补充湖州凌汉章、六合李千户之说而作，1530年刊出。

[16] 《四库全书总目提要》。

[17] 休宁城西人，字天相，后来旅游苏州、宜兴、镇江，致力于李杲学说，号"培元"。所收诊金，以修桥、铺路、建亭有利憩行者为事。受汪氏影响颇深，写有《试效集成》。

[18] 字诚之。

[19] 和溪人，字廷彝，号仁庵。

[20] 字振玉。

[21] 《管子·心术》。

[22] 《道光徽州府志》卷十四"人物"。

[23] 《外科理例》。

[24] 《灵枢·邪客》。

[25] 《石山医案》附录程铰"病用参芪论"。

[26] 《病用参芪论》。

2. 孙一奎

（1）生平

孙一奎，安徽休宁人，为秀才孙见梅之子，约生于明嘉靖元年（1522年），字文垣，号东宿，取"天有生生"之意，称"生生子"，幼"敏慧"，攻制艺，考中庠生后，曾"屡上棘围"，均落榜而归。

他少时身弱多病，日侍佔伴，睹之"辄隐心焉"。成年后，秉父命"视伯兄贾"旅行括苍，由异人传授秘方，遂励志习医，继拜汪机门人黟县黄古潭为师。为了开阔视野、力求深造，又外出访问名家，于是"自新都游彭蠡，历庐浮沅湘，探冥秦淮，钓奇于越，卒之淹迹三吴"[1]，枫途渔火，遍走江西、湖南、浙江、江苏等地。三十年砥砺生活，拜见了无数的良师益友，"探天地五行之奥，采百家同异之龟，观《易》必寻《易》之源，讲书必求书之要，凡所以济人利命者，一以心学为本"[2]，知识大增，富不胜收。认为执行医业，先要了解"人身脏腑形质"，依据运气学说，"审受病之因，酌君臣佐使之用"，对"名实混淆之处，尤为精细"[3]。批判陈言《三因方》引苏辙《龙川略志》举子徐遁[4]在齐见一"群丐相裔而食"的死者，发现三焦脂膜如掌大，与膀胱相对有两条白脉，"夹脊而上贯脑"；且否定单骧[5]武断，仍然坚持为孤府部位"有名而无形"，《难经》《脉诀刊误》的观点是可取的。遥承《太上黄庭经》驳斥丹溪学说相火藏于右肾，缺乏考证，属信口而言。他从症状上区分下利病，以"粪出少而势缓者为泄，粪大出而势直下不阻者为泻"。诊断痘科预后，受吴兴铜壁山人的影响，善用秘方，郑明选之子患天花，情况危笃，众皆束手无策，孙氏视之曰"可生"，投以药，转安痘起，诸医叹服"而退"，其治疗技术是十分精良的。万历二十八年（1600年）之后，芳草归踪，抱疴不起，卒于家，终龄八十余岁。

他身历三朝，广交四海之士，同上柱史严印石、太学周衡宇、都谏郑春寰、上舍吴东星、司空凌绎泉、少保潘印川、堪舆张锡泉、豫章祝世禄、文学程道吾、孝廉方叔度、别驾吴勉斋、同郡汪道昆、画家董其昌、长兴丁元荐、大宗伯黄履庵、国子祭酒徐显卿为友，和金坛王樵、王肯堂父子也是忘年之交，竹坞药栏，度过了五十多个寒暑的刀圭生涯。并钩稽采纳"国典群书诸家杂言"，参考《河图》《洛书》《周易》《洪范》《尔雅》《周礼》《阴符经》《墨子》《孔子家语》《吕氏春秋》《史记》《说苑》《博物志》《野客丛书》《菽园杂记》《阅古随笔》近百种哲学文史资料，引用医籍《神农本草经》《素问》《灵枢》《伤寒论》《金匮玉函经》《华佗内照》《甲乙经》《肘后方》《褚氏遗书》《诸病源候论》《千金方》《外台秘要》《药准》《李兵部手集方》《病机气宜保命集》《医学启源》《东垣十书》《济生拔萃》等约三百种，大量收入罗知悌、李杲、王好古、朱震亨、刘宗厚的经验与处方，写出了三十卷包括内、外、妇、儿各科七十门类的巨作，聘请各方面人员审订，适值方士纯阳子"游里中"，建议取意黄帝求道，"罔象得之于赤水"，命名《赤水玄珠》[6]。同另著《医旨绪余》二卷[7]，1584年刊行。其族

侄孙烨[8]赞美道："远宗之正，近取之周，考核之精，谦冲之度，一集而四善具焉。"《医案》分三吴、新都、宜兴治验三部分，1573年由门人余煌、徐景奇，二子泰来、朋来汇辑而成，经地方二十多位知名学者参校正误，共三百九十八则。不足之处，个别内容存在"不穷医理，多所夸诩"[9]，为一大缺憾。抄本《痘疹心印》二卷，未有流传。茅庵桃绽，暖雨夺雪，弟淑南受其教育，也通晓医术，不断为人治病。

（2）学说与经验

他祖法《素问》《灵枢》，娴熟《难经》，旁通《周易》《河图》《洛书》，"俯而诵，仰而思"，注意理论研究，重视吸收各方之长，推崇张机、刘完素、张从正、李杲、朱震亨、滑伯仁的学说，写有《六名师小传》，并称道当时三医家周仲仁、凌汉章[10]、王宾湖，为一代俊秀。认为"深于《易》者必善于医"，凡"知医而不知《易》者"，乃"拘方之学，一隅之见也"。引撄宁生《卮言》，强调"天地非大气鼓橐，则寒暑不能以时，潮汐不能以汛，霜露冰雪不能以其候，人身非此气鼓橐，则津液不得行、呼吸不得息、血脉不得流通、糟粕不得传送也"。将《内经》秋见毛脉的"毛"字，读作毫，见解允当。谓："审证如审敌，凡证不拘大小轻重，俱有寒、热、虚、实、表、里、气、血八个字，认得真切，则知己知彼百战百胜矣。"若诊断不明，只着眼草根、树皮处方，是无所成就的。尝指出疾病初愈，如"脉大而无力或右手细小沉弱者，皆阳气大虚也，宜甘温之剂，仿阳生阴长之义，少加血药佐之可也"。反之，视为阴虚，用滋阴降火的治疗方法，则便犯东垣批评的"伐生生之戒"了。孙氏虽对寒凉药物敬而远

之，但也并非一律不用，且肯定了其实践价值。介绍齿龈可投大黄泻下，一降上升之火，二通利大便驱除热邪，曾记录他的侄女十岁时"因毁齿动摇，以苎麻摘之，血出不止，取小瓦盆盛之，一日夜积十一盆。用药止之，复从口中吐出。诊其脉洪大有力，乃以三制将军末加枳壳汤，童便调服，下去黑粪数块，血即顿止"。由于《赤水玄珠》卷十载有虚损劳瘵，主张用采炼法以血补血，则遭到众议[11]。

①命门内含真气

他认为"命门"在两肾之间，如豆子出土两瓣分开，中有根蒂，既不是水亦不是火，有功能难见形体，内含一点真气，谓之肾间动气，又叫"原气"，为三焦之源、呼吸之门、脏腑之本、经络之根、"精神之所舍"。云阳尚可（坎中之阳），不宜以火名之，更不可混称"相火"。肺之能以呼气，肾之能以纳气，都是在其生生不息动而无已的影响下进行的，乃造化之"机枢"。《铜人图》绘命门穴于二肾中间，就信而有征，属惟一论据。两肾皆藏精之所，不应有水火之分，《难经》三十六条之说，殊不足凭，"左为肾右为命门者非也"。郑暄通过个人体验，曾加以解释道："肾虽属水，然居子位，一阳生于子，即真火也。"每当"端坐闭目静心存想，升肾窍气，上蒸脾土，勿令下泄，脾土温和，中焦自治，膈开能食，而生血气，荣卫一身，人生根本实系于此"[12]。更为完整地充实了这一学说。

②重视理论联系实际

孙氏能汲取众长，择善而从，对前人的评价是："仲景不徒以伤寒擅长，守真不独以治火要誉，戴人不当以攻击蒙讥，东垣不当以内伤树绩；阳有余阴不足之说，不可以疵丹溪；而撄宁生之长技，亦与诸

公并垂不朽。"由其所言中分析，显然是一位胸无城府的医家。他认为人身之火有邪正之分，凡壮火伤气为邪火，少火生气为正火，不可"一遇虚热"为患，"动辄便是滋阴降火"，洵属持平之论。处理虚损证，提倡师法《难经》十四条，若"损其肺者益其气，损其心者调其荣卫，损其脾者调其饮食，适其寒温，损其肝者缓其中，损其肾者益其精"，灵活地掌握多种治疗途径。他的临床特点有二，第一不主张大用辛香耗散、疏利消导之剂，第二受李杲甘温养阳、补中益气的影响较深，倾向"衰而彰之"。书内收入的状元丸（人参、菖蒲、远志、茯神、巴戟），有健脑增智、提高记忆的良好作用，为代表其学术思想选方议药的范例之一，从先生老友文肇祉的赠诗"幽人雅业企东垣"，他应当属于易水流派，是结合自己见解有重要发挥的人物。

他建议使用汤剂，应先煎君药，如发汗药先煎麻黄，和解药先煎柴胡，泄下药先煎枳实，温热药先煎干姜，利水药先煎猪苓，消渴药先煎花粉，退黄药先煎茵陈，发狂药先煎石膏，劳力感寒药先煎黄芪，行血药先煎桃仁，止泻药先煎白术，镇痛药先煎白芍，发斑药先煎青黛，止呕药先煎半夏，祛暑药先煎香薷，痰喘药先煎莱菔子。认为气雄、味厚，效力精纯，确系经验之谈，很值得继承发扬。

【注释】

[1] 三吴之说不一，据钱大昕的内兄苏州震泽书院主讲王鸣盛《蛾术编》卷五十云，应以吴兴为南吴，丹阳为西吴，苏州为东吴。

[2] 罗浮道人《赤水玄珠》题词。

[3] 黄凯钧《友渔斋医话》。

[4] 十一世纪书法家泰安石介（字守

道）的弟子兼女婿。

[5] 苏轼《仇池笔记》载，原系蜀人，考进士不第退而习医，因和孙兆给仁宗治疾，病情加重，贬为家居。认为三焦有形说，他闻自彭山隐者，又传于苏辙。吴曾《能改斋漫录》据《白虎通义·性情》"上焦若窍、中焦若编、下焦若渎"，也尝指出"有形状久矣，叔和既不能察，子由亦忘之"，与曾虎臣《辨误录》观点相同，孙氏均未爱取。

[6] 王重民《中国善本书提要》据美国国会图书馆所藏明刻清印本，原题友人铜壁山人桂峰黄廉、古拙抱朴子钟山程弘宾和宇方声校阅，门人婺邑汪甘节吉甫、潘士梧惟美、查道立仲修、休宁程铨口衡、徐景奇士伟、余煌明德，子泰来中儒、朋来济儒校梓。下书口署歙邑黄鼎刊。

[7] 载有论文、医案七十余则，1573年写成。

[8] 字元素。

[9] 曹禾《医学读书志》。

[10] 湖州双林人，邑庠生，名云，号卧岩，精针灸，以治藩镇秦王之疾声闻遐迩，京师太医院"糊铜人孔窍"令其试之，他连刺"七十二针无遗穴"，汪康年《振绮堂丛书初集》彭孙贻"客舍偶闻"记之较详。明孝宗在圣济殿召见，任命御医。生平轻财好义，家无余资，以钻研技术为事，长洲顾淳吉弘治二年五月患伤寒，遗有耳聋，"至冬月"登门求治，"汉章为针两耳，移时而愈"。（陆粲《庚巳编》卷五"天医"）

[11] 因他在齐云山安灶炼过灵丹，故在《赤水玄珠》卷十之末附有特殊制品营养升华药物，如炼伏火黄芽法、白雪法、合成紫虚延龄丹、驻颜小还丹等三十余种，保存了不少文献资料。但也载入了炼

红铅法，推荐钟乳久服能发挥健身益寿的作用，妄信传说，乃为白圭之玷，为此，陆以湉曾批评道："《本草》称延年之药如蒲黄、石龙刍、云母、空青、五灵脂、菖蒲、泽泻、冬葵子等味，未必皆可久服。《本草》又称水银久服神仙不死，而服之者鲜不受其害，是岂可过泥其辞乎！缪仲淳之言曰自唐迄今因服石乳而发病者不可胜纪，服之而获效者，当今十无二三。"（《冷庐杂识》卷八）

[12]《昨非庵日纂》卷七。

3. 李中梓

（1）生平

李中梓，原籍上海，世居松江[1]南汇卫城中（今上海市郊区），为工部尚书王汉梁的儿女"亲家"[2]，字士材，号念莪，自称"尽凡居士"。出身科甲贯珠官僚门第，曾祖李府[3]为抗击倭寇名将，父尚衮[4]在吏部工作，兄中立[5]官至大理寺卿右评事。他同雪浪轩主董香光研习书画，过从较密，崇祯末年统治阶级授以知州，未就。南明马士英当权再次推荐领中书舍人，杨文骢力促，中江社阮大铖也写信劝其接职[6]，乃"佯狂"而罢，始终没有出山。

明万历十六年（1588年），他生于秋风稻花之乡，幼习时艺，攻八股文，二十岁游泮，考取案首，与顾氏[7]女结婚。喜博物，通地理、兵法，"七应乡举，两中副车"[8]，"观场者九"[9]，因达不到"诗文要歌颂者，人物取软滑者"的录用标准，故屡试不售。由于父母为医药所误，个人体弱多病，"二子夭殇"，遂放弃远图凤举，来共鸽飞，决心钻研医术。曾涉于江而浮诸海，不断出诊去浙江，航行到崇明，"考据古今，衷极理奥"，理论联系实际，争取精益求精。广交社会名流，和同乡施沛[10]、吴中秀[11]，南昌喻嘉言，长洲张璐，上海秦

昌遇[12]、徐延赏[13]，杭州张卿子、卢子繇、陆丽京，金陵朱修之，如皋冒辟疆，燕都王湛六，白下姚越甫，太仓王烟客，扬州王伟然，贡士徐孚远[14]，都有友尚往来。不过，拥有巨资的权贵人物飞函延诊，则索取聘金极昂。

他久于临床，经验丰富，"君定方我服药"，由于"一眼觑定"，用巴豆霜治好了金坛王肯堂的痰泄病，"心中有镜、指下有神"，传为佳话。皇藩鲁王真热假寒，"时方盛暑，寝门重闭，床施氍帷"，身盖貂被三重，"而犹呼冷"，于诊脉后言："此伏热也，古有冷水灌顶法，今姑通变用之，乃以石膏三斤"，浓煎三次饮下，"一服去貂被"，用尽即"蒸蒸流汗，遂呼进粥"其病若失[15]，苏南地区人们以"张长沙目之"，称"近代之和、扁也"[16]，与刘道琛、徐子瞻、沈元裕，被尊为明末上海四大医家。李氏生平撰有方书一十七部"[17]，常见者为《内经知要》二卷、《伤寒括要》[18]二卷、《颐生微论》[19]四卷、《医宗必读》[20]十卷、《士材三书》[21]六卷。其次则系《药性解》[22]《内外景说》《道火录》《铜人穴经》《脉鉴》《医统》《外科点化》《传灯录》[23]《伤寒授珠》《运气考》《里中医案》[24]等。上列诸书，以去粗取精"尤觉近人"[25]之《内经知要》，花费三十余年心血写成的《医宗必读》[26]流传最广。至于《雷公炮制药性解》六卷，首署太医院订正、姑苏文喜堂镌补，《江南通志》和藏书家目录均未收载，"殆庸妄书贾随意裒集，因中梓有医名故托之耳"[27]，纯属伪作。入清后，先生以胜国遗民身份，蜷居参禅，度过了二五春秋，于顺治十二年（1655）离世，"端坐卒"[28]，终龄六十八岁。在医学方面，继承其业的，虽"生徒满宇内"，但"誓不传之子弟，虑为赵括之续也"[29]。亲炙门人除董屏[30]、刘道琛[31]、陆玑[32]、孙三锡、张介福[33]、徐南复[34]、吴伯时[35]、刘梦全[36]、华摘藻[37]、薛昷孚、程履新[38]、朱天定、黄寅锡[39]、包时化[40]、顾开熙[41]、郭佩兰[42]、董尔正[43]、程公来、陈白笔、徐忠可、顾则思、戴文庶、李玄度[44]外，一传沈颋[45]、蒋士吉[46]、尤乘[47]、马俶[48]，由马俶又传尤怡[49]、姜思吾。独子葵[50]，自学成才，未有以医术世袭于家。侄延昰[51]，在喻昌、张卿子、卢子繇帮助下，"路漫漫其修远兮，吾将上下而求索"，也以方技活人，辑有医书四种[52]，记入了大量的李氏成就。

（2）学说与经验

他研医四十余年，自轩岐至诸子百家，"靡不殚究"，曾现身说法，提出若治学无法，"不作济世之航，即成殃民之刃"。回忆习医的历程，"予发始燥，便读仲景书，今且雪盈巅矣，上下南阳、易水间"[53]。推论人物，据王纶观点，认为："古之名流，如仲景张机、守真刘完素、东垣李杲、丹溪朱震亨，其所立言，医林最重，名曰四大家[54]。"批判缺乏立场盲目附和的学风，好似"侏儒观场，随众喧喝"，既自误，亦害人。引用《周易》卦爻解释人体生化之机，水之上升靠火的蒸腾，火之下降有赖水的沃浇，水上火下，谓之既济，火上水下，是为未济，"交则生物，不交即疾病至焉"。喜投"补母"之法，若脾土虚者，则温化益火之源，釜下加薪，肝木虚者，壮水之主令木得滋荣；肺金虚者，甘缓培土，以养华盖；心火虚者，益木之本助神明增温；肾水虚者，辛润保宗，补其上根下即自安。总之，突出"补养"二字。对处理寒热二证，强调"衰其大半而止"，不然，"过用热药，犹釜中无水以进火；过用寒药，犹釜下无火以添水，非徒无益，而反害之。"治疗杂病，着重于泻木能以降气，补水便可制火。

重视"精"的作用，认为属"水之华"，"神倚之如鱼得水，气倚之如雾覆渊"[55]。积聚之证，多因于体虚引起，是"正气不足而后邪气踞之，如小人在朝，由君子之衰也，正气与邪气势不两立，若低昂然，一胜则一负，邪气日昌，正气日削"。可施用攻补轮战术，"补中数日然后攻伐，不问其积去多少；又与补中，得其神壮则复攻之，屡攻屡补，以平为期，此予独得之诀，百发百中者也"。非常痛恨当时社会的不正风气，处于"世人之病十有九虚，医师之药百无一补"的状态，所以主张对积聚患者，也要一分为二，提出匡扶人体的方法。目前治疗晚期肿瘤，采用补中益气增强抗病能力，以延长寿命，已证实了这一作用，李氏之学，纯从经验而来。

① 肾、脾为人生之本

李氏重申先贤说，肾、脾为人身之本，一属先天，乃呼吸之根、三焦之源，一属后天，是升降之纽、运化之枢，如"澄源流清"，可"灌根枝茂"。危重患者，应诊太溪以候肾之盛衰，切按跌阳以察胃气之有无。治肾分水火，水亏火旺，遵王冰法"壮水之主以制阳光"，用六味地黄丸；火衰水盛，则"益火之源以消阴翳"，用桂附八味丸。理脾分饮食劳倦，饮食伤是虚中有实。根据"水谷入于胃，洒陈于六腑而气至，和调于五脏而血生"，犹兵家之靠粮道，中州一败"百药难施"，宜攻补双治、征抚同举，用枳术丸；劳倦伤为纯虚，需健脾升阳，土旺则清升浊降，"精微上奉"，"糟粕下输"，用补中益气汤。他宗薛己、张介宾善补先天，不专主熟地；师法张洁古、李杲兼顾后天而重

脾，并不僵守升麻、柴胡。先生语重心长地说，最怕"不取化源而逐病求疗，譬犹草木将萎，枝叶蹜挛，不知固其根蒂，灌其本源，而仅仅润其枝叶，虽欲不槁焉可得也"[56]。或者是心有所偏，"不问虚实"，滥投知母、黄柏，甚至讳医拒药，"参术沾唇惧补"、"硝黄入口畏攻"，都会影响健康的恢复。尤乘曾在《士材三书合刻》序内言："其治病不啻如孙吴之行军，应变出奇不拘成律。"而以保护本源为主，睹之信然。

② 重视阳气作用

他精通《内经》，娴于"阳气先至"[57]、"阳密乃固"[58]，受当时惟人参为补的影响[59]，益阳补气，服之长寿。认为阴阳、气血在人体所起的作用，就其比重而言，以阳、气为大，通过观察大自然对生物的影响，"春夏生，秋冬杀，向阳之草木易荣，潜阴之花卉善萎"，联系到人体方面，千枝万派总归一统，提出了气血俱要，益气在补血之先；阴阳并需，养阳放在滋阴之上，开创独具特色的治疗观。曾举例说："春夏之温可以发育，秋冬之寒不能生长，虚者必补以人参之甘温，阳生阴长之理也。且虚劳证受补者可治，不受补者难治，故葛可久治虚劳神良素著，所垂十方用参者七[60]。"对知母的投用，不从丹溪，持慎重态度，强调性寒不可多服，曰："近世理劳尊为上品，往往泄泻而毙。"凡"肾虚阳萎、脾虚溏泄、不思食不化食者，皆不可用"[61]。否则，摧残阳气，"散亡无家"，导致枯木寒岩之变[62]。

③ 辨别真假虚实、厥证、癫疾

李氏在苏轼《东城杂记》求医诊脉、张介宾《类经》卷十二论治的启迪下，十分注意诊断真假、虚实的重要性，据《仇池笔记》所载"甚虚有盛候，大实有羸

状，疑似之间便有死生之异"，加以分析道："积聚在中，实也，甚则嘿嘿不欲言，肢体不欲动，或眩晕生花，或泄泻不实，皆大实有羸状也；脾胃损伤，虚也，甚则胀满而食不得入，气不得舒，便不得利，皆至虚有盛候也，正如饥而过时反不思食也。"若辨证不明，认实为虚，须攻却补，为假象所惑，损不足而增有余，就会造成"误补益疾"，或以虚为实，应补错攻，"反泻含冤"的恶果。这一论述，很有参考价值，三百年来，被视作极好的经验记录。其治休宁吴文哉阴证如阳、虚而似实案，用理中汤加人参、附子最为典型，"荆妻稚子含泪欢呼"，饮誉医林。他剖析了八种厥证，认为阳气衰乏者阴必凑之，手足皆冷，名曰寒厥；阴气衰于下阳往凑之，足下温，名曰热厥；怒火起于肝，载火上行，血菀于上，名目薄厥；夏季内外皆热，水亏火亢，身体如熬，名曰煎厥；上有绝阳之路，下有破阴之纽，形气相离，不相顺接，名曰尸厥；痰邪内阻，四肢逆冷，名曰痰厥；胃寒吐蛔，名曰蛔厥；阳气怫郁不能四达，手足逆冷，与中风相似，名曰气厥。表现不一，要作"穷源"之治，"以色合脉、以脉合证、以证合同"，如能掌握此四者，即可迎刃而解。对于"癫之一证"，重视情志因素，以"抑郁不遂"、处境佗傺为主，其精神状态一是"恍惚"，二是"语言错乱"，或歌、或笑、或悲、或泣，甚至秽浊不知。常年不愈，"俗呼内风"，虽"有狂之意"，但还没发展到狂的严重程度，仍应着重"开"的疗法，桃仁、大黄破瘀，可"先折其锐气"。

因李氏言论，有"药性之温者于时为春，所以生万物者也，药性之热者于时为夏，所以长万物者也"；宣扬"温热之剂

犹如阳明君子"，张洁古之言"满座皆君子，一二小人自无容身之地"。常对患者说，服人参五斤"三月见效"，进行深入研究，是倾向护阳益气的。从《脉诀汇辨》所载之亲笔医案，记吴门金宪郭履吉，年老荒于房事，"目不能瞬，口不能言，昏倦不食，肌体如烙"，皆云中人参、姜、附之毒。他依据"脉大而鼓，按之如无，真气欲绝"，认为病重药轻，以人参三两、熟附子三钱煎之，半日吃完，"目即大开，再作一剂如前，至旦日饮尽，口能言矣。"[63]更足证明这一点。但在需要的情况下，亦不排除使用阴柔药物，如"隐士陈眉公患三日疟，隔岁未瘳，素畏药饵，尤不喜人参"，诊其脉"浮之则濡，沉之则弱"，乃曰：既往从不服参，为体质较强，今"正气虚惫，脉如悬丝"，已大非昔比。便先用人参钱许，口有津生，胸无烦满，病家愿委以重任，要求放胆投药。以人参一两、何首乌一两，加姜汁一钱，熬膏，"甫一剂势减七八，再进而疟遂绝"。这是一个实际例子，说明李氏并未有脱离开"辨证施治"的轨道。清太医院判商景蔚受李氏影响较大，对亡血之证爱用人参，取血脱益气、气足血生之义，尝给汲修主人治鼻衄大出不止，"嘱其煮参数两饮之而愈"[64]。此则为后学树立了实验典范。

【注释】

[1] 古称云间，长谷俊逸《农田余话》卷上谓："在宋为嘉兴之属邑，唐天宝十年以华亭为县属苏州。"而后通呼华亭。陈其元《庸闲斋笔记》卷七载，元将华亭改为上海县，明又析华亭、上海县地设青浦县，清雍正二年再分"华亭、上海地"置南汇县，"南汇、上海、青浦三县，实则尚不出古之华亭一县地也。"

[2] 于慎行《谷山笔麈》卷十三载，自

五代以来，凡"妻父曰婚，婿父曰姻，二父相呼谓之亲家。"

[3] 字一乐，因反击日本倭寇骚扰东南海防，战死疆场，地方上为了纪念，在南汇县城内给其建立一座祠堂。

[4] 字补之，号震瀛，万历己丑进士，性豪爽而果断，尝率众毁掉泖泾桥大堤令水回流，有利民间灌溉，"远近欢呼"。曾在京师兵部、吏部供职。其兄尚雅，字伯安，号鹤汇，据《南吴旧话录》卷一载："少负异才，下笔千言立就，又膂力绝人，能倒拔牛尾，发矢百步之外，无不命中。"因奉母教"托身渔猎，日得百钱"，买果饵给弟尚衮入学读书，传诵乡里。

[5] 字士强，号念山，万历乙未进士，曾任湖北公安县令、浙江按察、四川主考，兼通医药学。因无子在吴门娶一小妾，初云姓章，花烛之夕问其何以卖身，泣曰："真姓为李，父欠章氏银钱，故隐匿之。"他坚持同姓不婚并怜其情，唤老妪送回嫁一士人为妻，江南多称道之。于临川获"劫米"盗者十二人，审之，知"岁饥乏食"死者过半，夺粮"为图一饱"，乃放之未科以罪，人皆颂扬不已。他的二弟中植，号念曾，也甚有才华，缘于仕途坎坷，三中副车。

[6] 钱澄之《所知录》卷六云，阮氏和马士英为"同谱"，且为马的荐卷房师（见计六奇《南明季略》卷一）。在白门时"终日往返"，马氏入朝，又是大铖要求周延儒的力举，因此他二人怂恿李中梓入朝为官，则沉瀣一气。杨龙友为南明时代重要人物，传说李香君之桃花扇为其所画，为仿效董其昌笔法的传人。柴萼《梵天庐丛录》卷十载，风行一时的《燕子笺》剧本，实出阮大铖之女丽珍的手中，该女嫁于杨龙友的"幼子作霖"，她工词曲，尚编

有梁红玉事《梦虎缘》和《鸳帕血》等。据《南行文钞》载，李中梓家内曾藏有当时的原始传本。

[7] 或作陆氏，待考。

[8] 《光绪南汇县志》。

[9] 董屏《诊家正眼》序。

[10] 字沛然，因松江之古名号笠泽，称元元子，国子监太学生，筑斋"云起堂"。"天启初，以贡判河南府（廉州），旋调钦州，杨嗣昌督师聘之不起"，其医与上海秦景明并列，"同莫公谟进士、杜梅梁比部、张七泽廉宪为友"。撰有《脏腑指掌图》《脉征》《经穴指掌图》《说疗》《祖剂》《脉微》《诊籍》《南京都察院志》等。弟子富元亮，也和李中梓素有交往。

[11] 字瑞竹。

[12] 字景明，号广野道人，住北门外。因病学医，为儿科大家。性豪迈，好歌曲，每赴宴饮，"即令女郎演剧"，与"元宰、仲淳海内称为云间三仙"（吴履震《五茸志逸随笔》）。董香光所绘《六逸图》，他是其中之一，而年龄最小。因胡须黑白各半，自称"仙髯"。董含（写有《三冈识略》）十一岁患腹痛，四十余日粒米不进，巧用人参、菖蒲、煨姜起之，遂名震苏南。"以故藩王戚畹，上袞列卿，莫不争延以为神仙。"经其诊治之人无不感戴，甚至流涕。著有《幼科折衷》《痘疹折衷》《脉法金针》，所遗《症因脉治》一书，始于1641年，由从孙秦皇士整理补写刊行。婿叶天生"得翁之学，继其术焉"（王宏翰《古今医史》）。

[13] 字元识，受知于董香光，并得其赠诗："药倩韩康卖，门容尚子过。五茸安豹隐，万里弄鸥波。"子沾恩，世其业。

[14] 与弟凤彩、致远，称云间三徐，

均同李氏友善。

[15] 毛祥麟《对山书屋墨余录》卷十。

[16] 彭孙贻《脉诀汇辨》序。

[17] 朱彝尊《曝书亭集》高士李君塔铭。

[18] 宋代陈振孙《直斋书录解题》卷十三载有通真子《伤寒括要》六十篇，与此不同。本书除仲景原方又采入杂方五十六首，1649年写成，现传者为云间再庵张安苞的校本。

[19] 写于1618年，1642年重订，沈朗仲参校，改名为《删补颐生微论》，凡二十四篇，重视养生预防疾病，惟杂以道家修炼去三尸呵吸诸法，则有形而上学的色彩。

[20] 1637年撰成，有《医论》十四则，内科杂病三十五种，且列医案。载入常用"征要"药物三百五十多味。

[21] 尤乘编次，1667年刊出。包括《诊家正眼》二卷，论平、病、死和二十八脉，1642年撰；《本草通玄》二卷，分十四部，载药三百四十六种；《病机沙篆》二卷，分析研究四十二种内科杂病和部分妇女疾患。后附尤氏所辑《寿世青编》二卷。

[22] 黄虞稷《千顷堂书目》卷十四。

[23] 《上海县志》。顾起元《客座赘语》卷九作《本草药性解》。

[24] 原为自写本，现已残缺，其曾孙李升庵补了五页并附跋语。此作属乡里诊治记实，一名《家藏医案》。

[25] 薛雪《医经原旨》写成十年，见到1642年出版的《内经知要》为之1764年重刊序言语。全书约五万字，将"上穷天纪、下极地理、远取诸物、近取诸身"的多方面内容，分为道生、阴阳、色诊、脏象、脉诊、经络、治则、病能八篇，其中吸收张介宾之说较多，薛氏附言则加"愚按"二字。

[26] 由门人张介福、黄寅锡、包时化、董尔正、侄孙李廷芳（字衡伯）参订，新安友人吴约生暨弟君如资助出版，其中有不少他人增入的伪作成分。

[27] 《四库全书总目提要》医家类。

[28] 《光绪南汇县志》卷十三"人物"。

[29] 李延昰《脉诀汇辨》凡例。

[30] 字晋臣，董香光的族孙。

[31] 为其中表之弟，字公度。

[32] 陆昶之后，字在衡，客居常熟。

[33] 即张受兹。

[34] 吴县甫里人，字休仲，号雪厂。

[35] 南翔人。

[36] 上海人，字敷来。

[37] 无锡人，庠生，字丽涵。

[38] 休宁人，旅游家，字德基。

[39] 即黄清伯。

[40] 即包象藩。

[41] 娄县人，字蒙生。

[42] 一作郭佩蘭，苏州阊门外上津里人，字章宜，因病攻医，与刘默、沈朗仲友谊较笃。撰有《四诊指南》《劳瘵玉书》《类经纂注》，所编《本草汇》十八卷、《补遗》一卷，雷梦水《古书经眼录》曾见有顺治梅花屿刻本，"有图，竹纸"，可能为初版印刷者。

[43] 即董季方。

[44] 或作李宏度，待考。

[45] 苏州人，字朗仲，为沈颢（字朗倩，号石天，工诗文、书画、篆籀。秦祖永《桐荫论画》、李斗《扬州画舫录》谓其"游白门，名噪甚"，"无所不能"。一生好奇，写有《枕瓢焚砚》《浣花闲话》

《蟫阿杂缀》《画尘》《河洛六鉴》，亦是兼通医药的学者）之弟。自幼不肯治举子业，爱写诗画山水小景，习神农、黄帝、扁鹊书，精东垣学说，以美髯著称。开始问业于徐间庵，而后谒见李氏。崇祯十一年授太医院吏目，不就。康熙九年十一月从灵岩山和尚受戒，"修出世法"，见俞樾《荟蕞编》卷十四引《顾云美集》。所著《病机汇论》十八卷，分六十门，付与女婿陆其清，由马元仪、尤怡校订而成，并加按语。诗集则有《东山吟》《溪上杂吟》传世。居住处，现仍名沈朗仲巷。

[46] 原籍娄江，迁移苏州，"为庠生元允（君辅）之子，字仲芳，号自了汉。十二岁母周氏谢世，寄食于舅子佩家中。诵读之余，阅览方书，工善针灸"。清兵统一江南后，执医为业，在"娄门编竹为屋，环以疏篱，兴至吟咏，以此自给"。（钱泳《履园丛话》）常往来浙北、苏南间。写有《医宗说约》（从《山居述》四卷内辑出增补而成）六卷、《针灸会元》一卷、《望色启微》三卷、《医宗小补》九卷、《通医外治》一卷、《诗文集》十卷等。其《医宗说约》，由锡山禅醉道人计廉能（元让）、天仙自得予毛汉迎（方来）、姚江毛惠（公戚）参阅，虞山元虚子严煜（文若）、长沙马化龙（凌凡）、娄东张浩（孟如）、吴县曹仙（钟英）、弟时行（季芳）、女婿叶舒嵩（明韩）同订。1713年九十岁卒，弟子吴江黎里毛汝旭字仲昭，继承了他的医业。

[47] 字生洲，其先人思斋以医名，世居苏州吴趋里，为戏曲研究家鹤栖堂尤侗的族侄。幼习举子业，屡试未中，乃转而学刀圭之术，精针灸，曾入太医院，当过皇家侍直三年，返里后，寓住虎丘，一度和蒋仲芳共办诊疗所，为群众服务。撰有《食治秘方》《勿药须知》，编辑李中梓《寿世青编》，订正贾九如《药品化义》（李延昰之子汉征已有校勘），增补《脏腑心鉴》，校勘删补了沈承之《经脉分野》、徐师曾续集的《经络全书》为《重辑经络全书》。

[48] 苏州人，字元仪，除拜李氏为师，并向喻昌、张璐、师兄沈朗仲问过业，"性好善，不乘危取财"（乾隆十年《吴县志》"方术"），康熙时医名大噪，从游者甚多。年八十余卒。著有《印机草》（《马氏医案》）、《马师津梁》（姜思吾编辑）、《证论精微》（手抄本）。凡伤寒无汗证，防患者多虑拘于"南方少伤寒，不能用麻黄"，采取避重就轻法，预先将麻黄煮汤浸黄豆发芽，书写"豆卷"二字，或于处方上开淡豆豉加麻黄三分同捣，称"过桥麻黄"，人多仿效之。晚年收尤怡为弟子，得意地说："得一人胜千万人。"见《吴县志》。其他门人盛笃、朱绅、项锦宣、吕永刚、俞士荣、江承启，也都接传了马氏之业。

[49] 苏州人，字在泾（一作京），号北田、拙吾。家内拥田千亩，为其父挥霍一空。他少时贫困，叔岳岩先生尤世辅不断资助之，以在佛寺抄写祝词、布施卖字为生。步入壮年，"沉酣典籍"（鲍晟《医学读书记》序），究心《内经》《伤寒杂病论》，攻读医学，上法仲景，旁绍喻昌，参与校勘马氏的著作（见《吴县志》卷七十五"艺术"），悬壶于北郭皮市。抱着不欲"幸中成虚名，多为来者误"的心情，刻苦钻研，对古今医家名著，"凡有所得，或言或疑"，随时记之。所写文章组织结构，常师韩荆州，无"太奇则凡、太巧则纤、太浓则俗、太高则卑、太深则

晦、太雄则剽、太放则冗"之弊。沈归愚记其咏宝剑云："宝剑芙蓉锷，韬光匣里横。星辰秋忽动，风雨夜不惊。边郡今多事，故人方远征。徘徊欲相赠，不独为平生。"学者皆谓"得唐诗三昧"（《吴门补乘》卷五"人物补"）。他喜交各方面人士，与番禺方东华、钱塘沈方舟、宁国洪东岸，以及郡中顾秀野、沈归愚、薛生白、陈树滋、徐灵胎、李客山等，折节为友，且仿照唐人皮袭美、陆鲁望结社城南，以兰束唱和。晚年退居闹市，隐于花溪，"椰瓢松麈，挥洒自如"，灌花、饲鹤、写作为事。凡"书之治误者厘而正之"，"纷纭聚讼者折而衷之"，撰有医籍多种，"为他日考验学问之地"。《伤寒贯珠集》八卷，分正治、权变、斡旋、救逆、类病、明辨、杂治诸法，认为外邪可以直中，并非都由太阳转来，六经的中风就是例子。《金匮要略心典》三卷，从"丙午秋日抱病冬居"开始，雍正七年撰成。《金匮翼》八卷，为羽翼《金匮要略》之作，共列杂证四十八门，收入了喉科名方锡类散（象牙、珍珠、青黛、冰片、壁钱、牛黄、人指甲）。《医学读书记》三卷、《续记》一卷，是模拟真德秀《西山读书记》而写的，亦名《北田读书录》，载有论文八十六篇。《静香楼医案》一卷，原系江阴吴氏手藏，咸丰兵燹后，柳宝诒于詹文桥张氏斋头见之，乃借归录出刊行，包括内伤、杂证、疮疡、妇科三十二则。以上所举，均属社会风行者。《医林玉尺》一稿，未见流传。乾隆十四年（1749年）自知不起，辛前留下绝命笔："椰瓢松麈有前缘，交好于今三十年。曲水传觞宜有后，旗亭画壁狠居前。病来希逸春无分，老至渊明酒已捐。此后音尘都隔断，新诗那得到重泉。"（尤世楠所述《行状》）赠与社友。子图南、召南，侄东屏、惕峰，孙世楠，也兼以岐黄传其业。他的学术思想，认为外因重理脾，内因要治肾。指出桂枝汤"主风伤卫则是"，麻黄汤"主寒伤营则非，有卫病而营不病者，未有营病而卫不病者也"。在《金匮要略》水气病下注云，按其手足陷而不起者，与"《内经》以手按其腹随手而起，如裹水之状不同，因腹中气大而肢间气细，气大则按之随手而起，气细则按之窅而不起，而其浮肿则一也"。此说深得真谛，确属经验家言。曾总结治热之法有五："一曰和、二曰取、三曰从、四曰折、五曰夺，假令小热之病，当以凉药和之；和之不已，次用取，为热势稍大，当以寒药取之；取之不已，次用从，为热势既甚，当以温药从之，谓药气温也，味随所为，或以寒因热用，味通所用，或寒以温用，或以汗发之；不已，又用折，为病势急甚，当以逆治之；制之不已，当以下夺之；下夺之不已，又用属，为求其属以衰之，缘热深陷在骨髓，无法可击，针药所不能及，故求属以衰之，求属之法，是同声相应、同气相求之道也。"（《金匮翼》"发热统论"）章太炎评论道，历代解伤寒者数百家，"其能自立者不过二人"，创通大义"莫如浙之柯氏"，提纲挈领则推"吴之尤氏"。十分公允，应作如是观。

[50] 字允恒，号寿臣，1676年恩贡。

[51] 生于崇祯元年，为中立之子、徐孚远的门人。初名彦贞，字我生，又改延异（古文夏字），字期叔、辰山，号漫庵、寒村，称西园老人。先后五娶，其中伍氏、殷氏、鞠氏，生子九人，皆早卒。同夏彝尊、陈卧子、何公懋等组织过"慜社"，一度在广西桂王永历政府为官，"成进士"（孙静庵《明遗民录》卷三十

六）。抗清失败后，隐于空门。重点研究缪仲淳《遗稿》、周梅屋《独得编》、张介宾《类经》，担囊采药，问疾四方。晚年流落浙江平湖，寄身祐圣观（《万历钱塘志》卷五十八载，乃"宋孝宗潜邸，光、宁二帝皆生于此"。居平湖之西，梯云桥的北面），坐卧小楼上，自言："早岁辞乡国，归来鬓已华。朔鸿乘雪起，海燕受风斜。兴起因鲈鲙，饥还倚蕨芽，故交零落尽，不敢叹无家。"凡延之求治者，数百里均往，或酬以金，辄购书而读，凡积三十箱，二千五百卷。病危时，把所有一瓢一笠一琴一砚，分赠戚友，诸书和文稿《南吴旧话录》《崇祯甲申录》《放鹇亭集》送给了小长芦钓鱼师朱彝尊。1697年七十岁入龛趺坐逝世，遗命用浮屠法火化以了之（见朱彝尊《曝书亭集》卷七十八"高士李君塔铭"），人们将其骨灰葬于东湖之滨洁芳桥东（《光绪南汇县志》卷十三"人物"亦有记载），建塔而为纪念。他坐落在南汇城内的住所，曰"漾波小筑"，南部为"放鹇亭"，已夷成田亩、"存在野水横潦中"（陈其元《庸闲斋笔记》卷九"南汇李高士"）。光绪时吴莲生写了《放鹇亭怀李辰山》歌："家亡国破剩闲身"，"埋骨东湖塔尚存"，"遗稿还同付故人"，叙述了气节和事迹。

[52] 增补《药品化义》（补充鸳湖贾所学字九如《药品化义》）、《医学口诀》、《痘疹全书》、《脉诀汇六入辨》（重点阐发李中梓脉学，七易其稿，在程公来、顾则思、戴文庶协助下编写的，历十二年，成于湘江旅泊庵，由钱塘陆圻（丽京）、会稽宋在瀛（方壶）、永嘉张延庚（叔辰）、括苍刘不扳（确庵）、四明陈久登（仲先）、古婺高胤孙（香令）、檇李朱茂晖（子若）、赤城诸葛文（小同）、吴

兴臧恭（秉仲）审校，卷九部分，则为中梓亲撰，有医案五十则。李延昰所写之《南吴旧话录》，现只存二十四卷（谢国桢从天津所得之钞本分上下两卷，署名为赵郡西园老人口授、孙尚绢补撰、七世孙汉征引释，系最残本，且有误），属野史杂记，亦有少量医药资料。其余同朱彝尊合定辑自唐宋五七言对句之《琱玉集》，书内羼入许多伪作，非研究岐黄学说者。

[53] 《伤寒括要》序。

[54] 此说与后人所言不同，无张机而有张从正谓之"金元四大家"说，初见于明末常熟钱谦益给喻昌写的《尚论篇》叙："若近代之刘、张、李、朱。"罗养斋《医经余论》已纠正了"四大家之张为戴人而非南阳"（见焦循《雕菰集》卷十五为罗所写序言）。清初张璐也以张从正为四大家之一，无有仲景。

[55] 李日华《六砚斋笔记》卷三，谓精、气二字皆从米，人身精、气的化化，是"资于米也"。与他有殊途同归之论。

[56] 《颐生微论》"化源"。

[57] 《素问·方盛衰论》。

[58] 《素问·生气通天论》。

[59] 谈孺木《枣林杂俎》中集载："万历中，辽东李都督如松尝馈某侍郎一株，重十六两，形似小儿。"哄动一时。天启间，"皮岛帅毛文龙生辰，或送寿幛，陈眉公撰文，董思白挥写，既而毛馈董人参一斤、陈参一枝重半斤"（顾公燮《消夏闲记摘钞》）。认为服之"不老神仙"。

[60] 现传本用参者有四方。

[61] 《医宗必读》"本草征要"上。

[62] 从历史上看，胡居仁了解气的重要作用，他深有体会地说："夫人秉气以生，食气以长，气壮则外邪不侵，气衰则风、寒、暑、湿皆足以为吾之害，故善医

者虽随其寒、热、虚、实施之以治法，必以调扶元气为本焉！世之庸医不知此，而妄杀人者多矣。"（《胡敬斋集》"赠医士胡琳"）

[63] 张璐《医通》卷一"中风"门所载其治徽商汪华泉暴扑案，亦用人参三两，熟附子作五钱，疗之而愈，情况大致相同。

[64] 见《啸亭续录》卷二。

四、温补者代表人物

1. 薛己

（1）生平

薛己，字新甫，号立斋，明江苏吴县（今苏州市）人。父铠，庠生，字良武，精医，学宗张元素，"本五行生克"，弘治时征召为太医院医士[1]，私淑钱乙，长于儿科。言小儿如芽，似草之萌，襁褓期常随母而病，提倡由母服药，令"药从乳传，其效自捷"。因怀才不遇，殁于京师[2]，卒后迁榇还乡，葬于敕山之麓，缘于薛己加封，追赠院使[3]。

他约生于成化二十三年[4]（1487年），幼承家学，性颖异，"过目成诵"，考取庠生，曾与黄汝道同窗，拜金宪高如斋为师。壬申（1512年）被车所伤，经里中银台徐东濠用复元活血汤治愈，乃研究其医疗技术。因屡试不第，遂转而肆力攻医。初习外科，尔后以"殚精方书"主疗内、儿科驰名当代。到了中年紫陌得春，于正德时（1506～1520年）在京华选为御医，"供奉内廷"，凡五年，调至南京[5]太医院任院判，嘉靖年间（1521~1566年）擢为奉政大夫，继升正五品院使。和汪机友善，观点有相似之处，双子星座，互为心折。因对孙思邈"知进而不知退"，可招"灭宗之祸"[6]，有深刻领会，个人久事禁中已达

二十寒暑，最易"荣进败名"，遂辞职回乡，以读书整理文献为务，"蓬头执卷，细绎寻思，如经生下帷之状"。给人诊病，"不示功，不计程，期在必起，精绝技，医者不能及"[7]。常远行到嘉兴、四明等地。也有人放言中伤，谓其临床率尔操觚，且"才短不能著书，每取蜾蠃为螟蛉，犹唐突西施刻画无盐"，则与事实不符。

薛氏随俗浮沉，社交甚广，同邑中过龙[8]、嘉善孙复吉、贡生何良俊、进士刘华甫、工部陈禅亭、司马王浚川、解元唐伯虎、车驾王用之、判官汪天锡、鸿胪苏龙溪、横金陈白野、少宰李浦汀、秀水沈启源、艺术文征明、巡抚陈和峰、庶吉士黄伯邻、国子博士徐祯卿、大令祝枝山、义士顾克明、太监刘关、吴江史万湖、阁老梁厚斋、马湘兰之夫王穉登，都有往来，大概于嘉靖三十八年[9]（1559年）逝世，终龄七十三岁。他埋首笔耕，著述等身，自己所作者，有《本草约言》四卷、《外科发挥》[10]八卷、《内科摘要》[11]二卷、《外科枢要》[12]四卷、《女科撮要》[13]五卷、《外科心法》[14]七卷、《疠疡机要》[15]三卷、《正体类要》[16]二卷、《口齿类要》[17]一卷、《保婴粹要》一卷、《保婴金镜录》[18]一卷、《外科经验方》一卷；校注订正他人者，"本之《素》《难》以探其微，参之诸家以荟其粹，附之治验以新其则"，有陈自明《妇人大全良方》（校注《妇人良方》）、《外科精要》，钱乙《小儿药证直诀》，朱震亨《平治荟萃》，王纶《明医杂著》，徐彦纯《本草发挥》，马宗素《伤寒钤法》，陈文中《小儿痘疹方论》，倪维德[19]《原机启微》，杜清碧增订《敖氏伤寒金镜录》，陶华《痈疽神秘验方》，父铠的《保婴撮要》[20]等，除《本草

约言》，吴琯已将这些专著汇成一部"灿然大备"的丛书，由朱廷枢参校，谓之《薛氏医案二十四种》[21]，万历时刻印出版。黄承昊并从其各种著作中，把内科病历摘出，编辑了《内科医案》。门人朱大经、沈履文、周慎斋，继传了先生之业。

（2）学说与经验

他认为除外感疾患，"大凡杂病属内因，乃形气、病气俱不足，当补不当泻"[22]。如"阳气脱陷或大失血"引起的发热、烦渴，只有用人参、黄芪、当归才可治愈，妄投苦寒降火之药，是"速其危也"。虽然常用者不过十余方，而"随机加减变化无穷"[23]，有"今之越人"称号。临床善用温补滋养化源，重视扶正达邪、嘘枯振槁，以治本为第一要义。其《内科摘要》二百零二个病例中，记有脾胃虚弱的九十二案，肾之阴阳亏损者五十案。处方多为四物汤、六君子汤、归脾汤、逍遥散、六味地黄丸、桂附八味丸、补中益气汤，李士材提及的先后天论，基本上是由此发展而来，故黄履素《折肱漫录》载："东垣、立斋之书，养生家当奉为菁蔡也。如治脾无效，则求之于肾。"关于清代流传的一些偏见话，谓"己本疡医，后乃以内科得名，其老也竟以疡卒，诟之者以补益之弊终于自戕"。实属无价值的贬语，毫不足信。

① 长于温补脾胃

随着社会发展，客观环境的需要，为了纠正刘河间、张戴人、朱丹溪学说造成的偏颇，明代中期以来，侧重"动物伤内则死，神在中也"[24]，温补疗法盛行，封建统治者也想藉此寻求延寿之道，增享"天年"，每日晨起吃平补下元药，或用人乳送服林真人配方"百补延龄丹"[25]。群起效尤，此风更加大昌。他遥承《内经》"肉

腠闭拒，虽有大风苛毒弗之能害"[26]；邪气侵犯"皆为不足"[27]。学习李杲注重脾胃，用药长于甘助温养，鼓舞生机，"以调补为守备之良策"，认为脾胃系囊篰，如同《灵枢·刺禁》所云——"为之使"、—"为之市"，乃气血之本[28]。指出"土旺于四时，善载乎万物，人得土以养百骸，身失土则枯四肢"，对东垣脾既病，"胃不能独行津液，故亦从而病焉"[29]，领会较深。他举例言道："元气不能上升，邪害空窍"，常不闻香臭，若从培养脾胃入手，"使阳气上行，则鼻通矣"。治疗大多师法王纶，凡阳气虚弱的用六君子汤（四君子汤加木香、砂仁），内寒加干姜；胃燥影响新血化生者用四物汤[30]，加减只在一二味间，具有"神妙变化之巧"[31]。宜于"膏粱中人"，以缓治见功[32]，"无急效，无近期，不劳而病自愈"[33]。他曾通过自己试验，现身说法："予素性爱坐观书，久则倦怠，必须补中益气加麦门冬、五味、酒炒黑黄柏少许。"升中气降阴火，"方觉精神清安"[34]，不然"夜间少寐，足内酸热"。生平反对滥投阴性药物，如过用生地、白芍、山栀、麦冬，特别是苦寒的"黄柏（生）、知母之类"，摧残真阳，"令人无子"。尽管徐灵胎对此持有异议，批评温补之害为脱离辨证施治；陈修园谴责是"开后人便易之门"，揭出了先生存在的缺点，一种矛盾掩盖了另一种矛盾的倾向，但其学术成就则属基本的，无可厚非，绝不能"火炎昆冈，玉石俱焚"。

② 重视肾中阴阳双补

《灵枢·始终》载："阴盛而阳虚，先补其阳后泻其阴而和之。"[35]他在时代气息的影响下，汲取了王冰、钱乙、严用和理肾经验，既掌握护阳助火的重要性，也考虑到兼及养阴的治疗方法，令釜底加薪增

强活力、津液弥布生意盎然，其适应标准为："若左尺脉虚弱或细数，是左肾之真阴不足，用六味丸；右尺脉迟软或沉细而数欲绝，是右命门之相火不足，用八味丸。"[36] 赵献可一再称赞道："读仲景书而不读东垣书，则内伤不明；读东垣书而不读丹溪书，则阴虚不明；读丹溪书而不读薛氏书，则真阴真阳均不明。"[37] 的确如此。《四库全书总目提要》尝为之阐述过，临床诊疾，应"务本求原"，世人习用六味、八味丸峻补肾中阴阳，培养先天以资化源，有特殊意义，乃从薛立斋开始的。民初金子久对他的学说颇有体会，提出"新病阴阳相乖，补偏救弊，宜用其偏；久病阴阳渐损，补正扶元，宜用其平"。所谓"平"，在调理肾之阴阳方面，六味、八味丸就为最理想的方子。

③疮疡脓出应补

薛氏谓外科疮疡："若病急而元气实者，先治其标；病后而元气虚者，先治其本；病急而元气又虚者，必先于治本而兼以治标。"他认为，凡红肿焮痛、脉浮，为邪在表，可托；肿硬痛深、脉沉，为邪居里，宜下。若化脓或已破溃，阴阳亏损，气血外泄，须服补益药物，爰引丹溪语："参之脉证虚弱，便与滋补，气血无亏，可保终吉。"对此，汉月禅师曾予以分析道："不必肥肉大酒名为食补，参芪苓术名为药补。"只要处方"合节"药得其宜[38] 就可以了。

薛氏的治学思想，从其整体而言，很富实践性，且能吸收一些民间经验，以切"离经脉"为例，他曾推荐接生者触诊孕妇中指，凡有明显搏动，即系将要分娩的征兆，在当时虽未得到高度重视，却对后世影响甚大。其不足之处，一是投药呆板，让患者一方服至百剂，缺乏灵活性，

不了解"过犹不及"和药源之害，所以叶桂开门见山地说："每执死法，未免有不中肯綮者。"二是介绍若干匪夷所思不合情理的事，如云："进士李通甫之内，冬日开衣箱，其中衣裳乃夏月所晒者，开时觉暑气所侵，良久患霍乱，足趾、足跟俱转筋甚恶，自分必死，用香薷饮一剂，急煎下咽立愈。"[39] 故弄玄虚，纯属形而上学。或曰先生组方和平，固然为其一大优点，但张志聪在《侣山堂类辩》中却认为利不抵弊，凡"服平和汤而愈者，原不死之病，勿药亦可；服平和药而后成不救者，医之罪也"。也是阅历有得之言，不可等闲视之。

【注释】

[1] 见薛己《保婴撮要》序、《四库全书总目提要》。

[2] 苏州顾梦圭《本草发挥》序。

[3] 崇祯十五年《吴县志》"艺事方术"。

[4] 据《内科摘要》卷上自言丁酉五十一岁。或作弘治元年即1488年，不包括虚岁，遵照历史纪年，应包括传统的虚岁为宜。

[5] 原称金陵。顾起元《客座赘语》卷二谓，永乐十九年始改此名。

[6] 《千金翼方》"退居"。

[7] 沈谧《校注妇人良方》序。

[8] 吴县人，字云从、泽民，号养拙，祝枝山文征明的朋友，撰有《针灸要览》、《茶经》，晚年称十足道人，九十四岁卒，文氏为其写了传略。

[9] 一作嘉靖三十七年即1558年，未加虚岁。

[10] 分三十一类，1528年写就。

[11] 1545年撰成，为中医内科命名之始，明末黄承昊将其同校注之《明医杂

著》录出，辑为《医宗撮要》，共202案。

[12] 1571年刊出，其中不少内容对后世影响颇大。

[13] 分三十门，1548年刊出，重视肝脾肾。

[14] 1528年写成，载有诸家医论二十七则、病证六十余种。

[15] 1529年写成。

[16] 1529年刊出，《医宗金鉴》之伤科部分，多取自此书。包括正骨手法十九则、外科病例六十五案、方剂七十一首。

[17] 1528年写成，分十二门，载方六十余首。

[18] 合溪史君梓言即《过秦新录》。

[19] 《苏州府志》载，原籍开封，徙居吴县，字仲贤，曾受业于汤碧山尚书之门，称敕山老人。

[20] 1555年刊出。

[21] 《苏州府志》作《家居医录》十六种，未计入在外所写者。

[22] 《明医杂著》医论注。

[23] 《友渔斋医话》。

[24] 叶子奇《草木子》"观物篇"。

[25] 据《明史纪事本末》载，嘉靖三十六年严嵩义子赵文华也曾献媚皇帝，进过秘药酒方，云："授之仙，饮可不死。"

[26] 《素问·生气通天论》。

[27] 《灵枢·口问》。

[28] 郑瑄《昨非庵日纂》卷七引中此义，谓："胃为水谷之海，脾居中央磨而消之，化为血气，以滋一身。"

[29] 《脾胃论》。

[30] 海盐王文禄认为此方："芍药性寒能伐生发之气，当归滑泄而润大肠，川芎走阳分而气散，地黄亦性寒且滞泥而生痰，服之若饮凉水，多伤脾胃。"（《医先》）说明非可作久服之剂。薛己对妇女

崩漏，用归脾汤补虚止血，很值得师法。

[31] 《四库全书总目提要》。

[32] 章楠《医门棒喝》。

[33] 沈启源《疬疡机要》序。对于这一问题，王莘农在其《医学一贯》内举了一个例子，强调了中州的作用，言"金本受气于土"，若脾胃有邪，"则上升之气不清，肺即不宁"，譬如鳌山之灯，火气上熏，风轮人物转动，所以治咳者，"如不求息风而欲树不摇，其可得乎"！极具说服力。

[34] 《内科摘要》卷上。

[35] 李仁卿解释："阳为德，阴为刑；刑主杀，德主生。故喜阳而恶阴。"（缪荃孙《藕香零拾》载李冶《敬斋古今黈》）

[36] 《校注妇人良方》"调经门"。

[37] 《邯郸遗稿》。

[38] 沈时誉《医衡》。

[39] 《校注妇人良方》卷七。

2. 赵献可

（1）生平

赵献可，明末浙江鄞县（今宁波市）人，约生活于公元十六至十七世纪，字养葵，"好学淹贯"，博通《周易》，为一时翘楚，曾旅游辽东医巫闾山[1]，号"医巫闾子"。与张介宾同时，"议论有合者"，咫尺迷濛，"未尝相见"[2]。茹三樵《竹香斋诗钞》赞扬其以仁术济世，谓："多少遗民学卖医，讲山方幅鼓峰奇，秀才品第才三等，欲问当年赵养葵。"[3]他到过许多地方，踏步关中、山西，"蜚声秦晋"[4]，成了江湖刀圭状元，人称逸士、游仙。学遵李杲、薛己，霜雪之后迎接阳春，对"造化以阳为生之根，人生以火为生之门"（《医贯》），有深刻领会。批评刘河间六气皆从火化，肆用寒凉；朱丹溪"阳常有余"知柏泻火的做法。由宏观、定性、

动态学方面，发挥了人体太极乃命门之说，突出"养火为主"的先导研究。撰有《医贯》《内经钞》《素问注》《经络考》《二本一例》《正脉论》等。其中以万历四十五年（1617年）于幽州所写经甬东友人薛三才[5]、三省兄弟二进士参阅不足十万字之《医贯》六卷最负盛名。内容为《玄元肤论》《主客辨疑》《绛雪丹书》《先天要论》《后天要论》五部分，苏州吴昇元一校刊。几社六子[6]之一吕晚村景仰其说，奉为金科玉律，并加评注，属于天盖楼内的重要藏稿[7]。子贞观，字如葵，"敦厚有父风"，诊病不分贫富，不计报酬，均以礼相待，尝在夜间亲自叩患者门，为之切脉煎药。整理了乃父的《邯郸遗稿》四卷，认为妇女"四十九岁所绝者天癸也，流行之血不见其亏"，治疗可不用传统四物汤，以六味地黄丸滋水即兼补血，创制调经地黄汤（六味地黄丸加阿胶、五味子）。个人则辑有《痘疹论》。四明徐阳泰三次卧床不起，都由赵献可妙手回春，随从之受业。高斗櫆"得其旨要"，也私淑先生医学。

（2）学说与经验

赵氏致力学术研究，能辨析古说，股肱《素》《难》，虽然以温补命门之火为主，却亦重视二阴之水，基本上脱胎于《周易》"坎""离"二卦。认为《格致余论》所云之"阳常有余、阴常不足"，存在很大的片面性，如不深入理解，便可铸成大错，"此阴字指阴精而言，不是泛指阴血，今之以四物汤补阴者误也"[8]，况"阴中有水、有火，水虚者固多，火衰者亦不少，未有精泄已虚，而元阳能独全者"，因此提醒人们"补阴者须以阳为主，盖无阳则阴无以生也"。处理温病口渴，诊为肾水亏耗，液不上承，投予六味地黄丸

加柴胡。他曾批判朱震亨，"丹溪之书不息，岐黄之道不著"，苦寒药物之害，是屈指难数的[9]。就以血证而论，也应以保阳措施为关键，尝云："凡内伤暴吐血不止，或劳力过度其血妄行，出如泉涌，口鼻皆流，急用人参一两或二两为细末，入飞箩面一钱，新汲水调如稀糊，不拘时啜服，或用独参汤亦可。"血脱益气，不仅属于"固"的防治方法，还是留火的重要手段。驳斥了王节斋《本草集要》论点，以为"阴虚吐血者忌人参，服之则阳愈旺，而阴反消"，属千古冤案，非实践家言。

① 命门即小心，为十二官之主

命门一称，首见于《素问·阴阳离合》、《灵枢·根结》和《卫气》篇，指目而言，与《难经》三十六条"右肾为命门"不同。虽薛己、孙一奎、张介宾提出过它位居人身的重要性，但专题探讨主张一元论者，均不如赵氏。他认为《素问·灵兰秘典》之言"主不明则十二官危"的"主"字，不是指心[10]，乃十二官之外另一脏器，即命门，不然就剩十一官了。命门解剖位置，"在两肾各一寸五分之间，当一身之中，为真君真主"，"即《太极图》中之白圈"。在《内经》里，是《素问·刺禁论》说的自上向下十四节，从下数上七节，"七节之旁，中有小心"[11]，小心[12]为命门。

他说，命门主火，好似坎卦（☵）一阳居二阴之中，乃道家习言的黄庭，为气血之根、性命之本、十二经之纲维，合于《难经》"男子以藏精、女子以系胞，其气与肾相通"，蒸化阴水"上行夹脊，至脑中为髓海，泌其津液，注之于脉，以荣四肢"，灌溉五脏六腑，所以"肾无此则无以作强，技巧不出；膀胱无此则三焦之气不化，水道不行；脾胃无此则不能蒸腐水

谷，五味不出；肝胆无此则将军无决断，谋虑不出；大小肠无此则变化不行，二便闭矣；心无此则神明昏，万事不能应"[13]。属人身至宝、能量之源，可主宰一切，旺者生机强，衰者病，灭者死。曾以上元节人工制作的走马灯用蜡烛燃烧激起空气对流推动旋转为比喻，"拜者、舞者、飞者、走者，无一不具，火旺则动速，火微则动缓，火熄则寂然不动"，说明命门"光照之所"的重大作用，注意"火之一字"。在《灵枢》言阴阳、王冰《素问》次注论寒热[14]的启发下，重申了"火不可水灭、药不可寒攻"，强调"命门火"宜补而不可泻，火之有余，为二阴之水（右为阳水、左为阴水）不足，应用滋阴济水法，配涵真阳，投六味地黄丸；衰时，当养阳益火，在不损伤二阴的基础上，柔里遣刚，"泰液含光、元气混蒸"，于水内温化助火，加入辛热药物，用桂附八味丸[15]。姚球对这一疗法十分赞赏，认为体现了"水可养火，火旺则水干，如灯中之油，油干则火灭"，即人们常说的"水养火也"[16]。

赵氏对命门的研究，虽然能突出动态发表了独特见解，鞭辟入里，冯楚瞻一再推荐，《医贯》风行全国，但问题也存在不少，如言命门之火即先天之火，是无形之火，此火"仙炼之为丹，佛传之为灯，儒明之为德"，使万殊之说归于一本，以一贯之，实属主观臆测，令人难从。就连吕晚村讨论其治疗方法，喜用六味、八味丸，"补而不滞，通而不泻"，侧重"因其衰而彰之"，忽视了"轻而扬之"、"重而减之"，也表示爱莫能助地讲，"言皆穷源返本之论，拨乱救弊"，贡献甚大，"然以之治败证则神效，而以之治初病则多疏"，学者绝对"不可求简捷，守一说以误也"。为此何梦瑶痛下针砭地批评清代盲目

效法之人："今之为医者，泥于《医贯》之说，不论新病、久病，非六味则八味，非补中则归脾，竞若历古方书皆可删却，亦惑之甚矣。"[17]

②阴阳比重以阳为主

他据大自然"夏茂秋零"之"阳主生""阴主杀"的论点，言"司命者欲人远杀而就生"，善于运用甘温、辛热药物，适应自然机制，促进健康长寿，虽在阴虚的情况下，"议补阴者"，亦戒一曝十寒，仍"须以阳为主"，并举例说："原夫龙雷之见者，以五月一阴生，水底冷而天上热，龙为阳物，故随阳而上升，至冬一阳来复，故龙亦随阳下伏，雷亦收声，人身肾中相火，亦犹是也。平日不能节欲，以致命门火衰，肾中阴盛，龙火无藏身之位，故游于上而不归，是以上焦烦热、咳嗽等证，相继而起，善治者以温肾之药从其性而引之归原，使行秋冬阳伏之令，而龙归大海，此至理也。奈何今之治阴虚火衰者，以黄柏、知母为君，愈寒其肾，反速其毙，良可悲哉！"[18]安胎用杜仲、续断，就是考虑到"无阳则阴无以生也"。尽管有人提出非议，抓住其笔下误书北宋方勺《泊宅编》卷八张仲景给汉武帝用崔氏八味丸治消渴事，斥为痴人说梦。王孟英讥笑他为缙绅之流，兼涉岐黄，"世人因信其知书，遂并信其知医，孰知纸上谈兵误人不浅"[19]，且通过临床，总结了蒙受之害，记有"张越钦茂才室，体极阴亏。医者谓阳能生阴，辄与热补，遂至肉脱形消，四肢痿废，是养筋之营液尽烁也，不能下榻已数年矣"[20]。但赵氏的理论、观点在杏林尚可独树一帜，不会因遭数则贬语而失去"桃源一枝花"的饮誉。

③治郁证倡用逍遥散

处理郁证，认为"治其木郁"，则火、

土、金、水诸郁皆可随之而解，"一法可通五法"，宜用逍遥散，宣散、疏泄，使其气机遏而获伸、阻而得通。他认为："盖人身之胆木，乃甲木少阳之气，气尚柔软，像草穿地，始出不能上伸。"如被寒风吹抑，"不能上伸则下克脾土，而金水并病矣，惟得温风一吹，郁气即畅达"。因"木喜风，风摇则舒畅，若寒风则畏矣，温风者所谓吹面不寒杨柳风也，木之所喜也。柴胡、薄荷，辛而温者，惟辛也故能发散，温也故入少阳，立方之妙如此"。甚者可加左金丸。吕晚村评议道，这个处方同朱丹溪越鞠丸相比，本方较优，"越鞠峻逍遥和，越鞠燥而逍遥润矣。"仲裁公允，恰到好处。

【注释】

[1] 归幽州，在今辽宁北镇城西十里处。

[2] 黄宗羲《南雷文定》前集卷十"张介宾传"。

[3] 平步青《霞外捃屑》夫移山馆戢闻"越医"。

[4] 《鄞县志》。

[5] 号青雷。据《万历邸钞》万历四十年壬子卷载，此时已被委命为兵部右侍郎兼都察院右佥都御史，总督蓟、辽、保定等处军务。

[6] 夏允彝、杜麟征、周玄勋、彭宾、陈子龙、吕晚村。

[7] 《吕氏医贯》，已被清廷军机处列为禁毁书目（当时列入销毁之书约三千余种，在六七万部以上）用火烧掉，现传者则非吕氏原本。

[8] 《医贯》"论阴阳"。

[9] 对此，尤怡《静香楼医案》卷上"内伤杂病门"，曾深有感触地说："阴不足者阳必上亢而内燔，欲阳之降必滋其

阴，徒恃清凉无益也。"

[10] 《灵枢》"口问"、"邪客"已言及"心者五脏六腑之大主"。颜师古《急救篇》注卷三也曾强调"主者言心，最在中央，为诸脏之所主"。赵氏均未采取。

[11] 刘完素《素问玄机原病式》火类"聋之为病"条据《太素·知针石》"七节之旁中有志心"杨上善注"脊有三七二十一节，肾在下七节之旁，肾神曰志"说，已指出命门为小心。李时珍《本草纲目》卷三十"胡桃"条，也说过在七节之旁"两肾之间"。

[12] 徐灵胎《内经诠释》谓，"穴中有相火代心，故曰小心"。

[13] 其一开一阖，王燕昌补充说："九窍应之以呼息，百脉应之以动静，人所赖以永年也。"（《王氏医存》"命门有形之始"）

[14] 《始终》篇认为"阴阳俱不足，补阳则阴竭，泻阴则阳脱"。王冰之言是："寒之不寒，责其无水，热之不热，责其无火。"

[15] 重者加紫河车。

[16] 《景岳全书发挥》"命门余议"。

[17] 《医碥》"命门说"。

[18] 《医贯》"五行论"。

[19] 《潜斋简效方》

[20] 《医砭》按语。

3. 张介宾

（1）生平

张介宾，字会[1]卿，号景岳，因寓所为"通一斋"，称通一子。原籍四川绵竹，明初祖上以军功起家，供职浙江会稽[2]，世袭绍兴卫指挥使，"食禄"千户所，统率地方武装一千一百二十人。先生同李时珍、王肯堂，被称为明代中医三大著作家。

他生于嘉靖四十二年（1563年），幼

时课诵"不咕咕章句",十三岁[3]随知医之父寿峰[4]至北京,刻苦攻读,访问有道长者,遍交"奇才异能之士",常求教于王士龙[5],从同乡金梦石[6]习医,广览儒、佛、道、理之书,淹贯诸子百家学说,通韬钤,喜饮酒[7],爱雄辩,对天文、地理、数学、历法、堪舆、音乐、"鱼腹八阵","皆能究其底蕴"。中年投军,从戎幕府,"谈兵说剑,壮士逊其颜色"[8]。桑弧蓬矢,奔走燕、冀,经中山、上谷,履碣石[9],赴凤城,到乐浪、玄菟,战马嘶风,边鸿叫月,随兵部侍郎宋应昌援助李昖王朝反击日寇小西行长、加藤清正入侵,过鸭绿江,战斗在朝鲜[10]。因未展其"壮行之志",浩歌解甲数年即回。由于亲老家贫,在辽阳道上听到御马者小唱,了解人民对统治阶级不满,百感萦怀,"筮《易》得天山之遁",遂决意退隐,"避世壶中",乃摆脱人间名利的庸俗观念,沉潜轩岐之学。父八十二岁死去,完成葬仪,便南下开封、长安,以医为业。五十八岁白藕花落风已秋,即返归浙江。戊寅年(1638年)黄宗羲二十九岁于张平子家中与之相见[11],事隔三十一年,乙酉(1669年)在证人书院[12]应蒋一玖[13]邀为先生作传,言其"为人治疾,沉思病源,单方重剂,莫不应手霍然",沿边大师,执"金币"争相延请。茹三樵《竹香斋诗钞》歌颂说:"剑侠归来作圣儒,梨洲一传墨痕粗,丛丛鱼腹江边石,摆出新方八阵图。"[14]抱"经世才",盖"医而仙者也"[15]。

张氏认为"气如橐籥,血如波澜,气为血行,血为气配",重视人体反馈的内在关系,以突出"补益"二字著称,"遇有危证",挺身而治,"时人比之仲景、东垣"[16]。常用精神疗法医疗诈病,且"于生死疑难之际,审呼吸于毫芒,辨浮沉于影响,君臣佐使,无不析其源流,问切望闻,无不穷其突奥"。为王蓬雀喉痹证投予温热药物,"数剂而起",尽皆"骇服"。受王应震"一点真阳寄坎宫,固根须用味甘温,甘温有益寒无补,堪笑庸医错用功"[17]的影响,极其重视基础理论阴阳研究,喜用人参、熟地[18],尝据《灵枢·根结》"调阴与阳,精气乃光",言二药一益阳气,一补阴血,有"健运""静顺"之力,和衷共济"互主生长"。尤其对熟地一味十分赏识,称它"至甘""纯厚",得升柴则能发散,得桂附则能回阳,得参芪则入气分,得归芍则入血分,为补品中第一。他的经验是:"阴虚而神散者非熟地之守不足以聚之,阴虚而火升者非熟地之重不足以降之,阴虚而躁动者非熟地之静不足以镇之,阴虚而刚急者非熟地之甘不足以缓之。"如"血虚燥土旱极望云霓",大量才可奏效,左右逢源的娴熟程度,仅次于当时邑人吴竹庭[19],所创新方一百八十六首[20],含有熟地者占五十,《本草正》论此品之文最多,共九百七十三字。

他"综核百家,剖析疑义",将"性命之道、载道之本"三坟之一的《内经》,进行了调整和注释,推陈出新,"为世人式"[21],以《灵枢》启《素问》之微,《素问》发《灵枢》之秘,仿照秦越人《难经》、皇甫谧《甲乙经》、杨上善《太素》、王冰《素问释文》、罗天益《内经类编》[22]、滑伯仁《读素问钞》例,逐句分析研究,把二者合于一统,分摄生、阴阳、藏象、脉色、经络、标本、气味、论治、疾病、针刺、运气、会通十二类,积羽沉舟,稿易四次,历三十年[23]于天启甲子(1624年)撰成《类经》[24]三十二卷,附《图翼》十一卷以助理解,《附翼》[25]四卷,约九十万字,着重提要钩玄,"转难为易"，叶秉敬[26]参加校阅，推为"海内奇书"，黄"梨洲比之周云渊《易算》，叹为越中绝学"[27]。目前流传的版本，是据金闾童涌泉之刻排印的。请人归安虞庠鉴于内容较多，不利初学，将其中重要部分录出二百三十九则，辑为《类经纂要》三卷；成都王庭俊又加眉批，整理成开蒙的普及本，同治六年（1867年）付梓出版。先生晚年零露未晞，又广泛引用《内经》《难经》《中藏经》和多家论说，结合自己心得、经验，于1624年开始，在《古今医统》五言八句编写影响下，按人、道、须、从、性、理、明、心、必、贯、天、人、谟、烈、圣、贤、大、德、图、书、宇、宙、长、春，二十四字分类，处方以军事征战形式[28]补、和、攻、散、寒、热、固、因列为八阵，载方一千七百零四首（古方一千五百十八首、新方一百八十六首）。汇集了《景岳全书》十六种，计《传忠录》[29]三卷、《脉神章》[30]三卷、《伤寒典》二卷、《杂证谟》二十九卷、《妇人规》二卷、《小儿则》二卷、《痘疹诠》三卷、《麻疹诠》一卷、《外科钤》二卷、《本草正》二卷、《新方八阵》二卷、《古方八阵》九卷、《妇人规方》一卷、《小儿则方》一卷、《痘疹诠方》一卷、《外科钤方》一卷，共六十四卷[32]，周中孚《郑堂读书记》尊为"度世之津梁"，约一百万字。另外，小品评论"未定稿"《质疑录》一卷，收有杂文四十五篇，"学议前贤以正其失"，属札记性质，凡两万二千七百余字，1688年刊出，虽混入部分伪作，"尚称精核"[33]。乾隆甲申（1764年）王琦[34]已载至《医林指月》十二种丛书内，1767年宝笏楼再版。社会上流传的《慈幼新书》（一名《慈幼纲目新书》），系陈云鹏所辑，虽署介宾之名，乃书商假托，

与先生无关。"神龟虽寿，犹有竞时"，张氏"秋间忽谓家人曰：速备殓具"，连日阴雨，"乃曰道路泥淖，走别同人为难，挪后十日再去"，"自题其像，召三子而诲之"。卒时"以束遍邀戚友，欢饮毕，讲《易》至随卦三爻，月色正明，乃曰可去矣，起身拱手向诸人作别，上榻跌坐一笑而逝"[35]。据《越中杂识》"方技"言："盖崇祯十三年（1640年）庚辰也。"[36]终龄七十八岁[37]，门人钱祯传其业。清初山阴张伯凝[38]也尽取他的著述"日夕研究"，甚得其精髓，"切诊诸病，沉静灵敏，触手即知"，处方"服无不效"，从而"寿花堂"的医术，"倾动越中"[39]。

（2）学说与经验

张氏强调天人合一观念，"万物本同一气"论，认为医《易》相关，"阴阳已备于《内经》，而变化莫大于《周易》"，一具"医之理"，一得"《易》之用"。将对立统一阴阳二纲，演化了表、里、寒、热、虚、实切合应用的六变。对《素问·至真要大论》"有者求之，无者求之"，释为"有"是求其实，找出风、寒、暑、湿、燥、火之所在，"泻其盛气"；而"无"为寻其虚，检查脏腑、气血、津液的亏损，"培其衰气"。提倡怡情志、防寒暑、慎酒色、避过劳饱食，可以保心神、肺气、肝肾、脾胃，有利健康长寿，特别是"唯乐"最益"养生"。他说："自河间主火之说行，而丹溪以苦寒为补阴之神丹"，盲目效颦者害人匪浅，能构成后天的"夭"由[40]。

介宾早年曾颂扬朱震亨学说，通过实践，发现内科杂证，实热不过三四，"虚火为病者十中常见六七"，逐渐产生怀疑；四十岁后洗心净化，想象丰富，大异其趣，私淑李杲、薛立斋，重视补中、温养，提

出反对意见；并上溯批评刘完素《素问玄机原病式》"悉以实火言病"，其用药伐生生之气，能"败人元阳"，是将就诊者打入"冰雪之窖"；丹溪遥承余绪，以黄柏、知母为圣品，既忽视了"阳精所降其人天"[41]，也对"温则生物，热则长物，凉则收物，寒则杀物"，"阳气惟火而已"的意义缺乏认识。曾无限感慨地说："实而误补，固必增邪，犹可解救，其祸小；虚而误攻，真气忽去，其祸大。"且攻邪一法"受益者四，受损者六"，为"仁人所深忌"，是由于"成之难、败之易耳"。

指出命门为水火之府，阴阳之宅，元气之根，精血之海，乃人身主宰。"气为阳人之火也"，"精为阴人之水也"，阴阳受损，即为水亏火衰，治疗要考虑命门"死生之窦"。其火"谓之元气"，虚者应升之于上，用人参、黄芪；水"谓之元精"，虚者宜填补于下，用熟地、枸杞。爰据《老子》以天地为"橐籥"，创有两仪膏（人参、熟地）；所制大补元煎（人参、山药、熟地、杜仲、当归、枸杞、山茱萸、炙甘草），也属阴阳同补，称："回天赞化、救本培元第一要方。"海盐石楷[42]言其辨证灵活，不墨守陈规，治伤寒不泥无补法、中风凭十二经见证能冲破伤寒藩篱、出血疾患先清外感次理内伤不、拘守"热而无寒"的偏见。虽然如此，但他的主体思想重视"天晴日暖"、夏熟红繁品物咸亨，医病"先藉胃气[43]，以为行药之主"，有重虚轻实的倾向，却获得李"东垣复生"之号。处理时令病，喜遣用柴胡，常投正柴胡饮（柴胡、防风、陈皮、白芍、生姜、甘草），按照天一生水、地二生火、天三生木、地四生金、天五生土，结合人体内脏肾、心、肝、肺、脾的特点，组织了一柴胡饮（柴胡、黄芩、白芍、生

地、陈皮、甘草）、二柴胡饮（柴胡、陈皮、半夏、细辛、厚朴、生姜、甘草）、三柴胡饮（柴胡、白芍、陈皮、当归、生姜、甘草）、四柴胡饮（柴胡、当归、人参、生姜、甘草）、五柴胡饮（柴胡、当归、熟地、白术、白芍、陈皮、甘草）诸方。张氏之成就，扶正邪自去，治病首先护人的学说，章楠呼为"医门之柱石"[44]，对于高斗魁、张路玉、黄元御影响甚大，无不牢记其探骊得珠之语，凡用补法切莫从简，攻者慎重，绝对"不可过也"。从事先生的理论研究，应以三录（《传忠录》《求正录》《质疑录》）为先驱；探讨临床，则要把《本草正》《杂证谟》《新方八阵》列为重点。

① 阳非有余

黄宗羲[45]说，介宾对于理论方面的深入研究，"学士大夫"亦有不及。他在皇甫谧《释劝》"春以阳散、冬以阴凝"启发下，举长夏之暑全国如炉，草木昆虫繁衍昌盛，一旦遭受风霜即僵枯遍野；从《周易》卦符乾（☰）连、坤（☷）断，《系辞》之数天少地多，道家"分阳未尽则不死"，认为人体以阳为主，无阳不能生化，在量上易失、难复，只有"阳密乃固"，伤寒阴证热化健康好转，就是现实例子，绝对不会有余。据《素问·生气通天论》"阳气者若天与日，失其所则折寿而不彰"，通过观察植物"花萼之荣"取决于根柢，家庭生活"灶釜之用"应备充足的柴薪，提倡"天之大宝"是"红日"，人的大宝为"一息真阳"，并从哲学方面论证说："《易》有万象，而欲以一字统之者，曰阳而已矣；生死事大，而欲以一字蔽之者，亦曰阳而已矣。"[46]乃生命之火。盛可化生精血，则身强少病。反之，"神疲气怯，心跳不宁，四肢不收，眼见邪魔"，活

力消亡，肤冷如冰，即由"阳常不足之结局"，走向功能丧失而致命[47]。

他谴责刘完素不知《周易》"履霜坚冰至"为虑阴之渐长；丹溪以"相火为元气之贼"，人为地摧残爝火微光，使世间"宁受寒凉而死，不愿温补而生"。认为"最可恨者曰伤寒无补法，惑乱人心，莫此为甚"[48]。就仲景而论，《伤寒论》三百九十七法，虚寒证占一百有余，其一百十三方中，投参者屡见（十八方），"用桂附者五十"多，均属运用温补的先例。张氏掌握的要点是："不论其有虚证无虚证，但无实证可据而为病者，便当兼补；调营卫精血之气，亦不必论其有火证无火证，但无热证可据而为病者，便当兼温以培命门、脾胃之气。"特别指出错予温补尚能解救，"虚而误攻，不可生矣"。且据《内经》"血气者喜温而恶寒"，炉内加炭则火不熄，确立了离照当空、阴霾四散的治疗方法，谨守"诛伐无过，命曰大惑"，提醒刀圭界，"高明见道之士，常以阳衰根本为忧"，要把补中、润养作为最大的突破，还语重心长的告诉人们，应用扶阳药物，宜于阳气"将去之际"，挽回较易，若在"既去之后"方与口服，"死灰不可复燃矣"。因此梁章钜从生物进化的观点上，极力推荐这一学说，言近代体质不及古人，阳常不足，属运气消长之故，所以养生家瞩目"补阳为先务"，既使阴阳俱亏，亦强调"补阳为急"，是"阳能生阴，阴不能生阳也"[49]。

众所周知，"天下之物孤行则必不可无，必不可无，虽欲废焉而不能，雷同则可以不有，可以不有则虽欲存焉而不能"[50]。事物一分为二，介宾在温阳补正方面虽然能揭竿而起，以振兴岐黄大业、批评攻伐无辜、寒凉误人为己任，但用药只

"讲德化"[51]也有不敢苟同者，清代其邑中后昆章楠，就是这个行列的一员[52]。何梦瑶对他影响所及，非常不满，由此造成的混乱局面，不只导致派别之分，并淹没了金元先贤的学术薪传，曰："庸医不知温补之杀人也，以为平稳而用之，黠医知温补之能杀人而人不怨，以为可以藏拙而用之。于是景岳书、徒遍天下，而河间、丹溪之学绝矣。"[53]且提出质问，既言古人身体厚实，可耐攻伐，晚近薄弱，止宜温补，丹溪去张氏不过二百余年，若秉赋悬殊竟然达到如此程度，则数千年后，无疑，人皆变成"阴鬼"了。纪昀根据社会情况、民俗生活，曾予以具体分析，总结了历史存在的三方面因素，第一自朱氏"阳有余、阴不足"问世以来，学者"失其本旨，往往以苦寒伐生气"；第二介宾矫枉过正，偏于补阳，无辨证经验的喜用参、芪、桂、附，流弊很广；第三由于嗜欲日盛、体弱乏力，温补之剂易见小效，从而执行者日渐增多。他说，侧重理阳等于韩非刑名之学，不是全面强身疗法，开始尽管"有功"，用之失当或过久，和滋阴相同[54]，"损伤根本则一也"。了解到张氏之偏，而利用其长，扬优避短[55]，即可实现化古为新的要求。

②阴亦不足

"阴阳者一分为二"[56]，阳以阴为基础，得阴而后立，在外界运气影响下，如季节之寒暑随规律而变化[57]，他进入中年，通过学习《内经》方认识到水亏则"气乖"，阴虚之病迭出，阳既非有余而体阴也患其不足。火与水配，为十二脏的化源，心赖之君主以明，肺赖之治节以行，脾胃赖之济仓廪之富，肝胆赖之资谋虑之本，膀胱赖之三焦气化，大小肠赖之传导自分，"此虽云肾脏之技巧，而实皆真阴之

用"。就一般来言，"寒邪中人，本为表证，而津液之化必由乎阴也；中风为病，身多偏枯，而筋脉之败必由乎阴也。虚劳生火，非壮水何以救其燎原；泻痢亡阴，非补肾何以固其门户"。明确地指出了"阴"在人身所占的重要地位。他不仅对阴为阳气之依据"无形则神无以生"，好似"油能生火、雨大生雷"，有新的阐发，且把王冰《素问》次注"滋苗者必固其根、伐下者必枯其上"，领会极为深刻，所制一阴煎（生地、熟地、白芍、麦冬、丹参、牛膝、甘草，重点益肾）、二阴煎（生地、麦冬、枣仁、玄参、黄连、灯草、茯苓、木通、甘草，重点清心）、三阴煎（当归、熟地、白芍、人参、枣仁、甘草，重点养肝）、四阴煎（生地、麦冬、白芍、百合、沙参、茯苓、甘草，重点保肺）、五阴煎（熟地、山药、扁豆、白芍、茯苓、人参、白术、莲肉、五味子、甘草，重点理脾），都属有效良方。

张氏认为"肾为精血之海"、五脏之本，"真阴所居，惟肾为主"，故肾水亏肝失所养血燥生、水不归源脾疾起、心肾不交神色败、盗伤肺气喘嗽频、孤阳无主[58]虚火炽。严子礼治肾的学术思想，对他产生不小影响。缘于"五脏之伤，穷必及肾"，故尝说，阴虚有热者为水不制火，益以甘凉，"门冬、芍药、生地之属是也"，忌用辛燥，常以六味地黄丸为囊中要药，并称赞薛己喜用，"独得其妙"。因散者不聚、泻而无补、性寒非养正之物，恐其方内茯苓、泽泻渗利太过劫夺津液[59]，丹皮凉破"减去补力奏功为难"，乃将"三泻"删掉专于保水，且据善养阴者当于阳中求阴，"阴得阳生，泉源不竭"，本着"补而兼温"的原则，令"刚柔相推"以生变化，又另立左归丸（熟地、山药、山茱萸、枸

杞、鹿角胶、龟板胶、牛膝）以代替[60]，对"形不足者温之以气、精不足者补之以味"，具有双重作用，王泰林剖析说，是"育阴以涵阳，不是壮水以制火"，选药配伍"尤为熨贴"[61]，提高了综合效应。现代研究，对增强人体免疫有一定作用。

③诊断强调"十问"

他重视理论应用要以实践为依归，强调四诊之中倾听主诉为采集病史的惟一手段，于《传忠录》上篇，将其所含主要内容，编成了口诀，谓之《十问歌》，临床时要求："一问寒热二问汗，三问头身四问便。五问饮食六问胸，七聋八渴俱当辨。九因脉色察阴阳，十从气味章神见。见定虽然事不难，也须明哲勿招怨。"[62]韵语联珠，最利于初学，贡献很大。切诊小儿，注意气口脉，把重点放在"大、小、缓、急、虚、实六者之间"，认为三关学说，"乃后世异端，不足凭也。"

④举出四大要药

"大抵实能受寒，虚能受热，所以补必兼温，泻必兼凉。"他根据《周易》乾（西北）、坤（西南）、巽（东南）、艮（东北）代表四维意，推选人参、熟地如首相，大黄、附子为大将，可以健身养生、戡乱救急，号称医疗"四维"。强调在其所编《本草正》三百种药物中，是属益气、补阴、泻实、温阳方面最富有实践价值的珍贵良品。认为人参固气、挽脱，宜于自汗、乏力、虚热、久泻、下血不止；熟地滋肾、育阴、养血，"得土气最厚"，乃"王道"之药，因汗化于血，能助散剂解表，发挥广谱作用；附子通行十二经，斩关夺隘，专治亡阳，暖下焦，治冷痛，驱除沉寒，有"起死回生"之功；大黄开闭破结，推陈致新，通大府、涤痰饮、退黄疸、消痈肿、利水道，气虚与人参配伍，

名黄龙汤，血虚和当归同用，为玉烛散，"佐以甘草、桔梗可缓其行，佐以芒硝、厚朴益助其锐"。尤对人参、熟地、附子，别垂青睐，曾说温补着重存人，增进健康，即提高机体防御能力，而攻邪一法"成之难、败之易"，并举例说："譬如耘禾，禾中生稗，禾之贼也，有一去一、有二去二，耘之善者也。若有一去二，伤一禾矣，有二去四，伤二禾矣，识禾不的，俱认为稗而计图尽之，则无禾矣。"故对大黄一味，用之较少。同时尚论及香薷，云："气香窜而性沉寒。"常损人阳气，不利于阴柔之体，非夏月防暑通用药，小儿、老人服之十分不宜。后来陆丽京言其"走散真气，招暑引邪无过于此"[63]，明显受到他的影响。

⑤ 记载烟草入药

烟草俗名"干酒"[64]，《景岳全书》论烟草种植和作用，是中国药学史上第一个记载[65]的，言此物自古未闻，"性属纯阳"，能"散表逐寒"，从万历（1573～1619年）开始来自闽、广，而后吴、楚之地皆种之，"征滇之役，师旅深入瘴地，无不染病，独一营安然无恙，问其所以，则众皆服烟，由是遍传。"[66]当时只知道"充肠无滓浊，出口有氤氲"，尚未发现长吸是有害的。到康熙（1662～1723年）年间陈淏子所写《花镜》内才提出："人喜其烟而吸之，虽至醉扑不怨，可以去湿散寒，辟除瘴气，但久服肺焦，非患膈即吐红，或吐黄水而殒。抑且有病，投药不效，总宜少吸。"[67]可补《本草正》的遗缺。明代末年，统治阶级鉴于种植日广，吸者逐渐增多，甚则"关外人以匹马易烟一斤"，1639年规定"吃烟者死"[68]，1643年又"下禁烟之令"[69]，正式取缔过，这时先生已亡故了。此外，在《传忠录》

"京师水火说"还提及冬季取暖门窗"用纸密糊"，半夜发生煤气中毒事，可于"顶槅开留一窍，或于窗纸揭数楞，则其气自透去"，能起预防作用。并非常科学地说，因气体上行，所以"窗隙不如顶槅"出气之速，就今日而言，仍有实用价值。

张氏经验丰富，"学究天人"，处方一般不超过十二味药，师法仲景，控制在八种之内的，约占百分之八十。凡气虚者不用香窜，失血证不投辛散，以擅长温补而雄称晚明。由于社会局限，学术思想的倾向性，当然也存有不少缺点，如言膀胱无上口；不重视时令病[70]；过度迷信人参[71]、熟地，短于攻下，不仅延误病机，尚能增邪助厉，甚至"戕生"[72]；因父信奉《儒门事亲》吐法，常于五更提气升涌之，抱有人情关系，只批判刘、朱，而对"毫不用补"的张子和则噤若寒蝉，并捉襟见肘指该书为麻知己的伪作。所以姚球提出质疑，很有道理，规劝学者"不要囿于一家之言"，否则就形成偏见[73]了。我的看法，介宾的功与过，在比例上为九分业绩、一分错误，尽管章楠[74]站在公正立场上写有微言，影响较大，若论其毕生之成就，确系"旷世才华"的罕见人物。清末高僧圣来说，他已超过了嘉靖时宫廷御医刘草窗[75]，而独占鳌头、大领风骚，普通医家是难以望其肩背的。

【注释】

[1] 或作患。

[2] 石楷《质疑录》序亦记为会稽，惟黄宗羲《南雷文定》前集卷十作山阴，二者均在今绍兴市。

[3] 《南雷文定》作十四、王元臣《康熙会稽县志》作十五岁。

[4] 为蒋佑幕宾，即定西侯客。

[5] 长洲唯亭人，字霖苍，号春林，居

京为官。

[6] 据《胎产获生篇》载其所著《胎产要诀》原序，作金世英，字国华，号梦石子，会稽人，曾为掘江守备，寿达七十余。其子代隆以医噪长安。

[7] 因病酒泄，五十岁后已疏"杯勺"强戒之。

[8]《景岳全书》贾棠序。

[9] 今昌黎境内。

[10] 据《罪惟录》"朝鲜国传"、钱曾《初学集笺注》载，日寇侵朝李昖"弃国"渡江来华，在万历壬辰即1592年，张氏从军援朝时间可能为1593年。

[11] 时张介宾已七十六岁。

[12] 山阴刘宗周创办，位于蕺山，全祖望《鲒埼亭集》所记之"甬上"证人书院，非云宁波，亦指此而言。

[13] 张介宾之姊的儿子，时已八十岁。

[14] 平步青《霞外捃屑》夫椟山馆戢闻"越医"。

[15] 范时崇《景岳全书》序。

[16] 林日蔚《景岳全书》跋。

[17]《传忠录》上"论治"。

[18]《康熙会稽县志》"人物"称之为"张熟地"。

[19] 据张岱《陶庵肘后方》序载，1620年十一月其父患伤寒，误用消导药，气喘舌短，勺水不入口者八日，聘吴氏诊治，竹庭令以熟地一两煮而灌之，"眼稍合"，乃用"大锅煮熟地五六斤，一昼夜尽啜之，齁齁睡去"，善后数次调理，均以大剂熟地拯危挽困，遂成为典型的实验医案，见《琅嬛文集》卷一。

[20] 补二十九方、和二十方、攻六方、散十七方、寒二十方、热二十五方、固十方、因五十九方。

[21] 丁丙《八千卷楼藏书续编》。

[22]《增广评注温病条辨》叶霖按语说："景岳得其书而扩充之，多有发明。"

[23] 黄宗羲《张介宾传》作四十年。

[24] 除写书方法会通部分，则为十一类，条文四百七十二则。计摄生7则、阴阳7则、脏象33则、脉色47则、经络40则、标本5则、气味3则、论治22则、疾病110则、针刺146则、运气52则。

[25] 列有《求正录》，包括论文四篇。

[26] 字敬君，号寅阳，"癸卯（1603年）岁介宾曾用参、术、附、桂培补命门之火"，嘱其连服"五载"，医好二十年久治未愈的腹泻证。尔后又于开封治疗他的老母泰氏，得延寿八年。此时叶秉敬已从宦海（荆湖道布政使参政、湖南按察司副使、河南学政、江西布政司右参政）退休，返回家乡衢县。因系万历辛丑进士、草书名手，且与张氏有"通家"之好，故经其揄扬"世之能注《易》者，不出于程、朱，能注《内经》者，不出于秦越人、王太仆。景岳一人却并程、朱、秦、王之四人合为一人，而直接羲、黄之脉于千古之上，恐非程、朱、秦、王所能驾也"。遂风行医林，纸贵洛阳。叶氏所著《书肆说铃》《贝典杂说》，尚存。

[27]《竹香斋诗钞》自注。

[28] 古方八阵，补虚165方、和解378方、攻邪113方、宣散114方、清火184方、驱寒193方、收摄66方、随证投药（多为痘疹、疮疡、性病、妇科）305方。他自己所创之方，也是按着天、地、山、泽、水、火、风、雷（或天、地、风、云、龙、虎、鸟、蛇）布局，谓之"新方八阵"。陆九芝《文集》卷一"论黄氏窃书"认为是采诸方壶道人《壶天八法》截去首尾数方

改编而成。其中收入一百八十六方，平均每方由五六味药物组成，无锡吴辰灿（字鹤山）曾为之写了《景岳新方歌括》。

[29] 分上中下三部分，论文三十四篇。

[30] 分《内经》、《难经》、张仲景、滑寿诸家脉义，个人者为通一子脉义。

[31] 分七十一门，为全书的主体部分。

[32] 当时"书既成，限于资"，无力刊行，授与女婿，女婿又交给了外孙。张氏殁后由外孙林日蔚（号汝晖）于1640年携至岭南，在广东请方伯（省级管理民政、财务之官，亦称布政使或藩台）鲁超（谦庵）资助出版。1700年重刊。第三次印刷是经两广运使瀛海贾棠1710年翻刻的。其中《脉神章》48则、《伤寒典》58则、《杂证谟》约600则，《妇人规》83则、《小儿则》37则、《麻疹诠》28则、《痘疹诠》68则、《外科钤》81则、《本草正》14类、《妇人规古方》186首、《小儿则古方》171首、《痘疹诠吉方》174首、《外科钤古方》391首。全书十六部分，分别由琼南云志高、山阴缪之伟、休宁查廷璋、江宁朱见一、豫章沈维相、山阴俞士琳、西园黄廷璋、苏州潘朝生、钱塘曹如璨、关中刘梦熊、山阴俞士仁十一人重订。现传者，以岳峙楼据康熙五十年贾棠退思堂所刊之影印本为常见。

[33] 《续修四库全书提要》子部。

[34] 钱塘人，字载韩，号绛庵、琢崖，称胥山老人。曾继张志聪之后，校书侣山堂。

[35] 汤用中《翼駉稗编》卷三。

[36] 此书为西吴悔堂老人著，现藏美国国会图书馆。

[37] 《翼駉稗编》卷三作八十三岁，

存疑待考。

[38] 张岱的堂弟，御医。因受其十世祖鉴湖家传医学影响，"究心脉理"，长于炮制丸散。癸卯（1663年）八月暴泻卒。

[39] 张岱《琅环文集》卷四。

[40] 认为"先天强厚者多寿，先天薄弱者多夭，后天培养者寿者更寿，后天斫削者夭者更夭"。

[41] 李日华《紫桃轩又缀》卷三言："降者屈服也，势处屈服，则日销月烁，立见其尽耳。"

[42] 痘科名家石涵玉之子，庠生，字临初，以医游京师，治绩甚著。

[43] 《脉神章》下"矫世惑脉辨"引蔡西山语，胃气充盛者，其脉"不长不短，不疏不数，不大不小，应手中和"。

[44] 《医门棒喝》"论景岳书"。

[45] 为魏忠贤阉党杀害的黄尊素之子，浙江余姚竹桥（一作竹浦，距唐代谢无量故居南雷仅有数里）人，十四岁考中庠生，师事钱谦益，受业刘宗周帐下，与刘献庭友善，同祁彪佳、章正宸，称刘氏三大门生。因筑"续钞室"于南雷，被尊为南雷先生。尝"博览群书，兼通步算"（阮元《畴人传》），遍观宁波天一阁范氏，安徽丛桂堂郑氏、种偲囿曹氏，江苏传是楼徐氏多种珍籍，乃复社（崇祯初由太仓张溥、吴县杨廷枢在苏州成立，据其中贵池吴次尾暨孙铭道所写之《复社姓氏》《补录》载，共有三千零二十五人）骨干人物之一，爱憎分明，有高尚的民族气节。认为文章结构，"唐以前句短，唐以后句长；唐以前字华，唐以后字质；唐以前如高山深谷，唐以后如平原旷野"，从唐代开始为一大变。其弟宗炎（字晦木）、宗会（字泽望，号缩斋，称石田先生，因喜究佛学而落发为僧），也饱学多识，为当

时俊秀。他和侯方域有交往，对李香君血溅杨龙友点绘桃花扇一事，不仅了解内幕，且属重要证人。入清后，讲学于蕺山证人书院，与周至李颙有"南姚江、北二曲"之称。所作文章，常"锢以石函，悬之梁上"（朱克敬《儒林琐记》卷一），不欲人观。每赋诗自况："年少鸡鸣方就枕，老年枕上待鸡鸣。转头三十余年事，不道消磨只数声。"（阮元《定香亭笔谈》卷四）1695年七月三日八十六岁临终时，嘱殁后次日即葬，不换新衣，一被一褥，"用棕绷抬至圹中"，凡购棺、烧纸钱、"折斋作七"等，一律"扫除"（全祖望《鲒埼亭集》梨洲先生神道碑文、《梨洲末命》）。子百家（字主一）、门人万斯同（万履安第八子，字季野），继承其学。

[46]《医易义》。

[47] 唐大烈《吴医汇讲》载叶桂三传弟子钟南纪门人杨存耕"保护元阳说"："试观大《易》以阳刚喻君子，以阴柔喻小人，若使阴道长则阳道消，何以相辅相成跻斯人共登寿域？以方位论，五谷利在东南；以岁时论，百卉敷荣春夏。由此推之，天包乎地，气先乎血，元阳实生生之本，极宜保护，医当活泼泼地，虽不必偏热，而断不可偏寒也明矣。彼丹溪曰阳常有余、阴常不足之说，故景岳非之。"

[48] 陶华已强调过，伤寒不能用参芪大补。

[49]《退庵随笔》卷十二。

[50] 袁宏道《袁中郎集》卷一"叙小修诗"。

[51]《景岳全书发挥》"明理"。

[52]《医门棒喝初集》云："景岳既诠《内经》，又读《易》理，何故不遵经义，乃谓日远天寒以证阳少阴多之偏见，试思日之远近相去几何？而寒热悬殊乃至若是乎！且既日远为寒，其井中反热何也？由是观之，自可灼见其非矣。"（《论景岳书》）

[53] 赵林临《医碥》序引文。

[54] 见《滦阳消夏录》。

[55] 吴达《医学求是》二集卷下。

[56]《类经》"阴阳类"。

[57] 昙莹《珞璩子赋注》卷上。

[58] 石芾南谓："阴虚甚者，阳亦必虚，油涸灯残焉能大发其辉光；血虚甚者，气亦必虚，水浅舟停焉能一往而奔放。"（《医原》卷上"百病提纲论"）

[59] 龚居中《红炉点雪》认为"古人用补药皆兼泻邪"，六味地黄丸有"茯苓、泽泻取其泻膀胱之邪，邪去则补药得力，一开一阖，此乃玄妙"。与张氏之意相反。

[60] 介宾代替六味地黄丸、桂附八味丸，强调精一不杂有二方，即左归丸、右归丸。右归丸是引火回源，从阴求阳之方，由熟地、山药、山茱萸、枸杞、鹿角胶、菟丝子、杜仲、当归、肉桂、炮附子组成。

[61]《医方证治汇编》。

[62] 张心在曾把后半部分增订为："九问旧病十问因，再兼服药参机变。妇人尤必问经期，迟速闭崩皆可见。再添片语告儿科，天花麻疹虔占验。"

[63]《医林新论》。

[64] 叶梦珠《阅世编》。

[65] 崇祯刻本金陵社成员姚园客《露书》所记，谓之"淡巴菰"，言"取火烧一头，以一头向口，烟气从管中入喉，能令人醉"，为稗史首先收录的。

[66] 清初成容若《通志堂集》"渌水亭杂志"载："今所啖之烟草，孙光宪已言之，载于《太平广记》，有僧云世尊曾言山中有草燃烟啖之，可以解倦。"恐非张氏

所述真正之烟草。俞曲园《茶香室丛钞》也表示怀疑。

[67] 李伯元《南亭杂记》载，乾隆时"嗜此尤酷，至于寝馈不离"，无故患咳，"遘厉之根皆淡巴菰也"。

[68] 杨士聪《玉堂荟记》。因洪承畴请求放宽，未能执行。

[69]《说铃》载王逋肱《蚓庵琐语》。

[70] 介宾对流行性疾患虽然有所忽视，但亦不可完全厚非，观其用人参、制附子、炮干姜、熟地、当归、炙甘草六味回阳饮，也能扭转病机获得发汗之效，如治年逾七旬的老翁一案，便易明晓此理。对于这一问题，我尝怀疑他是受了陈金之的影响，据《篷窗日录》卷一说，由于南方气候炎热，阳多发泄，人体元气不固，不可妄行解表，麻黄、金沸、青龙要慎用，"只宜温中益气"或"投以姜附"之药。

[71] 人参投与不当，有严重的副作用，可发生心烦、胸闷、呕吐、厌食、失眠、血压上升、躁扰不宁等证，常用萝卜汁、绿豆汁解之。陈一文服后头痛、眩晕、皮疹瘙痒不已（《筵堂笔记》），黄钧宰继母口舌生疮（《金壶七墨》卷五"浪墨"），卢霁渔"患寒疾"吃了暴卒（纪昀《如是我闻》），就属例证。故当时对张氏"病未极人多不敢邀，危甚乃始求救，已无及矣"。（《康熙会稽县志》"人物"）与常用昂贵的人参也有密切关系。

[72] 蒋超伯《南滑楛语》卷六。

[73] 见前《景岳全书发挥》。

[74] 浙江会稽（或作山阴）人，字虚谷，为张友樵的学生，和苏州吴金寿同出一门。幼时因多病习医，曾旅游江苏、河

北、广东各地，侨寓羊城（广州）。"遍览诸家参差驳杂之论，十余年未得其绪，后读叶氏书，批郤导窾，顿悟指归"，遂崇拜天士学说，称城东住所为知非轩。对个人所写作品谦虚地说："譬如春雨山溪骤涨，行人越趄，予适有竹数竿，急而作筏，虽不能济多人，亦尽吾心力而已。"晚年醉心自赞为："若曰儒，未读书；若曰道，丹不晓；若曰释，未面壁"，"不解世务人情，耳目口鼻虚设"，"面冷如冰，心肠火热"，"却怕荤腥，喜尝墨汁"，"一无所用，权且取名弃物"。乃歌之曰："恰似春蚕在树头，茧成身死心未了，了得心时方自由。"曾撰《医门棒喝》四卷（1825年写成）和《伤寒论本旨》（1835年写成，即《医门棒喝二集》，亦称《活人心书》，道光丙申侕山书屋刊出）、《灵素节注类编》，由弟子孙廷钲（震远）参订、友人雪帆居士田晋元评点。因对烧裩散的应用，极力推荐，则遭到非议。

[75] 名溥，著名诗人，其友陈金之《篷窗日录》卷八载有数首小作，一题杨边帅白鹊："早随金印出边州，晚关欢声入御楼。剪取白罗飞绣幕，旗竿十丈挂胡头。"二咏钟馗："长空糊云夜风起，不念成群跳狂鬼。倒提三尺黄河剑，血洒莲花舞秋水。飞萤负火明月羞，栎窠影里啼鸺鹠。绿袍乌帽逞行事，碟脑剖肠天亦愁。中有巨妖诛未得，盍驾飚轮驱霹雳。如何袖手便忘机，回首东方又生白。"所用良剂"痛泻要方"，已收入吴昆《医方考》中。

4. 黄玉路

（1）生平

黄玉路，山东昌邑黄辛戈村人，为东汉豫州牧、太尉黄琬之后、明代廉吏黄福[1]的十一世孙。祖运贞，字云湖，副榜贡生，候选训导。父钟，字长律，庠生，工

文翰。兄德润，加额增生；德淳，因捐献授予监生。堂兄德静，喜研究先秦诸子，以增生而精儿科，撰有《离骚解》《痘疹集要》，对其影响甚大。

他约生于康熙四十四年（1705年）十月十五日申时[2]，字元御[3]，号研农，沐浴成长在书香门第，始从侨寓金乡的于子蓬受业，雍正时（1723~1735年）考中庠生。所读之书"过目冰消，入耳瓦解"，众皆呼为"国器"。精《周易》，娴于卦爻，"欲奋志青云以功名而高天下"。缘于世途坎坷，鸿图未展。尝说："往者虞卿违赵而著《春秋》，屈原去楚而作《离骚》。"追缅前人，"昔子云草元，侯霸从而受业，桓谭以为绝伦。今宇内之大，谅必有侯、桓其人，并将藏之深山，虚座以待矣。"雍正十二年（1734年）八月三十岁，因眼病"误服庸工毒药"，过用辛寒揭障丹、冲翳散吹熏，汗下如雨，经老妪针刺出浊血数十滴，"蟹睛突出外眦"，损伤左目[4]而丧明，遂"委弃试贴"，转写《家谱》。立志习医，以方技活人。庚辰（1750年）四月入都，十一月到淮安清江浦（今淮阴市），任职河道总督衙门，行游幕生涯，门柳垂丝，帆行如画，不欲"歌远游之章，诵闲居之赋"，乃打破"旅怀索落"的沉寂，投入写作。乾隆十六年（1751年）弘历皇帝南巡视察，他被推荐为扈从医生于二月随驾武林（今杭州市），"身登会稽[5]，亲探禹穴[6]"，四月返回。"八月十五开舟北上，再客京华"，至1754年便久居蓟门。因治愈"帝疾"，召其进宫对弈，赠以玉子、楸木战盘，并赐匾额"妙悟岐黄"四字[7]，即自称玉楸子。

黄氏于旅行南北过程中，鉴于人生有限，岁月难留，"古墓为田，松柏成薪"，常挑灯夜读，逐渐"旧疑雾除，宿障云

消，蚌开珠露，沙落金呈"，学业大进。在室寡问事人、门少清谈客的情况下，绅绎神思，重理旧稿，先后撰出《伤寒悬解》十四卷[8]、《金匮悬解》二十二卷[9]、《四圣悬枢》五卷[10]、《长沙药解》四卷[11]、《四圣心源》十卷[12]、《伤寒说意》十卷[13]、《素灵微蕴》四卷[14]、《玉楸药解》八卷[15]，"客处北都，成新书八部[16]，授门人毕子武龄[17]服习年余。"而后又编写了《素问悬解》十三卷[18]、《灵枢悬解》九卷[19]、《难经悬解》二卷[20]、《玉楸子堂稿》[21]等，行文清峻、通脱，论点明确，有独到见解，仿南朝骈体，排句成韵。奭良将其和徐灵胎同列，谓："洄溪、玉楸并时起，或古于文或明理。"[22]张皋闻认为"文驾魏、晋上"，是"仲景之后一人而已"[23]。他还"流连尺素，爱惜分阴"，于"寒消冻解，律转阳回"之际，注有《道德经解》[24]《周易悬象》[25]二部哲学典籍[26]，也属传世之作。

黄氏一生，备历甘苦，晚年抛开依人作嫁的官场，问者托言已故，返归乡里为群众服务，获有南臧[27]、北黄之号。乾隆二十三年（1758年）谷少入胃，难以"精华氤氲而生气血"，抱疴不起，九月十七日戌时于邑之南关与世长辞，终龄五十四岁。子二，洪谟、洪训，门人于溥泽[28]，私淑者孙炎丙[29]，继承了先生的事业。光绪时期，地方上将其济世风范载至《续修昌邑县志》。民国十二年邑中士、农、工、商为之树立墓碑。吴去疾还于《神州国医学报》二卷五期给他撰写了揄扬性纪念《别传》，且把昌邑刘樵山口述的黄氏轶事，辑入《雪堂医话》内。

他的医书八种问世以来，在社会上不胫而走，尤其于岳、湘、巴、蜀，很受欢迎，就目前所知，流传的刊本，首先付梓

者系乾隆版，依次为道光壬辰（1832年）、甲午（1834年）、戊申（1848年）湘潭欧阳兆熊刻本；咸丰乙卯（1855年）、庚申（1860年）长沙徐树铭燮龢精舍刻本；同治壬戌（1826年）湘乡左继明[30]、丙寅（1866年）长沙黄济之四川、戊辰（1868年）江夏彭崧毓令次子汝琼成都刻本；光绪甲午（1894年）图书集成印书局、乙未（1895年）长沙徐侍郎、庚子（1900年）源记书局、乙巳（1905年）经元书室据望云草庐铅印、石印刻本；宣统己酉（1909年）汉文书局、江右书林木刻、石印本；1955年上海锦章书局石印本。其他复制的版本，为数甚少。包诚[31]奉其师张翚[32]之命重加校勘，纠正衍讹，"对《伤寒》一书尤为致力"，提要钩玄，1870年编成《伤寒审证表》一卷，共八份，切合应用，1871年由湖北崇文书局印刷出版。

（2）学说与经验

他对医史人物，服膺黄帝、岐伯、秦越人、张机四家，认为《史记·扁鹊仓公列传》所云"《黄帝脉书》为《内经》，《扁鹊脉书》即《难经》也"。对六朝之后的文献，视作法螺文章，持批评不信任态度，言《千金方》以降，著述如林，与岐伯论点、仲景大法"无一线微通"，是"弃圭璧而宝碔砆，最可痛哭流涕"[33]。反对泥守它们的成方，"如四物、八珍、七宝、六味、归脾、补心、滋肾、养营之类，纷纭错出，不可胜数"[34]。重视气化学说，提倡一元论研究，对人体胚胎过程"先成精"，有精湛的分析，谓："精如果中之仁，气如仁中之生意，仁得土气，生意为芽，芽生而仁腐，故精不能生，所以生人者，精中之气也。"立论新颖，抓住了真谛。受东垣影响，强调脾的作用，由于"土者如车之轮，如户之枢，四象皆赖以推迁"，故"五

脏皆有精，悉受于肾；五脏皆有神，悉受于心；五脏皆有血，悉受于肝；五脏皆有气，悉受于肺，总由土气之所化也"。人体气机升降，全靠中气，左旋右转，才可实现"枢纽"运动，以上清下温而发挥其生理功能。

黄氏对疾病的认识，指出"伤寒阳盛入腑、阴盛入脏，杂病木火宜升、金水宜降"，总结了十六字经验。他认为："凡老人阳虚"，"一旦昏瞆、痰鸣、垂头闭目，二三日即死"。乃"饮邪上犯阳气败脱"，要补中化水。失血证，慎用凉药，避免"助阴伐阳以败中气"，造成"人随药殒，百无一生"。在投药方面着重告诫医林："泄水补火，扶阳抑阴，使中气轮转，清浊复位，却病延年之法莫妙于此。"其《素灵微蕴》所收之十余治例，如赵彦威痀喘、钱叔玉吐血、陈梦周惊悸、邵熙伯悲恐、崔季常飧泄、田西山肠澼、王文源火逆、吴智渊消渴、田龙章气鼓、李五林噎膈、马孝和中风、张氏耳聋，具有不同层次的代表性，为值得师法的佳案。缘于先生抱非凡之见，看问题入木三分，"多立异同"，表现了"以矜独解"，从而"青萍结绿，识者綦难；白雪阳春，知音甚少"。但"可以司轮机而为舵工"[35]，给活跃学术空气树立了一面旗帜。同治五年（1866年）欧阳兆熊在湘潭开办医学馆，以黄氏《八种》作教本，规定："有来学者给以纸笔酒食，令其诵习，不熟此书者，不准行医。"[36]影响所及，还是不小的。

①熟读《内经》不为众说所误

他认为《内经》之中，虽存有问题，尚不失为完帙，且佚文未逸：《本病论》在《玉机真脏论》，《刺志论》在《通评虚实论》。《四时气篇》误入《邪气脏腑病形篇》内，《津液五别》乃《五癃津液

别篇》的原名，均在本书中。研究古典文献，欲使"淆乱移正，条绪清分，旧文按部，新义焕然"，应字斟句酌，体会精神实质，方可得其要领，不被注家臆断所误。对《素问·生气通天论》"阴者藏精而起亟"、"阳者卫外而为固"，解为"阴在内培植阳根，所以藏精而起亟也；阳在外守护皮毛，所以卫外而为固也。阴阳不偏，彼此互根，则表里和平百病不起"[37]。煞有风趣地举了一个例子，谓："人生于阳死于阴，纯阳为仙，纯阴为鬼。人居鬼仙之中，阴阳各半，其半阳可仙半阴可鬼。"简明破繁，摒除既往身陷罗网的写法。剖析三焦藏有相火时说，上焦"受纳饮食"、中焦"腐熟水谷"、下焦"传输便溺"，是"火足土燥、蒸化水气、气降水生、注于膀胱"，发挥了"决渎之官水道出焉"的作用[38]。利用系统归纳方法讨论气厥，提出所见患者多为"怒则肝气下陷、胆气上逆"而致。尝说，人的寿限不能享尽天年者，因素有二，"万念纷驰，百感忧劳"，戕丧于"外有伐性之斧，内有腐肠之药"，引起"春华易萎"、"秋实难成"。他释义《玉版论要》"阴阳反作"之理，为"互易其位"，故导致"以阳加阳重阳则死，以阴加阴重阴则亡"[39]的结局。依据阳动而运、阴止则郁，曾统计过："病于阴虚者千百之一"，反之"阳虚者尽人皆是"，有许多的案例，经"医法中乖、贵阴贱阳"，饮药贻害的，占绝对比数[40]。要求人们注意阴盛易病，阳旺体康，随着内在阳衰、水寒、土湿、木郁、气陷的特点，应掌握补火、温里、燥脾、疏肝、举下升化五大治疗方法。严厉批评"朱丹溪以下，庸工作补阴之方"，是"铲灭阳根，脱泄生气"的行为，"祸流千载，毒遍九州，深可痛恨也"[41]。他仿照仲景理中丸创制黄芽汤（人参、茯苓、干姜、炙甘草），药少而精，效果颇良。

②研究伤寒议论透辟

黄氏振古铄今，探索真宰，认为《伤寒论》"岁月辽远，章句疏残"，应予整理。病机理论，来源于运气学说，仲景以六经辨证，"从六气也"，此事"人亡义晦"，魏、晋之后"绝无解者"。六经分证，太阳为主，重点放在营卫上，感受风寒之邪，"因冬日之天温而窍开，则患伤寒，为寒伤营；因春日之气凉而窍阖"，风为百病之始，先伤卫气[42]，乃病中风，即风伤卫[43]。他认为："阳盛于外，在外之阳谓之卫气"，"卫气之内则为营血"。邪入营卫如不及时解除，阳虚者可化为寒证，转向太阴；阴亏的形成高热，趋归阳明[44]。在发展过程中，无论阴证或阳证，都能从体质与汗液的排泄，预测未来的结果，其经验是"阳虚之人汗则亡阳"、"阴虚之人汗则亡阴"，若"汗后恶寒者，气泄而阳虚故也，故防入少阴；不恶寒反恶热者，津伤而阳实故也，是已入阳明"。入阳明之前，可"以调胃承气和其胃气预夺其实也"。

③治温病以用浮萍为主

他指出"伤寒著于仲景，温病阐于岐伯"，自王叔和混温病于伤寒，"伤寒之理既晦"，温病之义也"长讹于百代"；二者均属时令性疾患，凡发于秋冬为伤寒，流行于春夏的即温病[45]。对《素问·生气通天论》"冬伤于寒春必病温"的致病学说，理解为"冬不藏精之变文"，由于阳气不藏，疏泄太过，阴精亏耗而引起，治疗时切戒滥开苦寒损阳药物。黄氏不赞成一般时方，批评配伍庞杂，乃借助他山之石可以攻玉，采用民间吃浮萍退热的传统经验，创制了多首含有紫背浮萍的处方，声称本品"味辛微寒"，"入手太阴肺经，发表出汗，泄湿清风"，利小便，止吐衄，促进毛发生长，只要是机体发烧、"痈疽热肿"、"瘾疹瘙痒"、粉刺汗斑，运用得宜，皆能见效，甚致中风瘫痪，也可投用[46]。在所组治温方剂内，皆列为上宾，如太阳温病之元霜丹、阳明温病之素雪丹、太阴温病之黄酥丹、少阴温病之紫玉丹、厥阴温病之苍霖丹，都以此味为君。就连医疗传染性的"疫证"，也推作祭酒，如太阳温疫之浮萍石膏汤、阳明温疫之浮萍葛根汤、太阴温疫之浮萍地黄汤、少阴温疫之浮萍当归汤等，且以本品命名处方，列入当仁不让的地位。嗣后，刘奎写《松峰说疫》时，曾将其这方面的成就，收至该书中。

"金无足赤，物无全美"，因于时代局限，个人认识的片面性，黄氏的学术观点、治疗方法，还存在"金瓯见残"需要商榷的问题。过诩才华，"欲驾魏、晋以来医者"，自负"古今无双"。对《内经》《难经》《伤寒论》《金匮要略》，以己之见随意取舍、删补定篇。所以《四库全书总目提要》载：疑经文错简，起自刘向校《尚书》；脱简始于郑玄注《玉藻》。北宋以来，各以己意改文献；至元御，又以此法研究医学古籍，"汉以来之旧帙，无能免于点窜矣"。虽然表明无所偏倚，"飘温风于旸谷"，绝不会"以火助热"，作有违"天和"之事；但由"误治损目"，受《周易》、《春秋繁露》、《太平经》、蔡邕《月令》的影响，力倡天高地下、尊阳抑阴说，言"阳如珠玉，阴如蚌璞"，弃珠玉而珍蚌璞，是谓"倒置之民"。喜用参、桂、姜、附，既有利也"有弊"[47]。陆九芝所写《改书》《窃经》《不识阳明病》批评文章，四川廖登楼《四圣心源驳议》提出质疑，尽管言词偏激，却能持以公论，

出发点是为深化学术负责的。正如陆九芝一分为二的说，其最大贡献则是"著作等身，人所不及"[48]。

【注释】

[1] 字如锡，号后乐翁，洪武甲子乡荐以贡士授项城主薄，上书治国大计，拜工部右侍郎。朱棣登位后，以工部尚书掌交阯布、政二司事，随军出征，凡十七年，平叛越南，写了《贺平交阯表》。继任南京户部、兵部尚书，加少保衔，参赞机务，"忧国忘家，老而弥笃"。正德五年，"卒之日，家无百缗"，杨士奇撰文并写了《黄忠宣神道碑》。留有《文集》十七卷。见钱谦益《列朝诗集小传》"乙集"、乾隆七年《昌邑县志》卷六"人物"。

[2]《素灵微蕴》卷三。

[3] 一字坤载。

[4]《素灵微蕴》卷四"目病解"。

[5] 在今绍兴市东南，亦名防山、栋山。

[6] 即会稽山的大禹陵。

[7] 见光绪三十三年《昌邑县续志》"人物"、宣统三年《山东通志》"医家"。

[8] 乾隆十三年七月写成，内有卷首、卷尾各一卷。

[9] 乾隆十三年八月写成。

[10] 乾隆十七年十月写成，翌年刻出。

[11] 乾隆十八年二月写成，旋刻。据《伤寒论》《金匮要略》所收处方载药一百六十种。

[12] 九月写成，包括《天人解》一卷、《六气解》一卷，创制新方一百四十首。

[13] 乾隆十九年三月写成。

[14] 乾隆十九年五月写成。

[15] 乾隆十九年八月写成，收入药物

二百九十三种。

[16] 总称《黄氏医书八种》。

[17] 金陵人，字维新。

[18] 乾隆二十年十一月写成，同治壬申四月阳湖冯承熙刊。附冯氏《校余偶识》一卷。

[19] 乾隆二十一年五月写成，光绪庚辰十二月冯承熙刊。

[20] 乾隆二十一年五月写成，旋刻。同治壬申三月冯承熙重刊。

[21] 自写本，有的传本不包括序文集。

[22]《野棠轩诗集》卷四"儒医"。

[23] 赵汝意《伤寒说意》跋"新刻黄氏医书后"。

[24] 应澹明居士要求而著，乾隆二十一年二月写成。

[25] 或作《周易悬解》，通过十年研究，于乾隆二十一年六月写成。抄本流传。

[26]《素问悬解》、《灵枢悬解》《难经悬解》，称《黄氏遗书三种》，并不包括《道德经注》或《周易悬象》。

[27] 诸城黑龙沟藏应詹，字枚吉，"十五岁补诸生"，长于内科杂证。子承曾，莒州训导；孙岱岳，字鲁青，岁贡生，均以医名，继承了南藏的称号。

[28] 平度古庄人，字皆霖，号之莱山人，乾隆甲午（1774年）举人，官滨州训导，撰有《伤寒指南》《要略厘辞》《医学诗话》《云巢医案》，持"群经错简"说。

[29] 平度盆里孙家屯人，久住北京，字次乙，号文峰，喜究《周易》，写有《增补易经图考》《易经浅解》。对黄氏《素问》《灵枢》《难经》三部悬解，作了补充和注释，人们为其编入《孙氏遗书

八种》中。

[30] 与此同时，徐树铭也刻于福州。

[31] 安徽泾县人，字兴吉，少游山东，兼随张翌学医，他穷二十年之力才把馆陶贡生张蕴山到处寻觅得来的黄氏八种加以精校。

[32] 江苏阳湖人，张皋闻之弟，嘉庆癸酉举人，名琦，字翰风，号宛邻，工书法。官邹平、馆陶知县，凡十五年。崇拜黄玉路学说，在馆陶曾设惠民局，"命族子赐司其事，见病者即为诊治，全活无算"。（《民国馆陶县志》"政绩"）子曜孙（字仲远，举人，湖北督粮道），也知医，居上海，王孟英讥笑他中了黄氏书毒，因给患温疫的儿子开热药服之而死，传为话柄。

[33] 和其同代人嘉定王鸣盛的论点"书不可乱读，必有识方可以有学，无识者观书虽多，仍不足以言学"（《蛾术编》卷二）非常相似。

[34]《素灵微蕴》卷二。

[35] 吴达《医学求是》二集卷下。

[36] 湖南湘潭人，道光丁酉举人，曾国藩的幕僚。因从扬州挂冠返乡，乃招收学生开办医馆，事见所写札记《水窗春呓》卷上。

[37]《素问悬解》卷一。

[38] 见《难经悬解》卷上二十六条。

[39]《素问悬解》卷三。

[40] 见《四圣心源》卷四。

[41]《玉楸药解》"龟板"。

[42]《灵枢悬解》卷二。

[43]《伤寒说意》卷首。

[44]《伤寒悬解》卷三。

[45]《四圣悬枢》卷一。

[46] 见《玉楸药解》卷一。

[47] 俞樾《翰札》与王壬甫。

[48]《世补斋医书》"文集"卷一。

【附】

陆、高二氏，因为受温补流派思想影响较大，故列于此。

1.陆圻，浙江仁和（今杭州市）人，字丽京、景宣，号讲山，约生于万历甲寅[1]（1614年）九月五日寅时，为拔贡生。父运昌，万历进士，江西吉水县令，对其甚钟爱之。他雁行居长，与弟培[2]、堦[3]、坦[4]、傺[5]，均精于诗文，共称"五陆"。

陆氏性明敏，善思考，好占课，工辨讹误，"文行彪炳一时"，仿四六骈体，"医方酒令，触口悉俪语"[6]，人们向其求教，"日常答书十余函"。旅游武塘，钱仲芳大宴宾客，"倩公度曲"，由吴伶演唱，满座拍手叫绝。喜欢道人所长，凡"门人后辈、下至仆隶，苟有一善，称之不容口"[7]。执教杭县临平山沈去矜[8]家，把一受辱妓女藏于帐内，写"瓜田李下"四字，济人困厄，有古君子之风。和徐世臣、陈际叔、孙宇台为友，同陈子龙、张溥组织过学术团体"登楼社"，提倡"文必六朝，诗必三唐"[9]。生平不拘小节，冷茶淡饭，从不计较[10]，"尝遘危疾，宛转床第间，犹喜滑稽"[11]。事亲孝，"居丧执礼，人比之高子皋"[12]。有"惺惺惜"之癖，闻沈骏明"负才逝世，乘醉达其家，哭之失声"；送"张西铭葬，赋五言长律，一时推为杰作"[13]。乃西泠十子之冠[14]。

明亡后，"奉母隐西溪骆家庄"，行医海宁，"常卖药茗、雪间"[15]，有一次路过"朱竹垞书屋，遇山子，问何人，垞告之，丽京大呼曰：得非'梅花高馆发，春草断垣生'之沈山子耶？乃命酌，尽欢而散"[16]。常数次寄宿黄宗羲家，黄氏赋句怀念曰："桑间隐迹怀孙爽，药笼偷生忆陆圻。浙西人物真难得，屈指犹云某在

斯。"[17]此时就诊之人甚多。1650年和黄宗羲"同宿吴子虎家"，夜半将宗羲唤醒，"问沧洲事，击节起舞"[18]。他眷恋故国，"向晓茫茫空雪涕，不知何处是秦庭"，因湖州庄廷鑨对现实不满，私写《明书》，经人告发，遭到株连，以抗清被捕递解京师，获释后为了履行过金山的誓言，"不入佛门，有如大江"，乃从天然和尚[19]受戒，落发为僧，法名德龙，字谁庵。而后携一童子五保投奔"江渚庵"[20]，不久又漫游南方，访澹归禅师于南雄，下榻陆世楷所辟的丹崖精舍。将甲申、己酉死难的倪鸿宝、黄石斋诸人写的信札，编辑成册，题名《孤忠遗翰》。还改己名为今意，号与安[21]。李笠翁十分感慨地赠之以诗，言道："谁料无双士，今归第一禅。名儒登上座，吾道入西天。"由于不欲暴露其身份，人们常呼先生为"九十六两泥"[22]。他自五十五岁祭母扫墓后，去广东丹霞山，即不知所终[23]。友人洪昇谓其抛下妻室子女"乘云化孤鹤"。二子陆寅[24]寻父万里，历经多年，"神竭而死"，也未找到所在。女革行，有才识[25]，写了《老父云游始末》[26]。

他撰有医籍四种，计《伤寒捷书》二卷、《医林口谱》[27]二卷、《本草丹台录》二卷、《医案》一卷。余则为《诗经吾学》三十卷、《内诗》五卷和《威凤堂集》、《西陵新语》、《洛神赋辨注》、《榴庵随笔》等。同时尚校阅过"吴江沈氏鞠通生"重定乃父所辑的《南词新谱》。苏州张路玉《医通》，广搜博采，曾选入了陆氏的经验学说。

【注释】

[1] 或作万历壬寅（1602年），误。

[2] 字鲲庭，号大行，崇祯庚辰进士，曾官行人，吴庆坻《蕉廊脞录》卷四载，

乙酉殉国，缢死桐坞。子繁诏，终身未仕。

[3] 字梯霞，撰有《白凤楼集》。因兄案入狱，经从舅裴信甫大侠用计救出。见吴庆坻《蕉廊脞录》卷三。

[4] 字紫躔。

[5] 撰有《丹凤堂集》。子丰、兆爵，均工文章。

[6] 柴萼《梵天庐丛录》卷十。

[7] 孙静《明遗民录》卷四十三。

[8] 亦精医，以治毛稚黄小妾用"一刀圭药愈之而驰名"。

[9] 朱彝尊《静至居诗话》。

[10]《小石山房丛书》载杜荫棠《明人诗话》卷二。

[11] 王倬《今世说》卷二。

[12] 易宗夔《新世说》卷三。

[13] 杨葭渔《国朝诗话》卷二。

[14] 王士祺《渔洋诗话》。

[15] 俞樾《右台仙馆笔记》卷五。

[16] 徐珂《清稗类钞》"艺术"。

[17] 黄宗羲《感旧诗》。

[18]《黄宗羲全集》"思旧录"。

[19] 法名透月、函昰。

[20] 陆莘行《秋思草堂遗集》。

[21]《粤东遗民传》。

[22] 陆作六，坼字拆开为斤土，十六两为一斤，故云九十六两泥。易宗夔《新世说》卷六"巧艺"曾记述此事。

[23] 朱克敬《儒林琐记》卷一言其入闽为僧，往来南北各地，卖药市廛，"以母老复归奉母"。因庄廷钺案"私史狱发，坼名居首，购捕甚急，久之得脱"，即云游四方。与陆氏之女所记不同，存以待考。

[24] 字冠周，康熙戊辰进士。

[25] 字缵任，七岁能诗，幼随父、兄送吴锦雯"司理吴郡"绝句说："自怜娇小

不知诗，执手临时强置词，盼煞归鸿传锦字，吴江枫落正愁时"，已绽露了文华。后嫁袁花祝鲲涛次子祝棐为妻。

[26] 见《庄氏史案本末》。

[27] 阮元《两浙辖轩录》作《陆生口谱》。

2. 高斗魁，为针灸家高武之后，浙江鄞县人，字旦中，因少时读书于祖墓之侧鼓峰山而号鼓峰。曾祖士，字志斋，工医术，撰有《灵枢摘注》《痘疹论》《志斋医论》。祖莘，万历甲戌进士，广东肇庆知府。父翱，光禄寺署丞。兄斗枢，字玄若，号象先，崇祯戊辰进士，巡抚山西，官右副都御史，称蚕瓮居士，为四明起义抗清领导者之一[1]；斗权，号废翁[2]，精词曲；弟斗开，斗弼；侄宇泰[3]，均富有民族气节，名闻甬东，"一门中互为师友，诗文风发泉涌，诸公皆为倾倒"[4]。和"同邑万泰，慈溪刘应期，姚江黄宗羲、宗炎兄弟，相与为忘年交，唱酬吟咏以抒其志"[5]。郡中李杲堂，也为他的知心良友。

高氏约生于明末天启三年（1623年），庠生，奉化知县胡应泰见其文奇之，曰："此忠孝种子也。"[6]工书法，大字摩颜真卿，"小楷类《乐毅论》《东方朔像赞》"，行、草师法米南宫。常"寓居语溪"[7]。同兄斗权邀集地方学者，在南湖结社，为九子之一。和高世栻[8]友善，不断进行医学交流，人称"二高"。他慷慨好义，"任侠"，越溪王谦中、钱塘胡念庵、杭州沈侨如，皆推重之。开始致力"姚江、蕺山之学"，从事古文、诗词研究，后来则转向"游艺方技"[9]。曾献策并伙同万泰[10]、冯道济、董天鉴、李邺嗣劫过刑场，"潜载死囚"换出黄宗炎[11]，由八龙[12]第二嗜好岐黄的斯程负之"冥行十里"[13]，藏于"万云部履安白云庄"[14]，胸怀大义，抱着

"一生甜苦历中边"、"岂容吾辈只安眠"[15]的思想，"尝毁家以救友之难，有所求，不惜脑髓以殉"[16]。为了维持生活，还卖字以自给，写一张扇面，小楷收银二钱，行书一钱，帏屏三钱，锦轴八钱，匾额每字一钱，诗文多者一两。对抗清被捕遇害的贫寒亲朋，竭力周济其家内老小，黄宗炎亡命外地，"五子诸妇困于饥饿"，即以"卖药所入济之"[17]，其妻朱氏有异言，即严加批评。由于长须飘胸，挺直如戟，就诊者多以"美髯公"呼之。

他在医学方面，师法李杲、薛己、赵献可、张介宾，"夙以经鸣世"，得到了老儒徐五宜[18]、桐乡曹献宸、石门吴弁王的叹赏。认为张叔承《六要》一书条理清楚，本末兼赅，其中治法二要，"尤为精详可守"[19]；最娴熟"赵氏之论，而独悟其微"[20]。临床"察脉辨证，处方用药，理解超豁，迥出凡流"，能掌握灵活二字，"如秦越人之听声写形，随俗为变"[21]。1660年六月访晚村于语溪，适值吕发烧大便不通，诊为气虚内伤而致，投予补中益气汤，汗出热退，下燥屎数十枚，誉为佳话。"四明人传其起痼、扶衰、悬决生死日时多奇验。"[22]从不积财，足迹走遍宁波、嘉兴一带，药资入囊，随手散尽。据平步青言，曾得《医贯》的妙谛，"一至杭州，而讲山之门可罗雀矣"[23]。所到之处，求治者大集，甚至逾月方得"一诊"，"孝子慈父，苟能致旦中，便为心力毕尽，含旦中之药而死，亦安之若命矣"[24]。在患者心目中，有很高的威信。

高氏对僧人业医，上诮下骄，非常不满，曾批评竹林寺："以削发披缁之辈，从事妇女产科一门，已违如来大戒。一到病家更有各样丑态，入中人之室，则旁若无人，登贵人之堂，则趋奉礼尽。开口即扫

前医用补之误，而投以巴霜丸子。"加上病家求愈心切，"信任髡徒，重费招来，惑彼狂言"，为所欺骗，"由是得肆其鲁莽之说，目高气扬"，能"大索其酬而去"[25]。吕晚村行医时，遇到疑难问题，常忆及他的精湛医术，谓："每至技穷，未有不思使鼓峰在，当别有解治也。"[26]"命穷诗句悲东野，道浅文章爱白沙。"康熙九年（1670年）五月病笃，"犹惓惓诸友"，口吟"明月冈头人不见，青松树下影相亲"，抒发凄凉景况[27]，时年四十八岁。卒后，儿子君鸿尚幼，孤寡无依，"不能备丧葬"，吕晚村芒鞋疾行"哭而往"，半送行人半送春"，协同乡邻筹资殡埋，厝于乌石山中。缘黄宗羲为其所撰《墓志铭》，论及先生之医专于望、闻，吕氏疑为讥己[28]，且有"工揣测人情于容动色理之间，巧发奇中，亦未必纯以其术也"，力主不以此石下窆，二人发生争执[29]，把他身后需要办理的事，也不予过问了，人琴俱亡，使斗魁行状很多业绩，没有流传下来。

高氏"著有《医学心法》[30]《吹毛编》则自记医案也"[31]。根据五脏主病，按木、火、土、金、水每脏有五一之四说，按照张介宾五阴煎、五柴胡饮，选出二十五首方子，创制《五行五脏天人一理图》[32]。杨乘六[33]将其《四明心法》《四明医案》[34]和吕晚村《东庄医案》[35]、董废翁《西塘感证》汇集于一起，取范仲淹"以天下为己任"意，命名《医宗己任编》。王琦把《四明心法》收入《医林指月》丛书内，谓"后辈之良导师"、"先辈之诤友"。另外尚写有诗文多种，如《语溪集》[36]《桐斋集》《冬青阁集》等。弟子沈孟津续传其学。妻朱氏生子五，宇静、宇厚、宇丰、宇皭、宇调；侧室赵氏生子二，宇祝、宇胥，因家贫生活无着而流落四方。

【注释】

[1] 见查继佐《国寿录》。

[2] 与写《西塘感证》的董废翁为两人。

[3] 斗枢之子，字元发、虞尊，号蘖庵，撰有《雷交亭集》。

[4] 《乾隆鄞县志》"人物"。

[5] 《雍正宁波府志》"隐逸"。

[6] 《光绪鄞县志》"人物"。

[7] 《光绪石门县志》"寓贤"。

[8] 字士宗，钱塘人，幼年丧父，困于场屋，乃从倪冲之问业，二十三岁行医，二十八岁时又请益于张志聪，凡十年。张殁后，他在侣山堂继续讲学，又从事育人活动四个春秋，其弟子吴嗣昌、王嘉嗣、管介眉、朱曙升、杨长舒、曹自玉、徐麟祥、杨迈峇、奚天枢、汪广期，均系有成就的大家。王嘉嗣等为世栻整理了笔记语录，名《医学真传》。

[9] 见李聿求《鲁之春秋》卷十七。

[10] 号悔庵，崇祯九年举人。

[11] 字晦木、立溪，行二，崇祯贡生，曾入国子监学习。喜绘画、制砚，和吕晚村为儿女亲家，人称"鹧鸪先生"。尝以杖为执友，族弟道传为老友，宽匋石印为信友，夏天锡琬、琰二砚为石友，陆文虎、万履安为死友，持以易粟之红云端砚、宣铜乳铲为亡友，忠端所遗铜铲为心友，酒为畏友，茶为损友，野鸟木客为益友，孩提为小友，所作忧患学《易》六书会通为端友（见黄濬《花随人圣庵摭忆》"补遗"）。明亡后隐于四明白云庄，"乱定游石门、海昌间"（翁洲老民《海东逸史》卷十八），以"卖药自给；不足，则以古篆为人镌花乳印石；又不足，则以李思训、赵伯驹二家画法为人作画；又不足，则为人制砚"。（吴德旋《初月楼续闻

见录》卷三）撰有《周易象词》《易图辨惑》《寻门余论》等书。其子百谷，字农师，也业医，常住西湖上，写有《素问注》《难经注》，"晚年以石函锢所著述于其中"。（孙静庵《明遗民录》卷九）

[12] 万泰之子，计斯年、斯程、斯祯、斯昌、斯选、斯大、斯备、斯同。

[13] 见《清朝野史大观》"艺苑"卷九。

[14] 全祖望《鲒埼亭集》"鹧鸪先生神道碑"。

[15] 黄宗羲《南雷诗历》答旦中。

[16] 吕晚村《质亡集》"高斗魁旦中小序"。

[17] 《光绪鄞县志》"人物"。

[18] 吕晚村之师。

[19] 《答祝兼山书》。

[20] 《医宗己任编》卷二"四明心法"（中）方论。

[21] 《医宗己任编》清光绪十七年秋七月既望旌德王汝谦序。

[22] 《医家心法》清乾隆三十一年正月朔后九日钱江王琦跋。

[23] 《霞外捃屑》"夫栘山馆戤闻"越医引茹三樵《竹香斋诗钞》注。

[24] 黄宗羲《南雷文定》"高旦中墓志铭"。

[25] 《心法》"产后"。

[26] 岫庐善本丛刊《晚村文集》卷二"与高旦中书"。

[27] 受其乡先贤徐之垣"早已觉来都是梦，譬如死去未曾埋"的影响，已存在悲观厌世情绪。

[28] 全祖望《小山堂祁氏遗书》载，黄、吕二人尝以三千金合购山阴祁承业戤羽堂书楼遗留的澹生堂珍藉，吕纵其仆从书中窃出宗羲所需的卫湜《礼记集说》、

王偁《东都事略》。王应奎《柳南随笔》卷二尚言黄氏不断骂晚村为"纸尾之学"。从此他们之间已发生矛盾。

[29] 见魏裔介门人陆稼书《三鱼堂日记》"己巳"。

[30] 钱塘古月老人胡珽（字念庵）加以评按。

[31] 见《清史稿》。

[32] 见《医宗己任编》。

[33] 海昌人，字云峰。

[34] 现存二十八则。

[35] 凡三十则。

[36] 开始从宋稚圭学习，高氏逝世之后，继向吕晚村问业。

五、论疫者代表人物

1. 吴有性

（1）生平

吴有性，字又可，明末江苏震泽[1]东山[2]人，约生于万历十年（1582年），湖光帆影，常过着水乡生活，室名淡淡斋。从清初郑重光[3]语，"吴君《瘟疫》一书美而可传"，加以推断，他可能入清犹在，据云卒于顺治九年（1652年），终龄为七十一岁。葬诸翠峰坞。所著《伤寒实录》，未见出版。

明代自永乐六年（1408年）到万历十五年（1587年）一百七十多年间全国疫情经常发生，死亡惨重。1641年又广泛流行[4]，以山东、河北、江苏、浙江为烈，"一巷百余家，无一家幸免，一门数十口，无一口仅存者"[5]。当时医生识小遗大，处理不当，或株守《小品》"伤寒雅士之辞，瘟疫田舍间号"[6]，按治疗伤寒方法，甚至妄予温补，"病愈急投药愈乱，不死于病乃死于医"，加上失治的，就"枉死不可胜计"。他据《素问·遗篇》"五疫之

至皆相染易，无问大小病状相似"，葛洪《肘后备急方》"疠气"对人体的影响，"静心穷理，格其所感之气、所入之门、所受之处，及其传遍之体，平日所用历验方法"，从常到变，加以总结，经过一年多时间，于崇祯壬午"独辟鸿濛，揭日月于中天"[7]，撰成《温疫论》[8]二卷、《补遗》一卷，凡八十五则，载方三十四首[9]，近五万字，为现存最早的治疫专著，遂即刊行。孔以立、龚绍林为之释义，郑重光、洪天锡也作了补注。有的抄本还附入徐灵胎的按语[10]。付梓三十年后传至日本。

（2）学说与经验

他治学严谨，重视实践，认为"秋热必多晴，春寒固多雨，亦天地之常事"，不同意王叔和疫病为六淫"非其时而有其气"，或四时失序应暖反寒、应凉反热引起的观点，并否认因于临风脱衣、强力入水、当檐出浴，将一般感冒也列为致病因素。指出数百瘟[11]疫之中偶有"二三正伤寒"，阴证极少，"释千古之疑"[12]，发表了新的学说，属空谷足音之语。山东刘奎[13]十分赞许，推为"洵堪方驾长沙，而鼎足卢扁"[14]。王士雄从广义伤寒出发，谓其治疗方法，特别是喜用大黄，仍在"仲景范围内也"[15]。

① 瘟疫为疠气传染

吴氏在《内经》论疫、《诸病源候论》"乖戾之气"、庞安时四时五瘟的启发下，通过临床观察，认为"瘟疫"病邪，不属风、寒、暑、湿，"非五运六气所能定"，是肉眼看不见的一种"异气"[16]，也名"戾气"或"疠气"，其来源，"有天受，有传染，所感虽殊，其因则一"。经空气宣散和同患者接触从口鼻进入人体[17]，"如鸟栖巢，如兽藏穴"，伏于表里分界的"募原"[18]，毒气溃溢，舌胎如积粉，"及其发

也，内侵于府（里），外淫于经（表）"，传染性很强。因此气不只一种，作用各异，故"牛病而羊不病，鸡病而鸭不病，人病而禽兽不病"，有特殊嗜中性，又可称为"杂气"。人患之"无老少强弱，触之者即病"，常"延门阖户"，症状表现相同。潜伏期长短，与精神活动、体质抗病能力有密切关系，"感之深者中而即发，感之轻者邪不胜正，未能顿发，或遇饥饿劳碌，忧思气怒，正气被伤，邪气始得张益"。至于瓜瓤瘟、疙瘩瘟，发作更快，死亡率更高，最难处理者有二，一是四损[19]之人，二为老年患者，他说，每逢这类情况，进退维谷，尤其老人"最忌剥削，设投承气，以一当十，设投参术，十不抵一，盖荣卫枯涩，几微之元气易耗而难复也"。的确如此。

②提出九传说

他认为"异气"在发展过程中，有"九传"形式，即但表不里，脉浮、头痛、项强、发热、恶寒、目赤、面肿、发斑、出疹、有汗或无汗；但里不表，脉沉、口渴、胸闷、腹痛、烦躁、谵妄、昏迷、肢厥、舌燥、咽烂、唇裂、尿涩、大便秘结或下利清水。其次即表而再表、里而再里、表里分传、表里分传再分传、表胜于里或里胜于表、先表后里、先里后表。开始二三日"脉不浮不沉而数，昼夜发热"，邪不在表又未入里，居"经、胃交关之所"，处于夹脊前、肠胃后，汗下两难，以香散行气化浊，疏利积湿令其内消，兼加护阴之品则邪去而津液不伤，用达原饮[20]。趋向于表者为顺，可汗解（自汗、狂汗、战汗），用白虎汤[21]加羌活、柴胡。入里转逆，邪在上，胸闷欲呕，用瓜蒂散[22]；居下"舌变黄黑生刺、鼻如烟煤"，大便胶闭或热结旁流，用大承气汤[23]；烦渴不已，用梨汁、蔗浆、藕水、西瓜。表里分传，用三消饮[24]，因势利导，外散内下，分化邪毒。吴氏尚着重指出"客邪贵于早逐"，否则"津液愈耗，热结愈固"，注意解后养阴，不可乱投参术，以免助其壅郁、余邪稽留，"不惟目下淹缠，日后必变生异证，或周身痛痹，或四肢挛急，或流火结痰，或遍身疮疡，或两腿钻痛，或劳嗽涌痰，或气毒流注，或痰核穿漏，皆骤补之为害也"。要求切勿妄服药物，"调理之剂投之不当，莫如静养、节饮食为第一"。

先生所处之方，用志不纷，药少而严，在缺乏治疫专书和成熟经验的情况下，起了很大作用，对热性传染病的调治开辟了化古为新的途径。而且重视因子疗法，"因邪而发热"，以攻邪为主，"邪之与热，犹形影相依，形亡而影未有独存者"。凡"舌黄、心腹痞满"，都应用含有大黄的承气汤，"一窍通诸窍皆通，大关通而百关皆通"，所下之物"如败酱，如藕泥，至死不结者，但得秽恶一去，邪毒从此而消，脉证从此而退"。尝说，尚有部分患者"里气通而表亦达，头痛发热，得汗而解"。于《因证数攻》篇中，记有一则病案，投予大黄一两五钱，半月时间用了十二两之多。并具体地举出三十余种可下之证。所以人们称其为"俨然一张子和也"。他还希望发现特效药物，以抑制"异气"，如猫吃鼠、蟹中雾多死、蜓蚰解蜈蚣之毒，"一病只须一药之到而病自已，不烦君臣佐使品味加减之劳矣"。从发展的观点论，是很有意义的。惟对石膏、黄连敬而远之，认为只能清热无泻实之功，反会"闭瘤疫邪"，实属一大缺憾，乃智者之失。

【附记】

十七世纪周扬俊[25]根据历史经验"大

军之后必有凶年"[26]，谓大疫在"兵荒之后，尸浊秽气，充斥道路，人在气交，感之而病"。认为："舍吴又可之言，别无依傍也。"戴天章[27]鉴于社会上对《瘟疫论》"见其书而不能信"，或"啧啧称道不用其法"，根据自己经验，补入鉴别诊断五则，以充实其内容，从症状表现方面，把风寒和瘟疫的不同点，进行了阐发。呼吸气味：风寒无臭气，转入阳明始有秽味；瘟疫臭气触人，轻者盈于床帐，重则熏蒸一室，与五行之肝木臊、肺金腥、心火焦、脾土香、肾水腐不一样。头面颜色：风寒收敛，面色绷急光洁；瘟疫腾散，面色松缓垢晦，或如油腻、烟熏，望之憎人。舌胎变化：风寒舌多无胎，即有之亦由白转黄、黑；瘟疫见头面发热，舌上便生厚胎，白、黄或粗若积粉。神识现象：风寒初起无变化，到阳明始有谵语；瘟疫开始神识异常，烦躁、梦寐不安。脉搏情况：风寒脉紧或缓，数日后始变，瘟疫一起辄呈数象，后则模糊不清。增加气、色、舌、神、脉五辨。并强调瘟疫下不厌早，见有里热即可攻下，纯由实践中来。所以其《广温疫论》，也有作《医学温疫指南》者。许宣治[28]认为，时疫无直中证，传染季节"非得自严寒之令"[29]，常规疗法不易见效。李炳[30]在《辨疫琐言》指出达原饮内槟榔、草果、厚朴破气，黄芩、知母初起不宜，又创制了清气饮[31]，用之颇佳，亦属名方。

【注释】

[1] 刘澄之《扬州记》载，乃太湖古称，非今震泽镇，沈彤《震泽志》已有说明，即吴县洞庭。

[2] 洞庭东山。

[3] 清初人，原籍歙县，迁居扬州"瓜渚"，后又移于邘上。字在辛、完夫，号素

圃。少时丧父，身染羸疾，迴旋于药炉者五年，乃习医。处理温疫，重视石膏、犀角的临床应用。"邑中举乡饮礼"，酌先生到明伦堂。扬州太守左必蕃1707年为其写了匾额"宾筵望重"四字，七十九岁逝世（见焦循《雕菰集》文录"郑素圃医案"序）。所撰补充方有执之作《伤寒论条辨续注》十二卷，切合实用。

[4] 王士雄《随息居重订霍乱论》载，嘉兴王胒枕《蜩庵琐语》、桐乡陈松涛《灾荒记事》载："崇祯十四年大旱，十五、十六年经年亢旱，通国奇荒，疫疠大作。"

[5]《吴江县志》。

[6] 此论出于王焘《外台秘要》卷一"诸论伤寒八家"。

[7] 戴北山《广温疫论》序。

[8] 影山草堂莫友芝（曾国藩幕僚，道光辛卯举人）《邵亭知见传本书目》载何玉林刊本，作《温邱疫论》有误。

[9] 含有大黄者十二方。

[10] 见《结一庐书目》小记。

[11] 瘟字的应用，开始于葛洪《抱朴子》"微者"。

[12]《温疫论类编》刘嗣宗序略。

[13] 诸城人，刘引岚（刘棨之子，保定知府）之子、石庵堂弟，字文甫，号松峰，监生，抱不羁之才，"入闱辄病"，乃弃儒传其家学攻读医术，迁居楂河山庄，时往来于马耳、常山之间，受郭右陶痧证学说影响，善治时令病。晚年隐居五莲松朵山下，与二子秉锦、秉淦以诗酒文章自娱，操刀圭活人。年龄小于臧牧吉、黄元御，可能同二家为忘年交。八十五岁卒。提出《内经》"冬伤于寒"，应作"冬伤于汗"，才易发生温病。1795年，将《瘟疫论》分为五门，予以评释，写成《温疫论

类编》。

[14]《温疫论类编》序。

[15]《温热经纬》仲景"疫病篇"。

[16] 他所指"无形可求""无象可见"，实际就是病原微生物。

[17]"口鼻之气通乎天气"。

[18] 募原二字，出于《素问·疟论》。

[19] 素有大劳、大欲、大病、久病。

[20] 槟榔、厚朴、草果、知母、白芍、黄芩、甘草。

[21] 石膏、知母、粳米、甘草。药后汗不出、津液不足加人参。

[22] 瓜蒂、赤小豆。

[23] 大黄、枳实、厚朴、芒硝。下后应脉静身凉，反发热者为内结开、郁阳暴伸，如炉中伏火，拨开生焰不久自熄。

[24] 槟榔、厚朴、白芍、知母、黄芩、大黄、葛根、羌活、柴胡、甘草、生姜、大枣。

[25] 清初吴县人，贡生，字禹载，屡次乡试均未中选，年近四十弃文习医，和徐乾学、丁思孔为秋闱考友，康熙辛亥入都，在北京拜林澜（字起龙，曾官漕宪，揭发过喻嘉言剽窃方有执学说，寓所名补拙斋）为师，令其阅读《伤寒论条辨》，"王公贵人延之不暇给"。治学思想，虽推崇方氏见解，因同嘉言相识，不抱门户派别，反自称弟子。1677年撰有《伤寒论三注》十六卷，1687年增补赵良仁《金匮玉函经二注》（删去"杂疗""禽兽虫鱼食禁"、"果实谷菜食禁"，补入方剂二十一首）二十二卷，编辑《温热暑疫全书》（讨论温、热、暑、疫）四卷（薛雪、吴正功重予校刊），注释了葛乾孙《十药神书》。处理吐血证，用韭芽、童便、制大黄下之，再以补中益气汤加养血药收功。

民国二十五年七月可园蔡冠洛为其立了传，列为清代七百名人之一。

[26]《老子》三十章。

[27] 江苏上元（今江宁县）人，戴进忠之子林青雷的门人，字麟郊，庠生，精天文、地理、射弋、数学，工琴棋书画，"读经、史能通部逆背，如瓶泻水"。亲友贫穷者救济之，劝其归而就学。以方技活人，"谢之金，挥不受，四方渊雅名流，至必下榻请教"。处理疾病十分慎重，"通体见有余，一处见不足，从阴证治，通体见不足，一处见有余，从阳证治"。晚年号北山，斋称存存书屋。撰有《疟论注》、《咳论注》等医籍十余种，以写于康熙六十一年的《广温疫论》四卷、附方一卷为代表作。长子瀚，字巨川，号雪村，雍正元年榜眼，翰林院编修、中宪大夫；孙翼子，官御史（见《上元县志》），赠朝政大夫。另孙祖启藏有先生1722年《广温疫论》原稿，纠正了书坊改名《温疫明辨》为歙县郑奠一撰写的错误，于1778年校刊问世，载方八十三首。此书后来陆九芝又予删补，更称《广温热论》；何廉臣加以增广，补入了古今良方，命名《重订广温热论》。

[28] 安徽歙县人。

[29]《怡堂散记》。

[30] 李斗《扬州画舫录》作李钧。仪征人，字振声，号西垣，歙县呈坎村罗两峰曾赠其所画《磨药图》"为医生西垣居士寿"。

[31] 杏仁霜、桔梗、蝉蜕、银花、藿香、苏叶、神曲、谷芽、半夏、陈皮、茯苓。

2. 余霖

（1）生平

余霖，江苏常州[1]桐溪人，字师愚，生

卒时间不详。枕经葄史，勤奋读书，二十余年"屡踬名场"，仍为童子师。自叹"樗栎之材，原非国器"，遂弃举子业，旅居安徽桐城，于公余之暇"专务岐黄"[2]。南方地区，疫病蝉联，死亡极多，"衣冠中得祸最惨者无如周鲲庄一家七口俱毙，存一孱弱子"，人们在无可奈何的情况下，有的迷信鬼神，采取压禳方法，写"籖、籖、籖"三字贴于门口[3]。他说，乾隆甲申（1764年）"余客中州，先君偶染时疫为医药所误"，抱恨终天，乃刻苦自励努力探讨刀圭之术，重点学习刘完素《玄明论方》、冯楚瞻《锦囊》、吴有性《瘟疫论》、熊恁昭《热疫治验》，开扩了视野。后来桐城时疫流行，先生诊断毒邪入胃，敷布十二经脉，系"热淫"所致，其害甚大，"土遇之而赤，金遇之而熔，木遇之而燃，水不胜火则涸"。通过研究本草，发现"石膏性寒，大清胃热，味淡而薄，能表肌热，体沉而降，能泻实热"，且受庞安时的影响，即以此治之而愈。过了数年，北上皇都，适癸丑（1793年）炎夏大热，又瘟疫流行，比户皆然，"一人得病传染一家，轻者生八九，重者十存一二，合境之内大率如斯"。毒火内踞，升腾于上，头汗独多，"大小同病，万人一辙"。纪昀《阅微草堂笔记·姑妄听之》载，当地医生无有经验，以张介宾之术治疗，炉内加炭，死亡日多，用吴又可疏利、分消方法处理，亦不见效，甚至推波助澜，"不死于病，而死于药，不死于药，而死于执古方之医也"。冯星实[4]之妻患疫，呼吸欲绝，由于汪副宪推荐，胞弟冯集梧陪同，余霖一不墨守前人有限经验"仲景不治两感之伤寒非短于药也，医和不驱二竖之膏肓非短于针也，病在不可为，即针药神良亦无可恃也"[5]；并且力排众议，甘蒙谤言"效者寡不效者众

多，效者暂不效者常，效者幸不效者无救"[6]。复用大剂石膏方[7]"以寒胜热、以水克火"，"直入肺胃先捣其窝巢之害"，著手回春。践履了褚澄的话"博涉知病，多诊识脉，屡用达药"[8]。所治患者，"活于先生手者十室而九"。很多人闻风而来，深入学习其独特经验，石膏"一剂用至八两，一人服及六七斤者"，数见不鲜。北京正阳门外祁某，连投清瘟败毒饮十五剂，计石膏六斤。峰回路转，形成时尚。王秉衡称道说，吴又可治疫主大黄[9]，下有形积秽；师愚疗疫用石膏，清无形燥火，"二公皆有卓识，可谓治疫两大法门也"[10]。吴瑭曾效法余氏调理"西人李姓布贾"，大热口渴，"周身纯赤"，一夜喝新汲凉水一二担，"汗如雨下，谵语癫狂"，每剂用石膏八两到十二两，最后加至一斤，"早晚各服一剂"，煮六大碗，"一时服一碗"，间用紫雪、牛黄[11]丸，终于治愈，皆称典型大案。

（2）著作与学说

他精摄生之术，年近七旬，貌古神腴，犹如当年，所撰《疫疹一得》[12]于乾隆五十九年写成，分上下两卷，总结了从事临床三十载实践经验，推荐二十八首处方。师法前人"热毒未入于胃而下之，热乘虚入胃，故发斑；热毒已入于胃不即下之，热不得泻，亦发斑"。在"一人之治人有限，因人以及人无穷"思想指导下，广采熊恁昭《热疫治验》先投活人败毒散，继服桔梗汤，减去硝黄、重遣石膏；《伤寒论》的白虎汤、《备急千金要方》犀角地黄汤[13]、《外台秘要》崔氏黄连解毒汤综合制定了清瘟败毒饮[14]，内化外解。适应对象，以症状集中表现为依归，有头痛如劈、红丝绕目、头上汗涌、脉数、舌似铁甲、身发斑疹、烦躁不眠、大渴不已、谵语神昏、痄腮颈肿、口秽喷人、腰痛如

杖、战汗发斑、咽喉肿痛、遍体似火烤等五十二个[15]。方义是以石膏为主药，于清胃的基础上，统泻十二经之火、表里大热，补阴救水。为了提高治疗作用，并附加味法，凡头痛加菊花，目赤加蝉蜕、谷精珠、红花，口渴加花粉，喉痛加射干、山豆根，面肿加银花、马勃、僵蚕、板蓝根、紫花地丁（脉实加酒洗大黄），疹点[16]紧束有根"如矢贯的"加紫草、归尾、大青叶，小便溺血加滑石、琥珀、白茅根。笔者经验，对热性传染病，应用得当，大都有效。王士雄认为，能"补昔贤之未逮，堪为仲景之功臣"，已将此方收入《温热经纬》中。由于参考文献较少，缺乏全面观察，也存有不足之处，一认为伤寒有耳聋，"瘟疫无耳聋"；二是未有突出"解毒"二字，如吴又可之用大黄，张路玉之用人中黄、童便，叶天士之用银花、金汁、大青叶。若组入方内，则作用更佳。

【注释】

[1] 据陆以湉《冷庐医话》。

[2] 见吕桥居士蔡曾源《疫疹一得》序。

[3] 龚炜《巢林笔谈》。刘奎《松峰说疫》卷一言，乃舟人梢工由江北传到"吴下"。

[4] 浙江桐乡人，字应榴，乾隆辛巳进士，官军机处行走、鸿胪寺卿（梁章钜《南省公余录》载，归礼部）。时正编纂《苏诗合注》。

[5] 吴昆《针方六集》"旁通集"。

[6] 张若淳《疫疹一得》序。

[7] 《伤寒论》一剂用至一斤，《备急千金要方》用至八两。均以大量著称。

[8] 见《褚氏遗书》。

[9] 治疫用大黄，倡导于元代耶律楚材。

[10] 《重庆堂随笔》。

[11] 见《医医病书》卷下。

[12] 王士雄《温热经纬》改为"疫病篇"。

[13] 即陈延之《小品方》芍药地黄汤。

[14] 石膏、生地、犀角、黄芩、山栀、知母、赤芍、玄参、连翘、丹皮、黄连、桔梗、竹叶、甘草。

[15] 不包括差后二十证。

[16] 认为"火者疹之根，疹者火之苗"。

六、医温者代表人物

1. 叶桂

（1）生平

叶桂，字天士，号香岩，比顾松园稍晚，医论有相同之处，威信在其上。原籍歙县[1]，由高祖封山迁至江苏吴县[2]。曾祖崚山，庠生；祖时，字紫帆，幼孤，髫龄居丧"有孝行"，"详视颅囟，细询饥、寒、饱、暖、便、溺、啼、哭之状"，擅长儿科；父阳生，为张路玉、沈明生、程应旄之友，字朝彩，以治范少参长倩之子伏庵[3]生下无谷道[4]用手术切开闻名遐迩[5]，木渎、光福、浒关聘诊者不绝[6]；兄又凡，亦精医，事迹不详。他约生于康熙五年（1666年），少时"从师读经书"，暮归"阳生翁授以岐黄学"[7]。炙背拾芥，痛下功夫。

天士十四岁阳生弃养，随父门人朱某于渡僧桥附近学医，攻痘疹科，继转大方脉，"桂闻言即解，见出朱上"[8]。在陈敬通[9]诊所内实习炮炙、司药。因抱着"惟医不可自成一家"的思想，恐走偏方向，闻人善治何证，辄叩门求教，到二十四岁十年当中[10]"凡更十七师"，虚心向徐时进、马元仪、周扬俊、祁正明执弟子礼，并求教于张路玉、柯韵伯[11]，从"受学于王子接[12]始能贯通各科"[13]。且"过目不忘"[14]，有顽强的励学精神，"非人所能几及"[15]。听说浙右举子吃秋梨治消渴，"易姓名衣傭保服"，拜金山寺僧躬身问业[16]传为美谈。到山东出诊，为一妇女写节孝坊门联："玉碎珠沉化作清风阵阵，山飞海立长留正气绵绵。"横槛"烈竞秋阳"，字摩松雪，笔锋遒丽[17]，为一时之冠。他同客寓濂溪坊的魏荔彤、贡生孙光远[18]为友，歙县盐商黄履暹将其邀至家中，在十间房花园"与王晋三、杨天池、黄瑞云诸人考订药性"[19]，深受社会尊重。喜研究诗文，沉潜经、史、《易》、棋。五十岁后，暇则涉猎《汉书》，"占课、弹琴以自娱"。有识人之见，乐于推荐贤者，于常熟目睹柯韵伯《伤寒论注》，"展卷而异之，以为有如是之注疏，实阐先圣不传之秘"，誉为"后学指南"[20]。对尤松年治老翁失音刺肺俞开痰利结，备加称道；访沛县徐佑实，畅谈竟日，赞彼医术精湛，"君可谓江北一人"。遇到太仓求诊者，辄云你处已有高手陆德隅[21]，不要再聘我。虽后生晚辈，亦不耻下问探询其业务专长，母病不敢冒用黄连，质诸章姓[22]；批评徐灵胎用药庞杂，后来即以检查的口吻纠正道："前谓徐生立方无本，谁知俱出《外台》，可知学问无穷，读书不可轻量也。"

叶氏开业于苏州"市廛繁盛"、"居人白润"[23]之区阊[24]门外下塘，而后又设诊所于上津桥畔[25]，"周旋于患者之侧，同其寝兴，熟其喜、怒、惊、恐"，据古人处方精义，"以意断之"，理暑邪用轻清凉润，"无不指下回春"[26]。礼贤好客，"甒石之储尝空于私室"，为"剖析成败利钝，如决疾然"，友"以患难相告者，倾囊拯之无所顾惜"。因社交广泛，塾师、旅客、卜筮、胥吏，都与之游，养成"蕉叶有心能捲雨，杨枝无力好随风"的性格。称诊所为种福堂[27]、眉寿堂。威信日高，"而先生无日不读书也"[28]。以悬壶业绩，获得"当世卢扁"[29]的饮誉。雍正癸丑（1733年）六月疫病流行，"抚吴使者"嘱制方抢救，他根据《素问·五常政大论》"必先岁气"，拟定湿在气分用甘露消毒丹[30]，火化入营用神犀丹[31]，活人甚多[32]。晚年家世华阮，筑有厅堂，已摆脱了阮囊羞涩，然济众之心一如既往，上起朝廷，下至平民，"远及外服"，尽皆知之，有"天医星"[33]"医国手"[34]的美称，王宏翰[35]《古今医史》推为"吴中中兴之大名家"。此时嗜昆曲，"好嬉戏，懒出门"，号南阳翁、上津老人[36]。常通过察色、切脉、听声、观形，判断预后情况，医术之精"震乎宇内"[37]，四方求治者户履满盈[38]。缘于理虚劳喜用小建中汤，引起"阴虚火升"，"喉痹血冒者不下数人"[39]；洞庭金姓患痰饮呕吐数年，只投"肝胃之药"与人参姜附，"病者几殆"[40]；歙县一富翁消渴，"食斗米、肴肉无算犹饥"，诊治日久无有起色，改延周公纯[41]，授以丸药而愈[42]，因遭到谤言[43]，感觉歉仄良以，深叹医事之难。乾隆十年（1745年）将殁时[44]回顾了人生有限、知识无涯，身历三朝[45]"悲苦欢愉"的漫长岁月，十分感慨地说：学习岐黄，最怕浅尝辄止，"医可为而不可为，必天资与学力相济，读万卷书，而后可借术应世，施之以方"，强调责任重大。反之以药试病，"鲜有不杀人者，是以药饵为刀刃也"。终龄八十岁[46]。除潘氏所生长子奕章、次子龙章，孙堂、坤[47]、坚，曾孙钟[48]、铨[49]、钧[50]、玄孙滋[51]、潮[52]、灌、湝、溱、源、淳、润、沆、溥、准、泰[53]，五世孙林、榕、櫺等，均无突出成就。叶堂，工音律，娴于宫谱，已放弃祖传遗业[54]。天士阊门飞絮，却桃李满吴中，弟子吴蒙、姚亦陶、陆禹川、顾文垣[55]，毛丕烈[56]、王钟岳[57]、周浩[58]、张亮揆[59]、吴正学[60]、周显[61]、吴翼文、刘执持[62]、吴坤安等数十人，继承了其学说和经验。在他的门生当中，还有一不慕荣利、身外无长物行医民间者，遇疑难大证伸手为之调治，能饮酒数十巨觥，称曰"丐医"[63]的。鉴于先生贡献卓著，民国二十五年七月可园蔡冠洛又搜集资料，给其重新立了传，列为清代七百名人之一。

因时代局限，社会影响，他和薛雪观点不同，积有矛盾，传说在义局"普济堂"[64]施诊，处理一司夜"更夫"燕草驱蚊中毒，面身俱肿，发生争论，形成门户之见。天士讥彼为"蠢秀才"，逢诗场谐谑文华，名住所"破瓢居""烹雪轩"、"踏雪斋"[65]，自称"扫雪楼老人"，留下历史污点与一大喔嚎。他生平异闻很多，患者常以斗蟋蟀邀之[66]，针灸、调药而起沉疴，如教乡人"拣橄榄核种之"，生芽入药以济贫[67]；牙痛百疗不效，用山茱萸、五味子、女贞、旱莲草、牛膝、青盐酸咸坠火[68]；湿地铺芭蕉叶使高烧幼童卧之，半日一换，取物理降温[69]；恶少饱食跳越，断其肠破而亡[70]；富家子生理缺陷巧术治之，与婢女完婚[71]；新科举人目肿，嘱息心静坐，左手揉右足心、右手揉左足心，每日七次导火下行[72]；孕妇分娩猝死，闯入探视，针刺胸部得苏，子亦产下，"谢以白金不受"[73]；商人子瞑目僵卧，用陈小便反复扬之，令嗅其气；新婚者为漆味熏昏，移于木屑上；天官坊章松岩呃逆不语，开人参四两、附子四两，水煎频频灌下，药尽声止[74]；让孕妇躬身拾钱，促进子宫收缩以利分娩；青年将铜环套入阴茎，勃起不得出，取冷水

从头上倾下[75]；嫁女对洞房香麝之气过敏，闻之而倒，抬通风处，搅粪汁置鼻前令嗅而散之[76]，不胜枚举。所以独学老人石蕴玉说："吴中父老皆乐谈其轶事，书之虽累牍不能尽，谓为今之扁鹊、淳于意可也。"[77]故"白叟、黄童，无不知有叶天士先生"[78]。道光辛卯（1831年）贮春仙馆吴鸣钧[79]把他同薛雪、缪遵义[80]"联镳接诊""精妙可师"[81]的病历记录，重新筛选，辑成一帙，名《三家医案合刻》[82]，奉为吴门医首。陈莲舫[83]还推称南国第一。

叶氏"琼筵醉客，酒后白眉，临证见功夫"。《四库全书总目提要》言其"生平无所著述"，有之，"类多门人志录，不尽出先生之手"[84]。现在所见之《临证指南医案》十卷，乃李国华[85]由"万方"内"辑其晚年门人朱心传[86]、吴厚存、张亮揆等日记医案"编成的，分八十九门，"治中治末者十之七八，初治者不过十之一二"，约三千余则[87]，交与华岫云[88]整理，邹锦畹（滋九）、邵铭（新甫）、华旦（玉堂）校勘，载入所用古方加减、个人处方三千零七道[89]，投药四百一十多种[90]，1764年完成，1766年付梓；《续选临证指南医案》四卷，经华氏之友岳廷璋[91]委托徽、苏二地程、叶两大商人资助出版的[92]。治术纵横，富有新意，"深得夫道统之真传"[93]，可"启后人之识见"[94]。每门由华岫云、邵新甫、邹滋九、姚亦陶、华玉堂、蒋式玉、龚商年、丁圣彦、秦天一加按，进行综合评论；丁亥（1767年）年，徐灵胎画龙点睛眉批与尾评[95]，潘兰坪视为"宝筏"[96]。朱孟坚[97]、陈鹿萍[98]写有注释本。《温证论治》[99]不分卷，据唐大烈讲，是他游太湖洞庭山[100]，在扁舟上口授，随从门人顾景文笔录下来的，突出药治，未涉及方剂，1746年问世，"凡三千七百一十七字"[101]。

《幼科要略》[102]一卷，为吸收丹阳詹思益《痘科》[103]结合自己经验由别人萃集的，陆履安、郑望颐、华岫云加按，其论小儿温病部分，王孟英摘出，更名《三时伏气外感篇》，纳入《温热经纬》中。《未刻本叶氏医案》，乃周显抄存，婺源程门雪校刊，行文简朴，遣药严谨，能体现先生的医疗风格，真实性较大。

其他著述，如《本事方释义》[104]、《伤寒全生集评》[105]、《叶选医衡》、《医效秘传》[106]、《痘学真传》[107]、《叶案存真》[108]、《神农本草经三家注》[109]、《删补慎斋遗书》[110]、《各证集说诸方备用并五脏六腑集论合抄》、《叶天士女科全书》、《叶天士家传秘诀》、《叶天士幼科医案》、《叶氏眼科》[111]、《叶天士先生方案》（抄本）、《叶天士医案》、《叶天士女科诊治秘方》、《伤寒来苏集评》[112]、《叶天士秘方大全》、《叶案指南》（抄本）、《景岳全书发挥》[113]、《南阳医案》（抄本）[114]、《保元方案》（抄本）、《本草经解》[115]、《香岩诊案》[116]、《本草再新》[117]、《万应灵效秘方》[118]、《徐批叶天士晚年方案真本》、《医验录》、《种福堂公选良方》、《叶氏秘本种子金丹》、《南阳经解》[119]、《轩岐心印》、《眉寿堂方案选存》[120]等，多为后世医家、书坊商人张冠李戴，或据其一鳞半爪托写的。华礼贤[121]还为他编辑了《叶天士医方集解》。《易经象训》十二卷，则可能出诸叶氏之手。

（2）学说与经验

叶氏治学思想，导源"平易恬淡，则忧患不能入，邪气不能袭"[122]，注意"移情易性"固阴和阳，"先安未受邪之地"。"寒暄保摄，尤当加意于药饵之先"，勿令"邪入为第一义"。老年人要"戒酒色，少肥鲜"[123]，杜绝中风的发生。凡"初病在

气居经，久病伤血入络"。痰为怪证，变幻不一，乃"病之标，非病之本。"遵照《素同·上古天真论》王冰释文"冲为血海，任主胞胎"，对妇科重视奇经辨证。强调小儿"体属纯阳，所患热病最多"，指出七种表现[124]。言湿邪伤人较广，面色白者须固护阳气，"湿盛则阳微也"，不可过用寒凉，否则"成功反弃"[125]。认为肝火易于化阳生风，宜滋水柔木"静则液充"，且忌"劫气伤阳"，从左金丸体会到"泄厥阴以舒其用，和阳明以利其府，药取苦味之降、辛味宣通。"虚久及肾，主张瘦者护阴、肥胖人保阳，根据《灵枢·邪气脏腑病形》"阴阳俱不足，勿取以针，而调以甘药"，给予血肉填下。他益阳气喜开建中汤，养津液不离复脉法，纳谷生精，重在心、脾、肾三治，温化为主。处理热性病，于寒凉方中加入活血之品，预防发生药物冰伏弊患。曾说，遗精"涩剂不能取效，必用滑药引导"，此"同气相求，古有诸法。"遇大便秘结，常开上启下，通过润肺使源头之水下行入肠。凡"泄气锋芒之药"，要求慎用，从其"治暑"邪由口鼻吸入，"必先犯肺"，取轻清"专治上焦"，投"滑石、芦根、通草、白蔻仁、杏仁"，即可知之，以"西瓜翠衣、鲜荷叶、鲜莲子、绿豆皮、丝瓜叶、竹叶、银花露"，出入加减，解除"上蒙空窍不犯中下二焦，殊有巧思"[126]。叶氏受刘完素、朱震亨、葛可久、王履、陶华、缪仲淳、喻昌诸人影响颇深，熟练地掌握识证、立法、组方三大关键，故"统帅正宗，独见其大，富有成书"[127]。就连陈修园也把自己的著作冒名寄托在天士门下，以示景仰。

①研究新感温病自成体系

他对新感温病[128]，据《难经》四十九条"肺邪入心为谵言妄语"，补充新的见解

与感染途径，提出"温邪上受，首先犯肺，逆传心包"特殊式传变纲领。在陶华、张鹤腾、吴昆、袁体庵、缪仲淳、吴有性、张路玉学说影响下，谓其邪侵袭人体，从上部开始，由口鼻而入，若不外解，也不下行，如阴亏积热，痰火过旺，干扰神明，"里络即闭"[129]，发生谵妄、昏迷，便为"逆传"，仿吕沧州[130]芳香开窍、清热解毒、宣泄秽浊，方能治愈，以盛寅《医经秘旨》"热入心包"为说，投鲜菖蒲、莹白金汁[131]、乌犀角、小青叶、银花露，重者用紫雪[132]、至宝[133]、神犀丹[134]、牛黄丸[135]。列有辨识白㾦[136]、观察舌胎、验齿[137]的经验，"谨守病机，各司其属"，按卫气营血辨证论治，"与伤寒大异"。四者之中，以营分为桥梁，邪气外泄于气，病势转轻；内陷入血则情况加重。治疗规律是："卫之后方言气，营之后方言血，在卫汗之可也，到气才可清气，入营犹可透热转气[138]，至血就恐耗血动血，直须凉血、散血。"[139]黄凯钧称赞道，叶氏论温虽宗河间，"而用方工细，青出于蓝"。师其意，常"应手奏效"[140]。所以"大江南北言医者，辄以桂为宗，百余年来私淑者众"[141]。

邪在卫发热恶寒，脉浮咳嗽，为初起阶段，"肺主气，其合皮毛，故云在表"。风沿波接吴有性经验，"客邪"变化迅速，"贵乎早逐"，"宜急散"，提议用薄荷、牛蒡子、桑叶、菊花辛凉外解。至气，邪气流连，"法宜益胃"[142]，冀其生津布液，通过战汗舒展气机、腠开热泄；渴饮胎黄，用石膏、知母；邪结胸脘，用杏仁、白蔻、佩兰、枳壳、厚朴、半夏、桔梗、橘红、瓜蒌、黄连；聚于下腹，熏蒸肠腑，大便干结，用槟榔、大黄、芒硝，挟湿"溲短"，舌胎厚腻，身热不扬，用芦根、滑石、甘露消毒丹。深陷营分，斑疹隐现，舌绛，烦躁不宁，营气内通于心，累及心包者，用犀角、玄参、连翘、羚羊角、竹叶心。热邪入血，吐衄时作，用鲜生地、丹皮、赤芍、阿胶。他受喻昌"温病之人，邪退阴气犹存一线者方可得生"[143]的启示，说："救阴不在血，而在津与汗[144]；通阳不在温，而在利小便[145]。"并秉承《关尹子》[146]《瘟疫论》[147]、《韩氏医通》[148]的学说，指出药后热减身凉，独处藏奸，"不可骤云虚寒而投补剂，恐炉烟虽熄灰中有火也"。为了避免误诊，宜参考《医存》经验，火性炎上，脉象浮数，寸部尤为明显，属热邪仍炽；如"由寸渐降于关、尺而平"，即是消退的表现。

② 突出养胃之阴

他精通《脾胃论》，深化对《内经》于"升降法中求之"[149]的认识，虽肯定木横土衰，"治土必先达木"[150]，"内伤必取法乎东垣"，脾胃之气，"上下交损，当治其中"。却批评李杲倾向温发敦阜之阳，补中益气，鼓舞"东方震卦甲木"，助春升雷动之令，惯用黄芪、陈皮、升麻、柴胡，忽视"燥盛则干"[151]，有增热益火、灼阴流弊。对邪气化热，年老液衰，内郁生火，过食香燥、"膏粱炙煿，汗吐下损伤胃阴，表现舌光红绛、纳呆不饥、食不知味，皮干肌热、脉呈细数者，则不适宜。言"腑通即是补"，《格致余论》说过，"胃弱"为"阴弱也"，仲景急下存阴，重点亦在治胃，乃参考王汝言、周慎斋、缪仲淳诸家论述，并吸收喻昌[152]、高斗魁二人学说，认为六腑之一的胃，"属阳明燥土"，"得阴则安"，"性喜柔润"[153]，以降为和，能"传化物而不藏"，与"太阴湿土"的习性不同，提倡"养胃阴"，弥补了李杲"详于治脾略于治胃"[154]的空缺，"为灵胎、润安所折服"[155]。

叶氏师法《金匮要略》麦门冬汤[156]，缪仲淳养阴重甘寒说，遵照高斗魁四物汤加枸杞、人参、麦冬、五味子的经验，给予清凉、濡润药物，以滋其荣，令津液来复，除化裁养元粉[157]外，最常用麦冬、沙参、柿霜、花粉、生甘草[158]、玉竹、芦根[159]、蜜水炒知母、梨汁[160]、竹茹、鲜谷芽、蔗浆[161]、石斛、香豉、扁豆[162]、白莲肉[163]、白芍[164]、粳米[165]、银耳、山药、麻仁、南枣、冰糖炒石膏[166]、地栗、蜂蜜、枇杷叶、秫米、瓜蒌汁、蜜水炒白术、人参、佩兰、乌梅[167]，深得"生津液即是补虚"[168]之旨，有良好的医疗作用。所制养胃处方凡三首，一系《临证指南医案》脾胃门养胃方[169]，二是《徐批叶天士晚年方案真本》养胃阴方[170]，三为友人沈仲圭抄存者[171]。应用得当，"甘守津还"，有"遵治辄验"[172]的效果。由于人们缺乏辨证经验，不能灵活地继承其学说，产生"苏城之病"阴虚，皆开西洋参、石斛，以致"神倦胃呆、胸膈饱满"[173]，造成熊掌、豹胎"生吞活剥"[174]的现象，然而，若以此归罪天士，则等于"溺井怨伯益、失火怨燧人氏"，无异炮凤烹龙大煞风景。

③ 久病入络活血化瘀

叶氏学习仲景《金匮要略》"五劳"用大黄䗪虫丸、"疟母"用鳖甲煎丸、"肝著"用旋覆花汤的主导思想，认为"与攻积除坚徒入脏腑者有间"，对"散之不解邪非在表，攻之不去邪非著里，补正却邪正邪并树无益"，主张按久病入络处理，凡脉涩、临床表现胀、痹、麻、痞、癥、痛不已者，可服辛温、香窜通利药物，忌投咸、苦、酸、甘滞腻之品，仿效《伤寒论》当归四逆汤，予活血化瘀疗法，不开过寒、极燥方剂，常用桃仁、乳香、泽兰、安息香、老苏梗、延胡索、新绛、没药、川芎、小茴香、薤白、鹿角、麝香、阿魏、漏芦、川椒、青蒿梗、韭根、当归须、苏木、旋覆花、细辛、郁金、香附、茺蔚子、嫩桂枝、公丁香、桑枝尖、青松针、姜渣、绿葱管；见效不佳，参照《绛雪园古方选注》[175]增入虫蚁搜剔，取水陆"血肉飞走诸灵"，升腾通阳、潜下行阴，如地龙、全蝎、䗪虫、水蛭、穿山甲、露蜂房、鳖甲、鼠妇、蜣螂虫，令"血无凝著，气可宣通"，松透深伏病根，追拔"沉混之邪"。挟气、湿、痰者，加苏子、半夏、天南星、苍术、苡仁、橘红、蜀漆、白芥子、降真香。以攻浊为重点，加晚蚕沙、五灵脂、两头尖，开隧破坚。《临证指南医案》用虫蚁的约八十则，秦天一称道，欲求"金针暗度，全凭叶案搜寻"，的确大开觉路。不过也要看到诊断粗疏有失手者，据《龙砂八家医案》记，乾隆五年六月，他用逐瘀法治陈尔华，"行血复痛"，经贡一帆调理，属"胸痹沉锢"，从气分入手，以辛温"开通郁遏之阳"，投瓜蒌、薤白、半夏、白酒获愈，也应有所了解。

④ 发现疫喉痧舌

他在《临证指南医案》"疫病"门第一个病历朱案内，提到"疫喉痧"[176]之"舌如朱"，为我国医学文献中关于猩红热呈现猫舌、杨梅舌、覆盆子舌类似特点的最早记载。处方遣药清热解毒，芳香"以逐其秽"，主用生地、犀角、银花、金汁、连翘、石菖蒲，一面凉血，一面宣泄而驱邪于外。故潘兰坪说，乃医者"暗室明灯"，病人的治疗"宝筏"[177]。

⑤ 临床遣药少而精

叶氏重视实践，"意断若神，不尽得之学问"[178]。在"谷食养生可御一生，药饵偏胜岂可久服"思想指导下，善用果芽，胎息《伤寒论》，罗罗清疏不开大方。从《临证指南医案》统计，一般局限于七味药，除配制丸散，很少超过十三味[179]。君臣佐使，配伍灵巧，清风凉雨，富有南派风格，无"焦土枯木、烁石流金"之弊。周中孚《郑堂读书记》谓其："运古法仍周以中规，化新奇仍折以中矩，信手拈来头头是道。"[180]虽然"其方与仲景迥异"[181]，却和沈德潜[182]《叶香岩传》歌咏他指责"假兼备以幸中，借和平以藏拙"[183]的不正之风，并无矛盾。由于负一时盛名，"所视者非富室膏粱，即病深气竭"[184]，处方清真、灵活，"令人意远"，属好的一面，但强调轻可去实，果子药充斥其间，"启后人不关痛痒之江湖技"[185]，存在虚与委蛇的应付弱点，且以老丝瓜、忍冬藤、刺蒺藜、鲜荷梗、西瓜翠衣为"秘药"[186]，"囿于时好"[187]，也是很大弊端。尽管王孟英说，若言"叶法轻淡如儿戏"，等于"坐井论天"，却无法掩饰这一事实。

⑥ 习惯用药

叶氏临床，受缪仲淳《本草经疏》影响较大，能借风扬帆广开治路，"视天下无不可入药"[188]者。所用之物，有不少属于实践精华，并非像人门常说的完全是"清凉国主"，开辟柔靡世界之风，现择要介绍如下：凡伤暑用香薷、西瓜[189]、扁豆花、丝瓜叶、银苗菜[190]；清络热用大豆黄卷、竹茹、老丝瓜、忍冬藤、野赤豆皮；湿阻胸闷用白豆蔻、藿香梗、厚朴；预防时邪用枇杷叶；四肢如烙皮肤瘙痒用黄柏、苦参、地肤子、刺蒺藜、晚蚕沙；祛湿热用滑石、茭白、通草、西瓜翠衣、香稻叶露；风火面肿用连翘、马勃、象贝、夏枯草，头痛加蔓荆子；风寒湿痹身痛不已用防己、海桐皮、羌活、桂枝尖、威灵仙、川乌、豨莶草；高热神昏用犀角、玄参心、珍珠、绿豆汁；疮疡用地丁、银花、生首乌、紫草；散瘿瘤用海藻、昆布、紫菜、土贝母、夏枯草；翻胃用牛涎；盗汗用稻豆衣、碧桃干、糯稻根须；补督脉用鹿茸；养任脉用龟板；温带脉用当归；益冲脉用紫石英；久泻用山药、荷叶、芡实、益智仁、补骨脂、罂粟壳、金樱子；肾亏腰痛用枸杞、肉苁蓉、狗脊、杜仲；肺燥咳嗽用桑叶、玉竹、梨皮、贝母、百合、鲜花露、麦冬、沙参、青果汁、甜杏仁；吐血用女贞、秋石、旱莲、淡芽、稻豆衣，脉空大防止暴涌气脱加参三七；鼻衄用白茅花、侧柏叶；热毒郁极舌胀大不能出口用大黄；形神尪羸脉细如丝用附子、菟丝子、胡桃、五味子；上焦火热用苦丁茶、冬笋、山栀、绿豆皮、夏枯草、小麦苗、青黛、石蟹、雪水[191]、杭菊、薄荷、竹叶、连翘；气逆呕恶胸痛用枇杷叶、木香汁、荜茇、金橘、丁香柄、檀香泥、伽南香、川楝子；疏肝理胃用香橼[192]、砂仁壳、鸡内金、青皮汁；夏日吐泻用扁豆叶、丝瓜藤、白霜梅；心痛用丹参、白檀香、砂仁[193]、薤白、沉香曲；云翳攀睛用穿山甲、蝉蜕、龙退[194]、凤凰衣、人指甲；遗精用白莲须、鱼膘胶；营气虚弱[195]用黄芪、淮小麦[196]、炙甘草、大枣肉、人乳粉；噎食咽下困难用姜汁、苏子油、松仁浆、瓜蒌瓢、鲜龙眼、萝卜水、蜒蚰；阴虚风动上蒙清窍耳鸣或聋"乙癸同治"用熟地、磁石、龟板、山萸萸、白芍、牛膝；口干用玉竹、柿霜、石斛；喉痛音哑用鸡子白、麻黄苗、麦冬、射干、阿胶、糯稻根须；心阳化风喜笑不休用龙齿、酸枣仁、朱砂，痫证用金箔、钩藤、天竺黄；痰冒眩晕用竹茹、萱花、姜汁、橘红、蛤粉、天麻、半夏曲；通阳利水用桂枝木、灯心、椒目、姜皮、蟋蜾、茯苓、竹叶、大腹皮、白通草；癥瘕用琥珀、丹参、泽兰叶；崩漏下血用牛角腮、陈墨、乌贼骨、贯众、血余胶、棕炭；口甜吐浊"治之以兰"用佩兰叶；舌胎老黄上有裂纹用枳实、槟榔、生首乌、大黄、芒硝；开寒热痞结用黄连、枳实[197]、干姜、附子；消渴用人参、熟地、山药、天冬、山茱萸、梨汁；脱肛用鹿茸、人参；下焦阳虚用胡桃、巴戟、小茴香、胡芦巴；肃降肺气用枇杷叶、苏子霜；肝火目赤用桑叶、龙胆草、菊叶、羚羊角、芦荟、赤芍、丹皮；瘰疬头胀耳鸣用连翘、僵蚕、贝母、夏枯草；清阳下陷用荷叶；湿邪困脾水邪泛溢中焦用白术、厚朴、干姜、半夏、大腹皮、泽泻、茯苓；吐泻厌食用砂仁、陈皮、藿香；敛肝气用木瓜、乌梅；闻声即惊用龙齿、琥珀、朱砂、糯稻[198]根须；壮年健忘用菖蒲、远志、抱木茯神；热邪伤胃闷而不饥用香稻露、香橼露、玫瑰露、荷花露；腿足痿弱步行无力用千年健、木瓜、牛膝；阳萎不举用巴戟、狗阴茎、枸杞、鹿茸；血虚发热用生地、青蒿、白薇；下利口渴用乌梅；久嗽用紫菀、款冬花；胁痛用青皮、枳壳、川芎；天花头面不起用川芎、鸡冠血，毒重血凝用猪尾血、冰片、竹笋尖，促进灌浆加僵蚕、紫草茸、桑虫浆；小儿疳积腹胀用鸡内金、干蟾皮、饭炭；肝阳化风用玄参心、连翘心、鲜生地、羚羊角、钩藤、朱砂染麦冬，脉弦不已加牡蛎、石决明；中风偏枯，据《妇人大全良方》"治风先治血，血行风自灭"，宗缪仲淳"柔润调和"，用首乌、枸杞、当归、脂麻、熟地、牛膝。

他在《内经》四乌贼骨一蘆茹丸方义启发下，吸收葛乾孙《十药神书》经验，以"随宜应变"[199]的形式，效法辛字润肺膏、壬字白凤膏、癸字补髓丸用羊肺、真酥、白鸭、明胶、乌鸡、团鱼、猪脊髓，采取"王道无近功，多用自有益"，以甘温味厚"血肉有情"医治虚损，特别对奇经八脉投与较夥。据文献记载和传说，育阴潜阳喜用阿胶、海参、淡菜[200]、鳖甲、蚌水、鲍鱼、海粉[201]、燕窝、鸡子黄、龟板、麋鹿角；壮筋骨用鹿筋、虎胫骨、鹿尾[202]、牛羊猪骨髓；培补元气用人乳、鹌鹑、鲫鱼、野鸭、霞天胶、坎炁、紫河车、蜂蜜、羊肉、乌鸡；温肾助阳用鹿茸、黄鳝、鸽蛋、雀卵、鹿角胶、蛤蚧、羊腰子。其运用古方亦有可师者，如误下伤及脾阳、足肿、食少、腹胀，用真武汤[203]去白芍加厚朴、草果、荜茇；夏秋季节小儿吃瓜果下利，用《古今医统》醉乡玉屑[204]；病后失音久不出声者责诸肾怯，用六味地黄丸加菖蒲，也都是很好的实践总结。所以陈氏在《神农本草经读》凡例中说："天士间有超脱处，则修园谢不敏矣。"

叶氏在中国医学史上，贡献很大，一是发展外感温病学说，制定辨证纲领；二是对虚损注意静养，明确"非草木攻涤可却"，调以平补；三是有独到见解，能活跃学术空气，占有重要地位。但"物无全美"[205]，其缺点亦存在不少，如诋毁张景岳为"医中妖孽"[206]；撰写医案"以也字易矣字"，言师法汉魏文章[207]，以惊流俗；湿热白痦为"气液枯"，用"甘药补"；以韭菜、菠菜、蟹菜[208]、块滑石、人中黄、秋石霜、芦荟、囫囵厚朴、金汁拌人参入煎剂；违反个人所言"壮水则木得滋荣，阴充则风阳自熄"[209]，治风用菊花炭、枸杞炭、熟地炭"缓肝之急"、"滋肾之液"；盲从李北海重刊《治暑全书》[210]序"柴胡劫肝阴、葛根耗胃汁"的偏见，对二味良药敬而远之[211]，影响当代[212]、波及海外[213]，起了坏的作用。据龚炜《巢林笔谈》专记"吴中时医"始以"痘科得名，渐及大方"，求治者"小效归其功，大害委于命"，即暗指叶氏[214]。十八世纪五十年代后，继承先生学说的，火烬薪传瓜瓞连绵，以陈平伯、吴鞠通、章虚谷、王士雄为最著名，形成显学，吴、王二家还发展了天士理论、进一步丰富了医疗内容，被称为温病流派的骨干。清末何书田[215]、潘兰坪[216]、何廉臣[217]、张伯龙[218]、陆晋笙[219]，都很崇拜他。雷丰[220]暨门人江诚[221]、程曦[222]，子雷大震[223]等，也属一火相传的"叶派"接班人物，转为"江河不废者矣"[224]。

【注释】

[1]《道光苏州府志》。

[2] 孙云韶《叶时传》。

[3] 即后来史书所记之范翰林。

[4] 可能为肛门外闭。

[5]《苏州府志》卷一百一十"艺术"、士礼居《黄荛圃藏书题识》卷七记宋刻本《浣花集》叶阳生跋语。据黄氏《题识》之《浣花集》引叶讷人言，阳生轻财好施，能丹青，善操琴，工刻印，喜饮酒、吟诗，爱金石、书画。常和汪琬"酬唱"，并受其诗《叶子阳生劝予出山以此答之》："君不见大鹏小鷃各有慕，世人未必知其故。功名富贵能几时，久矣掉头不复顾。"习医时，他母教导说："医之难也，药性之不辨，经络之不审，方书之不博，病者起居之不详，皆足以误事而杀人。"（龚良《野棠轩撷言》卷八引"寿叶母序"）后来范伏庵为答其治疗之恩，曾给"紫帆翁作传以报焉"。

[6] 康熙十八年（1679年）卒，寿龄不及五十岁。

[7] 据清人笔记和石韫玉（吴县人，乾隆丙午状元，紫阳书院山长，号琢堂老人，同叶桂裔孙为世交，居五柳园花韵庵）道光丙申七月《叶氏医案存真》序。

[8]《吴县志》卷七十五"艺术"。

[9] 歙县人，旅居苏州。

[10] 王友亮《双佩斋文集》卷二、梁章钜《浪迹丛谈》卷八、陆以湉《冷庐医话》引王荮亭"叶天士小传"、易宗夔《新世说》"巧艺"、陈世箴《敏求轩述记》卷二、近人徐珂《清稗类钞》"艺术"，作十二至十八岁，恐不确。

[11] 此时旅居常熟。

[12] 1658～1732年。原籍太仓，迁移长洲，字晋三，"制举之余，从事于医，力学二十年，燃松继晷，研寻古训，年逾五旬方知窍奥"，将既往所写之文，尽付一火。同易医大家魏荔彤（河北柏乡人，魏裔介之子，字念庭、赓虞，号淡庵、怀航，生于1670年冬，康熙时官京口监司）于京口（今镇江市）相识，结为忘年交，名所居为绛雪园。《竹香斋诗钞》载："吴下渊源祖一王，翩翩薛、叶衍波长。节庵琐屑嘉言僻，妙得心精仲景方。"（平步青《霞外捃屑》"夫椒山馆戢闻"）和叶桂、薛雪、徐大椿，称吴中四大医学家（章楠《医门棒喝》"灵素节注类编"凡例，谓清初四大医学家，非）。雍正十年九月显微阐幽，撰有《古方选注》（即《十三科古方选注》）三卷，由其侄士琳（幼程）、门人叶桂暨弟子陆禹川（得梗）、吴蒙（字正功，号砚北，庠生，世居吴趋坊，乾隆丙子大疫，官府延之主持医治，人称小叶桂）、周德秀（懿士）校雠，且经薛雪、后学徐焯（占采）诸人陆续整理而成。余则为《得宜本草》一卷、《伤寒古方通》二卷、《伤寒方法》二卷、《本草翼》（叶桂

订补，许嗣灿增编）等。

[13] 江宁汪绍达《叶天士家传秘诀》序。

[14] 王宏翰《古今医史》。

[15] 陈世箴《敏求轩述记》卷二载黄星岩"叶天士小传"。

[16] 吴芗厔《客窗闲话续集》卷四。金山寺在镇江。此事与宋人洪迈《夷坚志支景》所载杨介在扬州行医时治一消渴士人，谓三年当发背疽死，患者乃就茅山道士疗之，除令其调养外，每天吃梨一枚，连渣服下，竟获痊愈，而后杨氏知道了，即整衣冠访之，向彼学习。先父对《金山寺僧》一则，持存疑态度，认为恐由该条演化而来。

[17] 此坊雍正十年（1732年）建。或云他曾从微山夏镇姜璃（字佩章）练习针灸手法，由姜氏撰词、天士手书，不确。查江苏《民国沛县志》所收姜璃传，此人为沛县庠生，咸丰、同治间人，在时间上讲，与叶桂相距甚远，不可能有师生关系，更难为姜氏代笔而写。

[18] 靖江桑木桥人，字和中。

[19] 《民国歙县志》卷九"人物"

[20] 《伤寒论注》冯明五序。

[21] 字仪抑。

[22] 见清凉道人《听雨轩笔记》卷一。

[23] 王燕昌《医存》说，乃阊门水源关系，久客此地者也变白晰。

[24] 陆广微《吴地记》，谓吴伐楚，兵从此出，亦称"破楚门"。

[25] 苏州市文管会、中医学会《叶天士故居查访录》，认为在叶家弄，现尚有东、中、西三落、深达七进的庭院遗迹。或云开业于阊门至虎邱沿河如带的七里山塘之说，存以待考。

[26] 邵新甫《临证指南医案》序。

[27] 见《种福堂公选良方》、赵学敏《本草纲目拾遗》所载"叶天士种福堂方"。

[28] 无锡绚秋书屋稑璜《临证指南医案》序。

[29] 程玉林《种福堂公选良方》序。

[30] 由滑石、黄芩、茵陈、藿香、连翘、菖蒲、白蔻仁、薄荷、木通、射干、贝母组成，神曲糊丸。王孟英改称普济解疫丹。

[31] 由犀角、豆豉、生地、连翘、黄芩、板蓝根、银花、金汁、玄参、花粉、菖蒲、紫草组成，捣丸。

[32] 魏之琇《续名医类案》卷五。

[33] 据梁章钜《浪迹丛谈》卷八"叶天士遗事"说，他曾为旅游苏州的张天师（张良八世孙张道陵之后。从道陵四世孙张盛于西晋永嘉时移居江西贵溪龙虎山，即子袭父业，称为天师）治愈危殆之证，不受酬谢，邀其某日某时从万年桥停舆，大呼"天医星"在此，让大家回避，叶桂驾小舟由桥下摇橹而过，故弄玄虚，留下这个不洁之名。存疑待考。

[34] 释圣来《南行文钞》。

[35] 文中子之后，字惠源，号浩然子。祖籍山西河汾，徙于江苏华亭，后又迁居苏州西城，为陈薰之家庭教师。通性理、天文，"参格致之功"，信奉天主教，因母病习医，和韩菼、徐乾学、缪彤、沈宗敬、陈鸥亭为友。撰有《医学原始》九卷、《古今医史》七卷（又续增二卷）、《本草性能纲目》四十卷、《刊补明医指掌》十卷、《古今医籍考》十二卷、《四诊脉鉴大全》九卷、《性源广嗣》（可能为王廷爵原稿，经其整理）六卷、《伤寒纂读》九卷、《女科机要》九卷、《方药统例》二

十卷、《寿世良方》三卷、《急救良方》一卷、《怪证良方》二卷、《乾坤格镜》十八卷、《天地考》九卷，其他则为《幼科机要》《病机洞垣》等。和教会人士时常往来，学到过一些西方医药知识。其兄圭（字树德），子兆文（字圣来）、兆武（字圣发）、兆成（字圣启），也晓岐黄术。

[36] 王宏翰《古今医史》。

[37] 柳宝诒《叶选医衡》序。

[38] 张文燮（苏州人，字友樵）《医效秘传》序。

[39] 《临证指南医案》卷一"虚劳"徐灵胎评。

[40] 《临证指南医案》卷四"呕吐"。经徐灵胎治之转危为安。

[41] 富阳人，贡生。

[42] 《滂喜斋丛书》载《爱吾庐文钞》"周公纯先生轶事"。

[43] 亦由于"人病危巫请不时往"，怨言获谤。但胡怀琛《清谭》卷八、徐珂《清稗类钞》"艺术"则说："往辄奏奇效，故谤不能掩其名。"

[44] 石蕴玉《本事方释义》序。

[45] 康熙、雍正、乾隆。

[46] 若按叶钟跋语，谓乾隆十一年春天逝世，则为八十一岁。

[47] 惠天花早亡。

[48] 字淡庵。

[40] 庠生，曾官内阁中书。

[50] 字羽壶。

[51] 铨之子，字培之。

[52] 字青来、半帆，工花鸟，为叶桂之父，藏有抄本《竹斋诗集》（见瞿良士《铁琴铜剑楼藏书题跋集录》卷四"竹斋诗集"条）

[53] 见《本事方释义》每卷终所附校者姓名。

[54] 见李斗《扬州画舫录》。叶堂，字广明，号怀庭，"得吴江徐氏之传"，以度曲徜徉歌舞场，"侧耳摇唇，究心于此事者垂五十年"。（《纳书楹曲谱》乾隆壬子自序）曾"与丹徒王文治合订《纳书楹曲谱》十四卷"（《民国吴县志》卷七十五），包括正、续、外三集，收有名曲琵琶记、马陵道、单刀会、四声猿、连环记、桃花扇、长生殿、太平钱、浣纱记、眉山秀、宵元剑、一捧雪、占花魁、燕子笺、干钟禄、春灯迹、金不换、翠屏山、风筝误、烂柯山、醉菩提、铁冠图、双官诰、吟风阁等九十七种，为唱词旁注了工尺谱。

[55] 吴县人，字雨田，号西畴。

[56] 名元勋，号慎夫。

[57] 泰兴孙靖游的业师。

[58] 常熟人，字治平。

[59] 其弟子张位存，号辛人；缪丹为，号松溪，也信奉叶氏学说。

[60] 宜兴人，字敬方。

[61] 字仲升。

[62] 江西南丰人，著有《苏医备要》。

[63] 见台湾出版海上寓公《茶余随笔》。

[64] 顾禄《桐桥倚棹录》载，康熙四十九年苏州陈明智募建，在山塘下岸，"收养病民，供给饮食药饵"。金埴《不下带编》记有"普济院"，由"鬻歌京师"的艺人陈鉴雄创办，坐落于"虎邱之野"，康熙五十五年御赐匾额"香岩普济"。二者是否一家，俟进一步查考。

[65] 或作踏雪山房。

[66] 见梁章钜《浪迹丛谈》卷八、胡怀琛《清谭》卷八、沈蕙风《餐樱庑随笔》。

[67] 陆长春《香饮楼宾谈》卷一、朱克敬《雨窗消意录》甲部卷三。

[68] 俞震《古今医案按》"齿门"。

[69]《莼堂医话》。

[70] 此说与《平阳府志》所记明代山西杨炳治疗事迹相同，疑系附会者。这一传闻，易宗夔《新世说》卷六"巧艺"载之较详。

[71] 宣瘦梅《夜雨秋灯录》三集卷二"转女为男"第二则。

[72] 徐珂《清稗类钞》"艺术"。

[73] 许秋垞《闻见异辞》卷二"吴郡神医"。

[74]《吴县志》卷七十五"艺术"。

[75] 青城子《亦复如是》、《志异续编》卷四。

[76] 采衡子《虫鸣漫录》卷二。

[77] 石蕴玉《本事方释义》序。

[78]《吴门补乘》卷七。

[79] 震泽（今洞庭）平望人，受业于张友樵，字金寿，号子音，即寄瓢子。书斋称灵鹤山房。

[80] 字宜亭、方彦。父藻、兄敦仁，都是学者。他出身"菰米鲈鱼"富有之家，乾隆二年考中进士，任知县。同黄荛圃（乾隆戊申举人）关系密切，曾将宋版《文粹》交给黄氏收藏（见《适园丛书》载黄荛圃《百宋一廛》）。因母病痰饮，"延叶眉寿（叶桂）治历四年弗瘥"，自拣方书对证疗之而愈，乃努力习医（见乾隆乙未《脉因证治》序），对河间、东垣、丹溪著作"尤三致意焉"。被呼为"孝人"。晚年寓于苏州芝田山房，称松心（或作松仁）居士，就诊者络绎不绝，"治之无倦容"，常言用药南北各殊，"若江浙卑下之区，禀气多弱，譬如植物随土所宜，当以清剂调之"。处方突出"轻灵"二字（王

宏翰《古今医史》朱克柔按语）。临床长于小补，"善用异类有情之品，治疗虚劳头头是道"。（吴鸣钧《三家医案合刻》例言）变通古方"精妙入微"（《古今医史》）。其习惯用药，凡失音加败叫子、蝉蜕、海参、梨汁、鸡子清、猪肺、濂珠、柏子霜、人中白、藕丝，痰内有血加料豆衣、柿饼炭、丝瓜络、白及、瓜蒌藤，鼓舞胃气加人参、炒黄鳝、鱼翅、燕窝、山药、大麦仁、玉竹、猪肚子、黄精、人乳、莲肉、大枣、霞天曲、炒香焦栀、白荷花露，清热排脓加野菊根，虚喘加蛤蚧、青盐陈皮、川贝母、沉香、蛤壳、杏仁霜、冬虫夏草，养肺加獭肝、鳗鲤，阴亏盗汗加鳖甲、沙参、淡菜，下肢软弱无力加牛筋、续断、杜仲、狗脊，肠燥便秘加鸭血，噎食难下加鸭谷袋、牛酥、戌腹粮、红曲、苏梗汁、枇杷叶、锅巴，腿足肿痛加海桐皮、白麻骨、草薢、大豆黄卷、山药藤、晚蚕沙，明目祛翳加凤凰衣、谷精草，疏肝健胃加金柑皮、沉香、全鳖、长须谷芽、半夏曲、玫瑰花，肠风便血加黑木耳、防风炭，滑精加白莲蕊。著述方面，撰有《伤寒方集注》（稿本）、《温热朗照》（陆以湉《冷庐医话》载，喻昌写有《温证朗照》，与此仅一字之差）八卷（吸取喻昌、张路玉、周扬俊诸人学说和众家之长编成，现已刊出）、《松心笔记》一卷与《脉要指掌》、《医案》等，校勘了《甲乙经》。乾隆五十七年（1792年）逝世，终龄八十三岁（《古今医史》朱克柔按语作八十四岁），门人管鼎（字象黄，号凝斋、佛容）、朱克柔（号研渔）、沈念祖（震泽人，字址厚）、黄堂（无锡人，字云召）继传其业。

[81] 朱成麟《温病集腋》。

[82] 叶案大多采自吴江秋褉湖毛、邱

氏，薛案采自沈莲溪抄本，缪案采自其师张友樵所录者。在此之前，张亮揆亦曾将叶桂、康作霖、王子接的病历整理成《三家医案》，然与此不同，切勿混而为一。

[83] 青浦人，名秉钧。

[84] 褚逢春《景岳全书发挥》序。

[85] 吴县浒墅（虎嘿）人，字大瞻，号瀚园。

[86] 其祖为苏州阊门外上津桥著名测字占卜者，子孔亭也是当时良医。

[87] 只诊一次者二千二百多则，复诊者二百余，其中一例共诊十八次。因记录太简，应从方内求证。

[88] 无锡大族，号南田。上世从明代就精校勘学、营出版业，弘治时华燧的会通馆刊刻了很多书籍，且使用铜活字印刷。华岫云卒后，《浮生六记》作者苏州沈复，曾小住其家，整理过他的藏书。据杜玉林应徽商程汉川所作之序，谓华氏觅叶桂医案盈万，分门选刻，共成十卷，未有提及李国华事，存以待考。

[89] 不包括成药。

[90] 常用药物六十来味，投茯苓最多，约一千零五十余次。

[91] 华岫云刻了不足三分之一便卒去，故委岳氏继续此项工作。

[92] 见乾隆进士杜玉林《续选临证指南医案》《温热论》《种福堂公选良方》序。

[93] 华岫云《临证指南医案》序。

[94] 王莘农《医学一贯》。

[95] 眉批二百六十余条，尾评三千多则。肯定者点O，持有异议的打×。提出该书形似帐薄，"未必尽桂本意"（因贬过于褒，王孟英将其言辑成《叶案批谬》一书），且随手翻刻，也难以"露其本领"。不过，"凡天士所用新奇之品，多为灵胎力

诋者"（黄彭年《陶楼文钞》"杂著"卷九），亦不可不知。

[96]《评琴书屋医略》。

[97] 嘉兴人，庠生。

[98] 举人，知医学者。

[99]《续选临证指南医案》作《温热论》。汪廷珍《温病条辨》序，言其尚撰有《温热续论》。

[100] 即夫椒山，东山在陆地，西山在三万六千顷的太湖中。

[101]《吴医汇讲》卷一为之润色，移掇字句，排列二十则（光绪时苏州宋兆淇佑甫氏收入《南病别鉴》内，增注为二十一论）。事隔百年，王士雄又分成三十七条，改题《外感温热篇》（很久以来有两种传本，一系唐大烈《吴医汇讲》卷一本，章楠收入《医门棒喝》"伤寒论本旨"中；一为《续选临证指南医案》卷首本，即王氏《外感温热篇》）。光绪年间陈光淞（萧山人，薛福成的门人）曾予以笺释，删去"繁乱"者三十八字，重加编次，共二十四节。

[102] 亦称《幼科心法》《叶氏儿科》。

[103]《光绪丹阳县志》"方技"。

[104] 据云乾隆十年写成，先生即殁。叶钟之侄半帆"因其友刘黄言"，得自城南顾西畴家，复于黄莞圃（居苏州玄妙观前县桥巷）处借阅宋椠《本事方》残本，核对了原文。前六卷参考周蕴石抄本的后四卷、无名氏抄本十卷，嘉庆十八年刊出。第七卷较"烂"，比原本少三十余方。

[105] 绍兴娜嬛书屋刘大华重刊，叶桂后人稍加按语，称紫帆、阳生、天士、又凡随笔评点，出"天士"手者"十居八九"。

[106] 据无锡王云锦序，其侄悦田为叶

桂门人，曾抄录此书。吴鸣钧说，同学徐雪香得自业师翁春岩，又委托慈溪茅晓江，平湖陆秋山，嘉兴姚霭若，长洲潘省堂、韦君绣，吴县蒋云裁，吴江陈梦琴、陈艮生、潘小愚，同邑周一沧、凌砺庵、沈莲溪、徐雪香和王友杉、凌又新、吴寄吾、沈又岑、吴又厓校订而成。内附《温热论》，阐述了十六种病证的论治，将伤寒列出八十八证进行探讨，载有名方神犀丹、甘露消毒丹，书后还有陆得楗的跋语。

[107] 无锡南延乡叶大椿（字子音）著。他与天士同族，并从叶桂受业。

[108] 署名叶万青（叶桂玄孙，字讷人）校辑。

[109] 初题张志聪、叶天士、陈修园三先生原本。

[110] 《古今医史》。实为姚球编。

[111] 亦名《眼科方》，汪谢城已刊入《荔墙丛刻》内。

[112] 叶氏称道此书注疏："实阐先圣不传之秘，堪为后学指南。"所评桂枝附子汤、吴茱萸汤、白头翁汤、真武汤、乌梅丸证十余条，同柯琴之文混于一起，批著交杂。

[113] 开雕者署名"吴郡叶眉寿堂刻"，刊于1844年十月，节录批注本，所附医案，有与康熙时上海沈璠《医案》相同的。据曹禾《医学读书志》载，乃姚球（无锡人，贡生，比叶桂稍晚，字颐真）所撰，"坊贾因书不售，剜补桂名，遂致吴中纸贵"。序言谓五世孙叶晋卿印制，恐属伪造。

[114] 亦称《叶香岩方案》。

[115] 吴德旋《初月楼闻见录》谓姚球编，载药一百七十四种。现存有雍正甲辰刻本，门生王从龙写跋，列出参校弟子华元龙等十八人。

[116] 集益斋录藏。

[117] 苏州叶小峰（名天士）撰。

[118] 即《叶天士万应秘方一千五百种》。

[119] 吴德旋《初月楼闻见录》言姚球撰。

[120] 郭维濬（字闻生）辑。

[121] 无锡人，字裕柔。

[122] 《庄子·刻意》。

[123] 此说源自刘完素《三消论》"肥者令人内热，甘者令人中满"。

[124] 认为热象有七："面色红、大便秘、小便黄、渴不止、上气急、脉洪数、足胫热。"且提出寒证亦有七："面㿠白、粪色青、腹虚胀、眼珠青、呕奶乳、脉微沉、足胫冷。"此说虽见于《叶天士家传秘诀》，却与其经验吻合。

[125] 《温症论治》。

[126] 俞震《古今医案按》卷一。

[127] 《潜斋医学丛书》吕慎庵序。

[128] 温病有两种，一为新感，一为伏邪。对新感温病，文献早有记载，《素问·六元正纪大论》载："辰、戌、寅、申之岁，初之气温病乃起。"王叔和《伤寒例》云："冬有非时之暖，名曰冬温。"郭雍《伤寒补亡论》春季云："自感风温之气而病者，亦谓之温。"汪机云："有不因冬伤于寒而病温者，此特感春温之气，如冬之伤寒、秋之伤湿、夏之中暑。"都是例证。

[129] 《灵枢·邪客》心者"其脏坚固，邪弗能容也"。然"诸邪之在于心者，皆在于心之包络"。因心受邪则死，故曰心包。

[130] 见《临证指南医案》。

[131] 原始应用，为陶弘景所记《肘后

方》言和尚有病须服之黄龙汤。

[132] 侧重搜热、镇痉、泄下。

[133] 侧重开窍、清心、醒神。

[134] 侧重化浊、凉心、解毒。

[135] 侧重泻火、安宫、豁痰。

[136] 气液两伤见证，如枯骨者为气液两竭。

[137] 因"齿为肾之余，龈为胃之络，热邪不燥胃津必耗肾液"。

[138] 借道泄邪。

[139]《友渔斋医话》第二"橘旁杂论"。

[140] 李启贤《叶案疏证》。

[141] 赵尔巽《清史稿》本传。

[142] 叶氏语焉不详，据吴有性经验，"先与粥饮、次糊饮、次糜粥"。目的在于"疏瀹枢机，灌溉汤水，俾邪气松达，与汗偕行"（王士雄语）。陈根儒说，可食梨汁、荸荠汁、芦根汁、麦冬汁、藕汁、西瓜、米汤，使湖海充盈，令水与汗并，热达腠开（见《温热论笺正》）。

[143]《尚论后篇》卷一。

[144] 一作"养阴与测汗"。

[145] 疏通阳气，为解郁之法，不仅宣上、透外、宽中，还可令浊阴不聚化水而下。常用桑叶、杏仁、桔梗、佩兰、白蔻仁、茯苓、通草、淡竹叶、滑石等。上溯其源，是从《伤寒论》苓桂术甘汤、茯苓甘草汤化裁而来。

[146]"一灼之火能烧万物"。

[147]"暴解之后余焰尚存，阴气未复，大忌参、芪、白术"助邪。

[148]"炉火灰深到晓温"。

[149]《素问·阴阳应象大论》"清气在下则生飧泄，浊气在上则生膜胀"。引语见于《临证指南医案》脾胃门。

[150]《三家医案合刻》叶案。

[151]《素问·阴阳应象大论》。

[152]《寓意草》"胃中津液久耗，新者未生，宜补其胃"。

[153] 胃要保持"滑腻稠黏，如液、如脂、如膏、如津"。见《医宗己任编》"四明心法"膈证。

[154]《吴医汇讲》王鸣冈"辨脾胃升降"。

[155] 王士雄《归砚录》。

[156] 麦冬、半夏、人参、甘草、粳米、大枣。

[157] 载于《景岳全书》新方八阵，由糯米、山药、芡实、莲肉、川椒仁、白糖组成。

[158] 潘兰坪《叶案括要》用南枣或雪梨干代之。

[159] 清代医家常将苇根作芦根，在处方上无明显区别。据李时珍《本草纲目》载，初生为葭，已秀者曰苇，大而未秀的称芦。李慈铭《越缦堂读书记》也持此说，不可不知。

[160] 天然甘露饮。

[161] 天然建中汤。

[162] 郑文焯可能受叶氏影响，旅居苏州时于院中遍种，夏日纳凉其下。谓开胃、下气、生津，炒熟性温，健脾止泻。"颜其室曰豆簃"（见郑逸梅《梅庵谈荟》甲编"人物品藻录"）。

[163] 许宗衡《玉井山馆笔记》载，胃病常以"莲子去芯三十粒煮白粥极融至水米不分，五更食之，到口甘美，入腹清虚"。可丰富研究资料。

[164] 尚有柔肝不使克胃的保护作用。

[165] 即黄省曾《理生玉镜稻品》所称之晚稻。

[166] 学习李时珍，去大寒之性，增加甘润。

[167] 敛肝气不使克胃。

[168] 见喻昌《寓意草》。

[169] 沙参、麦冬、玉竹、扁豆、桑叶、甘草。已收入陈修园《医学从众录》卷一中。

[170] 在卷下为李氏所开，有扁豆、知母、麦冬、沙参、生甘草。

[171] 麦冬、扁豆、玉竹、甘草、桑叶、沙参、谷芽、白术、陈皮、石斛、乌梅、脂麻。宜于胃虚纳少、土不生金、音低气馁。

[172] 林珮琴《类证治裁》"凡例"。

[173] 王翰坪《市隐庐医案杂著》。

[174] 袁枚《随园诗话》卷一。

[175] 《许政扬文存》"宋元小说戏曲语释"，谓指一切动物而言，所说太广。

[176] 俗称烂喉丹痧。

[177] 《叶案括要》自序。

[178] 黄彭年《陶楼文钞》卷九。

[179] 最少者一味，极多的二十一味。

[180] 隐括华岫云《临证指南医案》序言。

[181] 章楠《医门棒喝》二集"申义"。

[182] 康熙十二年生，字确士，号归愚，斋名听松阁、竹啸轩，晚年考取乾隆进士，掌教南京紫阳书院，官内阁中书、礼部侍郎。"持己不贪"，"济人不吝"（龚炜《巢林笔谈》）。称"都头领"、"托塔天王"（见金武祥《粟香随笔》五笔引舒铁云《诗坛点将录》）。致仕后，卜居苏州瞿园（嘉定瞿远村的寓所）之西。1769年卒。因人告密，发现其遗文录有蔡显《闲闲录》咏黑牡丹诗"夺朱非正色，异种也称王"，认为诽谤清廷，大逆不道，被开棺戮尸。

[183] 此言引诸黄宗羲《张景岳传》。

[184] 倚云仙馆方耕霞《王旭高医案》序。

[185] 朱武曹《温病条辨》评语。

[186] 陈修园《女科要旨》。

[187] 陈修园《神农本草经读》凡例。

[188] 黄彭年《陶楼文钞》卷九。

[189] 天然白虎汤。

[190] 嫩藕秧。

[191] 王孟英名曰天泉。费元禄《甤采馆清课》卷上载，无有尘垢，所谓："当天半落银河水也。"雪水烹茶，味极清冽。

[192] 陈贞慧《秋园杂佩》谓："香橼见于《岭表广记》，一名枸橼子，香与韵远胜于佛手。"

[193] 此三味合用，始见于《种福堂公选良方》，现多投与冠心病心绞痛。

[194] 蛇皮。

[195] 表现血虚无力。

[196] 陈全之《蓬窗日录》卷一载，淮北之麦"金旺而生，火旺而死"，得四时之气。"自淮以南，冬种春获"，其性不全。

[197] 有时惧其攻破，代之以厚朴。

[198] 刘献庭《广阳杂记》载，糯秫为一物，性黏软，"食之令人筋缓多睡，其性懦也"，做酒之外，产妇宜食之，俗称江米。实际糯秫为两种，秫即北方的黄黏米，不可混淆。

[199] 《十药神书》程永培跋语"评叶桂治吐血上宗葛氏"。

[200] 蚶蛤类，又名东方夫人。朱墅《倚觉寮杂记》卷上引韩退之孔戣墓志说，其肉为"贝中海错之美"。

[201] 即海兔卵，王渔洋《香祖笔记》载，清初京师宴请宾客最重此物。《何桂清书札》载，为食物中的珍品。除叶氏外，很少以此入药。

[202] 《随园食单》载："尹文端公品

味，以鹿尾为第一。""余尝得极大者，用菜叶包而蒸之，味果不同。其最佳处，在尾上一道浆耳。"

[203] 炮附子、白术、茯苓、白芍、生姜。

[204] 苍术、厚朴、炒陈皮、鸡内金、砂仁壳、丁香柄、炙甘草，水泛为丸。叶氏用此，深得张路玉"理气如炉冶分金最为捷法"的治痢要诀。

[205] 孙诒让《墨子闲诂》。

[206] 据先贤传说。此语在其著作内未有发现，《景岳全书发挥》亦无记载。

[207] 其弟子语。

[208] 罗日褧《咸宾录》载，蜑乃儋崖海上居民，"以舟楫为家，或编蓬水浒，谓之木栏"。于慎行《谷山笔麈》卷十八，谓蜑人有三种，"渔蜑取鱼，蠔蜑取蠔，木蜑伐山取木"。东南沿海渔民，特别是采珠业者多食此味，后误蜑为淡，而以淡菜呼之。见蔡絛《铁围山丛谈》卷五、陶九成《南村辍耕录》、郎瑛《七修类稿》卷十九。《唐书》称东海夫人，民间名曰海红。

[209] 《读临证指南医案》钱案。

[210] 现传本为《伤暑全书》。

[211] 据李冠仙《知医必辨》载："因毁薛氏有疟疾不可用柴胡一语，以后治疟竟不复用。"《临证指南医案》疟门一百一十三案均无柴胡。他疏泄少阳寒热往来投桑叶、丹皮、山栀、青蒿、荷叶边、鳖甲、秋露水，偶尔用鳖血炒柴胡或小柴胡梢，《未刻本叶氏医案》载有遣此味之案，约十例。

[212] 高鹗《续红楼梦》八十三回，记王太医开黑逍遥散为黛玉疏肝，就不敢用柴胡而加鳖血拌炒。

[213] 外籍医家受他的影响，王士雄在《重庆堂随笔》刊语内说，其母俞氏"随侍外祖于番禺，时患证甚剧，遇夷医治愈，因嘱曰：此肝阴不足之体，一生不得服柴胡也"。

[214] 虽然施国祁言他"亡后数年乃门人汇集平日诊病方案，咸友所存，故纸所弃，旁搜博采尽以付梓，题曰《临证指南》，其中脉不合病、方不对案者甚多，由于贪多未暇检点也。书出群仰天士之名，无不奉为圭臬，而方中菊花用炒、熟地成炭之类，乃古人所无，皆偶而独出心裁，自寓妙法，后人见之矜为新异，往往随手入方殊足怪耳。"（《雪堂丛刻》本《花笑庼笔记》所录"吉贝居杂记"）并不能掩饰遣药之失。

[215] 宋代家传世医，青浦重固镇人，居萃山草堂。父元长，号福泉山人，视《临证指南医案》如瑰宝。他曾拜娄庄师洛、同里王昶为师，与姚椿友谊较笃，写有《医学妙蒂》。1832年给巡抚林则徐之妻用理中加附子、肉桂医好木侮土泻证，得楹联"读史有怀经世略，检方常著活人书"。后林患脚气病，又为其用叶法治愈，时六十寿辰，则徐赠之以句："橘井活人真寿客，萃山编集老诗豪。"（梁章钜《楹联四话》卷一）毛祥麟《对山书屋墨余录》卷二载有医金阊刘氏子春感伤寒，同徐秉楠会诊，先倨后恭，吸取经验教训，十分生动。子鸿舫，号横柳病鸿，人称江东独绝，承乏其业。

[216] 广东番禺西村人，爱操琴，喜研究佛学，撰有《叶案括要》《评琴书屋医略》。

[217] 绍兴人，住卧龙山麓宣化坊，开始从沈兰垞、严继春、沈云臣习医，后随樊开周临床，人称"半仙"。撰有《通俗伤寒论》按语、《叶天士医案按》、《印岩医

话》等十余种。其义子萧山李逍帆，亦精叶氏学说。

[218] 原籍山东蓬莱，客居南方，唐容川的弟子，名士骧。对中风有研究，撰有《类中秘旨》《雪雅堂医案》等书。

[219] 苏州人，号鲟溪居士，旅居山东多年，著述很多，喜搜集验方，辑有《香岩径》。

[220] 福建浦城人，随父徙居浙江，先迁长游，再迁衢州，字少逸，写有《时病论》。

[221] 字抱一。

[222] 字锦雯。

[223] 字福亭。

[224]《续修四库全书提要》子部。

2. 薛雪

（1）生平

薛雪，原籍山西河津[1]，三国时薛齐[2]之后，上世迁居苏州[3]。曾叔祖凡谷，为著名学者，写有《象旨》。他是虞卿[4]之子，文征明[5]的外曾孙[6]。曾拜叶燮[7]为师，和陶蔚[8]、沈归愚、沈岩[9]先后同窗，受业于横山门下。家内满架缃缥，藏书很多，有毛斧季手抄《洛阳伽蓝记》，原为何茶仙者，题有薛氏跋语；宋刻《尚书禹贡图说》，也属罕见刊本[10]。精书法，字摩苏轼，苍劲浑厚。仿照宋人《四时图》，以花、竹、月、雪代表春、夏、秋、冬，虽工诗词，却不按图索骥，富创新精神，每"稿成读之，觉似古人，即弃去"，常言"拟古二字，误尽天下苍生"。

他约生于康熙二十年（1681年）[11]，字生白，号一瓢[12]，姚雨调的妻弟[13]。庠生。少时嗜音韵，键户读书，妻"以女红佐薪"[14]，居小楼上，卧起其中"不下者十年"。"工诗善画，旁及走马、射生、投壶、击剑，极物外跌荡之致，独不耐世味猥琐龌龊与时俯仰。"[15] 遇"异人授金丹火炼之术"，有仿生癖，捉龟作巢，学习吐纳[16]。自称小所南翁[17]、槐云逸者、磨剑道人、寒崖白雪、牧牛老朽、扫叶老人。其性格"放诞风雅"，"亚在清波运在墙，枝枝依约写春光"[18]，时常活动于"小鸟斗春，间关啁啾，尽巧极靡，寂静山林，喧若闹市"[19]的环境中。他和叶桂同时，术相伯仲，均出自王子接之门，与俞明鉴[20]为鼎足三大家。因诊一"更夫"，认为无望，经天士两剂治愈，流言沸腾，导致"素不相能"，避路而行[21]，将俞家桥名河东扫叶山庄，南园厅堂为"扫叶楼"[22]"斫桂山房"[23]，并谓："残月在窗，明星未稀，惊鸟出树，荒鸡与飞虫相乱，杂沓无序。"[24]"渠乃富贵场中马弁耳。"传为丑闻。但对叶氏医疗水平能主沉浮，则"击节称善"[25]心悦诚服。生平轶事很多，留下不少雪泥鸿爪，特别是临床方面，"治有异绩"。有人患休息痢十年，脉数而细，均从脾胃论治，独断为内伤，用当归身、熟地、补骨脂、五味子、菟丝子十余帖，化险为夷；洞庭山民"伤寒甚剧"，诣门求药，处方大枣三枚、葱根三个、生姜三片，次日将量改为二，又减为一，名曰三妙汤[26]；陆元宾劳伤吐血，食少消瘦，用重二两当归一支，酒水煎服，三剂见效[27]；厨师张庆大热，口渴欲狂，吞下雪水腹痛如裂，按冷痧处理，刮之遂已；一赌气吃年糕[28]结胸者，叶桂视为无治，予白黑二药，先饮人参保护元气继用承气汤下之，雷鸣而泻，转危为安[29]；简斋"疡人王小余"染疫暴卒，"出丸药一"，捣菖蒲调和灌之，绝而复苏，鸡鸣时霍然；路上遇一死者发丧，槽下流血，要求开棺治疗，观者如堵，针刺生子，救了产妇，连活二命，轰动全州[30]；苏禄国[31]来华特使契荙丹、副使阿石丹久嗽不得卧,用润降法,以枇杷叶、麦冬、川贝、甜杏仁、霜桑叶、米仁治愈,扬名海外,受到嘉奖。救死扶伤,解决疑难大证,勇于负责的精神,噪满医林,至今言者犹虎虎有生气。舒位《乾嘉诗坛点将录》目曰"神医"[32],获得"九州传姓氏,百鬼避声名"[33]的赞誉。但是也因壬申(1752年)枫桥蔡辅宜中暑,"以重金贿其车夫"急诊,见病人目闭、脉沉,"少妇泣于旁",误为虚脱,写独参汤而退,馆师冯在田力阻勿服,试以六一散渐苏,又邀常熟符姓医生开了清散药,饮后即起[34],从此斗柄回寅天下皆春的威信转衰。

薛氏青年时代,欲求取功名涉足官场,康熙玄烨晚年南巡时,在苏州郡学参与过迎驾活动。乾隆元年(1736年)封建政府以"紫罗裥网套群英",地方上荐举他进京应考九月博学鸿词科[35],以诗赋《山鸡舞镜》押"山"字十二韵试于体仁阁下,猎取"野翰林"。经鄂尔泰、张廷玉阅卷,保和殿发榜名落孙山,乃"襆被而返"[36]。从心理落差对人生和社会有所认识,遂"托许由之一瓢,抱《内经》之绝业"[37],究心致力医苑生涯。睥睨官场,喜笑怒骂时见诸诗文随笔,"乳臭之子一朝而苟得权势",便"肆其骄慢之气",藐"医如工",十分反感。因怀有"九重天子垂青问,一榻先生卧白云"的思想,统治者谓其"性孤傲,公卿延之不轻往"。他雪压老梅,处困而亨,便自题门联曰:"且喜无人为狗监,不妨唤我作牛医。"[38]有"王宾第二"之称。

"剑光飞上白猿女"[39],他好武技、拳术,"驰骋于骑射刀鞘之间",曾制一铜杖,镌有"铜婢",随身携带,一次夜出遇盗,旋举杖毙之。工弈棋,同名手林越山对局,用攻法,"越山指子沉思,得一劫,

遂转败为胜"。精丹青,"长于花卉",据元僧觉慧[40]、衡山意,以喜气迎风"写兰",盎然如春,且书句其上:"我自濡毫写《楚辞》,如何人唤作兰枝,风时雨露君看遍,一笔何尝似画师。"于杭州府作幕时,和独往山人黄遵古朝夕相处,并学其绘画,探讨笔墨俱化的技艺。薛氏生平最爱"触景垂戒之作",雨中春树,雾里江城,皆为材料,批判桑问濮上、枇杷巷里写"野狐禅",盲目地"拾汉魏之唾余"、"啜唐宋之残膏",赞成杜甫"语不惊人死不休",锐意创新。在"言志"过程中,要表现时代特点。用"衔泥觅叶为蚕忙,到处园林叶尽荒。今日始知蚕食苦,不应空着绮罗裳",述说心灵凡响。驳斥元好问嘲笑秦观"有情芍药含春泪,无力蔷薇卧晚枝"[41],是红襟翠袖作,纠正道:"先生休诮女郎诗,山石拈来压晚枝。千古杜陵佳句在,云鬟玉臂也堪师。"指责许彦周曲解韩愈"银烛未销窗送曙,金钗欲醉座添春",殊不类其为人,谓:"可知如来三十二相,八十种好,何所不现,大诗人正不妨如是。"[42]故人们评论说,其才华、构思之巧,恰似"乘露掐黄花、带霜烹紫蟹、煮酒烧红叶",已臻入化境,能"神与物游",绝非他的自谦语"信口闲哦"者。

薛氏在文学界交游颇广,虽然同卢见曾[43]、郑燮[44]、王应奎[45]均有往来,惟对忘年友袁枚[46]别垂青睐。袁氏到苏州蒋诵先的复园[47]小住,不断登生白之门拜访,尝曰:"先生七十颜沃若,日剪青松调白鹤。开口便成天上书,下手不用人间药。"[48]他也每对彼云:"吾之医与君之诗,共以神行,人居室中,我来天外。"并吟道:"绿柳新阴映晚霞,锁池烟柳带风斜。多君饮罢诗先就,笑折琼筵迎槛花。"[49]何铁山[50]常以书札问候,和其讨论医药学说、交流经

验，进德修业，传为美谈。在洞庭东山与徐灵胎相遇，展舒胸臆以五律赠之："相值东峰下，眼看鬓欲霜。年华共流转，意气独飞扬。四座惊瞻顾，连城且蕴藏。如予恐说剑，无路扫欃枪。"心绪万千溢于言表。乾隆辛未（1751年）五月十四日在南园招待诸友，蕉荫消夏，讨论诗、书、画写作艺术，"是夕大雨"，除沈归愚、谢淞洲未至，入席话旧者有叶定湖、虞即山、许竹素、李楼山、汪山樵、俞赋拙等，由薛岂匏、陆少峰、汪柳塘、薛售愚作陪，来自南京的袁枚最小，年仅三十六岁[51]，子不倚、孙寿鱼劝酒，将座上吟咏的五七言诗，辑成《旧雨集》二集[52]。黄退庵认为先生和叶桂相比，各领风骚，其灵敏居天士上，烹炼之功相形见绌，"二君皆聪明好学，论人工薛不如叶，天分则叶不如薛"[53]。他说"行年七十，栖息一廛"[54]，饱经风霜，"长揖王侯门，是低头自羞涩"[55]的事，向社会宣布"久遭老懒，丙子（1756年）岁后竟欲作退院老僧，绝口不谈此道"[56]，抱有逃禅思想，放弃刀圭生活。从其诗中所写"不是故将花叶减，怕多笔墨恼春风"二句分析研究，当然也包括"耻以医名"[57]在内。这时富有经验的康作霖则常到薛宅，家属患病，便委其治疗[58]。

乾隆三十五年（1770年）[59]薛氏辞别"雨后有人耕绿野，月明无犬吠花村"[60]的风光人间，"大耋逢占"，结束了风烛残年，终龄九十岁[61]。其著述除《周易粹义》，即为《斫桂山房诗存》六卷、《一瓢斋诗话》六卷、《旧雨集》二卷、《吾以吾鸣集》六卷、《抱珠轩诗存》六卷、《唐人小律花雨集》二卷、《一瓢斋闲话》。医学方面，重刊加按《内经知要》二卷、杂病专辑《碎玉篇》二卷、《三家医案》七十四

则。堂弟云楼[62]，受先生影响，以文学见长。子中立[63]、汶[64]，侄金[65]，孙鲔[66]，曾孙启潜[67]，虽世其学，成就不大，反而经商、贩卖金石文物。门人吴贞[68]、王丹山[69]、邵登瀛[70]、金锦[71]、族孙承基[72]，却医名卓著，继承了他的事业。因寿鱼到随园求撰行状，欲把乃祖置于理学行列，占门阀地位，轻视方技，"不以人所共信者传先人，而以人所共疑者传先人"[73]，"舍神奇以就腐朽"，袁枚没有给其立传，"识者憾焉"[74]。民国二十五年七月可园蔡冠洛为之写了纪念性传记，列为清代七百名人之一。

（2）学说与经验

他强调救死扶伤，认为："人须修到半个神仙身份，方可当得名医二字。"推崇《内经》《素问》《灵枢》，虽文多败阙，"实万古不磨之作"。论经络、奇经、脏腑关系："正经犹沟渠，奇经犹湖泽，譬之雨降沟盈，溢于湖泽也。"均以脏腑为"本根"[75]。人之患病，犹树生蠹，表现的变态，即蠹所在，如不知其部位，"遍树而斫之，蠹未必除，而树先槁矣"[76]。解释《周易》[77]九五无妄"勿药有喜"，谓"乾刚中正"，下应亦然，"如是而有疾"，当顺其机制"而气自复"，滥投药物反"生他候"[78]。诊断重视望色，不主张以脉为重要依据，说脉乃气血运行之路，"病态万殊，尽欲以三指测其变化，非天下之至巧者，熟能与于斯"[79]，放在次要地位。他受葛可久、叶桂影响，喜用血肉有情之品，长于治疗虚劳。遇"情志之病，不专攻于药饵"，以调畅精神为第一要义，临床特色"神游象外"，处方针对性大多已"穿穴五内"[80]。《吴医汇讲》所辑的《日讲杂记》[81]载有其"阴搏阳别"一则，谓："女子尺脉常盛，寸脉常虚，此言阳别者犹云

与平日之脉有别，至是而寸脉亦觉洪滑，故云少阴脉动甚者妊子也。"浅显易明，利于掌握，独出心裁。

①节注《内经》

他认为张介宾《类经》强作解人，如"雾里看花、云中见月"，似是而非，"疑信相半"，不予称许。乃将《内经》"彻底掀翻"，"撮其枢要，分门排列"，鸡窗灯火，效更寒暑，重加阐述。在"非敢说梦，聊以解嘲"的思想指导下，撰成《医经原旨》六卷，分摄生、阴阳、脏象、脉色、经络、标本、气味、论治、各类疾病[82]九大部分，于乾隆十九年（1754年）七十四岁时刻印。书内重视"察阴阳之微，调其虚实，则万病之本咸归掌握"，可作"习医启蒙者课本"[83]。对《素问·四气调神》随着大自然气候变化"春夏养阳"助之升发、"秋冬养阴"以利潜藏而形成的热时汗多阴虚、温降腠闭阳聚为自我调节，不遥从朱肱"扶阴气以养阳、扶阳气以养阴"[84]的说法，仍据张氏"沿袭旧解"[85]释为："有春夏不能养阳，每因风凉生冷伤此阳气，以致秋冬多患疟、泻，阴盛之为病也；有秋冬不能养阴，每因纵欲过热伤此阴气，以致春夏多患火证，此阳盛之为病也。"对研究季节性发生的时令病与伏气温邪，提供了理论依据，也为"逆之则灾害生，从之则苛疾不起"[86]，写出认识体会。

②发展湿热学说

《湿热条辨》[87]一卷，三千余字，选药九十多种，相传因其母患湿热证，乃仿"老鹤横空长唳一声"，"伸纸磨墨，将数月以来所历病机与诸弟子，或发前人、或摅己意，随笔数行"[88]，经吴蒙参订，辑成此书[89]，"最得仲景遗意"[90]，为我国第一部湿热病学专著。初见于徐行《医学蒙求》[91]、舒松摩重刻增广《医师秘籍》[92]。

宋兆淇[93]《南病别鉴》、章楠《医门棒喝》[94]、茅雨人《感证集腋》分三十五条，吴金寿《温热赘言》江白仙刊本作三十一条，《陈修园医书七十二种》、凌嘉六《温热类编》均有收载。为了有利记诵，王旭高编成歌诀。王士雄《温热经纬》辑录本，改称《湿热病篇》，谓顾听泉得之陈竹垞[95]，稍予增补，整理到四十六条。薛氏"仿仲景例"，用六经名，以"补《伤寒论》之缺"，提出湿热"不独与伤寒不同，且与温病大异"。伤寒是少阴、太阳本标同病，属"少阴不藏，木火内燔，风邪外袭，表里相应"，和湿热相比，有本质的区别，"湿热以阳明、太阴为多"，脾胃为辨证核心。缘于暑气熏蒸，感受长夏[96]水土迷濛之令，人体内在运化失常，"从表伤者十之一二，由口鼻入者十之八九"，乃"湿饮停聚，客邪再至，内外相引"，如《灵枢·外揣》所言"若鼓之应桴"而形成。湿热分离，病轻而缓，湿热胶结，即重而速，初起"始恶寒后但热不寒"，胸闷，苔腻，"口渴不引饮"为主证，且有身出黏汗的现象。"脉无定体，或洪或缓，或伏或细，各随证见，不拘一格。"

临床辨证，以阳之盛衰为分水岭，一般是"中气实则在阳明，中气虚则在太阴"，"直趋中道"，便入"膜原"。前者热盛于湿，从火而化，后者湿盛于热，从水而化，与叶桂《温证论治》"湿胜则阳微"之说相同。情况变化，"病在二经之表者，多兼于少阳三焦，病在二经之里者，每及于厥阴风木"。故湿热患者常有上焦蒙蔽、热扰中州、肝风内动，呈耳聋、干呕、抽搐等现象。治疗重心，针对"天以气化、地以形感"[97]，土润溽暑的特点，辛开淡渗、芳香化浊、避柔遣刚，"抽茧剥蕉"[98]，着重舒展气机，分化细缊的湿邪，令其湿去热孤，不与热相搏。先生据《周易》"阳长则洁、阴长则凶"之理，倾向"苦从燥化"，干以制湿，对张介宾"酒能生火"、"湿多成热"的论述，有深刻领会，谓："湿去而热自除。"力主清热药少用，不然"苦寒化燥"则导致伤阴之弊。他在实践过程中习用的药物，一是标本兼顾，二是突出辛味流通，计有苍术皮、薄荷、藿香叶、鲜荷叶、通草、炒黄连、滑石、大豆黄卷、茯苓皮、连翘、六一散。呕恶加苏叶、芦根、黄连[99]；头痛加蔓荆子；气喘加葶苈子、枇杷叶；胸闷食少加桔梗、枳壳、白蔻仁、藿香梗、生谷芽、佩兰、莲子心；湿热交争阻遏膜原，寒热如疟[100]加柴胡、槟榔、厚朴、草果；四肢屈伸不利加秦艽、鲜地龙、威灵仙、丝瓜藤、海风藤，邪热内结大便不通加大黄、芒硝；下利脓血加煨葛根、白头翁、银花炭；惊惕易梦加猪胆皮、郁李仁、姜汁炒酸枣仁；热毒炽盛身发红斑加丹皮、赤芍、紫草、茜根；昏厥神识不清加生地、玄参、女贞子、郁金、钩藤、犀角、金汁、羚羊角、地浆水、银花露、鲜菖蒲、方诸水[101]、至宝丹；邪入血室加贯仲。辛凉开泄、芳香逐秽无效者，活血通络、行气驱瘀，加醉䗪虫、醋鳖甲、桃仁、生僵蚕、炒山甲珠。湿困伤阳舌淡脉弱、身倦泻下，根据特殊情况，还可加入白术、炮淡附子。其中缺点，同《温证论治》一样，有药无方，所以王旭高认为："不立汤名，学者难于记诵。"[102]薛福[103]治热邪入络常用的开郁通络饮[104]，就是在其启发下而创制的。

③提倡运用验方

他非常重视民间经验，能收良效，如："久咳移邪犯胃，因咳而肺肃无权，故气升逆，勿用泻损肺气之药，水梨去心捣烂，丝绵滤汁，慢火熬膏，每日开水送下五钱。"[105]其《膏丸档子》[106]一百一十余则，载有许多小品单方，治老年血燥遍身瘙痒，用日新汤[107]；积热吐血用徐恺伯友人丸[108]，都有很好的作用。通过学习《三家医案合刻》《扫叶庄一瓢老人医案》[109]，探寻先生施治规律，因与叶桂同出王氏之门，常有相似之处。例如：精血亏损用牛羊猪的骨髓、海参胶、淡菜、龟板、燕窝、鱼膘胶、鲜河车、人乳粉、鲍鱼、坎炁、麋鹿胶、阿胶、羊腰子血肉有情之品，补心安神用丹参、朱砂、柏子仁、酸枣仁，辛凉解表用薄荷，健脾养胃用莲子、大枣、于术、扁豆、玉竹、山药、生谷芽，清热利水用西瓜、滑石，育阴用饴糖、熟地、山茱萸、麦冬、石斛、蔗浆、鸡子黄、制首乌，消癥瘕用红曲、云母、干漆、香附、薤白根、生鳖甲、青皮、郁金、五灵脂、丹参，芳香化湿用苍术皮，醒神用菖蒲，豁痰用竹沥、姜汁、橘红，汗出口渴用乌梅、冰糖，降气镇冲用纹银一件，成药滋营养液膏[110]、心脾双补丸[111]、参香八珍调经汤[112]，均属比较明显的例子。

【注释】

[1] 或作永济，待考。

[2] 刘备统治区巴蜀二郡太守。其后世称河东汾阳薛氏。

[3] 苏州酒旗渔市，为著名水城，称东方威尼斯。

[4] 苏州彭蕴璨《历代画史汇传》。沈德潜《归愚文钞》卷六"十八学士图记"作虞卿的曾孙，相距四世，存以待考。

[5] 文天祥之后（以弟文溪之子为嗣），父文林，成化进士，官温州太守。曾拜吴宽（成化状元）为师，受业神笔沈周门下，并同沈周、唐伯虎、仇十洲称

"吴中四大画家"，名璧，号衡山，岁贡生，居文衙弄，筑室曰玉兰堂、梅华屋、停云馆、玉磬山房。"书法出于王羲之《曹娥碑》、虞世南《破邪论》（郭嵩焘《日记》卷一）"，知府王南岷甚器重之。尝到北京吏部工作，任翰林待诏，因遭姚明山、杨方城的排挤（见何良俊《四友斋丛说》卷十五），三年即归。据《静至居诗话》载，他与邢参、吴爟、蔡羽、吴奕、钱同爱、陈淳、杨珍、王守、王宠、张灵在东庄结社，号"东庄诸友"。黄协埙说，文氏很有风趣，"以庚寅岁生，制一小印：惟庚寅我以降，盖用《离骚》句也"。（《锄经书舍零墨》）不为藩王、中贵、太监、外国作画，或以宝玩为赠，则"不启封而还之"。嘉靖三十八年三月二十日卒，寿九十岁。子彭（字永寿）、嘉（字休承），"皆明经"，亦工书画，"有名于世"（《康熙长洲县志摘要》"人物"）

[6] 虞卿为文璧的外孙。

[7] 嘉善人，康熙九年进士，字星期，官宝应知县，晚年寓于吴门横山下。喜研古诗，批评严羽《沧浪诗话》"水中月、镜中花、羚羊挂角、香象渡河"，以神韵为支柱。提倡用事、理、情写诗，才、识、胆力为表现手法，扫去绮罗香泽的遗风。

[8] 宝应人。

[9] 二十四砚斋主人。

[10]《莌圃藏书题识》卷三载："予获交其孙寿鱼，在板寮巷扫叶庄曾见有宋刻《尚书禹贡图说》一卷，自后寿鱼作古，子孙陵替，书籍散亡，求所谓宋刻书无有也。"

[11] 江南艺人年谱作1661年，不确。

[12] 含义有三，一，"瓢之为器贫者所用"（葛立方《韵语阳秋》），据皇甫谧《逸士传》许由居箕山唯一瓢酌水，言名

利淡泊经济状况不佳，和颜回居陋巷"以瓢饮"同义。二，曾遇一狂僧身挂一瓢，上写"吃尽天下无敌手"，邀至家中，用瓢盛酒对饮，僧喝三十六瓢（《广阳杂记》卷五引朱彝"杂记"载，淮河以南"酒皆计升，一升曰爵，二升曰瓢，三升曰觯"。一瓢之量约0.25～0.5千克），他只饮一瓢，故号"一瓢"（见曹允原《吴县志》）。三，效法十六世纪隆庆时一瓢道人（严首升《濑园集》有"一瓢子传"）而命名。若从袁枚"一瓢不饮好饮客"（见《小仓山房诗集》"薛征君召饮扫叶庄"）一句推敲，则是不会吃酒的。笔者认为除上述外，还可能与仿效唐代诗人唐求旅游各地，将所写诗稿捻成一团投入葫芦瓢中有关。谓其因家贫而名者，同事实不符。

[13] 姊嫁姚氏，因病早逝。

[14] 姜泣群《朝野新谭》。

[15]《斫桂山房诗存》沈岩序。

[16] 家中养龟数十，观其生活、习性、动态，研究延寿之道。

[17] 程敏政《宋遗民录》卷十三载元刻本佚名的"郑所南先生传"，乃南宋末太学生，福州人，名所南，字思肖，号忆翁，以画兰著称。尝题句曰："花卉不并百花丛，独立疏篱趣未穷。宁可枝头抱香死，何曾吹堕北风中。"郑逸梅《梅庵谈荟》乙编"小阳秋"，言其入元居苏州承天寺，现存作品已流入美国，他曾在吴湖帆梅景书屋见一画卷，有古逸气，上写："一国之香，一国之殇。怀彼怀王，于楚有光。"跋者"累累"，有宋景濂、祝枝山、徐祯卿、文征明、张香涛等十余人。所撰《祭炼议略》一卷、《祭炼密说》一卷，为明抄本，李盛铎已收至《木樨轩藏书题记及书录》中。薛雪采用此名，不只景仰郑

氏画兰，也美慕其凛凛之民族气节。

[18]《抱珠轩诗存》卷三"花影"。

[19]《一瓢诗话》。

[20]长洲人，字世澄，精针灸。

[21]陆以湉《冷庐医话》引"震泽吴晓征得之吴中老医顾某，顾某得之其师，其师盖目击"者。

[22]此名除针对叶桂，还有仿效清初上元山水画家龚半千所建的扫叶楼，称自己为扫叶僧之意。山东省图书馆王献唐《双行精舍辑跋》据乾隆甲寅刻本《一瓢斋诗话》鱼尾下署写，住所"因以扫叶名村"，扫叶楼当在该村之内。

[23]王友亮《双佩斋文集》卷二作研桂轩。

[24]《一瓢斋诗话》自序。

[25]《昭代丛书》本"一瓢诗话"沈楙德跋。

[26]见《道光苏州府志》"艺术"。

[27]尤怡《金匮翼》附薛氏弟子鹤年语。

[28]徐珂《清稗类钞》"艺术"作吃"寒具"尽百枚。顾起元《客座赘语》卷一谓吴地之寒具"即馓子"。

[29]易宗夔《新世说》记载较详。

[30]陆长春《香饮楼宾谈》卷一。似此病例在薛之前，文献记载已有数人，可能实有其事。

[31]现在菲律宾境内。

[32]《清人谈荟》、《粟香随笔》五笔都有记载。

[33]袁枚《小仓山房诗集》"病起赠薛一瓢"。

[34]徐珂《清朝野史大观》"述异"卷十一引德清徐悔堂《听雨轩笔记》卷一。

[35]原称宏词。因避高宗讳改称鸿

词。清代曾举行两次大规模者，一为康熙十八年，二即本届，只录取刘纶、杭世骏、齐召南十余人。

[36]据雷钧《天咫偶闻》卷六，言其所遗："兰花册八叶，纸本，以韵取胜。"每幅有图章一印云："一举供奉，两聘鸿博。"不悉另次在何时间。

[37]袁枚《随园文集》"祭薛一瓢文"。

[38]袁枚《随园诗话》、朱克敬《雨窗消意录》甲部卷三。《吴门补乘》卷五"人物补"则作："堪笑世人无狗监，何防自我作牛医。"

[39]袁枚《小仓山房诗集》"嘱予为歌"。

[40]或作觉隐。

[41]《春雨》。

[42]以上均见《一瓢斋诗话》。

[43]德州人，字雅雨，号澹园，称山东伧父，斋名平山堂，时官两淮盐运使。与同邑师辈田雯为鬲津二学士。况周仪《选巷丛谈》卷一引《扬州画舫录》，谓其在扬州建一苏亭，"日与诗人相酬咏"。绰号摸（或作扑）着天（见《乾嘉诗坛点将录》）。

[44]兴化人，康熙庠生、雍正举人、乾隆进士，官范县三年、潍县七年，称"十年县令"。绰号险道神（《乾嘉诗坛点将录》）。晚年返里，以售字画为生，和休宁汪士慎、宁化黄慎、杭州金农、扬州高翔、兴化李鱓、歙县罗聘、南通李方膺，称乾隆时代"扬州八怪"。

[45]武进人，庠生，乡试八次均未中选。字东淑，著有《柳南随笔》、《续笔》，有东吴才子之称。

[46]字子才，原籍慈溪祝家渡，其父迁居钱塘艮山门内大树巷、葵巷。乾隆元

年考取博学鸿词科（年龄大者为万经，小的即袁氏）。1739年中进士，因官江宁，定居随园。和辛未榜眼孙星衍为友，同辛巳探花赵翼、戏曲研究家蒋士铨，称乾隆"江右三大家"。在任翰林院庶吉士、溧水、江浦、沭阳、江宁知县时，有廉吏之称。三十四岁患重疾，由薛雪"一刀圭活之"；三十五岁卧病苏州（薛氏在《袁简斋太史卧疾冒雨往候》诗内云："我住城东君住西，信来已过午时鸡。肩舆不惜衔泥去，雨雨风风十里堤。"），又经一瓢"投以木瓜而已矣"。他曾记叙此事说："先生大笑出门语，君病既除吾已去。"袁氏主持江南诗坛数十年，收集了大量记景、抒情、感喟之作，号为"诗海"。

[47] 废弃的拙政园。蒋诵先之子为袁氏女婿，不幸结婚三年即亡，四年后女亦卒去。此时蒋袁二家仅系友谊，尚未联姻。

[48]《小仓山房诗集》"病中谢薛一瓢"。

[49] 见《随园续同人集》。

[50] 何书田的祖父，号萍香。

[51] 袁氏生于1716年三月二日。

[52] 是年六月二十四日，又举行了一次，参加者略有增减，袁枚无有出席。

[53]《遣睡杂言》。

[54]《吾以吾鸣集钞》袁枚序。

[55]《吾以吾鸣集钞》"人生七十稀"。

[56]《内经知要》甲申夏日序。

[57]《小仓山房尺牍》"寄徐榆村"。

[58] 娄县人，名时行，监生，精内科，见《嘉庆松江府志》"艺术"。

[59] 或作乾隆二十八年（1763年），恐误。

[60]《诗话总龟》卷五引"翰府名

谈"，谓其欣赏的理想之句。

[61] 据唐大烈《吴医汇讲》。山左先贤均作九十一岁。近人陈文芳《薛诗研究》则书一百零三岁。待考。

[62] 薛凡谷的曾孙，乾隆甲子解元，知医，参与校订《周易粹义》。名观光，号上宾。

[63] 乳名六郎，字不倚，先其父卒。

[64] 早逝。

[65] 字贡三。

[66] 字寿鱼，版本鉴定家周锡瓒之友，工花卉翎毛，官广西县丞。"书法宋人，无纤弱稊艳之习。"（《吴县志》卷七十五"艺术"）兼售古玩为业。罗继祖《枫窗脞语》"文物门"载，他藏有宋代《虎丘玉兰图》卷，"沈归愚、王西庄、袁简斋皆有题诗，见关冕钧《三秋阁书画录》"。薛琦和黄丕圃关系密切，所藏书、画、文献，黄氏目睹甚多，《百宋一廛书录》跋《南华真经》言，此图已落入丕圃手内，从所写"予得之古董家薛寿鱼，云是兰陵缪氏物"。即可了解。

[67] 字东来、应枚，居瓣莲巷。

[68] 字坤安，浙江归安（今吴兴）人，受邑中凌氏（从明代凌汉章起，到清末吴古年门人凌奂字晓五和弟凌德字嘉六，医者不断）影响，刻苦习医。拜叶桂、薛雪为师，推崇周扬俊，行道三十年，"安于家居"服务乡里，属苕南大家，嘉庆元年（1769年）所撰《感证宝筏》四卷，在弟吴钧（字友石）协助下编辑的，1807年出版，更名《伤寒指掌》。提出临床辨证以察舌为要。

[69] 吴江平望三镇地人，处方遣药以平允见称。

[70] 元和人，字步青，庠生，撰有温湿暑疟《四时病机》《温毒病论》《重订

万氏女科歌诀》，名《邵氏三书》。子鲁瞻、孙春泉、曾孙炳扬（字杏泉）、玄孙景尧（字少泉，号小杏，庠生），均业医。

[71] 薛云楼之婿，字裻章，号上池、林下寒士，以医术受知于沈归愚、彭启丰，并赠匾额颂扬其济世活人。家居吴江。

[72] 字性天，号公望，居长春里王伯谷故园红梅阁处，是薛景福（字鹤山）之子。写有《医事年表》。弟子曹存心世其业。

[73] "《随园文集》与薛寿鱼书"。

[74] 释圣来《零墨录》

[75] 《内经知要》经络按语。

[76] 《内经知要》病能按语。

[77] 所撰《周易粹义》，属集注串解性质，乾隆十二年七月沈归愚在北京澄怀园为之写序，称其对《周易》明爻解薮，"湛玩既久，有得于心，融会古人，出以新意"，且"简而能达，朴而多文，义取专明人事"。目前所见影印稿本，乃沈氏审定，由薛观光参订，苏州博学弟子员周廷珪手录者。初名《易经粹说》，而后又改《易经粹义》《周易约注》，直至使用此名。

[78] 《周易粹义》上经。

[79] 《内经知要》脉诊按语。

[80] 袁枚《随园文集》"祭薛一瓢文"。

[81] 薛东来述，共八则。

[82] 约三十余种。

[83] 武昌范氏抄本《木樨香馆题书录》。

[84] 《伤寒百问》自序。

[85] 《医门棒喝》二集"少阳三焦膀胱辨"四明桂香溪语。

[86] 《素问·四气调神大论》。

[87] 李清俊1829年刻本的跋语作《湿热论》。

[88] 《南病别鉴》序。

[89] 内有吴金寿记其师张友樵治酒客案，乃系羼入者。

[90] 章楠评语。

[91] 五柳居刊本。

[92] 亦名《医学秘籍》，旧署薛雪撰，非。

[93] 苏州孔过桥人，字佑甫，薛公望的外孙。

[94] 《伤寒论本旨》附篇。

[95] 苏州人，或作陈秋坨。

[96] 大暑至白露。

[97] 郭嵩涛《日记》卷一"咸丰十一年十二月"引先贤语。

[98] 王孟英语。

[99] 或用姜汁炒。

[100] 他写有《疟论》（抄本），未鉴定。

[101] 高似孙《纬略》引"物类相感志"为巨蚌，"向月以器盛之，得二三合水，亦如朝露"。《淮南子》载："方诸见月津而为水，注曰：方诸大蛤也。"性味甘寒无毒，"主明目定心，去小儿烦热"，止渴；"陈馔以为玄酒"（吴禄子《食品集》）。

[102] 《湿热论歌诀》。

[103] 吴县人，号瘦吟，乔居秀水王家泾，写有《医赘》。

[104] 香橼、郁金、延胡索、远志、新绛、木瓜、蜣螂虫、通草、佛手花、丝瓜子、路路通、苡仁。有食滞加红曲、鸡内金。

[105] 魏之琇《续名医类案》。

[106] 验方手册。友人绍兴徐荣斋藏

稿。

[107] 苦参酌量，水煎滤滓放冷，加猪胆汁搅匀，淋洗患处。

[108] 大黄、花蕊石，各等分，以童便先浸后晒，炼蜜为丸。

[109] 凡四卷。据载成于1764年，与社会上流传的《扫叶庄医案》，内容基本相同，裘吉生已收入《珍本医书集成》中。后来乾隆丙午举人席世臣在苏州设坊，刻宋、金、元别史，即沿此名，号"扫叶山房"。

[110] 女贞子、广橘皮、桑叶、熟地、旱莲、白芍、脂麻、枸杞、菊花、当归、稆豆、玉竹、南烛叶、茯神、沙苑蒺藜、阿胶、白蜜、甘草。

[111] 西洋参、白术、茯神、生地、丹参、酸枣仁、远志、五味子、麦冬、玄参、柏子仁、黄连、香附、贝母、桔梗、龙眼肉、甘草。

[112] 丹参、香附、黄芪、熟地、白术、白芍、当归、茯苓。

3. 吴瑭

（1）生平

吴瑭，江苏淮安府山阳（今淮安县）河下镇[1]人，字配珩，号[2]鞠通[3]，在城内设诊所，称"问心堂"[4]。约生于乾隆二十三年（1758年），自幼"好古敏求，据理直言，性刚气傲"，不徇人意，有独特风格，娶妻鲍氏。二十岁时父守让[5]"病亡"，目击神伤，"愧恨难名，哀痛欲绝"；越四载，侄儿巧官患喉痹用冰硼、双解、人参败毒散无效发黄而死，遂购方书发奋学医。1783年到北京，适值开馆十年后"检校《四库全书》"，乃遨游经史子集之林，"佣书以自给"，既权作"稻粱之谋"，也饱览许多珍本秘籍。二十九岁参加乡试，领受"矮屋风光"[6]，选为副贡[7]。行年三

十问道汪瑟安[8]，语以"医非神圣不能"，如梦初觉，"进与病谋，退与心谋"，研讨"十阅春秋"，经历过多次温病流行，积有不少诊疗经验。癸丑（1793年）京师温病大作，诸友促其治之，但已成坏证，"幸存活者数十人"。因此他指出"世之医温病者，毫无尺度"，不知灵活辨证，处方表现病东药西，若"真能识得"的话，绝"不致以辛温治伤寒之法治温病"。语重心长，批评有力。通过莫晋[9]的推荐，治温病仿照《素问》"风淫于内治以辛凉，热淫于内治以咸寒"宗旨，认真负责"作豪人语"，"泻阳之有余，即补阴之不足"，避刚遣柔，沃焦救焚，能打破常格，收效甚好，兼"上下古今，了如指掌"，获到较高的荣誉。和陈颂帚会诊一水肿患者，均开麻黄附子细辛汤，而在剂量上突出麻黄利尿作用，令小便畅通，"得三大盆有半"，众皆叹服，逐渐名闻皇都。"其临证也，虽遇危疾，不避嫌怨；其处方也，一遵《内经》，效法仲景；其用药也，随其证而轻重之，效若桴鼓。"[10]对"妄抬身价、重索药资"的庸工，常当面批评，"所至医辄避去"，不学无术之辈，咸"惧惮"之。谢宝灵[11]赞其技术水平，呼为"予实不能"。顾莼[12]并赠以楹联："具古今识艺斯进，空世俗见功乃神。"1825年由于调理"绍兴赵大兄伏暑痰饮大喘"案。每帖投石膏半斤到一斤，连服十余剂，数日又发，脉象洪大，"期年之间用至一百七八十斤之多"[13]，更进一步声噪医林。

乾隆年间温病不断流行，当时无经验之医，"遇温热之病无不首先发表，杂以消导，继则峻投攻下"，或妄用温补沥血肥虎，"轻者以重，重者以死，幸免则自谓己功，致死则不言己过，即病者亦但知膏肓难挽，而不悟药石杀人，父以授子，师以

传弟，举世同风，牢不可破"[14]。他指出吴又可《温疫论》"支离驳杂"，立法"不纯"；叶桂《临证指南医案》虽"持论和平"，精思过人，"案中治法丝丝入扣"，但记录太简，方无剂量，语焉不详。1792年抱着"非与人争名"之心，采集《内经》、张仲景、陶弘景、许叔微、陈无择、张元素、李杲、朱震亨、张介宾、喻嘉言、柯韵伯二十多家学说，首列《素问》《灵枢》条文十九则，"间附己意"，仿照《伤寒论》体例，罗天益三焦分证法，雏凤新声，六易寒暑，1798年写成《问心堂温病条辨》六卷[15]。其中心思想，第一强调脱却狭义伤寒，二是"辩论详晰，卓然成一家言"[16]。张维屏从蔡麟洲处见到抄本，称道"苦心孤诣，缕析条分，诚治温病不可无之书也"[17]。先生力求纲举目张，一见了然，避免曲解，详加注释，"始终以救阴精为主"。"立法二百三十八，处方一百九十八[18]。"由汪瑟安、征以园校订，宝应朱彬[19]点评。而后王士雄、叶子雨、郑雪堂、曹炳章，又加了眉批、尾按，汇成《增补评注温病条辨》。他认为："是编之作，诸贤如木工钻眼已至九分，瑭特透此一分作圆满会耳，非敢高过前贤也。"内容着重清络、凉营、育阴三法。随从书的流传，为了便于诵读起见，两淮医家曾将其理法方药谱了歌诀，命名《温病赋》。

《温病条辨》问世后，当其回里扫墓趁机游杭时，居绍兴观音桥赵园、莫宝斋家中，曾言此书尚有蒂欠，"无论先达后学，有能择其弊窦"，加以补充，"将感之如师"，"万世赖之无穷期也"，批评拒纳良言，"怒发冲冠，几有不顾而唾之势者"。绍兴任继堂九先生热情与之讨论，不溢美、掩过，提出修改意见[20]，希望深化揭示要领，存有守偏、猎奇、丛脞，上列原文下缀注语，怕失作品奥义，是少见的[21]，荐菲见弃，未被采纳。章楠写了《评温病条辨》，发表商榷数事，借他道光乙酉初夏重观越中山水、访问嵊县吴云章时，将手稿托人献上，也无答复，失去"闻善则拜、知过而喜"的精神，由于不能履行"虚心以师百氏"，留下许多缺点。但从系统地研究温病，"上为吴又可之净臣，下导王孟英之先路"，滋水以补不足，"重在清润以救阴液"[22]，则为一枝独秀。可羽翼伤寒，"补古来一切外感之不足"，犹桔槔之助甘霖，开放绝响。"论闳以肆"、"方约而精"，摆脱开随文敷衍的俗见，勇于创新，"大江南北，三时感冒，取则有凭焉"。

1821年，"民多病吐、利死者，君曰此燥之正气也。乃考明人沈目南《燥病论》，复补《秋燥胜气论》一卷，其年顺天乡试，监临檄京尹市霹雳散百余剂，场中无死者，霹雳散君所制方也"[23]。其他对阴亏大便燥结之证，倡导用增液汤，纯属宝贵经验，从江宁甘熙《白下琐言》卷一所记，就可证明此点，书中载"乙亥冬十月，予患温证，服大黄、芒硝"，无效，"五十余日未大解"，烧仍不降，延及冬至日，"陈超然外叔祖来问疾"，荐"许鸣九先生诊之，用养阴生液之剂"，一投便下"黑粪如弹丸者半桶，坚硬如石，自是热退眠安，糜粥大进"。山阴娄杰以《温病条辨》为蓝本，参照叶桂、薛雪、缪宜亭、王孟英、章雅堂多家经验，"略短取长，删繁就简"，辑成《温病指南》上下两卷。"一方一论，悉皆酌古准今"，进一步丰富了吴氏的学说，列入"言少意精"的佳著。1818年冬，应胡澐[24]之请，将"辩才无碍"零散小品切中时弊的随笔，于辛卯

（1831年）辑成《医医病书》[25]二卷。此外他还批注《医门棒喝》，留有《医案》五卷[26]。

吴氏客居北方多年，久住京畿，在社会交往中，"宅心仁厚，笃于故旧"，同曲阜孔继镁关系最好。"闻水旱之灾辄忧形于色，倾囊赈助，有先天下之忧而忧，后天下之乐而乐之风。"[27]过春节署写门联"云呈五色，鸟画双睛"，隐寓吉祥如意。晚年虽元旦亦持手杖出诊，但"非至亲及穷乏者不为立方"。潘德舆[28]《秋夜就吴丈鞠通饮》写诗颂扬他"七十如婴孩"，性情爽朗，身体健康。道光十六年（1836年）二月长子死去，过度悲伤，因鼻衄血出不止而逝世[29]，终龄七十九岁。续妻崔氏，主持丧事，葬于北京。子廷莲[30]、廷芷[31]、廷荃[32]，侄嘉会，女婿周宗信[33]，继承了他的事业。可能因鞠通寄身外地在家乡影响较小，何绍基纂修《同治山阳县志》癸酉刊本时，没有为其立传。目前流传的事迹史料，除《山阳河下园亭记》，计有两篇行略，一系朱士彦[34]写的《吴鞠通传》，二即民国二十五年七月可园蔡冠洛《吴瑭传》，列为清代七百名人之一。

（2）学说与经验

吴氏曰："儒书有经史子集，医书亦有经史子集。"《灵枢》《素问》《神农本草经》《难经》《伤寒论》《金匮玉函经》为经，诸家学说、治验、本草、方剂，即"子史集也"。[35]《伤寒论》"代远年湮，中间不无脱简"，且有伪增，"断不能起仲景于九泉而问"，只有"择其可信者而从之"[36]。指出宋元著作可参考而不足恃，"近时则方有执、马玄台、吴鹤皋、沈目南、张隐庵、徐灵胎、叶天士识卓学宏"，应读其书[37]。批评尊经太过死于句下，"前人云伤寒传足不传手误也"，焉能把人"分成两截"，认为老僧、寡妇、大龄男女所患之疾，常有情志因素，不宜单纯依靠"无情之草木"，须掌握"移精变气"，通过心理疗法"告之以其败，语之以其善，导之以其所便，开之以其所苦"[38]，因人而治，才能彻底解决。《颅囟经》的小儿纯阳说，乃"丹灶"家言，实质含义是"未曾破身耳，非盛阳之谓"，属"稚阳[39]未充、稚阴未长者"，故曰："苦寒药，儿科之大禁也。"[40]他反对炮制药物故弄玄虚，如人乳浸茯苓、秋石拌人参；为了洁白美观用白矾水久泡半夏，更会影响临床作用。

他倾向张从正善于攻邪，主张治病"先除其实"，防止发展，误补益疾，"古谓病有三虚一实者"，后治其虚，似房破维修，先去碎石、积土，然后"安线"；否则邪气蔓延，导至"正虚不能运药"，转成危候。认为阳虚人易伤湿、燥、寒，阴虚者多染风、火、暑。产后外感，"无粮之师贵在速战"，若只考虑体亏，"用药过轻，延至三四日后，反不能胜药矣"[41]。在"不对证谷食皆毒药"的思想指导下，劝戒老人少吃肉类，避免发生中风。曾说，幼童阴阳嫩弱，切莫贪食过饱，"予生十五子，死者九人，为不明道理之妇人以饮食杀之者七"。重视调理奇经八脉，谓："孙真人创论于前，叶天士畅明于后。"因八脉皆丽肝肾，"如树木之有本"，凡胎产之事，"生生化化，全赖乎此"。对小儿痉病，追踪成因，"肝木刚强屈拗之象"，能打破《素问·至真要大论》"皆属于湿"的局限性说法。相火旺盛，主用淡菜、海参、鲍鱼、龟肉、乌鸡"多咸少甘血肉有情之品"。

自称《温病条辨》为补充张机《伤寒论》之作，主旋"以正用伤寒法治温病之失"。指出"汗之为物，以阳气为运用，以阴精为材料"，滋阴不厌频繁，"攻下切须慎重"。尝介绍与章楠的学术分歧，虽共同"追逐仲景"、"师法香岩"，然趋向有别，观点各异，对虚谷论述六气，感到"词多枝叶，难免阅者生厌"。调理内科杂病，建议掌握五纲，"治外感如将，兵贵神速"，及时驱邪，防止传变；"治内伤如相，坐镇从容"，功在缓图，补泻疗本，"治上焦如羽，非轻不举"，气淡味薄，小量微煎，灵巧宣透，利于升散；"治中焦如衡，非平不安"，气味平和，轻重适度，要因势利导，不伤脾胃；"治下焦如权，非重不沉"，用金石重坠气味醇厚潜降之品，酸咸久煎，令其下达。"此辨证之吃紧处，断不可忽。"将谵语归纳为两种，一系热入阳明大便燥结，二为邪犯心包，火气蒙蔽神明，过投苦寒，化燥伤阴，"欲复其阴，非甘凉不可"。他认为："唐宋以来，治温热病者，初用辛温发表，见病不为药衰，则恣用苦寒，大队芩连栀柏。"河间犹犯此弊。惟湿温门不忌芩连栀柏，"仍须重之，欲其化燥也"。如甘苦化阴而利小便，都为泻邪的"上上妙法"。先生临床善于分析，信古并不泥古，能辨别异同，对证细参，突出"真诠"二字。

　　① 温邪伤阴为火之气

　　吴氏认为伤寒之源为水气，先犯足太阳膀胱，以水病水，从毛窍而入，自下而上，循六经传变，伤人之阳，为"阴盛则阳病"，仲景投辛温、甘热以复其阳。新感温病为火气，从叶桂说，"始于上焦"，先犯手太阴肺，以火克金，伤人之阴，为"阳胜则阴病"，自口鼻而入，由上而下，应"跳出伤寒圈子"，以三焦立论，用辛凉、甘寒、咸酸以益其阴。二者乃两大法门，一须横看，一要竖看，处理不能苟同。凡"温病忌汗"，不仅"不解，反生他

患"，小便不利者，"淡渗不可与也，忌五苓、八正辈"。湿温则禁用滋润、发汗、攻下三法。寥寥数语，渗透着经验结晶，对升麻、柴胡畏之如虎，葛根一味也列为戒药。他进入晚年，在杂证方面，又非常重视阳气的作用，且举例说，《金匮要略》虚劳门："新绛旋覆花汤，血药居其一，气药居其二，仍以通阳为主；薯蓣丸阴阳平补，阳药居多；伤寒至脉结代，其虚已极，复脉汤中必用参、桂、姜、枣、甘草，大概可知矣。"于此充分说明先生辨证论治的灵活性，所以温病后期阳衰遣用温热药物，就易于理解了。

　　② 温病分九种，沿三焦发展

　　他在朱肱《南阳活人书》影响下，指出温病有两类："伏气温病，如春温、冬咳、温疟，《内经》已明言之；不因伏气，乃司天时令现行之气，如《素问·六元正纪大论》所云是也。"依据前人命名，将外感温病分为九种，发作特点："风温者，初春阳气始开，厥阴行令，风夹温也；温热者，春末夏初阳气弛张，温盛为热也；温疫者，疠气流行，多兼秽浊，家家如是，若役使然也[42]；温毒者，诸温夹毒，秽浊太甚也；暑温者，正夏之时，暑病之偏于热者也；湿温[43]者，长夏初秋湿中生热，即暑病之偏于湿者也；秋燥者，秋金燥烈之气也；冬温者，冬应寒而反温，阳不潜藏民病温也；温疟者，阴气先伤，又因于暑[44]，阳气独发也。"[45]认为以卫气营血划分四个阶段，属横向观念，为辨证分型，不能代表"温邪上受，首先犯肺"的纵形发展，且对邪气所干脏腑的概念亦不够清晰，可能受到《外台秘要》内谢士泰《删繁方》的启发，乃在罗天益《卫生宝鉴》三焦辨证[46]、喻昌治疗[47]、叶天士用药[48]的经验基础上，按着上[49]、中[50]、下[51]

三焦发展顺序,分别阐述。谓:"温病由口鼻而入,鼻气通于肺,口气通于胃。""肺合皮毛,主表",有恶寒现象,肺气郁则身热,"甚或伤津、气逆,浊邪下归,阴受火克"。烦渴、咳嗽、午后高烧"相继而起"。逆传便入心包。上焦失治,递传中焦脾胃,"温邪与阳明相搏其热益炽,不恶寒而但恶热;火随经上则面目赤,刑金而语声重,上逆则气粗,实于胃大便秘,伤于气小便涩",腐浊熏蒸舌苔老黄,火极似水,"由黄转黑而有芒刺"。中焦失治,即发展至下焦肝肾,阴伤水不上济,心中震震;经失濡养,舌强神昏;火蒙清窍,表现耳聋;"阴不纳阳,烦而不欲卧"。死亡之因,约有五个方面:"在上焦有二,一曰肺之化源绝者[52]死;二曰心神内闭[53],内闭外脱者[54]死。在中焦亦有二,一曰阳明太实[55],土克水者[56]死;二曰脾郁发黄,黄极则诸窍为闭,秽浊塞窍者[57]死。至于下焦,则无非热邪深入,消烁津液,涸尽[58]而死也。"可用壮水、开蔽、泻热、解毒、通利等法。

③提出治疗标准,创制新方。

他侧重临床,师法孔子称道其门人[59],能突出果、达、艺三方面。认为清热保阴、通降撤火,在调理温病过程中,虽属重要治法,倘对于适应范围掌握不确,也可发生医疗差错,曾举一返三提出投予白虎汤的标准,须具备大热、大渴、大汗、大脉四个主证,如:"脉浮弦而细者不可与也,脉沉者不可与也,不渴者不可与也,汗不出者不可与也。"通过实践观察,总结误用承气汤之害有三,邪在心包,徒泻阳明,依然神昏谵语;阴液亏耗,随战汗而脱;变成上嗽下泻、暮热早凉的坏证。

《温病条辨》上中下三焦,列有方剂二百余首,其中继续叶桂《临证指南医案》所用药物,结合自己实际验证,移花接木,创立不少新的处方,如辛凉清散、肃降肺气,用桑菊饮[60];宣发解表,偏于透汗,用银翘散[61];"头胀目不了了",祛暑达邪,用清络饮[62];下后汗出,甘凉生津,用益胃汤[63];"烦渴舌赤时有谵语",凉血解毒,用清营汤[64];"苔白不饥身重胸闷"渗湿化浊利水,用三仁汤[65];"误表妄攻",阴虚舌绛,内风萌动,四肢抽搐,用大定风珠[66];正衰水亏,滋养津液,用"热邪劫阴之总司"加减复脉汤[67],师承喻昌法。伤及肝肾,下焦亏虚,昼凉夜热,潜降龙雷之火,用专翕大生膏[68]。肠有燥屎,用多种攻下剂,气虚液亏用新加黄龙汤[69],无水舟停用增液承气汤[70],痰滞喘促用宣白承气汤[71],尿赤热痛用导赤承气汤[72],神昏狂饮用牛黄承气汤[73],"下后口燥咽干舌苔黄黑"用护胃承气汤[74],切中病情,都有良好的效果。何廉臣认为,赵晴初《存存斋医话》三集,谓吴瑭之正气散加减有五方,主投藿、朴、陈、苓。一加神曲、麦芽升降脾胃之气,茵陈宣湿郁,大腹皮泻中满,杏仁利肺与大肠;二加防己、豆卷走经络祛湿邪,通草、苡仁淡渗小便以固肠道;三加杏仁利肺气,滑石清热行水;四加草果开发脾阳,楂、曲运中消滞;五加苍术燥脾,大腹皮宽肠下气,谷芽健胃化积[75]。用于湿温证面面俱到。

吴氏习惯用药,从《温病条辨》、《医案》组方中统计,在食治方面,常用大枣、粳米、莲子、芡实、山药、桂圆肉、扁豆、梨汁、荸荠、鲜扁豆花、赤小豆皮、梨皮、芦根汁、藕汁、鲜荷叶边、绿豆皮、姜汁、饴糖、白蜜、冰糖、乌骨鸡、羊腰子、猪脊髓、鲍鱼、蛎黄、海参、牛乳、鸡子黄、淡菜、童便、阿胶、龟板胶、鳖甲胶、鹿角胶、猪肤、鹿茸。其他则为肃肺气用枇杷叶；高热口渴用雪梨浆[76]；祛湿化浊用晚蚕沙；消积用鸡内金；失眠用半夏；补脾用天麻；热厥用鳖甲、牡蛎、羚羊角；阳亢头痛用茶菊花、刺蒺藜、钩藤、荷叶；邪陷心包用蚌水、暹罗犀角、紫雪丹、安宫牛黄丸；温疟头胀用青蒿；分利湿热用黄芩、飞滑石；呃逆用柿蒂、茯苓；胁痛乳胀用降香、橘叶；黄疸用茯苓、海金沙；降逆行气用半夏、乌药；咽痛用马勃、玄参；胸闷用藿香、郁金；时思饮水用花粉、石斛；湿痹用防己、萆薢；吐血后柔润养阴用冰糖、甜杏仁、白蜜、鸡子黄、海参、柏子霜；解郁用麝香；化瘀用琥珀、两头尖、新绛纱；歌唱失音用西洋参、鲍鱼、杏仁霜；痰饮气急用葶苈子，脉洪大加石膏，胸闷便闭加枳实；补托天花用黄芪、燕窝根；气液俱伤用人参、炙甘草、麦冬、木瓜、乌梅、五味子；久泻用于术、肉果霜；肝有虚热习惯性流产用专翕大生膏加天冬，日服五十克。另一方面，他还将植物入药部分，写了作用分析："盖芦主升，干与枝叶主长，花主化，子主收，根主藏，木也。草则收藏皆在子，凡干皆升，芦胜于干；凡叶皆散，花胜于叶，凡枝皆走络，须胜于枝；凡根皆降，子胜于根。"[77]

吴氏探讨温病，立法遣药经验，除参照刘完素、朱震亨、缪仲淳、周扬俊外，主要来自《临证指南医案》中一百二十余条，近一百一十首处方。扬州吟秋仙馆叶霖在《增补评注温病条辨》按语内提出从叶天士所言全录者，有湿温门三香汤[78]、银翘马勃散[79]、宣痹汤[80]；秋燥门桑杏汤[81]；取其语易方重新命名者有温疟门杏仁汤[82]；两案合为一条者有黄疸门二金汤[83]；据药化裁者有秦某风温去石膏加菊花、桔梗、苇

根桑菊饮，马某温热去生地、丹皮加莲子心、连心麦冬清宫汤[84]，顾某暑病去人参连梅汤[85]；《解产难》各节，多由秦天一、龚商年产后议论化裁而来。学习时若和吴贞也以发挥《临证指南医案》为主的《伤寒指掌》，一同阅读，理验相参，更为有益。嗣后，崇明陆建侯还写了《温病条辨补义》，都可结合研究，在摭拾的基础上以发皇其义。

【注释】

[1] 据朱士彦《吴鞠通传》、汪济先《山阳河下园亭记补编》同心堂。其自述和蔡冠洛《吴瑭传》虽作"淮阴"人，乃指淮河之北而言（当时既无淮阴府亦无淮阴县）。姚若琴《清代名医医案大全》将淮阴改为"清河"，实误。

[2] 或作字。

[3] 可能据明末吴江沈伯明（曾重订乃父《南词曲谱》）号鞠通生之义而命名。

[4]《山阳河下园亭记补编》载，居淮安中街文昌阁之旁。

[5] 庠生，当过幕宾。

[6] 马叙伦《石屋续沈》"清代士第琐记"载，省试贡院大者可容"万人以上"，前后排比相联，无有门窗，人各斗室，白天有阳光透入，夜则"给纸灯笼一"，空气湿浊，形同地狱。

[7] 乡试考中副榜，未有录取举人。

[8] 昭梿《啸亭杂录》作庵。字廷珍，原籍徽州（《同治山阳县志》卷十四"人物"），祖上迁居山阳。幼年丧父，"不能举炊"（《啸亭续录》卷二），刻苦力学。与阮元系学友，且为乡、会试同年。对"《十三经注疏》皆能闇诵不遗一字"，乾隆己酉恩科考取榜眼（见江藩《汉学师承记》卷六），授翰林院编修、礼部尚书、协办大学士。好弈攻医，尝"长夜挑

灯笺《素问》，此事年来深自信。爱听云房落子声，松荫久立残碑认。"（杨留垞《雪桥诗话》）官安徽学政时，不断赴金陵拔录遗才，自撰门联说："三年灯火，原期此日飞腾，偶存片念偏私，有如江水；五度秋风，曾记昔日辛苦，仍是一囊琴剑，重到钟山。"著有《实事求是斋诗文集》。

[9] 山阴人，乾隆乙卯探花，号宝（《啸亭杂录》作葆）斋。吴瑭曾为其治过痰饮证。当莫氏官江苏学政、内阁中书时，交往最多。

[10] 苏完《温病条辨》序。

[11] 山阳人，医家，嘉庆癸酉（1813年）四月吴瑭赴涟水时，曾委托谢氏为其两岁的长女治过天花。

[12] 吴县人，嘉庆壬戌进士，字希翰，号南雅，称息庐老人。工绘画，精"行草分隶"。和梁章钜会试同年，官通政司副使，曾为解元黄莞圃书馆题字"百宋一廛"。撰有《思无邪室遗集》。1821年"染燥痰"，经吴氏治愈，从一般相识转为深厚友谊。

[13] 汪廷珍《温病条辨》序。

[14] 一至三卷为温病，四卷为杂说、论治，五卷为妇产，六卷为小儿科。

[15] 陆以湉《冷庐杂识》卷七。

[16] 《松心文集》卷十"温病条辨书后"。

[17] 《温病条辨》。

[18] 自组方九十七首。

[19] 字武曹，高邮王念孙之友，乾隆乙卯举人，在山东济宁、沂州讲过学，留迹于渔山、琅琊书院。所撰《经传考证》，由日照河坞村许瀚付梓。

[20] 对《解儿难》《解产难》表示赞许，称"发前人所未发"。

[21] 薛雪《湿热条辨》也是如此。叶霖讥吴氏为"自条自辨，已属奇文，自立自宗，则更奇矣"。

[22] 《意园读医书笔记》载谭天骥语。《灵枢·热病》则作"实其阴以补其不足"。

[23] 朱士彦《吴鞠通传》。

[24] 顾莼的门生，道光癸未进士，号蒋湖书屋主人。他们相识是在1817年冬于北京"觉罗毓君书斋"，曾课其次子、女婿。胡氏受吴瑭影响，也攻岐黄而知医，戊寅春还为之重校了《温病条辨》。

[25] 原文七十二则，附入四条。绍兴和剂药局曹炳章从何廉臣处抄录的，并加以注说，增广为八十一则刊出。内容分学医、病理、证治、用药四部分。

[26] 诊治时间传本不一，乃后人汇辑。

[27] 《山阳河下园亭记》"问心堂"。

[28] 山阳人，道光举人，属于晚辈。

[29] 胡澧《医医病书》序，谓戊子"已逾七十"岁。或云不足七十而卒则非是。

[30] 鲍氏所生，顺天增生，先其父而卒，有子二，长继祖、次念祖，知医。

[31] 崔氏所生，国子监生。

[32] 崔氏所生。

[33] 与吴瑭同里。

[34] 宝应人，嘉庆探花。

[35] 《杂说》。

[36] 《杂记》。

[37] 《医医病书》原例。据《吴鞠通传》载，他曾对朱士彦讲："医书仲景以下，惟孙真人论八脉、张隐庵《本草崇原》、叶氏《临证指南》可观。"

[38] 语出《灵枢·师传》。

[39] 稚阳二字，为张介宾提出的。

[40] 见《解儿难》。

[41]《解产难》。

[42] 具有流行性、传染性。

[43] 也可包括疟、痢、疸、痹四证。

[44] 外感时邪。

[45]《温病条辨》上焦篇。

[46] 上中下三焦泻热。

[47] 上焦如雾，升逐解毒；中焦如沤，疏逐解毒；下焦如渎（指水道而言），决逐解毒。

[48] 上焦辛凉，中焦苦寒，下焦咸寒。

[49] 上焦五十八条，四十六方。

[50] 中焦一百零二条，八十八方，外附三方。

[51] 下焦七十八条，六十四方，附图一幅。

[52] 脉散、鼻煽、汗涌，水亏不能上腾。

[53] 神识昏迷。

[54] 汗出肢冷，呼吸欲绝，邪陷阳越，气液均竭。

[55] 腹满、便结。

[56] 咽干、苔焦、唇裂。

[57] 气急、呕吐、昏谵、腹满、烦躁不宁。

[58] 肌肤枯燥、便干尿少、身热无汗。

[59] 子路、子贡、冉子。

[60] 由桑叶、菊花、杏仁、连翘、桔梗、薄荷、芦根、甘草组成。

[61] 由连翘、银花、桔梗、薄荷、竹叶、荆芥穗、淡豆豉、牛蒡子、生甘草、芦根组成，也可加玄参。

[62] 由鲜荷叶边、西瓜翠衣、鲜银花、鲜扁豆花、丝瓜皮、鲜竹叶心组成。

[63] 由沙参、麦冬、冰糖、细生地、玉竹组成。

[64] 由犀角、生地、玄参、麦冬、银花、连翘、丹参、黄连、竹叶心组成。其中丹参取法叶桂"热病用凉药须佐以活血之品，始不致有冰伏之患"的经验。

[65] 由杏仁、苡仁、白蔻仁、滑石、竹叶、厚朴、半夏、通草组成。

[66] 由生地、麦冬、白芍、阿胶、龟板、鳖甲、牡蛎、麻仁、五味子、鸡子黄、炙甘草组成。

[67] 由炙甘草、生地、麦冬、阿胶、麻仁、白芍组成。手足蠕动潜阳加牡蛎、鳖甲（二甲复脉汤），心中憺憺大动水不上济加牡蛎、鳖甲、龟板（三甲复脉汤）。此法亦胎息吴又可《温疫论》的三甲散。

[68] 由人参、茯苓、龟板、乌骨鸡、鳖甲、牡蛎、鲍鱼、海参、白芍、五味子、麦冬、羊腰子、猪脊髓、鸡子黄、阿胶、莲子、芡实、熟地、沙苑蒺藜、枸杞、白蜜组成。

[69] 由人参、生地、大黄、芒硝、玄参、麦冬、当归、海参、姜汁、甘草组成。和《千金方》劳复篇以小柴胡汤为黄龙汤不同。

[70] 由玄参、麦冬、生地、大黄、芒硝组成。

[71] 由石膏、杏仁、瓜蒌、大黄组成。

[72] 由赤芍、生地、黄连、黄柏、大黄、芒硝组成。

[73] 用安宫牛黄丸调大黄末。

[74] 由玄参、麦冬、生地、丹皮、知母、大黄组成。

[75] 见《通俗伤寒论》按语。

[76] 出自张介宾《景岳全书》新方八阵。

[77]《草木各得一太极论》。

[78] 瓜蒌皮、桔梗、黑山栀、枳壳、郁金、香豉、降香末。

[79] 连翘、马勃、牛蒡子、银花、射干。

[80] 枇杷叶、郁金、射干、白通草、豆豉。

[81] 桑叶、杏仁、沙参、象贝、香豉、山栀皮。加了一味梨皮。

[82] 杏仁、黄芩、连翘、滑石、桑叶、茯苓、白蔻皮、梨皮。

[83] 鸡内金、海金沙、厚朴、大腹皮、猪苓、白通草。

[84] 玄参心、莲子心、连翘心、犀角尖、竹叶卷心、连心麦冬。

[85] 黄连、乌梅、麦冬、生地、阿胶。

4. 王士雄

（1）生平

王士雄，安化郡王王禀之后，靖康难作，禀与金兵战于太原，"暨子锡京公同殉节"[1]，南宋初锡京之子王沆因祖荫袭封，奉诏至浙江，"籍隶盐官"[2]。十四世祖移住海盐水北的石泉，十九世祖复归旧地海宁盐官镇。"乾隆时遭海溢之患"，曾祖携眷属流寓到钱塘（今杭州市）。他生于清康熙十三年（1808年）三月五日四世同堂之家[3]，和祖父同甲子，希其像钱铿[4]一样健康长寿，取名钱笙。三岁染天花，为"任六嘉救全"，从此体弱，貌不加丰，经常鼻衄。兄弟六人，庆、双、琳[5]三兄均夭，雁行第四[6]。"有凤慧，书一览即领解，十岁知三党[7]、五服[8]之别"，受知于王琴泉、王继周、金匏庵、谢玉田、孙铁崖、谢金堂，"目为不凡"[9]，深得医学爱好者徐政杰[10]赏识，道光己丑（1829年）招为女婿，时年二十二岁。与杨照藜[11]、金簠

斋[12]、张泃[13]、余小波、褚子云[14]、许楣[15]、徐然石[16]、汪谢城[17]、赵菊斋[18]、诸葛竹泉[19]、许楗[20]、蒋海珊[21]、俞仲华[22]、姚小衡、陈载安、庄仲芳[23]、周采山[24]、朱浦香[25]、姚欧亭、王子能[26]、吴仁山[27]、周光远[28]、姚雪蕉、徐友珊[29]、管宝智[30]、张柳吟[31]、陆定圃、戴雪宾、顾听泉、金朗杰[32]，均有交往且为良友。对明末邓玉函、罗雅谷译著的西方《人身说概》《人身图说》，合信氏[33]《全体新论》生理解剖知识，注意研究，持开明探讨态度。批评缠足陋习，在《四科简效方》丙集中引用沈文甫的话"如受三木"、刖刑，使女性"遭荼毒以终身"。学习王清任《医林改错》，一方面对记性在脑的观点表示首肯，同时又提出"悟性在心"的学说。

王氏知识渊博，才华内蕴，曾秉承家训撰一文联："精神到处文章老，学问深时意气平。"有袁枚"转生"之誉。封建统治者镇压太平天国革命，土地荒芜，民不聊生，他已过半百之年犹为生活奔走四方，在次女定宜二十岁患霍乱而殁所挽悼词内说："垂老别儿行，只因膳养无人，吾岂好游？说不尽忧勤惕厉的苦衷，指望异日归来或冀汝曹娱暮景；频危思父疗，虽曰死生由命，尔如铸错，试遍了燥热寒凉诸谬药，回忆昔年鞠育徒倾我泪洒秋风。"哀猿叫月，可以想见其景况是十分凄凉的。晚年号野云氏、睡乡散人，又称"半痴"。王氏言近旨远，医理渊深，勇于负责，研究学问，既不守古，亦"弗徇于今"，能抉奥阐幽，"存其纯而纠其谬"，"海丰张雨农司马以为奇人"，庄芝阶中翰比喻"隐君子也"[34]。约于同治六年（1867年）逝世，终龄六十多岁[35]。身后无嗣，止有四女，侄耕雨[36]"接续宗焉"。门人张笏山[37]、周开第（嗣香）、汪兆兰（香圃）、姜人镜（容

舫）、蒋沐[38]等均承其学。弟士华（仲韶）、士俊（季杰），虽知医，成就差。仁和胡耀谓其影响很大，颂为"海曲明珠"。苏州李畴人仰慕他，称私淑弟子，调理温病提出"祛邪""存阴"两大治疗模式。

他的曾祖王学权[39]"治家严肃，门无杂宾、开始方技研究；祖国祥[40]，孝行闻乡里；父升[41]，善守家风，四代皆精医。他少时家贫，过劳则衄，易患腹泻。1821年王升病笃执其手说："人生天地间，必期有用于世，汝识斯语，吾无憾矣。"此时"土地数亩，悉为人赎去"，无力殡归祖茔，乃葬父于近通海昌有利子孙祭扫仁和（今杭州市）临平镇皋亭山[42]。母俞氏[43]"揸住门户"，七口之家"厨无宿舂"，苦不堪言。士雄十二岁接触医药，因"生计无着落"，十五[44]岁经金履思介绍，至金华孝顺街盐务局当会计，起字孟英[45]。为了解除后顾之忧，姐夫李华甫、族兄王燮[46]不断来周济其家。"公余之暇辄披览医籍，焚膏继晷"[47]，手不释卷。甲申夏以三年女佩姜治愈周镤[48]"登厕汗出肢冷阳脱"证，新星闪烁，渐为人知。尝写"读书明理，好学虚心"八字，勉励自己。在金华工作不足十年，即开业行医，悬壶髫儿桥，得到王琴泉、王继周、谢玉田、孙铁崖老一代的支持，于钱塘大露锋芒。1846年八月一日，妻徐氏腹泻遽卒，不胜悼惜。翌年丁未又续娶了吴菉园之妹，生子心官，未及一岁而夭。1849年沈悦亭邀其治疫证，归后病倒，由张养之处方服下获痊。1850年冬老母弃养，1851年同父合窆皋亭山。赵菊斋谓其有数善，"有所得必献之于母不私之于妻；其弟性拙[49]，辟一业造就之，俾成才得赡其室家，无私兄弟同财之义；其待友也，久约不忘平生之言。"[50]1855年十月，

经管芝山、谢再华相助，携弟士俊避兵海昌水乡渟溪[51]，租赁朱氏"旷宅"而居。远道求诊者，乘小艇夜行，不索取贫苦人酬金[52]。战争稍停，返回钱塘，住在胥山（今吴山）。咸丰十一年（1861年）秋七月，再次北上，应吕慎庵邀请，留于梅泾（今濮院镇）平桥，居广川而不窥园，"急将三四两女草草遣嫁"。自伤孤露，题寓所曰"随息"，命字为梦[53]隐。1862年夏，东行之上海，侨住浦西，栖身周采山处，矮屋三楹，号"华胥小隐"，江浙霍乱流行，"车辙千里"[54]活人甚众。数年后复归故里，布衣蔬食，"息影穷庐"，称舅父俞世贵[55]赠名之"潜斋"为归砚草堂。从光绪甲辰（1904年）会稽董金鉴《古今医案按选》叙例记载，他不久又回春申，直至谢世。撰有《霍乱论》[56]二卷、《随息居饮食谱》[57]一卷、《医案》[58]十四卷、《潜斋医话》[59]一卷、《蓬窗录验方》[60]一卷、《急治喉疹要方》一卷、《鸡鸣录》[61]二卷、《潜斋简效方》[62]一卷、《归砚录》[63]四卷、《四科简效方》[64]四卷、评注《重庆堂随笔》[65]二卷、《医砭》[66]卷、《言医选评》[67]一卷、《愿体医话》[68]一卷、《柳洲医话》[69]一卷、《女科辑要》二卷、《古今医案按选》[70]四卷、《圣济方选》二卷、《重校证治针经》[71]。且以《内经》四十条、《伤寒杂病论》六十二条所记温病为经，多家学说为纬，"间附管窥"，编辑《温热经纬》五卷，由仁和沈宗淦（辛甫）、赵庆澜（笛楼）、钱塘顾俊[72]（听泉）、许兰身（芷卿）、任源（殿华）审阅，成为"千狐之裘、百衲之琴"[73]，举叶桂旗帜，沿习吴瑭治法，"以救阴精"[74]，被汪谢城收入《荔墙丛刻》。上述诸书，绝大部分都辑至《潜斋医学丛书十四种》内，1819年集古阁石印发行。其余《舌

辨》[75]一卷、《绞肠痧证》一卷，虽署士雄之名，都属伪作。

《温热经纬》，"捃拾周备"，汇集十九世纪六十年代以前温病学说的大成，他"生平著述等身，当以此书称首"。从病源、诊断到治疗，纵横交织，同条共贯，上自经典有关条文，名《伏气温热篇》《温病热病湿温疫病篇》，下至叶桂《外感温热篇》[76]《三时伏气外感篇》[77]，薛雪《湿热病篇》[78]，陈平伯[79]《外感温病篇》[80]，余师愚《疫病篇》[81]《疫证条辨》[82]，且把章楠的注释及个人的见解[83]，也收录其中，列方一百一十三，由杨照藜、汪曰桢、沈宗淦尾评，咸丰二年（1852年）二月付梓，1855年刊行问世。就当时来说，扫除炎暑，唤回清凉，乃正眼法藏、万家甘雨，洋洋大观之作。主旨为"存津液"，治法突出"入卫入营四字"[84]，令人"了然胸中"，"知所取舍"，着重指出："凡视温证，必察胸脘，如拒按者必先开泄，若苔白不渴多挟痰湿，轻者橘、蔻、菖、蒲，重者枳实、连、夏皆可用之；虽舌绛神昏，但胸下拒按，即不可率投凉润，必参以辛开之品始有效也。"本书在医林起的作用很大，"山陬海澨莫不引绳削墨，感到学有指归。"其不足之处，则是"暑火燥实之证治法周备，而湿重火微者未深求也"[85]。

（2）学说与经验

"读古人书，须自具手眼，又必奇而可法。"[86]他对于医学研究，由百炼化为绕指柔，就是如此。开始从《景岳全书》入手，叹其"爰引繁富，议论精博，以为道在于斯"，通过"按法施治，辄为所困"，乃觉其非。缘于"近代病人类多真阴不足，上盛下虚者十居八九"，站在丹溪一边，阐发《格致余论》观点，旁引大自然现象，并支持朱氏学说"雨露之滋，霜雪

之降，皆所以佐阴之不足而制阳之有余"。对《景岳全书发挥》托名叶桂"今医家每言龙雷之火，得太阳一照火自消靡，此言甚是悖理，龙雷之起，正当天令炎热赤晒酷烈之时，未见天寒地冻阴晦凛冽而龙雷作者"，表示赞同。批评缙绅人物"涉猎医书"，了解皮相，无实践经验，便率尔"立说"，既自误亦误人，乃"不自量也"。认为"七情内动即是火邪，六气外侵皆从热化"，气火相合灼伤阴液，痰便由生[86]，属不可忽视的疾患。热入血室有三证，经水适来邪陷内结，破血行瘀；经水适断邪扰血宫，清火养营；邪入营分迫血妄行，宜凉药助水。在传统辨证论治的思想指导下，还强调温补疗法，不能顾此失彼而有所偏废，像"大寒反汗出，乃阴盛格阳于外也，故身冷如冰；咽痛目瞀者，阳戴于上也"。格阳、戴阳，都为阳虚外越，内真寒而外假热，"可以桂附引之内潜"[87]，就是例子。最怕"眼不识病，仅知此法"，以之"媚富贵之人"，将"活人之方，翻为误世之药"[88]。斥责社会"世俗"无知，"多尚生化汤"，执死方"以疗万人之活病"，投诸寒瘵，"固为妙法"，若施于虚热身体，贻害就难胜言了。

王氏传水北老人王学权经验，宗法喻昌、叶桂、薛雪、徐灵胎，受浦上林[89]影响，深得吴瑭、章楠、茅雨人的独到治法。不完全赞同何梦瑶[90]《医碥》称道的"群书之冠"王肯堂《证治准绳》。对脏腑学说，不墨守前人成见，认为内在之事，"身外揣测"，恐怕"未必尽然"，故"拙案论证，但以气血、寒热言"[91]。感受温邪、始于上焦，"从气分下行为顺，邪入营分内陷为逆"；伏气自里出表，与上焦无关，"从血分达于气分"，起病即心烦恶热，"从气分而化，苔始露布"，如口渴不

欲饮，乃气机阻遏，可予开泄。批评吴瑭将桂枝汤收入《温病条辨》，疫证划入九种之内，应以"吴又可、余师愚两家为正鹄"。言"治病之道多端，术亦较杂"，着眼点在于疏理气机，即《素问·六元正纪大论》"木郁达之、火郁发之、土郁夺之、金郁泻之、水郁折之"，喜用小陷胸汤加味。"风药耗营液，温补实隧络，皆能助邪益痛。"因遥接林北海、叶天士学说，对柴胡、葛根敬而远之，很少投用。反对热补，且厌恶滥用此法者，张琦拥护黄元御"贵阳抑阴"，"偏于温"，其子"曜孙至上海，或劝士雄往就正"，道不同不相为谋，坚辞拒绝[92]。他生平善遣清利芳化降痰之品，如石菖蒲、旋覆花、枳实、象贝、芦根、枇杷叶、橘络、竹茹、佩兰、郁金、天竺黄、谷芽、竹沥、橘红、瓜蒌、半夏、杏仁、远志、竹叶、蛤壳、薤白、地栗、海蜇、川楝子、胆南星、海浮石、白萝卜、半夏曲、络石藤、羚羊角、紫菀、白蔻仁等。

① 暑邪纯阳无阴

汉武帝元封四年（107年）"夏大旱民多喝死"[93]。他据叶桂"热地如炉，伤人最速"[94]，"孙真人制生脉散，令人夏月服之"[95]，强调暑邪纯阳，和风有寒热、燥有凉温不同；否认张元素所言而李杲《脾胃论》、张介宾《景岳全书》[96]、李盛春《医学研悦》转载暑有性阴者之说，揭诸上临赤日、下拂炎风，无论动而得之或静而得之，只要感受暑邪，绝不会表现寒的症状；至于夏季多雨，虽有两感，乃病之相兼，非谓"暑中必有湿也"。《素问·至真要大论》"阳之动始于温，盛于暑"；《五运行大论》"在天为热，在地为火，其性为暑"，文献记载昭然若揭。《举痛论》有言："炅则腠理开，营卫通，汗大泄。"故"暑也、热也、喝也，皆夏令一气之名也"。因气液不足，以身热"烦则喘喝"为主证。所谓"阴暑"，实"夏月之伤于寒湿者耳"[97]。并说，汉代明言喝为暑邪，《金匮要略》用白虎加人参汤治之。暑上有日，乃火热下施的季节性象征，和"风火同属"。"夏至后有小暑、大暑"，暑"即热也"。此气盛行，"流金烁石，纯阳无阴"。徐后山《柳崖外编》"乾隆甲子五六月间，都城大暑，冰至五百文一斤。死者无算，九门出柩，日有千余"，就是例证[98]。

他治暑病，在"近人情之谓真学问，知书味便是活神仙"思想指导下，明眼慧心，善于总结古为今用的经验。除遣用六一散、白虎汤、紫雪、神犀丹、甘露消毒丹、淡猪肉煮汤掠去浮油补充津液外，且于《伤寒论》附篇"瘥后劳复"竹叶石膏汤基础上，据"盛夏无水，土气毒热，如炉炭燔灼"[99]的情况，结合"暑伤气"的特点，参考李东垣经验，改革其处方[100]，理用相贯，重组清暑益气汤，由西洋参、石斛、麦冬、黄连、竹叶、知母、荷梗、西瓜翠衣、粳米、甘草十味合成。《增补评注温病条辨》叶霖韵以七言歌："清暑益气首西参，竹叶瓜皮荷梗连。冬斛知母甘草米，孟英立法仿东垣。"对云腾致雨，汗化于液，泛恶食少，倦怠乏力，效果甚好。暑为典型热邪，伤阴最重，要注意不可"无津液之药"，梨汁、雪水、白芍、乌梅都宜投入。

② 将霍乱分为时疫、非时疫

他"每临一证，息心静气"反复探寻，"必究乎病情之真而后已"。认为霍乱乃挥霍撩乱之疾，有时疫和非时疫两种，其病机、症状的鉴别：凡六淫所致，恣食"冰瓜水果"，肠胃气乱，为非时疫性，患者腹痛，寒证较多；时疫性发生在夏季天运秽浊之年，因"人烟繁萃"、水源污染，感受"臭毒"，常见热象，虽有寒化者，亦"体气之或尔"，一旦流行传染似疫，一般无腹痛，有转筋现象，死亡率高。二者"不可混淆"[101]。实际王氏此说，一为肠胃炎，"人之所独"；一属真霍乱，"世之所同"，寒热均有。若单纯以非时疫言寒、时疫性为热，不符合客观事实。他曾引用叶桂语："《经》曰暴病暴死，皆属于火，火郁于内，不能外达，故似寒证，关窍闭塞，经络不通，脉道不行，多见沉滞无火之脉。"[102]若指鹿为马，"开口《伤寒论》，动手四逆汤"，会祸不旋踵。所投药物，除寒性用附子、肉桂、干姜、硫黄、吴茱萸、川椒、砂仁；侧重治疗热证，以晚蚕沙[103]、扁豆、滑石为主；有表邪加僵蚕，热重加黄芩，舌苔腻浊加石菖蒲、白蔻仁，转筋加木瓜、苡仁、丝瓜络，呕吐加半夏、黄连、竹茹、芦根、枇杷叶，腹胀加厚朴、萝卜、大腹皮，无尿加车前子、通草、海金沙，泻下欲脱加西洋参、白术、龙齿、牡蛎、赤石脂、禹余粮。代表性处方，有燃照汤[104]、蚕矢汤[105]、驾轻汤[106]，比同时上海毛祥麟配制的圣治丸[107]，切合实用。吕慎庵称道说："因证发明，类多新义，迥出前人意表。"[108]

③习惯用药

王氏处理疾病，善于格物穷理，崇尚实践，通过四十年临床，了解到邪与人体多异，"难执成方"，"药贵得宜"，常于法外求方，突出"运枢机，通经络，调气化"三大方面。认为："不欲食在胃，宜养以甘凉，食不化在脾，当补以温运。"鉴于"滋补之药最难消化"，每令熬膏加对证之品，搓之成丸，"量人体气而施"。吸取王叔和经验："桂枝下咽阳盛则毙，承气入胃

阴盛以亡。"处方议药强调避重就轻，喜用凉解、濡润、宣开、通降，以清淡、灵巧、稳妥见称。由于内服药物有双重性，"投之有沉疴者立见起色，然过剂则转生他病"[109]，善以"轻可去实"、因势利导治疗棘手证，但若遇到特殊情况，"亦投骇人之药"。张山雷十分佩服，谓其："临证轻奇，处方熨贴，亘古几无敌手。"

他治面无华色用葡萄干；疫痢用银花；目赤肿痛用朴硝[110]，气滞腹痛用仙人杖[111]；清胃、胆之热用白马乳，醒脾解酒用萝卜汁、茭白、甘蔗水；音哑用老蝉一对；头响耳鸣用甘菊花；养胃气用鲜莲子、藕粉，润肺用甜梨；育阴养血用燕窝、龙眼；心虚用紫石英；胸膈顽痰用海浮石；斑疹毒凝用僵蚕、地龙；女劳复用貑鼠矢；舌胀用蒲黄[112]；火扰不寐用山栀、木通；气秘大便不下用蜣螂虫，肺痈用丝瓜藤[113]、鱼腥草、咸芥菜卤、金丝荷叶草；祛暑用西瓜、荷梗、绿豆；理气止痛用川楝子、橘核、荔枝子；风湿腰痛遍体瘙痒用功劳叶[114]；舒肝用橘饼[115]、佛手、玫瑰花；疮疡肿痛用蟾蜍皮[116]；补益任督冲带用龟板、鹿角霜、当归、苁蓉、葡萄、乌贼骨、菟丝子；阴虚头面烘热用玄参、蕉花上露、芭蕉根汁；带下味臭用黄柏；消瘿瘤用紫菜、海粉；肃肺镇咳用紫菀、枇杷叶、桔梗、杏仁、白前；开胃进食用神曲、谷芽；补虚羸用蛎黄、江瑶柱；精血亏损用枸杞、脂麻、龙眼、熟地；湿热尿少用滑石、茵陈、冬瓜汁；气阴不足用西洋参、冬虫夏草；春温喉痛木火刑金用青果、槐花[117]、芦根、锡类散、霜打萝卜缨；舌有腐苔用建兰叶；甘寒补中用甘蔗水[118]；休息痢用鸦胆子；乳房硬结用贝母；虚火胎动用竹茹、桑叶、丝瓜络；育阴止血用女贞子、旱莲草；热病愈

后肠燥便秘用海蜇、地栗[119]；小便不利用田螺、车前草、茅根、淡竹叶；固摄下焦用柿饼；交通心肾用枸杞、玄参[120]；生津止渴用麦冬、石斛、花粉、甘露子[121]；湿热下注腿足肿痛用黄柏打丸；噎膈用油浸初生小鼠；瘰疬、乳岩用千里奔[122]、丹雄鸡全骨[123]；火盛阳狂精神失常用黄连、犀角、丹皮、山栀、朱砂、青黛、竹叶，有痰加石菖蒲、竹沥，登高骂詈加大黄或王珪[124]礞石滚痰丸、控涎丹；身弱不孕用内府集灵膏[125]加西洋参[126]；百合病用百合、芦根、麦冬、知母、丝瓜子、冬瓜子；产后有恶露神昏谵语用蠲饮六神汤[127]；胸闷用橘皮、白蔻仁、石菖蒲、薤白、枳实、竹笋；呕吐用枇杷叶、竹茹、半夏、芦根、黄连、苏梗；开郁豁痰[128]用郁金、胆星、竹沥、贝母、天竺黄、温胆汤；房劳气脱用王海藏麦门冬汤[129]加人参、竹茹、枸杞，更名小复脉汤。其经验娴熟，"有叶氏未逮者"[130]。

王氏在"用药得宜，硝黄可称补剂，苟犯其忌，参术不异砒硇"思想指导下，"秋月寒潭"，常以大剂石膏驱热，"善用清凉，少于温补"，曾遭到株守王懋竑[131]《白田杂著》批评缪仲淳、袁体庵为不可法的责难。实则并非从士雄开端，而是受了顾靖远[132]、余师愚、吴鞠通、江涵暾[133]诸人继续《神农本草经疏》卷四石膏起死回生功同金液的影响，举其一以掩多长，十分错误。且气轻解肌"生津止渴、退热疗狂、大泻胃火"[134]，"何戕之有"[135]！虽然陈无咎《医轨》言本品"无独立资格，故徐灵胎《神农本草经百种录》不列石膏"，但其临床效果甚为可观，焉能抹煞！若畏石膏力雄，不敢委以重任，就等于"麻桂虑其亡阳，姜附虑其亡阴，柴葛以升而代之，硝黄以厉而制之。偶然一用不

过数分，病则犹是也，药则不及矣"[136]。

学习王氏著作，探讨其施治经验，陆士谔从中得出一条规律："孟英所治坏证居多，其用药之偏寒凉也，非有所偏也，病多热证非寒不治。试阅其案，身热、口渴、溲赤、便闭、脉数，何可再投温燥？若无此等证，必不投此等药。且其用寒凉也，界限极清，肺胃阴伤始用麦冬、石斛；肺肾阴伤始用玄参、生地；热已化火始用山栀、黄连；湿既化热始用海蜇、地栗。"[137]的确如此。然应看到，由于时代不同，个人认识的局限性，也存在不少缺点，如相信无知邪说，催生"用荷叶瓣一张，上书一个人字，嚼而吞之立产"。介绍"转女为男"术，言社会流传的"验方甚少"，"惟有一法每试有效"，女方停经怀孕时，"即取红纸一张，本夫亲书'五更露结桃花实，二月春生燕子窝'十四字于上，心中默诵：'无思也、无为也、寂然不动，感而遂通'四句"，把写纸贴在"卧床隐处"，不可令人知道或看见，"验后始可传人"[138]，太无稽了。

【注释】

[1]《随息居饮食谱》王士雄族侄元烽题词。

[2] 今浙江海宁西南钱塘江入海处盐官镇。

[3] 自安化王到王世雄已历二十七世。

[4] 见葛洪《神仙传》。传说在商为守藏吏，入周为柱下史。《太平广记》卷一载，即彭祖，活了七百六十七岁。

[5] 乳名。

[6] 尚有姊一、妹一，嫁于李氏、金氏。

[7] 父母妻三族。

[8] 指斩衰、齐衰、大功、小功、缌麻五类丧服。

[9] 俞桂庭《重庆堂随笔》序。

[10] 字霭辉，号虹桥，为中医研究家。

[11] 定州人，字素园，道光进士，历任宜黄、临川、金溪知县，五品道员。晚年居于海宁南青垞，斋名吟香书屋。

[12] 仁和人。

[13] 无棣人，张鸿之弟，官翰林院庶吉士。

[14] 庠生，同王士雄为儿女亲家。

[15] 道光癸巳会元，许楗之弟，户部主事，字辛木，斋名存悔堂，工外科，曾评按《徐批外科正宗》，九十四岁卒。

[16] 字亚枝，喜研究医学文献，认为《伤寒论》"表有热里有寒"白虎汤主之一条，寒系痰字之误。

[17] 湖州人，名曰桢，字仲维、刚木，号薪甫、谢城（或作菰城），称荔墙居士。精数学、音韵、诗词，从福建孝廉李西云受业，"赴秋闱者十三，咸丰壬子始举于乡"。（《民国南浔志》"人物"），官会稽教谕。和桐乡陆以湉、南汇张文虎、德清俞荫甫、山阴平步青为友。鉴于"颓垣断井瓦砾场，尽是当年歌舞地"，充分认识人生，左宗棠欲聘为幕府，坚辞谢绝。母名菜，字仪姞，号次鸿，上海赵廉士之女，工诗词、骈体文，对其影响甚大。他所作之《临江仙》："心字香灰金鸭冷，兰宵翠被慵薰。殢人情绪是芳春。春愁波不断，春事梦无痕。残烛铜盘清泪滴，前尘却化浮云。当时持赠已销魂。缠头千尺锦，约指一双银。"腾诸众人之口。撰有《荔墙词》、《江氏四声切韵表补正》（因兵戈扰攘，由蒋篆携去，得以保存，门人山阴许在衡校录）、《随山宇方钞》（武作成《清史稿艺文志补编》）、《湖蚕述》、《莲漪文钞》、《栎寄文存》、《玉鉴堂诗集》、《二十四史月日考》（仅写三分之一），纂修《乌程县志》《南浔镇志》，刊印《荔墙丛刻》。1881年闰七月逝世，终龄七十岁。

[18] 晚年归隐寿昌。

[19] 濑水人，斋名抱翠轩。

[20] 海宁人，字叔度，号珊林，道光时与弟楣举同科进士。"师事阳湖孙星衍、高邮王引之"，精小学，"通训诂，书法则擅长钟鼎、小篆、隶书"，同洪亮吉齐名（见其曾孙许姬传《七十年见闻录》）。工金石篆刻，称乐恬散人。官平度州治愈疑难大证，医声始著。撰有《咽喉脉证通论》《检骨补遗考证》《医案》《洗冤录详义》《续说文记》《古韵阁宝剑录》等。

[21] 乌程人。

[22] 山阴人，张介宾学说信奉者，写有《续水浒演义》。

[23] 原籍毗陵，侨寓秀水，嘉庆进士，官内阁中书。工书法，好慷慨直言。撰有《碧血录》《映雪楼文稿》。

[24] 镇海人。

[25] 南浔人。

[26] 太仓人。

[27] 濮院人。

[28] 杭州人。

[29] 王士雄的妻兄。

[30] 同邑医家，字荣棠，撰有《疡科浅说》。

[31] 名鸿，张洵之兄。

[32] 王士雄的妹夫。

[33] 英国人，1816年生，皇家外科学会会员，1839年来华传播天主教，携有吗啡、硼酸、硫酸镁、酒精等药物。1848年于广州开办金利埠医院，"为人忠厚朴诚"。王韬说，咸丰八年十一月十四日"午

后送合信氏至黄浦边，珍重拱手而别，从此扬帆远去，不知何日再相见矣"。（《蘅华馆日记》）他在南海陈修堂诸人协助下译有《合信氏医书五种》（1851年刊出《全体新论》，1857年刊出《西医略论》，1858年刊出《妇婴新说》《内科新说》，1859年刊出《博物新编》），其《全体新论》"讲述脉络、脏腑，殊为精辟"，叶遂初封翁已刻入《海山仙馆丛书》（番禺潘仕成编辑，计六十二种），"流传最广"（王韬《瀛壖杂志》）。

[34] 吕慎庵《随息居饮食谱》跋语。

[35]《浙北医学史略》载，嘉兴"张文冲述其先祖昔居渟溪，曾亲睹孟英其人，清瘦不伟，好学不倦，享寿六十一岁，卒年当为1868年"，也可参考。

[36] 号丹云，庠生，同沈晋卿齐名。

[37] 王氏友人张心锄之子，曾任崇明县令钱塘姚欧亭家庭教师。

[38] 字广文，号光煦，始从汪曰桢受业，学文史、历法、数学，而后转医。

[39] 字秉衡，撰有《重庆堂随笔》。

[40] 字永嘉，三十三岁丧偶，未有续娶，处理家庭关系承上启下和睦无间。

[41] 字大昌，号礧沧，四十九岁即卒。

[42] 在今杭州市东北，距盐官镇在百里之内。

[43] 俞桂庭的四姐，嘉庆丙辰嫁于王升。

[44] 或作十七岁。

[45] 因有二弟，按孟、仲、季排列。

[46] 字瘦石，性慷慨，喜济人之急。

[47] 吴去疾《王孟英别传》。

[48] 即周光远，盐务局负责人，比王氏长十岁。

[49] 指士俊。

[50]《医案三编》庄仲芳序。

[51] 在海宁斜桥。

[52] 归安才女章华征曾为《归砚录》题词："高旷襟期志气恬，不贪为宝励鸡廉。"即记其施诊不图报酬事。

[53] 或作盂，见《濮院镇志》。一作梦影。

[54] 诸葛竹泉《霍乱论》序。

[55] 字桂庭，其子博泉（字东池），亦知医。

[56] 1837年开始，1838年写于天台道上，经张柳吟校阅，王仲安五月刊行。后来金簠斋建议充实内容加以修订，1862年在上海更名《随息居重订霍乱论》。包括寒热辨证、医案、治法，列有常用药物二十六种，丸、散、膏、丹、汤剂六十二方。

[57] 1861年编，分水饮、谷食、调和、蔬食、果食、毛羽、鳞介七类，收入食疗药物三百三十一种。

[58] 初编《回春录》二卷，1824至1843年，一百余则；续编《仁术志》八卷，1844至1850年，三百余则；三编三卷，1850至1854年，一百四十余则；四编为《归砚录》卷四，1855至1857年。先后由周光远、张柳吟、盛少云、赵菊斋、陈载安、董兰初、凌九峰、沈辛甫、许亚枝、吕慎庵、蒋敬堂和王氏族侄本固（字琴偕）所辑。《回春录》《仁术志》二帙，杨素园汇为一书，并加评点，称《王氏医案》。陆士谔认为："清贤医案，惟孟英之作为善本。"

[59] 1838年写成，指责徐灵胎批评《临证指南医案》不尽符合事实。

[60] 1854年辑，蒋沐刻入汇刊《经验方》中。

[61] 1854年写出，警告世人取鸡鸣醒

梦意。下卷重点为喉科，已亡佚。

[62] 1853年辑。

[63] 因外游、出诊，携一砚笔录见闻，又带砚而归，加以整理。成于1857年十一月"吴门归棹"。辑有许多稗官、野史、杂著中医药资料。

[64] "随笔甄综，日有所积"，1854年编。

[65] 原名《医学随笔》。1808年写，断于1810年八十三岁身卒时。王升整理，孟英重加校订，乃改此称。杨素园赞为可同缪仲淳《医学广笔记》、尤在泾《医学读书记》、徐灵胎《医学源流论》相媲美。

[66] 即徐灵胎《慎疾刍言》，张柳吟改为此称。

[67] 海昌裴一中（字兆期）撰，他居海盐多年。

[68] 扬州史典（字缙臣）撰，俞桂庭曾增补加按。

[69] 王氏从《续名医类案》将魏之琇按语八十五则、附方一百余首摘出，辑成本书。1851年由重庆堂《三家医话》刊行。

[70] 1853年王氏筛选加按，徐亚枝写定，杨素园评点，吴江李龄寿刊出。

[71] 见民国十一年《海宁州志稿》"艺文部"。《随息居饮食谱》中戴鹤山题词也曾言及。

[72] 贡生，年龄长于王氏，二人为忘年交。

[73] 汪曰桢语。

[74] 《温病条辨》评论。

[75] 有图文一百二十则。

[76] 三十七条。

[77] 十五条。

[78] 四十六条。

[79] 松江人，名祖恭。

[80] 十二条。原为《温热赘言》。

[81] 十一条。原为《痘疹一得》。

[82] 七十一条。

[83] "加雄按"二字。

[84] 姚桐生《温热经纬》跋。

[85] 吴东旸《医学求是》二集卷上。

[86] 见《医案续编》。

[87] 《归砚录》卷三。

[88] 《医案》乔有南案。

[89] 嘉庆己卯十二岁时，父患温病，诸医投以热性升发之剂，转剧，浦氏以大剂犀角、石膏、生地、银花、麦冬等治之而愈，从此即心聆其学说。

[90] 字赞调、报之，号研农、西池，广东南海云津堡人，康熙三十二年（1693年）生，十岁能文，十三写诗，人称小才子。体弱易病，屡试不第，二十九岁拜督学惠士奇（苏州人，进士，名红豆先生）为师，三十八岁考中雍正庚戌进士。长于文史、音乐、数学（平弧、三角、八线）、词曲、医药，惠士奇推为"南海明珠"。所作《秋萤》，调寄《降都仙》："莎庭穿过，共零落素秋，疏星流火。旋转露台，小扇轻纨，随风堕。瑶琴寒枕檐边卧。逗冷色，荒燐青破。建章何处，颓垣夜水，井栏添箇。谁知，沧江杜老，赋双鬓看汝，短衣频坐。暗想去年，骑省悲秋，愁无那，筦纱今得宵灯课。并钗脚，玉虫低亸。空怜影拂香裙，画楼频锁。"常"追步金坛"，反对张介宾"补益"学说。据辛昌五讲："酒后耳热，纵谈古人世事，烛屡跋不肯休。"（《医碥》序）同劳孝舆、吴世忠、罗天尺、苏珥、陈世和、陈海六、吴秋，共称"惠门八子"，有岭南风格。他浮沉宦海多年，历任广西义宁、阳朔、岑溪、思恩县令，辽阳知州（诸可生《畴人

传》三编），粤秀书院、越华书院、端溪书院山长。家中"老屋数椽，仅避风雨，琴囊药裹外无长物"（辛昌五《医碥》序），贫而无蓄，乃执医业，称住所为"乐只堂"。认为："正虚无论阴阳均当扶，邪实无论寒热均当抑。"指出："补泻初无定名，盖视病人之寒热以为去留。"曾云："苟无亢害承制以克为主，则大黄、芒硝即回阳上品。"治辽阳王洪狂证，用药暴吐之，"其病遽失，人咸惊为神"。（赵林临《医碥》序）。以《证治准绳》为蓝本，芟繁疏郁，分析张仲景、刘完素、李东垣、朱震亨诸家学说，增入自己见解，于乾隆辛未（1751年）取登车有碥石意，撰成《医碥》七卷。其次则为《伤寒论近言》《脚气秘方》《内科辑要》《针灸吹云集》《本草韵语》《绀山医案》与《菊芳园诗钞》《庚和录》《庄子故》《算迪》《皇极经世易知录》《乐口堂人子须知韵语》，审定南海郭元峰《脉如》等。乾隆二十八年（1763年）逝世。门人新会陈国栋（字一隅）、郁南庞遇圣（字聘三）和子何之蛟继承遗业。

[91]《女科辑要》按语。

[92] 见《清史稿》"艺术"。张曜孙字仲远，举人，精医。

[93]《汉书·武帝纪》。

[94] 据《归砚录》。

[95] 语出《格致余论》。

[96] 张介宾晚年在《质疑录》中已纠正此说。

[97] 王履《医经溯洄集》已经提及。

[98] 张淑云（仪征人，号时晴斋主人）还举疟疾为例，说明夏季过热，入秋患疟，也不可滥投助阳、发散药物，重伤其津液，否则后果不堪设想。在嘉庆二十五年"天气炎亢，曾公体质厚重，畏热贪凉，至秋得三日疟。里人吴仕榛自诩良医，误信之，投苍术四钱、青蒿七钱，连服三剂，真阴大损，昼夜不眠，食少形瘦，渐不能支。予日侍汤药，与七妹轮流坐守，叩天莫应，祷佛无灵，自书黄笺焚于灶下，亦无感动，延至十一日夜半遂归道山"。（《道咸宦海见闻录》）。

[99] 范成大《吴船录》。

[100]《脾胃论》清暑益气汤由人参、黄芪、苍术、白术、黄柏、泽泻、当归、麦冬、五味子、青皮、陈皮、葛根、升麻、神曲、炙甘草、生姜、大枣组成。王氏在《温热经纬》"湿热病篇"三十八条下写道："虽有清暑之名，无清暑之实。"

[101] 杨照藜评语。

[102] 见《随息居重订霍乱论》。

[103] 据《金匮要略》鸡矢白散以浊攻浊治"转筋入腹"而借用者。

[104] 由滑石、豆豉、焦山栀、黄芩、省头草、厚朴、半夏、白蔻仁组成。适于暑湿秽浊，胸闷苔腻。

[105] 由晚蚕沙、苡仁、大豆黄卷、木瓜、黄连、半夏、黄芩、通草、焦山栀、吴茱萸、地浆水组成。适于目陷、脉伏、津伤转筋。

[106] 由扁豆、竹叶、豆豉、石斛、枇杷叶、橘红、木瓜、焦山栀组成。适于病后余邪未清。

[107] 有野于术、川朴、檀香、降真香、陈皮，碾末，藿香煎汤为丸。见《对山书屋墨余录》卷十一。

[108]《潜斋医学丛书》序。

[109] 张尔岐《蒿庵闲话》卷一。

[110] 汤泡熏洗。

[111] 初生枯竹。

[112] 外涂。

[113] 亦可用南瓜藤。

[114] 配合白蒺藜更佳。

[115] 近代李冠仙师其意，配伍脂麻壳治肝气胀痛，收效甚好。

[116] 表面外敷。

[117] 《焦氏笔乘》载欧阳修与梅圣俞书，言还能治失音。

[118] 红甘蔗水名天然建中汤，青蔗浆为天然复脉汤。

[119] 二味合用，王晋三《绛雪园古方选注》名雪羹汤。赵晴初认为，其作用有四，一治肝气横逆，攻冲疼痛；二软坚利肠，通导大便；三宽胸开痞；四清热化痰。

[120] 《重庆堂随笔》名坎离丹。如加入大青盐、莲子心更佳。

[121] 范成大《桂海虞衡志》称芭蕉子。

[122] 驴马剪下的蹄甲外敷。

[123] 转介杨照藜的经验。

[124] 元人，字均章，号逸人、隐君，称洞虚子、中阳老人，此九载于其《泰定养生主论》。

[125] 本方初载，一见于李日华《六砚斋笔记》卷一，二见于缪仲淳《医学广笔记》。由人参、枸杞、天冬、麦冬、生地、熟地、牛膝组成，能养阴益精。王氏所用却有生地、熟地、天冬、麦冬、当归、枸杞、仙灵脾、黄酒，大概为加减方。将诸药"剉碎绢盛，浸大缶酒内，隔汤煮，从卯至酉取出，埋地下七日，夫妇共饮五六杯"。原说明为"此方刻于邹南皋仁文书院《集验方》中"。

[126] 《重庆堂随笔》改用方。

[127] 有半夏曲、茯神、旋覆花、橘红、胆南星、石菖蒲。

[128] 外刺内关、人中。元人杨瑀《山居新语》引前人说："自人中而上，眼、鼻为双窍；此下口与二便皆单窍，成一泰卦，故曰人中。"释成鹫迹则持另说，谓土下左右之中心在脐，"系于阴阳交会之中"，而曰人中（见《渔樵问答》）。习惯上多以第一个所论为依据。郎瑛言道："人居天地之中，天气通于鼻，地气通于口，天食人以五气，鼻受之；地食人以五味，口受之，此穴居中，故云。"（《七修类稿》卷十五"义理"）也可参考。

[129] 麦冬、炙甘草、鲜竹叶、北枣肉、粳米。见《医垒元戎》。

[130] 青浦陆士谔评语。

[131] 江苏宝应人，康熙戊戌进士，雍正时官翰林院编修。

[132] 清长洲（今苏州市）人，号松园，其舅为孝廉曹枚颖。弱冠前考取庠生，因父患热证为参、附所误，发奋攻医，"寒暑靡间者阅三十年"，康熙时官太医院御医。推崇缪仲淳"病阴虚者多"的学说，喜用石膏，给汪缵功治疗时疾，据"热深厥深"之理投白虎汤，每剂石膏三两，声震地方。有人谓他接受丧父教训，不敢轻开人参，同事实不符，尝为族叔"小谢公老姉"百日间用人参十余斤，即可解除这一疑点。晚年好义乐施，助金陵亡友符赞光的孤女以妆奁，嫁于举人程简，备受称道。撰有《灵素摘要》一卷、《脉法删繁》一卷、《本草必用》二卷、《症方发明》十卷、《格言汇纂》二卷，总名《顾氏医镜》。其中重点内容为《症方发明》。身后无子，由顾元宰承嗣。

[133] 浙江吴兴人，侨居禾中。原名秋，字岚霞，号笔花，嘉庆十三年进士，官会同知县。尔后，常往来吴、越间，以医为业。他采集张仲景、张介宾、程钟龄学说，结合自己经验，1824年撰成《笔花医镜》（《卫生便览》）四卷，约五万五

千余字。反对"据脉定证",将一百九十种药物按猛将、次将排队,写出脏腑用药。在妇科方面,主张"养血疏肝";调理温病重用石膏,记有一例患者饮至十四斤而愈。此外,尚编辑《奉时旨要》一书,为抄本流传。

[134] 孔伯华《时斋医话》。

[135] 从吾好斋重印梁玉瑜《医学答问》。

[136]《吴医汇讲》载管象黄"古今元气不甚相远说"。

[137]《医学南针》续集。

[138] 见《古今医案按选》卷四。

【附】

缪希雍,因对温病流派的形成有一定影响,故列于此。

1. 生平

缪希雍,字仲淳、仲仁,号慕台、称江左遗民。明末东林党人,"别驾尚志子也"[1]。为李思塘[2]外孙,缪昌期[3]的同族兄弟。原籍江苏常熟,庠生,旅居长兴多年,曾任家庭教师,后住金坛县,和王肯堂共处一邑,1579年二人相会"白下"(今南京市),在曲河为王氏夫人诊过"心口痛"日夜不眠病。于赵如白[4]少宰家见到宋刻本《伤寒论》,结识沈亮宸[5]、张卿子、王文禄[6]诸学者,不断同任丘僧装在涧[7]、督学陈赤石、别驾于润甫、铨部章衡阳、翰林史鹤亭、四明虞仰韶、同年张时泰、金坛庄敛之礼尚往来。因赴京师,将老母委康孟修赡养[8],所交之友,多为休戚与共者。董香光知其爱画,写秋林山景一幅赠之。生平"不事王侯,远于尘累,以保天年",常侨居于外,借杯中物以消块磊,纵酒度曲,颓然自放,牧斋曾经纪其家,人称"寓公",开的"刀匕汤液与俗医左"[9]。与王肯堂关系密切,在南京无私地

介绍用酸枣仁补血之经验,后来又把桑白皮治鼻塞,健脾养胃、消食止泻的效方资生丸也传给他。"凡宇泰所辑诸书,仲淳皆参定焉。"[10]作品"诗赋吟咏",已收入文苑,《祭邵麟武》一文,仅一百九十七字[11],少而精湛,琅琅上口。

他约生于嘉靖二十五年(1546年),八岁丧父,亲朋走散。十七岁患疟疾,延医疗之不愈,检《素问》"夏伤于暑秋必痎疟",按感受暑邪治好了自己;"方弱冠,门户衰落",不愉快事"十常八九,数婴疾病",对岐黄之道产生兴趣。乃访高攀龙[12]门客司马铭鞠[13]讨论习医。"重气节,娴经济",杨涟[14]官常熟时,询问富民之术,缪氏推荐毛清[15]帮助开发水利,传授种植谷物经验。指导毛晋[16]拜钱谦益为师,建藏书楼[17],搜集宋元刻本,造佳纸[18]出版书籍。因同西泠诗社成员交往,亦工诗文。常叹"将军空老玉门关"。每于花朝月夕议论蜀之孔明、秦之王猛、熙宁之法、元祐之政,"谈古今国事盛败,兵家胜负,风发泉涌,大声殷然,欲坏墙屋","酒酣耳热",辄胸臆大开,"仰天叫呼",众劝之,"痛饮霑醉乃罢"[19]。张大复说:"癸卯(1603年)予病血,日夕卧公亮南轩",制方服之而效,"甚无忘仲淳也"[20]。东林党人对其十分尊重,"皆以兄事之"[21]。一度从紫柏禅师学佛法,研究教乘,"用以度世"。认为温热阳明证多见,以善投石膏偏于护阴而闻名,遇危笃证,"俗医相顾却走",人们"必拱手质请缪先生"。韩敬比作"今之朱彦修也"。

缪氏"天资敏捷,电目戟髯",好结交"樵叟村竖"、"缁流羽客","绝意仕进,混为编氓,杂屠沽中"。抱有医德规范"宜先虚怀之心","上自公卿,下致卑田院乞儿,直平等视"。曾"周览吴会,薄游

八闽，历齐、鲁、燕、赵之虚，纵观乎都会之大，返策秣陵，浮江西上云梦，溯三湘而入豫章"，到过很多地方，因研究问题"有殊解"[22]，所至"必访药物"[23]，获得了"上下五百年间发轩岐不传之秘者，仲淳一人而已"。自"东垣以下未之有也"[24]的称号。贫者就诊，却其袖香[25]，"生死人攘臂自快不索谢"。虽落籍金坛，"岁必两度返里，祭扫先墓"[26]。王绍徽[27]写黑名单《点将录》[28]，把东林党主要成员比为《水浒传》一百单八将，命其"神医安道全"。学术思想，"大旨宗法刘守真、朱丹溪，与同时张景岳门庭迥异"[29]。先生遣药避苦寒、远大黄，好用人参[30]，喻昌总结说："专以濡润之品称奇。"由于治一怀孕九月女子，掌握"全在活法，不宜拘滞"八字，从大渴、壮热、黑苔上生芒刺，投大剂石膏，一日夜尽十五两五钱，传为惊人的医案。天启七年（1627年）逝世金坛，终龄八十二岁，遗嘱家内器物，赠与兴福寺庙中。子古周早卒，亲友共助葬于常熟北门外虞山之麓破山寺东南。入清后，墓地鞠为茂草，在乡邻呼吁下，康熙四十年内侄孙王子麟立了纪念碑。继承他的事业者，除松陵顾澄光、延陵庄继先、钱塘卢之颐、云间康元浤，亲炙门人李枝[31]、昆山周维墀[32]、常熟徐鹏[33]、荣之迁[34]、马兆圣[35]、张应遴[36]，稍知医术的外孙毛风苞[37]，又传刘默[38]，再传刘紫谷、叶其辉。

2. 学说与经验

（1）著作

钱谦益认为："仲淳以医鸣世凡四十年"，对岐黄文献"靡不探论贯穿，而尤精于本草之学。"[42]谓"古三坟之书未经秦火者，独此而已。"[43]所撰《神农本草经疏》，1625年脱稿，凡三十卷，有医论三十余则，分十类，载药一千四百三十六种。以《神农本草》为经，《别录》为纬，仿北宋《证类本草》，"合众药之所长"，携弟子李枝历三十余年完成，"每疏一品，必相顾而笑，谓仓公、仲景如在，当无奈我两人何也"，重点研究六百零六味药物，要求理论指导力求实用，"病在于阴，勿犯其阳，病在于阳，勿犯其阴，犯之者是谓诛伐无过"，举五脏为例，"有补而无泻，是其常也"，一旦"受邪"，则泻之，"是泻其邪，非泻脏也"。特点之一"论药性之优劣，莫不愚之肘后"[44]。叶桂最欣赏其说，吴仪洛称道"多所发明"。《先醒斋医学笔记》，为丁元荐[45]1613年据他三十寒暑历验之方汇集的。1622年应金沙庄敛之请求又收入伤寒、温病、时疫疗法，附以医案，将药物增至四百三十九味，改称《先醒斋医学广笔记》，共四卷，委镇江大成堂开雕；崇祯壬午又由李枝同"江阴司训庄继光刻之以行"，此系1642年三槐堂刊本，卷首印有"慈溪耕余楼冯氏辨斋藏书"，被辑入《还读斋医方汇编》中。其他则为《方药宜忌考》[46]十三卷、《医学传心》[47]四卷、《识病捷法》十卷、《医案》一卷、《脉影图说》[48]二卷、《本草单方》[49]十九卷、《葬经翼》[50]一卷、《画荚图解》一卷等。天启甲子孟冬重校、于润甫刻印《脉经》，也属一大贡献。

（2）学说

缪氏治学，着重体验，不盲从古人或教条式的研究方法。认为伤寒、温疫之邪皆从口鼻而入，因大肠与肺相表里，开窍于鼻；胃与脾相表里，开窍于口，"兼阳明证居多"。遥接《内经》说，不只三阳经为热证，即传入三阴者也是热的演变，在发展过程中，要注意"先防亡阴，继防亡阳"。解表惯用葛根、羌活、前胡、杏仁，清热喜投白虎、竹叶石膏汤[39]去半夏加蔗浆、梨汁。指出中风属于"内虚暗风"，与外感之邪不同，主张甘寒清热养阴，"今《临证指南》大半宗此，可补刘李朱张所未备"[40]。推崇《伤寒论》、《金匮要略》，对"运气"学说，持有异义，谓"熟读仲景书，即秘法也。"据地理环境，强调地方发病特点，各具一色，"江南吴、楚、闽、粤、鬼方、梁州之域，从无刚劲之风，多有湿热之患"。重视调理气机，告诉人们"气常则顺，气变则逆"，如气行不畅，"则肠胃失其转输"，虽然病升者用降剂，病降者用升剂，预防发生上重下轻，应"升以降为主"，通利下窍。言"邪气着人，则淹伏不起"，非芳香走窜之药，"借其气以达病所"，则关窍无以启开[41]。形容"谷气"所起的重要作用，好比"国家之饷道"，依赖其营养，"饷道一绝"万众立散，"胃气一败则百药难施"。精于治疗血证，补血常用熟地、白芍、龙眼、枸杞、人乳、酸枣仁；凉血用丹皮、童便、生地、赤芍、犀角、地榆、茜草、山栀、黄芩、小蓟、青黛、玄参；活血化瘀用红花、桃仁、当归、苏木、肉桂、蒲黄、郁金、三陵、䗪虫、干漆、五灵脂、延胡索。

（3）经验成就

缪氏临床，涉及许多方面，发表《祝医五则》，要求"司命"者：悲天悯物，济世活人；读书明理，努力钻研；认识药物，熟悉产地；好学虚心，不耻下问；救死扶伤，不计报酬。于此之外，非常重视实践经验，他说："命门为人身之本，厥阴肝火为生气之源。"[51]故而自少至老"所生之病，靡不由真阴不足者，其恒也；若夫真阳不足之病，千百而一二矣"。中风之

证，应平热顺气豁痰治标，助气益阴以救其本，清热用天冬、菊花、花粉、童便，行气用苏子、枇杷叶、郁金、橘红，降痰用贝母、白芥子、竹沥、瓜蒌，补气用人参、黄芪、大枣、炙甘草，滋阴用生地、当归身、枸杞、白芍、麦冬、五味子、牛膝、人乳、白蒺藜。治疗吐血，提出三要法，第一行血而不止血（降气行血，血自归经），第二补肝而不伐肝（养肝气平，血有所归），第三降气而不降火（气有余便是火，气降则火即下），令"血随气行，无溢出上窍之患"。喜用民间单方、有效药物，常以苍术燥湿治肿胀，大黄末油调治烧伤，肉苁蓉治肠枯便秘，鱼腥草治肺痈暴吐脓血。创有伤暑良方[52]，传授给张三锡的消食资生丸[53]。其用药特色，是在诊断明确的基础上区别对待，曾剖析自己以告世人："我以脉与证试方，不以方尝病也。"钱谦益目睹先生开展业务，曲突徙薪，左右逢源，"理沉疴，起奇疾，沉思熟视，如入禅定，忽然而醒，焕然而安，掀髯奋袖，处方撮药，指摩顾视，拂拂然在十指涌出。语其险，则齐桓之断孤竹；语其奇，则狄青之度昆仑；语其持重，则赵充国之金城方略，知者好之"。天启元年（1621年）东林党成员朱国祯患膈证，"上下如分两截"，痛苦不堪，他投苏子五钱治愈[54]，社会传为新闻。

《四库全书总目提要》对其专长，同张介宾作了分析比较，认为二人均生活于明末，但学术倾向很少相通："介宾守法度，而希雍颇能变化；介宾尚温补，而希雍颇用寒凉。亦若易水、河间各为门径，然实各有所得力也。"他处方遣药掌握灵巧，一般不用重浊之物。常以白芍、炙甘草补肝血，枇杷叶、麦冬清肺，山药、白术健脾，苏子、降香下气，青蒿、丹皮凉

血，酸枣仁、茯神宁心，枸杞、山茱萸益肾固下，人参、枸杞、生地、熟地、天冬、麦冬、甘蔗汁养阴润燥、增液生津。尤其是以"四君、四物、二冬、二母、沙参、玄参、黄芪、山药、苏子、橘红、桑叶、枇杷叶、杏仁、酸枣仁、扁豆、莲子、瓜蒌、五味子、升、葛、柴、前、苓、连、知、柏、滑石、石膏、菊花、枸杞、牛膝、续断、苡仁、木瓜、胡麻、首乌、豆豉、霜梅、胶饴之属，千方一律，增入对证一二味，独开门户，自成一家"[55]。

【注释】

[1] 《常熟县志》。

[2] 从吴兴朱远斋学过医药。

[3] 字尚时，号西溪，万历癸丑进士，翰林院庶吉士，授检讨，因遭阉党迫害死于狱中。《东林点将录》送号"天机智多星"，撰有《从野堂存稿》八卷。

[4] 赵用贤（字汝师，隆庆进士，翰林院检讨）之子，钱谦益的朋友，常熟人，名开美、琦美，字仲朗、玄度，号清常道人，藏书阁称脉望馆，收存有各式版本，价值两万白银，荫官刑部贵州司郎中，任职南京都察院照磨所，授奉政大夫。校刊《伤寒论》吸取了钱塘沈晋恒、张遂臣、海盐王文禄不少意见。娶妻徐氏、吕氏；子五，士震、振羽、振海、振华、士升；女三，长适瞿式耒，次适江阴缪贞白，三适钱昌韩。1624年卒，终龄六十二岁。所撰《古今杂剧》二百四十二种的题跋，已成为稀世之珍。

[5] 字晋恒。

[6] 嘉靖举人，字世廉，号沂阳生。

[7] 时客寓金坛西禅寺。

[8] 母冯痈，康氏夫妇如子媳护理之，殁后"敛以美材"（见李延昰《南吴旧话录》卷二）。

[9] 丁元荐《医学广笔记》序。

[10] 王宏翰《古今医史》。

[11] 见《海虞文征》卷十六。

[12] 无锡人，字存之，号景逸，万历己丑进士，徐霞客的挚友，每月三天讲学东林书院，《东林点将录》称天闲星入云龙，因受魏忠贤爪牙迫害，不愿被捕遭辱，夜半跳水自杀，时年六十五岁。

[13] 名大复，庠生。

[14] 湖北应山人，万历进士，为阉党迫害，死于狱中。

[15] 居常熟迎春门外七星桥，为隐湖大富翁。

[16] 毛清之子，缪氏的外孙，藏书八万余册，多宋元刻本。

[17] 建有汲古阁、目耕楼。

[18] 毛晋从江西造有毛边、毛泰纸，抄印书籍。

[19] 钱谦益《本草单方》序。

[20] 《梅花草堂笔谈》卷十四。

[21] 王应奎《柳南随笔》卷六。

[22] 《光绪金坛县志》"人物"。

[23] 钱谦益《有学集》卷十五"陆仲德《本草拔萃》序"。

[24] 《康熙常熟县志》"方技"。

[25] 诊金。

[26] 龚立本《烟艇永怀》。

[27] 东林党叛徒，魏忠贤的义子。

[28] 《南略》记载为阮大铖撰，不确。

[29] 周中孚《郑堂读书记》。

[30] 见张大复《梅花草堂笔谈》卷十四。卢之颐《本草乘雅半偈》一帙，谓其推崇人参"能起阳气于垂绝，却虚邪于俄顷，功魁群草，力等丹九"。

[31] 字季虬。

[32] 字仲肃，晚年任职太医院。

[33] 字仲鹏，撰有《脉学传灯》。

[34] 号仁所，精切诊，有"脉仙"之称。

[35] 字瑞伯，写有《医林正印》十卷、《谈医管见》一卷。

[36] 字选卿，号又元，庠生。

[37] 即毛晋。

[38] 原籍武林（今杭州市）人，客居苏州阊门吴趋坊、专诸里（以春秋吴国专诸墓在此而名，后改穿珠巷），斋名青瑶轩，善处理疑难大证，将同门客刘紫谷、叶其辉论医三年的问答，写成《青瑶疑问》即《证治石镜录》四卷（石楷改为《证治百问》）。其次尚有《本草发明纂要》。

[39] 《伤寒论》方，有石膏、竹叶、半夏、麦冬、人参、粳米、甘草。

[40] 俞震《古今医案按》。

[41] 见卢之颐《本草乘雅半偈》二帙"麝香"。

[42] 《初学集》卷二十九"本草单方序"。

[43] 见《苏州府志》。

[44] 喻昌《寓意草》。

[45] 字长儒、慎行，曾问学徐孚远，继从顾宪成游，万历丙戌进士，官中书舍人、礼部主事。

[46] 黄虞稷《千顷堂书目》。

[47] 1786年刊出。

[48] 《民国常昭合志》"艺文"。

[49] 他殁后数年，康文初、庄敛之、于执侯从其书笥狼藉中取出，"穷岁月"之力，将"朱黄甲乙"之稿予以整理，付梓问世。孙殿起《贩书偶记续编》记有崇祯六年刊本。

[50] 张海鹏《学津讨原》九集。

[51] 《医学传心》。

[52] 丝瓜叶、白梅肉、新汲水调服。

[53] 扁豆、山药、人参、白术、莲子、芡实、橘红、桔梗、甘草、白蔻仁、厚朴、山楂、黄连、神曲、藿香、茯苓、泽泻、苡仁、麦芽，炼蜜为丸。

[54] 见《涌幢小品》卷二十五"用时文"。

[55] 喻昌《医门法律》。

七、尊经者代表人物

1. 喻昌

（1）生平

喻昌，江西新建朱枋村[1]人，字嘉言，号西昌[2]老人。约生于明万历十三年（1585年），少时"秀骨清相"，极为聪明，攻举子业，从江西四家[3]之一陈际泰[4]游。好学习，"经史百家以迄释典、道纪、星历、戎钤、山经、水注，综析无外"[5]。1630年考中副榜贡生，就读于皇家大学国子监，因"遍历名封欲彰其志"，向封建政府陈述己见，提出改革计划，未被采纳，且发现朝廷日趋腐败，乃长假而归。顺治初，异乡孤客，乔寓吴中，过着"溪山风月有我便是主人、木石禽鱼相亲悉为好友"的生活。"向往来钱谦益之门"[6]，结庐城北虞山之麓，出入其拂水山庄。他在早年"遇异人授以秘方"，兼善黄白之术，"掌火者皆隔以壁，于穴中运扇"，"炼亦不过十金，多则廿金而止"[7]。为医师接张姓心传，观"畜鱼千头者必置介类其中"，天地晦暝而鱼不腾跃，触景生情，悟出以阴引阳，"阳欲上脱，阴下吸之"，用龟板、鳖甲、牡蛎同气相求，名噪四方。曾仿效前贤做法，"药笼中预贮白银"，凡贫人就医，便暗放"三五星于药内，曰归家须自检点乃可煮也"。当时"北城外多败屋，居民常停棺其中",先生见"一棺似新厝者,底缝中流血若滴",即询及近邻,知系妇女"临产昏迷一日夜,夫以为死,殡焉",呼令启开,"诊脉未绝,于心间针之,已而呱呱作声,儿生,妇亦起矣"。又退休老宦,妻已五十岁,忽呕吐厌食,诸医治之无效,他从脉上断为妊娠,众皆大笑,而后果然,求诊者络绎不绝。

喻[8]氏壮年时代,感觉世态炎凉,人情日纷,不愿与之浮沉随波逐流,一度息影从老衲逃禅,追逐"大自在天",以"般若""涅槃"的麻醉,安慰空虚的"真如",栖息南昌白马庙[9]灵慧双修。行医多在外地,如"江海客",奔走于江西、安徽、江苏、浙江,且不断到靖安舒门胞姊处,但久居之家为常熟。同司马李萍槎[9]谏议胡卣臣、学者华天御、汲古阁毛晋、休宁孙文胤[10]、海隅名医江湛源、苏州琵琶第一手白璧双、聚沙居士钱谦益[11]、河东君柳如是[12]伉俪,甚为友善,并将王翃[13]所编的药物学十卷,"手握灵珠,烛照千古",建议命名为《握灵本草》。1646年清廷征召,拒绝身陷仕途,未有入京。喜交民间遗老、沙弥、墨客,经李期叔介绍,以医会友,和杭州张卿子、卢子繇互通经验,建立了关系,视作风雨故人。薛雪云其"才宏笔肆",动辄千言万字,好以文采相尚。"每与接谈,如见刘颖川兄弟,使人神思清发"[14],才华出众,为世所称。钱谦益说:"吾晚而得见嘉言喻先生,其为人则卢照邻之赞孙思邈,所谓道洽古今,学通术数;高谈正一,则古之蒙庄子;深入不二,则今维摩诘也。"并赠之以诗:"公车不就幅巾征,有道通儒梵行僧。习观湛如盈室水,炼身枯比一枝藤。尝来草别君臣药,拈出花传佛祖灯。莫谓石城还遁迹,千秋高获是良朋。"[15]山西阎若璩《与戴唐

器书》将他列为十四圣人之一[16],得到与众不同的光荣。惟过度自负,喜雌黄人物,不够含蓄澹远,"未脱尽纵横家"习气,为一大缺点。

此时很多医者,注意讲求经旨,抛弃空谈风气,追求实用之学,从理学影响下解脱出来,他就是其中的一个。曾广收弟子,主张"辨高卑燥湿五方异宜",司外揣内先问后诊,询其所便,要求学习"议病式",书写病例,随证论药。休宁程云来最倚重之,敬为益友良师,将同其戊子(1648年)问答的文章,辑成《伤寒抉疑》一卷。"我生何自受名真,忽忽俦中号老人"[17],顺治戊戌先生已七十四岁,精研养生,仍然矫健。康熙三年(1664年)与棋手李元兆[18]对弈三昼夜,胜负不分,毫无敛袖之意。康熙二十二年(1683年)感觉不舒,预知不祥,在第二故乡常熟危坐而逝[19],终龄九十八岁。身后无嗣,由女婿舒英、外孙炳文[20]护棺返籍,停于靖安萧寺禅院。因一生为患者解除疾苦,留下许多神话般的轶事,故胡卣臣感慨地言道:"愧无司马笔,而作《仓公传》也。"殡之日,追悼的络绎于途,约千人。雍正时曹必聘又把其榇移至南昌,厝于百福寺[21],并画像祀之。翁覃溪写有颂词,谓"医国藏高手","萎蜕或疑仙",真容悬在庙中,遗体仍完在,"行人识征士,展拜礼加虔"。表达仰慕之情。多年后迁出改葬,于进贤门外徐孺子圹旁,另埋入新阡。民国二十五年七月可园蔡冠洛给他立了传,列为清代七百名人之一。

喻氏在"吾执方以疗人,功在一时,吾著书以教人,功在万里"思想指导下,留言立说,嘉惠人间,撰有《尚论篇》[22]八卷、《医门法律》[23]六卷、《生民切要》二卷、《古方试验》[24]四卷、《张机伤寒分经

注》十卷、《会讲温证语录》[25]一卷、《寓意草》[26]一卷，谓"可作济川之舟楫、烹鱼之釜鬵"，文笔流畅，要言不繁；陆以湉《冷庐医话》记有《温证朗照》，也为其所写[27]，至今未见出版。弟子顾升恒、徐肇彬[28]、罗子尚[29]、程林[30]、蒋师仁[31]、陈骥[32]、周扬俊等近百人继承其业。私淑者以顾靖远、李文荣[33]为代表，尤其薛福辰[34]更是十分崇拜他。

（2）学说与经验

喻氏提倡："医为人之司命，先奉大戒为入门，后乃尽破微细诸惑，始具活人手眼而成其为大医。"强调天人合一观念，锻炼身体适应外界环境，"高人踏雪空山，而内脏愈固；渔父垂钓寒江，而外邪不侵"。推重仲景如"药王菩萨"，《伤寒论》"天苞地符，为众法之宗、群方之祖"。出类拔萃者，"长沙一人而已"。继续方有执，批评王叔和、林亿、成无己诸人，不谙经义，妄自颠倒条文，是剪碎美锦，缀以败絮，"斯道之大厄也"。欲恢复旧观，应以三百九十七法、一百一十三方来钩沉，作为订正《伤寒论》的标准。其《寓意草》在三十多个医案处方中，用仲景大论的就达二十五例。告诉人们，要重视学习人体生理知识，"凡治病不明脏腑、经络，开口动手便错"，风、寒、暑、湿、燥、火外感之邪，为从络入经，内伤杂病气、血、痰、瘀，乃由经出络。络内之邪，宜于针砭，饮用通透药物。

他据《内经》形色脉诊，判断疾病预后，指出："若形气相得（气虚形虚、气盛形盛）谓之可治，色泽以浮（气血之色明润）谓之易已，脉从四时（春弦、夏钩、秋浮、冬沉）谓之可治，脉弱以滑（胃气适中无过不及）是有胃气，命曰易治。"反之，"形气相失谓之难治，色夭不泽谓之难

已，脉实以坚（无有胃气）谓之益甚，脉逆四时为不可治"。认为疫证与四时气候无关，乃"病气、尸气混合不正之气"所致。湿热的形成，由于"天之热气下，地之湿气上，人在气交之中，受其炎热"而发。论述疮疡，归纳成因有二，以天时不正感受时毒、起居传染属外因，醇酒厚味热郁火决为内在因素，此说通过实践验证，很有参考价值，应作如是观。他认为："新病者补偏救弊，宜用其偏；久病者扶元养正，宜用其平。"治疗虚脱要分上下，"上脱者用七分阳药、三分阴药而夜服，从阴以引其阳；下脱者用七分阴药、三分阳药而昼服，从阳以引其阴"。

探讨中风病机，能作持平之论，谓："河间主火立说，即肾水虚阳盛阴不足之一端也；东垣主气立说，即七情郁遏之一端也；丹溪主痰立说，即饮食伤脾之一端也。"总而言之，是"数扰其阳，惟房室一事为最"。认为外感疾患，汗吐下不见效者，乃"气从中馁"无力鼓邪外出，可于解表药内加入人参，小柴胡汤、人参败毒散已开其端，就属实际例子。调理单腹胀，从临床方面总结了三点经验，应当掌握"培养一法，补益元气是也；招纳一法，升举阳气是也；解散一法，开鬼门、洁净府是也"。虽未提攻，"而泻在其中矣"[35]。认为太阳兼阳明者，"以方来之阳明为重，故加葛根"；阳明兼太阳之证，"以未罢之太阳为重，故不用葛根"，道理是阳明主肌肉，若以"葛根大开其肌肉，则津液尽从外泄，恐胃愈燥而阴立亡，故不用者所以存津液耳"[36]。对叶天士生平不敢投葛根的遣药思想，提供了先行论据。他治时痢，遵照《内经》"发表不远热"代替"攻里不远寒"，学习张子和对泄泻断为"风根"投桂枝麻黄汤，用活人败毒散

（羌活、独活、前胡、柴胡、川芎、枳壳、人参、桔梗、茯苓、甘草、生姜）宣发气液引邪外出，牵回趋下之势，谓之"逆（急）流挽舟"，"治经千人，成效历历可纪"，极有巧思。尽管潘道根《晚香书札》批评《医门法律》"好为自高，踏明季讲学习气"，受林起龙翻刻《伤寒论条辨》时所写丑化喻氏言论的影响，但具有自己的风格，则非常可贵。

①大气主宰人身。

"天地辟，万物生"[37]。他爰据《素问·五运行大论》地在人之下，太虚之中大气举之，认为自然界的生、长、化、收、藏，和风、寒、暑、湿、燥、火一系列变化，都同大气有密切关系。兼受《灵枢·五味》"大气之抟而不行者，积于胸中，命曰气海"；"《本草》云：枳壳损胸中至高之气"；孙一奎《医旨绪余》引撄宁生《卮言》，人身非大气鼓辅，则"津液不得行、呼吸不得息、血脉不得流通、糟粕便溺不得运行传送也"的影响，体会到人的大气，是一种属阳的物质，具有生化能力，以胸腔为宅窟，包举于肺的周围，"虽不藏神，反为五神之主"，所起的作用，好似"人吸天地之气以充其肤革，犹橐籥之吸风以自饱也"[38]。健康时此气磅礴，"宣五谷味，熏肤充身泽毛，若雾露之溉"[39]，可"统摄营卫、脏腑、经络，而令充周无间，环流不息，通体节节皆灵者，全赖胸中大气为之主持"。反之，大气不能斡旋其间，便阴邪凝聚产生疾病，呼吸困难，重者"出入废神机化灭，升降息气立孤危"，导致死亡。并引《金匮要略》语，如病机向愈，则须"大气一转其结乃散"，胸痹心痛之用薤白、白酒，就是通阳调理大气的治疗方法。由于这样，故处理疾病以不伤元气为第一要义，他曾在《医门法律》中告诫人们："凡用药太过不及，皆非适中，而不及尚可加治，太过则病去药存，为害更烈，医之过也。"[40]近代张锡纯《衷中参西录》强调大气学说，参酌东垣补中益气法，创制升陷汤（黄芪、知母、柴胡、桔梗、升麻）[41]，专治大气下陷、肺功能低下，即是来源于喻氏的理论指导而发展变化的。

②提出秋燥说

他治学严肃，由博返约，能探骊得珠。据《孟子》"秋阳以暴之"，火就燥，《素问·至真要大论》"燥淫所胜"则"善太息"的理论，结合观察自然界入秋之后"风动气清"，云层稀薄，空中湿度大减，太阳辐射直照地面，各种植物由"菁英可掬"，"一乘金气忽焉改容，焦其上首"，先伤华盖，从而"秋香遍野，万宝垂实"，曲运神机敢于疑古。认为春伤于风、夏伤于暑、冬伤于寒，主令之时"人与天地相参"[42]，属正常现象，因此《素问·生气通天论》"秋伤于湿上逆而咳"、《阴阳应象大论》"秋伤于湿冬生咳嗽"的"湿"字，越出矩蒦，与主令不合，且《气交变大论》记有"岁金太过燥气流行"之文，指为"燥"字之误，二者存有霄壤之殊，不可乱加混淆。先生说："燥者天之气也。"发生在大热之后，是由炎夏酷暑带来的，其气慓悍，能劫夺人体津液，《咳论》已明言之："乘秋则肺先受伤"[43]。《至真要大论》病机十九条内漏掉了燥气，其中膹郁、喘呕诸证，也都为其烁上的一系列病变，乃"金位之下火气乘之"，肺的肃降作用下行不利而引起，"易一字而正千古之讹"，可谓"独具只眼，大声喝破"[44]，邵新甫在《临证指南医案》按语中，称赞"其议最精"。

喻氏密切联系实际，按着"逆秋气则

太阴不收，肺气焦满"[45]，"燥胜则干"，宏大其议，提出"火热所伤"娇脏者"十之七八"，应学习刘河间，参考其说"补肾水阴亏之虚，泻心火阳热之实，除肠中燥结之甚，济胃中津液之衰"，运用徐之才"轻可去实"析理论治，师法《伤寒论》"后半截之复脉汤"[46]，月华湛露，星水渊澄，为"秋伤于燥"制定了辛凉甘润"沃焦救焚"的灵巧性宣泄处方清燥救肺汤（霜桑叶、石膏、人参、脂麻、阿胶、麦门冬、杏仁、炙枇杷叶、甘草）。其中有人参，是根据白虎汤证口燥渴加入，利用它育阴生津、《内经》"损其肺者益其气"而投与的。对头痛、身热、鼻燥喉涩、心烦口渴、皮肤皴揭、气逆而喘、干咳无痰，效果甚佳。因肺与大肠相表里，还有开上启下"滑以养窍"通利大腑令气液得降的作用[47]，渔灯萤照，风调独绝。他一方面给叶天士"燥自上伤"学说，开辟了理论先河，又为吴鞠通"治上焦如羽非轻不举"的宣化疗法，提供了药鉴。所以《梅庵文钞》载，当医生要破除成见，"就其人之体气以求病源"，随"天地之气而助以调济之功"，则"用古而更宜今"。

③热病分型

他认为《伤寒论》经王叔和整理，"纲领位置，先后差错"，将少阳之文编入太阳经内，玄黄易色，原貌无可复睹[48]。仲景之道，"人但知得叔和而明"，殊不知反"因叔和而坠"。幸有三百九十七法、一百一十三方可资校正。于是将合病、并病、坏病、痰病，附于三阳经末；过经不解、瘥后劳复、阴阳易病，附于三阴经末。言伤寒六经以太阳为重点，在王叔和《辨脉法》、孙思邈《千金翼方》、朱肱《南阳活人书》、成无己《伤寒论注》、许叔微《伤寒发微论》、方有执[49]《伤寒论条辨》

的基础上，把太阳病分为"风伤卫"，列出桂枝汤类证五十三条；"寒伤营"，列出麻黄汤类证五十八条；"风寒两伤营卫"，列出中风兼伤寒大青龙汤类证二十四条，各有专属，谓之"三纲鼎立"。并说，阳明之邪来自太阳，阳明证虽见八九，太阳有一二未罢，按太阳论治，可汗而不可下；去向转为少阳，阳明纵见八九，而少阳只有一二，即从少阳论治，汗下均不可用。治疗伤寒过程中，总结两点经验：一是发热口渴，为"阴分先伤"，以壮水增液为主；二是热深厥深的病，卒然变成阴证者，"万中无一"。非久于临床大家，不会有此体验的。其论大青龙一章，演化了小青龙、越婢、白虎、真武四方，表现了"通天之手眼、驭龙之心法，旁见侧出，孤映绝照"[50]。但缘于以个人观点，随意挪移《伤寒论》条文，加入他批评别人的"尘饭土羹"，却遭到物议。

喻氏鉴于"仲景详于治伤寒略于治温"[51]，且"寒病伤人十之三，温病伤人十之七"[52]，同时也将温病分为三型，以"以冬伤于寒春必病温"为一类，阳明化热则达太阳，举太阳、阳明条文十七则，主要用葛根芩连汤；"冬不藏精[53]春必病温"为一类，邪伤肾阴热伏骨髓，"发汗已身灼热"则转风温，举少阴条文十则，主要用黄连阿胶汤；"冬伤于寒"又"冬不藏精"二者兼有的两感为一类，太阳、少阴标本皆病，既带表邪还有口干、渴欲饮水的里证，内外双治，胪列写出三十法。在当时来说，宛然济世慈航，令人易于掌握。

他的伤寒分型，是化古为新的归纳方法，不仅有利初学，也是执简驭繁的高度概括，不过存在"强古人以就我"、脱离实际的机械观点，除了张璐、程应旄、周扬俊、吴仪洛"效颦",仿其例而行者并不太多。温病所划三类，虽上承《内经》置于《伤寒论》外，"而治法"则始终"未离乎伤寒之中"[54]，很少为后世所采用。尤怡认为，强分三例，其实等于一端，辞繁"而理愈晦"[55]，"牵混"不合，"自呈败缺"[56]。特别是处理疫证，迷信鬼神为祟的观念相当浓厚。曾在《尚论篇》卷首"详论温疫以破大惑"内说，因"乡绅万吉人营葬五雷惊蛇之地，触动土瘟，壮者病疫"，一夕暴死数人，"予令于茔北掘井二丈，投猪首、馒头、蒸饭，促引土气下收，旋封其井，即得安全无损"，无稽之至。

④ 善于化裁古方以出新意

喻氏认为"识病，则千百药中任举一二种用之且通神，不识病，则歧多而用眩"，提倡化裁古方使药随病变，其友胡卣臣"凤苦痰饮为恙，夏月地气上升，痰即内动。设小有外感，胸膈痰即不行，两三日瘥后，当膺尚结小痤"，在"无医不询、无方不考，乃至梦寐恳求大士救疗"的情况下，曾诊断为"无形之感挟有形之痰互为胶漆"，胸部适值太阳经位，于麻桂方中"倍加半夏、五味以涤饮而收阴，加干姜、细辛以散结而分邪"，令药力停留"痰邪绾结之处"，攻逐击荡，"无形之感从肌肤出，有形之痰从水道出"，使所抱之疾，"顷刻分解无余，而胸膺空旷不复丛生小痤矣"。且总结了治疗经验，"若泥麻桂甘温，减去不用"，不仅失掉获愈时间，也将小青龙汤外散风寒、内涤水饮的作用给淹没了。

他在"申明内经法律"中指出："诸病皆治其本，惟中满及大小二便不利治其标。盖中满则胃满，胃满则药食之气不能行，而脏腑皆失所秉，故无暇治其本，先治其标，更为本之本也；二便不通乃危急之候，诸病之急无急于此，故亦先治之。

"处理关格横阻，上则吐逆，下则小便不行，即照此意，由《伤寒论》黄连汤（黄连、桂枝、干姜、人参、半夏、甘草、大枣）化裁为进退黄连汤，偏热增黄连减干姜、桂枝之量，寒重减黄连之量去桂枝换肉桂，通过调治中焦，达到降上开下的目的，投之得当，效果良好。王旭高注释说："格则吐逆用进法，本方七味皆不制。关不小便退桂枝，黄连减半姜汁制。人乳拌干姜泡，还加肉桂通关闭。关而且格用全方，制服法兼进退例。"[57]根据经验，又丰富了辨证论治的内容。对中风后遗证舌强不语，常以资寿解语汤（防风、附子、天麻、酸枣仁、羚羊角、肉桂、羌活、甘草）"去羌、防，加熟地、何首乌、枸杞子、甘菊花、胡麻仁、天门冬治之获效"，也是"了无余义"的一首名方。

【注释】

[1] 原籍巴蜀，因祖上官南昌知府，落户江西南昌澹台门，尔后又迁居新建西山、濠桐殿。洪武二年（1369年）乃移住朱枋村。

[2] 新建古称。

[3] 与章世纯、罗万藻、艾南英，见《明史》文苑"艾南英传"。

[4] 不知撰人《明亡述略》载，他字大士，号方城，崇祯甲戌六十八岁考中第二名进士，又七年卒。所写八股文约有万首，为明代之冠。见蒋超伯《南漘楛语》卷六、计六奇《明季北略》卷十。

[5] 胡卣臣《寓意草》序。

[6] 经程孟白、沈明伦介绍，用蒙古医人畅扬木气法给钱氏治好了乘肩舆"赴宴归，过迎恩桥从轿中倾出，立则目欲上视、头欲翻于地"的脑震荡证，结为友

谊，并尊先生为"医圣"。

[7] 高士奇《牧斋遗事》，即《绛云楼镌语》。

[8] 王均卿《香艳丛书》二集《绛云楼俊逸》、王宏翰《古今医史》记有他为朱元璋之后，入清改姓，加朱一捺为余，又易未以削成俞"。不确。俞樾《春在堂随笔》引吴曾《能改斋漫录》、《辨误录》喻氏姓，"《芸阁姓苑》云：喻氏出汝南"，颛顼之后，《左传》有郑公子渝弥，立族为渝氏，汉中元二年，避皇后阿渝讳，改水为口，成为喻氏。喻字，《姓苑》亦音树。《南昌姓苑》载，南昌有姓喻者。其实喻为俞的讹写，"予疑喻氏乃俞氏之别"。说明喻氏之姓，并非由嘉言开始。另外，且有南宋义乌人庆元己未进士喻侃，也可以为证。明代宋濂写有《喻侃传》（见《文宪公全集》卷四十八）。

[9] 《同治南城县志》"方技"。

[10] 字对薇，号在公，晚年寓居苏州，诊所名仁寿堂，撰有《丹台玉案》。

[11] 字受之，号尚湖、蒙叟，称东涧遗老、峨嵋老衲、石渠旧史。万历庚戌探花，家居常熟拂水（初居）、红豆山庄（晚年迁入，在白茆市渔家桥向西至琴河一带）。斋名半野堂、燕誉堂。曾得刘子成、钱功父、杨五川、赵汝师藏书，交游遍国中，同吴伟业、龚鼎孳均以诗名，为清初江左三大家。《点将录》赠与绰号曰："浪子天巧星"。尝任翰林院编修，浙江乡试主考，崇祯时官礼部侍郎，因乡试案获罪落职回籍；福王监国，起为礼部尚书。自从购入脉望馆遗帙后，家中所藏宋元珍本骤然增加，建绛云楼以贮之，约十余万卷，甲于东南（顺治七年，由于乳母不慎，被大火烧毁。但陆心源《婺州九经》跋语载，在未火之前，宋元精本已大

半为汲古阁毛晋、述古堂钱遵王所得，而后又从两家散出，归于徐乾学、季沧苇者不少）。王渔洋向其求教，阎若璩认为应和顾炎武、黄宗羲同列，叹称不可多得的人才。郑成功、瞿式耜（鲁可藻《岭表纪年》载入其南明时代抗清史料甚多），皆出谦益门下。第二夫人柳如是，精通文史，为巾帼丈夫。

[12] 柴萼《梵天庐丛录》卷十六载："尝见《春水日记》一册于吴门尊汉阁，内有《河东君小传》，谓其为苏州诸生柳文明女。"流落吴江盛泽镇归家院，由一"能琴善工兰"的名妓徐佛所收养，而后转为周道登之婢，因人诬其和男仆通，"欲杖死"，经周母斡旋逐出，卖与云间一举人作妾（缪荃孙《艺风堂杂钞》卷三）。初名杨爱，字隐雯、蘼芜，号影怜，自称"青寄"、"昔依"（胡文楷《钱夫人柳如是年谱》）。丰姿逸丽"翩若惊鸿"（钮琇《觚剩》《吴觚》）。北行至南京，沦落风尘，与李香君、寇白门、马婉容、董小宛、卞玉京、陈圆圆、顾横波（曾住眉楼，为龚芝麓妾，阎尔梅被清兵追捕，在其庇护下藏于侧室，有侠女风度），有"秦淮八艳"之誉。工七言诗，善扮男装，头插雉羽，"如昭君出塞状"（方濬师《蕉窗随录》第三），人呼"柳儒士"。居金陵从事社交活动，和复社领导人张溥、云间陈子龙、鄞县谢三宾、徽州大商汪然明经常往来，"枇杷花下车马如烟"（徐芳《柳夫人小传》）。当众宣布非旷世宏才不能委身，今"膏粱纨袴形同木偶"，追逐科第者也是伧父，都不足入选。崇祯十四年六月二十四岁时嫁于钱谦益，在水上芙蓉舫结褵后，筑我闻室、惠香阁以居之，和正妻陈氏平等对待，称"河东君"。工花卉、竹石（见汪珂《珊瑚网》），于绛云

楼所绘鹦鹉海棠，已收至《三希堂画宝》第六册内。是"佳人一身兼才子，艺苑蓬山第一流"。清兵南下时，到灵岩山经洪储方丈介绍和李定国联系，亲赴舟中劳军，准备继续抵抗。劝夫殉节，不从，即欲跳水自杀，幸家人力阻乃止（见刘声木《苌楚斋随笔》卷四）。钱氏出任弘文院学士，因犯有"怀明"罪丁亥被捕，她束装北上通融得以获释（见《野语秘录》）。生有一女，嫁于翰林院编修武进赵玉森之子赵管（已将其接至红豆山庄定居）为妻，嗣子孙爱受其教育，考取了举人。谦益殁后，族人钱朝鼎唆使远房侄孙钱曾（字遵王，万历举人"佞宋刻"钱裔肃的孙子）率领合族攘夺钱氏的产业（文献记载，开始夺田六百亩、僮仆十余人，相继又索银三千两，还威胁说："有则生，无则死，勿短毫厘，勿迟瞬息，勿代赀饰。"）。柳在无可奈何的情况下，施用苦肉计，自缢而死，终年四十七岁。现存《月堤烟柳》，写红豆山庄八景之一，乃其所画，孙古云收藏。苏州碑刻博物馆悬有她一副楹联："浅深流水琴中听，远近青山画里看。"笔法秀逸，十分潇洒。陈寅恪曾广泛采集资料，编写了《柳如是别传》，约八十万字。今所见之柳氏小像，"半身便服"，有沈归愚、赵瓯北题诗（见郑逸梅《艺林散叶》3334条）。1947年张伯驹于溥雪斋处获得"蘼芜砚"一方，翌日又购到"谦益砚"（见《春游琐谈》卷三），令二者"合璧"。遗有《戊寅草》《柳絮集》《我闻室鸳鸯楼词》、《尺牍》等，均残缺不全。墓葬犹存，在拂水山庄旧址，前为秋水阁，后即耦耕堂，道光初经常熟知县陈云伯重加修葺，树碑纪念。民国时代因年久"白骨外暴"，据郑逸梅说，俞运之函请叶遐庵设法解决，叶事多

无眼帮助，"运之遂雇工草草掩埋，时柳之发丝尚有数茎存也"。（《艺林散叶续编》883条）现在见到之柳氏著作，只有陈子龙刻的《戊寅草》、汪然明刻的《湖上草》、邹流绮选辑的《柳如是诗》。

[13] 嘉定人，萍社成员，字翰臣，号东皋，喻氏也曾寄住其家中为馆师。壬戌写成本草。

[14] 胡卣臣《寓意草》评语。

[15] 《有学集》卷四。

[16] 取"唐人以萧统为圣人之圣，非周、孔"，和钱谦益、冯定远、黄南雷、吕晚村、魏叔子、汪苕文、朱锡鬯、顾梁汾、顾宁人、杜于皇、程子上、郑汝器、黄龙士列在一起，见《潜邱室札记》卷五。

[17] 《七十自寿》。

[18] 善于野战，同方渭津、林符卿称棋王。

[19] 或云同李元兆围棋后，因疲劳过度瞑目而殁，此说不确。从康熙癸亥（1683年）王翩为自撰之本草写序时，尚言及喻氏命名事，所以定为1683年卒去，较为有据。至于《江城旧事》"耻夫纪闻"之载，殁于钱谦益家内，"牧斋以为坐化龛奉之"，纯属误书。第一钱氏已在1664年病死，第二此时先生已还俗，绝不会用坐龛以神事之，既然取浮屠法，就应火化或瓷葬，且建纪念塔。始终未见到这样记录，故是说缺乏研究性。

[20] 靖安西关人，号斯蔚，庠生。其祖母可能为喻昌之姊，属于近亲姑舅联姻。

[21] 庠生曹氏邀集地方诸医，共同改迁，《道光新建县志》卷四十记此事。

[22] 前篇为论文五则、伤寒六经证治大法，共四卷；后篇四卷包括春温、暑湿

等，历九年写成，总称《尚论张仲景伤寒论重编三百九十七法》。前篇1648年刻；后篇经舒炳文的族弟舒长明付梓，增入了小儿、会讲、问答部分。

[23] 写于1658年，重点阐述六因、杂证，十改文稿、四易刻版。有论文三十一篇、医疗大法二百六十条、律令一百零七则。曹禾《医学读书志》载，能"明治疗之术，定功罪之律，为庸医误人而作"。

[24] 从《本草纲目》辑出，道光时钱塘王兆杏加以验证，改名《喻选古方试验》，1838年刊出。

[25] 居常熟为七十五名学生讲授温证重点笔记。

[26] 写于1643年，包括医话四篇、医案六十二则，有处方者占半数以上。附详论"赵三公令室伤寒危证始末并传诲门人"一篇，由胡卣臣审阅出版。

[27] 缪宜亭《温热朗照》，与其所著仅一字之错，可能为陆氏记载有误，存以待考。

[28] 嘉兴人，徐世淳的第三子，旅居秀水多年，字忠可，副榜贡生，亦从李士材受业，和石楷的门人沈明宗友善。通地理、兵法，有孝行。捐祭田，建义塾，乡里称颂。1671年撰有《金匮要略论注》四卷。子二，煜、煌，太学生，上海县丞、永清知县，都信奉喻氏学说。

[29] 南昌人，年近八旬时，舒驰远拜其为师。

[30] 原籍歙县槐塘，迁居休宁，客居杭州多年，在喻昌的著述中称其为《答杭州程云来伤寒十问》。字云来，别号静观子。和尤侗为友，喜绘画、篆刻。开始从叔祖敬通习医十年，常于夜间出诊，叩患者之门一一询问，漏尽方回。撰有《金匮要略直解》《本草笺要》《圣济总录纂

要》《医暇卮言》。

[31] 常熟人，字公威，撰有《内经必读》《释体金镜》。

[32] 常熟人，字千里。

[33] 丹徒人，月湖王九峰的门生，字冠仙。

[34] 无锡人，薛福辰之兄，同治初和马培之入宫为咸丰皇后诊病，曾赐官左都御史。光绪时又给慈禧治过血臌即匿名妊娠证。

[35] 见《寓意草》"何茂倩令媛将绝之候"。

[36] 《尚论篇》阳明下附"答难门人大意"。

[37] 《鹖冠子》"治天下理第七"。

[38] 庄元臣《叔苴子内编》卷二。

[39] 《灵枢·决气》语。

[40] 《医门法律》"大气论"。

[41] 《衷中参西录》载方一百八十九首，其中一百六十六方为自己所创，此乃重点良剂。

[42] 《灵枢·岁露论》。

[43] 曹仁伯分析说，初秋居夏末之始，可能还有余湿存在，而真正燥邪流行则"在中秋以后"（《继志堂医案》卷上）。

[44] 费伯雄《医醇剩义》卷二。

[45] 俞樾《内经辨言》据《礼记·问丧》"干肝焦肺"，言焦为焦灼之意。

[46] 吴瑭《温病条辨》按说，指炙甘草汤。

[47] 毛祥麟对此类创见，认为："读古而不泥于古，采方而不囿于方，神明其意于法之中，研究其理于意之外。"（《对山书屋墨余录》卷十五）

[48] 吴仪洛《伤寒分经》序，也重申此义，谓："自叔和而后，《伤寒论》一

书，沉沦于羊肠鸟道中者几千余年。"

[49] 安徽歙县灵山人，字中（或作仲）行，号九龙山人，斋名无逸所。生于明嘉靖二年（1523年），因"中伤风寒"两次丧妻，皆不及三十岁；五个儿女均亡于惊风；自己患旱疫，"死幸重生"，对当时医者技术不精感到愤慨，开始习岐黄术。他刻苦力学，曾"跋履山川，冒蒙荆棘，崎岖南北，东抵齐鲁，西涉川陕，委志以正，以趋明师"。鉴于"前乎仲景有法无方，后乎仲景有方无法"，惟《伤寒论》一书方、法具备，为继承《素问·热论》之作。乃沉潜涵咏，反复细绎，积二十年心得体会，自壬午（1582年）迄己丑（1589年）抱着"心仲景之心、志仲景之志"，寻求端绪，重加考订，七易其稿，"深惭蛙吹，玷荷骥附"，鬓发已白。所写《伤寒论条辨》八卷，通过削、改、移、调之法，于万历壬辰（1592年）撰成（除壬辰家刻，有两种早期传本，严式诲认为：一为康熙十三年顺天林起龙重刻，揭发喻昌剽窃，附有《尚论篇》，守全斋藏板；一是康熙五十八年桐川陈廷柱再刊），并附《削伤寒例》、《伤寒论条辨本草钞》（载药九十一种）、《伤寒论条辨或问》、《痓书》（说明痓与惊风之别）、《或问》（列有四十六个问题，进行解答，属质难性质）各一篇。据云袁中郎《题方医卷》诗："儿童每见求甘草，道侣相逢话药方。高邮城里寻常去，收得姜芽几寸长。"（《袁宏道集》）就是赠与他的。至万历二十一年（1593年）犹应诊务。他是继王叔和、孙思邈等风伤卫、寒伤营、风寒两伤营卫的倡导者，"成氏之后一人而已"（汪苓友《伤寒论辨证广注》）。以卫中风为上篇，列原文六十六条、方二十首，包括桂枝汤正证、变证、加减证；寒伤营为中篇，列原文五十七条、方三十二首，包括麻黄汤正证、变证、加减证；营卫俱中伤风寒为下篇，列原文三十八条、方十八首，包括大青龙汤所见诸证。且将温病、风湿、杂病汇集一起，开"脉证并治篇"，列原文二十条、方三首。认为太阳为疆界，不是经络，风、寒、风寒交互之邪侵袭人体，是三寇犯边，即人们所说的"三纲鼎立"。指出"传经不传手"之论，毫无道理，尽管手足阴阳经脉分居人身之半，然邪气进展绝不会仅传一半而停止，"若谓传一半不传一半，则是一身之中，当有病一半不病一半之人也"，洵属卓见。因受宋濂影响，斥责王叔和整理仲景书，破坏《伤寒论》原貌（其中按语，"疑非仲景方"、"无大黄恐不为大柴胡汤"等，如属王氏所写，还是十分慎重的）；成无己更行改易，错误百出。由"虫蛀"又加"人弊"，在"时异事殊"的思想指导下，便以个人之意移动经文，删去《序例》，重调篇章，把《辨脉》《平脉》放于书末，也遭到后世的反对，"明为翻叔和之所偏，实以灭仲景之活法也"（柯琴《伤寒论翼》自序）。但能提出创新意见，乃最大优点，故喻昌称道曰："卓识超越前人。"

[50] 钱谦益《尚论篇》序。

[51]《尚论后篇》卷一。

[52] 缪宜亭《温热朗照》卷二引喻昌语。

[53] 陆九芝云，精指汗言。

[54] 汪廷珍《温病条辨》序。

[55]《医学读书记》。

[56] 薛东来记薛雪《日讲杂记》。

[57]《类方歌注》。

2. 徐大椿

（1）生平

徐大椿，字灵胎[1]，原籍江西，祖上在公元十二世纪南宋建都临安时，移家浙江嘉善魏塘镇，明正统年间徐富[2]乃徙居江苏松陵（今吴江县）[3]南麻村，其子硕又迁至西濠港。曾祖韫奇[4]，博学多识，侠爽好义；祖钑[5]，工长短句，喜绘画、研究戏曲，住在西城下塘；父养浩[6]，参加编写《吴中水利志》，放苏州司马，未有就任。他于康熙三十二年（1693年）五月十五日出生在"吴江望族"[7]下塘毓瑞堂[8]，勤奋好学，"不喜时文"[9]，为"乾隆时名医，学问驾于叶、薛之上"[10]，乃中国医学史卷中"神解之人"[11]，"葬枯粟乏"、"跌荡江湖间"，属传奇式人物。

他幼年得祖母吴氏宠爱，七岁"束发从师"，十四岁习制艺，"性通敏，善豪辩"[12]，与胡彦颖、李鸣古、赵子云、沈自求同窗攻读，精研四子书。二十岁拜周意庭[13]为师，是年考中庠生[14]，改名大业。地方上录为廪膳生，位列三十八名，经江苏督学推荐，"贡太学，寻弃去"[15]。因岁试题诗，于卷后写有"徐郎不是池中物，肯共凡鳞逐队游"而见黜[16]，当权者将其廪膳生的冠冕革掉了。究诸实际，乃是"先生少年意气豪，右手握椠左缚虎。忽然一饮上池水，脱弃宿物羞巾袍"[17]。好穷经、辨史，"节其冗、取其要、补其缺、正其伪"，覃思"《周易》《道德》《阴符》家言"，受知于校勘之绝何焯[18]。因"骨肉数人疾病连年"，父殁，三弟如彬患痞证、四、五两弟景松、景柏治疗无效而死，叶天士延之不至，即努力习医。康熙辛丑（1721年）殡葬祖父母、父亲于莲花荡，遂执行刀圭生涯。曾秉父命致力"占山聚水之术"，往来吴淞、震泽间，1724年建议苏州知府疏濬塘河，1762年开附城十余港，帮助江苏巡抚庄滋圃[19]兴修水利，令太湖之水下流，甚见成效，所写《重刊吴江水考后序》一文，已载入《乾隆吴江县志》卷五十五"集文"中。

徐氏刻苦力学，书海泛舟，虽目暗神昏，犹手不释卷，"严寒雪夜，拥被驼绵"，往往读到"鸡鸣三唱"，"夏月蚊多，还要隔帐停灯映末光"，有韩愈《进学解》的精神，"口不绝吟于六艺之文，手不停披于百家之编"。对天文、地理、哲学、历法、史乘、音乐、诗词、书画、南杂剧[20]都有研究，"弄刀夺槊""勾卒嬴越"之法，也很精通，据说托巨石，每五天加重一次，两年不辍，能举三百斤。常与曲艺演员卫天衢掐谱弹唱，以娱双目失明的母亲[21]。在其祖父《菊庄乐府》[22]"笔起先声"的影响下，参考毛晋汲古阁所辑名曲，运用凌濛初《南音三籁》，仿照徐天全"水龙吟"、陈继儒"锦上花"，既为警世之谈，又写闲游之乐，撰有《洄溪道情》抒发心声，表现形式妙在"顿挫"，文字诙谐，风格清新，"可说是个专家"[23]。时文、行医感叹二篇，醒世觉顽十分生动。《哭亡三子爆》，蜚声翰苑传为妙笔。他于医学方面，识精用宏，能"铍刮利弊"，指是明非[24]，"上追《灵》《素》根源，下沿汉、唐支派，如是者十余年，乃注《难经》，又十余年而注《本草》，又十余年而作《医学源流论》，又五年而著《伤寒类方》"[25]。通过孤灯寒月、盛暑挥汗，一生批阅之文约千余卷，泛览之书则达万卷犹多。黄彭年称道："学者得灵胎之书而读之，以之治己，而明哲保身，以之治人，而谨慎寡过。"[26]用诸临床，可救死扶伤"济世苏民"。

他在苏州和尤恰为过从之交，不断联

镶接诊。有一次赴扬州公干，兼访文人诗客聚会之所[27]，委托在泾给其社亲沈伦老翁治疗热呃，"君以枇杷叶、鲜芦根"清降之品，尤氏即照方投与，推心置腹，相互合作，及至风露返舟，病已霍然。处理疑难大证，多用奇特法，天台张雨村之子生下无皮，仿效危亦林、葛可久，教以糯米碾粉，遍渗体外，以绢包之，出头埋入地中，按时哺乳，"两昼夜而皮生"；迮耕石患暑热坏证，开始汗出阳越，用参附汤加童便，阳回火炽，又啖西瓜助阴，不日而起；淮安七十四岁的杨秀纶"不食不寐匝月"，闻饭味便呕，投大黄利之，下宿垢症状消失；汪东山夫人"每夜必以米二升煮薄粥二十碗"，消渴严重，叶天士授予乌梅、木瓜敛其胃气，徐氏诊为"热痰凝结"，用清火开泄方，峰回路转，"半年获愈"，从此声噪医林，传为佳话。据说，嘉兴城内已有二百多年历史的兰台药局，是在他的指导下开办的；专治肩、背、胸、胁疼痛，选取各种辛温香窜之品缝制的"葆元背心"，即是按照先生"暖腰带"而化裁的。

徐氏"投药、造方、辄与人异"[28]常出诊到洞庭、濮院、嘉兴[29]、淞江、武进、常熟、淮安，"往来三江五湖间"，久客之地为苏州。当时淮南阮薑村[30]、孟河法公麟[31]、震泽潘文虎、长洲沈宝砚、嘉善曹楷人、郡门陆茶坞、观察毛裕、都头领沈归愚、洞庭东山席士俊、副总戎穆廷弼、梅花书院山长蒋迪甫，对其精湛的学术成就，皆津津乐道。同乡沈彤[32]曾馆其家数年，昕夕相处，言大椿"具经世才不获用"而"隐于医"，并云个人"治经及宋五子之书"，得他的帮助甚多[33]。由于"既不屑为龊龊小儒，又不欲以文字自表现"[34]，且"鬻药养母"[35]，"卖几片陈皮、甘草权

当负米回"，故刻苦力攻岐黄之业，从而"难易生死无不立辨，怪证痼疾皆获效验。远近来治刻无宁晷，制抚河盐以及司道各大宪，均以谦词礼聘"，以致"微名上达九阍"[36]，竟传抱有"补天浴日"的技术。1760年[37]九月东阁大学士蒋溥[38]染病，诏举海内良医，经秦蕙田延誉[39]并推荐他，翌年正月由巡抚陈宏谋护送赴京师同施、孙二太医会诊。先生请"额附福公"密奏，情况不佳，恐"过立夏七日则休"。上嘉其诚，是夜复命为大司农李元亮视疾。第二天弘历皇帝在圆明园亲贤殿召见，下特旨六次给王公大臣切脉治病，声溢都下。欲授之官"留京效力"，"秋深雾冷蝉将蜕，春老花残蝶倦飞"，徐氏以老、病辞却，要求归养江南。乃于五月四日返回，下榻野芳浜毛氏园旁，在半松书屋过着笋皮为帽、石瓮藏菫的田园生活。

他云"我是个朴鲁寒儒"，生平无所追求，"口不厌粗粝糟糠，身不耻敝垢衣裳"，经常"敦诗说礼、寻芰采药、征宫考律、舞剑抢枪"，却没有"一时闲荡"。亲友来访"买碎鱼一碗，挑野菜数般"，热情款待，"慢把芳樽劝，教几曹唱一曲皎皎白驹篇"。陈圣泉、许鹳湖，多为其座上客。袁枚和先生系忘年交，言徐氏"长身广颡"、踔厉风发，"白须伟然"，"觇人疾，穿穴膏肓，能呼肺腑与之作语"，从不因循苟且，迎投权好，乃倜傥不羁人物[40]。有高武[41]之谋"仗义狭行"，如葛可久"勇力之士争言其长于武，缝掖之士争言其长于文，方论之士争言其长于医"[42]。晚年家居，达官贵人不易求见，有时诊脉一次，要奉献白银十两[43]。于吴山西面七子墩下古画眉泉经过一年多精心设计筑一别墅，名"耄学庵"[44]，亦称"三十七洞天"，小桥流水，矮屋百椽，太湖奇峰，尽收眼底，

号洄溪道人。常熟顾镇应其往贺，谢之以诗："旧交零落几人在，只有先生颜不改。入手湖山许我分，暮云楼雨知相待。"[45]他治家严肃，形象地教育子孙，既不"矜才炫智"，也不希望"身显名扬"，"只要你谦恭忠厚人皆敬，节俭辛勤家自昌"，就可以了。周伯度[46]认为大椿应和有清一代嘉庆之前叶天士、尤在泾同列，尊称三大家。

同上次相距十年[47]，岁在辛卯（1771年），"以中贵人有疾"，十月二十五日太医院再次聘请入都，江苏巡抚、苏州知府、吴江县令敦促驾起就道，"大中丞既诸大宪亲诣舟次"，为"征君"送行。他身体状况欠佳，告诉儿子徐曦："吾自审脉象，恐不逾今岁。"载"楄柎"[48]而行。十二月五日抵京，旅途疲劳，精力衰颓，过了三天即在"从容议论阴阳生死之理"的晚上，逝世宾馆中，终龄七十九岁[49]。临殁时，"授一方与其子，制为宝元带束于腰"，以增强身体健康，"戒子孙弗复作医，今其家犹以此自食云"[50]。封建统治阶级在被动的情况下，经额驸福公入奏，诏赠六品"儒林郎"，亡妻周、殷二氏追封"安人"，发给治丧费官银一百两，以恤其身。第二年春由随同北来之子徐曦[51]与迎灵的徐煐扶榇回南方，十月十六日葬于吴县石湖[52]旁越来溪牒子圩"新阡"[53]，同二夫人合圹。立了四柱三门石坊一座，上面横书"名世鸿儒"四字[54]，莲花柱八风一表，陵门前《墓志铭》分别由三进士彭启丰[55]撰文、嵇璜[56]书写、王曾翼[57]小篆石额，碑刻了其在京师自作的去思伤挽："满园芳草仙人药，一径青松处士坟。"抱联镌着风韵歇绝之语："魄返九原，满腹经纶埋地下；书传四海，万年利济在人间。"门生金复村、姜荸芳[58]、私淑者黄绍垚[59]，继传先生之业。家庭成员，元配周氏、续妻殷氏已亡，副室沈氏健在。子三，煐[60]、曦[61]、燨[62]。孙五，埏、龄[63]、培[64]、堉、垣[65]。曾孙嵌[66]、娛庭[67]等，都未有以刀圭之术世袭于家。客居金陵的袁枚"急思采其奇方异术，奋笔书之，以垂医鉴而活苍生"，由徐曦提供材料，给他写了《徐灵胎传》。民国二十五年七月可园蔡冠洛也为大椿辑了传记，列归清代七百名人之一。

徐氏"为吴江宿学"，著述很多，"诗集若干卷，艺林传播，不胫而走"[68]。通过半个世纪的呕心沥血，留有《半松居文稿》[69]《洄溪经义》《待问篇》《画眉泉杂咏》《水利策稿》《述恩纪略》《管见集》《洄溪道情》[70]，《道德经》《阴符经》校注[71]，《乐府传声》[72]。所撰医书十余种，不事修饰，常以无意为文写之，与强作标新领异者不同，计有《内经诠释》一卷、《难经经释》二卷、《医学源流论》[73]二卷、《慎疾刍言》[74]一卷、《伤寒类方》[75]四卷、《兰台轨范》[76]八卷、《医贯砭》[77]二卷、《神农本草经百种录》[78]一卷、《洄溪医案》[79]一卷、评点《外科正宗》[80]十二卷、朱批《临证指南医案》三十卷、余歙松《白岳庵杂缀》收载的《洄溪秘方》，流传较广。其余《疡科选粹徐评》[81]《六经病解》[82]《杂病源》《证治指南》《医学抉微》《脉学论》《伤寒舌鉴总论》《中风大法》《古方新解》《女科指要》[83]《种子要方》[84]《女科医案》[85]《医略六书》[86]《经络诊视图》等，则属托名之作。李慈铭《越缦堂读书记》说，若从文学水平、医疗成就而言，一般清代著名人物，很难与之相颉颃，只有武进五家[87]之一"江南推为徐洄溪后一人"的费伯雄[88]才可同其比美。所以陆九芝[89]写了一首评价极高的颂扬诗："道理分明在眼前，说穿不置半文钱。如何出个徐灵胎，长夜昏昏又百年。"[90]且曰："予生也晚,不获亲炙先生。"[91]大椿"虽往,其亦许为私淑之人乎!"[91]我们为了纪念他,"下风甘拜徐灵胎"[92],要师法钟嗣成《录鬼薄》文序的话,"传其本末,吊以乐章",使"一代豪杰可与王侯将相并传千秋。"[93]

（2）学说与经验

徐氏治学,博大精深,"上下数千年,穷源达流,考稽得失"[94],寻"其所以然"。崇奉《内经》《难经》,致力《伤寒论》研究,肯定"苟无叔和,焉有此书"。释《难经》第二条"关上分去一寸,则余者为尺,关下分去一尺,则余者为寸"[95],简单明了,"要言不繁"[96]。提倡亲身见闻、溯因穷源,"每证究其缘由、详其情状、辨其异同、审其真伪",重点掌握"一病必有主方,一方必有主药"。教导人们学良工制器,书写病历,建立医案,对所运用理、法、方、药的效果进行观察,不断总结经验,"倘或不验,必求所以不验之故,更思必效之法,或所期之效不应,反有他效,必求其所以治他效之故;又或反增他证,或病反重,则必求所以致害之故,而自痛惩焉,更复博考医书,期于必愈乃止"[97]。强调四个重要方面:一是"辨证施治圆通活泼"[98],二是"虚实之要莫逃乎脉",三是妇女经带之病应治冲任"全在养血",四是保护元气乃"医家第一活人大义"。处理疮疡,常以诊断内情为主,认为"不明内科之旨,而徒抄袭旧方以为酬应,鲜有不蹈橐驼肿背之诮"[99]者。他说无病之人药物不可轻服,尤其升提发散之品易于促使"阳气外越",神衰形亡。治疗温疫,喜用至宝丹、芦根、鲜菖蒲、泽兰叶、青蒿、茅根,风寒感冒用葱白、苏叶,伤食噯气用山楂、麦芽,中暑用六一散、薄荷、竹叶,虚弱吐血用生地绞汁浓缩加入人参粉内口服。

① 主张探本寻源

他说,《灵枢》《素问》犹儒家之五经,扁鹊、长沙学说,如孔孟四子书,研究医学应从源到流、追溯过去,继往开来。要求先读《内经》《伤寒杂病论》《神农本草经》,其次则为《千金方》《外台秘要》。受苏轼"药虽进于医手,方多传自古人,若已经效于世间,不必皆从己出"的影响,对宋、金、元以降各家著作,指出"师心自用",存有门庭之见,持不完全赞同态度,"迨乎有明,踏袭元人余绪而已"。认为《难经》自出机杼,别有师承,"足与《内经》并存千古";《金匮要略》处方"半从《伤寒论》中来";伤寒为流行病的"第一证",可视作"学医者之第一功夫也"[100]。

徐氏通过多年实践,了解到王叔和编集之《伤寒论》,非依经立方,是"救误之书",故阳经有阴经证治、阴经有阳经证治,乃"随证立方,无一定之次序",倡议打破六经界限,以方统证,重新排队,使"解肌发汗、攻邪散痞、逐水驱寒、温中除热,皆有主方"。于是学习朱肱先行经验,将《伤寒论》一百一十三方按桂枝、麻黄、葛根、柴胡、栀子、承气、泻心、白虎、五苓、四逆、理中、杂方分作十二类,在主方下附列同属或加减方,如理中汤下为理中丸和真武、附子、甘草附子、桂枝去桂加白术、茯苓桂枝白术甘草、芍药甘草附子、桂枝人参汤八首方子,七年之内五易纸稿,乾隆己卯十月撰成《伤寒类方》,令"读者于病情、药性一目了然,不论其何经来,到何经去,而见证施治,与仲景之意无不吻合。"实属一大贡献。并根据自然界"天地犹此天地,人物犹此人物,人气薄物性亦薄",批判了张元素古方不宜治今病，等于"人今而药独古"，是"古饭不能疗今饥"的错误言论。

②灵活对待药物归经

他在张介宾《新方八阵》散略"阳明之升麻、干葛未有不走太阳、少阳者，少阳之柴胡亦未有不入太阳、阳明者"，以及黄连清心、黄芩清肺、石斛清脾、龙胆清肝、黄柏清肾，寒性药物皆可泻火，"岂有凉此而不凉彼者"，一系列朴素唯物观点论证下，认为天生诸材必有其用，皆各具特色，"柴胡治寒热往来，能愈少阳之病；桂枝治恶寒发热，能愈太阳之病；葛根治肢体大热，能愈阳明之病，此乃柴胡、桂枝、葛根专长之事，因其能治何经之病，后人即指为何经之药"。但是应从直观认识转为分析研究，因为桂附之热、芩连之寒、硝黄之泻，进入人身，通行全体，尤其"参芪之类无所不补，砒鸩之类无所不毒"，并不止于一处。对张元素倡导的药物"归经"，指为静相学说，提出异议："以某药为能治某经之病则可，以某药为独治某经则不可；谓某经之病当用某药则可，谓某药不复入他经则不可。"最典型的如紫金锭、至宝丹"所治之病甚多，皆有奇效"，就是例子。堪称雪藕冰桃，醒人醉梦。

强调辨证遣药一方面注意客观规律，另外还要有针对性，尝云："不知经络而用药，其失也泛，必无捷效；执经络而用药，其失也泥，反能致害。"剖析清楚，实属不磨之论。他继承历史经验，总结了"古人用药之法，或取其气，或取其味，或取其色，或取其形，或取其所主之方"，不胜枚举[101]。着重抓住药物专长，方可有的放矢，如柴胡之散少阳、麦冬之滋肺阴、雄黄之解蛇虫毒、使君子之杀蛔虫、鳖甲之消痞块、白鹤花之腐骨等，应用得

当，最易收效。所以袁枚在为其特立的传略中写道，先生组方投药，经验娴熟，"神施鬼设，斩关夺隘，如周亚夫之军从天而降，诸岐黄家目瞠心骇，帖帖詟服"，的确"冠绝一时"[102]。

③亡阴亡阳之辨

对因久病、失血、热极、寒盛、汗吐下过度引起的亡阴亡阳，徐氏曾吸收王好古经验，并在《寓意草》论金道宾一案"汗多淋漓"为脱证启迪下[103]，师法缪仲淳"治热病先防亡阴、继防亡阳"[104]之说，将二者的分界线归纳为：凡"脉微（虚）、汗冷如膏（味淡）、手足厥逆而舌润"为亡阳；脉洪（实）、汗热不黏（味咸）、手足温和而舌干"为亡阴。"亡阴不止，阳从汗出，元气散脱，即为亡阳"，亡阳是由亡阴而来，道理是阳无所依，"如盏中之油干则火灭也"[105]。他认为，当亡阴之时，口渴引饮，为"阳气方炽，不可即用阳药，宜收敛其阳气"，属关键一环，"不可不知也"。处方治疗，要注意"亡阴之药宜凉，亡阳之药宜热，一或相反，无不立毙。"[106]且着重指出汗为心之液，当清心火，汗从皮毛出，当敛肺气，"此正治也"；汗出太甚，阴气上竭，龙雷之火随水而上，以寒凉药物折之则火益炽，"惟用大剂参附佐以咸降之品，如童便、牡蛎之类，冷饮一碗，直达下焦"，令真阳潜藏，汗出即止，和亡阴的调理是完全不同的。施治规律有二，"阳气之未动也，以阴药止汗，及阳气之既动也，以阳药止汗"，包括回阳救逆、摄阴敛液，但"龙骨、牡蛎、黄芪、五味收涩之药，两方皆可选而用之"。由于亡阴亡阳之证，多有低血钙现象，其中所用龙骨、牡蛎可以补充解决，故收效甚佳。

④分析病证、掌握处方配伍准则

他认为一病常有数证，如外感中风的脉浮、发热、恶风、自汗。由多种症状集合在一起得出正确的判断，始谓之病，否则仍属证的范畴。治疗重点，应以病为主。因此要注意其临床表现和处方的吻合性，"若夫按病用药，药虽切中，而立方无法，谓之有药无方；或守一方以治病，方虽良善，而其药有一二味与病不相关者，谓之有方无药"。都会影响效果。倘只"用柴胡一味，即名柴胡汤，用大黄一味，即名承气汤"，是"误尽天下矣"。并从"方以法立"须按照"法以统方"的观念告诉人们，应根据情况需要灵活掌握，才可了解和做到"方之治病有定，病之变化无定，知其一定之治，随其病之千变万化而应用不爽，此从源溯流之法，病无遁形矣"。另外还对那些"出于深山幽谷"、"殊方异域"，新发现的良方，也给予了高度评价，希望"博雅君子"总结疗效，找出施治规律，"以广见闻"。[107]

⑤反对温补与滥服药物

曹孟德有言："盈虚之期不尽在天，养怡之福可以永年。"徐氏分析说："古人病愈之后，即令食五谷以养之，则元气自复，无所谓补药也。"从唐代孙思邈《千金翼方》起，才为"养性、补益各立一门，开后世补养服食之法。"[108]虽然叶凤毛讲过："峻补者无疾之人饮而无遽害，投与新病邪盛时必死。"[109]但事实证明，无病服药是十分荒唐的，可以戕生。先贤已认识到"四君子汤无益于病源"[110]，不能盲目温补，应防微杜渐重视驱邪。"若留其病"等于养痈贻患，即强壮之人迁延日久亦会缠绵而亡。在清代曾有人形象[111]地比喻道，好饮补药的，犹人之喜逢迎，"天下岂有喜逢迎而能受益者乎！"[112]幻非常符合实际。他认为人的体质，"阳盛者十之八

九"，举千年大木"往往自焚"，特别对老人"断勿用辛热之药，竭其阴气，助其亢阳"，导致烦躁、痰壅。并说："予每年见中风之证，不下数十人，遵古治法十愈八九，服温补药者百无一愈。"所以王孟英赞其理论观点"独辟蹊径"。

徐氏沿着"前辈老医"先询经济状况而后用药，"尤见居心仁厚"的道德规范，批评自宋以来温补之风猖行，在社会上形成了"用参附而死则委之命，服攻伐而死则咎在医"，大开人参遇到的悲剧时有发生，因为孤注一掷，令"贫者送终无具，妻子飘零，是杀其身而并破其家也"[113]。实际人参的作用，仅有催化能力，不像人们所称道的"起死回生"、功同再造，他在《神农本草经百种录》中说："乃升提元气之药，元气下陷，不能与精血流贯，人参能提之使起，如火药藏于炮内不能升发，则以火发之。若炮中本无火药，虽以炮投火中不发也，此补之义也。"

他不仅批评滥投人参者，并对薛己、赵献可、张介宾喜用熟地、山茱萸、附子、鹿角胶、肉桂滋腻、助火之品，也提出相反的意见，指为邪说之宗、医之魔道，尤其"晚村吕氏，负一时之盛名"，因系文坛巨子，并信其医，影响所及，群焉趋之，害了病家。同时还严肃地斥责大开丑筋、鱼肚、鹿尾、鸡冠、胡蜂标奇立异、迎合权贵的不正之风。抨击《临证指南医案》叶天士以人中黄、芦荟入煎剂，用海参、淡菜、蚌水、燕窝，诬张为幻，"专求怪癖"。特别是海参、燕窝，属于食物，投与不当，毫无作用，"若徒夸体面，不如碗中竟放明珠百粒，则价值万金矣"[114]。由于延误时机，"病家方服其眼力之高，不知即死于其所用之药"。尝云，治病方法很多，不应单纯依赖汤剂，针灸、

推拿、熏蒸、热熨、按摩、火烙、洗浴、渫敷、点罨、涂抹、下导、外上薄贴（膏药），都可结合广泛地运用。他深有体会地告诉后人，遣药如将兵，若抽去"知彼"辨证的灵魂，"虽甘草、人参，误用致害，皆毒药之类也"。

⑥创制外科两大良方

他擅长外科，重视升、降、围、点，"去腐生肌、呼脓止血"。对疮疡初起红肿热痛，欲其不再发展，自行内消，多用围药。吕慎庵说："访求既久，得其珍贵者二方。"[115]效果良好，独具特色。

Ⅰ束毒围[116]：玉精（蜒蚰）炭、大黄各12克，五倍子、白及各9克，半夏、白蔹各6克，百草霜、绿矾、南星、炒陈小粉、草乌各3克，熊胆0.3克，研末，以广胶（烊化）、芙蓉叶（绞汁）、食醋和合，捣成锭子，用醋磨汁涂于四周，中心留头。目前常医治蜂窝织炎、丹毒。

Ⅱ疗毒围：对疗毒根部坚硬最宜，用半夏、南星、五倍子、煅磁石、炒陈小粉各3克，明矾、大黄各6克，樟丹2克，铁锈、轻粉各1.5克，雄黄、蟾酥各1.2克，熊胆0.6克，白梅肉4.2克，轧细，取猪胆汁捣成锭子，用食醋磨汁涂于四周，中心留头。现在常治疗毛囊炎和毛囊周围炎。

徐氏是中国历史上瞩目"正本清源"，具真知灼见有卓越成就的人物，影响后世二百余年，洵属一代奇才。但由于致力三坟五典，皓首穷经，在研究学术方面则抱有"将复古道"[117]思想偏于保守的现象。如套用"医随国运"的烙印，强拉时代气息，谓易水师生喜用升阳健脾、补中益气，与北宋覆亡"主弱臣驰"有关；明代"膏泽不下于民"，故从丹溪之后流湿润燥，皆以滋阴填下为主；清初隆盛，朝廷"大权独揽"、"冠饰朱缨"、"口燔烟

草"，阳旺于上，都带有形而上学的色彩，令人难以信服。他囿于太素脉[118]，迷信鬼神，言："经穴中之鬼床、鬼室，皆赖神气以充塞之，若神气有亏，鬼神得而凭之，犹风寒之能伤人也。"[119]《洄溪医案》内尚载有失魂、招魂、祟病三则，介绍以紫金锭辟邪或"祈祷可愈"，更是十分荒唐的。且把重点药物石膏摒弃在《神农本草经百种录》之外，尤为一大脱失。因此不宜"爱礼存羊"，应予拈出以资鉴戒。

【注释】

[1] 徐钘命名。因乾隆皇帝第一次征召，取吉祥语，遂以字行。

[2] 字富一。

[3] 龚明之《中吴纪闻》卷三言，乃吴江的别名。

[4] 原名允美，和昆山徐乾学（顾炎武五胞妹之子）状元为同族兄弟，积书数千卷（《乾隆吴江县志》卷三十二"文学"），"尝破家脱从子于难"。曾"筑室于吴淞洒、澈浦之东，太仓王奉常题词曰南州草堂"。（徐钘《虹亭集》自序）为邑中优秀庠生之一。

[5] 一名钰，字电发，号拙庵、虹亭、菊庄，署垂虹亭长，晚称枫江渔夫、松风道人，读书于丰草亭、南州草堂。初从计东学习，继"受业宋既庭征君门"（郑方坤《清朝诗人小传》卷二），曾入"慎交社"，见"知于大司农梁德标"。（《乾隆吴江县志》卷三十二"文学"）和朱竹垞为儿女亲家。行二（兄锷，弟铣、锽），出身监生。同汪琬、尤侗、傅山、毛甡参加了康熙十八年（1679年）在体仁阁御试博学宏词科，三月录取二等（《大清圣祖仁皇帝实录》卷八十）第八名（福格《听雨丛谈》卷四），五月任命翰林院检讨，纂修《明史》，寓居京师虎坊桥。因忤权

贵左迁，"年未七十乞归不出"。（陆鉴《问花楼诗话》卷三）常春游听古刹钟声到寒山寺（叶昌炽《寒山寺志》卷一言，在苏州阊门西十里。楼钥《北行日录》卷下说，此地即古之枫桥镇），其友洪昇写有《枫江渔父图》，调寄"北中吕粉蝶儿"："江接平湖，渺茫茫水云烟树。战西风一派菰蒲。白蘋洲，黄芦岸，廨间著丹枫远浦。秋景萧疏，映长天落霞孤鹜。"归安陆存斋丽宋楼藏有他的纸本小图卷，谢彬写照，董声补图，有沈荃以下六十多人的题字，其中所书《满庭芳》云："傍柴门停舟暂宿，江村吠犬，霜树啼乌。纵然一夜风吹去，也只在浅水寒芦。破篾衣残针自补，枯荷叶冷饭平铺。秋如素，冷歌一曲，千顷月明孤。"就是形容先生的晚景生活。康熙四十八年卒，终龄七十四岁。所撰《词苑丛谈》，选材颇精，六年辑成。《菊庄乐府》由孙大椿重刊，1708年问世。大椿在其影响下，也长于吕律，并为徐燨之妾"妙解音律"的李秋蓉儿分析讲述沈德符的《顾曲杂言》（见徐康《前尘梦影录》）。

[6] 字直方，号莼红，居长，有弟三，养潜、志深、志源。志深字如川，勤于理家，在地方也颇有名。

[7] 陆九芝《文集》卷十三"书徐灵胎《慎疾刍言后》"。

[8] 《自述纪略》。

[9] 牛应之《雨窗消意录》卷三。

[10] 陈其元《庸闲斋笔记》卷十一。

[11] 黄之隽《乐府传声》题词。

[12] 钱仪吉《碑传集》卷一百四十七彭启丰"儒林郎徐君大业墓志铭"。

[13] 朱声始的弟子。

[14] 李岳瑞《春冰室野乘》"时艺余谈"云，雍正之前，"功令未严，格式未

备"，童生应考，"尚无试贴，仅四书文一篇而已"。

[15] 吴德旋《初月楼续闻见录》卷四。从明末崇祯开始每逢两年在庠生中选出优秀者一名，到北京国子监即太学深造，擢为"拔贡"生。徐氏补廪后，可能为一般的岁贡或恩贡保送者。

[16] 陆以湉《冷庐杂识》卷八。

[17] 《小石山房丛书》载顾镇《虞东文录》卷八"东徐征君洄溪"。

[18] 长洲拔贡，康熙癸未进士，和黄莞圃、顾千里为苏州先后三大校勘家。寓所名贲研斋，称憩闲老人。秦祖永《桐荫论画》谓其同笪重光、姜西溟、汪退谷，是当时书法界四大杰出人物，他的弟子沈彤《果堂集》载有"义门何先生行状"，言其"蓄书数万卷"，皆写有题识，能超越"数百年评者之林"。从官场退休后，晚号茶仙。

[19] 番禺人，乾隆己未进士，与徐氏友善。杨留垞《雪桥诗话初集》言其为中丞，即巡抚。

[20] 胡文焕《群音类选》始有"南杂剧"之称。

[21] 其母为丁锽之姊，汲（吉）水港人，孀居多年。

[22] 吴汉槎曾携至宁古塔。余金《熙朝新语》卷七载："朝鲜贡使"会宁都护官"仇元吉见之，以金饼购去"。仇氏并题诗云："中朝寄得菊庄词，读罢烟霞照海湄。北宋风流何处是，一声铁笛起相思。"（郑方坤《诗钞小传》卷二）

[23] 冯沅君、陆侃如《中国诗史》"散曲及其他"。

[24] 黄彭年《陶楼文钞》"杂著"卷九。

[25] 《慎疾刍言》自序。

[26]《陶楼文钞》"杂著"卷九。

[27] 可能为郑士介的休园、程南陂的筱园、藏书家马秋玉的玲珑山馆。

[28]《道光苏州府志》"艺术"。

[29]《江震人物志》载,曾寓居过此地。

[30] 郭一临、郑春江之师。

[31] 法征麟的胞弟,字丹书。

[32] 沈自南的曾孙,字冠云,号果堂,家贫,其母采羊眼豆烧之当饭,考中庠生。为康熙乙丑进士仪封张伯行、寄居吴江寿圣院刘献庭的门生,与文道、陈季方、陈少章称何焯入室四弟子。和徐氏同学,同戴震为忘年交。优于考古,"读书以穷经为根柢"(支伟成《清代朴学大师列传》"吴派经学家第四"),晚居邱园,以讲学为业(见《碑传集》卷一百三十三沈廷芳"征士文孝沈先生墓志铭")。撰有《释骨》《气穴考略》《内经本论》,以乾隆丙辰应试博学鸿词落榜后所写之《周官禄田考》为代表作。1752年十月二十五日卒,以从弟之子沈英继后。二女,长嫁丁日曜,次适顾后澂。葬于朱村。

[33] 见《果堂集》卷四"与灵胎书"。

[34]《光绪吴江县续志》"人物"。

[35] 陈康祺《郎潜纪闻》"三笔"卷二。

[36]《兰台轨范》自序。

[37] 据其生平推算和张鸿补辑的《医砭》。赵尔巽《清史稿》本传作1759年,非。

[38] 蒋廷锡的长子,雍正庚戌传胪(见朱彭春《旧典备征》),字质甫,号恒轩,裘曰修的房师。

[39] 无锡人,称味经窝,乾隆丙辰探花,曾任大司寇、全国会试正考官。见戴璐《藤荫杂记》。

[40] 他曾为袁枚治过臂痛,对其执诗坛之牛耳表示钦佩,在徐曦送儿子赴南京秋试时,赠以度曲:"千山万水,装点了吴越规模,天地又踌躇。须生个奇才异质,风雅超殊。放在中间,空前绝后,著出些三教同参万古书。更不让他才华埋没,又把月中丹桂、天街红杏、阆苑琼株,一一都教攀住。略展经论,便使那万户黎民,争称慈父。才许他脱却朝衫,芒鞋竹杖,历尽了层峦叠嶂,游遍了四海五湖。方晓得花月神仙,诗文宗主。赢得随园才子,处处家家个个呼。端的是菩萨重来,现身说法,度尽凡夫。咱也乞洒杨枝一滴,洗净尘心,跳出迷途。"(《随园诗话补遗》卷八)这时袁氏的别墅随园中,已经"香花绕座诗成海"了。

[41] 浙江四明人,号梅孤子。对天文、地理、兵法、音乐、骑射,均甚娴熟。嘉靖时考中武举,"历览塞垣",走遍长城内外,上书建军治国,不予采纳,遂弃官而归(见《鄞县志》卷四十五"艺术")。习医后,"上探《素》《难》,旁究诸家"。"尝慨近时针灸多误",乃手铸三铜人,童、男、女各一个,与人相等,以之示范取穴,供初学者应用,并说:不溯起源,不知古人立法之善;不究其流,则难以了解后世变化的不妥之处。当面批评了铜壁山人黄廉(写有《痘疹全书》)"九原可作,吾当杀长沙、戮叔和、灭族丹溪,而后快于心",刚愎自恃的错误言论,为数典忘祖。生平事迹,《雍正宁波府志》卷三十一"艺术"门记之较详。撰有《痘疹正宗》四卷、《针灸素难要旨》(写于1529年,亦称《针灸节要》《素难节要》)三卷、《针灸聚英》(1529年刊,采集《铜人》《明堂》《子午流注》和窦汉卿《针经指南》等十四种医籍写成的,

早于《针灸大成》七十余年。亦称《针灸聚英发挥》）四卷，其他则为《发挥直指》《律吕辨》《射学指南》。

[42] 王显《蒗乾孙传》。

[43] 此时江南市场，每石白米售价不过二两银子，十两纹银至少能买五石白米。徐氏对官场人物索取的诊金，的确令人瞠目。

[44] 遗址在今张桥。

[45]《虞东文录》卷八"新筑画眉泉别业移书相召"。

[46] 山阴穆联巷人，其说见《六气感证要义》。

[47] 张鸿补辑《医砭》、赵尔巽《清史稿》本传据袁枚《随园文集》，均作二十年，误。

[48] 见《随园文集》卷三十四。

[49]《随园诗话》卷十二袁枚载："乾隆三十五年庚寅七月患臂痛，买舟访之，一见欢然，年将八十矣。"所记好吻合。《徐灵胎传》作"左臂忽短缩不能伸"，丙戌即1766年秋，"直诣洄溪"，名柬一投，开门延请，"握手如旧相识，具鸡黍为欢，清谈竟日，赠丹药一丸而话别"。在时间上早于四年，实际是两次相会，并无矛盾。

[50] 王嘉祯《在野迆言》卷四。

[51] 字鼎和，号榆村，别署种缘子，和《乌兰誓》作者潘炤为友，与钱蕙结婚。倜傥有文风，"文成公阿桂最器重之"。尝协助大椿用针灸、熨揩、煎丸，一月之间治好了乌镇莫秀东背痛达于胸胁，暮则发作，彻夜叫号延及五年之久的怪证，为人所称。苏州郭一临《疡科心得集》序，谓其"公卿倒屣，名重海内"。曾补候选布政司理问，袭六品儒林郎衔。撰有《药性诗解》、《写心剧》十八种（游湖、述梦、醒镜、寻梅、仙痴祝、虬谈、

青楼、济困、哭弟、湖山小隐、酬魂祭弟、月下谈禅、问卜、悼花、原情、寿言、覆墓、入山，见庄一拂《古典戏曲存目汇考》）。

[52] 见彭启丰《儒林郎徐君大业墓志铭》。

[53] 因地势不佳，迷信风水之说，徐曦欲与其亲母沈氏合圹，于丘陇将要就平之日，乾隆五十七年三月十五日又迁葬埋在吴江乌金浜大境下圩二百三十八丘中，朝着"子山午向，癸丁分金"的面口。

[54] 彭启丰题写。

[55] 苏州人，雍正五年状元，为其"重表弟"，所撰碑文六百二十四字。

[56] 稽曾筠之子，无锡人，工部尚书，为徐氏"世弟"。

[57] 福建道监察御史，自称为徐氏的"年姻家眷侄"，碑额文是《皇清敕赠儒林郎徐征君墓志铭》。

[58] 姜锡常的次子。

[59] 甘泉人，字藕船。

[60] 殷氏所生，国子监太学生。

[61] 沈氏所生。

[62] 沈氏所生，庠生。长于音乐，善吹笛，最得其父宠爱，预知寿短早卒，独身未婚。"洄溪泪尽目伤，凡为之痛绝。"

[63] 字聂祖，承继于叔父徐燝。

[64] 徐煐之子，出仕"奉新官廨"。

[65] 乾隆乙卯举人，曾受诗随园门下。同兄埏、龄、埼均为徐曦之子。

[66] 字芝翘，曾参校大椿《道德经注》。

[67] 编有《医学集成》。

[68] 胡凤丹《退补斋文存》卷五。

[69] 薛凤昌手抄本。

[70] 明代李翊《戒庵漫笔》载，原为道家所唱。有"乐道徜徉之情"（朱权

《太和正音谱》），与起自乐府曲子不完全相同。徐氏写的多系元曲小令、散套且结合古乐府的变体，能自成一家。

[71] 1760年二月，前者上旬、后者下旬写成。

[72] 为继魏良辅、沈宠绥诸人之说分析唱法、实际应用的文章，凡三十五篇（一作三十九篇）。

[73] 1757年写成，包括论文九十九篇。

[74] 1767年七月写成，道光五年五月十六日徐镛校刊。而后经张柳吟加按、王士雄重订改称《医砭》。黄彭年《陶楼文钞》"杂著"卷九载："盖缘灵胎所著《医贯砭》而误，其实非一书也。"批判古学衰替、邪说偏见，多惊心动魄之语，有论文十九篇。

[75] 1764年刊。

[76] 1764年四月写成。

[77] 1764年写成，有论文三十篇，就连吕晚村的评语亦加批判，约计三百九十六处。

[78] 1736年写成，上品六十三、中品二十五、下品十二。

[79] 金复村手抄本，许辛木、吴葆山校字，1855年王士雄编次加按，1889年刊行。其中虽有伪作成分，但内容醒心豁目能增人智慧，凡四十八则。

[80] 1767年写成，许楣重订。

[81] 浔溪达尊堂所刻，优于苏州萃香精舍本。

[82] 录自柯琴《伤寒论翼》。

[83] 录自王肯堂《女科准绳》。

[84] 录自王肯堂《女科准绳》。

[85] 录自王肯堂《女科准绳》。

[86] 包括《内经要略》一卷、《脉诀启悟注释》一卷、《药性切用》附汤引总义六

卷、《伤寒约编》附舌鉴八卷、《杂病证治》九卷、《女科指要》七卷，1903年上海赵翰香居铅印，署名鼎和版。

[87] 指法氏、杨氏、钱氏、邹氏、费氏。而后又有马氏及其传人巢氏。

[88] 祖籍江西铅山（铅山），明时迁至京口（今镇江市），继因战乱定居武进孟河。约生于嘉庆五年（1800年），贡生，字晋卿，号砚云子，称书斋为留云山馆。是费尚有之后的第六代世医传人。好饮酒，工诗词，旁通天文、六壬、音乐、精书法、绘画、武技。"敦行于室，扶义于乡，抑非独医之善也。"（王先谦《虚受堂文集》卷五"留云山馆文钞"序）尝以所作《游黄山记》为引介，乙丑（1865年）和道光状元俞樾论交于苏州，巡抚林则徐对其非常赏识，誉为当时方技之冠。他私淑叶桂，擅长治虚证，"吴中士大夫，下逮儿童，无不望车尘而迎拜"。（俞樾《春在堂杂文》四编之七）就诊者络绎不绝。孟河乡"遂成繁盛之区"。学政李小湖视伯雄如名士，且赠之以诗："日济什百人，功德岁万千。"因避兵一度寄居泰兴五圩里"古延陵之寓斋"。曾两次被征召入京，一次为道光太后诊肺痈，赐匾"是活国手"；二次给旻宁治喉干音哑，奖嘉语十六字："著手成春，万家生佛，婆心济世，一路福星。"初步考证，费氏大概于光绪四年（1878年）七月十六日沐浴更衣自洁身体时卧床而逝世，终龄七十九岁。尔后马培之、巢渭方、丁甘仁等先后继承其学。他四岁能颂唐诗，六岁入学，以应塾师"门关金锁锁"，而答"簾捲玉钩钩"，闻者惊叹，有"神童"之目。"初习举子业，东涂西抹，迄无所成"，1832年入庠后，困于场屋，乃究心医学，攻读《内经》，"自张长沙下至时彦，所有著述，并皆参观"。根据

数十年经验,"不求有功,但求无过",撰成《医醇》二十四卷,刻于咸丰年间,包括脉、证、治三部分,因清兵南下攻打太平天国,1860年毁于兵燹几损无存。先生在颠沛流离中,"栖身异地,老病日增",历尽沧桑,于泰兴五圩里"风雨之夕,林木叫号,半壁孤灯,青燥如豆"的情况下,重拾落花残雪,在所遗不足"十之二三"的基础上,追忆既往,又补写了《医醇剩义》四卷,1863年脱稿,分二十六门,载入有效处方一百八十六首,由耕心堂出版。其次则为《医方论》(1865年写成,收方三百五十五首)四卷,二书经儿子应兰编次,孙承祖、荣祖、绍祖参校,先后问世。《医案》《怪疾奇方》等,1939年费子彬刊入《费氏医学丛书》内。返里后,"左足偏废,艰于步履,坐卧一室",暇即度曲,以娱晚年。所作诗词,能避开"元轻、白薄、岛瘦、郊寒",尊三李为正宗,掌握毛光舒《诗辩坻》七似(激庚似道、凌竞似壮、铺缀似丽、佻巧似隽、底似憆稳、艰辣似奇、断碎似变)的基本功,如:"木叶萧萧落晚风,万山深处白云封,秋高萧寺听疏钟。满院幽香新月桂,半天清籁老虬松,洞箫吹彻月明中。"(《浣溪纱》)有柳屯田"晓风残月"、烟笼雨倾之妙。遗有《留云山馆文钞》《诗钞》《四书文》等,除《四书文》外,上列四种,都为费承祖暨承祖之子保初、保纯、保诠于1912年辑入《费氏余集》之中。《医案》一百零二条,1964年上海徐相任已与费绳甫医案汇于一起,合刊出版。费氏认为:"学医不读《灵》《素》,则不明经络,无以知致病之由;不读《伤寒》《金匮》,则无以知立方之法,而无从施治;不读金元四大家,则无以通补、泻、温、凉之用,而不知变化。"(《医方

论》凡例)因此要涉猎百家以广识见。提出"疾病虽多,不越乎内伤外感",内因之病火为最烈,"一经激发,则金销、水涸、木毁、土焦,而百病丛生矣"。临床施治,不可"掉以轻心"。言肾为气之根,水系天一之元,脾为血之统,土乃万物之母,通过调理脾肾,可以达到补养气血的目的。伤寒属外来之邪,有发热现象,是传经之病;中寒为真阳亏损,火被水淹,或沉寒痼冷又遭阴邪,有冷、厥、痛症状,无发烧表现,情况重笃。生平用药,着意补养,内扶"灵气","不足者补之以复其正,有余者去之以归于平",主张"平淡之极乃为神奇"。毒药治病只除"其五",而服用良药可去七分,以突出"醇正"二字为特点,反对盲目的"欲求速效"却促危亡。他说"予非教人蔑古荒经",乃欲师其意,而不坚执旧习"泥古人之方",知柏八味丸"虽云壮水制火,究竟苦寒太过,徒伤胃气,水亦无以滋生,不如用介类潜阳生津益髓之法"。且曰:回顾历史,"求其纯粹以精,不失和缓之意者,千余年来不过数人"。组方一百余首,均能体现这一精神,无疑是从经验中来。伯雄善理肝阳,以清凉、滋柔、潜镇为主,如吐衄用蓁龙汤(羚羊角、牡蛎、夏枯草、丹皮、石斛、南沙参、麦冬、牛膝、茅根、茜草、荆芥炭、薄荷、川贝、藕片)、惊悸失眠用驯龙汤(珍珠母、龙齿、羚羊角、生地、菊花、当归、白芍、薄荷、沉香、续断、独活、钩藤、大枣)、浮火上扬导龙入海用潜龙汤(龙齿、龟板、生地、龙骨、知母、黄柏、人参、肉桂、蛤粉),就是例子。对升麻、柴胡、知母、黄柏、石膏、肉桂、附子,敬而远之,特别是升、柴、知、柏四味,表示更应慎用,投之最多不过一钱。由于强调和缓、平妥、慢以图

本，常令患者饮药数十百剂，亦存在片面性，既有误病机，拖长治疗时间，还给久病不愈的家庭，造成很大的经济损失，单从这一点来讲，并不值得邯郸学步。他殁后，门生刘莲荪、丁伯溪，子应兰接续其业，孙承祖、绍祖，曾孙保初、保纯，玄孙赞臣、益人，香绕橘井、春暖杏林，也以医名世。

[89] 元和人，镇江府学训导陆嵩之子，叶廷琯《楸花庵诗》卷下，言其不愿居官而欲为医，将"三世文词更传子，吴中坛坫一家春"。妻程氏，知医，工诗与书法。子润庠，同治甲戌状元，继承其学。

[90]《陆批慎疾刍言》七绝。

[91]《世补斋医书》"文集"卷十三"书徐灵胎《慎疾刍言》后"。

[92] 浙江松阳何九龄诊所楹联："终日苦怀丁福保，下风甘拜徐灵胎。"

[93] 袁枚《小仓山房尺牍》"寄徐榆村"。

[94] 彭启丰《徐征君墓志铭》。

[95] 从腕到肘一尺一寸。

[96] 陆以湉《冷庐杂识》卷八。

[97]《医学源流论》"治病必考其验否论"。

[98] 见评点《外科正宗》卷一"治病则例歌"第八。现在所言的辨证施治，即由此演化而来。然在时间上晚于《慎斋遗书》。

[99] 见高锦庭《疡科心得集》郭一临序，录其同阮薲村的谈话。

[100]《临证指南医案》卷五"风门"评语。

[101] 就连文学家陈继儒也曾谈及此事，他认为："百合治百合病，似取其名；呕血用胭脂、红花，似取其色。"为以意类用，小便淋漓，则用灯心、木通，乃"反

其类"而投之。见校订《王氏谈录》。

[102] 唐宗海《本草问答》叙。

[103] 喻昌将脱证分为二类，以"妄见妄闻，有如神灵，身轻汗多淋漓为上脱，不闻不见，有如聋瞆身重着而肉多青紫为下脱"。

[104]《医学传心》卷一。

[105] 薛雪《湿热病篇》王士雄按语。

[106]《洄溪医案》。

[107]《医学源流论》"本草古今论"。

[108]《医学源流论》"补药可通融论"。

[109]《艺海珠尘》载《说学斋经说》。

[110] 罗大经《鹤林玉露》载"朱文公与刘子澄书"。

[111] 何梦瑶说："庸医不知温补之能杀人也，以为平稳而用之；黠医知温补之能杀人而人不怨，以为可以藏拙而用之，于是景岳之徒遍天下，而河间、丹溪之学绝矣。"（《医碥》赵林临序引语）。

[112] 清《圣祖实录》卷二百三十。

[113]《慎疾刍言》。

[114] 袁枚《随园食单》。

[115] 王士雄《潜斋简效方》引语。

[116] 汪曰桢《随山宇方抄》称"束手围"。

[117] 孟棨《本事诗》引李白语。

[118] 据庄季裕《鸡肋编》载，宋时澧州有一僧徒善诊太素脉，其书序曰："本唐隐者董威辇以授张太素，太素始行其术，故以为名。"

[119] 此说源于唐代《新修本草》"精神者本宅心为用"，"神既乱矣，则鬼灵斯入"。

3. 陈念祖

（1）生平

陈念祖，字良有，号慎修，后改名修园，为福建两大种姓[1]之一，长乐江田镇溪湄村人。祖天弼[2]，通晓医术。他生于乾隆十八年（1753年），和福州林霈[3]、林作建[4]系刀圭探讨之友。称住所为南雅堂。

陈氏五岁，父廷启[5]逝世，由天弼老人抚养之。六岁入学，蹀躞乡塾，攻读四子书、《诗经》、《尚书》、《左传》，"焚膏油以继晷，恒兀兀以穷年"。祖父卒后第二年十九岁考取庠生，二十岁开始行医生涯。1774年同首祉村林氏之女结婚。1783年不慎家中失火，所藏书籍化为灰烬。经亲友推荐，又进福州鳌峰书院[6]拜孟瓶庵[7]山长[8]为师，和梁章钜先后同学，习八股文、诗赋、历代名作，丁未（1787年）肄业。且在蔡宗玉[9]门下继续研究医学。1792年乡试中举，与程心堂同榜，第二年接着赴皇都参加三月春闱，扼于有司，不幸名落孙山，乃重操岐黄之业。他认为当时医生知识浅薄，不学无术，"能读薛立斋、李时珍、王金坛、张景岳、赵养葵、喻嘉言、李士材、张石顽八家之书，即为不凡之士"[10]。因伊朝栋[11]中风不省人事，汤米不入口者十余日，修园以两大剂药起之；和珅足痿无力，早朝面君登陛困难，巧制狗皮加药裹腿予以治愈，逐渐蜚声京师，且被和珅留在府第执教，课其子女[12]，被戴均元、戴衢亨叔侄[13]推为活人第一家。乾隆五十九年（1794年）返回故里，讲学于吴航书院，仍过着半教、半读、兼行医疗的生活。丁巳（1797年）应阿兴泉观察、泉州郡伯张公之邀，就职泉州清源书院，聘为山长。

1801年他经大挑公车北上，榜列一等[14]，令其到保阳（今河北保定市）候阙，

适"夏间大雨"，奉檄"勘灾恒山"，值疫病流行，乃出方一百零八首，广为施治，成绩斐然。翌年由直隶总督熊谦[15]荐举，正欲挂牌命官，突因母卒丁忧，奔丧回籍，遂守制五年。因给鳌峰书院山长郑苏年[16]诊病，过度疏放，于福州声色俱厉怒斥"布衣先生"[17]，指其临床辨证侏儒不分，闻者"皆为之气沮"[18]。1808年东山再起，第三次进京重赴保阳，申请求放新职，暇则从事写作，整理医学文稿。1810年去高阳督赈，饥民称颂，有口皆碑。六十岁时佐理河北磁州，相继主政清苑，任枣强、威县、灵寿知县，1817年署直隶知州[19]，1818年代理正定知府。时间不久，鉴于统治阶级日趋腐败，受同乡梁章钜刀镌小印的影响[20]，即"乞骸骨"退休林下，教子课孙，屏居京畿过赋闲生活。嘉庆二十四年（1819年）景迫桑榆，高龄已达六十七岁，落叶归根，返回南方，天意怜幽草，人间重晚晴，以有生之年济世活人，在桑梓为患者服务，"子姓弟、侄，争世其业"[21]。

陈氏曰："范文正之存心如是，张长沙之遗规在兹。"[22]1819年立坛坫，讲学于福州嵩山井上草堂，据《福建通志》言，执弟子礼向其求教习医者，梯山航海而来，从游者极多。常和宣南诗社创办人林宾日在左营司巷结"真率会"[23]，"月必数集，集必数日"，上下古今，评论诗文。主攻方向重点探讨仲景学说，同康熙时代三大伤寒家程应旄[24]、汪琥[25]、柯琴[26]声名并列，就其影响而言，尤为过之，所以"闽中医学，乾嘉间称长乐陈修园先生"[27]，"在官、在乡，用其术活人岁以千百计"，获得了近世医者无能出其右也"[28]的荣誉。惟因仿效朱彝尊偷录钱曾《读书敏求记》，对熊庆笏所携《中风论》手稿，纵使弟子私

发其籓窃出抄写[29]，则遭到士林的菲薄。道光三年（1823年）暮春，忽右胁之旁生一疮疖，痛如刀割，乃嘱咐儿子元犀："我素年所著医书，尚未完备，霍乱吐泻二条，亦须重补。"治疗后逐渐好转，大约在1825年病殁，捐馆福州，终龄七十三岁，葬于长乐山区小圹中，椅子墓神道两旁，刻有石联，题了挽词："高崱插汉朝窀穸，曲涧飞泉绕夜台。"林亦岐为其写了《年表》。

他是多产作家，富有科普气息，常采集前人理论、经验，"约千百言于尺幅之中"，以"时俗浅近之语出之"，简明易懂，便于诵读为特点。著述等身，达二十余种。曾对世交梁章钜、太史陈寿祺说："我于医远绍旁搜，尽吾分，非欲求方投以传名也。"计有《灵枢素问节要浅注》十二卷、《伤寒论浅注》[30]六卷、《金匮要略浅注》[31]十卷、《医学南针》[32]八卷、《时方妙用》[33]四卷、《景岳新方八阵砭》[34]四卷、《女科要旨》[35]四卷、《医学三字经》[36]四卷、《长沙方歌括》[37]六卷、《十药神书注解》[38]一卷、《伤寒医诀串解》[39]六卷、《医学从众录》[40]八卷、《神农本草经读》[41]一卷、《伤寒真方歌括》六卷、《金匮方歌括》[42]六卷、《时方歌括》[43]二卷、《伤寒医约录》三卷、《医学实在易》[44]八卷和林霔同写的《景岳新方诗括注解》四卷等，流传最广；留有《医案》[45]。余如杂揉《笔花医镜》所编的《医医偶录》[46]、黄钟溪手辑的《家藏心典》，则系冒名伪托的。直隶皋台傅鼐[47]推崇陈氏，尝为之题字曰："东皋[48]制义慎修医，万顷汪洋孰望涯。""至今燕南赵北人犹颂之"[49]不已。据《长乐县志》载，每投刀圭，"起死回生，超出群医之外"。"天下望之若华扁然"[50]。

陈氏苍生司命，将执术者分为名医[51]、时医[52]、市医[53]三个类型。认为"《汤液经》出于伊尹，《伤寒》《金匮》方，除崔氏肾气丸、侯氏黑散外，皆为伊尹遗方"。侯官蒋庆龄说，"及遇危证，辄断榷横，万手齐束，修园往脱冠几上，探手举脉，目霍霍上耸"[54]，每诊一病，"必半日许，才出一方"，君臣佐使均合法度。或"自调刀圭大剂促服之"，临床治病十分认真。在教学过程中，执"难则非难，易则非易"的观点，现身说法，时常宣扬成无己、张志聪、张锡驹、高士宗对《伤寒论》的注释，中允平妥，自己深入浅出，由博返约，能令听者兴趣盎然易于掌握，对学生则要求自表及里，从简到繁，触类旁通。读其书，水乳交融，如歌唱白香山诗，尽人皆可上口。善于汲取众长，揭露本身的缺点，曾谈及其妻五次流产，百疗无效，经族伯陈延业用四物汤加鹿角胶、补骨脂、续断、杜仲、菟丝子治之而愈；推荐泉州吴条光孝廉范志曲作坊，产品精良，都是值得学习的。有的医家评论他的风度，山光旷影，朴素可亲，"潇洒如徐大椿，超脱如叶天士，豪爽如薛一瓢"。且为了宏扬学术、推广经验，还将个人著作托名前贤，据《民国福建通志》卷四十五所载《二勿斋文集》介绍其动机说："今时俗所识者，远则张介宾，近则叶天士，告以仲景方剂，以为乖异，吾不托名二子，则吾术不行。吾术行，医者受其益，病者受其利，吾不得名何憾焉？"用心良苦，精神十分可嘉。荷蕰谢去，百菊递荣，弟宾有，长子元豹[55]、次子元犀[56]、侄道著、定中[57]、孙心典[58]、心芝[59]，门人周易图[60]、黄奕润[61]、何鹤龄[62]、薛步云[63]、李大玢[64]、胡明怀[65]、郑宝纪[66]、林士雍[67]、谢诚[68]、廖对廷[69]、林永镐[70]、陈凤腾[71]、程绍书[72]、陈鉴川[73]和吴玉光、钱柏宜等，先后聆教诲于南雅堂、灵兰堂，私淑者青浦赖嵩兰，继续了先生的事业。还通过琉球中山国大使吕凤仪同心典、心芝兄弟把其学说传至海外[74]。1937年前，他的七世孙陈逊斋于南京开办国医传习所[75]，在社会上也有不小的影响，是一位医文并茂者。

（2）学说与经验

他上承《内经》，崇法《伤寒论》《金匮要略》，重视继往开来，曾云："医门之仲景，即儒门之孔子也。"故"六经出，圣道彰，垂方法，立津梁"。指责那些谓《伤寒论》非张机原文者，一是师心自用，二为读注之误，因而"遂于深奥不能解之处，不自咎其学问之浅，竟归咎于叔和编次之非，割章分句，抑前换后，以成一篇畅达文字。如诗家之集李、集杜，虽皆李、杜句，究竟非李、杜诗也"[76]。提出习医先要打好根基，"入门正则始终皆正，入门错则始终皆错"[77]，在大海茫茫中，扑朔迷离，"错认半字罗经，便入牛鬼蛇神之域"[78]。乃以内衬的形式，联文夹注解释仲景之书，如太阳（主人身最外一层，有经之为病，有气）之为病，浑然一体，最利初学。曾点名批评温病研究家，罗雀于江，脱却经典，人自为师，杂组处方。叶桂《本草经解》，虽和张志聪《本草崇原》的实用价值，"超出群书之上"，然"天士囿于时好，其立论多失于肤浅"。特别是受叶氏影响的这一流派，"遇有感冒，即用前胡、干葛[79]、杏仁、桑叶、桔梗、紫苏、防风、茯苓、橘红、苏夏、神曲、谷芽、麦芽、山楂炭、甘草为主方，头痛加川芎、白芷，身痛加羌活、秦艽，咳嗽加紫菀、百部，口渴加麦冬、花粉，小便短少加滑石、木通、泽泻、猪苓，腹胀加厚朴、枳实、萝卜子、砂仁壳，皮肤作痒加蝉蜕、白蒺藜、连翘，喉痛加玄参、射干、牛蒡子、贝母，寒热往来加柴胡[80]、酒芩，腰膝痛加牛膝、杜仲，脚肿加木瓜、防己，病有怫郁则加黑郁金、香附，发热不止加白薇、地骨皮、青蒿、白芍；数日不愈，曰："当略调其气血，加当归、酒芍、何首乌、干地黄、丹参等出入互用。至于久病虚人，则以辽东海参、燕窝、鲍鱼、谷芽、首乌、炙甘草为主，其参、术、芪、苓、二地、桂、附、吴萸、炮姜等随证加入。"既系轻描淡写，也是故弄玄虚。且移花接木滥开俏皮药，"金银花炭、枸杞炭、菊花炭、白术炭、地黄炭、鲜桑枝、金银花藤、泡淡干姜、生姜渣、泡淡附子、泡淡吴萸、糯稻根须、鳖血柴胡、五色石芸、冬瓜子、整个生扁豆、黑稆豆皮、绿豆皮、西瓜翠衣之类。"经过火烧、水泡，绝大部分都失去了医疗作用，而完整的子和豆其有效成分则难以在水中充分煎出[81]，实际是对药物的浪费，陈氏所指，符合道理。

① 将太阳病分为三类

他肯定王叔和编次《伤寒论》成绩，"有功千古"，非"败絮补葺美锦"、"有意变乱"，从《辨太阳病脉证》至《劳复》，皆仲景原文；《平脉》《辨脉》《伤寒例》《诸可与不可与》各篇，虽为王氏所增，不列己名而推功前贤，是锦上添花力求其详，应予表彰，若反归为过，便是渡津烧梁了。对大论如不求实地认真研究，则容易堕入空头理论，走张景岳路线，牵强附会"以阴阳二字说《周易》"，扯到音律、仙释，"毫无下手功夫"。修园"自负长沙后身"，将毕生精力放在探讨张机学说上，曾深有体会地说，汉代文章"语短味长"，往往于一二虚字内含有至理，无字中"运其全神"，因此，要从"无字处求字，无方处索方"，"虚字处传神，无字处索解"[82]，全篇着眼，才能抓住"意存文外"的规律。乃"揭其旨要"，将《伤寒论》太阳病分为经证、腑证、变证三大类型。又把经证分作实邪（麻黄汤证）、虚邪（桂枝汤证）；腑证分成蓄水（五苓散证）、蓄血（桃仁承气汤证）；变证（误予汗下或汗下过度）分出阳化（白虎加人参、大承气、调胃承气汤证）和阴化（四逆、桂枝加附子、真武汤证）六种。其余少阳、阳明同此。而太阴、少阴、厥阴尽管未有明确标出，亦可照样类推，堪称"别具匠心"。并在喻昌"治伤寒以救阴为主"[83]启示下，总结了个人的经验，言寝馈《伤寒论》半个世纪，"敢谓于此道三折肱"，反复实践，而后悟出"存津液"三字，是书中的"真诠"。要保护"若发汗、若下、若利小便，此亡津液"之源，就以《金匮要略》常用的一百四十余方而论，也是"调以甘药"。这与董废翁[84]所说治感证大法，应注意热炽阴劫，始终照顾津液以为"胜邪回生"之本[85]，甚为合拍。所以韩鼎晋为《伤寒论浅注》写序时说："仲景为郡守而作《论》，修园为邑宰而作注，其拯救斯民之心，先后一辙也。"

②对伤寒热证寒证的病机研究

陈氏批评人们学习《伤寒论》株守邪从三阳传入为热证，直中之邪皆寒证立说，认为寒热二气因胜而化，一"从病体而分"，阳盛阴衰易于热化，阴盛阳衰易于寒化；二"从误药而变"，体虚药凉，阳气受损，则会寒化，体实药温，阴液被耗，则会热化。言简意赅，非久于临床者，是不能道及的。他驳斥了怀疑仲景处方"麻桂、硝黄汗下太过也，附姜、芩连寒热太峻也，建中、理中、陷胸、十枣补泻之不留余地也"，盲目要求"滋水之地黄、补元之人参用应多，日食之枣子、至贱之甘草

用应少"，属错误言论、不正之风。陈氏对张机学说的研究，已达到经验娴熟的地步[86]。

③处理虚弱病用药方法

他对虚弱疾患的处理，重视"阴阳和调，而血气淖泽滑利。"[87]遥接葛可久、马元仪经验，欣赏李中梓的治疗方法，培土生金，不拘泥二冬养肺，水升火降，或墨守用两皮清心。主张把重点放在配伍上，曾举《伤寒论》《金匮要略》为例，谓仲景之用附子，"杂于苓、芍、甘草中，杂于地黄、泽泻中，如冬日可爱，补虚法也"。站在济世活人的立场为贫者着想，师法徐灵胎，不"揣合人情以为糊口之计"，用"虚脱吓人"，大投"邀功避罪"之药，倡议一般病证"不靠人参"。力言"仲景一百一十三方中"，因汗吐下伤及津液，"用人参者只有一十七方"[88]，回阳剂内"加此阴柔之品，反缓姜附之功"[89]，使"阳药掣肘而不行"[90]。事实证明，人参之失当，不仅无益，反可致害，"或助外邪，或助内热，痰滞不消，其患大矣"[91]。梁章钜告诉人们，尝亲见到大吏伊云林患风痹，纪昀去探视，嘱不要饮人参，其子墨卿求愈心切，服之日益加重；外舅郑苏年因邻宅失火，移水缸扑救，"跌足受伤"，徐两松赠以人参，吃后亦成"痼疾"[92]。故河北宝坻李光庭在《乡言解颐》中讥之说："今医病者至无可如何之候，则曰只好用独参汤。"延缓神机渐灭，"俗所谓救命慌者是也"。陈其元还写了一个小报导，揭露人参之害，很富趣味性，他云"先曾祖通奉公"由重庆入京"视疾"，"三鼓甫歇，仪亲王以福晋病甚，遣官来迎"，因疲乏未往，使者传命，"请先付丸药服之，俟明再逐。公既不知为何病，又无从得药，适案上有莱菔子末一包，遂以与之"，取其无碍，藉以

搪塞。孰料"次日天方拂晓，闻马蹄声隆隆，王亲乘车来，一见叩谢曰：福晋正闷躁欲死，灵丹一服，顷刻霍然"。坚请复诊，"至邸"，则知风寒小恙，误用人参所致，"莱菔子适解之，故见效如是之速"，数日后，"王厚酬焉"[93]。

陈氏的不足之处，"祖述尧舜，宪章文武"，和徐灵胎一样，冰襟雪抱与古为缘，强调研读神农、黄帝、秦越人、仲景之书，"经中不遗一字，经外不益一辞"，古法严密，"踰之多坏"，维护旧论，缺乏吸收新知的开拓精神。对唐、宋之后的成就，视为"红紫色，郑卫音"，是左道惑众，异端曲说，不屑物议。他批判徐春圃《古今医统》舛错过多，杂乱无章；主张架上不放《赤水玄珠》《冯氏锦囊》《万病回春》《医方集解》《石室秘录》。张洁古、李东垣自为家法，背离圣轨；人参回阳因薛立斋、张介宾、李中梓宣传甚嚣尘上；赵献可以八味丸为神丹，误人不浅；李时珍《本草纲目》"杂收诸说"，反乱《神农本经》之旨；叶天士《临证指南医案》，强不知以为知，乃"果子药先生"；沈金鳌《尊生》，除火动遗精用黄连清心饮[94]余无可取，只有将他们的著作烧掉，"才可与言至道"。这些过激的言论，无疑贬低了别人、助长了自豪，既不利于知识的广延，也造成闭关困守，反而影响到医学事业的发展。且爱引张志聪说，抨击一些"识见不及"者，不了解药物炮制"以代天地之气"，炮附子是"助其热也"，炒苍术"助其燥也"，水浸黄连"助其寒也"，具有合理的一面，也有主观想象纯属形而上学的内容。

他对张介宾意见最大，谓其"方方重用熟地，自数钱以及数两，其滞非胃所宜，性湿非脾所喜"，以之治疗虚劳，"脾胃伤则谷少入"，就难以化血充精，"况虚劳之人必有痰嗽，最易感冒，若频用熟地，则风寒闭于皮毛而不出，痰火壅滞于胸膈而不清，药入病增，斯民之大厄也"。指责景岳处方，"广集阴柔之品，令阴气上游而天日不见"，是无知妄作，"误人匪少"[95]。其配制的"左归丸，即厨子所造八仙菜，用燕窝、兰腿、猪脊髓、猪悬蹄、鸽子蛋、辽海参、香菌、鸡汁烹鱼；右归丸又加椒、姜大辛之味及火炙一二品在内，不特可口而且益人。若因其益人而与病人食之，未有不作胀留热而增病者，予故曰景岳为厨中一好手，为医中一坏手也。今以此二方媚富贵家者皆割烹要人之术也。"由于受张氏影响，"吾闽相习成风"，入患者之门，病家必先告之素日阳虚或阴虚，诊者即心领神会，"阳虚而用人参、白术、黄芪"，"阴虚而用地黄、当归、山药"等，均成了对号入座之医。充分说明《景岳全书》不胫而走，传播之广已遍布海澨山陬。不过正因他喜月旦人物，发言激烈，没有掌握"允执厥中"的尺度，步徐灵胎《医贯砭》的后尘，所写《景岳新方砭》，把张氏形容的如同罪人，谓"人与尔何仇"，野狐外道之玉女煎，服后可使"金童去引、玉女来迎"而死去，举"新美境郑孝锦证一案，用五苓散二钱，饮热水出汗，即烦退呕止。下午老医某至，谓单利水道不可，遂停此方，余年轻（二十岁）不敢与争，心甚疑之，乃辞去。后二日寒热如疟，改用玉女煎一服而亡。附此以为用者之戒"。尽管"修园取新方而砭之，宁获罪于景岳，而思有补于苍生，斯不得不于景岳脑后痛下一针也"[96]，却超出了学术争鸣的范围，缺乏"去其一非，成其百是"的精神，给医界造成恶劣的影响。先生的过失有三条，一是如翁方纲《复初斋文集》卷八所言:"不求其端,不讯其末,惟格调之是泥。"上下古今只模拟一个公式;二是对"古何必高,今何必卑"[97]的进化学说,无有足够认识;三是思想保守,一叶障耳,看不到医药学术随着时代而发展,像王燕昌讲的:"山农村媪"用杂草野木,以愈人奇疾大证,"不得谓四圣百家外,无活人之方药也"[98]。总体来说,比黄元御的控制论,还是稍好的。

【注释】

[1] 指陈、林二姓。

[2] 字居廓,号选岩,乾隆丁丑贡生。

[3] 字雨苍。

[4] 字和斋。

[5] 字巨源,号二如。

[6] 陈康祺《郎潜纪闻》三笔卷三言,乃巡抚张清恪创立,由地方政府拨银千两筹建的(见商衍鎏《清代科举考试述录》),教、学成绩可与前人李二曲之关中书院、颜习斋之漳南书院相媲美。据何刚德《客座偶谈》载,在福州有三所书院,一鳌峰,二凤池,由巡抚主持,三为越山书院,归福州府管理。鳌峰书院属于省级高等教育机构。

[7] 字超然,乾隆庚辰进士,翰林院检讨,曾官粤西主考、四川督学。梁恭辰《池上草堂笔记》、《北东园笔录初编》卷五,谓其掌教鳌峰书院八年。

[8] 《客座偶谈》载,山长一职并非行政职务,每年束修为八百两银子。

[9] 江西龙泉(今遂川县)人,字象贞,号茗庄,贡生。辑有《医学汇参》二十四卷,六易其稿而成,约一百万字,嘉庆十二年写序言时,已七十岁。

[10] 《医学从众录》序。

[11] 刑部郎中、光禄寺卿,号云林。

[12] 乾隆五十八年充教习庶吉士、日讲起居注官的和珅,此时兼管太医院、御药房事务,可能因为陈氏系科甲出身欲入宦途,故未被荐到太医院工作。

[13] 江西大庚人,戴均元曾入翰林院,戴衢亨为戊戌状元。

[14] 陈恒庆《谏书稀庵笔记》云,大挑规定,除学业外,身躯伟大者为一等,放知县;中人者为二等,放教谕;矮小者"则落挑"。陈氏可能为身长颀高之人。

[15] 名枚,陈氏壬戌曾用《金匮要略》黄芪桂枝五物汤加丸药为其治过手臂麻木的血痹证。

[16] 乾隆庚子进士,字光策,据其女婿梁章钜《退庵自订年谱》载,郑氏于1804年卒去,修园为他诊治时间,可能就在1803年至1804年间。

[17] 郑姓医生,滥竽医林,以逢迎权贵为事,因误认市为布,故称其为"布衣先生"。

[18] 见梁章钜第三子梁恭辰《北东园笔录初编》卷六。

[19] 陈康祺《燕下乡脞录》卷十二云,举人考进士不中大挑知县,始于乾隆丙戌,各省均有不同名额,六年一次。由于修园刚正不媚当道,出官时间推迟,工作极不顺利。

[20] 梁氏为阮元学生,曾任广西巡抚,据《通鉴目录》引韦世康之言"禄岂须多,防满则退,年不待老,有疾便辞",刻一小印随身携带。

[21] 谢章铤《课余偶录》。

[22] 赠周易图文联。

[23] 林氏名天翰,字孟养,号旸谷,廪生,为禁烟政治家林则徐的父亲。真率会社友甚多,修园乃其中之一。

[24] 字郊倩,新安草堃人,补博学弟

子员，客居苏州，称住所为遐畅斋。推崇方有执的观点，认为《伤寒论》可通治百病，乃"条其所条，辨其所辨"，提出应从伤寒疑似处设防，"处处是伤寒，处处非伤寒也"。1669年撰有《伤寒论后条辨》（有的刻本在条辨后加直解二字），分礼、乐、射、御、书、数六集，共十五卷。其次则为《伤寒论赘余》《脉法》《医经句测》。王钰，字仲坚，从他受业，参与了其伤寒论著的校辑工作。

[25] 字苓友，号青谷子，江苏长洲人，冒着"祁寒盛暑"，1680年撰成《伤寒论辨证广注》，此外尚写有《中寒论辨证广注》《医意不执方》《痘疹广金镜录》《养生君主编》等。认为："中寒之人，三焦火衰，元气大虚，受外来风寒之邪，其为中也，太阳与少阴为表里，膀胱为寒水之经，肾家无火，不能御寒，为真阴证，仲景立法皆主温经或热发，所以诸汤中附子生用者极多，而炮者甚少。"

[26] 浙江慈溪丈亭（今属余姚县）人，约生于万历末年，出身"昼尔于茅、宵尔索绚"之门，字韵伯，号似峰，庠生。因旅京师无所遇乃放弃官途，"家贫，游吴，栖息于虞山（江苏常熟）"。闻后起叶桂有盛名，认为环境为其提供了机会。柯氏能诗善文，通经、史百家诸说，"同辈皆以大器期之"。经常箕踞而坐白袷当风，"读书耻为俗儒"，执刀圭不做"庸医"，研究《伤寒论》十分认真，"凝神定志，慧眼静观"，逐句细审。曹禾《医学读书志》谓其"病方氏《条辨》之妄定，喻氏《尚论》之矜奇"，遂详加校勘，"摘出脱文、衍文、倒句、冗句，或删或正，条理疏畅，议论明晰"，意有余响。所撰《伤寒来苏集》，1674年完成，以经分病，以方名证，"不著粉泽，自有腴姿"，反对三纲鼎

立学说，以为中风、伤寒应在轻重上划分，有汗无汗上着眼，不要拘守感受风、寒，如果不予辨证，将使"仲景佳方置之疑窟"。包括《伤寒论注》（写于1669年）四卷、《伤寒论翼》（论文）二卷、《伤寒附翼》（研究《伤寒论》处方）二卷。其乡朋孙介夫为之写序时说："予二十年来所见种种医书，未有如是之明快也。"《伤寒论注》《伤寒论翼》，乾隆乙亥（1755年）由昆山马中骅老人首次出版。另编《玉机辨证》、《伤寒晰义疑》（汪奇良《伤寒书目》）、《内经合璧》三书，已亡佚。他的医友新安罗东逸汇辑《古今名医方论》时，采入了先生的学说很多。弟子陈时行传其业。他尝云："胸中有万卷书，笔底无半点尘者，始可著书。"所留医学文稿，重点探讨《伤寒论》，认为掌握互文见义，各条类比，由此悟彼，见微知著，寻经验于"文字之外"，才可羽翼仲景。不仅了解其正面、反面、侧面，还要"看出底版"。曾言，三百九十七法之说，"既不见于仲景之序文，又不见于叔和之序例，林氏倡于前，成氏、程氏和于后，其不足取信，王安道已辨之矣"。只应于六经上求根本，"不在名目上寻枝叶"，反对方有执、喻昌随意编次、挪易更改原文，风伤卫、寒伤营、风寒两伤营卫的说法，殊不足据，实令古文中了"邪魔"。批评注者大多"随文敷衍，黑白不辨，碔砆与美璞同登，鱼目和夜光同珍"，海市蜃楼，出有入无，如众盲摸象，"百喙繁鸣"。主张欲入仲景门，要拔诸家疑帜，"破叔和重围"，才可于纷纭错杂中迎刃而解。认为三阳三阴，系经纪，"分区地面"的界牌，不是指经络，非专论伤寒，也可统帅一切杂病作为分野。他说："五经提纲皆指内证，惟太阳提纲为寒邪伤表立；五经提纲皆指热

证，惟太阴提纲为寒邪伤里立。然太阳中暑发热而亦恶寒，太阴伤热亦腹痛而吐利，俱不离太阳主外，太阴主内之定法，而六经分证皆兼伤寒、杂病也明矣。"且重申"仲景有主治之方，如麻、桂等方是也；有方外之方，如桂枝汤加附子、加大黄辈是也；有方内之方，如青龙、真武之有加减法是也"。其学说"别开生面，可为酬世之宝"（托名叶桂《伤寒来苏集评》语）；章太炎称道柯氏之书"卓然自立，创通大义"，是有真知灼见的。

[27] 郑天放《天放阁笔记》。

[28] 林则徐《金匮要略浅注》序。

[29] 熊氏字叔陵，江西安义人，庠生，数千里远道往访，陈氏知其携有《中风论》秘不示人，故令门生作"穿窬"之事，几成终身之辱。

[30] 1803年写成，用衬注法，将原文和注释串为一体，分读连诵皆可成章，且令诸歧之说归于一统。1894年唐容川为其作了《补正》，共七卷。

[31] 1803年写成，以赵以德、胡引年、程云来、沈目南、喻嘉言、徐忠可、魏念庭、尤在泾之注为蓝本。1893年唐容川为其作了《补正》，共九卷。

[32] 吴县心岸居士潘霨（字伟如，号韡园）增辑。

[33] 在《时方歌括》基础上，1803年写成，分四十五门，载方一百零八首。

[34] 应林雨苍之请而作。

[35] 写于1820年，引用前贤学说一百余家，载方六十九首，重视调经，以六君子汤加当归、白芍健脾养血为主，常用于多种疾患。

[36] 1804年写成，凡二千二百余字，从医学源流到临床各科进行了高度概括。开始托名叶天士"以投时好"，而后收回。

[37] 写于1803年，命子蔚"按方加注"，其中"劝学十则"，对金元四大家刘、张、李、朱提出不信任说，并否定了他们的成就。

[38] 提出书内的真粉，应用天花粉。

[39] 1821年六十九岁时只写了五卷，第六卷由陈道著续成。

[40] 写于1820年，广采孙思邈《备急千金要方》《千金翼方》，王焘《外台秘要》，明清八家薛立斋、李时珍、王肯堂、张介宾、赵献可、李中梓、喻昌、张路玉诸人著作，摘要辑成。开始也托名叶天士，而后收回。

[41] 载药一百一十九味，附录增入四十八种。

[42] 写于1811年，载方二百四十八首，除重复者外，实为二百零八个，由元犀撰稿，先生改正而成。

[43] 记有十六家医论，从三千多方剂内选出一百零八首，亦曾托名叶天士，而后收回。

[44] 上采古贤，下集宋、金、元、明之说，选精汇粹而成，1808年写出。

[45] 群学书社沈继先抄本，杨友芍、严苇亭编次。徐衡之、姚若琴《宋元明清名医类案》所收者，为王琦《医林指月》中的《易思兰医案》，乃张冠李戴的。

[46] 在序言中称嘉庆癸亥七十七岁所写，实则此时才五十一岁，伪迹显然。但书内也有少数《医学三字经》的内容。

[47] 字重庵，浙江山阴人，曾官河北廉访即提刑按察使。

[48] 有两说：一指明末浙江浦江蒋兴畴，号心越，曾落发为僧，挂褡杭州永福寺，改名兆隐，别号东皋，工书画，精琴艺，1677年应日本长崎兴福寺华人住持澄

一邀请远涉重洋，寓居海外。一指《景岳全书》常行引用的徐东皋。

[49] 林鸿年《女科要旨》赞语。

[50] 杨雪沧《灵枢素问节要浅注》序。

[51] 精《内经》和仲景学说，药到病除。

[52] 喜用唐宋方书，按证施治，功多过少。

[53] 杂抄稗贩，迎合时好，文饰其非。

[54] 《神农本草经读》序。

[55] 字道彪，号古愚。

[56] 字道照，号灵石，曾官布政司经历。

[57] 字德本。

[58] 字徽庵。

[59] 字兰亭。陈氏族谱载有元豹之子三，诸翘、诸治、诸德；元犀之子二，诸谟、诸英，即心典、心芝昆仲。

[60] 即世昂。

[61] 即玉峰，其婿陈芝城字应常，为元犀的弟子。

[62] 即竹吟。

[63] 即清梯。

[64] 即绍琴。

[65] 即芝田（或作山）。

[66] 即弼斋。

[67] 即裕京。

[68] 即召营。

[69] 即芳斋。

[70] 即礼丰。

[71] 即鸣岐。

[72] 即宗禹。

[73] 即仲湖。

[74] 吕氏字梧岗，也是苏州曹仁伯的弟子。自京师返国时路过福州，读了修园

的著作，表示钦佩，乃拜元犀为师，并给国王寄去了药方，治愈其脑风证。而后以重礼聘请元犀之子心典过海传授医学。心芝则应越南之邀移居南洋，从此也把陈氏的理论、经验播及海外。

[75] 曾在中央国医馆任职，抗日战争爆发后流亡四川，注解过《伤寒论》《金匮要略》，写有《温病学讲义》等书。

[76] 《伤寒论浅注》凡例。

[77] 《医学从众录》例言。

[78] 《医学三字经》小引。

[79] 叶桂并不赏用。

[80] 叶桂几乎不用。

[81] 此文见《十药神书》按语。

[82] 胡明怀《伤寒论浅注》跋。

[83] 见《寓意草》。

[84] 撰有《陶靖节集选评》《杜集选评》《西塘感证》，为清初知识分子而精医者。

[85] 见《西塘感证》。

[86] 陈心典曾说，其祖父"医学宗长沙，一生精力在《伤寒论浅注》《金匮要略浅注》"。《神州国医学报》载有"陈修园别传"，引用陈蔚之言，谓先生写此二书，作觊缕之述，稿凡三易，方毕其功，对仲景意旨心领神会极为深刻。

[87] 《灵枢·行针》。

[88] 《神农本草经读》卷一。

[89] 苏州叶小峰（名天士）说："细味《神农经》文，言人参止三十七字，并无一字言及温补回阳。"（《本草再新》卷一"人参"评注）。

[90] 熊伯龙谓，人参之益人，"不过病者服之易复旧耳，非能弱者服之使强，薄者服之使厚也。世人不察，深信其言，有力者售之，动辄千金，奸黠之人以假冒真，获利无算"。（《无何集》卷十一"杂

[91] 王汉皋《医存》。

[92]《浪迹丛谈》卷八。

[93]《庸闲斋笔记》卷十一。

[94] 由黄连、生地、人参、茯神、枣仁、远志、莲子、当归、甘草组成。

[95]《时方歌括》卷下。

[96] 许天霖《景岳新方砭》序。

[97] 袁宏道《袁中郎集》卷二十一"与丘长儒书"。

[98]《王氏医存》"古法活用之宜"。

八、治虚劳代表人物

1. 胡慎柔

（1）生平

胡慎柔，原籍毗陵[1]，约生于明隆庆六年（1572年），幼时力学，颖悟沉静，寓居芘䔧禅院，竹笼拾山果，瓦瓶担石泉，信奉佛教，落发为僧，法名住想。因攻读诸子百家"无不究览"，过耗心血，且茹素不荤，鸡骨支立，"患劳瘵，几不起"。在荆溪求查了吾[2]治愈，乃随之习医，凡十余年。据云查氏抱有忌能思想，"惧其学识过己"，乃介绍与其同乡薛理还偕行，复投周之干[3]帐下，凡有授语即笔记之，却得到进一步深造。业成返里，"治病辄应，履日盈户外"，低目合十，莞尔而笑，尽心为患者服务。"然性好施，虽日入不下数十金，而贫如昔。"同金坛蔡长卿[4]、徽州方奉安相友善。常活动于苏南地区，顾元交陪其小住吴江一年，县令熊开元[5]之妻"抱奇恙六七年"，曾以六剂奏效，被事之如兄，蔚为大家，都佩服他医道高明。学者石震时相过从，言"治病必先固其元气，而后伐其病根"[6]，二人交谈直到炳烛彻霄，"达曙忘倦"。崇祯九年（1636年）夏季禅师圆寂，结束了野花啼鸟孤客酸辛之况，终龄

六十五岁[7]。所写《慎柔五书》五卷[8]，广引扁鹊、张机、王叔和、李杲、薛立斋、汪石山诸家，"简而备，明而确"，1636年完成。卒前恐身逝艺绝，委托石震[9]整理刊行，约四万字，包括《师训》《历例》《虚损》[10]《劳瘵》[11]《医案》五部分，和金溪龚居中《红炉点雪》颉颃上下，称明代治虚劳之两大杰著，周学海推崇为"格律谨严，可为老年、虚人调养指南"。

（2）学说与经验

他通过领悟、体察，强调"土常不足"，"人之一身生死系于脾胃"，虽然"凡治诸证皆以保护脾胃为主，渊源本于东垣，而化裁宗诸薛氏"[12]。能够深刻理解"饮食治人之本也"[13]。不泥关河旧说约定俗成，掌握源出一本散则万殊，根据个人经验独到地将虚损和劳瘵分开，认为二者病因不同，发展情况不一，损者自上而下，劳者自下而上，"损病传至脾、至肾者不治；劳病传至脾、至肺者不治"。处理方法也是有区别的，"以劳法治损，多转泄泻；以损法治劳，必致喘促"。的确是："骤用桂附则生热，妄用苦寒则速死，惟童便能引热下行，佐以甘平淡渗诸药，收效较稳。"[14]胡氏的见解，对后世产生不少影响，所以医界尊其之书同葛可久《十药神书》、绮石《理虚元鉴》为历史上虚劳门中三大代表作品。老衲临床喜用四君、保元、建中、异功散、补中益气汤，药力较薄，"法少变化"，创制以理脾胃为主的养真汤（人参、黄芪、白术、茯苓、莲子肉、麦冬、山药、白芍、五味子、炙甘草），可振华起秀，属有口皆碑之方。笔者经验，若加入"性润似麦冬而不寒，味甘如玉竹无其腻"的银耳一味，则效果更加理想，且有保健寿老的作用。此外，还提及久泻不止胃虚不能受药，取"陈腊肉

骨灰、陈米锅焦，共三分，炒松花一分，米糊丸"，酌以人参汤送下，用于虚损之证，"此法活人多矣"。

【注释】

[1] 即西汉前之延陵，在今江苏武进县。

[2] 安徽泾县人，约生于嘉靖丙辰（1556年），字万合，寄居江苏荆溪（在今宜兴县境）幼习举子业，恬淡自尚，不以青紫为荣。二十五岁随从侄孟常受业，三年后研读《素》《灵》诸书，投拜周之干为师，"旦夕承训，尽得其奥"，曾去阳羡（今宜兴县城南五里），居万园中。六十五岁逝世，遗有《正阳篇》。

[3] 著名医家，或作子干，字慎斋，公元十六世纪初正德时安徽太平西隅人。少时体弱，步履蹒跚，治之而愈，乃对医学产生兴趣，遂拜薛己为师。其思想观点，通过夜坐观察月为云遮，风来云消，体会出云"阴物也"、风"阳物也"，阳气畅达则阴邪四散，重视扶阳抑阴，为继东垣、立斋后起的温补人物。七十九岁逝世（见《太平县志》）。由弟子将生前著述整理成《慎斋遗书》十卷，清代琢崖老人王琦予以校注。他主张调理脾胃加羌活以散肝结，属一大特色。陈希阳、陈嘉楚、周诚生、孙元甫、许文豹、陈贞乙、陈仲希等，皆继传周氏之业。辨证施治一语，为其首言。

[4] 举人，以文名。

[5] 天启乙丑进士，先任崇明知县，后"调繁吴江"（《明史·熊开元传》），号鱼山先任据归庄《寻花日记》说，明亡后在苏州出家入佛门，钱谦益谓其"现比丘相，开堂说法，如雷如震，四众云集，人人顶心。"晚年栖居灵岩山，号药庵和尚（不知撰人《研堂见闻杂录》），募米化

缘到沙溪一带。"未几，主席于虞山之三峰。"抱阳生《甲申朝事小纪》卷一载，殁于安徽黄山。

[6] 《武进阳湖县合志》载石震语。

[7] 见《慎柔师小传》。

[8] 有的附刊《要语》。

[9] 阳湖人，周之干的弟子，字瑞章，因给魏禧治过病，友谊颇笃，曾序其《脉学正传》，谓石氏"温良谨厚"有仁人之风。

[10] 附有十三方。

[11] 附有二十一方。

[12] 王陈梁《后跋》。

[13] 高濂《遵生八笺》"饮馔服食"。

[14] 王燕昌《医存》。

2. 绮石

（1）生平

绮石，相传姓汪，曾引用过缪仲淳言白术燥易伤阴的学说，大约活动在晚明时期，可能为苏、杭一带富有民族气节入清不仕抛开"五陵车马洛阳街"遁迹山林、躬耕陇亩的隐士，以治虚劳"为独阐之宗"，人们尊称"绮石"先生。所撰《理虚元鉴》二卷，经赵何传出，乾隆三十六年（1771年）由柯怀祖[1]和华曦订正，柯氏写序刊行。"详施治，正药讹"，补中州，使"金行清化水自长流"，是嘉惠后学负有盛名的专书，陆九芝曾加以重订，改作五卷本，收入《世补斋医书》内。

他"伏读《素》《灵》，得其要领"，深刻了解"人秉阴阳乃有是形，耳目视听，手持足行"[2]治学思想，上承《内经》，下接李杲、朱震亨、薛立斋，主张远避房帏，少啖肥甘。虽颂扬"东垣发《脾胃》一论，为四大家之首；丹溪明滋阴一着，为治劳之宗；立斋究明补火，谓太阳一照阴邪自弥，斯三先生者皆振古之

高人"，却见微知著，很少不分曲直盲目照抄他们的经验而用升麻、柴胡、陈皮、黄柏、知母、肉桂、附子之类，其余下气的枳壳、苏子，也列为禁品，提出"少无风瘫，老无劳瘵"，《治虚劳一十八辨》[3]所选药物少而精，易于师法，祁州刁蒙吉云："药之名目踰千余种，其吃紧而日用者不过数十味。"[4]先生完全掌握了这一点。

（2）学说与经验

就目前所知，绮石学说主要体现在研究虚劳方面，一是认识论，二为治疗方法。

① 提出六因说

他认为导致虚劳之因，有六个方面：先天父母精血不旺，生后体弱，幼多惊风；后天七情刺激，过度疲劳，饮食酒色所伤；痘疹元气内耗，虚邪留恋；伤风感冒，肺热不解；环境失宜[5]、情志不畅；误服发散、攻伐、苦寒、固涩、滋腻药物。从而骨软、行迟、咳嗽、发烧、吐血、遗精、泄泻、健忘、四肢无力等证乃作。阐明其根在肺、脾、肾，"肺为五脏之天（华盖）、脾为百骸之母（转输精微）、肾为性命之根（促进生长发育）"，三本之中，以肺、脾"二统"至关重要。由于有形精血不能速生，无形之真气应当急固，肺司治节主一身之气为水的上源，脾司运化乃后天之本为诸火根蒂，故曰"阴虚之证统于肺，阳虚之证统于脾"。

② 常行处理方法

未病之前，强调预防，节嗜欲、烦恼、忿怒、辛劳、思虑、悲哀[6]过度耗伤神、血、力三个方面；无犯中州，避免夺气、夺精、夺火[7]之事，当春季少阳之气上升木旺火腾、仲夏温热司令土润溽暑、秋天燥邪灼伤肺金时，要注意保护。症状出现后，"一服药，二摄养"[8]，治疗措施"一禁燥烈，二禁伐气，三禁苦寒"[9]，伏火最怕补。仿照《金匮要略》理痰饮法，善"以温药和之"，长于清灵。主张"清金保肺，以宣肃降之令；培土调中，以奠生金之母；滋阴补肾，以制阳光之焰"，突出"平补"二字。临床投药，巧合张禺山之言"野花艳目，不必牡丹，村酒醉人，何须绿蚁"[10]，喜选用一般者，如白术、黄芪、枸杞、人参、茯苓甘温之品。养阴、清金、濡润用桑白皮、生地、桔梗、百合、丹皮、麦冬、地骨皮、白前、五味子；止血、引火下行用炒蒲黄、炒侧柏叶、棕榈炭，热酒浸泡两足。学习时若结合参考吴澄[11]所编之《不居集》、龚居中《红炉点雪》的"痰火戒忌"，可相得益彰，较为全面。据史料记载，他的二子伯儒、东庵，侄济阴，门人杭州沈君实、赵何[12]，都继传其业。

【注释】

[1] 字德润，柯琴之后。《无锡金匮县志》卷二十六"艺术"谓其在京师甚有声誉，"名噪公卿间"。

[2] 赵弼《效颦集》卷下。

[3] 认为黄柏、知母禁用，麦冬、五味子初病酌用，人参外感风邪元气未漓审用，泽泻、桑白皮、桔梗、丹皮、地骨皮、茯苓、黄芪、生地、白术初病审用，柴胡、枸杞酌用，陈皮偶用，苏子、枳壳不可用，当归、桂圆审用。

[4] 《用六集》卷二。

[5] 孤臣泣血、孽子坠心、远客异乡、闺房征怨、富贵骄逸、贫穷窘迫。

[6] 谓之六节。

[7] 谓之三夺。

[8] 谓之二守。

[9] 谓之三禁。

[10] 张岱《快园道古》卷四。

[11] 清安徽歙县人，字鉴泉，号师朗，随父官游吴、越间，精《周易》，画习梅鏊老人。子宏格，字文渊；孙烜，字宾嵎，都长于医术。《不居集》上集三十卷、下集二十卷，乾隆四年（1739年）写成。

[12] 字宗田。

九、理肝者代表人物

1. 王旭高

（1）生平

王旭高，字泰林，江苏无锡西门外梁溪坝桥下人，约生于清嘉庆三年（1798年），行五，居同胞昆仲之末，称小五官。父启贤，屡试不售；兄旭昌、旭明、旭景、旭升，均未业医。他勤奋好学，朴实无华。道光时曾报考江阴南菁书院[1]，研究新学肇兴、六书、天文、地理、数学、词章，因试卷溅有墨迹，认为污染，被斥落下第，乃从舅父高秉钧[2]习医，从此接过岐黄艺，肩挑走上杏林桥。晚年苍凉感喟，学行益谦，号退思居士，称住所为环溪草堂[3]，读书斋为西溪书屋，过着悠然自安的生活。据民初周小农[4]说，他享高寿而卒；也有人记述同治元年（1862年）八月二日六十五岁逝世[5]，存以待考。

他的赏心乐事是，常于夜阑人静的环境中从事写作，"门下习业者，每年以十数计"[6]，有"多读书可以使人敬，至诚可以使人感"[7]的风度。曾说："贫者藜藿之体，多实证与重证，急而相求，宜早为治。"济世之心溢诸言表。买白马一匹，遇有危笃之证，辄驰驱赴之。无钱购药者，于处方角写上"记帐月结"四字，加盖印章，指定药店代付全资，"众皆德之"。相传过了花甲之年，仿效汪苕文"幅巾杖履，与山樵野叟行歌互答，当道大吏求一见不可得也"[8]。更受到人们的尊重。东坊桥[9]一门生收藏了王氏大量手稿，精神病发作，投入水中，华松岩捞出两种，已残缺不全。现存者有增补徐灵胎《伤寒类方》之《退思集类方歌注》[10]、各科通治《医方证治汇编歌诀》[11]一卷、薛雪《薛氏湿热论歌诀》一卷、《增订医方歌诀》[12]一卷、杂病《医方歌诀》[13]一卷、《医学刍言》[14]、《临证医案》[15]四卷、《西溪书屋夜话录》一卷。未刊出者。藏于刘姓家内，可能为《温疫论歌诀》《温疫明辨歌诀》《十药神书歌诀》《运气证治歌诀》《古方余论》《外科证治秘要》《医方集录》《杂说》。其中1897年所刊《王旭高医书六种》内之《西溪书屋夜话录》散失过半，只余《肝病证治》一篇，载有三十法，应用成方十首，药物九十二味，独步医林，却能反映先生的学术梗概、专业成就，"桃潭浴雁，境意殊新"。他辛勤一生，"门弟子各走一方"，惟相从较久的沙洲顾灿卿、江阴顾山方[16]接续其业，侄履成[17]、子应麟[18]，则属一般者。

（2）学说与经验

王氏学术思想，注重师古明理，切合时宜，受葛可久、喻昌、王子接、叶桂、薛雪、徐灵胎、吴鞠通的影响，很少投用燔灼之药，并极力宣扬其理论学说。"论病了然，无纤云片翳；立法明显，如玉洁冰清。"[19]遇疑难大证，善于化古为新，"必沉思渺虑疏方与之，或效与否，或有无力再往者。先生必访悉之，令其复诊，以竟厥功"[20]。

①长于医治肝病

"火本以阴为质，丽于阳木而发"[21]。肝为"刚脏"、将军之官，体阴而用阳，喜升恶郁，易动难静，只有在肾水的濡养、肺金的制约、心血的灌注、脾土的栽培下，才能为柔和之体，遂其条达之性，发挥疏泄作用。王氏受《素问·上古天真论》"精神内守，病安从来"启迪，叶桂"通补则宜，守补则谬"的独特治疗方法，对肝病研究最擅长。总体来说，概括其义，可分三大类型，着重放在治疗方面。

A. 肝气：得之大怒之后，或肺失治节金虚不能制木，以精神抑郁不得"条达"为重点。

疏肝[22]：胁下、乳房胀痛、太息为快，用香附、郁金、苏梗、良姜[23]、青皮、橘叶。

通络：理气日久不效，应开血阻，调理络脉，使"痛随利减"[24]，用旋覆花、新绛、桃仁、当归须、泽兰。

柔肝：服香燥药物疏之反剧，舌红目涩、爪脆筋急，用当归、枸杞、白芍、炙甘草、生地、玉竹、天冬、大枣、淮小麦。

泄降：其气横逆犯胃，呕酸脘痛，或上冲于心，胸闷而痛，用吴茱萸、川楝子、蜀椒、延胡索、玫瑰花。

收敛：气厥、四肢拘急，用乌梅、木瓜。

B. 肝风：肾水不足、木失滋荣，或心阳过旺血虚不能养肝，以上冒巅顶、旁走四肢为主证。

潜阳：头痛、目糊、失眠，用牡蛎、玄参、女贞子[25]、阿胶、生地、白芍。

熄风：眩晕、耳鸣、目珠胀痛，或四肢抽搐，用菊花、羚羊角、钩藤、决明子、白蒺藜。

滋养：肢体麻木，或筋脉难伸，用熟地、当归身、枸杞、山茱萸、酸枣仁、牛膝、首乌、黑脂麻[26]。

镇坠：头痛如破，烦躁似狂，痰涎上壅，用龙骨、金箔、青铅、代赭石、龙齿、磁石。

C. 肝火：本身阴虚阳亢，或湿热蕴结，或心火炽盛"子令母实"，以口苦、目赤、舌红、耳鸣、苔黄、鼻衄、吐血、精神易惹、颜面烘热、卧起不安、大便干结、月经提前来潮、疮疡瘙痒为主要临床表现。

清化：适于轻者，用丹皮、黄芩、连翘、夏枯草、竹叶、山栀、鳖甲。

峻泻：情况较重，投苦寒味厚之品，用龙胆草、芦荟、醋炒黄连。

D. 外邪引动内风：此类疾患，均用搜逐外散法，以天麻、荆芥、羌活、僵蚕、独活、薄荷、蔓荆子、防风、蝉蜕、白附子治之。

综合上述，不难看出，他的理肝渊源除脱胎于《金匮要略》张机治疗"肝著"、魏玉璜一贯煎[27]意，且运用了叶桂经验，尤其通络与柔润护本药物的应用和疏肝不取柴胡，更是一脉相承。

②小议温病习惯用药

他对温病的处理，颇为擅长，金风送爽，主要体现在处方遣药上，其规律是初起用山栀（防呕用姜汁炒）、豆豉、牛蒡子、薄荷、桔梗、杏仁。进一步发展，口渴加芦根；二三日不大便加瓜蒌仁；停食者加枳实、山楂；神识昏迷加犀角、羚羊、象牙屑、石菖蒲、天竺黄；胸闷泛恶欲吐，给予七叶饮[28]；养阴润燥加生地[29]、茭白根、蔷薇露，还遥承李日华《紫桃轩又缀》和叶桂经验，对小儿内热阴亏最赏用蔗浆[30]。

【注释】

[1] 为当时江南高等学府，《粟香三笔》卷一曾载有其藏书楼下客座对联："东林讲学以来必有名世，南方豪杰之士于兹

为群。"可以窥见其盛况。光绪十年甲申江苏学政黄体芳捐俸又加扩建。王氏报考时，是在此之前。

[2] 杜云门、范圣学的弟子，字心得，无锡城北斗弄人，生于1755年，曾入国子监为太学生，寓所名谦益斋。擅长内、外科，倾向二者"异流而同源"。治学思想，突出温病，认为疮疡之证，在上部多风温、中部多火郁、下部多湿热，常以紫雪、至宝丹、犀角地黄汤投于疔毒走黄，灵活地运用了异病同治的方法，开辟新的遣药途径。1827年卒，终龄七十三岁，葬于王巷山麓。撰有《疡科心得集》三卷、《景岳新方歌》一卷与《谦益斋外科医案》等。其子履安（字观海）、履吉（早亡）、履祥（字上池，号鼎汾），除履吉外，也均是知名的医家。《景岳新方歌》，并非高氏专著，乃同吴长灿合辑的。

[3] 本名是仿照顺治四年进士宝应朱克简晚年的斋号而起的。

[4] 无锡人，名镇，张聿青的弟子。

[5] 周逢儒书跋。

[6] 柳宝诒《评选环溪草堂医案》序。

[7] 见孙枝蔚《溉堂文集》卷四。

[8] 王晫《今世说》卷二。

[9] 无锡北乡斗山一带。

[10] 尚附有《金匮要略》和后世之方，不分卷。凡二十四类，每类包括方、歌、注三部分，载入方歌二百五十九首，除仲景方一百四十八，余则为新选者。

[11] 以内科杂病方为主，共一百五十首歌诀。

[12] 分补益、发汗、攻下、和解四部分，载入歌诀二十六首。

[13] 以徐大椿《兰台轨范》通治方为蓝本，编辑歌诀一百七十一首。

[14] 即《医门要诀》，不分卷。

[15] 王家桥顾莲卿本、顾山方本二家编次较佳，名《王旭高医案》，分二十六门。柳宝诒整理的则称《评选环溪草堂医案》，与此不同。《外科医案》则为近年常熟中医院所编辑。

[16] 即仁渊，字耕霞，号思梅，斋名倚云吟馆。

[17] 字吉卿。

[18] 字孟祥。

[19] 《评选环溪草堂医案》邓养初评。

[20] 柳宝诒《评选环溪草堂医案》序。

[21] 王夫之《张子正蒙注》卷一。

[22] 理通之意。

[23] 即杜若。

[24] 张介宾《质疑录》谓"利"当训"通"，非攻下。

[25] 欧阳询《艺文类聚》引晋人苏彦《女贞颂》"一名冬生，负霜葱翠，振柯凌风"，谓有贞女之风，其味醇厚沉潜。

[26] 叶名青囊，也可用。

[27] 由沙参、麦冬、当归身、生地、枸杞、川楝子组成，口苦加黄连。

[28] 有竹叶、稻叶、荷叶、薄荷叶、枇杷叶、藿香叶、佩兰叶；也可再加扁豆叶、冬瓜叶、丝瓜叶。均用鲜者。对药叶或其他轻清上浮之品含有芳香之气者，除微煎外，亦可泡服。元人曲阜孔行素说，凡薄荷、紫苏之类，应"先贮滚汤，后投以药而覆之，则香气浓而色浅，先投以药剂后沃以汤，则色浓而香气浅；味则皆同也。凡欲升上之药则泡之如此法，用其气也；降下则熟煮之，用其味也。"（《静斋至正直记》卷三）

[29] 清热豆豉拌打，利痰海浮石同

炒，育液加蛤粉共捣。

[30] 有时也用蔗皮。

十、益气活血者代表人物

1. 王清任

（1）生平

王清任，又名全任，字勋臣，河北玉田鸦鸿桥河东村人，出身小官吏家庭，为王芬之子。生于清乾隆三十三年（1768年）五月，兄弟五人，居长。因好拳术，纵骑驰射，考中武庠生。"捐资纳粟"，得了巾帻，当过"千总"。"性磊落"，不尚翰墨，有典型的武弁风范，曾到东北沈阳工作，不久回北京行医，诊所名"知一堂"。以治江西巡抚阿霖七十四岁胸不任物，给予活血化瘀大露头角；处理半身不遂重视气旺血行，每剂药开黄芪多至八两[1]，驰称畿辅，"都中呼为黄芪王"[2]。虽似戴东原论阎百诗"极能考核，而不能作文章"[3]，却于道光十年（1830年）六十三岁苦心孤诣写成"补前人之缺、救后人之难"朴素无华的《医林改错》二卷，以质疑、辨惑、询问、亲观求实精神，记叙了人身脏腑、证治，被誉为石破天惊，到目前已出版四十余次。书内载方三十三首[4]，活血化瘀者占二十三个，虽属小册子，俞曲园称之为一大奇观。刊行后次年二月即卒于马大人胡同西口路北那彦成[5]的家中，殡葬原籍。身后无嗣，承继子堂侄王作义、孙王锡均务农，未闻世传其业；一侄作砺，则知医。

（2）学说与经验

他治病经验丰富，理论严谨，诊断认真，有颜元"宁粗而实，勿妄而虚"的治学精神，主张"亲治其证，屡验方法，万无一失，方可传与后人；若一证不明，留与后人再补"，强调效果准确，要有实践总结，和吴敬梓所言"熟读王叔和不如临证多"[6]的观点一致。除冲破"身体肤发受之父母不敢毁伤"[7]的束缚，"不避污秽"在滦州稻地镇自己动手，于沈阳、北京三次赴刑场、刀割家畜内脏搞人体解剖外，还对脑的功能、气的作用、活血化瘀疗法的扩大应用，发表创见，有独到的研究，乃中国医学史上"天马脱羁"杰出的革新者。王氏治医特点，具体而微，切合"见证勿忽、用药勿轻"，并不"徒取虚名"，似老吏断狱追本求源，翻千古疑案，很富于探索。认为人体病理变化，都与气血有关，"所伤者无非气血"。提出天花为"瘟"，有传染性，否定胎毒学说，情愿"犯非圣无法之诛"，力破传统的习俗成见，大声疾呼"利己不过虚名，损人却属实祸"。先师曾以唐寅《画鸡》诗比喻他，谓"头上红冠不用裁，满身雪白走将来。平生不敢轻言语，一叫千门万户开"，太恰当了。

①强调灵机、记性在脑

王氏对"心者智之舍也"[8]，其"官在思"[9]表示怀疑，此"言彷佛似真，其实脏腑未见，以无凭之谈，作欺人之事"。在李时珍、金声[10]、方以智、汪昂、王宏翰论脑学说的启发下，倾吐积素，举痫证[11]发作"活人死脑袋"为例，认为头是"精明之府"[12]，脑的清浊关系到人的智慧，因记性在脑中，和耳鼻相通，能司听声、闻味，故曰见之物皆留印象，从"追忆往事，必闭目上瞪而思索之"[13]，就可资证明。心主神明，不能代替脑的全部灵机[14]即喻昌之言"身中万神集会之所"。指出《素问·灵兰秘典》"肝者将军之官谋虑出焉"、"胆者中正之官决断出焉"、"肾者作强之官技巧出焉"，谋虑、决断、技巧，都是脑的作用[15]，和王船山《思问录》外编："《灵枢经》云，肝藏血、血舍魂，脾藏荣、荣舍意，心藏脉、脉舍神，肺藏气、气舍魄，肾藏精、精舍志。"五脏皆为性情之舍，遂"灵明发焉"，而"不独心也"，极为吻合。并强调："脑髓中一时无气不但无灵机，必死于一时，一刻无气必死于一刻。"想象丰富，令人忍俊不禁。李志锐[16]道光初年在北京与其相遇，非常赞同他的这一学说，和其既往看法甚为合拍[17]。尽管不能与现代所知大脑神经作用相提并论，但在中国医学发展过程当中，则属一大进步。

②重视人身之气

元气为人体活动之源，"百病皆生于气"[18]，他在《素问·五脏生成论》论血基础上，认为"行、坐、动、转"，目视、耳听、头摆、身摇、手握、足步，皆是气的功能作用，"元气既虚，必不能达于血管，血管无气，必停留而瘀"，据脑血管意外半身不遂现象，通过由果溯因推理的方法，列出在发病前头昏、头眩、耳内蝉鸣、眼皮跳动、忽无记性、言语失节、手足颤麻、胸部堵闷、身体沉重等四十种气虚先兆之证[19]。郑重指出中风非风，创立半身无气说，血失气帅，运行不利，从而发生阻滞，"血菀于上使人薄厥"，导致肢体偏废。遵照刘河间、陈临川"治风先治血，血行风自灭"，以及《金匮要略》治疗血痹用黄芪桂枝五物汤的经验，制定了"血实宜决之"、"气虚者宜掣引之"[20]通补兼施、开阖并举的补阳还五汤[21]。他认为："能使周身之气通而不滞，血活而不瘀，气通血活，何患疾病不除。"成为《医林改错》中黄芪用120~240克补方之首。

③发展了活血化瘀疗法

他遥承《内经》"病在脉调之血"，掌握"坚者削之"，扩大了活血化瘀方面的临床应用，列出瘀血为患的症状表现五十余种，不少的属于难、奇、怪、顽罕见之病，利用药物配伍的协同作用和综合效应，"疏其气血"，得到"条达"[22]。组成了上部头面用通窍活血汤[23]，治疗胸痛、督闷、呃逆、焦躁、失眠、夜啼、梦多、灯笼病、天亮出汗、晚发一阵热证；下部肚腹用膈下逐瘀汤[24]，治疗腹坠、积块、晨泻、痛不移处；四肢关节用身痛逐瘀汤[25]，治疗风寒"凝结成冰"，冰成"风寒已散"的痹证；妇科盆腔疾患用少腹逐瘀汤[26]，治疗"寒潭水结"无鱼的女性不孕，属五大良方。对投予风、火药物，要求辨证准确始可应用，谓："服散风药，无风服之则散气；服清火药，无火服之则血瘀。"抓住"病去药止不可多服"的尺子，议论精辟，纯系经验语。

先生虽有医"乏文"，写作无"绣虎雕龙"之笔，却瞩目实践、总结疗效。从处方选药分析，除大量投予黄芪，深得《素问·调经论》"血气者喜温而恶寒，寒则泣不能流，温则削而去之"之旨，重点常用活血化瘀诸品，如川芎、桃仁、红花、赤芍，其次则为没药。就躯体部位而言，头面加黄酒；开窍加麝香；肌表加生姜、老葱；胸胁加桔梗、枳壳、柴胡；腹部加乌药、五灵脂、延胡索；四肢加秦艽、羌活、地龙；盆腔内病变加肉桂、小茴香。

【注释】

[1] 所定补气方十首，均有黄芪，最小量则用八钱。

[2] 蒋双南《雨堂偶笔》。

[3] 见汪鋆《十二砚斋随录》卷一。

[4] 自制三十一方，化裁前人妇产方二。

[5] 属满族正兰旗（梁章钜《枢垣纪略》卷十五），与王氏为老友。他是阿桂之孙，字韶九、东甫，号绎堂，乾隆己酉

进士（王昶《蒲褐山房诗话》卷四十），曾官礼部尚书（崇彝《道咸以来朝野杂记》），赐"银鱼紫蟹"。

[6]《儒林外史》三十一回。

[7]《孝经》。

[8] 见《管子》。《灵枢·邪客》作"精神之所舍也"。

[9] 见《孟子》。思字从心从囟，说明二者密切关系。

[10] 安徽休宁城东瓯山人，与汪昂同乡，字正希、子骏，全家信奉天主教，长女道炤最为虔诚，一生未嫁。他曾随太老师徐光启向欧洲传教士学习历法、数学，善画马。崇祯元年（1628年）和史可法同科考中进士，累官翰林院编修、山东道御史。南明时代阮大铖诬其为复社中七十二菩萨之一。因抗拒清兵从金陵南下，与门人江天一参军于绩溪被俘，大骂汉奸洪承畴，天一亦"出袖中砚掷之"（邵廷采《东南纪事》）。曾作绝命诗曰："九死靡他悲烈庙，一师无济负南阳。"（黄宗羲《明儒学案》）在南京截喉处死，"尸立不扑"，时年四十八岁，由化缘僧收之，一木客出棺掩埋（见计六奇《明季南略》）。家属"十余口皆自缢"（瞿共美《天南逸史》）。留有《尚志堂文稿》。

[11] 即羊羔风。

[12]《素问·脉要精微论》。东汉时代成书的《春秋元命苞》也言及"头者神所居"。

[13]《本草备要》辛夷注。

[14] 清末四川彭县三邑乡蒙阳场唐容川（1847～1897年），幼随李本生开蒙，继从新都王利堂研究程朱之学，十六岁入庠，娶妻冯氏，1885年中举，1888年东行之上海，执医为业。翌年进京，授礼部主事，因妾病危返蜀，葬后奉母回都，光绪

己丑（1889年）登三甲三十五名进士。同杨锐、刘光第和邓云笠、云航兄弟为友。工书法、绘画，曾为总理各国事务衙门总办陈兰秋、慈禧太后诊过病，扬名医林。认为脑髓为水之精，得心火照之而光见，故生知觉。主张中西汇通，"不存疆域异同之见，但求折中归于一统"。认为出血疾患，以止血、消瘀、宁血、补血作为四种手段，宜和、宜下，忌吐、忌汗，颇切实用。正由于其父瑞麟失血死而习医术，所以处理此证经验甚丰。弟子蓬莱张伯龙，尝推广他的学说，并有新的发挥。据云1896年赴广西任来宾知县时，老母艾氏七十四岁卒于汉口，次年扶榇归籍，途中染疫，抵家十日后即殁，葬于双流袁家坝。著有《医经精义》《伤寒论浅注补正》《金匮要略浅注补正》《血证论》《本草问答》《医易通说》《医学见能》《医柄》《痢症三字诀》《六经方证中西通解》《钓说》《法诀要语》等。子祖鉴，字镜民；孙重鼎、重岳，亦知医。

[15] 比其稍前，乾隆癸未进士邹平成瓘《蠹园日札》也曾提出类似的说法，如："心一动而意生，脾实主之；意一动而志生，肾实主之；是任物之始也。"然"志虽立矣，不能不变化以思之，脾所思也；既思矣，不能不长远以虑之，肝所虑也；虑而能得，应物之智著矣，肾所干也，是任物之终也"。（《春晖载笔》读《灵枢经·本神篇》）但未涉及到脑的问题。

[16] 山东聊城人，字晋恒，曾官云南临安郡，嘉庆丙子从事镇压少数民族，令行刑队解剖"检洗"数十人，目睹脏腑形状和结构组织。

[17] 见《书医林改错后》。

[18]《素问·举痛论》。

[19] 小儿抽风二十种气虚证例外。

[20]《素问·阴阳应象大论》。

[21] 有黄芪、当归、川芎、赤芍、桃仁、红花、地龙。

[22]《素问·至真要大论》。

[23] 有赤芍、桃仁、川芎、红花、老葱、生姜、麝香（可以细辛、白芷、辛荑、石菖蒲代之）、黄酒、红枣。

[24] 有当归、川芎、桃仁、丹皮、五灵脂、赤芍、乌药、延胡索、香附、红花、枳壳、甘草。

[25] 有秦艽、川芎、桃仁、红花、当归、羌活、没药、五灵脂、香附、地龙、牛膝、甘草。

[26] 有当归、赤芍、蒲黄、五灵脂、延胡索、川芎、没药、肉桂、干姜、小茴香。

十一、外科学者代表人物

1. 陈实功

（1）生平

陈实功，字毓仁，号若虚，崇川（今江苏南通市）城南望仙桥人。约生于明嘉靖三十四年（1555年），幼善病，"少遇异人授以刀圭之术，既后乃肆力于医"[1]。勤读先贤确论之书，旦夕手不释卷，且对"近世明公新刊医理词说，必寻参观以资学问"，印之在心，慧诸于目，能进德修业融会贯通。他虚怀若谷，宅心仁厚，谦容可掬，设诊所名六和堂[2]。从事临床"历四十余年"，认为"痈疽虽属外科，用药即同内治"，只要诊断明确，"或常或异，辄应手而愈"，大江南北"赖以全活者无算"。先生光风霁月，乐善好施，以济世活人为怀，凡贫穷之家，"游食僧道"，大都不收药费，对极困难者还慨然赠金。有时日进之费，仅购买半升白米，人们常以"陈半升"呼之。而医疗技术"小试之小效，大试之大效"[3]，遐迩皆知。当时苏州抚军莫天颜之母患"搭手"日久不愈，经陈氏治之转危为安，即赠其一匾，刻着"医德常存"四字，极力颂扬他的为人和医道高明。喜兴办慈善事业，尝"斥千金购祠以祀药王及前代之良于医者，复分火粥饥、瘗槥瘗骼，好行其德于乡，历数十年不倦。"重修了通济桥，上镌写"天启元年陈实功易石"[4]。先生治学披褐怀玉一片赤心，"不张言灾祸以伤人之心，不虚高气岸以难人之请，不多言夸严以钩人之贿，不厚求拜谢以殖己之私"，受《关雎》《麟趾》化，抱冰雪思、无烟火气，深得"致中和"，具有道者之风。待人真挚，肝胆相照，"年尊者恭敬之，有学者师事之，骄傲者逊让之，不及者荐拔之"，皆曰"半仙"，数阅其书，音容笑貌，宛在人间。

陈氏参考明代以前外科资料，结合自己实践，"分门逐类，统以论，系以歌，淆以法则"，1617年撰成《外科正宗》四卷，由其友王扬德总兵付梓[5]，载方四百余首[6]约二十一万字。卷一为总论，用韵语加注进行阐述；二至四卷列有常见疾患一百五十七类，所附病例多为劳动大众，个别者则系监生、秀才之案。在服务态度、处理问题上，提出五戒[7]、十要[8]作为守则。曾云："词虽近于粗鄙，可为后学提纲。"强调疮疡发生超过十日，无论脓成与否，均应剔邪破坚，以铍针当头刺裂，"开窍发泄"，手术解决。指出肠痈（阑尾炎）为败血浊气壅塞肠道而成，用通下法。徐灵胎称道不已。言书内病名之下附有论治，处方详备，是条理清晰的佳作，习外科者应"先阅此书以为入门之地"。浙江海宁许楣加按语刊行。崇祯九年（1636年）实功逝世，终龄八十二岁，"通人无少长，靡不陨涕"，送葬者络绎不绝。

（2）学说与经验

他的学术思想，从不河汉前贤，善于汲取众家之长，强调调理脾胃，手术治疗。"凡膏、丹、丸、散，要在发而必中"。冬温、夏凉保护疮口，"防苍蝇、蜈蚣之属侵入"。外科以"解毒、活血、消肿、散瘀为良法"。遇到"奇疡怪证，一睹辄晰，投以半匕，无不立瘳而愈"。

① 注意补益脾胃

他法乳东垣，重视脾胃，缘于"人受气于谷"，为气血化生之源，不主张病人戒口，像魏了翁所言"气化则精生，味和则形长"[9]，方可"脉道以通，血气乃行"[10]。反对盲目套用《内经》处理热病的方法，漫言"食肉则复、多食则遗"，采取坚壁清野措施。曾说，患者因疼痛关系，本不欲食，"如所思之物不与，此为逆其胃气，而反致不能食"。特别是老年人"血气衰"、"肌肉枯"、"气道涩"[11]者，更不应用僵死模式。这样不仅影响疮顶隆起、颜色红活、其口不易收敛，还可导致胃内虚而闷满，"足太阴虚则鼓胀"[12]的情况，就义法全乖了，询属千古名言。提出："脾胃盛则多食而易饥，其人多肥，气血亦壮；脾胃弱则少食而难化，其人多瘦，气血亦衰，故外科尤以调理脾胃为要。"假若不是烹炸炙爆、油渍蜜钱的"生冷伤脾、硬物难化、肥腻滑肠"，或水虾、螃蟹易发生过敏，皆可随其喜爱不必禁止，鲜瓜、时果、瘦肉、鸡卵、团鱼、猪肝、蔬菜，都系日常食谱。故龙绘堂《蠢子医》深有感触道："日食二合米，胜似参芪一大包"，虽然孙志宏主张"用补剂，必加附子数分以壮参芪之功力"[13]，但仍不如"食养尽之"。

② 主张化脓外溃

陈氏批评滥投石膏、黄连寒凉攻伐，令气血冰凝，疮疡内消，"致脓反难成，不能溃敛"，转为内攻，欣赏遣用羌活、荆芥、防风、麻黄、细辛、川芎、连翘、银花、花粉、皂刺、穿山甲、乳香、没药、甘草等药物。在《素问·病能论》"夫痈气之息者，宜以针开除去之"；李攀龙[14]"治外较难于治内，内之证或不及其外，外之证则必根于其内"影响下，仿照唐人之用硇砂、白砒，善以腐蚀药物或刀针（铍针）清除坏死组织，去掉顽肉，放通脓管，扩创引流。用药[15]煮竹筒拔吸脓汁，"开户逐贼"，"先断根本"，"使毒外出为第一"，"无得内攻为妙"。并以补益方法促其恢复健康，"托里则气血壮而脾胃盛，使脓秽自排，毒气自解，死肉自溃，新肉自生，饮食自进，疮口自敛"。他的手术治疗经验，只限于一般疮疡，对疑难大证和"气瘿"、"血瘤"、"顽毒"、"结核"之类，则醇醨两分不提倡都用刀针，且言"若妄攻之，定然出血不止者立危"。尝云，脱疽多生于足部，"其皮犹如煮红枣，黑气浸漫相传，五趾传遍，则上至脚面，其痛如烫泼火燃，其形则骨枯筋烂，其秽则异香难解，其命则仙方难治"，力主早期截趾以绝发展。并沿用东轩居士《卫济宝书》、杨士瀛《仁斋直指附遗方论》、陈自明《妇人大全良方》乳岩病，谓坚硬似石，"初如豆大，渐若棋子"，一年二载，"痛则无解"，到了晚期，"出血作臭，五脏皆衰"，凡"患此者，百人百死"，极难医疗。

陈氏在外科手术方面，进行过脱疽截肢、自刎气管缝合、铜丝绞断摘除鼻息肉、取出食道铁针、断耳再植、下颌骨脱臼整复术，以枯痔散、挂线疗法蚀掉痔核，用火针、枯瘤法治疗淋巴结核和肉瘤、粉瘤、发瘤等，其书对后世影响很大，"列证详，论治精"，三百多年来，在学术史上"淳泓骏发"，占有举足轻重的地位，同清代王维德一主外溃、一主内消，形成外科两大流派，即"正宗"派与"全生"派。若把他们二人的理论、经验去粗取精、扬长避短结合在一起，则更加全面。

【注释】

[1] 范凤翼《外科正宗》序。

[2] 取上下四方六和同春意。

[3] 《康熙通州志》"人物"。

[4] 见《通州直隶志》。

[5] 见抄本《弘光州资乘》卷四。

[6] 包括成药二百一十二种。

[7] 指报酬轻重、妇女嫌疑、抽换药物、无事他出、调戏娼妓。

[8] 即读书明理、选药炮制、谦虚好学、忌奇货病人、禁居功索报、不苛求饮食、资助贫者、有蓄施药、工具齐全、不以官方为靠山。

[9] 《学医随笔》。

[10] 《灵枢·经脉》。

[11] 《灵枢·营卫生会》。

[12] 《灵枢·经脉》。

[13] 《简明医彀》卷一。

[14] 山东历城王舍人庄人，字于鳞，号沧溟，嘉靖甲辰进士，诗人。官至河南按察使。晚年返乡，过着清贫生活，卒后儿子李驹将住宅白雪楼卖掉。"其宠姬蔡，万历癸丑七十余，在济南西郊卖胡饼自给"，李氏之"清节可知矣"。（王渔洋《池北偶谈》）撰有《沧溟集》《白雪楼诗集》等。

[15] 常用羌活、独活、紫苏、艾叶、菖蒲、白芷、甘草、连须葱。

2. 王维德

（1）生平

王维德，江苏吴县人，曾住洞庭西山[1]中。清康熙八年（1669年）生，"幼研《易》理，历有年所"，得新安杨广含亲授。善卦爻，精堪舆，通"奇门遁甲"。一度在苏州"垂簾卖卜"，地方上遇有婚丧大事"辄往叩焉"，远近"咸颂如神仙"[2]。他字林洪[3]，又称洪绪[4]，号定定子，署斋名为凤梧楼，仿效俞琰[5]自命林屋[6]山（散）人。传曾祖若谷之学，"有效方笔之于书，以为家宝"，世袭四代业医，均善治疮疡。王氏不泥经络辨证，而以阴阳虚实为依据，不仅精于普外，对内、妇、儿各科临床也有研究，其友郡城蓉江草堂张景崧，就毫无保留地一再赞扬他。乾隆五年（1740年）七十二岁时说："治病历四十余年，用药从无一错。"因"恨生于山僻，不能遍历通邑，偶闻有枉死者恒痛惜不止，遂以祖遗及己所得效之方，辑为《外科全生集》[7]"。为了济世活人，"任坊翻刻，速遍海内"。分前集三卷[8]、后集三卷[9]载有经验良方数十首[10]，武进马文植[11]曾加以"眉评增方"；同乡"潘蔚[12]命弟器之区分门类，增损字句"；会稽"陶公阶臣加以批注，益臻完善"，在社会上流传甚广。药杵声中捣残梦，他勇于负责地说，如按法炮制，据证投方，"救人之功予不敢分，害人之罪予当独认，情愿万劫披毛，甘当屠家诛戮"[13]。另外，还把所知之信息预测和民俗学，编成《永宁通书》《卜筮正宗》《林屋民风集》[14]。大概于乾隆十四年谢辞人间，终龄八十一岁。弟需[15]，门人蔡鉴[16]、谢朝柱[17]、任用渊[18]、子其龙[19]、其章[20]，继续先生之业。

（2）学说与经验

"今人之肌肤时剥伤而自愈者，血气

通行也。"[21]他在外科方面的治学思想，和陈实功相反，与吴昆的观点[22]也不同。欣赏汪机《外科理例》所批评的"治外遗内，不揣其本而齐其末"的说法，提倡"以消（消肿散结，制止化脓）为贵，以托（促使化脓，毒气外溃）为畏"，并说："凭经治证，天下皆然，分别阴阳，惟予一家。"对当时社会存在问题，"病不求医，全生者寡，药不对证，枉死者多"[23]，无限感慨。因鉴于此，故"经历四十余年"，除"疗用刺"，一般不投腐蚀药，反对手术剖开以刀针从事。其书《全生集》附有喉证、发疽、瘰疬、痰核、恶核、乳岩、发背、腰疽、流注、横痃、杨梅、起肛、痘毒、囊脱、阴肿、汤伤各种医案二十三则。事实证明，由于王氏倾向保守疗法，"初起者消，外溃者散"，完全否定外治，属偏颇现象，则不宜师法，所以马文植深有体会地分析道："针（开刀）有当用，有不当用，有不能不用之别，如谓一概禁之，非正治也。"应当这样看。

① 划分痈疽归属、重视阴证

他批评死扣经络而用药，以为"若凭经而不辨证，药虽对经，其实背证也"。将疮疡分为阴阳二类，以痈属阳，表现"红肿疼痛，根盘寸余"；疽属阴，患处"皮色不变，或轻硬难移，或柔软如绵，或痛或不痛"。瞩目阴证治疗，反对以羚羊、犀角治乳岩，生地、防己治横痃，夏枯草、连翘治恶核，避免投用寒凉药物，着重指出："毒即是寒，解寒而毒自化，清火而毒愈凝。"只有采取温化的方法，促进气血循行，才能酿毒外出，"犹之造酒不暖，何以成浆；造饭无火，何以得熟"！也就是他强调的"消"之不可，然后命"化"，而"毒之化要由脓，脓之来必由气血，气血之化必由温"的道理。尝举例说："若以

痛药治疽，犹以安胎之药服其夫矣。"根据实践经验，创建了开腠理疗法，以麻桂温散解肌透表，"以使寒凝之毒觅路行消"，组织良方阳和汤[24]，令"阳和通腠，温补气血"，堪称别开生面。

② 制定有效之方

王氏对乳岩、痰核、流注，不断进行总结，汲取同道经验，应用西黄丸[25]、小金丹[26]，行滞散结、化坚消癥。鹤膝风以新鲜白芷熬膏，陈酒送服。上述三者，都属有效名方，投之得当，临床收效极为理想。

他在医疗活动过程中功绩斐然，成就是主要的、基本的，但其缺点也存在不少，总体来说，有两个方面：第一认为"外科不谙脉理可以救人"，忽视切脉诊断，对"痈疽皆有阴阳证，要当决于指下"[27]的要求，缺乏体会；疮疡以颜色红白分寒热，过于机械，放弃全面掌握病情；把瘰疬列为阴证，局限到温热药治，将咸寒散结、软坚的昆布、海藻、玄参、牡蛎、夏枯草摒去不用，实为一大憾事。第二株守针灸疗法随四季施治，照前人说，凡"人神"流注处不可烧刺，生物钟"春在左胁、夏在脐、秋在右胁、冬在腰"，此部有疾，三月后方可医之。不仅如是，还指出逐日人神所在也禁针灸，每月"初一在足大趾，初二在外踝，初三在股内，初四在腰，初五在口，初六在手，初七在内踝，初八在腕，初九在尻，初十在腰背，十一在鼻柱，十二在发际，十三在齿，十四在胃脘，十五在遍身，十六在胸，十七在气冲，十八在腹内，十九在足，二十在内踝，二十一在手小指，二十二在外踝，二十三在左足，二十四在手阳明，二十五在足阳明，二十六在胸，二十七在膝，二十八在阴，二十九在膝胫，三十在足跗"。且荒唐地提及，若和患者之命相同

或冲本命之日，都不可入病家探视，防止克伐发生灾祸，最不吉之日是："壬寅壬午连庚午，甲寅乙卯己卯当。神仙留下此六日，探人疾病伐人亡。"[28]轩渠不置，应予扬弃。

【注释】

[1] 亦称包山，在太湖中。

[2] 《卜筮正宗》张景崧序。

[3] 《吴县志》卷七十五"艺术"。

[4] 与康熙癸丑榜眼华亭王鸿绪也以外科名家者为两人，不能相混。

[5] 南宋淳熙学者，号林屋山人。

[6] 洞庭西山有林屋山，其下为林屋山洞。

[7] 《吴县志》卷七十五"艺术"。

[8] 列有药物二百余味。

[9] 有丸、散、膏、丹处方一百零二首。尔后马文植又附方八首。

[10] 前集所载之十五首，最为人们欣赏采用。

[11] 出身六世业医之家，祖上原姓蒋，过继于马氏（此后子孙凡参加科甲考试求取功名者，填表报蒋姓；习医挂牌开业者，则题姓马氏）。他是马省三之孙，伯闲之子，孟河同乡费伯雄的外戚（其长子应兰之妻为文植胞妹）兼门生，因用牛羹饮医好翰林院编修俞樾泻下证，经过揄扬，声誉大起。同治初入宫会诊，名动公卿。慈禧示以新买之红木盒价白银三千，在苏州玄妙观市场辅币两千文即可购得，却沉默不言，私受太监贿金三百两为之掩护，行为不端留有笑柄。在京师同薛福辰（薛晓帆之子，山东济东泰武临道员，字振美，号抚屏，乡试第二，学宗喻昌，赐匾额"职业修明"）、李德元（太医院判）、薛宝田（如皋人，浙江醴尹、县令，光绪六年经巡抚推荐与淳安教谕仲学辂应

诏给慈禧治病，和薛福辰、马文植等会诊，居京四个月，撰有《北行日记》。辛后俞樾挽之："西湖宦迹，与苏白俱留，继起清芬欣有子；北阙征车，以岐黄应诏，他年方技定传君。"时其子受采正官知县），称四太医家。马氏为庠生，上承蒋、马（父灿，字汉儒，庠生，费伯雄之友，马省三的赘婿）、费三家之学。太平军陷常州，避兵走泰兴，"入溢口，涉浔阳，越衡湘而北"，转至沣浦。因为皇室诊病，得赐匾额"务存精要"四字。性友爱，好济人困难，推崇句容陈家店刘节为"今之妙手"（《光绪句容县志》"人物"）。对"胸腹有病，禁用辛香消气"，遇湿热则苦泄，外治主以内科为基础，"详慎精审，弗少草率"，惟用剂甚轻，至今仍被"訾为果子药也"。（费行简《近代名人小传》"人物"）喜投麦冬、沙参、山药、马料豆、人参、黄芪益气养阴之品，创制肥儿糕（苏叶、苏梗、桑叶、大黄、红茶、焦术、焦麦芽、焦山楂，加入白糖轧成小块），宜于小儿消化不良，有调气、健脾、运食之效。晚年寄居苏州（其住所由亲家金养斋筹建，现仍名马医科巷，幽雅的俞樾曲园即在宅旁）、无锡，称退叟。以辨证、诊断全凭眼力，内服、外敷功在药方，名震吴中。1903年逝世，终龄八十四岁。撰有《医略存真》一卷（泰兴刘少宇1929年从孟河柳溪别墅养云轩录出）、《评校外科全生集》六卷、《评集急救百病回生良方》二卷、《纪恩录》一卷、《医案》（门人编辑，有外科病例四十二则）一卷。《纪恩录》是六十一岁时应巡抚吴元炳之邀，从光绪六年七月六日携四子紫辉、两仆人（见《故宫新语》郑逸梅"御医马培之"引吴绮缘副稿）由上海搭船赴京至次年四月八日返回，太医院判李卓轩

陪同，和薛宝田、赵天向、仲学络、汪守正（钱塘人，字子常，阳曲知县，曾国藩之弟沅甫推荐）、连士华（湖南巡抚推荐）、程春藻（刘坤一推荐）会诊，给慈禧太后、王公大臣治病的经过与事务杂记。弟子无锡南门外江溪桥邓星伯曾将其《外科传薪集》（载有经验良方二百多首）一卷献出，许恒（邓氏门人）抄录刊行，为代表作，板藏怡云室。散落民间未问世者，还有《伤寒观舌心法》《外科集腋》《务存精要》《药性歌诀》《青囊秘传》《九散集》《晚年医案》，尚须鉴定。周憩棠、吴庚生、陈少玉、沈祖复（无锡人，字奉江，号礼庵，称鲐翁，周小农之师）、贺季衡、丁甘仁、巢渭芳、刘莲荪、马询刍、王祖庆、金宝之等，均承其业。长子翔庭，孙莲孙、文孙、泽人，曾孙寿南，则属一般人物，成就不显。

[12] 曾任湖北巡抚。

[13]《外科全生集》凡例。

[14] 为增广蔡州《太湖志》、王鏊《震泽志》、翁澍《具区志》之作。

[15] 字遵时，1702年壬午举人。

[16] 字升明。

[17] 字巨材。

[18] 字潜庵。

[19] 字云客。

[20] 字琢轩，1737年丁巳进士。

[21] 桓谭《新论》"祛蔽"。

[22] 吴氏认为"张长沙治伤寒，必先治其表然后治其里；李明之治内伤，必先化其滞然后补其中；疡：医治疮毒，必先去其腐然后生其新，必先溃其脓然后补其气。若失其先后之宜，不惟治之无功害且随之矣。"（《针方六集》"旁通集"）

[23]《卜筮正宗》卷七"医药"。

[24] 有熟地、白芥子、鹿角胶、肉桂、炮姜、麻黄、甘草。

[25] 有牛黄、麝香、乳香、没药、黄米粉，制成水丸。

[26] 有白胶香、草乌、地龙、五灵脂、木鳖子、乳香、没药、当归、麝香、墨炭，酒泛为丸。

[27] 周密《齐东野语》卷九。

[28] 见《永宁通书》。

十二、诸病外治者代表人物

1. 吴樽

（1）生平

吴樽，原藉浙江钱塘（今杭州市）人，祖父锡麒[1]、伯父清皋[2]、父清鹏[3]，均为学者。他初名安业，字尚先，后改师机，遂以字行。约生于清嘉庆十一年（1806年）九月十二日，随父侨寓扬州东关街。事母孝，妻死未婚。道光十四年（1834年）甲午中举，1835年入京会试，因病没有参加，放内阁中书未遂，转至广平谋生，以绩学多才、书法秀逸，从事文墨工作，共八年。1844年放弃大挑知县，挂冠回南方，执医为业。咸丰癸丑（1853年）后，太平军攻占扬州，扶母携弟迁居泰县之俞家垛，结束了再次重入仕途的思绪万千。晚年耽心禅理，奉行"万法唯识"，研究佛教，号杖仙、潜玉居士，称任所为净心室、寿耆草堂，"已悟静为乐，不求当世知。悯彼贫病者，以术聊济之"。

他抱着"民胞物与"之心，1865年返回扬州，立碧祠[4]、办学塾。同亲友在观巷与仙女庙公道桥开设"存济药局"，经常和旅居南通的许楣、从妹婿汪祝尧[5]、族兄高桥散人、表弟赵璘书相互往来，居于"有正味斋传砚之室"。其医疗技术，尝得到知识界前辈许滇生、乔鹤侪的赞赏。七十三岁时，曾自题画像："大千世界，作如是观。云何自在，一个蒲团。"八十岁又加写了一幅对联，说："是世界，非世界，既皈佛，即佛世界，南北东西，随处是尘尘刹刹；无子孙，有子孙，读吾书，皆吾子孙，百千万亿，何时无化化生生。"吴氏按着察阴阳、分四时五行、求病机、度病情、辨病形五原则，每月诊治数千人次，总结了一百二十种外治，包括热疗[6]、水疗、泥疗、蜡疗、酒疗、熏疗、醋疗、发泡疗法等，重点"取官方之素效者、秘方之奇验者"，师法刘涓子《鬼遗方》冷薄、热贴，应用膏药（可膏上加药以助其力）百余方[7]。认为邪气能通过肌表进入人体，药物的作用也是这样，"外治之学，实有根柢"。先生所治多系老人、小儿、"佣值力作者"，效果十分可观，其弟官业[8]对当时"每日自辰至戌来诊者"门庭若市的盛况，写了一篇报导文章，进行了生动叙述，言"吾兄"晨起，"以次呼立案前，令自述病因，侧耳听之"，就医的"日或一二百人，或三四百人"[9]。有抬来的、背来的、扶之而来的，"或倚或蹲，或立或跪，或瞻或望，或哭或叫，或呻或吟，或泣或啼，拥塞于庭，待膏之救，迫甚水火。斯时在旁观者，莫不叹息，以为绘流民之图、开赈济之局，不过如是"。患者的相信程度，真是空前的。同治四年（1865年）九月他取南宋所刊《子华子》"医者理也，药者瀹也"之义，改撰成之《外治医说》名《理瀹骈文》[10]。仿六朝笔法，用对偶联体，"十数易稿，三锓其板"，历二十年写成。由吴棠、李微之、陈干卿资助，1865年、1870年、1875年三次印刷问世，是独树一帜、别具风格的临床文献，被誉为"内病外治"之宗。惟繁文缛节不易阅读，属一大缺憾。光绪十二年（1886年）八月六日申时吴氏逝世[11]，终龄八十一

岁。子炳恒，孙养和，世袭了他的事业。

（2）学说与经验

吴氏少时习外科，鉴于"今人遇病不问大小轻重，辄云服药，众口一辞，牢不可破"，因此"所见不真，桂枝下咽，承气入胃，并可以毙。即一味麻黄、一味黄连、一味白术、一味熟地，用之不当，贻害无穷"[12]。仿照夏扇冬裘，"卧簟"、"围炉"之理[13]，师法《周易》"变则通"，参考秦越人为虢太子五分热熨，张仲景《伤寒论》猪胆汁、蜜煎导、火熏令汗、冷水噀之、赤豆纳鼻法，叶桂脐敷平胃散止痢、嗅常山截疟，民间项强枕荆芥的方法，并吸取"种痘者"以痂末放鼻"传十二经"，急救"卒死暴绝，吹耳而通七窍"的经验，独出心裁地体会到外治随着人身经络漫布可以医疗内在疾患，而且热邪入里用黄连、皮硝、青黛、芫花、石膏水洗胸，蚯蚓加盐罨敷，都是现实例子，所以"药熨本同乎饮汁，膏摩何减乎燔针"，完全一样，毫无逊色。

① 提倡应用膏药

他在《灵枢·寿夭刚柔》以蜀椒、干姜、桂心渍酒中，泡丝绵、布巾令热敷寒痹，《千金翼方》薄贴"主痈疽"的启发下，临床以膏药为主，将具有多种性能的一百余味药物集中使用，一拔二截。认为："病所结聚之处，拔之则病自出，无深入内陷之患；病所经由之处，截之则邪自断，无妄行传变之虞。"如附上对证之药，统治内外诸病，"变汤液而为薄贴，由毫毛以入之内，亦取其气之相中而已"[14]。常根据客观需要，配合点、嗜、熏、坐、洗、擦、浸、抹、吹、滴、烙、熨、括痧、推拿、按摩、拔罐、扎线、筒滚、蒜贴、蜡化等法，对于"不肯服药之人"、"不能服药之证"，避免因内用药物发生事故者，最

为适宜，简单易行，有利无弊。吴氏总结经验说，由于“亲验万人，始知膏药治病”，如“用之得法，其响立应”，乃“外治之理即内治之理，外治之药即内治之药，所异者法耳”。和服食汤、丹、丸、散相比，照样可收汗、吐、下、补、散、敛、温、清之效，有殊途同归的作用。还把“存济堂药局”重点处方清阳、散阴、金仙、行水、温肺、养心安神、清火化痰、健脾、清胃、温肾、清肝、滋阴壮水、扶阳益火、大补延龄、通经、固经、安胎、催生、卫产、云台膏二十一种修合，施送给贫苦大众。

②按三焦分治

他除用膏药外贴局部，尚结合三焦分治法，“上焦之病，以药研细末，嗃鼻取嚏，功兼汗吐二法”；或涂头顶、罨额部、抹眉心、点眼眦、塞耳内、擦膻中、握掌内、束手腕、敷于臂肩背心处。“中焦之病，以药切粗末炒香，布包放脐上，以碗覆之”；或摩腰、兜肚、暖丹田命门。“下焦之病，以药或研或炒，或随证而制，布包坐于身下”，或扎膝盖、搓腿弯、垫脚根、贴足心。其实践所得是：“医外证易，内证难；实证易，虚证难。”凡配制药料，皆取生者，气味雄厚，方可得力，水煮、油炸、面煨、爆炒、火蒸、烧煅，都不如生用。香烈、辛热、宣发走窜、开窍透骨者，收效最佳，有斩关夺隘之能，如：生姜、青葱、大蒜、冰片、麝香、肉桂、蜀椒、菖蒲、苍耳、艾叶、芫荽、南星、草乌、巴豆、皂角、麻黄、吴茱萸、甘遂、轻粉、附子、二丑、白芥子、穿山甲、三棱、莪术、凤仙草、蓖麻子、苍术、斑蝥、红娘子、木鳖子等；凉性、力缓的较差，见功很慢。

【注释】

[1] 字圣征，号毂人，乾隆进士，官翰林院编修、国子监祭酒，致仕后主教扬州，撰有《有正味斋集》。

[2] 嘉庆癸酉举人，任江西抚州知府。

[3] 字筠庵，嘉庆二十二年探花，官翰林院编修、顺天府府丞，晚年回乡，讲学于乐义书院。

[4] 劝孝、戒淫、正风俗、纪念忠烈。

[5] 钱塘人，庠生，字画山，曾为吴氏助手，善用薄贴，撰有《外科易知》二十卷。

[6] 含用药末、砂石、铁粉诸物。

[7] 内科九十四方、妇科十三方、儿科七方、外科二十方、五官科三方。

[8] 在泰县（海陵）作幕，称寓所为小鄂不馆。

[9] 据其自注说，最多时在一个月内诊过两万余人次。因得“心疾”，尔后即以日治百人为限。

[10] 包括1881年所写《治心病方续刊》《净心说总论》，1883年《癸未补遗方》《义施药局用膏药法》《治验十证》。

[11] 或作1894年卒，存疑待考。

[12] 吕献可草章致仕书亦认为“值医者用术乖方”，不了解“脉疾有虚实，阴阳有顺逆，诊察有标本，治疗有先后，妄投汤剂，率意任情，差之指下，祸延四肢，寖成风痹，遂难行步，非只惮蹊之苦，又将虑心腹之变，势已及此，为之奈何”。（法式善《陶庐杂录》卷五）

[13] 陆晋笙《景景室医话稿杂存》谓：“夏令炎熇，挥扇饮凉，即热者寒之；冬日严寒，重裘围炉，即寒者热之；腹饥纳食，食后觉适，即虚者补之；内急欲便，便后觉爽，即实者泻之。”与药物治疗

同义。

[14] 许楣《理瀹骈文》序。

十三、艺术、妇科学者代表人物

1. 傅山

（1）生平

傅山，原籍山西大同，其六世祖天锡[1]迁居忻州顿村。曾祖朝宣[2]正德十五年（1520年）又移家阳曲县（今太原市）西村[3]。祖霖[4]，"历官少参"，与二弟震[5]、霈[6]阖门同居，有孝悌家庭之称。父之谟[7]，礼宾好道，同兄星履、弟之谟，均为学者。

他是"豪迈不羁"的诗人、艺术家、评论家、创新启蒙思想家，约生于明万历三十五年（1607年）[8]六月十九日[9]，出身书香门第，兄庚[10]、弟止[11]，胞行三人。初名鼎臣，字青竹，六岁嗜食黄精，"以之当饭"。七岁进入兰村[12]烈石寒泉"虹窠"乡塾，"读书十行并下"[13]，有"奇异之行"。十五岁游泮[14]经文太清[15]荐卷，补博士弟子员。起床"栉沐毕"，到吃早餐，能默诵"会试卷子"五十三篇，"上口不爽一字"[16]，有"神童"称号。二十岁补了廪膳。好客"任侠"，"交游颇多"。遇事激昂，不肯随俗"浮沉"。二十二岁聘张静君[17]为妻。刻苦砥砺自己，奋发图强，抱着"既是为山平不得，我来添尔一峰青"，改名为山、字青主[18]。二十六岁[19]丧偶，遵守休戚与共，抚五岁幼子眉[20]，未再续娶。崇祯九年（1636年）山西提学袁继咸主持文柄，令其就读于三立书院[21]，寻求经世致用之学，探讨"可以立身、可以御侮、可以成德、可以济世"[22]之道，深入体会"析得一疑、阐得一幽"，则"诚有功"。不幸袁氏[23]为张孙振[24]弹劾入狱，十月递解京师，且株连无辜，罗织平民，曹良直[25]、王如

金、白居实、张锜约百人[26]联名呼吁纠正冤案，掀起寒儒学潮。为了申诉，戴廷栻[27]卖掉家产资助银两[28]充作活动经费，委托山与薛宗周[29]上告到皇都[30]，饯行者"千余人"[31]。在张凝种擘划帮助下[32]张贴公揭，陈词长安街，控诉官场邪恶势力，争取舆论响应。"酒纠"[33]吴妹"出缠头金帛值二百"[34]相赠，供食宿之用。青主邀集数十人进朝房拦住温体仁[35]，报告真相，说理斗争，吴甡[36]也表示支持，历时七个月，"伏阙上书"，1637年春方平反昭雪，博得"义风千古人钦仰"[37]，人们比之汉代裴瑜、魏邵，号"二义士"[38]。新任提学"慈溪桂公"重先生"行谊"，旌以"花红鼓乐"，又"欲举优行"，苦谢乃免[39]。据云史可法[40]从六安来访，叹曰："真命世才也。"1642年参加乡试，未有录取，更感到世态炎凉，乃兼服柏叶辟谷，"左右图书，徜徉其中"[41]，家道中落，已非昔日席丰履厚之境。因为看到官场的黑暗，和污吏断绝关系，视如"乱世之疮"。后来受孙传庭[42]影响，对李自成农民起义认识不足，拥护巡抚蔡懋德[43]、佥事毕拱辰、协守定远将军张宏业[44]抵抗大顺军北上攻打太原，并写诗指"闯"字为"马在门内难行走，今年又是弱马温[45]"，则令人痛心。

明亡后，北方沦陷，大地上"酸甘黑白傍味色，眼睛齿牙皆奴才"，与弟分炊，抛弃数千金家产"令族人分取"；扶母陈贞髦[46]到崛峒山七松庵[47]"沙蓬苦苣"[48]隐居，"掩泪青山看岁除"，希望风云万里，江南继续抗清斗争，"梦入南天建业都"[49]，乃仰视天、俯划地，"春光难著眼，花柳不如无"，日和"棋枰酒杯相亲"，藉以消愁。"为文豪放，与时眼多不合，诗词皆慷慨苍凉之调，不作软媚语。"[50]他鉴于"宋人议论多而成功者

少"，推开"执经就腐朽"、"故纸万重围"，拣所藏方书"实落受用者"，从事医学研究。"日夕直盼死，涕零吊屈时"，一度欲弃家流亡，过"敲木鱼，持瘿瓢，沿门叫化十方茶饭以养吾老慈"的生活。尔后又迁往永祚寺[51]下的松庄[52]，高平毕亮四夜访其宅，见到"门外半城月，邻家几树霜"，却"不以贫为累，高歌自慨慷"。且提出："快马不在肥，快刀不在长，相许心如丹，不在面上霜。"[53]以待山河光复[54]。

傅氏交游半天下，识见甚广，谴责圣经贤传不可为法，"今所行五经、四书，注一代之王制，非千古之道统也"[55]。凭着"一双空灵眼睛"绝不许"古人瞒过"[56]，有南亭林北青主之称。善于独立思考，提出质疑，对陆游《老学庵笔记》太原即三交城，旧址在西北三百里，于眉端上批道："若去旧城西北三百里则入山矣。"顾炎武邃于古音，尝宿其家，一日晚起，青主大呼"汀茫久矣"，问诸涵义，曰："君精古音，岂不知天本音汀、明本音茫耶？"[57]幽默有趣。曾云："弯强跃骏之骨，而以佔伴朽之，是则埋吾血千年而碧不可灭者矣。"[58]半百之后"细注《老子》"，力矫前辈"猜度玄牝"之失[59]。"少耽《左传》，著《左锦》一书，秘不示人"，阎若璩访之始得窥见[60]。1671年应戴廷栻邀，同阎古古[61]潘次耕"觞古古于崇善寺"，谈昔论今畅叙友情。他有"卓绝之行"[62]，怀念故国，喜着黄冠红裠，被呼为"朱衣道人"。在"清初儒林中，最为博雅矣。"[63]实属孤标人物[64]。

同其经常往来者有平定张三谟、绛州文养蒙、曲沃卫蒿、保定王余佑、文水郭连城、榆次王介石、平遥温毓桂、忻州陈于帝、太原郑大元、济阳张稷若，下榻淮上"寓龙兴寺"，与"张应锡倾盖成知

己"[65]，和阎修龄[66]也很友善。他分析人情心理，向往不一，"阎王差鬼使勾人，皆是狰狞丑汉，所以人人惧怕。若令西子、毛嫱作鬼使，则人人怕不得死矣"。睥睨宦海，痛斥追名逐利之辈，"论功名，空相赛，流芳遗臭难分解"[67]。并以"为学先当立志，修身先当知耻"，为座右铭，且用有价值的"古文教诸生"[68]。

傅氏广览群籍，"读十三经，诸子、史，如宿通者"[69]。习韵文，"先辨字"，后断句。以"学行师表晋中"，有"学海"[70]之称。戴廷栻安排潘耒[71]、朱彝尊在太原与其相见，扬溢了惊人的才华。指出"自宋入元百年间"，很少好代表，"号为贤者，不过依傍程、朱皮毛蒙袂，侈口居为道学先生以自位置"，既已知彼之理，就不要照抄其伪学说。他以禅意解释《南华》，训诂研究《墨子》《管子》《公孙龙子》《荀子》《淮南子》部分篇章，评注《金刚经》《法华经》[72]《老学庵笔记》赵府居敬堂刊本《素问》、《灵枢》、《周易》、《十七史》，撰写《十三经学区》《两汉人名韵》《地名韵》《姓史》[73]《春秋人名韵》《礼记音义条辨》《治学篇》《明纪编年》《山海经类钞》《乡关闻见录》等。强调探求学问：第一不死守古书文句，为前人"作印版"；读《周易》不泥于阳尊阴卑，盲目理解阳主阴从而"扶阳抑阴"。第二要注意"改"字，纠正错误，批评攀龙附凤者，"无光明远大之志，言语、行事无所不窝囊也，而好衣、好饭不过图饱暖之人，与猪狗无异"，真是"氤氲一气满天涯"、"古佛谈经雨散花"[74]。以朴素唯物主义思想，认识"天下人之天下"，主张恢复人性，斥责社会上的"巧伪人"，凡事应直言无隐，关云长"是圣人种子，只是没学问"；诸葛孔明"是圣人苗

子，只是不曾搜根见底"[75]。形容钻故纸堆者为"瞎子"，乃"死狗扶不上墙"，八股文是"呕杀人"的恶声。对家庭包办婚姻"郎担名，妾饮恨，一恨爷娘拗，不许女随情"的状况，不予支持，赞成自愿结合，"乾坤即有郎，不可郎无妾。请郎腰下剑，看妾颈上血"[76]。就是死了也要在地府相会，"黄泉有酒妾当炉，还待郎来作相如，妾得自由好奔汝。"[77]描述妇女情长，声色俱绘。他站在被欺凌者一边，对堕落风尘的人，"五六十年所见"，其中大家皆知的，如："岫云从非其人抑郁而死；翠元从西河财虏，无异屠沽儿；弱娟从袁生[78]，不得终其盟。"[79]尚有宋庄未能嫁给李郎，怨恨养母，投环于树上了吊，都深表同情。

他编写剧本[80]，重视戏曲[81]演唱。为文"学韩昌黎"，不欣赏"卢陵"体，推崇陶渊明"真足千古"，追求自然，"不屑为空言"。戴廷栻辑《晋四家诗》[82]，"山父子居其二"。善画山水，有苍峰入云、天门积雪、古城西照、高阁飞泉，现存之《江深草阁寒图》[83]、《拟梅道人九如图》[84]，烟墨淋漓，"邱壑磊砢以骨胜"[85]，且好用"吹云泼墨"体，惟"不轻为人作"。工金石篆刻[86]，对古玩"辨别真赝百不失一"，称"当代巨眼"[87]。受伯父星履影响，书法二王、孙过庭、颜真卿、米南宫、董香光[88]，"取其是，去其非"，"生龙活虎"[89]无"常家"，"行草相间"有独特精神[90]。称赞当时梁乐甫"清真劲瘦，字如其诗，文如其人，品格在倪瓒之上三四倍"，讨厌赵松雪[91]无骨气，谓其："熟媚绰约，自是贱态。"马宗霍《霋岳楼笔谈》认为先生："岩逸浑脱，可与石斋觉斯伯仲。"[92]太原大钟寺[93]僧求其写"会锦堂"[94]；给卖豆腐之家画白菜一幅，售银三百两，传为佳

话。母殁，各方频献祭礼，傅氏作数行小笺鸣谢，得之者均呼："此一字千金也，吾求之三年矣。"

清初统治阶级，为了巩固政权，对知识分子实行怀柔政策，康熙时举办"博学宏词科"[95]，经给事中李宗孔、刘沛先推荐，阳曲知县戴梦熊敦促赴京会考[96]，拒试而还。也因怀疑他过去和宋谦[97]有联系，聚会丹枫阁，组织离石朱楼社，暗通南明赧帝，与富平朱山辉、武功李雪木、周至李二曲[98]、华阴王宏撰、昆山顾炎武有地下活动，准备支持涉县起义，不为新朝服务，且曾下过大狱[99]，经常受到监视。其民族气节，却为社会瞩目，"《桃花扇》所不及料矣"[100]。其友李中馥说，青主还为岫云[101]举行隆重祭仪，悼念"流水不逢钟子期"，"当炉谁识卓文君"，"床头横着旧琵琶"，"可怜一曲汉宫秋"[102]，提高了逝者地位。周作人尝称颂不已，谓"明遗老中之铮铮者"，"非凡夫所及"[103]。虽然何茶仙批评他诋毁"宋儒"，为"字里有沙气"，等于"蟾蜍掷粪"，实无道理，属个人的偏见，殊不足据。

傅氏时常到太原十方院研究经典、禅门释籍，同阳曲老医陈谧[104]友谊较好，推赞李上云处方"一味不可移易，治人甚多"[105]，既设诊室于晋祠，也在按司街大宁堂悬壶为患者服务。强调"医犹兵也"，"妙于兵者即妙于医"。尝云："《南阳活人书》一百一问，非不精细，吾亦不无二三则疑问，来星海多所拨辨，惟太阴腹痛一条桂枝芍药加大黄汤，最得长沙奥旨。"[106]山西文物局藏有《招贴》一幅，称："世传儒医西村傅氏，善治男女杂证，兼理外感、内伤；专治眼疾头风，能止心痛寒嗽；除年深坚固之沉积，破日久闭结之滞瘀。不妊者亦胎，难生者易产。

顿起沉疴，永消烦苦；滋补元气，益寿延年。诸疮内托，尤愚所长。不发空言，见诸实效，令人三十年安稳无恙，所谓无病第一利益也。凡欲诊脉调治者，向省南门铁匠巷玄通观阁东问之。"文中口气、用语，类似江湖广告，与其思想作风不成正比，有伪托之嫌，但执医为业，则无疑问。在城内办有卖药所[107]，"卫生堂药饵（馆）"大字招牌，乃青主亲书[108]。对登门求治者，"贵贱一视之，从不见有倦容"[109]。由于出诊"走平定山中"，失足掉下崩崖。抢救危证，六月冒着大雨涉水急行五昼夜[110]。给窦学周[111]配制人参健脾丸，用之"神效"[112]。除爱游山水古刹[113]，素喜观花，有的患者置芳卉于佛寺内，"先生至，一闻呻吟，僧即言羁旅贫无力延医耳！随为治剂，无不应手而愈也"。魏玉璜《续名医类案》收入其病例数则，特别是精通心理学，利用精神医疗，以水煮碎陶而愈"诈病"，十足可法，"一妇妒，疑夫外遇，忽腹痛辗转地上"，该夫请求诊之，令持敝瓦缶放妇榻前，捣千杵，"服之立止"[114]。他虽然获有"医圣"称号，而谦虚如故："西邻分米白，东舍馈黄梨。食乞眼前足，医无《肘后方》。"悼孙女班班云："阿爷徒解医，不及为尔咀。"就是一二。

"烂衣清节郭文举，皂帽高风管幼安。"[115]傅山四十岁后，生活不很稳定，语其子曰："粗茶淡饭、布衣茅屋"，绝不醉心名利，作非分之想[116]。"四方贤士大夫"踵门馈送，"或遗之钱，则怫然怒，必力拒之"。《霜红龛集》卷二十三录一小札："姚大哥说，十九日请看唱，割肉二斤，烧饼煮茄，尽是受用。不知真个请不请，若到眼前无动静，便过红土沟吃碗大锅粥也好。"苦度"老夫红玉饭，二味高粱甘，

冬夏不知厌，薄福惟此娄"的岁月，则是无疑的。他和傅眉[117]共挽一车，或背负竹笼，"卖药四方"[118]，"如行脚阇梨，瓶、钵、团、杖，寻山问水，既坚筋骨，亦畅心眼"[119]。遍走冀、鲁、秦、汉、江、淮，言"我有好药方"，"服之得清祉"，除了胡病不能治，"若遇真人卖，和笼价不论"。恳切地说："苟可以利天下，断腕可也、死可也。"并结交伊斯兰知名人士梁檀[120]，研究复国大计，"同宿三五夜"，还为其和王嘉言、钱文蔚写了《太原三先生传》。虽在旅途亦不忘学习，执卷在手，"篝灯课眉，读《经》《史》《骚》《选》诸书，诘旦成诵，乃行，否则予杖"[121]。认为"看书洒脱"，便"长进一番"，有自己的立场、观点，绝不"在注脚中讨分晓"，而作钻故纸的"蠹鱼"。临床不拘于叔和、丹溪，用药很少墨守古方，所至之处"老幼男妇"，如迎风待月，"遮留不得去，人称仙医"[122]。

他到了晚年，除常同永年申涵光、携李曹秋岳、河中吴天章、颍川刘体仁、宜兴储方庆、邯郸赵湛、汾阳朱之俊往来外，鉴于"一儿五十岁，两孙近弱冠，都是好身手，不能解忧患"，乃"消磨岁月诗千首，寄托身名药一丸"。此时喜欢结交研究学问的佛僧，不断和达岸、惠聪、达中、石痴、尺木[123]、蕴真、上达、行吟、石影、方义、普福、明豁、真心、天泽、意空、果真、梦觉、大美、蝶庵、普达、元度、真果、雪峰[124]相互酬唱，缘于誓不帝清，所写作品多自签艺语，据不完全统计，用过之笔、斋、纪念名，约有数十个，在历史上少见[125]，曾署者有五峰、侨黄、啬庐、九峰、土堂、石老人、松侨、空山、青渚、虹窠、傅道人、侨山、犹人、闻道下士、真山、观花翁、方外人、

青羊庵、冷云、冰灯、公之它、随厉、橘翁、傅子、龙池、丹崖子、六持、石道人、七松麻、浊堂、霜红君、老蘖禅、酒肉人、大笑下士、不夜庵主、西北之西北老人等，百花荣身。吕留良[126]对其十分敬重，顾炎武[127]怀着"愁深口缄、泪湿青衫"的心情，"为问明王梦，何处到傅岩"[128]，无限钦佩地说："苍龙日暮还行雨，老树春深更著花，吾不如傅青主。"就连大吏冯溥《赠征君》诗"孤洁留高义，凄凉动世怜"，也给予较高的评价。丁宝铨推他为"后学之津逮"[129]。

傅氏参加博学宏词返里后，身体日渐衰颓。康熙二十三年（1684年）二月九日傅眉五十七岁中气衰竭[130]而死[131]，过了数年，青主也在"晨昏无计供馔粥"的情况下，"一夕端坐以手指心而殁"[132]。戴廷栻为之办理丧事，用黄冠、朱衣殓之，葬于西山，谥曰文贞，终龄八十[133]余岁[134]。下窆时，政府官员魏象枢、陈廷敬、蒋宏道派人奠祭，执绋参加追悼者有群众逾千，"马医、夏畦、市井细民，莫不重山行义"。人们对其评论道："文不如字，字不如诗，诗不如画，画不如医，医不如人。"入祀阳曲县学乡贤祠内。由于救死扶伤、品德高尚，在广大群众心目中占有重要地位，留下轶事甚多，甚至云直至十九世纪仍然活着[135]。在著述方面，"生平诗文随作随弃，家无藏稿"，戴廷栻依据他"秋霜打红叶"和崛峒山住所之名，将先生部分诗文、杂著，"搜辑为《霜红龛集》"，惜久佚。张思孝[136]"捃摭遗逸"，重新整理成十二卷，祁县梁尊甫资助刊于宜兴，"板旋毁"。道光间"寿阳张静生收原刻未载者六卷，谓之《拾遗》。咸丰初年里人刘雪崖霭，汇刊为《霜红龛集》四十卷"，为了保存资料，有得即录，未加"甄择"[137]。

现传本系宣统末罗振玉为山西巡抚丁宝铨复刻的，仍分四十卷，包括诗、赋、乐府、排律、绝句、传、叙、书后、题跋、寿序、墓铭、哀辞、碑碣、疏引、书札、杂著、论文、读经史子集小记等，有《附录》三卷、罗氏校订《年谱》一卷。书内有关篇章，阅后"多不称意"，"或云乃村伧杂凑为之"[138]。虽然问题不少，却实现青主的理想，可"增光岳之气，表五行之灵者，只此文章耳"[139]。《霜红龛词》"宝坻杜氏犹藏之，未有刻本也"[140]。先生后裔，除傅眉，有长孙莲苏[141]、次孙莲宝[142]。侄仁仿其书，能以乱真[143]；普[144]无特殊技艺，属一般者。弟子段绛[145]、胡庭[146]、杜亦衍[147]，于文史方面，延续了他的事业。

（2）著作与学说

①医药处方

相传民间流传的二仙和合丸[148]、血晕止迷散[149]，为傅氏所定，在汾酒内加入竹叶、木香、檀香、松香、丁香、零陵香十余味药物酿造的竹叶青酒[150]；为清和园饭庄巧制补气养形冬月晨餐配方头脑羹[151]，也是他留下、研制成功的。另外，还改进了山东友人李光远济生馆创制的济生膏（跌打药）、九龙膏（用于疔毒）、拔毒膏（治疮疡、瘰疬）、如神丹（敷料）等疡科方面的经验良方。

②关于《女科》

社会上风行多年的《傅青主女科》（简称《女科》）约有六十种版本，目前所见，首刊于道光七年（1827年），分二卷，有张丹崖凤翔序，载入广东番禺潘仕成《海山仙馆丛书》。道光二十六年仲夏刊本，改称《女科仙方》。另有一种《女科摘要》，光绪八年（1882年）敬慎堂开雕，也署名傅山撰，与此不同。《女科》

不是青主作品，乃后人从陈士铎[152] "家传秘本" 和广采许多医人[153]之经验《辨证录》十一至十二卷内抄出的[154]，通过考证，可令疑云顿消。

A. 陈氏玄虚之学，"传自异人"，《本草新编》金以谋序已经言及。《辨证录》[155]妇科部分，与《女科》内容相同，和原书其他方面口语、笔法均属一致，有不可分割的思想性。剂量之大、迷信鬼神、贯用五行生克，也惟妙惟肖。陈士铎与他为同时代人，但社会声望不及青主，个别医者或书商，为了提高作品价值易于出售，将《辨证录》十一、十二两卷添加子目，稍予整理，托名傅山。陆以湉《冷庐医话》载，从 "此书遣辞冗衍，立方板实"，理论无独到之处，且 "解妖有饮[156]"、"荡鬼有汤[157]"。更列红花霹雳散[158]，作者 "当是陈远公之流"，甚至 "还不如远公"。

B. 清代特点，名家撰书立说，多崇尚源流，顾炎武就是例子。《女科》浮夸，有时艺气息，除高举岐天师，极少引经据典参以旁说，考傅氏传略、历史文献记述中，从未提到编辑《女科》风行于世，或整理过他人的妇产科著作。同现存先生之论医处方，无近似处。王孟英评论道："文理粗鄙，抄袭甚多，误信刊行，玷辱青主。"[159]傅氏一生过着数十年游食生活，忙于宣传、联络、组织复国，就连书法、绘画 "艺翰流传"[160]也很难顾及，不可能有机会从容系统写作，目前所见大抵为读书笔记、备忘、杂感三言五语的批注和随手论文，冗长的大书比较罕见。

《女科》虽然不是傅氏手著，但书内记载许多经验，收入不少良方，非枵然无物者可比，不应以人废言。正如祁尔诚[161]所说："辨证详明，一目了然。"[162]重视肝、脾、肾三脏论治，偏于温养、疏肝解

郁，常用人参、黄芪、山药、白术、熟地、当归、枸杞、阿胶、白芍补益气血、调理中州，有较好的参考价值，重要内容，不可抹煞。其中把带下病置于卷首，认为 "尼僧、寡妇、出嫁之女多有之"，由 "脾气之虚、肝气之郁、湿气之浸、热气之逼" 造成的，创用完带汤[163]，投之得当，效果颇佳。

《女科》之尾，附有《产后编》二卷，分四十三证，九十五方，不载于陈氏《辨证录》，大部内容曾见于何荣[164]所刻《胎产秘书》、1728年倪枝维写的《产宝》中，从体例、内容到投药剂量，和《女科》均不相同，且方有重出[165]。书内生化汤[166]，张介宾《景岳全书》"妇人规古方" 已有记述，引自 "钱氏世传"[167]；南山单养贤《胎产证治录》，也转载了这一处方，盛行江南，风传全国，说明也非出诸傅山之手。

青主虽非专业妇产，因同《女科》有瓜葛关系，故附列于此。

【注释】

[1] 以《春秋》明经为朱美塯临泉王府的教授。

[2] 与宁化王朱济焕之女郡主结婚，精书法，官仪宾承务郎。

[3] 在旧阳曲县城西北四十里。

[4] 朝宣之妾殷氏所生，字应期，嘉靖壬戌进士，娶妻何氏，任辽海兵备道，撰有《幕随堂集》。

[5] 辛酉举人，耀州知州。

[6] 字应霈，丁丑进士。

[7] 字檀孟，岁贡生，讲学授徒，号离垢先生，友事寿阳五峰山白龙池龙门派雨师还阳子郭静中（道士，万历皇帝赐以 "印剑紫衣"，寿高九十余岁）。

[8] 郭味渠《宋元明清书画家年谱》所

载，与予考同。尚有作1606年者。吴修《续疑年录》据全谢山《阳曲傅先生事略》定为1605年，不确。

[9] 正值雷雨大作。戴廷栻《石道人别传》谓其母怀孕过期两月而产。此月日据罗振玉所编先生《年谱》。

[10] 字子由，府庠生。1642年四月即卒，长子襄，亦为庠生，二十岁便殁；次子仁，字寿元，年龄小于傅眉，五岁时由傅山栽培成长，曾随乃叔游陕西，"善琴，能歌，有酒癖"。在青主六十九岁之际死去，年三十七，遗有孤子醴。

[11] 字行可，太学生，傅氏家产为其挥霍殆尽，且无骨气，与青主判若两人。

[12] 与西村毗邻。

[13] 过度夸张，见《忻州志》"傅山传"。

[14] 见嵇曾筠《明生员傅山先生传》。

[15] 三水人，一名仁仲、翔凤，字天瑞。

[16] 《霜红龛集》卷二十五。

[17] 其父张泮，字文溪，忻州人，万历丙辰进士，官太原知府，为魏忠贤所害。静君工针黹，绣有《大士经》。比傅山长三岁。

[18] 戴廷栻《石道人别传》载，又一字仁仲。

[19] 或云二十四、三十岁，不确。

[20] 邓之诚《骨董琐记》卷五"三法司提本朱衣道人案"作梅，乃系讹写。

[21] 巡抚魏允贞所建，取意立德、立功、立言而命名。

[22] 《霜红龛集》卷三十八。

[23] 江西宜春人，字季通、临候，别号袁山，天启甲子（1624年）举人，乙丑（1625年）联捷进士。为官清廉，"不扰及

百姓"，东林党后起组织"复社"成员，阮大铖诬为"十八罗汉"之一。南明时代总督九江军务，抗拒清兵南下被俘，在路上写有《北风词》"北风其呼，尘起马驱。黄河箭泻，蛟龙失区。"（逸名《谀闻续笔》卷四）解至京师，口吟挽歌"衰年奉二老，一死酬五尊，从容文山节，谁招燕市魂"。遂被害。由傅山收尸葬之。实现了他《答黄冠书》的理想，"断不敢负知己，使异日羞称友生也"。

[24] 庐州人，魏忠贤阉党漏网的骨干分子，曾任巡按御史，搜刮、贪污约八万两银子。他授意阳曲知县李云鸿（翔南）、刑厅袁翼隆出面陷害袁氏（见李中馥《原李耳载》卷上引《六柳堂集》），以受贿、庇私、枉法、排斥"老生"孙有守定罪。

[25] 汾阳人，字古遗。

[26] 绝大部分都系三立书院学生。

[27] 祁县巨富，户部员外郎戴运昌之子，字枫仲，建有丹枫阁，藏书甚多，入清后曾参加会考博学宏词科，晚年撰有《半可集》。

[28] 或云傅山变卖家产资助银两，实为傅庚送银之误。

[29] 汾阳人，字文伯、庠生，顺治戊子在太原晋祠同清兵激战，与王如金（和薛氏同乡，字子坚）一起死难，傅山写了《汾二子传》。

[30] 张岱《石匮书后集》卷三十九载，以贡士（或作解元）卫周祚为首入京，未有提及傅山，与事实不符。温睿临《南疆逸史》，亦含混不清。

[31] 见抱阳生《甲申朝事小纪》三编卷五。

[32] 据孙殿起辽代海王村《琉璃厂小志》"学人遗事"载，傅山、薛宗周同住

在琉璃厂伏魔祠，张凝种为之出谋划策。

[33] 歌女。

[34] 见五不斋邓之诚《骨董三记》"朱衣道人案"。

[35] 浙江吴兴人，性奸枭，时为宰相。

[36] 江苏兴化人，字鹿友，时为大学士。

[37] 此为李玉《清忠谱》语，后人据以赞之。

[38] 马士奇写了《山右二义士记》。

[39] 见傅山《年谱》。

[40] 时为都察院右佥都御史，巡抚长江中游。

[41] 钱仪吉《碑传集》卷一百二十五刘绍敉"傅先生山传"。

[42] 李因笃《孙传庭传》谓"代州振武卫人"。戴名世《乙酉扬州城守纪略》所言顺天大兴人，乃其居官之地。抱阳生《甲申朝事小纪》卷一载，虽"九边精锐悉隶麾下"，却怯弱寡断无有将才。崇祯十五年三月起为兵部侍郎，委为镇压大顺军的督师，郏县之役全线崩溃，死于潼关（见郑廉《豫变纪略》卷五）

[43] 时主政山西，与傅山友善。

[44] 傅山的妻兄。

[45] 指甲申猴年。又隐喻李自成。

[46] 1577～1660年，忻州庠生，陈勔之女。

[47] 即其常云之青单庵、不夜庵。

[48] 《碑传集》卷一百四十九孙奇逢《贞髦君陈氏墓志铭》。

[49] 《霜红龛集》卷十八。

[50] 郭钛《征君傅先生传》。

[51] 亦名双塔寺，在今郝村西南。

[52] 其母贞髦八十四岁时即卒于此地。

[53] 《霜红龛集》卷二十五"言古"。

[54] 他致南明兵部右侍郎参加山东抗清榆园军《风闻叶润苍先生举义》诗："山中不诵无衣赋，遥伏黄冠拜义旗。"祝其保国重光。且云："江南江北乱诗人，六朝花柳不精神。盘龙父子无月露，萦搅万众亦风云。"（丹枫阁壁题诗十一首之一）

[55] 《霜红龛集》卷三十六"杂记"。

[56] 受王充《论衡》影响。

[57] 梁绍壬《两般秋雨庵随笔》卷一引《十七史商榷》。陈康祺《郎潜纪闻》三笔即《壬癸藏札记》卷十二傅山作李天生，误。

[58] 全谢山《鲒埼亭集》卷二十六应太原知府周景柱所撰《阳曲傅先生事略》。

[59] 见《太原段帖》。

[60] 见《潜邱札记》。张穆《阎潜邱先生年谱》卷一注，阎氏癸卯、壬子两次到松庄访问，此次当在1663年。

[61] 阎尔梅。

[62] 杨则民《潜厂医话》"杂论"。

[63] 张舜徽《清人文集别录》卷一。

[64] 他在除夕抒发自况："三十八岁尽可死，凄凄不死复何言。徐生许下愁芳寸（徐庶安慰刘备不献一谋），庚子江关黯一天（南梁庚信出使西魏留之未返）。蒲坐小团消客夜，烛深寒泪下残编。"（《霜红龛集》卷十"甲申守岁"）为人们所传诵。

[65] 《康熙淮安府志》卷十一。

[66] 《同治山阳县志》卷十三"人物"。

[67] 《骄其妻妾曲》二然。

[68] 《乾隆榆次县志》卷十三。

[69] 王士禛《池北偶谈》卷八、余金《熙朝新语》卷八。

[70] 见郭铱《征君傅先生传》。

[71] 顾炎武门人，后变节仕清。

[72] 李中馥《原李耳载》言，写于狱中。

[73] 谈论孝友之道。

[74] 高拱宿《忆傅青主先生》。

[75] 《霜红龛集》卷三十六"杂记一"。

[76] 《霜红龛集》卷十二。

[77] 《霜红龛集》卷十"方心"。

[78] 即陆龙。剧名《红罗镜》。

[79] 《霜红龛集》卷十五。

[80] 现存有南杂剧《红罗镜》，短唱《骄其妻妾》、《八仙庆寿》，古朴警世，哀婉动人，其五世孙顺庵收录。

[81] 他说："曲是曲也，曲尽人情，愈曲愈直；戏岂戏乎，戏推物理，越戏越真。"（《霜红龛集》卷三十二"戏联"）所填之词，仿照戏曲，通俗易懂，很富魅力，写正月十五元宵节灯光如海、爆竹之声不绝于耳热闹景况，兼抒胸怀："烛影摇红，连珠炮响，又是上元佳节。女女男男，都到了大街上，挨挨簇簇，绿绿红红，踏破一天明月。遥忆昔日繁华，几经兵火，就里怎生消息。玉宇琼楼今夜望，敢也似人间闹热。试问着风风雨雨，何时休歇。"颇脍炙人口。

[82] 包括傅山、傅眉、白君实、胡季子。

[83] 1666年据杜甫诗"五月江深草阁寒"而作，藏故宫博物院。

[84] 杨钧《草堂之灵》卷三载，为杨海琴旧物。

[85] 李调元《淡墨录》。

[86] 予幼时在诸父执处曾见二印，皆傅氏手刻，其中之一似含有郑逸梅《文苑花絮》所载储南强收藏的"寒泉孤月"

章，四周为翁覃溪、桂未谷题跋，十分透剔，不知从何转来。

[87] 见秦祖永《桐荫论画》。杨钧《草堂之灵》卷六，谓其观画也称"巨眼"。

[88] 刘霱（霈）说："先生足迹半天下，诗文随笔随掷，或书于崖石木叶之间，家无藏稿。"（《霜红龛集》例言）"酒后每喜写字，即投诸水火，得之甚难。"（《柳春蒲编》）他自己说："吾八九岁即临元常（钟繇），不似；稍长，如《黄庭（经）》《曹娥（碑）》《乐毅论》《东方（朔画）》讚、《十三经行洛神（赋）》下及《破邪<论>》，无有不临，而无一近似者；最后写鲁公《家庙》，略得其支离；又溯而临《争坐》，颇欲似之；又近而临《兰亭（序）》，虽不得其神情，渐欲知此技之大概矣。"（《霜红龛集》卷二十五"家训"）

[89] 于右任《傅青主先生楷书千字文》跋。

[90] 他谓不讲篆隶、八分从来，而研究"字学、书法，皆寐也"。

[91] 何良俊《语林》卷十一谓，赵子昂有琴名松雪，故人习以称之。

[92] 傅氏还擅长隶书八分，写小楷"如以千斤铁杖拄地"、"无甈裘气"（杨资《大瓢偶笔》），"生气郁勃，更为可观"（郭尚先《芳坚馆题跋》）。郑逸梅《文苑花絮》引常熟萧蜕庵语，明代草书之佳者，共有三人，"前惟王雅宜，后则董香光，最后为傅青主"。其书法特点，"出尘拔俗"（王垍《太原段帖》序），"极尽恣肆之能事"（卫俊秀《傅山论书法》）。现存者有《太原段帖》、《人间世》、《逍遥游》、《丹枫阁记》、《千字文》、《百泉帖》、《天泽碑》、《集古梅花诗》、

《王羲之帖》、《金刚经》、《高士传》、青羊庵七言绝句；《秋海棠赋》手稿，藏于四明周退密家中（见郑逸梅《艺坛百影》）。他在陈师道《后山诗话》的启迪下，严格要求达到四项标准："宁拙勿巧，宁丑勿媚，宁支离勿轻滑，宁真率勿安排。"（见《作字示儿孙》，亦载于双韭山民全谢山《阳曲傅先生事略》）邓石如的弟子包世臣《艺舟双楫》推为书法中之"能品"，王渔洋的甥婿赵秋谷（山东博山人，山西乡试考官，"以诗鸣山左"，称饴山老人）举称"国初第一家"。当时不少达官贵人饮青主之名，"纡道求见，冀得一面，以为荣焉"。（戴梦熊《傅征君传》）

[93] 许叔平《里乘》卷一作庵。

[94] 该寺老僧受人千金驱使，骗傅山写的。

[95] 康熙十七年（1678年）正月二十三日下诏，由吏部举办，要"学行兼优，文词卓越之人"（赵尔巽《清文稿》"选举志"四）。次年（1679年）三月一日在京师体仁阁"集试诗赋"（王庆云《石渠余记》卷一），出韵题二（刘廷玑《在园杂志》曰："先行赐宴，后方给卷，颁题《璇玑玉衡赋》《省耕二十韵》。"由吏部收卷，"翰林院总封，进呈御览"。阅卷人为高阳李蔚、宝坻杜立德、益都冯溥、掌院学士叶方蔼）。应考者有尤侗、毛奇龄、阎若璩、朱彝尊等一百三十三名（见戴璐《藤荫杂记》。朱克敬《螟庵二识》引《康熙征士记》为一百八十六人。印鸾章《清鉴》卷四作一百四十三人，待查，"尽天下之选"（方东树《医林扬觯》），拔取"良才"（陈康祺《燕下乡脞录》卷十一载："圣祖方幸霸州，携诸卷亲览，翌日下三相国公阅"，可能已预先圈定）。

[96] 他拒绝应试，诡称"股痛"不能行，官方强行用"肩舆载入都"（朱克敬《儒林琐记》卷一作"用绳床舁之"），"其孙乘一驴车相随"（钮琇《觚剩续编》"人觚"。全谢山《阳曲傅先生事略》、吴翊凤《人史》均作二孙随行。或谓其子仍在伴之入都，误）。他说"此生若得生还里，汾水西岩老首邱。"（与戴梦熊诗）以锥自刺其胫，血流至足，并表示决绝。抵达后，万柳堂主人内阁大臣冯溥亲自迎接，住在慈明寺（或作圆觉寺）。刑部尚书魏象枢以老、疾上闻，乃免试。"念其年迈，从优加衔，以示恩荣"（李调元《淡墨录》），授内阁中书舍人。冯溥"掖之谢恩，遂手足张开扑于地"，望到午门泪涔涔下。并说："后世妄以刘因辈贤我，且死不瞑目矣。"绝食七日伴病危笃，即放之而还，赐以凤阁"蒲轮"，命地方官刻匾挂其门上。他于"己未（1679年）七月二十日"书写了十六字格言教育二孙：一静、二淡、三远、四藏、五忍、六乐、七默、八谦、九重、十审、十一勤、十二俭、十三宽、十四安、十五蜕、十六归。

[97] 原为南明总兵，国亡后于河南出家为道士，在关中又称李秋霜。他的反清口号："红花开败黑花生，黑花单等白花青。"指用白帽代替满洲贵族的红缨帽。

[98] 与李雪木、富平李因笃，合称关中三李。

[99] 1654年六月十三日，因宋谦案株连，被李秉乘逮捕入狱，经巡抚陈应泰、督臣马鸣佩共审，严加拷掠，青主绝食九日未有屈服，还写了"秋夜一灯凉，图祠真道场"的句子。斯时其好友张锜、朱振宇、萧峰与弟止、子眉都已累及，经过龚鼎孳、纪映钟斡旋，才得到释放。

[100] 杨懋建《京尘杂录》。

[101] 太原晋王府歌女，一名秀云，字明霞，擅长琴、棋、书、画，被一恶少骗走，掠去钱财，被遗弃含冤而死。他的悼词："名妓失路，与名士落魄、赍志没齿无异也，吾何惜埋香一抔土乎！"于是设旛旐、陈冥器、张鼓乐、召僧尼，导引郊外。和诸词客酹酒而葬之，更作《顶针诗》十四首。

[102] 《原李耳载》卷上。

[103] 《知堂书话》"郁冈斋笔塵"。

[104] 字右玄，曾为其系狱时入牢诊过病。

[105] 《乾隆重修和顺县志》卷六"人物"。

[106] 《太原段帖》贞四。

[107] 传说由其侄傅仁开设。

[108] 可能即其"别业"，人称为傅家大门。

[109] 戴梦熊《傅征君传》。

[110] 朱彝尊《曝书亭集》卷七十四。

[111] 平定人，同傅氏友善。

[112] 刘雪崖《仙儒外纪》。

[113] 柴萼《梵天庐丛录》卷十引"石道人传"。

[114] 刘绍攽《傅先生山传》。

[115] 魏一鳌《挽石道人》。

[116] 见姚永朴《旧闻随笔》卷一。

[117] 字寿髦（刘熙《释名》卷二，谓髦当冒讲，"覆冒头颈也"），七岁能诗，工书法、绘画，善古赋，精雕刻，镌铜印尤佳，深"得八分篆法之意"。别号糜道人、小蘗禅、竹岺、我道人、须男。1673年妻朱氏三十七岁卒，未再续娶。曾"徒步鬻药塞外，出雁门，过云中，历野狐岭，走滦阳、榆关，往乐浪，经上谷以归。复过豫适楚，流连江汉间。所在辄询

其风土人物及山川阪塞，堡障险碍，战守陈迹，皆默识之。喜读古兵书，从汾州僧续宗学骑射、击剑"，所持长枪"数人不能异"。年五十始读内典，发愿先为王霸然后成佛，盖其心未尝一日忘天下。（邓之诚《清诗纪事初编》）撰有《我诗集》六卷。

[118] 赵尔巽《清史稿》。

[119] 《霜红龛集》卷二十五"家训"。

[120] 太原南关芦鹜溪画家。

[121] 王士禛《池北偶谈》卷八。

[122] 蔡璜《傅青主先生传》。

[123] 即性休。

[124] 见傅山《二十三僧纪略》。

[125] 并不少于钱塘金农和近代罗振玉、周树人、梁节庵、弘一法师李叔同。

[126] 浙江桐乡崇福镇人，祖父煐、父元学，均为学者。他生于明崇祯二年（1629年），八岁能文，拜徐五宜为师。初名光轮，字用晦、冀野，号晚村，称东庄（所居乡名）、耻翁、不昧、石门（今崇福镇）禦儿、南阳村翁、何求山人。曾攻理学，"上续程、张、朱之道统"（《大义觉迷录》），对天文、地理、音乐、兵法、占卜、青鸟、丹经、梵志都有研究，"诸名宿皆咋舌避其锋"（《明遗民录》卷七）。工书法，习颜、米体，笔力"在王觉斯、傅青主之间。"（《艺林丛录》第二编"姚述文"）弯五石弧，射出即中，"余至握槊、投壶、弹琴、拨阮、摹印、研研、技艺之事"，也很精通。有"囊无半卷书，惟有虞廷十六字，目空天下士，只让尼山一个人"的自负现象。康熙十九年落发为僧，同黄宗羲、张履祥称浙东三大儒。明亡时十六岁，散家财聚众，图谋光复河山。经黄宗炎引荐，于杭州孤山认识其兄宗羲，并从高鼓峰研究医学。二十五

岁入庠"非其愿也"。爱"夜出访友，必三更始返"（易宗夔《新世说》卷五"术解"）。赴金陵，见施愚山讲经，只提数语，击中要害，座上之客均散去。入释门后，以卖画、篆刻自给，筑室吴兴埭溪，名风雨庵，"有泉一泓，构亭其上，称为二妙"，尝自题像赞既不似僧，也不归俗，"有妻有子，吃酒吃肉"，虽未遵守戒律，却"袖褊领方，短发顶秃"，儒者云"是殆异端"，佛家说"非吾眷属"（岫庐现藏军传善本丛刊《吕晚村杂著》）。所撰书籍约五十种，其中《四书讲义》流传最广。在岐黄方面，曾评注《医贯》，留有《东庄医案》。处方遣药，师法薛己、赵献可、张介宾，喜投人参、熟地，张考夫家内对吕氏信之甚笃，非其药不用，谓："常医之药，概不敢服。"《东庄医案》一卷，海昌吴氏拜经楼藏本，已刊入杨乘六所辑《医略己任编》中，有治例二十八则，选方以六味、八味、补中益气汤占主要成分。康熙二十二年（1683年）八月十三日吐血不愈而加剧，弥留时书"重见天日"四字，嘱纳于棺，叉手正寝即殁，葬于识村的长板桥，包赍为之写了《清吕晚村先生留良年谱》。弟子严鸿逵继承其业；沈孟泽初师宋漂圭、高鼓峰，后从他研习，因小事反目，背叛吕氏之门。用晦大量著作，在清代已列入禁书予以焚毁。从《晚村诗集》朝鲜手抄本所载"浙江漂海人"看，他皈依佛教后，意志消沉，认识到"乾坤城郭非吾庐"，只好"世世悠悠"数"游鱼"（见《清代禁书知见录》）了。尽管这样，死后还被污为"逆贼"，开棺戮尸。民初由地方动工于崇福镇桂山下兴建一座吕亭，蔡元培撰了楹联，颂扬说："为民族争存，碎尸无憾；以文章报国，没世勿谖。"

[127] 明左赞善顾绍芳之孙，江苏望族，"五代时由吴郡迁徐州，南宋时迁海门，已而复归吴下，遂为昆山人"。（江藩《国朝汉学师承记》卷八）家住千墩镇花浦村，为四大布衣（和黄宗羲、李颙、朱鹤龄）之一，贡生，复社成员，同黄宗羲、王船山属清初三大思想家。原名绛，字忠清，1655年因避仇者叶方恒，被仆人陆恩出卖，与五妹夫徐开法（字念兹，号坦斋，乾学、秉义、元文之父）谋，将陆恩沉之水，乃改名蒋山佣，号继坤、圭年，称鹰扬弟子。"貌极丑怪"（钮绣《觚剩》），行奇学博。清兵南下，母绝食死，又更名炎武，字宁人，号亭林。曾同归庄、陈忱（《水浒后传》作者）组织惊隐诗社，喜"跨卫"而之四方。批评"北方之人饱食终日无所用心，南方之人群居终日言不及义"。言："经学即理学，舍经学则其所谓理学者，禅学也。"（张培仁《妙香室丛话》卷十二）皆呼其为"亭林先生"（见张穆所撰《年谱》）。据章太炎说，他在山西"得李自成窖金，设票号，嘱傅山主之"（《顾亭林轶事》），充作活动经费，组织"六军出，一扫定神州"。游遍北方，六谒思陵，"一年之中半宿旅店"，和长山刘孔怀、济南张尔岐、德州程正夫交往最密，留心掌故，常住其家。"不轻诽宋儒，惟不喜谈心性"（不知撰人《儒林琐记》），遇"平原大野，则于鞍上默诵诸经注疏"。（《清史稿·儒林》）朱庭珍认为论诗才，"顾宁人、傅青主二征君，以顾为优"。（《莜园诗话》卷二）傅山读《朝陵记》，叹为"躬身汗浃衫"，真是"一代何人知日月，诸陵有尔即春秋"（江庸《趋庭随笔》）。治学方面之最大缺点，侧重帝王世纪的兴亡研究，"详于事而疏于理，精于史而忽于经"

（钱澄之《田间文集》卷四），属薄弱环节。康熙二十一年（1682年）正月，因上马坠下负伤，在华阴卒去，终龄七十岁。"门人奉丧归葬昆山"（《妙香室丛话》卷十二）。以从子衍生为后。学生潘耒（字次耕）世其业，撰有《遂初堂文集》。顾氏一生著述约数十种，现传者仅十余部。

[128]《亭林诗集》卷四。当时傅山正旅居汾州岩村寺。

[129]《霜红龛集》序。

[130] 叶廷琯《鸥波渔话》卷一载，此为青主对傅眉书画笔力、神气的判断语。

[131] 傅山五世孙顺庵《征君事实》载，青主亦于是年六月十九日逝世，矛盾很多，有误。

[132] 钱保塘《历代名人生卒录》卷八，谓其终于康熙十七年戊午，误。《太原段帖》亨四有一幅为其自云七十六岁写的，可以作证。

[133] 邓之诚《骨董琐记》卷一。

[134] 刘绍攽《傅先生山传》。林黎《萍踪识小》作八十二岁；来新夏《历代人物年里碑传综表》清人部分校记、沈起炜《中国历史大事年表》则作1690年。从傅山哭子诗："父哭子常事，奈兹八十身。吾犹迟浸假，尔遂返其真，患难频频共，沉绵暗暗因。颠顶都不决，俯仰怕为神（张本作"最伤神"）。"绝不会于八十岁之前谢世。

[135] 据段玉裁外孙杭州龚定庵言："有内阁老茶房，山西人，于癸未夏夜值内阁。此茶房为予煮粥，说傅青主至今不曾死也，为言其姊母入山为尼，师傅青主云。"（《龚自珍全集》第四辑跋"傅征君书册"）

[136] 即阳曲张耀先。《骨董三记》卷五作耀光。

[137] 吴振棫《养吉斋余录》卷九。

[138] 兰若馆主李叔平《里乘》卷一。

[139]《霜红龛集》卷二十五"家训"。

[140] 柴萼《梵天庐丛录》卷二十六。

[141]《骨董三记》卷五作甦。字长芳，通文、诗、画、医，"独得《淳于长碑》之妙"。

[142] 字赤骥。

[143] 当时青主之字，已有代笔人书，除眉即傅仁。他自己曾说："三二年来，代吾笔者实多出侄仁，人辄云真我书，人但知子，不知侄往往为我省劳。"（《霜红龛集》卷四十"乙卯五月偶记"）

[144] 傅止有三子，普、昶、永。

[145] 与青主同乡，由李提之、傅眉介绍1674年拜山为师。字叔玉，号孔佳，工制印，傅山"得意之笔"真、行、草、隶书法集锦《太原段帖》，即为其摩刻（《宝贤堂集古法帖》凡七十三块，有五十三块为段氏补刻）。

[146] 汾阳人，崇祯进士户部主事胡遇春之子，字季子，"隐居不仕"，注有《易》《诗》《书》《春秋》。

[147] 太谷人，字荫祁，号泥穷野人，淡薄名利，写有"摩挲曑内米，断续火中烟，小童赊酒去，先我一颜酡"，有人欲荐于当道，授之以官，"逃遁而免"。

[148] 此为二方合一，流传在山东北部，由黑木耳、苍术、川乌、草乌、乳香、没药、杜仲炭、牛膝、升麻、神曲组成，水泛为丸。治风寒手足麻木、腰腿疼痛、行步艰难。

[149] 由红娘子、当归、白芷、川芎、乳香、没药组成，茶水送下。治产后败血上冲、两目昏暗、耳聋身热、不省人事。

[150] 朱彝尊《食宪鸿秘》卷上已载有此酒，谓南浔竹叶青。该酒为傅山创制或由江南传到北方，还须重考。

[151] 先以清水煮黄芪去滓，再入山药块、生姜丝、藕丁、酒糟、炒白面、咸韭菜花。也可加羊肉、肚片、胡椒粉。

[152] 浙江山阴（今绍兴市）人，庠生，金以谋（孝范）之友。号远公、敬之，称朱华子、大雅堂主人。祖父安期，旅游四川，遇峨嵋山道士，得其方技，乃以传家。他幼时家境贫寒，刻苦力学，丁卯秋客北京，在栈舍从异人习医五个月，学业大进。撰有《内经素问尚论》、《灵枢新编》、《黄帝外经微言》、《六气新编》、《脉诀阐微》、《脏腑精鉴》、《石室秘录》（临证一百二十八法）、《辨证录》（简化本为《辨证奇闻》）、《洞天奥旨》、《辨证玉函》、《本草新编》、《伤寒四条辨》、《琼籍秘录》、《济世新方》、《黄庭经注》等。虽有自己见地，然"议论诡异，所列之方多不经见"（《四库全书总目提要》）。芜湖顾世澄《疡医大全》、无锡沈金鳌《沈氏尊生》，均信奉他的学说，广泛引用其方论。陈氏享高寿而卒，大约超过八十岁。

[153] 有蒋子羽、姚复庵、倪涵初、金子如、蔡焕然、朱瑞朴、张蠡仍，以及同辈人余道光、叶正叔、林巨源、丁威如、钱升璩等。

[154] 此书刊于乾隆戊辰（1748年），为喻义堂刻本。或云《辨证录》为傅山所作，因防官府迫害化名陈士铎，将"直书"改成"曲笔"，殊属可笑。相反，题上自己名字更能表明"吾不干预国政"以障统治者之眼，先生完全懂得。青主一生所写诗文很多，从未假托别人，《辨证录》却冒书陈士铎嫁祸于后起晚辈，此说无法

成立，刻坊亦不敢为之。况且宣传民族爱国思想，恐不会用毫无普及性的医学材料作工具，其本身也难以"包藏祸心"。通过字斟句酌解剖一下，《辨证录》内并无仇满语言，何必伪称陈氏！若果这样，酒壶泡茶虽不醉人亦有酒气，统治者绝不允许出版问世、社会流传，对青主还要揭墓处理，雍正十年吕留良与子葆忠（康熙丙戌榜眼）、门生严鸿逵开棺戮尸，另子毅忠被刀杀，女、媳、孙儿辈"十六岁以上者皆斩，十六岁以下发配"（齐周华《明山藏副本》附录"吕案纪略"），流放黑龙江宁古塔者十二户一百十一人（陈垣考证），不久又迁往齐齐哈尔给水师营为奴（见章太炎《文录》续编"书用晦事"），就是例证。

[155] 亦名《辨证冰鉴》。

[156] 用黍、谷、麦、黑豆、高粱。

[157] 有人参、当归、大黄、牛膝、雷丸、红花、丹皮、枳壳、厚朴、桃仁。

[158] 有红花、大黄、雷丸。

[159] 王秉衡《重庆堂随笔》刊语。

[160] 傅增湘题傅山画《山水》。

[161] 山西凤台人，字竹岩，道光八年举人，十五成进士，官内阁中书、湖北兴国知州。

[162]《傅青主女科》序。

[163] 由白术、山药、人参、白芍、苍术、陈皮、柴胡、车前子、荆芥穗、甘草组成。

[164] 山阴人，字杏园，曾于湖南岳阳当馆师，在陈百楼支持下，刻出其师陈笏庵家藏《胎产秘书》。

[165] 如治产秘验良方，《产后编》名保产神效方。

[166] 由当归、川芎、桃仁、炮姜、炙甘草组成。

[167] 山阴钱象坰的妇科，自南宋以来未有中断。

2. 亟斋居士

亟斋居士[1]，安徽人，姓氏不详。康熙五十四年（1715年）于江西南昌府西堂写成《达生篇》[2]一书，风行社会，流传很广，约有一百多种版本，是比较切合实用的产科名著。他说："盖区区一得之愚，亦即区区一念之诚，倘能熟视议行，皆可先生如达。"认为惊扰孕归、临盆过早、接生者妄动，都会导致难产，提出"睡""忍痛""慢临盆"六字要诀，要求耐心等待，时机成熟即可"瓜熟蒂落"。这些宝贵经验，虽至今日仍为学习助产的重要内容。遗憾的是，对精神影响"忧则气结""怒则气上""思则气郁""悲则气消"等方面不利因素造成的难产，未有提及。常用药物，预防流产用黄芪、杜仲、山药、砂仁、艾叶、黄芩、白术、阿胶、续断、苎麻根；开交骨[3]用全当归、川芎、龟板、血余炭、麝香、蓖麻子[4]；娩后儿枕痛、恶露不行用生化汤[5]。将猪肚、鸡、鸭、鲫鱼、淡鲞、白菜、海参、笋、菠菜、莲子、熟藕、山药、芡实、麻油、豆腐皮，列为营养之品；椒、酒、姜、蟹、鳖、野味、自死诸肉，则禁忌食用，都是很好的经验介绍。上海毛祥麟对此书进行了补充，称《增注达生篇》。

【注释】

[1] 或作函斋居士。恐系形似错写，抄刻之误。

[2] 不分卷。

[3] 促进子宫收缩，开放软产道。

[4] 贴脐下丹田处。

[5] 当归、川芎、桃仁、炮姜、炙甘草。

第六节　医学教育、临床分科与其他

明代封建政府强调观瞻，严格军风纪律，禁止在京士兵作各种文体活动，洪武二十二年（1389年）三月二十五日下令："学唱的割舌头，下棋、打双陆的断手，蹴圆的卸脚。"有一"千户虞让子虞端，吹笛唱曲，将上唇连鼻尖掀去；指挥伏颙与姚晏保蹴球卸去右足，全家戍滇"[1]。只允许现役之外的行政人员可以进行。

医学教育，置于畴人行列，大多子袭父业，以家传为主[2]，国家如有需要，则随军出征，谓之"医丁"。比开国时"伶人常戴绿头巾，腰系红褡膊，足穿布毛猪皮靴，不容街中走，止于路旁左右行"[3]，医"犹若是也"，提高了一等。优秀者选入太医院，学习《素问》、《难经》、《脉经》、《脉诀》、药物、方剂，进一步深造三至五年。院内设大方脉、小方脉、妇人、疮疡、针灸、眼、口齿、接骨、伤寒、咽喉、金镞、按摩、祝由十三科[4]。并编辑出版书藉[5]。从隆庆五年（1571年）起，减去金镞、按摩、祝由，改疮疡为外科、接骨为正骨，增加了痘疹科，成为十一科。职务分院使（正五品）、院判（正六品）、御医（正八品）、吏目（从九品）等，品级时有变动。就读者每年于春、夏、秋、冬随季测验，"论一篇，歌诀一首"[6]，极其简单，故"唐文恪[7]叹京师无良医也"[8]。三年大考一次，不及格的遣回复习半年再考。成绩分四等，计医士、医生、待机补考、罢职为民。由于不能保证质量，医疗水平低下，传为十可笑[9]之一。1536年将御药房移入"圣济殿"。虽"内府储药甚广，不能济人于阙门之外"[10]。

统治阶级夏季防暑，将龙脑放入布条内缝成带子，扎于腰部[11]，取其性寒而有清凉感。每逢端午赐朝官"吃糕粽于午门外"，让他们"饮酒数行"[12]。为了装潢门面，有时也办一些关心民瘼的事，"嘉靖二十三年[13]施药京师"，将"治百病"丸三十五粒置于白绫袋内，且"贮银五分"、钱七枚[14]。祝允明《猥谈》载，对麻风患者加强了管理，如不上报，即进行干预，"南中有癞人处，官置癞坊居之，不以贵贱，知体蕴癞者，家便闻官，隐者有罪焉"。万历时仿照唐代故事，于悲田院收养乞丐或无家可归者，在京师"蜡烛、幡竿二寺"，开设收容所，名义上表示爱民，实际"赈济贫人不及万分之一，而叫号"冻馁充满天街，至于不可听闻"[15]。太医院爰例，端午日派员到水塘捕蟾蜍挤酥制紫金锭，御医某张大其事，鼓乐喧天打着彩旗以往，"或嘲之诗曰：抖擞威风出凤城，喧喧鼓吹拥霓旌。穿林披莽如虓虎，捉得虾蟆剜眼睛"[16]。当时朱公儒任院使"俾两眉止刺其一，蟾虽被刺，得活，后遂因之"[17]。十分奇怪的是，供职太医院的医士无口粮，宣德年间贺祥等人上报"贫无以赡"，要求"照天文生例，请给月粮，始命有家者月支米五斗，无者月三斗"，予以解决[18]。

清初在宫廷曾设"总管太监医生二名、太监医生十名"[19]。太医院机构沿用明制，分院使[20]、左右院判[21]、御医[22]、吏目[23]、医士[24]等级，"全用汉人"[25]，以所业专科排班侍值[26]。看皇帝、后妃病谓之"请脉"，推"一资格稍长者为首"，众医

"视其趋向"，次日复诊，不能再用原方，"酌改药两三品"，才算合格。调理犯人之疾者，统称"官医"，年终"稽考优劣"，六年届满成绩优秀的，可内授吏目，外放典科、训科。培养人才，除攻读《内经》《难经》《伤寒论》《脉经》为重点，又加入《金匮要略》《本草纲目》二书[27]。雍正元年（1723年）省设医学教授一人，任职三年，"如勤慎端方，贡入太医院"充当御医。乾隆十四年（1749年）《医宗金鉴》问世，便以此为法定教材，取消了《伤寒论》《金匮要略》单行课本。免去金镞、按摩、祝由三科。从顺治十一科开始，逐渐划一，康熙时"痘疹归小方脉，而咽喉、口齿并为一科"[28]。嘉庆六年（1801年），伤科隶属上驷院，由蒙古医生掌握，到同治五年（1866年），仅剩大方脉、小方脉、外科、眼科、口齿咽喉科。最荒唐者，言针刺、火灸"非奉君之道"，有伤大雅，道光二年（1822年）起，太医院内针灸一科"着永远停止"[29]。考试制度，极不严肃，据徐珂《清朝野史大观》载，"仁和朱茗生侍郎"，奉命主考太医院"官学生"，委"精医者"拟一题，诸生无一人答写。问之，"向来题目出自《医宗金鉴》，今非是，不敢作"，遂从《医宗金鉴》摘出一二语为题，"不意犹袖手如故"。又问之，"向来出题只在卷首上检取，今尚未合例也"，即如其意更改，方结束这场沐猴而冠的闹剧[30]。与此同时，还以书法"工拙"为取舍，形成了"太医院开方，但须字迹端好，虽药不对证，无妨也"[31]，传为趣闻。

"顺治九年（1652年）题准，坊间书贾，止许刊行理学政治有益文业诸书"，凡"滥刻窗艺社稿，通行严禁"[32]。康熙四十八年（1709年）停止出售"各种秘药"。劝

说医家"不传春方"[33]。嘉庆十五年（1810年）六月转发"御史伯依保"奏章，下令封闭"淫词小说"，不准开放阅读《灯草和尚》《如意君传》《浓情秘史》《肉蒲团》等[34]，对保护人们身心健康，杜绝不正当的书刊腐蚀，防止社会犯罪，起了一定作用。地方上制定有力措施，限制巫婆、神汉，打击"妄谈休咎"[35]，陈宏谋司政陕西，曾明文公布："师巫邪术，左道异端，烧香聚众，夜会晓散。"为首者绞，从者杖一百，"流三千里"[36]。雍正六年（1728年）三月二十三日还对"乡邑之中，共为神会，敛财演戏，男女混杂，耗费多端"的现象，也诏令都要中止活动[37]。

最高统治者，经常让各地贡献方物，包括名贵药材，如吉林人参、化州橘红、元江茯苓、田城三七、巴蜀冬虫夏草。广西巡抚梁章钜一次上交最佳"千年健六匣，重七斤四两"。按传统规定，"翰林入直南书房，命下即赐人参十两、貂皮褂一件"[38]。其庖厨"御膳房"，已在饭菜清洁方面，做到了保护性卫生，凡"果盘、冷碟，俱陈于矮桌，幕以黄龙巾袱"，用绒绳"兜桌之四隅舁之"；热食、羹汤"则盛以黄龙圆盒"，上下叠扣三四层，外罩以黄布绵套，抬着送去[39]，对保暖、防毒、避免污染，很有意义。为了降温，行宫避暑山庄配有加药的冰水，放红漆桶内赐给官员饮用，成倬云《多岁堂诗集》记此事说："日午当天火缴张，薰风前殿送微凉。戟郎侍直轮番入，内药仍颁祛暑汤。"[40]阮元"抚浙时"从地方筹资开设普济堂，夏供茶水、冬施姜汤，并制膏、丹、丸、散，发与贫民，以疗疟、痢、伤寒、疮疖[41]。汤金钊督学江苏、值吴中大疫，在苏州创办药局，三年时间，"所治不下万人"[42]。官方采取的这些措施，尽管属小恩

小惠，含有沽名钓誉，但是在客观上不仅医治一部分患者，而且阻断了疾病的蔓延。

开业医生收受诊费，一般统称"谢金""贽见礼"，惟独北京地区则呼为"车马钱"[43]。

【注释】

[1] 顾起元《客座赘语》卷十、董含《三冈识略》"避园赘语"。

[2] 从历史上看，中医教学方式，除家传即师受，由来已久。江苏松江何氏历宋、元、明、清祖传二十八代，凡八百年。明人子承父业并非强迫性质，也可另谋其他职业。

[3] 徐复祚《三家村老委谈》。

[4] 申时行《明会要》。

[5] 如《铜人针灸图》《医林集要》和同法医有关的《大明律直引》等。

[6] 见《辰垣识略》、吴翌凤《灯窗丛录》。

[7] 松江华亭人，名文献，字元征，万历状元。

[8] 薛宝田《北行日记》光绪六年七月十六日壬午。

[9] 李翊万历时所写《戒庵老人漫笔》已记有此事。褚稼轩《坚瓠广集》卷一谓，嘉靖七年（1528年）张桂执政，有人将十可笑帖子粘在朝房墙上，讽刺各部门管理不善，贪污腐败、尸位素餐、不能从事本门工作，指"光禄寺茶汤、太医院药方、神乐观祈禳、营缮司作坊（褚氏《续坚瓠集》卷一、独逸窝退士《笑笑录》作场）、武库司刀枪、养济院衣粮、教坊司婆娘、都察院宪纲、国子监学堂、翰林院文章"。陈康祺《郎潜纪闻》载，清乾隆开《四库全书馆》时，亦发生过类似事情，只有四条，为："翰林院文章、太医院药

方、光禄寺茶汤、銮仪卫轿杠。"1785年成书之于敏中《日下旧闻考》卷一百四十六"风俗"引《戴斗夜谈》和《坚瓠广集》相同，并爰录说："犹汉世谚称举秀才，不知书；察孝廉，父别居之谓也。"张伯驹《春游琐谈》卷四解释道："光禄寺茶汤、武备院刀枪、翰林院文章、太常寺笙簧、钦天监阴阳、太医院药方，言皆样子货也。"

[10] 余继登《典故纪闻》。

[11] 见王琦《寓圃杂记》卷二。

[12] 见陆容《菽园杂记》卷一。

[13] 郎瑛《七修类稿》卷十四作"二十七年起"，可能为连续性。

[14]《续坚瓠集》卷一载，凡"施药六千囊"，附有汤引，袋上印着"凝道雷轩"，"雷轩，朝廷道号也"。（于敏中《日下旧闻考》引"暖姝由笔"）

[15] 于慎行《谷山笔麈》卷三。

[16] 蒋一奎《长安客话》卷二、查慎行《人海记》卷下。

[17] 于敏中《日下旧闻考》"阉史掇遗"。

[18] 余继登《典故纪闻》。

[19] 吴振棫《养吉斋丛录》卷二十五。

[20] 一人，宣统元年升正四品。

[21] 各一人，宣统元年升正五品。

[22] 十五人，雍正七年升正七品，宣统元年又升正六品。

[23] 三十人。

[24] 四十人。

[25] 福格《听雨丛谈》卷三。注云："间有一二旗人，亦借补汉缺。"

[26] 张祥河《会典简明录》谓，为宫内服务者曰"宫直"、外廷者曰"六直"。

[27] 凡精通张机《伤寒论》、李时珍《本草纲目》、张介宾《类经》者，可聘为教授，或到太医院当御医。

[28] 吴振棫《养吉斋丛录》卷二。

[29] 任锡庚《清太医院志》"职掌"。

[30] 见《遗闻》卷二。

[31] 徐珂《清稗类钞》"艺术"。

[32] 魏晋锡《学政全书》卷七"书坊禁例"。

[33] 金缨《格言联璧》。

[34] 见俞正燮《癸巳存稿》卷九。

[35] 徐沅《詹醉杂记》卷一。

[36]《培远堂偶存稿》"文檄"。

[37] 见《大清世宗宪皇帝实录》卷六十七。

[38] 朱克敬《暝庵杂识》载，因黑龙江一部分土地为俄罗斯掠去，咸丰"己未以后不复赐矣"。

[39] 见福格《听雨丛谈》卷十二。

[40] 见雷钧《天咫偶闻》卷一。

[41] 陈康祺《郎潜纪闻》初笔卷十。

[42]《郎潜纪闻》四笔卷七。

[43] 见无名氏《燕京杂记》。

结　语

　　这一时期，随着社会发展，新病种时有出现，传染性疾患不断流行[1]，医药学著作出版甚多，明代朱橚[2]召聘名医，于永乐四年编集《普济方》，由教授滕硕、长史刘醇[3]、犹太教友俺诚论正，内容丰富超过《圣济总录》。嘉靖时徐春甫[4]辑有《古今医统大全》一百卷，收入书籍二百三十余种。清人陈梦雷、蒋廷锡在玄烨第三子诚亲王领导下撰写《古今图书集成》[5]万卷[6]，内含《医部全录》五百二十卷[7]，皆为巨著。其他炳灵后世，除本章人物下介绍者外，重点作品还有刘文泰《本草品汇精要》[8]、万全[9]《痘疹心法》、陈复正[10]《幼幼集成》、陶华[11]《伤寒六书》、吴昆[12]《医方考》、傅允科[13]《眼科审视瑶函》、杨济时[14]《针灸大成》、李用粹[15]《证治汇补》、沈金鳌[16]《杂病源流犀烛》、萧山竹林寺[17]《女科》、郑梅涧[18]《重楼玉钥》、沈又彭[19]《医经读》、林珮琴[20]《类证治裁》等。十八世纪末唐大烈[21]所刊《吴医汇讲》[22]，出版十一期，选入四十一家著述，有论文一百余篇，是中国最早的医学杂志。

　　正统八年（1443年）邻邦朝鲜李绸时期金礼蒙[23]、柳诚源、闵普和、金汶、辛硕祖、李芮、金守温、金循义、崔闰、金有知诸人经过三年集体汇编之《医方类聚》[24]，1596年许浚[25]、郑碏、杨礼寿、金应铎、李命源、郑礼男等编辑的《东医宝鉴》[26]，均用华文写成。随着李梴《医学入门》、张介宾《景岳全书》传入越南，1772年东医黎有卓[27]依据《内经》采用中国治疗方法，以汉字撰出《海上医宗心领全帙》六十六卷[28]。1643年波兰卜弥格（Michel Boym）来华传教，在维也纳用拉丁文出版《中国药物志》，介绍《本草纲目》药用植物；所作论脉《中医秘典》，由哈尔维（Harvey）译成法文发表。

　　明代门户开放，欧洲传教士相继东来，称我国为契丹，将西方科学文化输入华夏，利玛窦[29]送给当时朝野有关人体生理、病理、药物方面的书籍。1597年龙华民[30]，1599年庞迪我[31]，1605年高一志[32]，1610年毕方济[33]、艾儒略[34]，1621年邓玉函[35]，1622年汤若望[36]、罗雅谷[37]，陆续到达中国，也带来不少医药知识。十七世纪末，法国巴多明用满文译出《人体解剖学》，康熙命名《钦定格体全录》，因守旧派阻挠，贮藏内府，未有刊行。日本向华出口硫黄，并派员前来习医，著名者为竹田昌庆[38]坂净运[39]、月湖、田代三喜[40]、吉田宗桂[41]、全持重弘[42]、和气明亲[43]、林道春等，他们回国后，宣传神州医学，研究金元以降各家学说。同时也有人远渡重洋去日本传授经验，如陈珦[44]、戴曼公、陈德明[45]、王宁宇[46]、张寿山[47]、陈文齐[48]、吴朝南[49]、陈振先佰[50]、朱来章[51]、朱子章[52]，均很受欢迎，增进了两国之间的传统友谊。十六世纪茶叶外销欧洲，英国商人当感冒药出售。康熙二十二年，针灸疗法经荷兰赖尼传入法兰西，德、意、英、俄、瑞典、捷克诸国，竞相转介，逐渐延伸到欧洲大陆。

　　万历癸巳（1593年）沈榜所辑《宛平杂记》载，最高统治者常预选三婆出入宫廷，一为奶婆，"内廷将有诞喜，召数人候之内直房，产男用乳女者，产女用乳男者"；二为稳婆，即接生员；三为医婆，"取精通方脉者"，送至司礼监大挑，"中式者籍名待诏"[53]。皇帝有病，御医会诊，要衣着鲜艳、点烧香药驱散秽恶[54]，"四人或六人吉服入室，不论冬夏，必于殿门之内设炭火一盆，中焚苍术杂香"，众人从盆上越过，第一人膝行跪诊左手，第二人跪诊右手，然后再行交换。嘉靖时徐伟入视，"进殿蒲伏"，见上"倨坐小床，龙衣曳地，不敢以膝压衣"[55]。"面奏数言"，退出开方，交"御膳房用金罐煎之"[56]。由太医院官及诊治者监督[57]，"烹二剂为一服"，医、官先饮一半，其余呈给陛下[58]。这时已有火化习惯，虽然朱元璋禁止[59]，却照常进行，北京西直门外的"净乐堂"，由数人管理，"凡官女、内官[60]，无亲属者，死后于此焚烧，堂有东西二塔，下有眢井，皆盛放骨灰之所"[61]，客氏笞死，于此焚化"[62]。民间也不断实行，《金瓶梅》二十六回说，宋惠莲缢死，西门庆令贲回、来兴儿送到地藏寺，"与了火家五钱银子"，嘱其"多加柴薪"，大火"烧毁"。还有地方于清明日"聚无主之柩，堆若丘陵，又割童子之棺殓而未化者，裸而置之高地"，举火一同焚化[63]。由此不难看出，推行火殡的葬仪，在历史上屡见不鲜，绝非效法国外。

周王朱橚就藩开封时，对府内重笃患者实行隔离，"凡年老官眷病危"的，都送至麒麟门外安乐堂，分别医治，死后则"发送出西华门，殡葬繁塔寺保母坟"[64]。蓟门一带，每逢除夕，皆在火炉中烧松柏叶、茅苍术、吉祥丹，谓之"熰岁"[65]。南方妇女常于上元节"相率宵行，以却疾病"，过三桥而止，称作"走三桥"，陆伸以诗咏之："细娘吩咐后庭鸡，不到天明莫浪啼。走遍三桥灯已落，却嫌罗袜污春泥。"[66]从很早至十九世纪，北京到端阳日，自初一起"取雄黄合酒晒之"，涂小儿额及鼻耳间，"以避毒物"[67]。民间盛行吃糊状或水制饮料，习惯用茶汤冲泡，如胡桃茶、松子茶、杏仁茶、天鹅（白果）茶、脂麻茶、盐笋茶、瓜子茶、栗丝茶、金橙茶、木樨茶、桂花茶、樱桃茶、玫瑰茶、菱米茶、姜豆茶。且有将茶叶同香料、药材轧粉，压成小饼状物，含在嘴里，言能清口祛秽，有保健作用。

缘于温病流派和伤寒研究者处理热性病观点不同，有对峙现象，产生"经方""时方"之争，人为地把唐代之前《伤寒论》《金匮要略》《备急千金要方》《千金翼方》《外台秘要》，尤其仲景方，视为正统、经典名方；对北宋以来新创制的，具时代气息，温热学家赏用或订立之方，称迎合潮流者。他们说，经方"圣人所传"[68]，药少量大，配伍严谨，用之得当立竿见影；时方人自为师，历史短浅，药多而杂，果子药充斥，"愈则居功，不愈亦可以免谤"[69]，引顾亭林语，既不伤人，也难以活人[70]。陆九芝有此偏见，张山雷亦随声附和，谓"香岩一人，实为温热病中功之首而罪之魁，然究其贻祸之源，皆由于误认《伤寒论》一书，为专治冬伤于寒之一念，有以成此疬阶，而杀人遂不可胜数，是诚二百年之浩劫也。"[71]因其论战，只限于纸上谈兵，不从临床实际出发，找不到癥结所在，故长期的笔墨官司，还没完全自动解讼。

清代学者，受《敦煌变文》影响[72]，或仿南梁简文帝[73]，李唐沈佺期[74]、张贲[75]，两宋陈亚[76]、苏轼[77]、黄庭坚[78]、周必大[79]、辛弃疾[80]、洪咨夔[81]，元代萨都拉[82]，好以自然景色、花卉，照散格韵律用药名写成诗词、楹联，风雅隽永，使人解颐，如："故纸南窗曙色通，葳蕤烟树影濛濛"。"比翼鸟分难独活，石莲根断怕全枯。""针头熊胆连心苦，机上流黄背母啼。"[83]"棋为腊寒呵子下，衣嫌春暖缩纱裁，不雨若令过半夏，定应晒作胡芦巴。"[84] "常山西去一帆通，旭日瞳眬映橘红。" "我识渔人无远志，买来鳖甲醉当炉。"[85] "弱骨怯天冬，满地黄花憔悴同。云母屏边休伫立，防风。乌头却似白头翁。自笑寄生穷，愁脉难将草木通。泉石膏肓甘遂老，从容。领取云山药饵功。"[86] "玫瑰花开香闻七八九里，梧桐子大日服五六十丸。"[87] "下笔千言，正槐子黄时、木犀香后；出门一笑，看西湖月满、东渐潮来。"[88] 都饶有趣味。

【注释】

[1] 明代大疫流行约六十四次、清代七十四次。

[2] 朱元璋第五子，洪武三年封杭州为吴王。十一年称周王（殁后谥定，号周定王），与燕、齐、楚三王驻凤阳。十四年就藩开封，晚年迁到云南，1425年卒。好医，爱文，工诗词歌赋。曾命他的良医正李恒编辑《周府领珍方》（亦称《袖珍方大全》），分八十一门，载方三千零七十七首。并在其主持下撰写了《普济方》，首列总论、方脉、药性、运气、脏腑、身形，引用方书一百五十余种，共一百六十八卷（《四库全书》收入时改为四百二十六卷），一千九百六十论，二千一百七十五类，七百七十八法，六万一千七百三十九方，二百三十九图，约七百多万字（现涨版字数为950万字），刻于1406年。其弟宁献王权（朱元璋十七子，号臞仙、丹邱、涵虚子、玄洲道人、大明奇士，初封喜峰口外大宁，后徙于南昌）受其影响，也辑有《寿域神方》《活人心方》等。朱橚居住开封八年，尝辟一大植物园，"购田夫野老得甲坼勾萌者四百余种"，实验二十多年，总结出四百一十四种（草类245、木类80、菜类46、果类23、米谷类20，以往本草未载者占276种）家种和野生植物，可代食充饥，1404年编成《救荒本草》四卷。"有图有说，首言产生之壤、同异之名，终言淘、浸、烹、煮、蒸、晒、调和之法。"（金农《冬心先生随笔》）

[3] 为其子在东书堂批阅课卷之师。

[4] 安徽祁门城东人，"襄府典膳"患暴病而卒徐鹤山之遗腹子，汪宦（汪机族弟，字子良，号心谷，"幼从兄宇习举子业"，官太医院吏目，斋名三迁堂，写有《医学质疑》《证治要略》）的门人。字汝元，号思鹤、东皋，初从学于叶光山（太学生），后体弱多病转业岐黄术。赞扬李杲学说，反对滥施滋阴之法，走遍中国南北。曾得到太师朱希忠的赏识，任太医院医官，人们说他是"齐驱囊扁，奴仆刘张，无险夷难易，随试而辄效"。1556年所编《古今医统》，属类书性质，汤世龙、沈蛟门为之序，上起《灵》《素》，下至近明，分福、寿、康、宁四集，每集十册，以"富贵荣华客，清闲自在仙。鹏程九万里，鹤算八千年。玉质成飞步，朱颜永驻延。平安无量劫，静默有真源"四十字为分号，收聚资料约二百八十余家，写入医史人物二百七十多名，既申古说，也有自己的见解，尝引用民间诗嘲笑庸医："不肖谁知假，贤良莫识真。庸医不早死，误尽世间人。"隆庆二年（1568年）徐氏召集旅居北京各地名医，组织"一体堂宅仁医会"，汪宦、巴应奎、支秉中等四十六人均加入，皖南的约占半数。万历二十四年（1596年）逝世，终龄七十七岁。撰有《内经要旨》二卷、《医学捷径》六卷、《幼幼汇集》三卷和《妇科心镜》《痘疹泄秘》等。

[5] 原名《文献汇编》。

[6] 共五千册，分别装入五百七十六函。

[7] 广采文献一百二十多种，辑入名医传记一千二百余则，约九百五十万字。

[8] 此书为明弘治时太医院判刘文泰（朱国祯《涌幢小品》卷二十五载，"是倾王三原太宰，为丘琼山所庇者"。沈德符《野获编》载，原任院使，因投乖方宪宗殒命，降为院判；孝宗患热证，经"大珰张瑜"推荐，以大热之剂治之，又使"龙驭上宾"，遂贬下永不录用。他还帮助丘璿诬陷王恕，"挟仇上疏"，报"五伦之怨"，众皆耻之）、王榮、御医高廷和等奉朱祐堂之命编辑的，1505年写、绘完成，共四十二卷。康熙三十九年发现后，太医院吏目王道纯抄录一部；并从《本草纲目》内补入四百九十条，成为《续集》十卷。王端履评议它："前有吴骥、谭暄、陈许、毛际可诸序，刊刻精工，纸墨坚洁，其持论皆粹然儒者之言，非俗医所能窥其堂奥。"（《重论文斋笔录》卷十）。正集内容，主要取材于《神农本草经》《名医别录》《本草拾遗》和唐、宋时代的药物学，分玉石、草、木、人、兽、禽、虫鱼、果、米谷、菜十部，仿《神农本草经》列上中下三品，收入药物一千八百一十五种。《续集》也分十部，不列上中下三品，每味药物按名（别名）、苗（形态）、地（产地）、时（采时）、收（保存）、用（所用部分）、质（质形）、色（色彩）、味（味道）、性（性能）、气（寒热、收散）、臭（香腥）、主（主治）、行（走向）、助（佐药）、反（反味）、制（炮炙）、治（疗效）、合（合用）、禁（禁忌）、代（代替）、忌（配忌）、解（解毒）、赝（真伪之分）、图（图影）二十五则，进行叙述。1926年商务印书馆正式排印第一版。

[9] 1482~1579年，原籍豫章，儿科万告诚（杏坡）之孙。父筐，字恭叔，号菊轩，行三，也为名医。少孤，成化时其家迁居湖北罗田大河镇，娶妻陈氏。他字事，号密斋，受业于张玉泉、胡柳溪之门，兼习"律历史纲之学"，补为廪膳生，开始课徒，尔后执行医业。尊崇钱乙，认为小儿生理特点有三有余（肝常有余、心常有余、阳常有余）、四不足（脾常不足、肺常不足、肾常不足、阴常不足），非病理现象。重视"医中之王道"，擅长调理中州，预防"脾胃虚弱，百病蜂起"。辛后悬葬于广家岗。所撰《养生四要》，提出寡欲坚忍其性，则不坏其根；慎动保定其气，则不疲其枝；法时和于阴阳，则不犯其邪；却疾慎于医药，则不遇其毒，"养生之要不越于此"。余则《伤寒摘锦》、《保命歌括》、《育婴家秘》、《幼科发挥》、《片玉心书》、《片玉痘疹》、《广嗣精要》（择配篇内记有螺、纹、鼓、角、脉生理缺陷的不孕证）、《万氏妇科》、《外科心法》、《痘疹歌括》、《家传点点经》，均有实用价值。现传本《万密斋医学全书》，包括十种，一百零八卷，是1549年刊出的。

[10] 乾隆时广东惠州（今惠阳）人，号飞霞，曾从一羽人学气功，出家罗浮山为道士。喜读《周易》《尚书》《参同契》，通濂洛关闽之学，《幼幼集成》六卷，1750年写成。曾漫游四方，"行迹几半宇内"，积累了不少医疗经验，临床四十余年，"所治婴幼以万计"。他认为"胎婴柔嫩之姿，乍离母腹，如水上沤、风前烛，防护稍疏，立见夭枉"，从而反对小儿为纯阳之体说，妄用寒凉"毒劣"之药，主张火治，"拯救无穷夭折"。将伤寒病痉、杂病致搐、竭绝脱证分为三则。称住所种杏

草堂，以济世终身，1795年逝去，寿龄六十岁。

[11] 明初浙江余姚人，字尚文，号节庵，幼习儒，通百家学说，"遇异人授石函遗旨"，于北京师事临江刘志善，南归后又请益松江赵景元，"永乐时征为训科"，居杭州治病有奇效，"然非重赂莫能致，论者以是少之"（《杭州府志》）。虽涉足官场，却急引疾归。正统十年（1445年）七十七岁，因子年少，且又多病，虑己殁后，为医药误，遂著书立说，拯救家人。撰有《伤寒全生集》（明代会稽朱映璧订正、镇江官医何炉重校）、《伤寒活人指掌全生集》。《伤寒六书》（医话《伤寒琐言》；探讨邪犯营卫、传经、合病、误治《家秘的本》；劫病、制药、验方三十七首《杀车槌法》；六经见证《一提金》；鉴别诊断、叙述标本、男女治法《截江纲》，补充修订成无己析证《明理续论》各一卷）步月楼梓行。邵武儒学训导福州童养学删其繁芜、补以缺略，又重加整理，更名《伤寒六书纂要辨疑》凡四卷，崇祯五年在南京出版。他认为《伤寒论》"言证不言病"，反对传足不传手说，有人称之"陶一贴"（嘉庆《余杭县志》"艺术"）、"仲景之后一人而已"（见《康熙浙江通志》）。外科方面，还辑有《十段关》《痈疽神效秘方》等。1463年卒。

[12] 明安徽歙县澄塘人，新安学派之一吴元昌的胞侄，藏书家。祖春岩、父文韬，栖志浮云，隐居不仕。他字山甫，号鹤皋，人称"参黄子"。十五岁习医，兼攻举子业，拜同邑富山余涤（字午亭）为师。"游心《灵》《素》，诸砭炳针经皆时讨究"，三年技艺大进，遵师训"登山寻径"，航行问津，"友天下士"，访宛陵、沂长江，历姑孰，抵和阳，入三吴，走浙

越，达荆襄，到燕赵，"就有道者师事焉"（《脉语》序）。三四十年间叩询七十二位名家，或教以"医儒合一之理"、"圣贤之奥理"、"家世之心传"，学习了许多经验，所至不泥守古方，"声名藉藉"（《鹤皋山人传》），在宣城行道时间最长。1620年病逝，终龄七十岁。吴氏说："《素问》《灵枢》医之典、坟也，《难经》《甲乙》医之《庸》《孟》也，张、王、刘、李医之濂、洛、关、闽也。"1584年写出《医方考》（分四十四类，以病为纲，列七十有二，选入历代名方七百余首，"揆之于经，酌以心见，订之于证，发其微义，编为六卷"。摄阳北山友松子予以绳愆）。鉴于"一指之下千万人性命所关"，继又撰成了《脉语》（分下学、上达两篇，载入涌泉、浮合、弹石、雀啄、屋漏、解索、鱼翔、虾游、偃刀、转豆、火薪、散叶、省客、交漆、横格、强缕、委土、悬雍、如丸、如春、如喘、霹雳、关格、覆溢二十四种怪脉）、《十三种证治》、《参黄论》、《针方六集》（选入《灵枢》有关针灸原文一百四十八条，分神照、开蒙、尊经、旁通、纷署、兼罗六部分，时已六十七岁，由海阳程恩庵付梓出版）、《砭炳考》、《药纂》、《内经素问吴注》（1594年完成，太医院江菊潭，山林居士吴德清，太学生吴鸣阳、郑幼昆、吴心渠、潘子木、吴国俊、吴澹明、江箑谷、江起龙，庠生吴彦方、吴晋伯、龚献夫、谢允闻、谢稗闻，礼部儒士方可学、吴自忠，儒生吴翼宸、江从先、江伯元校阅）等。他谦虚地言道：如有补于世，"亦桔槔之助甘霖耳"。侄孙吴楚（字天士，号畹庵），也精医，辑有《宝命真诠》。

[13] 明末江宁人，字仁宇，淡泊名利，不矜己德，1644年秉承家传眼科，结

合三十年经验，所写《眼科审视瑶函》（又名《眼科大全》）六卷，并非他个人之作，其子国栋（字维藩）、女婿张文凯还有增补。共列十八病，分一百零八证，载方四百首。记有"金针一拨日当空"，重视手术疗法。

[14] 明浙江衢县六都杨村人，约生于1522年，字继洲，幼习举子业，屡试不售，乃退而攻医。因针灸精良，供职楚王府，嘉靖三十四年委为侍医，1568年到圣济殿太医院工作，万历时退归林下。和名家徐东皋、鸿胪吕小山、工部郎中隗月潭为友，给皇室贵族保健和出诊，走遍福建、江苏、河北、山东、河南、山西等地。执业四十六年，成绩显著。1620年卒。祖、父、个人三代均官太医院，家藏文献甚多。强调循经取穴，针下得气，"宁失其穴，勿失其经"，"宁失其时，勿失其气"，"非高手勿轻下针"。指出："针上腹穴，令患者仰卧，使五脏垂背，以免刺伤。前面深似井，后面薄如冰，用针前面宜深，后面宜浅。"治疗水平很高，如"老将用兵，运筹攻守，坐作进退，皆运一心之神而为之"，刺经穴不过三五处，能掌握少而精的手法。王鸣盛说，巡按山西监察御史"赵君文炳有痿痹疾，医者罔效，乃延燕人杨继洲至，三针而愈"（《西庄始存稿》"针灸集成"序），有"杨三针"之称。子承祯（张少泉之婿），继传其业。《针灸大成》十卷（《四库全书总目提要》作《针灸大全》，会稽章廷圭乾隆二年刊本作《针灸集成》），是赵文炳（含章）以杨氏家传《卫生针灸玄机秘要》三卷为蓝本，嫌其未备，又广求历代针灸文献《内经》《难经》《神应经》《乾坤生意》《医学入门》《针灸聚英》《小儿按摩》二十多种，并汇集诸家学

说、标幽赋、金针赋、通玄指要赋、马丹阳（东汉马援之后，祖上五代时迁至山东牟平。初名从义，字宜甫，更名钰，字玄宝，号丹阳子，二十岁考中进士，同妻孙不二出家为道士，隐居昆嵛山烟霞洞。曾随师周至王嚞字重阳一老者游历关中，出入长安，居外十年而返，在昆嵛山紫金峰筑"契遇庵"，晚年移住莱阳，卒于游仙宫。马致远曾为其编写了杂剧《马丹阳三度任风子》）天星十二穴及玉龙歌、胜玉歌，并记入烧山火、透天凉、苍龙摆尾、赤凤摇头，1601年八月辑成的。治证列举一百五十一、孔穴三百五十九（包括单穴五十一）、杨氏医案三十一则，由山西晋阳靳贤校正，起初黄镇庵资助刻版，后来送到平阳，万历二十九年刊行的。

[15] 李赞化之子，原籍浙江鄞县，迁居上海。字修之，号惺庵。父以医外游十余载，"比归，用粹已长大"，始习岐黄术。商丘宋荦巡抚江南，延入幕府。他受李中梓影响较深，"息脉处方，有验精良"，称诊所为归德堂，室名杏花春雨书屋。《证治汇补》参考《内经》《伤寒杂病论》和刘完素、张洁古、李东垣、朱震亨的学说"稿凡三易"，于1687年写成。其《归德堂医案》，为入室弟子唐玉书（字翰文）所记，也很有实用价值。从兄邦俊（字彦章），曾订正《诊家正眼》；子撰文，孙春山，均业医。

[16] 1717～1776年。清无锡人，居城内堰桥，字芊绿，号汲门，贡生举人。曾从华希闵学《诗经》《尚书》，秦蕙田习《周易》，颜栋高治《春秋》（见《道光无锡金匮续志》"著述补遗"），会试下弟，放候补训导。四十岁后，拜孙从添（字庆增，号石芝，常熟人，乔寓苏州莳溪，处方特殊，人称"孙怪"。写有《藏书

纪要》《石芝医话》《活人精论》等，擅长痘科，与叶桂同门，1767年逝世，终龄七十六岁）为师，致力医学。因周文俊患肝病，假寐呼方平（宋相国），沈氏为之治愈，由苏州章汝亮提议，前辈储玉荪、华烟丽暨秦天门、俞是斋、顾宸熙、嵇范亭、洪谊赞同，委秦绍曾镌一小印："赠君之号曰再平。"他晚年据"知其重而有以尊之"，称尊生老人。撰有《沈氏尊生》丛书七十二卷。包括《脉象统类》一卷、《杂病源流犀烛》三十二卷、《伤寒论纲目》（引文虽云百家，实则四十余人）十六卷、《妇科玉尺》六卷、《幼科释谜》六卷、《要药分剂》十卷、《诸脉主病诗》一卷。其余则为《易经随笔》《尚书随笔》《屈辞名物汇考》《芊绿堂文稿》和冯敬修口述、经其执笔记录的《痧胀燃犀照》等。独子莲，亦知医。《沈氏尊生》丛书完成十年，门人奇丰额在安徽居官时1773年资助刻印。

[17] 竹林寺（《越中杂识》"寺观"谓，惠济寺俗名竹林寺）自公元五世纪末南齐时悟真和尚卓锡于此，兴建禅院。唐代潘璟（字温叟），号竹林老人，居庙中，以精妇科闻名。五代后晋天福八年（943年）住持僧高坛得异人传授开始行医。到南宋绍定年间，因静暹（晓庵）治愈出巡萧山的谢太后之病，赐名"医王"，即世代相传岐黄未断。和绍兴钱象坰、嘉兴陈木扇、宁波宋氏并称妇科四大家。《女科秘要》（竹林寺女科方书流传很多，大都属伪作，且价值不高）一书，有乾隆三十六年刻本，前集署静光考定，后集雪岩（德宝）增广，续集轮印纂辑。

[18] 清歙县人，住郑村南园，生活于雍、乾时代，名宏纲，字纪原，晚称雪萼山人。其父于丰（字绥年，号认斋）以重

金求得福建黄明生老医的家传喉科秘本，梅涧便总结了这方面的经验，同子枢扶（名承翰，号若溪）先后编成此书，内容包括总论十七篇，喉风、针诀三十九则，经乡中好友方成培（字仰松，号岫云山人）命名《重楼玉钥》（道家言咽喉为十二重楼）。对白缠风（白喉）有明确的论述。由于相互传抄，流落天津，1838年经马相莱刻版乃得刊行。所载养阴清肺汤（生地、麦冬、玄参、贝母、丹皮、薄荷、白芍、生甘草），为枢扶和其三子既均研制，在他殁后九年补入的。一孙锺寿（祝三），也精喉科。

[19] 浙江嘉善人，约生于1699年，字尧峰（封），为俞震、曹六圃之友。少习举子业，精占山聚水之术，"年三十以国子生数踬浙闱"，乃改攻岐黄，十年技成问世，功满乡里。他认为天癸即女精，月经疾患与冲脉有关，带下病"咎在任脉"，治音哑声不出用养阴药加细辛通络，极具巧思。撰有《医经读》，分平（正常生理）、病（病机研究）、诊（诊断方法）、治（治疗措施）四集，历十年写成。其余则为《伤寒论读》、《女科读》、《喉证读》、《杂病读》、《女科辑要》（八十则）等抽关启钥、探索钩隐之作。同郡奚振鳌（字驾瀛）、子潞（字镜塘，号宽夫，乾隆举人，写有《敦仁堂医案》）、侄泰、孙图莱（字素忱，副榜贡生），继承了遗业。

[20] 字云和，号羲桐，江苏丹阳人，林翠岸庠生的次子。生于乾隆壬辰十月六日，工诗词、骈体文，二十岁入泮，1808年考中恩科举人，第二年进京会试，不幸落榜，乃充当乡村教师，暇时研究医学。曾拜孙庆曾为师，和沈金鳌同出一门，夜静更阑，每晚读书以油尽焰灭为止，凡数十年，"起奇疾甚多"。所写病例、药方，

要求患者交回，通过长期积累，抽取重点加以整理，并参考文献、结合心得，1839年仿照《张氏医通》，撰成《类证治裁》，按论、脉、方、案排列，分为八卷，"三十万言，一百一十多门"。尝云："学不博无以通其变，思不精无以烛其微，惟博也故腕妙于应而生面别开，惟精也故悟彻于玄而重关直辟。"他在文集方面，还辑有《来燕草堂古文》《高卧楼古今体诗》。道光十九年（1839年）六月十六日卒去。妻薛氏生子三，伟堂、舫湘先逝，三子芝本（字筠石）续传父业；孙崧庆、崧屏、崧福、崧庚、崧屏，均知医。《类证治裁》，咸丰元年（1851年）由筠石付印出版。

[21] 居苏州临顿街，庠生，号笠三（或作山）、林嶝，曾为犯人诊病，当过典狱官。同缪宜亭素有交往，缪门染疾，多延其治之。选为苏州府医学正科，管理府、县培训医生、考核测验，"临证之暇，静坐小斋，手不释卷，虽至老不倦"。提名薛己、张凤逵、吴又可、喻昌，为金元之后的四大家。他仿照康熙时过绎所辑的《吴中医案》，将三吴地区，特别是苏州一带部分名医的文章加以编按，酿花为蜜，凡十一年，由门人沈文燮（玉调）、王涛（文海）、程德铨（峻天）、倪士俊（南吉）、顾英（沅芳）、汪元轼（正希，汪缵功之孙）、周桂（思哲）、顾丰（来吉）、王与谦（履安）、周兆麟（世章）校订，出版《吴医汇讲》十一卷。1801年逝世住所问心草堂。留有《医宜博览论》一书。孙庆著未有接承其业。

[22] 陆九芝《世补斋文集》作会讲。

[23] 来中国留学生。

[24] 原本三百六十五卷，1460年通校，共五年，1477年用活字排印刊出（胡应《甲乙剩言》"刘玄子"条载，该国"刻本精良，无一字不仿赵文敏"，此时则书法较杂，版面亦不工整），收录中国元、明以前医籍一百五十多种（有朝鲜三种），兼采佛书、道藏、杂说、传记的有关内容。现传者为日本丹波元坚将残帙增补后1861年问世的，只有二百六十六卷（其中缺155、156、209、220四卷），载方五万余首，约九百五十万字。

[25] 1546年生，许硡之庶子，汉川人，字清源，号龟岩，为柳义泰的弟子。朝鲜宣祖三十八年（1605年）加封阳平君。

[26] 引用中国医籍，仅书目所列就有六十八种。1610年写成，1634年出版。

[27] 海上懒翁。

[28] 推崇《冯氏锦囊秘录》，书内中药占有一半。

[29] 1552年十月六日生于意大利安可纳州马切拉塔城，就读于罗马学院、玛利亚学院。为罗马学院数学家格拉维乌斯神甫的弟子，字西泰，号大西域山人，天主教徒。奉教皇之命1577年到里斯本，翌年九月十三日随葡萄牙商船圣类思至印度果阿。1582年二月抵澳门，1583年九月十日携耶稣像（叶权《游岭南记》载，中国信徒常按其形制作，"悬一檀香赤身男子，长六七寸，撑挂四肢，钉着手足"）、西洋纸（李日华《紫桃轩杂缀》卷一，言洁白"如美妇之肌"）、自鸣钟、铁丝琴（冯时可《蓬窗续录》、《坤舆万国全图》：有弦一百二十根，即今日钢琴的前身）、三棱镜、八音琴、油画（救世主、圣母、耶稣偕约翰三幅，称凹凸画）、地图仪、《天主经》（支允坚《异林》谓："如方金一块，长尺许，起之则层层可披阅。"顾起元《客座赘语》卷六载，用"白纸一面反复印

之，字皆旁行"，版墨精甚，"上下涂以泥金，开之则页页如新，合之俨然一金涂版耳"），千里镜（郑仲夔《耳新》）、珍珠镶嵌十字架、玻璃器皿、各种书籍，到肇庆天宁寺，1589年赴南昌，认识戏曲家汤显祖，接受了瞿太素的指导，学华语，穿中国犀生服装，尊孔，行礼，读经史子集，称"泰西鸿儒"。1601年春至北京，经太监马堂引荐（第一次为马堂所阻），在便殿谒见万历皇帝，"赐宴二日"，"以天文、历法出仕中华"（李肖聃《星庐笔记》），令礼部以贵宾待之，命居宣武门内。讲学论道，"除佛补儒"，和李之藻、徐光启、沈德符、李贽友谊较笃，尝说："吾友非他，即我之半，乃第二我也，当视友如己焉。"（《交友论》）李日华赠其以诗："云海荡落日，君犹此外家。西程九万里，东泛八年槎。蹑洁尊天主，精微别岁差。昭昭奇器数，元本浩无涯。"（刘侗《帝京景物略》）万历三十八年闰三月十八日身殁，遗嘱由龙华民接替他的主教职务。封建政府"赐葬地二十亩、房屋三十八间"（古洛东《圣教入川记》注释四十六），以陪臣仪式殡于阜城门外二里沟嘉兴观旁滕公栅（今墓地在西郊马尾沟）。谭元春沉痛悼之："私将礼乐攻人短，别有聪明用物残。行尽松楸中国大，不教奇骨任荒寒。"在华撰有近四十种著作，众所熟知者为《西国记法》、《斋旨》、《天主实义》、《经天该》（研究天文，用七言诗写成，四百二十句）、《畸人十篇》、《乾坤体义》（天文、数学，与李之藻合译）、《勾股义》、《圆容较义》（钱熙祚《守山阁丛书》已收入）、《交友论》、《辩学遗读》（专记和虞淳熙讨论天主与佛教异同的书札，《中国札记》（又名《天主教传入中国》，用意大利文写成，1613年由耶

稣会成员金尼阁携回罗马）、节译《四子书》（《论语》《大学》《中庸》《孟子》）。《西国记法》1595年刻于南昌，载有"脑为记含之室"（记含有所，在脑囊）说。在其宣传下，除一般人物，1642年统计，太监入教的四十余人、宫女五十余人、宗室一百四十余人。国外誉为他是西方早期研究汉学的名家。

[30] 意大利人，天主教徒，字精华。受神甫罗明坚影响，久已向往中国。"所携书策皆梵字，以革作帙，不可读，其绘事画人物，生动俨若出塑。"（宋起凤《稗说》）带来物品除和利玛窦相同者，尚有混天仪、吉贝（棉花）布、龙尾水车、西洋悦。居华五十年，生活俭朴，深受平民百姓的爱戴，从之入教者甚广。反对孔孟学说，视为异端邪道。他同利玛窦虽未睹面，却经常以书信往还，利氏卒后，由其接任主持教务。译有《圣若撒法始末述略》。1654年十二月十一日逝世。

[31] 沈德符《野获编》作庞迪义。西班牙人，字顺阳，天主教徒，利玛窦的弟子。撰有《受难始末》《七克》《庞子遗诠》等。

[32] 意大利（或作德意志）人，1566年生，字则坚，1605年来中国，不断在苏州、南京地区传教。中名王丰肃，字一元、泰隐，操汉语，工文学，嗜词赋。1616年被告为奸细下狱，翌年将其逐至澳门。1624年又到内地游说，死于山西绛州。遗留著述近三十种，同医学有关者则系《空际格致》，次为《斐录汇答》。

[33] 意大利人，生于1582年，字今梁，天主教徒。1610年抵澳门，1613年到北京，在江苏、河南、浙江、福建传教较久，精数学、物理、博物知识，和福王常洵友善，北方沦陷，洵子由松称帝南京，

委其赴澳门求葡萄牙出兵相助，未有成功；永历退至广西，他曾邀"洋兵三百"支援，扼守桂林。顺治己丑（1649年）卒于广州。撰有著作四种，其中《灵言蠡勺》二卷，是口授腹稿由徐光启写成的，记有神经生理学方面的内容。次则为《睡答》《画答》等。

[34] 意大利人，1582年生，字思及，天主教徒。1610年到澳门，1613年至内地宣传教义，遍历扬州、开封、西安、北京，徐光启迎之上海，又入越（杭州）、转闽（福州）。精华文，被称为"西来孔子"。撰有《三山论学记》（与叶向高问答语）、《性学觕述》（主要研究心理、神经精神学）、《西方问答》、《职方外纪》、《几何要法》、《万物真源》、《西学凡》等三十多种。1646年卒于福建。

[35] 原名斯莱克，生于1576年，瑞士日尔曼人，字涵璞，与伽里略同学，长于哲学、数学，工医术，二人均为灵采研究院（或译作山猫学会）院士。三十五岁入教会，信奉天主。精通历法。曾核定药物八十余种，编成《中国本草》，寄回欧洲。撰有《奇器图说》近二十种著作，所译《泰西人身说概》（原为瑞士马赛大学包因所写），由汤若望委托毕拱辰（山东掖县人，字星伯，万历丙辰进士）润色校阅，1643年出版。崇祯三年夏四月在北京卒去。据文献记载，邓氏1621年到澳门，是西方来华医生作人身尸体解剖的第一家。

[36] 德国日尔曼人，1591年生，字道末，天主教徒。1611年参加耶稣会，"海陆计程八万里"，1622年来华。通天文、历法。常在西安传教，已娶妻生子（明代外籍神甫，均坚持童身，一生不婚）。"深明铳法"（李清《三垣笔记》），杨若桥荐举他制造西洋大炮。谈迁（汤氏之友，浙江海宁人，史学家，斋名容膝轩）《北游录》纪闻下载，汤氏任太常寺卿掌钦天监印务时，用中药二百六十种，每味各三斤，制成延生保命丹，赠送诸友。入清后，受到多尔衮、福临叔侄的赏识，仍官原职，免其早朝。1651年八月升通议大夫，1653年加号"通玄教师"，1657年十月授通政使（见古洛东《圣教入川记》注释四），宫内每天为之"备食二次"，穿二品服（见曾羽王《乙酉笔记》）。顺治病危，向他征求立储人选，力保第三子佟妃所生玄烨继承帝位，（他曾辅导玄烨习数学、外语，康熙又把所学代数、几何传给明安图、梅毂成、陈厚耀等）。康熙五年杨光先上书："堂堂大国，何用西洋，且摘其过误数条，革职议斩，以大司寇不愿签押而止。"（《乙酉笔记》）1666年逝世，墓葬在今北京西郊马尾沟。写有书籍三十五种，涉及医学方面的《主制群证》二卷，流传较广。清初"进所制浑天星球、地平日晷、窥天镜"（赵慎畛《榆巢杂说》卷上）等，久已不存。

[37] 意大利人，1592年生，字味韶（阮元《畴人传》作间韶），精数学，天主教徒。1622年抵澳门，曾在山西绛州、河南开封居住多年。1631年到皇都参加修改历法，1638年谢世，葬于北京。所遗著述，用汉文写出的就有十八种。其中邓玉函、龙华民合作未有完成的《人身图说》，是由他接踵绘出的，载有图谱"二十一"。

[38] 1370年来华，从道士金翁学内科、针灸凡十年，与金翁之女结婚。曾为朱元璋之妻治过难产，生下一子，被封安国公。而后携带书籍、铜人图返国。

[39] 1500年到中国，重点学习《伤寒

论》《金匮要略》，批评李东垣、朱震亨的学说，为日本古方复兴的开山。

[40] 武藏川越人，名守道，字祖范，称善守、日渊、玄翁、支山人、意足轩、江春庵。十五岁在妙心寺出家，1487年来华，时方二十三岁。从月湖、虞天民习医，居留十二年回国，抱着"草不谢荣于春风，木不怨落于秋灭"的思想，以济世活人为务，开业于下总古河市（今茨城县古河）。认为致病之邪有二，即风、湿；人体病理由于三毒（气、血、痰）形成的，被誉为"后世派"的鼻祖。撰有《捷术大成即可集》《直指篇》《福药势剪》《医案口诀》等。尝往来于镰仓、江春庵、下总古河各地。弟子曲直濑道三（京都人，名正庆，字一溪，号知足斋、盍静翁，常住翠竹院。十岁出家，二十二岁入足利学校习经史，1531年与田代三喜在柳律相识，并拜他为师，改名道三，凡十余年。后还俗行医，于京都创办启迪院，培养刀圭人才。参考大量文献，结合自己经验，写有《启迪集》八卷，宣传李杲、朱丹溪学说，八十八岁卒。侄曲直濑玄朔为其养子，也执行医业）承接其学。

[41] 号靖节，精药学，人称"日华子"。1539年来华，1547年再次到中国，曾为明世宗朱厚熜治过病，回归时赠与了《颜辉扁鹊图》、《圣济总录》、药筒等。他在留学期间，皆呼其为"意庵"。

[42] 1541年到中国，寄居浙江，住在四明嘉宾馆。"临归，尚药俞琏作文赠之。"（浅田惟常《皇国名医传》）

[43] 1504年之后来华，拜刘玘的门人建阳名家熊宗立为师习岐黄术。

[44] 浙江余杭人，初为少林寺弟子，善拳术，1637年五十五岁时，随商船到日本。字义都、士升，号元赟，称菊秀轩、

瀛壶逸史、既白山人、玄香斋逸叟，工书法、绘画、建筑、医药学，善制陶，名古屋至今仍有此特产"元赟烧"。八十五岁殁于海外。

[45] 金华（或作杭州）人，字完我，号颖川居士，与朱舜水、戴曼公为友，久住长崎。

[46] 常住江户。

[47] 字振甫，陈琦之友，其二子均知医，常住名古屋。

[48] 1703年赴日。

[49] 1719年赴日。

[50] 1721年赴日。

[51] 1721年赴日。

[52] 朱来章之弟，号汀州，1725年赴日。

[53] 见其卷十。

[54] 香药避秽化浊，实际有杀灭或抑制细菌的作用。

[55] 于慎行《谷山笔麈》卷十。

[56] 吕毖选编刘若愚《明宫史》。

[57] 见孙承泽《天府广记》。清代桐西漫士《风雨闲谈》则谓传统习惯皆由内监烹药。二者所记略有不同。

[58] 朱国祯《涌幢小品》卷二十五"御药医"。

[59] 《明太祖实录》卷五十三。

[60] 太监。

[61] 熊伯龙《勿广余言》谓，火葬之俗，盛行于江南，自宋时已有，北方少见。

[62] 《明宫史》。

[63] 吕敏中《日下旧闻考》风俗引"西神脞说"。

[64] 孔宪易校注《如梦录》第三。

[65] 见潘荣陛《帝京岁时纪胜》。

[66] 见顾禄《清嘉录》卷一。

[67] 富察敦崇《燕京岁时记》。

[68] 陈念祖《医学三字经》。

[69] 张锡驹《伤寒论直解》附余。

[70] 此处只书其义，原句见《日知录》"医师"。

[71] 《医论稿》。

[72] 如《吴子胥变文》夫妻说唱。

[73] "烛映合欢被，帷飘苏合香。"

[74] 《古意》："卢家少妇郁金香，海燕双栖玳瑁梁。"

[75] "为待防风饼，须添薏苡杯。"

[76] 扬州人，咸平五年进士，号"滑稽之雄"（吴处厚《青箱杂记》），曾官于潜县令、"知润州"，太常少卿，撰有药名诗词百余首，如："重楼肆登赏，岂美石为郎。风月前湖近，轩窗半夏凉。曾青识渔浦，芝紫认仙乡。却恐当归阙，襟灵为别伤。"

[77] "巧言屡曾遭薏苡，庾词聊复托芎䓖。"

[78] "四海无远志，一溪甘遂心。牵牛避洗耳，卧著桂枝阴。"（《山谷外集》卷十"荆州即事"）

[79] "长春佛见笑，半夏禹余粮。"（《二老堂诗话》）

[80] "仄月高寒水石乡，倚空青碧对禅床。白发自怜心似铁，风月，使君子细与平章。已判生涯筇竹杖，来往，却惭沙鸟笑人忙。更好剩留黄绢句，谁赋，银钩小草晚天凉。"（《定风波》）

[81] "老色苍苍耳向聋，秋声欺得白头翁。已甘草诏元无分，只苦耽诗久见功。引兴从容风月足，放怀浪岩水云空。雨余凉意生庭户，夜半天河鹊信通。"（《平斋文集》卷八"新秋"）

[82] "草迷苍耳子，鸟弄白头翁。"

[83] 董含《三冈识略》。

[84] 褚人获《坚瓠首集》卷一。此诗后二句已见于司马光《温公续诗话》。

[85] 王端履《重论文斋笔录》卷九。

[86] 《坚瓠十集》卷二引尤晦庵"南乡子"。

[87] 独逸窝居士《笑笑录》。

[88] 于莲亭《铁槎山房见闻录》卷一。